Molekulare Allergiediagnostik

Jörg Kleine-Tebbe
Thilo Jakob
(Herausgeber)

Molekulare Allergiediagnostik

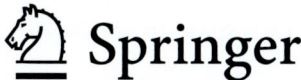

Herausgeber
PD Dr. Jörg Kleine-Tebbe
Allergie- und Asthma-Zentrum Westend
Praxis Hanf, Ackermann und Kleine-Tebbe
Berlin, Deutschland

Univ.-Prof. Dr. med. Thilo Jakob
Direktor der Klinik für Dermatologie und Allergologie
Universitätsklinikum Gießen u. Marburg, Standort Gießen
Gießen, Deutschland

ISBN 978-3-662-45220-2   ISBN 978-3-662-45221-9 (eBook)
DOI 10.1007/978-3-662-45221-9

Die Deutsche Nationalbibliothek verzeichnet diese Publikation in der Deutschen Nationalbibliografie; detaillierte bibliografische Daten sind im Internet über http://dnb.d-nb.de abrufbar.

© Springer-Verlag Berlin Heidelberg 2015
Das Werk einschließlich aller seiner Teile ist urheberrechtlich geschützt. Jede Verwertung, die nicht ausdrücklich vom Urheberrechtsgesetz zugelassen ist, bedarf der vorherigen Zustimmung des Verlags. Das gilt insbesondere für Vervielfältigungen, Bearbeitungen, Übersetzungen, Mikroverfilmungen und die Einspeicherung und Verarbeitung in elektronischen Systemen.
Die Wiedergabe von Gebrauchsnamen, Handelsnamen, Warenbezeichnungen usw. in diesem Werk berechtigt auch ohne besondere Kennzeichnung nicht zu der Annahme, dass solche Namen im Sinne der Warenzeichen- und Markenschutz-Gesetzgebung als frei zu betrachten wären und daher von jedermann benutzt werden dürften.
Der Verlag, die Autoren und die Herausgeber gehen davon aus, dass die Angaben und Informationen in diesem Werk zum Zeitpunkt der Veröffentlichung vollständig und korrekt sind. Weder der Verlag noch die Autoren oder die Herausgeber übernehmen, ausdrücklich oder implizit, Gewähr für den Inhalt des Werkes, etwaige Fehler oder Äußerungen.

Einbandabbildung: © daniel mathys/istock/Thinkstock
Umschlaggestaltung: deblik Berlin

Gedruckt auf säurefreiem und chlorfrei gebleichtem Papier

Springer-Verlag GmbH Berlin Heidelberg ist Teil der Fachverlagsgruppe Springer Science+Business Media
(www.springer.com)

Geleitwort

Unter dem Begriff „Molekulare Allergologie" ist der Einsatz gereinigter Allergenmoleküle oder ihrer Fragmente (z. B. Peptide, Kohlenhydratseitenketten) für die Diagnostik und allergenspezifische Immuntherapie allergischer Erkrankungen sowie für mechanistische Untersuchungen zu verstehen. Der Schwerpunkt dieses Buches liegt dabei auf Labortests zur molekularen Allergiediagnostik und einer verständlichen und praxisorientierten Einführung in diese komplexe Thematik.

Ende der achtziger Jahre des vorigen Jahrhunderts wurden die ersten Allergene aus Hausstaubmilben und Birkenpollen kloniert und standen damit als hochreine rekombinante Proteine für die molekulare allergologische Forschung zur Verfügung. Das enorme Potenzial für die Grundlagenforschung ebenso wie für die Klinik wurde schnell erkannt: Inzwischen konnten mehr als 1000 Allergensequenzen identifiziert werden. Die Verfügbarkeit gereinigter Allergene hat der Allergologie insgesamt enorme Fortschritte beschert und bietet aktuell ein unschätzbares innovatives Potenzial für die Diagnose und Therapie allergischer Erkrankungen. Insbesondere sind hier folgende Anwendungsgebiete zu nennen:

- molekulare Studien zum Pathomechanismus von Typ-I-Allergien (IgE-vermittelte Soforttyp-Reaktionen),
- Analyse der B- und T-Zellepitope von Allergenen zur Optimierung der spezifischen Immuntherapie (SIT),
- Modellstudien zum Wirkmechanismus der SIT,
- Differenzierung zwischen klinisch hoch relevanten und weniger relevanten Allergenen aus einer Allergenquelle bzw. aus vergleichbaren Allergenfamilien unterschiedlicher Allergenquellen,
- Entwicklung von innovativen Immuntherapeutika mit exakt definierter Zusammensetzung und Allergendosis,
- potenzielle Entwicklung personalisierter Mischungen rekombinanter Allergene zur Immuntherapie.

Das am weitesten entwickelte Anwendungsgebiet ist sicherlich die molekulare Diagnostik mit Einzelallergenen, die in vielen Bereichen bereits Eingang in den klinischen Alltag gefunden hat. Sie ist daher besonders für den klinisch tätigen Allergologen von Interesse und steht im Mittelpunkt des hier vorliegenden Werkes.

Für den nicht primär mit Allergenforschung oder molekularer Diagnostik befassten Allergologen können die zahlreichen Publikationen zum Thema verwirrend sein: Welche klinischen Konsequenzen ergeben sich z. B. aus der IgE-Bindung an stark kreuzreaktive Minorallergene versus speziesspezifische Hauptallergene aus Pollen? Welche Handlungsempfehlungen für die SIT leiten sich daraus ab? Sind IgE-Antworten gegen kreuzreaktive Kohlenhydratepitope grundsätzlich als klinisch irrelevant einzustufen? Hat jeder Patient mit IgE gegen das Hauptallergen Ara h 2 aus der Erdnuss ein hohes Risiko für eine anaphylaktische Reaktion? Haben solche Patienten auch ein gleichermaßen hohes Risiko, auf besonders niedrige Erdnussmengen zu reagieren? Und: Wie gut ist die Evidenz, aufgrund derer solche Schlussfolgerungen gezogen und Empfehlungen abgeleitet werden?

Das vorliegende Buch nähert sich diesen Fragen durch eine sorgfältige und gut verständliche Aufarbeitung des molekular-allergologischen Hintergrundes, ohne dabei in eine Überinterpretation der häufig aufregenden wissenschaftlichen Resultate in diesem recht jungen Gebiet zu verfallen. Die Autoren sind renommierte Experten aus dem deutschsprachigen Raum, die die erforderlichen interdisziplinären Grundlagen schlüssig und anschaulich vermitteln.

Auch die Grenzen der serologischen IgE-Diagnostik mit Einzelallergenen werden klar umrissen: Jeder IgE-Test ist grundsätzlich ein Nachweis der Sensibilisierung im Sinne einer erhöhten Allergiebereitschaft und kein Allergietest. Dies ändert sich auch durch die Verwendung von Allergenkomponenten nicht, sodass die Leitlinien und Grundregeln der Allergiediagnostik selbstverständlich weiterhin gültig bleiben.

Den Herausgebern ist es mit dem vorliegenden Buch sehr gut gelungen, das Gebiet der molekularen Allergiediagnostik einer breiteren Leserschaft zu erschließen und damit auch den Weg zu einer verstärkten Anwendung in der klinischen Praxis zu erleichtern.

Stefan Vieths
Langen, im Juli 2015

Vorwort

Molekulare Allergologie – vom Forschungsthema zur innovativen Allergiediagnostik

Die Allergologie – das Erkennen und Behandeln allergischer Erkrankungen – gilt hierzulande als Querschnittsfach. Reaktionsmuster der Soforttypallergie betreffen viele Organe und sämtliche Altersstufen. Ihr prinzipielles Verständnis benötigt fächerübergreifendes Konzept- und Detailwissen: Naturwissenschaftliche Grundlagen, ärztliche Detektivarbeit und klinische Erfahrung reichen sich hier die Hand. Erfolgreich betriebene Allergologie berücksichtigt immer den ganzen Menschen, sucht individuelle Lösungen und erfordert eine sprechende Medizin.

Der rasche Fortschritt der modernen Allergenforschung hat Bewegung in das medizinisch vielfältige Fachgebiet gebracht. Grundlagen- und klinische Forschung haben mit gereinigten und künstlich hergestellten (rekombinanten) Allergenen wichtige Reagenzien erhalten, mit denen interdisziplinär neue Fragestellungen in der Allergologie bearbeitet und alte Probleme überraschend einfach gelöst werden können.

Das vorliegende Buch zur molekularen Allergologie fasst für Sie die wesentlichen Entwicklungen der letzten Jahre zusammen. Im ersten Abschnitt werden Ihnen exemplarisch unterschiedliche pflanzliche Proteinfamilien und verwandte (strukturähnliche) Allergene vorgestellt, wie z. B. die Bet v 1-Homologen/PR-10-Proteine, Profiline, Polcalcine, Lipid-Transfer-Proteine oder Speicherproteine. Dazu werden tierische Allergene aus den Familien der Lipokaline, Albumine und Ca^{++}-bindenden Proteine eingeführt. So wird die biologische Definition wichtiger Allergenquellen (z. B. Pollen, Milben, Säugetiere, Schimmelpilze oder Nahrungsmittel) durch eine molekulare Dimension ergänzt: Schließlich kommt es auf die Inhaltsstoffe an, die eigentlichen Allergene!

Der zweite Abschnitt befasst sich mit den Methoden der Immunglobulin-E- (IgE-)Bestimmung zur Allergenerkennung: Einzelbestimmungen im Singleplex- oder Allergenscreening im Multiplex-Verfahren. Welcher Diagnostiktyp sind Sie? Jäger oder Sammler? Einzelallergene verbessern vor allem die Treffsicherheit von IgE-Bestimmungen, deren Testvarianten ausführlich erläutert werden. Grundlegende diagnostische Spielregeln bleiben auch zukünftig bestehen: Positive IgE-Tests sind nur bei korrespondierenden Beschwerden klinisch bedeutsam. So behalten individuelle Anamnese, objektivierbare Provokationstests und ärztliche Interpretation ihre zentrale Bedeutung für die Allergiediagnostik. Letztlich ermittelt der Arzt die klinische Relevanz der Allergiebefunde und nicht der Test.

Der dritte Abschnitt widmet sich der molekularen Allergiediagnostik im klinischen Alltag. Wie werden Symptome schlüssig gedeutet und individuelle Reaktionsmuster richtig erkannt? Wie lässt sich die Treffsicherheit der Allergiediagnostik wirksam steigern? Die molekulare Allergologie zeigt andere Wege auf, sie beginnt schon „im Kopf" („think molecular") und nutzt neue Testoptionen. Anhand unterschiedlicher Allergenquellen (z. B. Baum-, Gräser-, Kräuterpollen, Insektengifte, Schalenfrüchte, Erdnuss, Fisch, Hausstaubmilben etc.) werden der Nutzen und die Grenzen einer molekularen Allergiediagnostik erörtert. Der letzte Abschnitt stellt zukünftige Anwendungen der molekularen Allergologie vor, wie die Entwicklung rekombinanter Allergenvakzine oder hypoallergener Nahrungsmittel.

Die molekulare Allergologie ist ein aufregendes und sich rasch entwickelndes Feld, das sich vom kleinteiligen Forschungsschwerpunkt zum unentbehrlichen Wissensgebiet gemausert hat – besonders bei diagnostischen Fragen zur klinischen Allergologie. Wir hoffen, dass es den Autoren mit dem vorliegenden Buch gelingt, Sie für diese junge Disziplin zu begeistern und Ihnen wertvolle Hinweise für die Umsetzung in der klinischen Routine zu liefern. Ein besseres Verständnis und die erfolgreiche Anwendung der molekularen Allergologie können Ihnen wichtige Impulse für den praktischen Alltag geben. Eine gezieltere spezifische Allergiediagnostik wird Ihnen helfen, die Beratung und Versorgung Ihrer allergischen Patienten in Zukunft zu verbessern.

Jörg Kleine-Tebbe und Thilo Jakob
Berlin und Freiburg/Gießen, im August 2015

Danksagung

Zuallererst danken wir aufrichtig sämtlichen Autoren, ausnahmslos forschungsaktive Naturwissenschaftler und Ärzte aus dem deutschen Sprachraum und allesamt echte Experten der Molekularen Allergologie. Ihr detailliertes Wissen, ihr Enthusiasmus und ihre Publikationserfahrung waren essenziell für dieses Teamprojekt. Das Ziel, dem weltweit ersten Fachbuch zur Molekularen Allergologie zur Premiere zu verhelfen, konnte nur durch die langjährige Erfahrung sämtlicher Autoren auf ihren Spezialgebieten erreicht werden – die professionell geschriebenen Kapitel spiegeln das eindrucksvoll wider.

Offen gesagt haben viele Inhalte eine mehrjährige Entwicklung durchlaufen: Die meisten Kapitel wurden bereits in einem früheren Stadium im Allergo Journal (International) veröffentlicht und nun für das vorliegende Buch überarbeitet, aktualisiert und erweitert. Hier gebühren Marion Weber, Sebastian Lux und Markus Seidl vom Urban & Vogel Verlag bei Springer Medizin ganz besonderer Dank für ihre uneingeschränkte Unterstützung und liebevolle Gestaltung der seit 2010 gestarteten Artikelserie „Im Fokus: Molekulare Allergologie", späterer Kristallisationspunkt für das vorliegende Buch.

In Zeiten des globalen Datenaustausches bekommen internationale Wissensnetzwerke einen herausragenden Stellenwert: Nur durch den langjährigen Kontakt zu visionären Allergologen und europäischen Wissenschaftlern von Weltrang wie Rudolf Valenta, Begründer der molekularen Allergologie, Adriano Mari, Initiator der weltweit größten Allergen-Datenbank Allergome, Jonas Lidholm als hochproduktivem Molekularbiologen in Forschung und Entwicklung für die Industrie, Ronald van Ree mit seinen multinationalen, zukunftsweisenden Forschungsprojekten, und vielen anderen waren Herausgeber und Autoren in der Lage, das rasante Tempo dieser jungen Disziplin aufzunehmen und die aktuelle Entwicklung mitzugestalten. Allen Pionieren und Enthusiasten der modernen Molekularen Allergologie sei hiermit aufrichtig gedankt, auch im Namen sämtlicher Autoren.

Wir, die Herausgeber, wollen nicht versäumen, unseren langjährigen Mentoren und Kollegen im In- und Ausland zu danken, die durch ihre fachliche Kompetenz und persönliche Integrität unsere berufliche Leidenschaft für die klinische und speziell die Molekulare Allergologie maßgeblich unterstützt haben. Besonders bedanken möchten wir uns bei unseren Kolleg(inn)en und Mitarbeiter(inne)n der Klinik für Dermatologie und der Forschergruppe Allergologie am Universitätsklinikum Freiburg und im Allergie- und Asthma-Zentrum Westend in Berlin. Durch den regelmäßigen fachlichen und kollegialen Austausch mit ihnen haben viele wichtige Aspekte zum theoretischen Verständnis und praktischen Umgang mit der Molekularen Allergologie Eingang in unser Buch gefunden.

Jedes Buchprojekt hat seinen Preis – die Zeit für und Konzentration auf fachliche Inhalte fehlt manchmal an anderen Enden. Unseren Familien, insbesondere unseren Ehefrauen, Uta Bella Zielke, Berlin, und Virginia Jakob, Freiburg, sind wir daher außerordentlich dankbar für ihre Geduld und Unterstützung. Unser Dank gilt ebenso den Mitarbeiter(inne)n des Springer-Verlags, insbesondere Herrn Dr. Klaus Richter, Herrn Willi Bischoff und Frau Eva Schoeler, sowie Frau Anne Strohbach von le-tex publishing services, für die Umsetzung des ambitionierten Konzeptes. Schließlich gebührt unser besonderer Dank Frau Heidrun Schoeler für das professionelle Lektorat und Frau Stephanie Hofmaier für die akribische Korrektur der Druckfahnen. Beide haben durch ihre Begeisterungsfähigkeit und Einsatzfreude wesentlich dazu beigetragen, dass dieses Buch in Rekordzeit veröffentlicht werden konnte.

Jörg Kleine-Tebbe und Thilo Jakob

Inhaltsverzeichnis

Autorenverzeichnis.. XIV

1 Einführung in die molekulare Allergologie: Proteinfamilien, Datenbanken und potenzieller Nutzen 1
J. Kleine-Tebbe, M. Ollert, C. Radauer, T. Jakob

A Abschnitt A: Proteinfamilien und Verwandtschaften

2 Bet v 1 und Homologe: Verursacher der Baumpollenallergie und Birkenpollen-assoziierter Kreuzreaktionen 15
J. Kleine-Tebbe, B. Ballmer-Weber, H. Breiteneder, S. Vieths

3 Das Konzept der Pollen-Panallergene: Profiline und Polcalcine 33
M. Wallner, F. Ferreira, H. Hofer, M. Hauser, V. Mahler, J. Kleine-Tebbe

4 Stabile pflanzliche Nahrungsmittelallergene I: Lipid-Transfer-Proteine 45
A. Petersen, J. Kleine-Tebbe, S. Scheurer

5 Stabile pflanzliche Nahrungsmittelallergene II: Speicherproteine 61
C. Radauer, J. Kleine-Tebbe, K. Beyer

6 Kreuzreaktive Kohlenhydratepitope – diagnostische und klinische Bedeutung 73
U. Jappe, M. Raulf

B Abschnitt B: Testsysteme, Singleplex-Analyse, Multiplex-Analyse

7 Molekulare Allergiediagnostik mit IgE-Einzelbestimmungen (Singleplex): Methodische und praktische Aspekte 91
J. Kleine-Tebbe, T. Jakob

8 „Spiking" mit rekombinanten Einzelallergenen zur Verbesserung von Allergenextrakten 139
J. Huss-Marp, M. Raulf, T. Jakob

9 Molekulare Allergiediagnostik im Multiplex-Verfahren 149
T. Jakob, P. Forstenlechner, P. Matricardi, J. Kleine-Tebbe

C Abschnitt C:
Molekulare Allergiediagnostik im klinischen Alltag

10 Markerallergene und Panallergene bei Baum- und Gräserpollenallergie 177
K. Gangl, V. Niederberger, R. Valenta, A. Nandy

11 Markerallergene von Kräuterpollen: diagnostischer Nutzen im klinischen Alltag 193
G. Gadermaier, T. Stemeseder, W. Hemmer, T. Hawranek

12 Molekulare Diagnostik bei Erdnussallergie 205
L. Lange, K. Beyer, J. Kleine-Tebbe

13 Molekulare Diagnostik bei Allergie gegen Schalenfrüchte 217
L. Lange, K. Beyer, J. Kleine-Tebbe

14 Molekulare Diagnostik der Gemüse- und Fruchtallergie 229
B. K. Ballmer-Weber, K. Hoffmann-Sommergruber

15 Molekulare Diagnostik bei nahrungsmittelabhängiger anstrengungsinduzierter Anaphylaxie 245
S. C. Hofmann, T. Jakob

16 Optimierte Diagnostik der Insektengiftallergie durch rekombinante Allergene 257
T. Jakob, S. Blank, E. Spillner

17 Molekulare Diagnostik bei Allergie gegen Säugetiere 277
C. Hilger, J. Kleine-Tebbe

18 Extrakt-basierte und molekulare Diagnostik bei Fischallergie 291
A. Kühn, C. Radauer, I. Swoboda, J. Kleine-Tebbe

19 Allergene der Hausstaubmilbe und Diagnostik der Hausstaubmilbenallergie 303
S. Vrtala, S. Kull, J. Kleine-Tebbe

20 Allergien auf Schaben, Zecken, Vorratsmilben und andere Gliederfüßer: molekulare Aspekte 315
C. Hilger, A. Kuehn, M. Raulf, T. Jakob

21 Schimmelpilzallergene und ihr Stellenwert in der molekularen Allergiediagnostik 329
S. Kespohl, M. Raulf

22 Latexallergene: Sensibilisierungsquellen und Einzelallergene 339
M. Raulf, H.-P. Rihs

D Abschnitt D: Designer-Allergene, Hypoallergene, Fusionsallergene

23 Rekombinante Allergene in der spezifischen Immuntherapie................349
A. Nandy, D. Häfner, S. Klysner

24 Definition und Design hypoallergener Nahrungsmittel........................361
V. Mahler

Serviceteil 379
Stichwortverzeichnis 380

Autorenverzeichnis

Prof. Dr. med. Barbara Ballmer-Weber
Universitätsspital Zürich
Abteilung für Dermatologie
Gloriastrasse 31
8091 Zurich
Schweiz
barbara.ballmer@usz.ch

Prof. Dr. med. Jens Malte Baron
Uniklinik RWTH Aachen
Klinik für Dermatologie und Allergologie - Hautklinik
Pauwelsstraße 30
52074 Aachen
jbaron@ukaachen.de

Prof. Dr. med. Kirsten Beyer
Klinik für Pädiatrie, m.S. Pneumologie und Immunologie
Virchow-Klinikum, Charité - Universitätsmedizin Berlin
Augustenburger Platz 1
13353 Berlin
kirsten.beyer@charite.de

Dr. rer. nat. Simon Blank
Zentrum für Allergie und Umwelt (ZAUM)
Technische Universität und Helmholtz Zentrum München
Ingolstädter Landstraße 1
85764 München
simon.blank@tum.de

Prof. Dr. rer. nat. Heimo Breiteneder
Institut für Pathophysiologie und Allergieforschung
Medizinische Universität Wien
Währinger Gürtel 18-20
1090 Wien
Österreich
heimo.breiteneder@meduniwien.ac.at

Univ. Prof. Dr. rer. nat. Fatima Ferreira-Briza
Fachbereich Molekulare Biologie
Universität Salzburg
Hellbrunnerstraße 34
5020 Salzburg
Österreich
fatima.ferreira@sbg.ac.at

Mag. Peter Forstenlechner
Phadia Austria GmbH
Donau-City-Straße 1
1220 Wien
Österreich
peter.forstenlechner@thermofisher.com

Dr. rer. nat. Gabriele Gadermaier
Fachbereich Molekulare Biologie, CD Labor für Biosimilar Charakterisierung
Universität Salzburg
Hellbrunnerstraße 34
5020 Salzburg
Österreich
Gabriele.Gadermaier@sbg.ac.at

DDr. med. Katharina Gangl
Universitätsklinik für Hals-, Nasen- und Ohrenkrankheiten
Medizinische Universität Wien
Währinger Gürtel 18-20
1090 Wien
Österreich
katharina.gangl@meduniwien.ac.at

PD Dr. med. Dietrich Häfner
Allergopharma GmbH & Co. KG
Hermann-Körner-Straße 52
21465 Reinbek
dietrich.haefner@allergopharma.com

Autorenverzeichnis

Dr. rer. nat. Michael Hauser
Fachbereich Molekulare Biologie
Universität Salzburg
Hellbrunnerstraße 34
5020 Salzburg
Österreich
michael.hauser@mynet.at

OA Dr. med. Thomas Hawranek
Universitätsklinik für Dermatologie
Paracelsus Medizinische Universität Salzburg
Müllner Hauptstraße 48
5020 Salzburg
Österreich
t.hawranek@salk.at

Univ. Doz. Dr. phil. Wolfgang Hemmer
FAZ, Floridsdorfer Allergiezentrum
Frank Jonas Platz 8/6
1210 Wien
Österreich
hemmer@faz.at

Dr. rer. nat. Christiane Hilger
Department of Infection & Immunity
Luxembourg Institute of Health
Rue Henri Koch 29
4354 Esch-sur-Alzette
Luxemburg
christiane.hilger@lih.lu

Heidi Hofer
Fachbereich Molekulare Biologie
Universität Salzburg
Hellbrunnerstraße 34
5020 Salzburg
Österreich
heidi.hofer@stud.sbg.ac.at

Univ.-Doz.Dr. rer. nat. Karin Hoffmann-Sommergruber
Institut für Pathophysiologie und Allergieforschung
Medizinische Universität Wien
Währinger Gürtel 18-20
1090 Wien
Österreich
karin.hoffmann@meduniwien.ac.at

PD Dr. med. Silke C. Hofmann
Zentrum für Dermatologie, Allergologie und Dermatochirurgie
HELIOS Klinikum Wuppertal, Universität Witten/Herdecke
Heusnerstraße 40
42283 Wuppertal
silke.hofmann@helios-kliniken.de

Prof. Dr. med. Johannes Huss-Marp
Therapeutic Area Dermatology
AbbVie Deutschland GmbH & Co KG
Mainzer Straße 81
65189 Wiesbaden
johannes.huss-marp@abbvie.com

Univ.-Prof. Dr. med. Thilo Jakob
Klinik für Dermatologie und Allergologie
Universitätsklinikum Gießen und Marburg
Standort Gießen
Gaffkystraße 14
35385 Gießen
thilo.jakob@uk-gm.de

Prof. Dr. med. Uta Jappe
Forschungszentrum Borstel
Klinik für Dermatologie, Allergologie und Venerologie der Universität zu Lübeck
Parkallee 22a
23845 Borstel
ujappe@fz-borstel.de

Dr. rer. nat. Sabine Kespohl
Ruhr-Universität Bochum
Institut für Prävention und Arbeitsmedizin der Deutschen Gesetzlichen Unfallversicherung (IPA)
Bürkle-de-la-Camp-Platz 1
44789 Bochum
kespohl@ipa-dguv.de

PD Dr. med. Jörg Kleine-Tebbe
Allergie- und Asthma-Zentrum Westend
Praxis Hanf, Ackermann u. Kleine-Tebbe
Spandauer Damm 130, Haus 9
14050 Berlin
kleine-tebbe@allergie-experten.de

Autorenverzeichnis

Dr. rer. nat. Steen Klysner, Ph. D.
Allergopharma GmbH & Co. KG
Hermann-Körner-Straße 52
21465 Reinbek
steen.klysner@allergopharma.com

Dr. rer. nat. Annette Kühn
Department of Infection & Immunity
Luxemburg Institute of Health
Rue Henri Koch 29
4354 Esch-sur-Alzette
Luxemburg
annette.kuehn@lih.lu

Dr. med. Skadi Kull
Forschungsgruppe Klinische und Molekulare
Allergologie
Forschungszentrum Borstel
Parkallee 22a
23845 Borstel
skull@fz-borstel.de

Dr. med. Lars Lange
Abteilung für Kinder- und Jugendmedizin
St. Marien-Hospital
Robert-Koch-Straße 1
53115 Bonn
lars.lange@marien-hospital-bonn.de

Prof. Dr. med. Vera Mahler
Allergieabteilung der Hautklinik
Universitätsklinikum Erlangen
Ulmenweg 18
91054 Erlangen
Vera.Mahler@uk-erlangen.de

PD Dr. med. Paolo Matricardi
Klinik für Pädiatrie, m.S. Pneumologie
und Immunologie
Virchow-Klinikum, Charité -
Universitätsmedizin Berlin
Augustenburger Platz 1
13353 Berlin
paolo.matricardi@charite.de

Dr. rer. nat. Andreas Nandy
Allergopharma GmbH & Co. KG
Hermann-Körner-Straße 52
21465 Reinbek
andreas.nandy@allergopharma.com

Univ.-Prof. Dr. Verena Niederberger
Universitätsklinik für Hals-, Nasen- und
Ohrenkrankheiten
Medizinische Universität Wien
Währinger Gürtel 18-20
1090 Wien
Österreich
verena.niederberger@meduniwien.ac.at

Prof. Dr. med. Markus Ollert
Department of Infection & Immunity, Laboratory
of Immunogenetics and Allergology
Luxembourg Institute of Health
Val Fleuri 84
1526 Luxembourg
Luxemburg
markus.ollert@lih.lu

Prof. Dr. rer. nat. Arnd Petersen
Forschungszentrum Borstel
Parkallee 26
23845 Borstel
apetersen@fz-borstel.de

Dr. rer. nat. Christian Radauer
Institut für Pathophysiologie und
Allergieforschung
Medizinische Universität Wien
Währinger Gürtel 18-20
1090 Wien
Österreich
christian.radauer@meduniwien.ac.at

Prof. Dr. rer. nat. Monika Raulf
Institut für Prävention und Arbeitsmedizin der
Deutschen Gesetzlichen Unfallversicherung (IPA)
Ruhr-Universität Bochum
Bürkle-de-la-Camp-Platz 1
44789 Bochum
raulf@ipa-dguv.de

Autorenverzeichnis

Dr. rer. nat. Hans-Peter Rihs
Institut für Prävention und Arbeitsmedizin der
Deutschen Gesetzlichen Unfallversicherung (IPA)
Ruhr-Universität Bochum
Bürkle-de-la-Camp-Platz 1
44789 Bochum
Rihs@ipa-dguv.de

Dr. rer. nat. Stephan Scheurer
Paul-Ehrlich-Institut
Bundesinstitut für Impfstoffe und biomedizinische
Arzneimittel, Molekulare Allergologie
Paul-Ehrlich-Str. 51-56
63225 Langen
Stephan.Scheurer@pei.de

Prof. Dr. rer. nat. Edzard Spillner
Immunological Engineering
Department of Engineering, Aarhus University
Gustav Wieds Vej 10
8000 Aarhus C
Dänemark
e.spillner@eng.au.dk

Teresa Stemeseder, MSc
Fachbereich Molekulare Biologie
Universität Salzburg
Hellbrunnerstraße 34
5020 Salzburg
Österreich
teresa.stemeseder@sbg.ac.at

Univ.Doz. Dr. rer. nat. Ines Swoboda
FH Campus Wien
Fachbereich Biotechnologie
Helmut-Qualtinger-Gasse 2
1030 Wien
Österreich
ines.swoboda@fh-campuswien.ac.at

Univ.-Prof. Dr. med. Rudolf Valenta
Institut für Pathophysiologie und
Allergieforschung
Medizinische Universität Wien
Währinger Gürtel 18-20
1090 Wien
Österreich
rudolf.valenta@meduniwien.ac.at

Prof. Dr. rer. nat. Stefan Vieths
Paul-Ehrlich-Institut
Bundesinstitut für Impfstoffe und biomedizinische
Arzneimittel
Paul-Ehrlich-Straße 51-59
63225 Langen
Stefan.Vieths@pei.de

Prof. Dr. rer. nat. Susanne Vrtala
Institut für Pathophysiologie und
Allergieforschung
Medizinische Universität Wien
Währinger Gürtel 18-20
1090 Wien
Österreich
susanne.vrtala@meduniwien.ac.at

Dr. rer. nat. Michael Wallner
Fachbereich Molekulare Biologie
Universität Salzburg
Hellbrunnerstraße 34
5020 Salzburg
Österreich
michael.wallner@sbg.ac.at

Einführung in die molekulare Allergologie: Proteinfamilien, Datenbanken und potenzieller Nutzen

J. Kleine-Tebbe, M. Ollert, C. Radauer, T. Jakob

1.1 Zeitalter der molekularen Allergologie – 2

1.2 Soforttypallergene und ihre Namen – 3

1.3 Von der Sequenz zur Struktur – vom T-Zell- zum Antikörperepitop – 3

1.4 Proteinfamilien und Verwandtschaft der Typ-I-Allergene – 5

1.5 Datenbanken für Klinik und Forschung – 5

1.6 Potenzieller Einsatz von Einzelallergenen – 8
1.6.1 Quantifizierung von Allergenen in Extrakten – 8
1.6.2 Molekulare Epidemiologie – 9
1.6.3 Diagnostik mit Einzelallergenen – 9

1.7 Möglichkeiten und Grenzen der Interpretation – 10

1.8 Immuntherapie und Einzelallergene – 11

1.9 Innovationsschub durch molekulare Allergologie – 11

Literatur – 12

Der Beitrag basiert auf einer Publikation, die 2010 im Allergo Journal erschienen ist (Kleine-Tebbe J, Ollert M, Jakob T: Molekulare Allergologie: Nomenklatur, Proteinfamilien, Datenbanken und potenzieller Nutzen. Allergo J 2010; 19: 390–394) und nun als Buchkapitel aktualisiert und erweitert wurde.

J. Kleine-Tebbe, T. Jakob (Hrsg.), *Molekulare Allergiediagnostik*,
DOI 10.1007/978-3-662-45221-9_1, © Springer-Verlag Berlin Heidelberg 2015

Zum Einstieg

Die Fortschritte der modernen Allergenforschung haben unser aktuelles Allergieverständnis verändert. Dies betrifft besonders Reaktionen und Erkrankungen, die durch Immunglobulin E (IgE) vermittelt werden. Die bisherige, vorwiegend biologische Zuordnung der Allergenquellen – Pollen, Milben, Tierepithelien, Schimmelpilzsporen, Nahrungsmittel oder Insektengifte – wird zunehmend durch eine molekulare Betrachtung der einzelnen Allergene, ihrer molekularen Strukturen und ihrer Zugehörigkeit zu Proteinfamilien ergänzt. Die molekulare Allergologie ermöglicht eine empfindlichere und präzisere allergologische Diagnostik und erfasst individuelle Sensibilisierungsmuster. Dadurch können Kreuzsensibilisierungen, Markersensibilisierungen und prognostisch wichtige Sensibilisierungen gegen Risikoallergene im Detail betrachtet werden.

In diesem Kapitel werden zunächst die Nomenklatur der Soforttypallergene und die Systematik der molekularen Allergologie vorgestellt. Die Prinzipien der Proteinverwandtschaft und der Nutzen verfügbarer Allergendatenbanken werden erörtert, der Einsatz dieser Methoden in der molekularen Epidemiologie und der Allergiediagnostik skizziert und schließlich der Mehrwert und die Interpretationsgrenzen der molekularen Allergologie betrachtet. Die molekulare Allergologie hat dem gesamten Fach bereits wichtige Impulse geben und wird auch in Zukunft die Diagnostik allergischer, IgE-vermittelter Reaktionen und Erkrankungen nachhaltig beeinflussen.

Minilexikon der molekularen Allergologie

Allergen (auch Einzelallergen oder Allergenkomponente) – Molekül (Protein, z. B. Majorallergen Bet v 1 der Birkenpollen, selten Kohlenhydratanteil), das eine allergische Immunreaktion auslösen kann

Allergenextrakt – Mischung allergener und nichtallergener Komponenten, die aus der Allergenquelle (z. B. Birkenpollen) extrahiert wurden

Allergennomenklatur – internationale Vereinbarung zur Bezeichnung (Namen) der Allergene

Allergenquelle – biologische Spezies, die (Einzel-)Allergene produziert und in die Umwelt abgibt

CRD – Component-Resolved Diagnostic (Allergiediagnostik mit Einzelallergenen)

Epitop – Bindungsstelle (für Antikörper)

Isoallergen – Allergenvariante mit ähnlicher Aminosäuresequenz (> 67 % Identität)

Lineares Epitop – Peptidabschnitt, der von einem Antikörper oder einem T-Zell-Rezeptor gebunden werden kann

Konformationsepitop – diskontinuierliche, strukturabhängige Bindungsstelle für Antikörper

Kreuzreaktion – ähnlichkeitsbedingte, immunologische Reaktion mit Molekülstrukturen, die nicht für die ursprüngliche Sensibilisierung verantwortlich waren

Majorallergen – Allergen, das bei ≥ 50 % der betreffenden Allergiker IgE bindet

Minorallergen – Allergen, das bei < 50 % der betreffenden Allergiker IgE bindet

Multiplex-Test – Test der In-vitro-Diagnostik mit paralleler Bestimmung von Antikörpern (z. B. IgE) gegen zahlreiche (Einzel-)Allergene

Panallergen – ubiquitär oder in vielen Allergenquellen vorkommendes, meist stark konserviertes (evolutionär wenig verändertes) Allergen

Proteinfamilie – auf ähnlicher Sequenz und Struktur beruhende Verwandtschaft von Proteinen

Rekombinant – mit Hilfe von gentechnisch veränderten (Mikro-)Organismen hergestellt

Rekombinantes Allergen – häufig in *Escherichia coli* hergestelltes, allergenes Protein ohne die bei nativen Allergenen vorkommenden Modifikationen (z. B. Kohlenhydratseitenketten)

Sequenzepitop – auf einer kontinuierlichen Peptidsequenz beruhende Bindungsstelle

Singleplex-Test – Test der In-vitro-Diagnostik (z. B. Antikörpertest) gegen *ein* Allergen

Spezies-spezifisch – Allergen oder anderes Merkmal, das nur in *einer* biologischen Art (Spezies) vorkommt

1.1 Zeitalter der molekularen Allergologie

Dank proteinbiochemischer und molekularbiologischer Fortschritte wurden in den vergangenen 30 Jahren die wichtigsten Allergene identifiziert, die IgE-vermittelte Soforttypreaktionen und atopische Erkrankungen auslösen. Die Allergenkunde, bisher überwiegend ausgerichtet an der biologischen Verwandtschaft der Allergenquellen (z. B. Pflanzen-, Milben-, Säugetierspezies), erhielt so eine molekulare Dimension und neue Begriffe (▶ Minilexikon). Die moderne Allergenforschung schafft damit Grundlagen für eine verbesserte Allergiediagnostik und -therapie, die unsere bisherigen allergologischen Instrumente erfolgreich ergänzen und erneuern.

Tab. 1.1 Allergennomenklatur: Bezeichnung der Allergene am Beispiel von rBet v 1.0102, einem Majorallergen der Birke (*Betula verrucosa*)

Abkürzung	Voller Begriff	Erläuterung
n	natürlich	Aus der Allergenquelle gewonnen (= aufgereinigt)
r	rekombinant	In Mikroorganismen, z. B. Bakterien hergestellt
Bet	*Betula*	Die ersten 3–4 Buchstaben der Gattung (Genus)
v	*verrucosa*	Die ersten 1–2 Buchstaben der Art (Spezies)
1	Allergennummerierung	Reihenfolge der Erstbeschreibung des Allergens
.01	Isoallergennummerierung	Verschiedene Sequenzen eines Allergens mit > 67 % Sequenzidentität werden als Isoallergene bezeichnet
02	Variantennummerierung	Verschiedene Sequenzen mit > 90 % Sequenzidentität werden als Varianten bezeichnet

1.2 Soforttypallergene und ihre Namen

Bereits in den 1980er Jahren wurde für die ersten aufgereinigten Proteinallergene eine systematische Namensgebung vorgeschlagen und eine Allergennomenklatur entwickelt (Marsh et al. 1986); verantwortlich ist das „Allergen Nomenclature Sub-committee" (▶ www.allergen.org) unter der Schirmherrschaft der „International Union of Immunological Societies" (IUIS, ▶ www.iuisonline.org) und der „World Health Organisation" (WHO, ▶ www.who.int).

Die offizielle Nomenklatur (Chapman 2004, 2008; King et al. 1995, Radauer et al. 2014) orientiert sich an der Allergenquelle, verwendet Abkürzungen der lateinischen Spezies und eine Nummerierung anhand der Reihenfolge ihrer Entdeckung (◘ Tab. 1.1); z. B. Bet v 1 als Majorallergen der Warzenbirke (*Betula verrucosa*). Die Nomenklatur berücksichtigt auch Isoallergene und Allergenvarianten, Allergen-kodierende Gene, mRNA und cDNA sowie allergene Peptide rekombinanten oder synthetischen Ursprungs, sowohl in ursprünglicher als auch in modifizierter Form. Daten zu neuen Allergenen oder zugehörigen Molekülen werden sorgfältig geprüft, bevor sie ihren Namen erhalten und in die offizielle Liste der Allergene aufgenommen werden (▶ www.allergen.org).

1.3 Von der Sequenz zur Struktur – vom T-Zell- zum Antikörperepitop

Wie andere Proteine wird jedes Allergen mit seinen natürlichen Varianten durch zugehörige Gene kodiert.

Die resultierende Aminosäuresequenz (Primärstruktur) bedingt durch ihre physikochemischen Eigenschaften eine Faltung und räumliche Anordnung der Polypeptidkette (◘ Abb. 1.1): z. B. α-Helix, β-Faltblatt, β-Schleife (Sekundärstruktur). Hierdurch wird die dreidimensionale Proteinstruktur festgelegt (Tertiärstruktur). Zusätzlich können sich mehrere einzelne Proteine zu größeren Komplexen zusammenlagern (Quartärstruktur). Allergenmoleküle oder -fragmente entsprechen in ihrem Aufbau der generellen Strukturhierarchie von Proteinen.

> **Hierarchie der Proteinstruktur: vom Peptid zum Proteinkomplex**
> - **Primärstruktur:** Aminosäuresequenz, lineares Peptid
> - **Sekundärstruktur:** Faltung der Polypeptidkette in regelmäßige Teilstrukturen (z. B. α-Helix, β-Faltblatt)
> - **Tertiärstruktur:** dreidimensionale Struktur einer Polypeptidkette

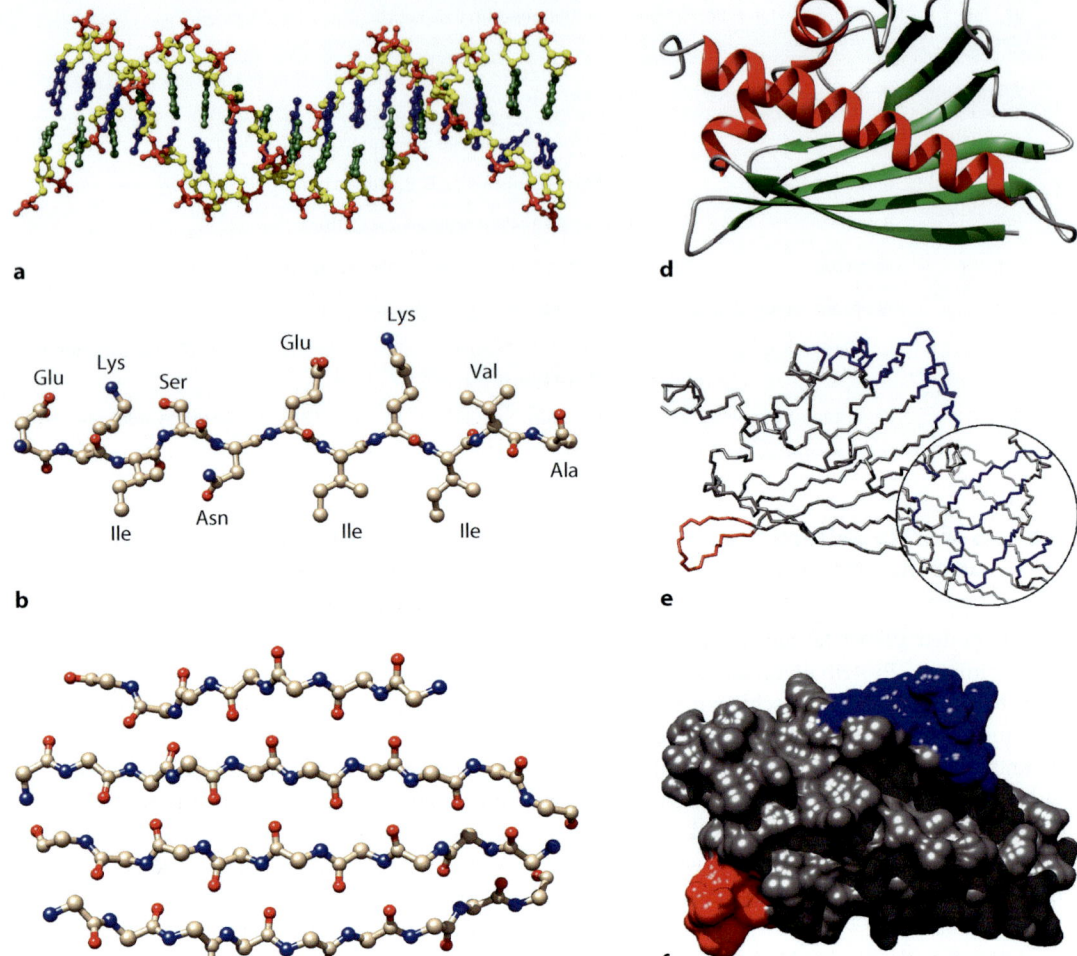

Abb. 1.1a–f Vom Gen zum Epitop. **a** Struktur der DNA-Doppelhelix (*rot*: Phosphat, *gelb*: Deoxyribose, *grün* und *blau*: Basen), **b** Primärstruktur einer Polypetidkette, **c** regelmäßige Faltung der Polypeptidkette in eine Sekundärstruktur am Beispiel des β-Faltblatts von Bet v 1. Die Moleküle in **b** und **c** sind nach Atomtyp eingefärbt (*grau*: Kohlenstoff, *rot*: Sauerstoff, *blau*: Stickstoff). **d–f** Tertiärstruktur von Bet v 1: **d** Bändermodell zur Verdeutlichung der Sekundärstrukturelemente (*rot*: α-Helix, *grün*: β-Faltblatt), **e** Polypeptidkette (ohne Seitenketten) mit 2 möglichen Epitopen (*rot*: lineares Epitop, *blau*: Konformationsepitop mit Draufsicht in Kreis), **f** Oberfläche von Bet v 1 mit Hervorhebung derselben Epitope wie in **e**

- **Quartärstruktur:** komplexe Struktur aus mehreren (identischen oder unterschiedlichen) Polypeptidketten (= Untereinheiten), z. B. Ara h 1-Trimer

Während T-Zellen ausschließlich kurze lineare Peptide (lineare Peptidepitope) nach ihrer Prozessierung durch Antigen-präsentierende Zellen erkennen, binden Antikörper vorwiegend **Konformationsepitope**. Diese werden von mehreren einzelnen Aminosäuren oder kurzen Peptiden gebildet, die in der Aminosäuresequenz an nichtbenachbarten Stellen liegen und nur bei korrekter Faltung des Proteins in zueinander benachbarte Positionen auf der Oberfläche des Proteins gelangen (daher auch als **diskontinuierliche Epitope** bezeichnet; ◘ Abb. 1.1e, f).

1.4 Proteinfamilien und Verwandtschaft der Typ-I-Allergene

Anhand ihrer Aminosäuresequenz werden ähnliche Proteine gemeinsamen Familien zugeordnet. Evolutionär verwandte Proteinfamilien, deren Mitglieder ähnliche dreidimensionale Strukturen aufweisen, werden zu Superfamilien zusammengefasst (◘ Abb. 1.2). Während man von einer evolutionären Verwandtschaft zweier Proteine bereits ab einer Sequenzidentität von > 25 % ausgehen kann, zeigte sich, dass für eine Kreuzreaktivität meist eine Sequenzidentität von > 50 % notwendig ist. Proteine mit diesem Grad an Ähnlichkeit haben an ihrer Oberfläche viele identische Stellen, die als potenzielle Epitope für kreuzreaktive Antikörper fungieren können.

Offenbar beherbergt nur ein Bruchteil der bekannten Proteinfamilien potenzielle Soforttypallergene (Breiteneder 2009, Breiteneder u. Radauer 2004, Radauer et al. 2008). Außerdem ist hervorzuheben, dass auch innerhalb der Proteinfamilien, in denen sich Allergene finden, die meisten Proteine nicht allergen sind. Die Grundlagen für diese selektive Eignung zum Allergen sind vielfältig (Poulsen 2009) und bisher nur für bestimmte Proteine bekannt; Faktoren sind hier z. B.:
- Vorkommen, Kontaktmöglichkeiten,
- physikochemische Eigenschaften wie Wasserlöslichkeit und Extrahierbarkeit (v. a. bei inhalativen Allergenen) oder Stabilität (v. a. bei Nahrungsmittelallergenen),
- Anteil am Gesamtprotein,
- proteolytische Aktivität und dadurch leichtere Penetration durch Epithelien (Gruppe-1-Allergene der Hausstaubmilbe, z. B. Der p 1, Der f 1) (Kauffman et al. 2006),
- Bindung an Rezeptoren dendritischer Zellen (Gruppe-2-Allergene der Hausstaubmilbe, z. B. Der p 2, Der f 2; Erdnussallergen Ara h 1) und strukturelle Mimikry mit anderen Gefahrensignalen (Karp 2010).

Letztlich gibt es keine einheitliche Begründung, warum ein Protein zum Allergen wird. Diese Frage ist für jedes Allergen getrennt zu klären und wird unser Verständnis zur Interaktion von Fremdproteinen und dem menschlichen Organismus als Ursache einer potenziellen Überempfindlichkeit erweitern helfen.

Der evolutionäre Verwandtschaftsgrad – angegeben als Sequenzidentität/-ähnlichkeit – entscheidet bei Proteinen, die auch im Menschen vorkommen, wahrscheinlich über Toleranz (bei enger Verwandtschaft) oder die Möglichkeit zur Typ-I-Allergie (bei entfernter Verwandtschaft). Kreuzreaktionen durch Allergene, die nicht im Menschen vorkommen, können ebenfalls aufgrund ihrer evolutionären Verwandtschaft (% der Sequenzidentität) und resultierenden Strukturähnlichkeit vorhergesagt werden (Jenkins et al. 2007).

1.5 Datenbanken für Klinik und Forschung

Mittlerweile existieren umfangreiche Datenbanken zu den Allergenen und ihren Proteinfamilien (◘ Tab. 1.2) (Sircar et al. 2014).

Die offizielle Quelle für Allergenbezeichnungen ist die vom WHO/IUIS-Allergennomenklatur-Subkomitee betriebene Datenbank (► www.allergen.org). Wissenschaftler, die neue Allergene beschreiben, müssen vor deren Publikation die wesentlichen Daten beim Nomenklaturkomitee einreichen und erhalten dann einen offiziellen Allergennamen, der danach möglichst einheitlich in der Literatur verwendet werden soll. Neben Allergennamen und Allergenquellen enthält die Datenbank auch die bei der Einreichung bekanntgegebenen Daten zur Allergenität, die Literaturstelle der Erstbeschreibung sowie Links zu anderen Datenbanken (DNA-Sequenz, Proteinsequenz, Proteinstruktur).

Die derzeit größte Datenbank für Proteinallergene wurde von Adriano Mari, einem klinischen Allergologen und Wissenschaftler aus Rom, aufgebaut (► www.allergome.org) (Mari u. Scala 2006). Durch öffentlichen Zugang können dort kostenfrei sämtliche bisher identifizierten Allergene und Daten recherchiert werden. Molekülinformationen, potenzielle Varianten und Modifikationen, Verlinkung zu Sequenz-, Struktur- und taxonomischen Datenbanken, Allergenquellen mit Abbildungen und epidemiologische Zahlen sind nur einige der Inhalte.

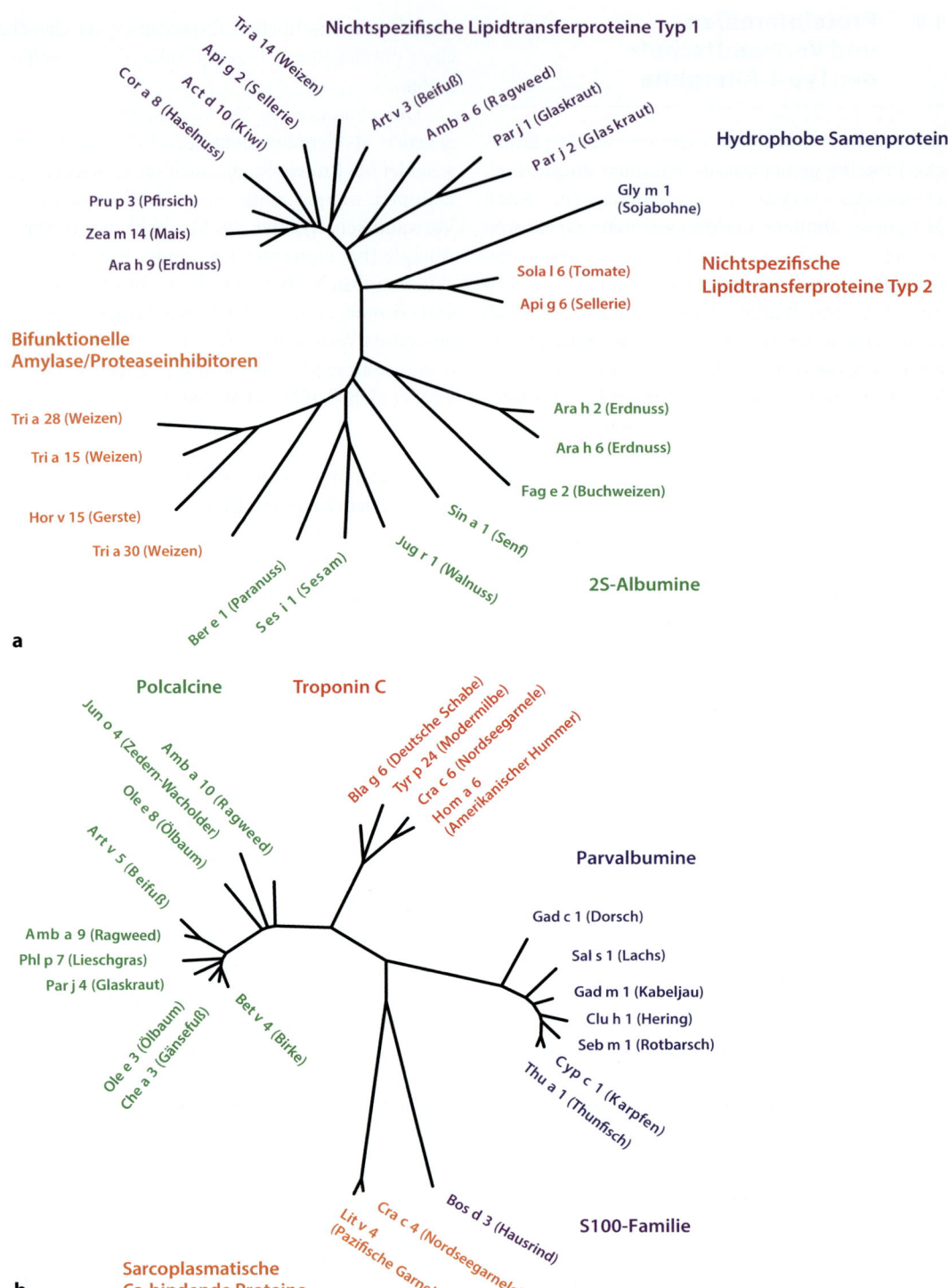

◘ **Abb. 1.2a,b** Evolutionäre Verwandtschaft innerhalb von Allergen-Superfamilien am Beispiel der Prolamin- (**a**) und der EF-Hand-Superfamilie (**b**). Durch Sequenzähnlichkeit definierte Proteinfamilien (farblich hervorgehoben) können aufgrund ähnlicher Strukturen zu Superfamilien zusammengefasst werden

1.5 · Datenbanken für Klinik und Forschung

Tab. 1.2 Wichtige Allergendatenbanken und deren Anwendungsgebiete

Name	Adresse	Enthaltene Daten	Suchwerkzeuge	Zielgruppen	Bemerkungen
IUIS Allergennomenklaturdatenbank	▶ www.allergen.org	Allergennamen, biochemische Bezeichnungen, Allergenquelle, Isoallergene, Literatur (Erstbeschreibung), Links zu externen Datenbanken (Sequenz, Struktur)	Suche nach Allergennamen und -quelle	Kliniker, Wissenschaftler, Industrie	Offizielle Referenz für Allergennamen und zugehörige Sequenzen
Allergome	▶ www.allergome.org	Allergennamen, biochemische Funktionen, Isoallergene, Allergenquelle, Art der Exposition, diagnostische Reagenzien, Links zu Sequenzen und Strukturen, Sequenzhomologien, kreuzreaktive Allergene, allergene Eigenschaften und Epidemiologie, umfassendes Literaturverzeichnis gruppiert nach Themenbereichen	Textsuche in allen Datenbankfeldern, Sequenzvergleich, ausgefeilte Literatursuche	Kliniker, Wissenschaftler, Industrie	Umfassende Sammlung von Allergendaten, extrahiert aus anderen Datenbanken und der Literatur. Es werden alle publizierten Allergene berücksichtigt, ohne Filterung nach Relevanz
Allergen-Online	▶ www.allergenonline.org	Allergennamen, -typ (inhalativ, Nahrungsmittel etc.) und -quelle, Sequenz, ausgewählte Literatur	Textsuche, verschiedene Sequenzvergleichsmethoden	Wissenschaftler, Industrie	Allergenliste durch Expertengremium begutachtet, Bereitstellung einer zuverlässigen Datenbank mit relevanten Allergensequenzen
Structural Database of Allergenic Proteins (SDAP)	▶ https://fermi.utmb.edu/SDAP	Allergennamen und -quelle, Proteinfamilie, ausgewählte Literatur, Links zu Sequenzen und Strukturen	Sequenzvergleich, Peptidvergleich, Verknüpfungen mit externen Servern (z. B. BLAST)	Wissenschaftler, Industrie	Allergensequenzdatenbank mit Sammlung von Bioinformatik-Tools mit Schwerpunkt Allergenstrukturen und Epitope
AllFam	▶ www.med-uniwien.ac.at/allergens/allfam/	Allergennamen mit Links zu IUIS-Datenbank und Allergome, Art der Exposition, Abstracts zu Proteinfamilien mit ausgewählter Literatur	Auflistung der Mitglieder von Allergenfamilien (gefiltert nach Quelle und Exposition), Textsuche nach Proteinfamilien	Kliniker, Wissenschaftler, Industrie	Klassifizierung von Allergenen nach Proteinfamilie. Derzeit keine Updates, Relaunch im Jahr 2015 geplant

Die zugehörige Literatur ist auf ▶ http://www.Allergome.org verlinkt und nach Themenkreisen geordnet:
- Biochemie/Struktur/Funktion,
- Molekularbiologie,
- Immunchemie und Allergenität,
- Immunmechanismus und Genetik,
- Messmethoden,
- Epidemiologie,
- Diagnostik,
- Immuntherapie,
- experimentelle Modelle,
- Übersichten (Links zu Reviews).

Zusätzliche Instrumente, deren Nutzung z. T. auf aktive Kooperationspartner beschränkt ist, und die umfassende Pflege steigern den Wert dieser Datenbank kontinuierlich. Da das Ziel von Allergome eine möglichst umfassende Auswertung der allergologischen Literatur ist, berücksichtigt die Datenbank auch Allergene ohne offizielle Allergenbezeichnung.

Die Datenbank AllergenOnline (▶ www.allergenonline.org) wird vom „Food Allergy Research and Resource Program" der University of Nebraska-Lincoln betrieben. Sie stellt eine Liste von Allergensequenzen zur Verfügung, die mit verschiedenen Bioinformatik-Werkzeugen durchsucht werden kann. Man kann eine Proteinsequenz mit der Datenbank vergleichen, um nach ähnlichen Allergensequenzen zu suchen. Die Liste der Allergene, die für AllergenOnline berücksichtigt werden, wird von einem internationalen Expertengremium überprüft und einmal jährlich aktualisiert. Eine Anwendung ist die Risikoabschätzung von gentechnisch veränderten Nahrungsmitteln. Dabei ist es wichtig, dass die Sequenzen der neu eingebrachten Gene keine Ähnlichkeiten mit bekannten Allergenen zeigen, um das Risiko allergischer Reaktionen zu minimieren.

Die Structural Database of Allergenic Proteins (SDAP) wird vom „Department of Biochemistry and Molecular Biology" der University of Texas betrieben (▶ https://fermi.utmb.edu/SDAP). Sie sammelt Daten zu Allergensequenzen, Allergenstrukturen, Epitopen und Proteinfamilien von der IUIS-Allergendatenbank und aus der Literatur. Eine Stärke der SDAP ist das umfangreiche Repertoire an Bioinformatik-Werkzeugen, mit denen eigene Sequenzen mit der Datenbank verglichen werden können (z. B. Sequenzvergleich, Strukturvergleich, Epitopsuche).

Für Proteinfamilien, die strukturverwandte Allergene beherbergen, wurde in Wien eine nützliche Website etabliert (▶ www.meduniwien.ac.at/allergens/allfam/). Sie beruht auf vorhandenen Datenbanken zu Allergenen (▶ www.allergome.org; ▶ www.allergen.org) und Proteinfamilien (▶ http://pfam.xfam.org), informiert zu den Eigenschaften der jeweiligen Allergenfamilie oder der übergeordneten Superfamilie und listet die zugehörigen Allergene mit zugehörigen Links (geplantes Relaunch 2015).

1.6 Potenzieller Einsatz von Einzelallergenen

1.6.1 Quantifizierung von Allergenen in Extrakten

Rekombinant hergestellte Allergene und zugehörige (monoklonale) Antikörper sind potenziell geeignet, mit Hilfe von Immuno-Assays den Allergengehalt in Allergenextrakten zu ermitteln. Die notwendigen Reagenzien für Assays zur Bestimmung von Majorallergenen, z. B. des Birkenpollen-Majorallergens Bet v 1 bzw. des Gräserpollen-Majorallergens Phl p 5a, wurden in einem EU-geförderten Forschungsprojekt (CREATE) bereits identifiziert (van Ree et al. 2008). Anschließend wurden sie vom „Biological Standardisation Programme (BSP090) of the European Directorate for the Quality of Medicines & HealthCare (EDQM)" einzeln und im Ringversuch auf ihre Tauglichkeit geprüft (Vieths et al. 2012). Die rekombinanten Majorallergene Bet v 1 (▶ http://crs.edqm.eu/db/4DCGI/View=Y0001565) und Phl p 5a (▶ http://crs.edqm.eu/db/4DCGI/View=Y0001566) dienen seit 2012 dem europäischen Arzneibuch, der European Pharmacopoeia (Ph. Eur.), als biologische Referenzpräparate (BRP). Nachdem auch die zugehörigen Antikörperpaare vom EDQM offiziell akzeptiert worden sind, werden erstmalig robuste Testmethoden zur Verfügung stehen, die eine zuverlässige und vergleichbare Bestimmung von Majorallergenen in komplexen Allergenextrakten gestatten – ein langgehegter Wunsch vieler Allergologen.

1.6 · Potenzieller Einsatz von Einzelallergenen

> **Nutzen der molekularen Allergologie im klinischen Alltag**
> - Vorteile bei Verwendung von Einzelallergenen zur Extraktstandardisierung
>   - Erleichtertes Qualitätsmanagement bei der Produktion von Allergenextrakten
>   - Bessere Vergleichbarkeit von Allergenextrakten zur Diagnostik und Immuntherapie
>   - Höhere Sicherheit durch verbesserte Chargenkonformität von Allergenprodukten
> - Differenziertere Diagnostik bei Verwendung von Molekülen, dadurch:
>   - Höhere analytische und ggfs. diagnostische Empfindlichkeit der (In-vitro-)Tests
>   - Verbesserte analytische Spezifität (Selektivität) zur Identifikation von Allergenen mit Risikoassoziation
>   - Identifikation von speziesspezifischen Allergenen (Nachweis genuiner Sensibilisierung versus Kreuzsensibilisierung)
>   - Identifikation von (Pan-)Allergenen als Ursache von Kreuzreaktionen
> - Vorteile von Multiplex-Methoden zur Allergiediagnostik (z. B. Mikrochip):
>   - Weitgehender Ausschluss von IgE-vermittelten Sensibilisierungen bei negativem Resultat
>   - Effektive Erfassung komplexer Sensibilisierungsmuster bei polyvalenter Allergie
>   - Potentes Screening bei unklaren IgE-vermittelten anaphylaktischen Reaktionen
> - Potenzieller Einsatz von rekombinanten Einzelallergenen zur spezifischen Immuntherapie

1.6.2 Molekulare Epidemiologie

Bisherige Zahlen zur Häufigkeit allergischer Sensibilisierungen beruhen überwiegend auf der IgE-Diagnostik mit Allergenextrakten (Haftenberger et al. 2013). Ihre komplexe Zusammensetzung, eine Mischung aus speziesspezifischen (Major-)Allergenen und kreuzreaktiven Pan- und Minorallergenen, erschwert eine klare Zuordnung der Prävalenz zu den verantwortlichen Allergenquellen (Schmitz et al. 2013). Systematische Untersuchungen der regionalen Sensibilisierungsprofile mit Hilfe von Einzelallergenen (Barber et al. 2008) bergen daher ein enormes Potenzial für eine zukünftige Kartierung der regionalen (Inhalations-)Allergenbelastungen, Lebensstilfaktoren und Ernährungsgewohnheiten und ihren Auswirkungen auf atopische Individuen.

Longitudinaluntersuchungen sind geeignet, anhand der Sequenz neuer Sensibilisierungen die Bedeutung der Einzelallergene für die allergische Immunantwort bei entsprechender Exposition zu klären. Bei Kindern der MAS-Geburtskohorte bildete z. B. das spezifische IgE gegen Phl p 1, – Majorallergen des Lieschgrases und Vertreter der Gruppe-1-Allergene der Süßgräser – lange vor Einsetzen klinischer Symptome den Auftakt für eine Gräserpollensensibilisierung (Hatzler et al. 2012).

1.6.3 Diagnostik mit Einzelallergenen

Die wachsende Zahl bekannter und kommerziell verfügbarer Allergenmoleküle eröffnet neue diagnostische Möglichkeiten, die zunehmend für die Bestimmung spezifischer IgE-Antikörper angeboten und genutzt werden:
- ▶ www.phadia.com/en/Products/Allergy-testing-products/ImmunoCAP-Molecular-Allergology/
- ▶ www.healthcare.siemens.com/clinical-specialities/allergy/laboratorian-information/
- ▶ www.fooke-labs.com/produktbereiche/in-vitro-allergie-diagnostik/index.html

Gereinigte und rekombinante Allergene lassen sich
1. alleine (Singleplex-Verfahren, ▶ Kap. 7),
2. in Kombination mit der Komponenten-basierten Diagnostik („Component Resolved Diagnostics") z. B. im Mikroarray (Multiplex-Verfahren, ▶ Kap. 9) (Scala et al. 2010),
3. zugesetzt („spiked") zu Extrakten (▶ Kap. 8) oder
4. kombiniert als Extraktersatz (bisher aufgrund der Kosten nicht verfügbar)

einsetzen.

Die ersten beiden Möglichkeiten gestatten eine molekülspezifische Diagnose, während die letzten beiden Varianten Testempfindlichkeit und -zuverlässigkeit steigern.

Grundsätzlich verbessern die Einzelallergene zur IgE-Diagnostik in erster Linie die Testeigenschaften und weniger die klinische Interpretation (▶ Abschn. 1.7):

- Die Testempfindlichkeit wird durch Einzelallergene gesteigert (= niedrigere Quantifizierungsgrenze, „Limit of Quantitation", LoQ), besonders wenn letztere im Allergenextrakt nicht ausreichend vorhanden sind oder gar fehlen.
- Die analytische Spezifität (Selektivität) wird gesteigert, d. h. die Fähigkeit, nur einen Teil des allgenspezifischen IgE-Repertoires zu erfassen. Das ist dann sinnvoll, wenn eine IgE-Sensibilisierung gegen das betreffende Einzelallergen mit bestimmten klinischen Beobachtungen assoziiert ist (z. B. hohes oder geringes Risiko für Reaktion auf Nahrungsmittel, Schweregrad einer Reaktion oder Erkrankung).
- Bestimmte Einzelallergene dienen als Indikator für serologische, IgE-vermittelte Kreuzreaktionen zwischen ähnlichen Allergenen.
- Im Gegensatz dazu gelten einige Einzelallergene als serologische, speziesspezifische Marker für eine primäre, genuine IgE-Sensibilisierung auf eine bestimmte Allergenquelle.

Bis auf den 2. Punkt bewegen sich die Vorteile ausschließlich auf der Testebene, d. h. der Sensibilisierungsnachweis wird verbessert – auch ohne Kenntnis der klinischen Symptome des Patienten. So erlaubt die molekulare Allergiediagnostik potenziell eine Differenzierung von (multiplen) Sensibilisierungen durch Identifikation speziesspezifischer Reaktionen, das Aufdecken von Kreuzallergien und von bisher unentdeckten Sensibilisierungen gegen unterrepräsentierte oder risikobehaftete Einzelallergene, z. B. in Nahrungsmitteln. Die dadurch gesteigerte Testempfindlichkeit erhöht die Anzahl positiver spezifischer IgE-Befunde, deren klinische Relevanz wie bisher bei der Extraktdiagnostik nur bei korrespondierenden Symptomen gegeben ist und individuell geprüft werden muss.

Klinische Studienprogramme werden zusätzlich die diagnostische Rolle der Einzelallergene für die Toleranzentwicklung und Prognose frühkindlicher Nahrungsmittelallergien, den Verlauf von Inhalationsallergien und den Übergang von Mono- zu Polysensibilisierungen definieren helfen.

1.7 Möglichkeiten und Grenzen der Interpretation

Für die Interpretation gelten dieselben Regeln wie für die Extraktdiagnostik:
- Ein positives spezifisches IgE entspricht einer Sensibilisierung (= erhöhte Allergiebereitschaft), die nur bei korrespondierenden Symptomen klinisch relevant ist.
- Ein fehlender Nachweis von spezifischem IgE im Serum schließt eine Sensibilisierung und damit die Möglichkeit einer Allergie recht zuverlässig aus, allerdings nur,
    - wenn das Gesamt-IgE der Serumprobe hoch genug ist (z. B. > 20 kU/l),
    - wenn das Allergen gut geeignet, repräsentativ und zur vollständigen IgE-Bindung fähig ist und
    - wenn die Testempfindlichkeit der IgE-Bestimmungsmethode optimiert ist (z. B. Detektionsschwelle für spez. IgE: 0,1 kU_A/l).

Schließlich ermittelt der Arzt, der die Vorgeschichte und Symptome des Patienten kennt, die klinische Relevanz – und nicht der Test.

Ein häufiges Missverständnis beruht auf der Hoffnung, mit Hilfe der IgE-Ergebnisse die klinischen Symptome besser vorhersagen zu können. Das ist per se nicht möglich, da es sich bei der spezifischen IgE-Bestimmung wie beim Prickhauttest oder beim Basophilenaktivierungstest (BAT) primär um einen Sensibilisierungsnachweis handelt. Daher sind die Bemühungen um eine verbesserte klinische Aussagekraft mit alleiniger Hilfe von Einzelallergenen (ohne klinische Angaben) häufig frustran: Obwohl immer wieder gefordert, können diagnostische Sensitivität und Spezifität durch die molekulare Allergologie nicht ohne Weiteres verbessert werden. Zuverlässigere klinische Vorhersagen, seien es positive (PPV) und negative (NPV) Vorhersagewerte, klinische Kreuzreaktionen oder gar definierte IgE-Schwellenwerte für klinische Reaktionen lassen sich nicht umstandslos realisieren und sind als Zielparameter aus der Sicht der Autoren wenig geeignet, um die Vorteile der molekulare Allergologie zu begründen.

1.8 Immuntherapie und Einzelallergene

Rekombinante Allergene sind bei Produktion unter den Bedingungen der „Good Manufacturing Practice" (GMP) aussichtsreiche Kandidaten für die allergenspezifische Immuntherapie (Ferreira et al. 2014, Jutel et al. 2012, Makatsori et al. 2013) (▶ Kap. 22). Da die Birkenpollenallergie in unseren Breiten maßgeblich auf der IgE-Bindung an das Majorallergen Bet v 1 beruht, wurde Bet v 1 zwischenzeitlich statt der bisher üblichen Pollenextrakte für die Hyposensibilisierung entwickelt und erprobt. Zwei Kandidaten, ein rekombinantes, nichtmodifiziertes Bet v 1 zur sublingualen Immuntherapie (Stallergenes, Antony Cedex, Frankreich; ▶ www.stallergenes.com) und ein weiteres rekombinantes Bet v 1 als hypoallergene Faltungsvariante für die subkutane Immuntherapie (Allergopharma, Reinbek; ▶ www.allergopharma.com) befanden sich bereits in der klinischen Entwicklung (Meyer et al. 2013), die aber aktuell nicht weiter verfolgt wird (▶ Kap. 23).

Komplexere Allergenextrakte, z. B. aus Gräserpollen oder Hausstaubmilben, erfordern eine größere Anzahl rekombinanter Einzelallergene, um die individuell variablen IgE-Repertoires abzubilden und für die spezifische Immuntherapie in Frage zu kommen. Ein entsprechender „Cocktail" essenzieller Majorallergene des Wiesenlieschgrases wurde bereits erfolgreich zur subkutanen Immuntherapie der Gräserpollenallergie eingesetzt (Jutel et al. 2005), aber ebenfalls nicht weiterentwickelt.

Aufgrund erhöhter Anforderungen der European Medicines Agency (EMA) sind in den kommenden Jahren vermutlich keine verfügbaren Produkte aus rekombinanten Allergenen zur spezifischen Immuntherapie zu erwarten.

1.9 Innovationsschub durch molekulare Allergologie

Nach ihrer Identifikation und offiziellen Namensgebung wurden viele gereinigte und rekombinante Proteinallergene – Auslöser IgE-vermittelter Reaktionen und Erkrankungen – näher erforscht. Dies betraf ihre Struktur, die Verwandtschaft zu anderen Allergenen und die Zugehörigkeit zu gemeinsamen Proteinfamilien, ihre physikochemischen Eigenschaften und biologische Funktion, ihr Vorkommen in bestimmten Allergenquellen der natürlichen Umwelt und ihre Verbreitung abhängig von regionalen Gegebenheiten. Grundlagen- und klinische Forschung haben dadurch wertvolle Impulse erhalten.

Im ersten Abschnitt dieses Buches werden wichtige Proteinfamilien und verwandte (strukturähnliche) Allergene eingeführt: Bet v 1-Homologe/PR-10-Proteine, Profilline, Polcalcine, Lipid-Transfer-Proteine und Speicherproteine. Ihre Beschreibung berücksichtigt sowohl molekulare Eigenschaften als auch ihre klinische Bedeutung für die Allergologie, die derzeit schrittweise aufgeklärt wird.

Die Methoden zur Bestimmung allergenspezifischer IgE-Antikörper werden im zweiten Abschnitt des Buches beschrieben. Sowohl IgE-Einzelbestimmungen (Singleplex) als auch IgE-Screening (Multiplex) auf Allergenmoleküle gehören bereits zur Routine-Labordiagnostik, ersetzen teilweise die bisher verwendeten Extrakte und werden derzeit Schritt für Schritt weiterentwickelt. Die verfügbaren Testvarianten und unterschiedlichen Assay-Designs wirken sich direkt auf die Ergebnisqualität aus. Die molekulare IgE-Diagnostik mit Einzelallergenen verbessert primär die analytischen Testeigenschaften und unter bestimmten Bedingungen darüber hinaus die klinische Interpretation der Ergebnisse.

Der dritte Abschnitt widmet sich der molekularen Allergiediagnostik im klinischen Alltag. Zu diesem Zweck werden die klinischen Fragestellungen anhand der häufigen Allergenquellen wie Baum-, Gräser-, Kräuterpollen, Insektengift, Schalenfrüchte, Erdnuss, Fisch, Hausstaubmilben aufgefächert. Nutzen und Grenzen einer molekularen Allergiediagnostik mit charakteristischen Einzelallergenen lassen sich schon jetzt kritisch würdigen.

Schließlich ergeben sich zukünftige potenzielle Anwendungen der molekularen Allergologie bei der Entwicklung rekombinanter Allergenvakzine oder hypoallergener Nahrungsmittel. Der molekulare Ansatz mit Einzelallergenen verschafft somit der modernen Allergologie wertvolle Impulse, das betrifft nicht nur die wissenschaftliche Basis der Allergenkunde, sondern auch die klinische Versorgung von betroffenen Allergikern. Von diesen Innovationen werden sowohl die Grundlagen- als auch die klinische Allergieforschung nachhaltig profitieren.

Literatur

Barber D, de la Torre F, Feo F, Florido F, Guardia P, Moreno C, Quiralte J, Lombardero M, Villalba M, Salcedo G, Rodriguez R (2008) Understanding patient sensitization profiles in complex pollen areas: a molecular epidemiological study. Allergy 63:1550–1558

Breiteneder H (2009) Protein families: implications for allergen nomenclature, standardisation and specific immunotherapy. Arb Paul Ehrlich Inst Bundesinstitut Impfstoffe Biomed Arzneim Langen Hess 96:249–254 (discussion 254–246)

Breiteneder H, Radauer C (2004) A classification of plant food allergens. J Allergy Clin Immunol 113:821–830 (quiz 831)

Chapman MD (2004) Allergen nomenclature. Clin Allergy Immunol 18:51–64

Chapman MD (2008) Allergen nomenclature. Clin Allergy Immunol 21:47–58

Ferreira F, Wolf M, Wallner M (2014) Molecular approach to allergy diagnosis and therapy. Yonsei Med J 55:839–852

Haftenberger M, Laussmann D, Ellert U, Kalcklosch M, Langen U, Schlaud M, Schmitz R, Thamm M (2013) Prevalence of sensitisation to aeroallergens and food allergens: results of the German Health Interview and Examination Survey for Adults (DEGS1). Bundesgesundheitsblatt Gesundheitsforschung Gesundheitsschutz 56:687–697

Hatzler L, Panetta V, Lau S, Wagner P, Bergmann RL, Illi S, Bergmann KE, Keil T, Hofmaier S, Rohrbach A, Bauer CP, Hoffman U, Forster J, Zepp F, Schuster A, Wahn U, Matricardi PM (2012) Molecular spreading and predictive value of preclinical IgE response to Phleum pratense in children with hay fever. J Allergy Clin Immunol 130:894–901

Jenkins JA, Breiteneder H, Mills EN (2007) Evolutionary distance from human homologs reflects allergenicity of animal food proteins. J Allergy Clin Immunol 120:1399–1405

Jutel M, Jaeger L, Suck R, Meyer H, Fiebig H, Cromwell O (2005) Allergen-specific immunotherapy with recombinant grass pollen allergens. J Allergy Clin Immunol 116:608–613

Jutel M, Solarewicz-Madejek K, Smolinska S (2012) Recombinant allergens: the present and the future. Hum Vaccin Immunother 8:1534–1543

Karp CL (2010) Guilt by intimate association: what makes an allergen an allergen? J Allergy Clin Immunol 125:955–960 (quiz 961–952)

Kauffman HF, Tamm M, Timmerman JA, Borger P (2006) House dust mite major allergens Der p 1 and Der p 5 activate human airway-derived epithelial cells by protease-dependent and protease-independent mechanisms. Clin Mol Allergy 4:5

King TP, Hoffman D, Lowenstein H, Marsh DG, Platts-Mills TA, Thomas W (1995) Allergen nomenclature. Allergy 50:765–774

Kleine-Tebbe J, Ollert M, Jakob T (2010) Molekulare Allergologie: Nomenklatur, Proteinfamilien, Datenbanken und potenzieller Nutzen. Allergo J 19:390–394

Makatsori M, Pfaar O, Lleonart R, Calderon MA (2013) Recombinant allergen immunotherapy: clinical evidence of efficacy – a review. Curr Allergy Asthma Rep 13:371–380

Mari A, Scala E (2006) Allergome: a unifying platform. Arb Paul Ehrlich Inst Bundesamt Sera Impfstoffe, Frankf A M, S 29–39 (discussion 39–40)

Marsh DG, Goodfriend L, King TP, Løwenstein H, Platts-Mills TA (1986) Allergen nomenclature. Bull World Health Organ 64:767–764

Meyer W, Narkus A, Salapatek AM, Hafner D (2013) Double-blind, placebo-controlled, dose-ranging study of new recombinant hypoallergenic Bet v 1 in an environmental exposure chamber. Allergy 68:724–731

Poulsen LK (2009) What makes an allergen more than an allergen? Clin Exp Allergy 39:623–625

Radauer C, Bublin M, Wagner S, Mari A, Breiteneder H (2008) Allergens are distributed into few protein families and possess a restricted number of biochemical functions. J Allergy Clin Immunol 121:847–852 (e847)

Radauer C, Nandy A, Ferreira F, Goodman RE, Larsen JN, Lidholm J, Pomes A, Raulf-Heimsoth M, Rozynek P, Thomas WR, Breiteneder H (2014) Update of the WHO/IUIS Allergen Nomenclature Database based on analysis of allergen sequences. Allergy 69:413–419

van Ree R, Chapman MD, Ferreira F, Vieths S, Bryan D, Cromwell O, Villalba M, Durham SR, Becker WM, Aalbers M, Andre C, Barber D, Cistero Bahima A, Custovic A, Didierlaurent A, Dolman C, Dorpema JW, Di Felice G, Eberhardt F, Fernandez Caldas E et al (2008) The CREATE project: development of certified reference materials for allergenic products and validation of methods for their quantification. Allergy 63:310–326

Scala E, Alessandri C, Bernardi ML, Ferrara R, Palazzo P, Pomponi D, Quaratino D, Rasi C, Zaffiro A, Zennaro D, Mari A (2010) Cross-sectional survey on immunoglobulin E reactivity in 23,077 subjects using an allergenic molecule-based microarray detection system. Clin Exp Allergy 40:911–921

Schmitz R, Ellert U, Kalcklosch M, Dahm S, Thamm M (2013) Patterns of sensitization to inhalant and food allergens – findings from the German Health Interview and Examination Survey for Children and Adolescents. Int Arch Allergy Immunol 162:263–270

Sircar G, Sarkar D, Bhattacharya SG, Saha S (2014) Allergen databases. Methods Mol Biol 1184:165–181

Tripodi S, Frediani T, Lucarelli S, Macri F, Pingitore G, Di Rienzo Businco A, Dondi A, Pansa P, Ragusa G, Asero R, Faggian D, Plebani M, Matricardi PM (2012) Molecular profiles of IgE to Phleum pratense in children with grass pollen allergy: implications for specific immunotherapy. J Allergy Clin Immunol 129:834–839 (e838)

Vieths S, Barber D, Chapman M, Costanzo A, Daas A, Fiebig H, Hanschmann KM, Hrabina M, Kaul S, Ledesma A, Moingeon P, Reese G, Schorner C, van Ree R, Weber B, Buchheit KH (2012) Establishment of recombinant major allergens Bet v 1 and Phl p 5a as Ph. Eur. reference standards and validation of ELISA methods for their measurement. Results from feasibility studies. Pharmeur Bio Sci Notes 2012:118–134

Abschnitt A:
Proteinfamilien und Verwandtschaften

Kapitel 2   Bet v 1 und Homologe: Verursacher der Baumpollenallergie und Birkenpollen-assoziierter Kreuzreaktionen – 15
J. Kleine-Tebbe, B. Ballmer-Weber, H. Breiteneder, S. Vieths

Kapitel 3   Das Konzept der Pollen-Panallergene: Profiline und Polcalcine – 33
M. Wallner, F. Ferreira, H. Hofer, M. Hauser, V. Mahler, J. Kleine-Tebbe

Kapitel 4   Stabile pflanzliche Nahrungsmittelallergene I: Lipid-Transfer-Proteine – 45
A. Petersen, J. Kleine-Tebbe, S. Scheurer

Kapitel 5   Stabile pflanzliche Nahrungsmittelallergene II: Speicherproteine – 61
C. Radauer, J. Kleine-Tebbe, K. Beyer

Kapitel 6   Kreuzreaktive Kohlenhydratepitope – diagnostische und klinische Bedeutung – 73
U. Jappe, M. Raulf

Anhang A:
Projektfamilien
und verwandte Arten

Bet v 1 und Homologe: Verursacher der Baumpollenallergie und Birkenpollen-assoziierter Kreuzreaktionen

J. Kleine-Tebbe, B. Ballmer-Weber, H. Breiteneder, S. Vieths

2.1	Einleitung – 17	
2.2	Biologische Fakten und Eigenschaften – 17	
2.2.1	Bezeichnung der Allergene – 17	
2.2.2	Familie – 17	
2.2.3	Bet v 1 und die Bet v 1-Superfamilie – 17	
2.2.4	Physiologische Funktion von Bet v 1 – 18	
2.2.5	Eigenschaften – 19	
2.3	Bedeutung von Bet v 1 und verwandten Allergenen – 19	
2.3.1	Quellen zu Bet v 1, seiner biologischen und allergologischen Rolle – 19	
2.3.2	Sensibilisierungshäufigkeit und Verbreitung – 19	
2.3.3	Bet v 1: Markerallergen für Baum-(Fagales-)Pollensensibilisierung und für IgE-Kreuzreaktionen auf pflanzliche Nahrungsmittel – 20	
2.4	Diagnostik – 21	
2.4.1	Atemwegssymptome durch Baumpollenallergie – 22	
2.4.2	Bet v 1-assoziierte Kreuzallergien gegen pflanzliche Nahrungsmittel – 23	
2.4.3	Mehrwert der molekularen Diagnostik – 29	

Der Beitrag basiert auf einer Publikation der Autoren, die 2010 im Allergo Journal erschienen ist (Kleine-Tebbe J, Ballmer-Weber B, Breiteneder H, Vieths S: Bet v 1 und Homologe: Verursacher der Baumpollenallergie und birkenpollenassoziierter Kreuzreaktionen. Allergo J 2010; 19: 462–463) und nun als Buchkapitel aktualisiert und erweitert wurde.

J. Kleine-Tebbe, T. Jakob (Hrsg.), *Molekulare Allergiediagnostik*,
DOI 10.1007/978-3-662-45221-9_2, © Springer-Verlag Berlin Heidelberg 2015

2.5 Therapie und Empfehlungen – 30

2.6 Perspektiven – 31

Literatur – 31

Zum Einstieg

Bet v 1, das Majorallergen der Birken (*Betula verrucosa*), gehört zur Familie der stressinduzierbaren Pflanzenproteine („pathogenesis related protein familiy 10", PR-10). Durch strukturähnliche Vertreter (Bet v 1-Homologe) in anderen Baumpollen (Hasel, Erle, Buche, Eiche) sind sie die wichtigsten Auslöser einer saisonalen allergischen Rhinokonjunktivitis mit oder ohne Asthma bronchiale in Nord- und Mitteleuropa im Frühjahr. Auch botanisch entfernt verwandte Pflanzen enthalten Spuren thermolabiler Bet v 1-homologer Proteine. Daher entwickeln Patienten mit IgE gegen Bet v 1 häufig allergische Symptome nach Genuss von rohem Kern- und Steinobst (z. B. Äpfel, Kirsche, Pflaumen, Pfirsiche), anderen Obstsorten (z. B. Feige, Kiwi), ungerösteten Nüssen (vor allem Haselnüssen), roh verspeisten Gemüsesorten (Karotten, Sellerie, Tomaten) und unprozessiertem Soja (z. B. Getränk oder Pulver). Aufgrund der Säurelabilität bleiben die Beschwerden (Jucken, Kratzen, Brennen) meist auf Mundhöhle und Rachen beschränkt. In einigen Fällen (z. B. nach Verzehr von Karotten, Sellerie, Soja, Haselnüssen und Kiwi) können jedoch schwere Symptome mit Schwellungen im Kopfbereich oder – sehr selten – auch anaphylaktische Symptome auftreten.
Zum Nachweis oder Ausschluss einer IgE-Sensibilisierung eignen sich Bet v 1 sehr gut und die Bet v 1-Homolgen (z. B. Gly m 4) besser als die zugehörigen Nahrungsmittelextrakte (z. B. Soja). Die klinische Relevanz wird anhand der klinischen Beschwerden ermittelt:
- Atemwegssymptome durch Baumpollen?
- Oropharyngeale Kreuzreaktionen (meist hochindividuelle Muster) auf pflanzliche Nahrungsmittel mit Bet v 1-Homologen?

Nur die Nahrungsmittel sind ungegart zu meiden, die zuvor nicht vertragen wurden.

2.1 Einleitung

Das Majorallergen der Birke (*Betula verrucosa*), Bet v 1, besitzt unter den identifizierten Allergenen eine herausragende Bedeutung für die molekulare Allergologie. Seit 1988 als Allergen bekannt, hat Bet v 1 eine Schlüsselrolle sowohl für die Grundlagen- als auch für die klinische Forschung erlangt. Viele strukturähnliche (homologe) Moleküle aus Pollen von Bäumen der Ordnung Fagales sowie aus pflanzlichen Nahrungsmitteln konnten als verwandte Allergene identifiziert werden. Allergologisch gehören Bet v 1 und seine Homologen
- zu den wichtigsten Pollenallergenen (in Pollen der Birke, Hasel, Erle, Buche, Eiche u. a.),
- zu den wichtigsten Auslösern pollenassoziierter Nahrungsmittelallergien und damit
- zu den häufigsten Auslösern von Nahrungsmittelallergien im Jugendlichen- und Erwachsenenalter.

Daher spielen sowohl Bet v 1 als auch die verwandten Allergene eine wichtige Rolle für unser Verständnis der Kreuzreaktivität, der Diagnostik, der Beratung und der allergenspezifischen Immuntherapie betroffener Allergiker. Das vorliegende Kapitel fasst die wichtigsten Fakten zusammen und erläutert ausführlich die durch Bet v 1 und seine Homologen bedingten klinischen Symptome und allergischen Krankheitsbilder. Anschließend werden die Möglichkeiten zur molekularen Diagnostik und ihre Interpretation als Grundlage einer individuellen Beratung und Therapie (allergenspezifische Immuntherapie) beschrieben.

2.2 Biologische Fakten und Eigenschaften

2.2.1 Bezeichnung der Allergene

Bet v 1-Homologe (▶ www.meduniwien.ac.at/allergens/allfam/; ▶ Bet v 1)

2.2.2 Familie

PR-10-Proteine (PR: „pathogenesis-related")

2.2.3 Bet v 1 und die Bet v 1-Superfamilie

Die für das Hauptallergen der Birkenpollen kodierende cDNA-Sequenz wurde am 3. Juli 1988 entdeckt und als erste bekannte Sequenz eines pflanzlichen Allergens 1989 publiziert (Breiteneder et al. 1989). Bet v 1 war namensgebend für eine

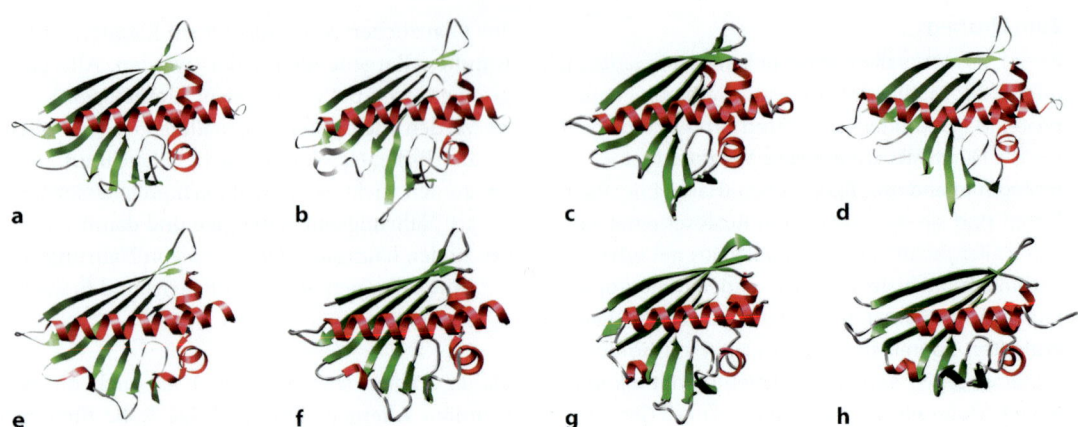

◘ **Abb. 2.1a–h** Strukturen von Bet v 1-homologen Allergenen: **a** Bet v 1 (Birkenpollen), **b** Pru av 1 (Kirsche), **c** Ara h 8 (Erdnuss), **d** Gly m 4 (Sojabohne), **e** Api g 1 (Sellerie), **f** Dau c 1 (Karotte), **g** Vig r 6 (Mungbohne), **h** Act d 11 (Kiwifrucht)

Superfamilie von Proteinen, die Bet v 1-Superfamilie, die zur Zeit 23.609 Mitglieder von 4418 Arten umfasst (► http://pfam.xfam.org/clan/CL0209). Diesen Proteinen, die sich in allen drei Domänen des Lebens – also in Archäen, in Bakterien und in Eukaryonten – finden, liegt die typische Bet v 1-Architektur zugrunde. Sie besteht aus einem 7-strängigen, antiparallelen β-Faltblatt und zwei kurzen, V-förmig angeordneten α-Helices, die zusammen mit einer langen, C-terminalen α-Helix einen hydrophoben Hohlraum (für die Bindung lipophiler Liganden) bilden (◘ Abb. 2.1) (Gajhede et al. 1996). Die Bet v 1-Architektur mit ihrer charakteristischen Topologie (= exakte räumliche Anordnung der einzelnen Strukturelemente wie eben der β-Stränge und der α-Helices) kann bis zum Beginn des Lebens zurückverfolgt werden (Radauer et al. 2008).

Die Bet v 1-Superfamilie umfasst 14 Familien, von denen eine den Namen Bet v 1-Familie trägt. Die Bet v 1-Familie wiederum umfasst 11 Subfamilien (Villalta u. Asero 2010). In der **PR-10-Subfamilie** finden sich die meisten heute bekannten allergenen Bet v 1-Homologen. Daneben kennt man auch aus 2 weiteren Subfamilien je einen allergenen Vertreter. Das Act d 11, ein Allergen der Kiwifrucht, gehört zur **RRP/MLP-Subfamilie** (RRP/MLP: Ripening Related Proteins/Major Latex Proteins) und wird vom IgE von 10 % der Kiwifruchtallergiker erkannt (D'Avino et al. 2011). Obwohl die Sequenzidentität zwischen Act d 11 und Bet v 1 nur etwa 20 % beträgt, besteht eine immunologische Verwandtschaft, die in der Struktur des Act d 11 begründet ist (Chruszcz et al. 2013). Das Vig r 6 ist ein Allergen der Mungbohne und gehört zur **CSBP-Subfamilie** (CSBP: Zytokininspezifische Bindungsproteine). Es wird vor allem von Patienten mit einer Mungsprossenallergie, aber auch von ca. einem Drittel Bet v 1-sensibilisierter Individuen erkannt, wobei sich die IgE-Bindung vollständig durch Bet v 1 inhibieren lässt (Guhsl et al. 2014).

2.2.4 Physiologische Funktion von Bet v 1

In der Vergangenheit wurde in In-vitro-Systemen die Fähigkeit von Bet v 1 gezeigt, physiologische lipophile Liganden zu binden. Darunter befanden sich Fettsäuren, Flavonoide und eine Gruppe von Pflanzenhormonen, die sogenannten Zytokinine (Bublin et al. 2014). Erst vor Kurzem konnte ein natürlicher Ligand von Bet v 1, so wie er im Pollen vorliegt, identifiziert werden (Seutter von Loetzen et al. 2014). Es handelt sich dabei um ein glykosyliertes Flavonol, das Quercetin-3-O-Sophorosid (Q3OS). Der Komplex aus Bet v 1 und Q3OS könnte die im Pollen vorhandene DNA vor Schäden, die durch UV-Licht induziert werden, schützen. Bet v 1 liegt im Pollen in hoher Konzentration vor und Flavonoide können sowohl UV-A als auch UV-B absorbieren. Weiterhin könnte das deglykosierte Quercetin nach erfolgtem Kontakt zwischen Pollen und Narbe ein wichtiges Signal zur Pollenkeimung liefern. Darüber hinaus wird auch spekuliert, dass Q3OS bei der allergischen Sensibilisierung eine entscheidende Rolle spielen könnte.

2.2.5 Eigenschaften

- Thermo- und säurelabil.
- Viele Strukturverwandte
- innerhalb einer Spezies (Isoformen) und
- zwischen verschiedenen Spezies (Homologe).

2.3 Bedeutung von Bet v 1 und verwandten Allergenen

Das Birkenpollen-Majorallergen Bet v 1 induziert IgE-vermittelte Sensibilisierungen, mehr als 95 % der IgE-Bindung an Birkenpollenallergene und vermutlich die meisten allergischen Frühjahrssymptome einer Baumpollenallergie in Nord- und Mitteleuropa.

2.3.1 Quellen zu Bet v 1, seiner biologischen und allergologischen Rolle

Kaum ein anderes Allergen ist so gründlich untersucht worden wie Bet v 1. Dies betrifft sowohl die Grundlagen als auch die klinischen Aspekte der allergischen Immunantwort durch Bet v 1. Die Allergome-Datenbank (▶ www.allergome.org) präsentiert unter der Seite „Bet v 1" (Allergensuche: ▶ Bet v 1) eine umfangreiche Liste von Links mit Literaturstellen zu folgenden Bet v 1-relevanten Themen:
- Grundlagen
  - Biochemie, Struktur und Funktion von Bet v 1
  - Molekularbiologie
  - Immunchemie und Allergenität
  - Immunmechanismen und Genetik
- Messung/Detektion von Bet v 1
  - in Innenräumen
  - in der Außenluft
  - in Allergenquellen (Extrakten), Nahrungsmittelprodukten und Arzneimitteln
  - im Rahmen der Allergiediagnostik und bei Produkten zur Immuntherapie
  - in Allergenquellen (pflanzlichen Geweben)
  - im Körper (biologische Verteilung)
- Bedeutung und Anwendungsbereiche von Bet v 1
  - Epidemiologie
  - Diagnostik
  - allergenspezifische Immuntherapie
- Experimentelle Modelle
  - zur allergischen Immunantwort (durch Bet v 1)
  - zu Nahrungsmittelreaktionen (durch Bet v 1-Homologe)
  - zu Inhalationsallergien (durch Bet v 1 und Homologe)
  - zu Hauterkrankungen (durch Bet v 1 und Homologe)
- Übersichten, Berichte und andere Quellen

Die strukturierten Links auf ▶ www.allergome.org eignen sich hervorragend zu einer gezielten Suche nach relevanten Informationen zu Bet v 1, den zugehörigen Quellen und Originalarbeiten.

2.3.2 Sensibilisierungshäufigkeit und Verbreitung

Die durchschnittliche Sensibilisierungsrate gegen Birkenpollen liegt laut Untersuchungen im Rahmen des European Community Respiratory Health Survey bei 6,4 %, wobei die höchsten Prävalenzen in Nord- und Mitteleuropa gefunden wurden (bis 22,4 %) (Bousquet et al. 2007). Große Reihenuntersuchungen in Deutschland (KIGGS-Studie) konnten bei 15 % der Kinder und Jugendlichen im Alter zwischen 3 und 17 Jahren birkenpollenspefisches IgE nachweisen; in der Altersgruppe von 13–17 Jahren waren es 15,7 % der Mädchen und 21,7 % der Jungen (Schmitz et al. 2013). IgE-Sensibilisierungen im Erwachsenenalter (19–79 J.) wurden gegen Birkenpollen bei 17,4 % und gegen Bet v 1 bei 15,2 % nachgewiesen (Haftenberger et al. 2013).

Schätzungen zufolge entwickelt die Hälfte der Sensibilisierten Symptome einer allergischen Rhinokonjunktivits bzw. eines Asthma bronchiale. Regionale Unterschiede bestehen je nach Verbreitung und Exposition. In einer Studie aus Dänemark betrug die Wahrscheinlichkeit einer klinischen Reaktion auf ein birkenpollenassoziiertes allergenes Nahrungsmittel bei Patienten mit einer isolierten Birkenpollenallergie 25 % und stieg auf über 50 %, wenn eine Kosensibilisierung gegen

2.3.3 Bet v 1: Markerallergen für Baum-(Fagales-) Pollensensibilisierung und für IgE-Kreuzreaktionenen auf pflanzliche Nahrungsmittel

Je nach Betrachtung gilt IgE gegen Bet v 1 als
a. Markerallergen für eine primäre Baumpollensensibilisierung gegen Birke (und sämtliche anderen Birken- und Buchgewächse) oder als
b. Markerallergen für Kreuzreaktionen gegen eine Reihe verwandter Majorallergene in anderen Pollenproduzenten (Birken- und Buchengewächse) und Nahrungsmitteln.

Bet v 1-kreuzreaktive inhalative Allergene

Pollen von Hasel, Erle, Eiche, Buche, Hainbuche und Esskastanie besitzen strukturverwandte Allergene (Bet v 1-Homologe, Tab. 2.1) mit gemeinsamen (Grundlage der Kreuzreaktivität), aber auch individuell variablen IgE-Bindungsstellen (ausschließlich diskontinuierliche Konformationsepitope).

Bet v 1-kreuzreaktive Nahrungsmittelallergene

Bet v 1 ist die häufigste Ursache für pollenassoziierte Nahrungsmittelallergien (Ballmer-Weber u. Hoffmann-Sommergruber 2011) und damit die häufigste Form einer Nahrungsmittelallergie im Erwachsenenalter in unseren Breiten (Tab. 2.1). Die beobachteten klinischen Symptome werden durch IgE ausgelöst, welches von Bet v 1 induziert wurde und mit einer Reihe von Bet v 1-verwandten Proteinen aus pflanzlichen Nahrungsmitteln kreuzreagieren kann.

Die bekannten Strukturen der Bet v 1-Homologen aus Kirsche (Neudecker et al. 2001), Sellerie (Schirmer et al. 2005), Karotte (Markovic-Housley et al. 2009), Sojabohne (Berkner et al. 2009, Kleine-Tebbe et al. 2002) und Erdnuss (Hurlburt et al. 2013) veranschaulichen die hohe Ähnlichkeit der molekularen Oberflächen dieser Allergene und erklären so die Kreuzreaktivitäten. Auch die Strukturen der beiden Allergene, die nicht zur PR-10-Subfamilie gehören, sind bekannt, nämlich die des Act d 11 aus der Kiwi (Chruszcz et al. 2013) und die des Vig r 6 aus der Mungbohne (Pasternak et al. 2006). Die variab-

Tab. 2.1 Liste der Bet v 1-Homologen (Umgangsname der Allergenquelle in Klammern)

Pollenallergene	
	Aln g 1 (Erle)
	Bet v 1 (Birke)
	Car b 1 (Hainbuche)
	Cas s 1 (Esskastanie)
	Cor a 1 (Hasel)
	Fag s 1 (Buche)
	Que a 1 (Eiche)
Nahrungsmittelallergene	
Kern- u. Steinobst, Nüsse	Act c 8 (Goldkiwi)
	Act d 8 (Großfruchtige Kiwi)
	Cas s 1 (Esskastanie)
	Cor a 1.04 (Haselnuss[a])
	Fra a 1 (Erdbeere)
	Mal d 1 (Apfel)
	Pru av 1 (Aprikose)
	Pru av 1 (Kirsche)
	Pru p 1 (Pfirsich)
	Pyr c 1 (Birne)
	Rub i 1 (Himbeere)
Gemüse, Hülsenfrüchte	Api g 1 (Sellerie[a])
	Ara h 8 (Erdnuss)
	Dau c 1 (Karotte[a])
	Gly m 4 (Soja[a])
	Vig r 1 (Mungbohne)
	Sola l 4 (Tomate)
Nahrungsmittel, deren Bet v 1-Homologe noch nicht identifiziert bzw. offiziell benannt wurden	Spargel, Kartoffel, Petersilie Pflaume, Nektarine, Feige, Mango, Kaki, Jackfrucht, Walnuss, Kichererbse

[a] Nahrungsmittel, deren Bet v 1-Homologe potenziell häufiger systemische oder bedrohliche Lokalreaktionen auslösen.

andere Pollen bestand. Die Odds-Ratio war bei symptomatischen Birkenpollen-Sensibilisierten deutlich höher als bei asymptomatischen (Osterballe et al. 2005).

2.4 · Diagnostik

Tab. 2.2 Mögliche Symptome durch Bet v 1-bedingte IgE-Kreuzreaktionen

	Symptomkomplex	Symptome	Lokalisation
A	Streng oropharyngeale Symptome (häufig)	Juckreiz („Kribbeln", „Prickeln", „Pitzeln")	Lippenschleimhaut, Mundschleimhaut, Gaumen
		Brennen, Stechen	Gaumen, Rachen
		Leichte Schleimhautschwellung	Lippenschleimhaut, Mundschleimhaut, Gaumen, Rachen
B	Zusätzliche Symptome im Kopfbereich (isoliert oder zusammen mit Symptomen aus A) (selten)	Juckreiz, Rötungen, Tränen	Konjunktiven
		Juckreiz, Niesen, Naselaufen, Nasenverstopfung	Nase
		Juckreiz	Ohren innerlich (Eustachsche Röhren)
		Äußerliche Schwellungen (Angioödeme)	Augenlider, Lippen, Wangen, Ohren, Gesicht
		Innerliche, ausgeprägte Schwellungen, Kloßgefühl, Schluckbeschwerden, Heiserkeit (Ausdruck eines Stimmlippen- oder Larynxödems), Atemnot, Stridor	Gaumen, Rachen, Larynx
C	Systemische Symptome (sehr selten)	Juckreiz, Rötungen, Quaddelbildung, Schwellungen	Lokalisiert, multifokal oder generalisiert an der Haut
		Übelkeit, Erbrechen, Bauchschmerzen, Durchfall	Magen, Darm
		Schweratmigkeit mit Druck auf der Brust, Engegefühl, Atemnot mit Giemen, Husten, ggfs. Auswurf	Bronchien
		Schwindel, allgemeine Schwäche, beginnende Ohnmacht, Kreislaufkollaps	Herz-Kreislauf-System

len IgE-Epitopmuster, wie sie für Bet v 1 bei Birkenpollenallergikern beschrieben wurden (Gepp et al. 2014), könnten die Ursache für die Liste individuell nicht verträglicher Nahrungsmittel sein. Aktuell werden die verantwortlichen Bet v 1-Epitope durch künstlich hergestellte, molekular exakt definierte Allergenepitope näher untersucht (Berkner et al. 2014), um die Grundlage der durch polyklonale IgE-Antikörper bedingten, individuell hoch variablen Kreuzreaktionsmuster zu verstehen. Ziel ist dabei, durch Bet v 1-Epitop-spezifisches IgE die serologische und möglicherweise klinische Kreuzreaktivität gegen andere Bet v 1-Homologe vorherzusagen.

Die Bet v 1-Homologen, häufig nur ein Bruchteil des Gesamtproteinanteils der Allergenquelle, induzieren nicht nur häufige oropharyngeale Symptome, sondern im Einzelfall auch systemische und bedrohliche (örtliche) Reaktionen (im Kopfbereich) (Worm et al. 2014) (Tab. 2.2). Patienten sollten allerdings nur die Nahrungsmittel meiden, die nicht vertragen wurden (Kleine-Tebbe et al. 2010). Im gegarten Zustand stellen die Nahrungsmittel meist kein Problem dar.

2.4 Diagnostik

Die allergologische Diagnostik besteht bei der Baumpollenallergie und den assoziierten Nahrungsmittelallergien generell aus den üblichen Bausteinen:
- Anamnese (klinische Beschwerden, Verlauf, Dauer, örtliche und zeitliche Zuordnung),
- Sensibilisierungsnachweis (z. B. Pricktest, spezifisches IgE),
- Interpretation der Testergebnisse (Relevanzprüfung) anhand der klinischen Angaben bzw. mit Hilfe eines Provokationstests.

Aus didaktischen Gründen wird in den folgenden Abschnitten zunächst die diagnostische Abklärung der Baumpollenallergie und anschließend die der Birkenpollen-(Bet v 1-)assoziierten Nahrungsmittelallergie erläutert. Üblicherweise geht die Diagnostik Hand in Hand, da es sich um die gleiche Ursache – nämlich Bet v 1-spezifisches IgE – und die gleichen Mechanismen (IgE-Kreuzreaktionen auf der Grundlage strukturähnlicher Proteine) handelt.

2.4.1 Atemwegssymptome durch Baumpollenallergie

- **Klinik und Symptome**

Die typischen Symptome einer Baumpollenallergie treten in Mitteleuropa im Frühjahr (Maximum April, mögliche Gesamtdauer Februar bis Anfang Mai) an den Schleimhäuten auf:
- Jucken, Rötungen, Tränen der Augen,
- Juckreiz in der Nase, Niesen, Naselaufen und/oder Nasenverstopfung,
- ggfs. trockener Husten (besonders bei oder kurz nach körperlichen Anstrengungen), Schweratmigkeit, Druckgefühl auf der Brust, giemende Atemgeräusche, Auswurf, Atemnot als Hinweise auf eine zunehmende Beteiligung der tieferen Atemwege („Etagenwechsel").

Bei wiederholten, vielleicht sogar zunehmenden Schleimhautbeschwerden zur selben Jahreszeit in mehreren aufeinanderfolgenden Jahren wird die klinische Diagnose einer saisonalen (intermittierenden) Rhinokonjunktivitis bzw. eines allergischen Asthma bronchiale sehr wahrscheinlich.

Die zusätzliche Frage nach potenziellen oropharyngealen Symptomen nach Genuss roher, einschlägiger pflanzlicher Nahrungmittel (bei ca. 2/3 der Baumpollenallergiker) kann ad hoc, obwohl indirekt, den Verdacht einer Birkenpollenallergie durch eine Bet v 1-Sensibilisierung erhärten.

- **Sensibilisierungsnachweis**

Traditionell werden bei einer Rhinokonjunktivitis mit Symptomen im Frühjahr zum diagnostischen Screening Pricktests bzw. bei Kontraindikationen oder Nichtverfügbarkeit spezifische IgE-Tests mit Baumpollenextrakten durchgeführt.

Die Bet v 1-Homologen und ihre große Ähnlichkeit in Pollen von Hasel, Erle, Eiche, Buche, Hainbuche und Esskastanie bedingen dabei zwangsläufig positive Reaktionen auf sämtliche Extrakte, die auf kreuzreaktivem IgE gegen die korrespondierenden Majorallergene Cor a 1, Aln g 1, Que a 1, Fag s 1, Car b 1 und Cas s 1 beruhen. Da der klinische Stellenwert dieser Baumpollensensibilisierungen nicht am Pricktest- oder am spezifischem IgE-Ergebnis gegen die Birken- und Buchengewächse abgelesen werden kann, genügt streng genommen die Birke als diagnostische „Leitallergenquelle".

Birken-, Hasel- und Erlenpollen werden heutzutage aufgrund ihrer botanischen Verwandtschaft und ihrer ähnlichen Majorallergene als eine homologe Gruppe zusammengefasst: Dieses Prinzip wird auch in einer Leitlinie der Europäischen Arzneimittelbehörde (EMA) zur Qualität von Allergenextrakten verankert. Als Konsequenz können die Hersteller von Allergenextrakten zur spezifischen Immuntherapie z. B. wahlweise Studien mit Birkenpollen- oder kombinierten Hasel-Erlen-Birkenpollen-Extrakten vorlegen, um die Sicherheit und Wirksamkeit ihrer Präparate zu dokumentieren.

Ob bei einem Verzicht auf andere Frühblüherpollen zur Routinediagnostik potenzielle speziesspezifische Sensibilisierungen gegen andere verwandte Bäume unberücksichtigt bleiben, lässt sich nicht ohne Weiteres beantworten. Schließlich dominiert die Bet v 1-IgE-Reaktivität (>95 % der IgE-Bindung) derart, dass wahrscheinlich nur in sehr seltenen Einzelfällen eine differenzierte Testung weiterer Fagales-Pollenpräparate zusätzliche diagnostische Informationen liefert.

Somit ist Bet v 1-spezifisches IgE als Screening-Instrument einer Frühblühersensibilisierung gut geeignet und erhöht in manchen Situationen sogar die analytische Spezifität im Vergleich zum Birkenpollenextrakt, da andere, seltenere Birkenpollenallergene (Birkenpollen-Profilin Bet v 2, Birkenpollen-Polcalcin Bet v 4, Bet v 6, 7 und 8) im Extrakt den Blick auf die IgE-Reaktivität gegen die zentralen Majorallergene der Birken- und Buchengewächse nicht verstellen.

Eine zusätzliche Bestimmung von IgE gegen andere Bet v 1-homologe Majorallergene, z. B. Cor a 1 (Haselnusspollen) oder Aln g 1 (Erlenpollen) bringt in Nord- und Mitteleuropa keine weiteren Vorteile für die Diagnostik, da Bet v 1 zum Nachweis oder Ausschluss einer IgE-Sensibilisierung bei Verdacht auf Frühblüher(baumpollen)allergie ausreicht.

Ob weitere Birkenpollenallergene für die allergenspezifische Diagnose einer Frühblüherallergie erforderlich sind, darf für die Mehrheit der hiesigen Baumpollenallergiker bezweifelt werden. Im Gegenteil, IgE-Sensibilisierungen und Kreuzreaktionen gegen die Pollen-Panallergene Bet v 2 und Bet v 4 (► Kap. 3) geraten zum diagnostischen Problem: Die analytische Spezifität von Sensibilisierungstests mit Pollenextrakten geht generell verloren und kann bei dieser Konstellation nur durch den Einsatz speziesspezifischer Markerallergene (für Baum-, Gräser- und Kräuterpollen) wettgemacht werden (► Kap. 3).

> **Praxistipp**
>
> Werden bei Verdacht auf eine Frühblüherallergie sowohl Pricktest als auch spezifische IgE-Bestimmung als Sensibilisierungstests veranlasst, sollte der Pricktest mit Birkenpollenextrakt (oder Hasel-/Erlen-/Birkenmischextrakt) durch das spezifische IgE gegen Bet v 1 ergänzt werden – das erhöht die analytische Spezifität und gestattet zusätzliche Informationen (s. unten).

- **Interpretation diagnostischer Ergebnisse bei Verdacht auf Baumpollenallergie**

Eine IgE-Sensibilisierung ist nur bei korrespondierenden Symptomen (bei ca. 50 % der Sensibilisierten) klinisch relevant.

Baumpollenallergiker berichten von variablen Beschwerden, die auf die Birkenpollensaison (Deutschland: April) beschränkt bleiben oder sich je nach Blühperiode von Hasel (Feb./März), Erle (März), Birke (April), Buche (April/Mai) und Eiche (April/Mai) über mehrere Monate (Februar bis Anfang Mai) hinziehen können. In vielen Fällen entwickelt sich ein ursprünglich kurzer Beschwerdezeitraum im April (Birkenpollensaison) nach und nach zu einer längeren Saison. Dem zugrunde liegen wahrscheinlich Antikörper höherer Avidität und ein Bet v 1-spezifisches IgE-Repertoire, das
- komplexer wird,
- immer mehr Epitope erkennt und
- sich zunehmend kreuzreaktiv verhält.

Diese Dynamik lässt sich durch verfügbare IgE-Tests (noch) nicht erfassen und spiegelt sich bestenfalls in einem relativ hohen Anteil (> 10 %, > 20 %, in Einzelfällen > 40 %) des Bet v 1-spezifischen IgE am Gesamt-IgE wider.

Die Einschätzung der Relevanz der Baumpollenallergie beruht somit primär auf den klinischen Angaben und nicht auf den Ergebnissen der generell durch Bet v 1-Kreuzreaktionen positiven Sensibilisierungstests. So kommt der Anamnese des Baumpollenallergikers eine entscheidende Rolle zu. Erfahrungsgemäß wissen die meisten Betroffenen zumindest, ob sie ausschließlich im April oder bereits in den Wintermonaten allergische Symptome entwickeln.

Für die Wirksamkeit und Sicherheit einer spezifischen Immuntherapie mit einem Baumpollenextrakt spielt es wahrscheinlich keine wesentliche Rolle, ob mit einem 100%igen Birkenpollen- oder mit einem kombinierten Hasel-/Erlen-/Birkenpollen-Extrakt behandelt wird, sofern der Gehalt an Bet v 1-homologen Majorallergenen der Menge an Bet v 1 im Monopräparat entspricht. So bleibt die individuelle Entscheidung zur Präparatezusammensetzung vor einer Hyposensibilisierung meist pragmatisch begründet:
- Bei ausschließlichen Beschwerden im April werden häufig 100%ige Birkenpollenextrakte zur spezifischen Immuntherapie eingesetzt.
- Bei Beschwerden in den Wintermonaten und im April werden häufig kombinierte Baumpollenpräparate (vor allem Hasel-/Erlen-/Birkenpollen zu je einem Drittel) verwendet.

2.4.2 Bet v 1-assoziierte Kreuzallergien gegen pflanzliche Nahrungsmittel

- **Klinik und Symptome**

Ca. 2/3 der Birkenpollenallergiker entwickeln nach Genuss von pflanzlichen, rohen Nahrungsmitteln durch deren Spuren an Bet v 1-homologen Proteinen (◘ Tab. 2.1) diverse, rasch (manchmal sofort und meist nach einigen Minuten) einsetzende, vorwiegend oropharyngeale, passagere Symptome (◘ Tab. 2.2). Dieser Symptomkomplex wird in der Literatur häufig als „orales Allergie-Syndrom" (OAS)

bezeichnet und impliziert damit eine geschlossene Krankheitsentität. Dies ist nicht der Fall, da
- oropharyngeale Symptome in sämtlichen Varianten mit unterschiedlichen Schweregraden vorkommen (◘ Tab. 2.2, Symptomkomplex A),
- durch Diffusion entzündlicher Mediatoren (z. B. Histamin) und/oder neuronale Reflexe manchmal gesteigerte Symptome im Kopfbereich entstehen (◘ Tab. 2.2, Symptomkomplex B) oder sogar
- sehr selten auch systemische Symptome bis zur Anaphylaxie auftreten können (◘ Tab. 2.2, Symptomkomplex C).

Außerdem sind oropharyngeale Symptome keineswegs spezifisch für Bet v 1-bedingte Kreuzreaktionen oder bestimmte Nahrungsmittel, sondern bei zahlreichen anderen, mehr oder weniger stabilen Nahrungsmittelallergenen ebenfalls beschrieben worden:
- bei Profilin-haltigen pflanzlichen Nahrungsmitteln (▶ Kap. 3),
- bei Lipid-Transfer-Protein-(LTP-)haltigen pflanzlichen Nahrungsmitteln (▶ Kap. 4),
- bei vielen anderen, auch tierischen Nahrungsmittelallergenen (▶ Kap. 16).

Beim sogenannten OAS handelt es sich daher weniger um ein definiertes Syndrom als um einen variablen oropharyngealen Symptomenkomplex. Letztlich sind ausschließlich oropharyngeale Symptome nur Ausdruck der physikochemischen Eigenschaften der jeweiligen Nahrungsmittelallergene – im Falle der Bet v 1-homologen PR-10-Proteine bedingt durch
- ihre Instabilität (selten nennenswerte Aufnahme nach Magen-Darm-Passage) und
- ihre gute Wasserlöslichkeit (rasches Einsetzen der Symptome nach Kontakt mit der Schleimhaut).

Besonders häufig werden rohe Äpfel und Haselnüsse als Auslöser von lokalen Symptomen angegeben, ein Hinweis auf die Strukturverwandtschaft (Bet v 1/ Mal d 1-Ähnlichkeit) bzw. den potenziell etwas höheren Allergengehalt (Cor a 1 in Haselnüssen).

Somit spiegelt auch hier das individuelle Muster der Symptom-auslösenden Nahrungsmittel das persönliche Bet v 1-spezifische IgE-Repertoire wider: Je breiter und fester (Avidität) das spezifische IgE die möglichen Epitope auf Bet v 1 bindet, desto wahrscheinlicher werden allergische Kreuzreaktionen und umso umfangreicher wird die Palette der beteiligten Nahrungsmittel.

Aus klinischer Sicht ist die wachsende Anzahl angegebener, unverträglicher Nahrungsmittel aus dem Bet v 1-Cluster (◘ Abb. 2.2 und ◘ Tab. 2.1) verknüpft mit
- dem Schweregrad der Bet v 1-Sensibilisierung und
- häufig mit besonders schweren klinischen Reaktionen durch Nahrungsmittel des Bet v 1-Clusters.

Folgende Variablen werden für selten vorkommende, schwere klinische Reaktionen auf Nahrungsmittel des Bet v 1-Clusters diskutiert:
1. ausgeprägte IgE-Sensibilisierung gegen Bet v 1 (hohes spez. IgE bezogen auf das Gesamt-IgE),
2. breites Bet v 1-spezifisches IgE-Repertoire (indirekt ablesbar an besonders vielen unverträglichen Nahrungsmitteln),
3. Menge des aufgenommenen Nahrungsmittels,
4. mögliche Unterschiede in der Stabilität der Bet v 1-homologen Nahrungsmittelallergene (eher systemische Reaktionen durch Haselnüsse, Soja, Karotte und Sellerie als z. B. durch Äpfel),
5. geringere Allergenverwandtschaft zum Bet v 1 (z. B. nach Genuss von Sellerie, Karotten, Soja und gelegentlich Kiwi wurden häufiger systemische oder schwerere Reaktionen beobachtet),
6. sogenannte Matrixeffekte bei bestimmten Nahrungsmitteln (z. B. Soja), die das Bet v 1-homologe Nahrungsmittelallergen vor raschem Abbau „schützen".

Eine typische klinische Beobachtung ist die Zunahme oropharyngealer Symptome während oder kurz nach der Birkenpollensaison. Verantwortlich ist wahrscheinlich eine durch die natürliche Birkenpollenexposition geboosterte Bet v 1-spezifische IgE-Antwort mit einem möglicherweise verbreiterten IgE-Repertoire.

In seltenen Fällen treten die oropharyngealen Symptome nach Genuss der einschlägigen Nahrungsmittel auf, ohne dass die Betroffenen von aktuellen allergischen Beschwerden in der Birkenpollen-

2.4 · Diagnostik

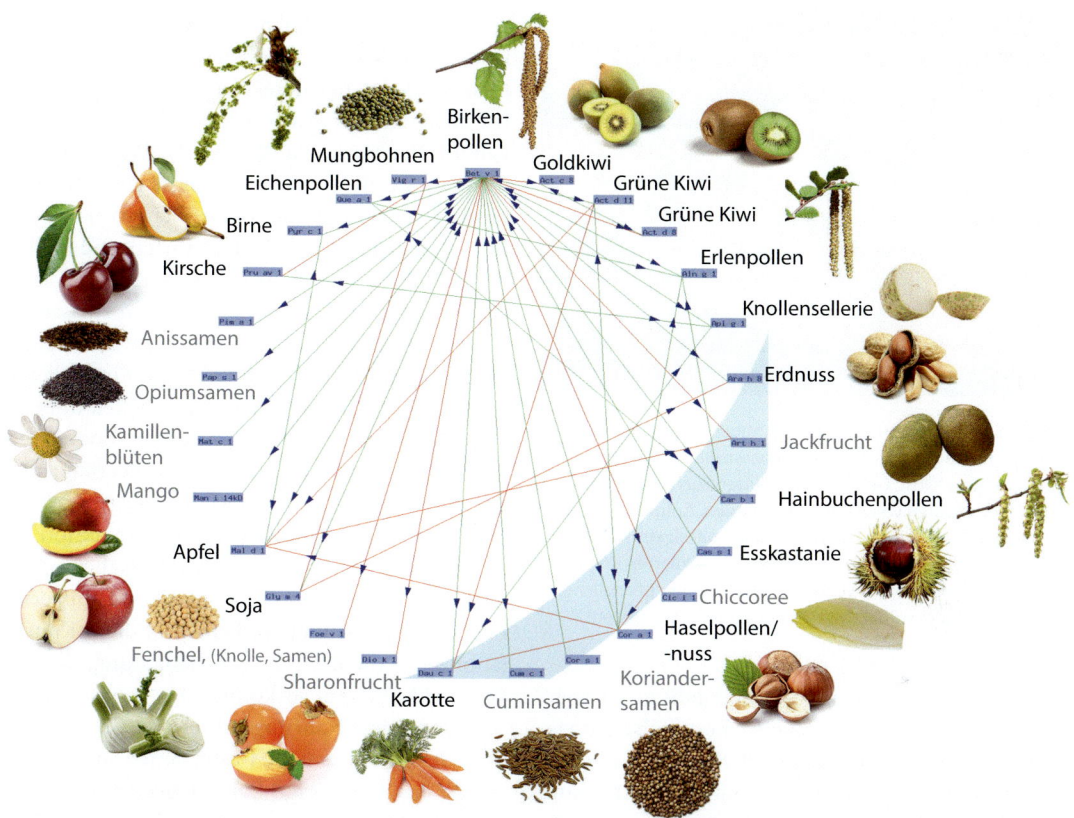

Abb. 2.2 IgE-Kreuzreaktivität zwischen Birkenpollen-Majorallergen Bet v 1 (bei 12:00 Uhr dargestellt) und seinen homologen Verwandten in anderen Pollenpflanzen, Kern- und Steinobst, Nüssen und Leguminosen (ohne Anspruch auf Vollständigkeit). Weitere Bet v 1-Homologe kommen beispielsweise auch in Pfirsich, Nektarinen, Aprikosen, Erdbeeren, Himbeeren, Feigen, Mango, Kaki, Jackfrucht, Walnüssen, Kartoffeln, Tomaten und Petersilie vor (◘ Tab. 2.1). Die wechselseitige Kreuzreaktivität ist mit beidseitig gerichteten roten Pfeilen, die einseitige Kreuzreaktivität mit grünen Pfeilen hervorgehoben. Allergene, die nicht in der IUIS-Allergendatenbank geführt werden, sind grau. (Dargestellt als „Allergome O-Ring" und dynamisch generiert am 10.03.2015 mit Hilfe der Allergome-Datenbank; ► www.allergome.org)

saison berichten. Diese Konstellation, eine (bisher) klinisch stumme Bet v 1-Sensibilisierung, kann zu überraschenden Reaktionen nach dem ersten Genuss von Nahrungsmitteln aus dem Bet v 1-Cluster führen. Bei Unkenntnis der molekularen Zusammenhänge verzögern sich nicht selten die Diagnose einer Birkenpollen-(Bet v 1-)assoziierten Nahrungsmittelallergie und die dringend notwendige Beratung der Betroffenen.

- **Sensibilisierungsnachweis**

Eine nachgewiesene IgE-Sensibilisierung gegen Bet v 1 ist der zentrale Baustein, um den Verdacht einer Birkenpollen-assoziierten Nahrungsmittelallergie zu untermauern. Einige Diagnostikhersteller bieten daher das Birkenpollen-Majorallergen in rekombinanter oder gereinigter Form zur In-vitro-IgE-Bestimmung an.

Eine ähnliche Aussage gelingt bei Baumpollenallergikern häufig auch durch einen deutlich positiven Pricktest (mittlerer Quaddeldurchmesser > 3, besser 5 mm oder größer) auf Birkenpollen bzw. andere Frühblüherpollen (Hasel, Erle, Buche, Eiche), da deren Extrakte erhebliche Mengen der Bet v 1-homologen Allergene enthalten.

Das Gleiche gilt für spezifisches IgE gegen Birkenpollenextrakt. Allerdings nur dann, wenn kein weiteres Birkenpollenallergen die Ursache für ein positives Extraktergebnis darstellt: Besteht z. B. eine parallele Sensibilisierung gegen Birkenpollenprofi-

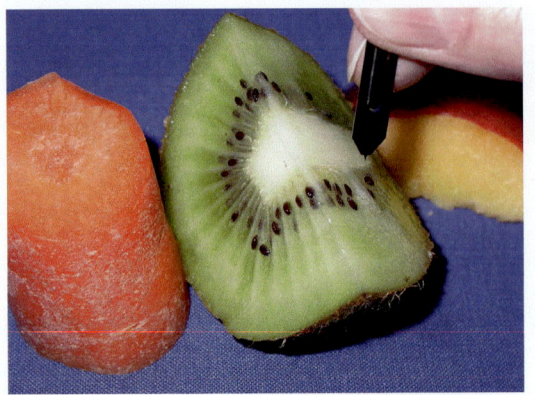

Abb. 2.3 Prick-zu-Pricktest – wichtiges diagnostisches In-vivo-Instrument bei birkenpollenassoziierter Nahrungsmittelallergie. Obst, Gemüse oder Hülsenfrüchte enthalten häufig nur Spuren von Bet v 1-Homologen. Aufgrund ihrer Instabilität sind kommerzielle Nahrungsmittelextrakte häufig nicht zur Diagnostik einer Birkenpollen-assoziierten Kreuzreaktion geeignet. Bei Verwendung roher, frischer pflanzlicher Materialen für den Pricktest werden in der Regel bessere Ergebnisse erzielt

lin (Bet v 2), können dadurch ebenfalls oropharyngeale Symptome gegen eine Reihe von Nahrungsmittelallergenen pflanzlicher Herkunft auftreten.

Kommerzielle Nahrungsmittelextrakte sind (sowohl im Pricktest als auch für die spez. IgE-Bestimmung) wegen des geringen Anteils und der mangelnden Stabilität Bet v 1-homologer Nahrungsmittelproteine häufig durch falsch negative Ergebnisse belastet und daher nicht für die Diagnostik zu empfehlen. Stattdessen werden in Zweifelsfällen oftmals Prick-zu-Pricktests mit den verdächtigen, frischen, rohen Nahrungsmitteln durchgeführt (Abb. 2.3). Trotz fehlender Standardisierung gelingt damit häufig ein qualitativer Sensibilisierungsnachweis. Dosisabhängige Hautreaktionen nach Applikation frisch hergestellter, seriell 1:3- oder 1:10-verdünnter wasserlöslicher Nahrungsmittel (z. B. Kiwi, Pfirsich u. a.) können helfen, echte Sensibilisierungen von unspezifischen Reaktionen abzugrenzen.

Ausnahmen stellen Nahrungsmittelextrakte dar, die dem zugehörigen Bet v 1-homologen Allergen „gespikt" wurden, z. B. ein Haselnussextrakt mit zugesetztem Cor a 1 (ImmunoCAP Singleplex, PHADIA ThermoFisher). Sie gestatten einen empfindlichen IgE-Nachweis bei Verdacht einer Bet v 1-assoziierten, Cor a 1-vermittelten Haselnusssensibilisierung.

Lohnt sich der Nachweis weiterer IgE-Sensibilisierungen/Kreuzreaktionen gegen die Bet v 1- homologen Nahrungsmittelallergene (z. B. spezifisches IgE gegen die verantwortlichen Allergene Mal d 1, Cor a 1, Pru p 1 u. v. a, Tab. 2.1)? Wahrscheinlich nicht, da auf der Sensibilisierungsebene zahlreiche positive (Kreuz-)Reaktionen bei vorhandenem Bet v 1-spezifischem IgE zu erwarten sind (Villalta u. Asero 2010), die ohne klinische Angaben leider keine Aussage zur klinischen Relevanz zulassen.

Nur mit einem eindeutig negativen IgE-Ergebnis gegenüber einem Bet v 1-homologen Einzelallergen (z. B. Dau c 1, Gly m 4, Pru p 1), ermittelt mit einer empfindlichen IgE-Bestimmungsmethode (spez. IgE-Nachweisgrenze 0,1 kU_A/l; nur bei Singleplex- und nicht bei Multiplex-Verfahren gegeben), ließe sich eine IgE-Sensibilisierung/Kreuzreaktion und damit auch eine klinisch relevante Nahrungsmittelallergie durch Bet v 1-Kreuzreaktion einigermaßen sicher ausschließen. Leider ist diese Konstellation nur „theoretisch" von Bedeutung, da sie in Wirklichkeit kaum vorkommt.

Für gewisse Nahrungsmittel (z. B. Soja, ► Übersicht „Steckbrief zur Bet v 1-assoziierten Sojaallergie") wurde das zugehörige Bet v 1-homologe Protein (im Soja: Gly m 4) als Reagenz für die spezifische IgE-Diagnostik entwickelt und der Extrakt (Sojabohnenextrakt) nicht gespikt. Hintergrund ist der geringe Gly m 4-Anteil am Sojabohnen-Gesamtextrakt, der für falsch negative oder zu niedrige spezifische IgE-Konzentrationen bei Gly m 4-Sensibilisierungen verantwortlich war. Dabei ist zu berücksichtigen, dass wahrscheinlich > 70 % der Personen mit Bet v 1-spezifischem IgE serologische Kreuzreaktionen auf Gly m 4 aufweisen, aber nur ca. 10 bis max. 20 % auch klinische Reaktionen zeigen. Daher sind bei ungezielter IgE-Testung ohne Berücksichtigung der Anamnese – nach dem falsch verstandenen Motto „Liegt denn vielleicht eine Sojaallergie vor?" – zahlreiche Gly m 4-Sensibilisierung/Kreuzreaktionen ohne klinische Relevanz zu erwarten.

Dieses Problem kann durch gut begründete und gezielte Testung (z. B. spezifisches IgE nur gegen Bet v 1) vermieden werden. Als diagnostische Faustregel gilt: Sensibilisierungstests sind bei Bet v 1-bedingten Kreuzreaktionen nur dann sinnvoll, wenn die Ergebnisse potenziell klinische Konsequenzen haben.

Steckbrief zur Bet v 1-assoziierten Sojaallergie (Kleine-Tebbe et al. 2008)

Was jeder Allergologe wissen sollte:
- Die häufigste Form der Sojaallergie bei Jugendlichen und Erwachsenen in Mitteleuropa beruht auf einer Birkenpollen-assoziierten Kreuzreaktion.
- Die strukturelle Ähnlichkeit des Birkenpollen-Majorallergens Bet v 1 mit dem Sojaallergen Gly m 4 ist die wichtigste Ursache der Birkenpollen-Soja-Kreuzreaktionen.
- Die Reaktionen treten überwiegend nach Genuss größerer Mengen geringgradig prozessierter Sojaprodukte auf: Sojamilch, sojahaltige (Diät-)Pulver und andere Produkte mit frischem Sojaprotein.
- Wie bei anderen Birkenpollen-assoziierten Nahrungsmittelallergien werden häufig lokale, oropharyngeale Symptome beobachtet, die durch ausgeprägte Schwellungen im Kopf- und Halsbereich bedrohlichen Charakter annehmen können.
- In Einzelfällen können bei Gly m 4-bedingter Sojaallergie auch systemische Reaktionen vorkommen (Haut, Gastrointestinaltrakt, Atemwege, Kreislauf).
- Laut Anamnese reagieren ca. 10% der Birkenpollenallergiker auf Sojaprodukte. Die serologische Kreuzreaktivität zwischen Bet v 1 und Gly m 4 beträgt > 70%.
- Da die primäre Sensibilisierung inhalativ gegenüber Bet v 1 erfolgt ist, kann der erste Genuss eines sojahaltigen Produktes zu allergischen Reaktionen führen.
- In Einzelfällen wurde die Sojaallergie bei Betroffenen mit (klinisch nicht relevanter) Birkenpollen/Bet v 1-Sensibilisierung beobachtet.
- Bei allergischer Reaktion nach einem Sojaprodukt mit vermutlich geringem Prozessierungsgrad (Sojamilch, Diätpulver) macht eine zusätzliche Birkenpollenallergie in der Anamnese und/oder eine Sensibilisierung im Hauttest oder ein spezifischer IgE-Nachweis gegen Birkenpollen/Bet v 1 die Diagnose einer Gly m 4-bedingten Sojaallergie höchst wahrscheinlich.
- Ein direkter Nachweis von Gly m 4-spezifischem IgE (ImmunoCAP, Phadia, Freiburg) ist als Sensibilisierungsnachweis sehr gut geeignet.
- Durch den geringen Anteil an Gly m 4 in Sojaproteinextrakten können ein Hauttest oder eine IgE-Bestimmung gegen Soja(extrakt) negativ oder nur geringgradig positiv ausfallen.
- Bei entsprechender Reaktion in der Anamnese sollten bei Birkenpollen-assoziierter Allergie insbesondere Produkte mit geringgradig prozessiertem Sojaprotein aufgrund ihres potenziellen Gehaltes an Gly m 4 vermieden werden.
- Ob eine erfolgreiche spezifische Immuntherapie mit einem Birkenpollenextrakt auch vor einer Gly m 4-bedingten Sojaallergie schützt, ist nicht bekannt.
- Durch den verstärkten Einsatz von Sojaproteinen in unserer Nahrung und die zunehmende Bedeutung von Birkenpollensensibilisierungen sowie assoziierten Kreuzreaktionen wird die Gly m 4-induzierte Sojaallergie zukünftig häufiger beobachtet werden.
- Die Kenntnisse zur Birkenpollen-assoziierten Sojaallergie sollten weiter verbreitet werden und die Beratung von Birkenpollenallergikern mit assoziierten Nahrungsmittelallergien ergänzen.

■ Interpretation

Die klinische Relevanz einer nachgewiesenen Bet v 1-Sensibilisierung kann nur mit Hilfe der klinischen Angaben des Patienten geklärt werden. Daher besitzt die Anamnese beim Verdacht einer Birkenpollen-assoziierten Nahrungsmittelallergie durch Bet v 1-bedingte Kreuzreaktionen eine so große Bedeutung.

Konkret wird die klinische Relevanz der Sensibilisierungstests (z. B. positiver Birkenpollen-Pricktest, positives Bet v 1-spezifisches IgE) folgendermaßen ermittelt:

1. Der Patient wird (erneut) systematisch befragt, ob und nach welchen pflanzlichen, in roher Form

genossenen Nahrungsmitteln (◘ Tab. 2.1) sich oropharyngeale (oder andere) allergische Symptome (◘ Tab. 2.2) entwickelt haben oder nicht. Für ein komplettes Bild sollten nicht nur die typischen (Äpfel, Haselnüsse), sondern sämtliche möglichen, potenziell Bet v 1-kreuzreaktiven pflanzlichen Nahrungsmittel abgefragt werden.
2. Orale Provokationstests dienen in Zweifelsfällen – z. B. bei fehlenden Angaben oder unklarer Anamnese – dazu, die klinische Kreuzreaktion zu belegen oder auszuschließen. Manchmal dienen sie auch zur prospektiven Verträglichkeitsprüfung eines potenziell kreuzreaktiven aber bisher nie genossenen Nahrungsmittels.

Nahrungsmittelprovokationen werden bei Bet v 1-assoziierter Nahrungsmittelallergie in der klinischen Routine nur selten durchgeführt, da sie
— in Anbetracht der zahlreichen, potenziell kreuzreaktiven Nahrungsmittel aufwendig sind,
— bei ausschließlich oropharyngealen Symptomen keine dringliche Indikation besitzen,
— bei vorwiegend subjektiven Symptomen schwer zu bewerten sind,
— bisher kaum als dosisabhänigige Tests validiert wurden und daher
— nur wenige überprüfte Provokationsprotokolle mit Bet v 1-assoziierten Nahrungsmitteln beschrieben worden sind (Ballmer-Weber et al. 2012, Bauermeister et al. 2009).

Nur die Nahrungsmittel des Bet v 1-Clusters, die einschlägige Symptome ausgelöst haben, werden anschließend in roher Form gemieden. Eine Karenz sämtlicher potenziell kreuzreaktiver Nahrungsmittel wäre übertrieben und allergologisch nicht gerechtfertigt. Das Gleiche gilt für Nahrungsmittel, die entweder im Prick-zu-Pricktest indirekt oder im Serum direkt positive IgE-Sensibilisierungen zeigen. Selbst wenn sämtliche Bet v 1-homologen Nahrungsmittelproteine (◘ Tab. 2.1) für die IgE-Diagnostik zur Verfügung stünden, wären sie bei positivem Ergebnis nicht in der Lage, stumme Sensibilisierungen von klinisch relevanten Reaktionen zu trennen.

Theoretisch könnten unterschiedlich hohe spezifische IgE-Konzentrationen gegenüber den Bet v 1-homologen Nahrungsmittelallergenen einen Hinweis auf „dominierende" und weniger ausgeprägte IgE-Sensibilisierungen/Kreuzreaktionen geben. Allerdings müssten die Einzelallergene für diesen Zweck optimiert sein, d. h. ihre Isoform(en) müssten in der Lage sein, das gesamte Bet v 1-kreuzreaktive spezifische IgE auch wirklich zu binden. Die Höhe des Quotienten zwischen dem spezifischen IgE gegen das Bet v 1-homologe Nahrungsmittelprotein (z. B. Mal d 1, Cor a 1 oder Gly m 4) und dem Bet v 1-spezifischen Nahrungsmittelallergen könnte dann als Maß der serologischen Kreuzreaktion dienen. Es bleibt allerdings fraglich, ob derartige Quotienten bessere klinische Aussagen zulassen und die klinische Relevanzprüfung wirklich unterstützen können.

> Auch für die Abklärung Bet v 1-assoziierter Reaktionen gilt daher die Faustregel: „Der Arzt ermittelt mit dem Patienten anhand seiner individuellen Symptome die klinische Relevanz der Befunde, nicht der Test."

Fazit für die Diagnostik
— Bet v 1-Homologe in Baumpollenextrakten zur Diagnostik verursachen im Pricktest oder bei der IgE-Bestimmung positive Reaktionen auf viele Baumpollen (◘ Tab. 2.1), die klinisch nicht relevant sein müssen.
— Bei Verdacht auf Birkenpollen-assoziierte Nahrungsmittelallergie sind Prick-zu-Pricktestungen (◘ Abb. 2.3) mit frischen Nahrungsmitteln wegen geringer Stabilität der Bet v 1-Homologen kommerziellen Nahrungsmittelextrakten überlegen.
— Extrakte birkenpollenassoziierter Nahrungsmittel können durch Zusatz rekombinanter Bet v 1-Homologer (z. B. Haselnussextrakt mit Cor a 1) wesentlich mehr IgE binden, die Testempfindlichkeit steigern (dadurch niedrigere Quantifizierungsgrenze, „limit of quantitation", LoQ) und höhere IgE-Werte erzielen.
— Andererseits werden durch dieses „Spiken" mehr positive (potenziell klinisch irrelevante) Sensibilisierungen aufgedeckt, die zu einer grundsätzlichen Beeinträchtigung der Extraktdiagnostik führen (z. B. hohe Erdnuss-Sensibilisierungsrate in unseren Breiten durch kreuzreaktives natürliches Bet v 1-Homolog Ara h 8 im Erdnussextrakt).

2.4 · Diagnostik

- Bet v 1 spez. IgE gilt als zuverlässiger Marker für potenzielle, serologische Kreuzreaktionen gegenüber einer Reihe pflanzlicher Nahrungsmittel (◘ Tab. 2.1). Die klinische Relevanz der möglichen Kreuzreaktionen ermittelt der Arzt systematisch mit dem Patienten anhand seiner individuellen Symptome (◘ Tab. 2.2) auf Nahrungsmittel des Bet v 1-Clusters (◘ Tab. 2.1).
- Positives IgE gegen Bet v 1-homologe Nahrungsmittelallergene (z. B. Pru p 1, ◘ Tab. 2.1) zeigt eine Sensibilisierung an, deren klinische Relevanz nur bei entsprechenden Symptomen (◘ Tab. 2.2) gegeben ist.
- Ein negatives IgE-Ergebnis (z. B. gegen Gly m 4 des Soja, nur in ca. 25 % der Fälle einer Bet v 1-Sensibilisierung) würde allerdings eine serologische Kreuzreaktion (und damit auch eine klinisch relevante Kreuzreaktion) recht sicher ausschließen.

2.4.3 Mehrwert der molekularen Diagnostik

Der potenzielle Nutzen einer molekularen Diagnostik bei Bet v 1-spezifischen IgE-Sensibilisierungen/Kreuzreaktionen soll anhand der folgenden, allgemeingültigen Kriterien (s. auch ▶ Kap. 7) aufgezeigt werden.
 Vorteile würden sich ergeben, wenn durch den Einsatz der Einzelallergene
A. sich die Testempfindlichkeit steigern ließe (d. h. niedrigere Quantifizierungsgrenze, „limit of quantitation", LoQ),
B. sich die analytische Spezifität verbessern ließe (sofern es sich um ein Einzelallergen mit bekanntem, assoziierten klinischen Risiko handelt),
C. Indikatorallergene für serologische Kreuzreaktionen vorlägen oder
D. Markerallergene für speziesspezifische (primäre) Sensibilisierungen zur Verfügung stünden.

Vorteile von Bet v 1 in der molekularen Diagnostik

Werden diese Parameter, die primär die Testeigenschaften verbessern und sich gegenseitig keinesfalls ausschließen, für die spezifische IgE-Bestimmung gegen Bet v 1 „durchdekliniert", ergibt sich folgendes Muster:

Ad A. Da Bet v 1 den Hauptallergenbestandteil von Birkenpollen darstellt, lässt sich die Testempfindlichkeit durch Bet v 1 im Vergleich zu hochwertigen (vollständigen) Birkenpollenextrakten wahrscheinlich kaum oder nur geringfügig steigern.

Ad B. Die analytische Spezifität von Sensibilisierungstests wird durch Bet v 1 ganz klar verbessert. Andere potenzielle Allergene im Birkenpollenextrakt können bei Verwendung von Bet v 1 den Blick auf die Sensibilisierung gegenüber dem wichtigen Majorallergen nicht mehr verstellen.

Ad C. Bet v 1 ist der Prototyp eines Indikators für (serologische) Kreuzreaktionen. Hier liegt die große Stärke einer gezielten IgE-Bestimmung gegen Bet v 1, die bei negativem Ergebnis einen sicheren Ausschluss bzw. bei positivem Ergebnis einen klaren Nachweis einer Bet v 1-spezifischen IgE-Sensibilisierung gestattet.

Ad D. Bet v 1 ist ebenso ein verlässlicher Marker einer primären Sensibilisierung. Bisher gibt es keine Hinweise, dass andere Bet v 1-Homologe in nennenswertem Ausmaß eine genuine Sensibilisierung induzieren. Schwierig wird es mit dem Begriff der „speziesspezifischen" Sensibilisierung: Schließlich enthalten nicht nur Pollen diverser Birken- und Buchengewächse, sondern auch zahlreiche pflanzliche Nahrungsmittel aus unterschiedlichsten Familien ein strukturähnliches, Bet v 1-homologes Stressprotein.

> Insgesamt lassen sich die potenziellen Vorteile von Bet v 1 zum Nachweis einer IgE-Sensibilisierung folgendermaßen gewichten: B > A und C > D.

Möglichkeiten der Diagnostik mit Hilfe von Bet v 1-homologen Allergenen

Die nächste Frage betrifft die potenziellen Vorteile beim Einsatz Bet v 1-homologer Einzelallergene (von Baumpollen oder pflanzlichen Nahrungsmitteln) zur spezifischen IgE-Diagnostik:

Ad A. Aufgrund der geringen Stabilität Bet v 1-homologer Allergenanteile in Extrakten steigert ihr Einsatz die Testempfindlichkeit erheblich. Dies ist häufig an wesentlich höheren spezifischen IgE-Werten für die Bet v 1-homologen Einzelallergene im Vergleich zu den zugehörigen Nahrungsmittelextrakten ablesbar. Damit steht außerdem der Ausschluss einer Sensibilisierung (bei negativem Ergebnis auf ein Bet v 1-homologes Allergen) auf sicheren Füßen. Bei der Baumpollendiagnostik stellt sich allerdings die Frage, ob die höhere Testempfindlichkeit überhaupt benötigt wird.

Ad B. Der Einsatz Bet v 1-homologer Einzelallergene steigert grundsätzlich die analytische Spezifität im Vergleich zu komplex zusammengesetzten Extrakten. Dennoch rechtfertigt das allein noch nicht die Anwendung – erst wenn ein definiertes klinisches Risiko mit der Sensibilisierung verknüpft ist, lohnt sich eine derartige Diagnostik. Das ist bei vielen kreuzreaktiven Nahrungsmitteln des Bet v 1-Clusters nicht der Fall. Somit entfällt häufig die Notwendigkeit einer molekularen Diagnostik bei ausschließlich oropharyngealen Symptomen, zumal die klinische Relevanz der Sensibilisierung ohnehin klinisch geklärt werden muss. Ausnahmen können schwere Reaktionen nach Genuss pflanzlicher Nahrungsmittel darstellen, die auch durch andere Nahrungsmittelproteine (z. B. Speicherproteine, LTP, Thaumatine u. a.) ausgelöst worden sein können.

Ad C. Sämtliche Bet v 1-homologen Einzelallergene, ob in Pollen oder in Nahrungsmitteln, haben weniger „Indikatorfunktion" für serologische Kreuzreaktionen als Bet v 1. Daher ist hier Bet v 1 klar überlegen.

Ad D. Bisher gibt es keinerlei Hinweise, dass die Bet v 1-homologen Einzelallergene als Marker für primäre Sensibilisierungen taugen. Andererseits spiegeln sie bei positivem Ergebnis eine speziesspezifische Kreuzreaktion wider, die andererseits mit einem negativen Ergebnis zuverlässig ausgeschlossen werden kann.

> Abschließend betrachtet können die potenziellen Vorteile der Bet v 1-homologen Einzelallergene zum Nachweis einer IgE-Sensibilisierung folgendermaßen gewichtet werden: A > B > C u. D.

Die Forschung der letzten drei Jahrzehnte zum Birkenpollen-Majorallergen Bet v 1 bzw. seinen homologen Vertretern in anderen Baumpollen und pflanzlichen Nahrungsmitteln hat unser Verständnis beträchtlich erweitert. Dieses Wissen wird von der modernen klinischen Allergologie bereits jetzt aktiv zur Bewertung und Interpretation potenzieller Bet v 1-assoziierter Kreuzreaktionen genutzt. So bringt weniger der umfassende Einsatz sämtlicher Bet v 1-homologer Moleküle für die IgE-Diagnostik, sondern das molekulare Allergologiekonzept „im Kopf" des Benutzers den größten Nutzen zur Interpretation und Bewertung klinischer Bet v 1-assoziierter Reaktionen auf Baumpollen und Nahrungsmittel.

2.5 Therapie und Empfehlungen

Wegen der Kreuzreaktivität der Birken-, Hasel- und Erlenpollen-Hauptallergene Bet v 1, Cor a 1 und Aln g 1 sind sowohl (Bet v 1-haltige) Birkenpollen-Monoextrakte als auch Kombinationen aus Hasel-, Erlen- und Birkenpollen generell zur spezifischen Immuntherapie der Baumpollenallergie geeignet. Die Auswahl orientiert sich häufig an der Klinik (individueller Beschwerdezeitraum).

Hinsichtlich der Frage, wie sich die pollenassoziierte Nahrungsmittelallergie im Rahmen einer Immuntherapie mit Baumpollenextrakten bessert, liegen kontroverse Resultate vor. Die meisten Untersuchungen beschäftigen sich mit der Birkenpollen-assoziierten Apfelallergie. Da das Majorallegen des Apfels (Mal d 1) die höchste Sequenz- und Strukturhomologie zu Bet v 1 aufweist (Jenkins et al. 2005), ist der höchste Therapieerfolg theoretisch im Rahmen einer spezifischen Immuntherapie zu erwarten. Trotzdem liegen auch in Hinblick auf die Birkenpollen-assoziierte Apfelallergie in den verschiedenen Studien gegensätzliche Resultate vor (Bolhaar et al. 2004, Hansen et al. 2004, Mauro et al. 2011). Kein klinischer Effekt konnte ein Jahr nach einer Immuntherapie mit einem Birkenpollenextrakt auf eine assoziierte Haselnussallergie erzielt werden (van Hoffen et al. 2011). Anhand der vorliegenden Resultate kann bei einer Bet v 1-assoziierten Nahrungsmittelallergie eine Immuntherapie mit Baumpollenextrakten auf pflanzliche Lebensmittel bei fehlenden polleninduzierten respiratorischen Beschwerden nicht empfohlen werden.

2.6 Perspektiven

Bet v 1 wurde in letzten Jahren rekombinant (Übersicht bei Cromwell et al. 2011) als Faltungsvariante für die subkutane und in nichtmodifizierter Form für die sublinguale Immuntherapie der Baumpollenallergie entwickelt, allerdings nicht bis zur Marktreife weiterverfolgt.

Fazit für den klinischen Alltag
Die Bet v 1-Homologen sind die wichtigsten Baumpollenallergene der Buchengewächse (Fagales; u. a. Birke, Erle, Hasel). Da sie in vielen pflanzlichen Nahrungsmitteln (Kern- und Steinobst, Baumnüsse, Gemüse, Hülsenfrüchte) vorkommen, provozieren sie bei Personen mit IgE-Sensibilisierungen gegen Bet v 1 häufig oropharyngeale und manchmal schwere allergische Symptome. Birkenpollen-(Bet v 1-)assoziierte Reaktionen gegen pflanzliche Nahrungsmittel gelten in Mittel- und Nordeuropa als häufigste Form einer Nahrungsmittelallergie im Erwachsenenalter.

Literatur

Ballmer-Weber BK, Hoffmann-Sommergruber K (2011) Molecular diagnosis of fruit and vegetable allergy. Curr Opin Allergy Clin Immunol 11:229–235

Ballmer-Weber BK, Skamstrup Hansen K, Sastre J, Andersson K, Batscher I, Ostling J, Dahl L, Hanschmann KM, Holzhauser T, Poulsen LK, Lidholm J, Vieths S (2012) Component-resolved in vitro diagnosis of carrot allergy in three different regions of Europe. Allergy 67:758–766

Bauermeister K, Ballmer-Weber BK, Bublin M, Fritsche P, Hanschmann KM, Hoffmann-Sommergruber K, Lidholm J, Oberhuber C, Randow S, Holzhauser T, Vieths S (2009) Assessment of component-resolved in vitro diagnosis of celeriac allergy. J Allergy Clin Immunol 124:1273–1281

Berkner H, Neudecker P, Mittag D, Ballmer-Weber BK, Schweimer K, Vieths S, Rosch P (2009) Cross-reactivity of pollen and food allergens: soybean Gly m 4 is a member of the Bet v 1 superfamily and closely resembles yellow lupine proteins. Biosci Rep 29:183–192

Berkner H, Seutter von Loetzen C, Hartl M, Randow S, Gubesch M, Vogel L, Husslik F, Reuter A, Lidholm J, Ballmer-Weber B, Vieths S, Rosch P, Schiller D (2014) Enlarging the toolbox for allergen epitope definition with an allergen-type model protein. PLoS One 9:e111691

Bolhaar ST, Tiemessen MM, Zuidmeer L, van Leeuwen A, Hoffmann-Sommergruber K, Bruijnzeel-Koomen CA, Taams LS, Knol EF, van Hoffen E, van Ree R, Knulst AC (2004) Efficacy of birch-pollen immunotherapy on cross-reactive food allergy confirmed by skin tests and double-blind food challenges. Clin Exp Allergy 34:761–769

Bousquet PJ, Chinn S, Janson C, Kogevinas M, Burney P, Jarvis D, European Community Respiratory Health Survey I (2007) Geographical variation in the prevalence of positive skin tests to environmental aeroallergens in the European Community Respiratory Health Survey I. Allergy 62:301–309

Breiteneder H, Pettenburger K, Bito A, Valenta R, Kraft D, Rumpold H, Scheiner O, Breitenbach M (1989) The gene coding for the major birch pollen allergen Betv1, is highly homologous to a pea disease resistance response gene. EMBO J 8:1935–1938

Bublin M, Eiwegger T, Breiteneder H (2014) Do lipids influence the allergic sensitization process? J Allergy Clin Immunol 134:521–529

Chruszcz M, Ciardiello MA, Osinski T, Majorek KA, Giangrieco I, Font J, Breiteneder H, Thalassinos K, Minor W (2013) Structural and bioinformatic analysis of the kiwifruit allergen Act d 11, a member of the family of ripening-related proteins. Mol Immunol 56:794–803

Cromwell O, Niederberger V, Horak F, Fiebig H (2011) Clinical experience with recombinant molecules for allergy vaccination. Curr Top Microbiol Immunol 352:27–42

D'Avino R, Bernardi ML, Wallner M, Palazzo P, Camardella L, Tuppo L, Alessandri C, Breiteneder H, Ferreira F, Ciardiello MA, Mari A (2011) Kiwifruit Act d 11 is the first member of the ripening-related protein family identified as an allergen. Allergy 66:870–877

Gajhede M, Osmark P, Poulsen FM, Ipsen H, Larsen JN, Joost van Neerven RJ, Schou C, Lowenstein H, Spangfort MD (1996) X-ray and NMR structure of Bet v 1, the origin of birch pollen allergy. Nat Struct Biol 3:1040–1045

Gepp B, Lengger N, Bublin M, Hemmer W, Breiteneder H, Radauer C (2014) Chimeras of Bet v 1 and Api g 1 reveal heterogeneous IgE responses in patients with birch pollen allergy. J Allergy Clin Immunol 134:188–194

Guhsl EE, Hofstetter G, Hemmer W, Ebner C, Vieths S, Vogel L, Breiteneder H, Radauer C (2014) Vig r 6, the cytokinin-specific binding protein from mung bean (Vigna radiata) sprouts, cross-reacts with Bet v 1-related allergens and binds IgE from birch pollen allergic patients' sera. Mol Nutr Food Res 58:625–634

Haftenberger M, Laussmann D, Ellert U, Kalcklosch M, Langen U, Schlaud M, Schmitz R, Thamm M (2013) Prävalenz von Sensibilisierungen gegen Inhalations- und Nahrungsmittelallergene. Ergebnisse der Studie zur Gesundheit Erwachsener in Deutschland (DEGS1). Bundesgesundheitsblatt Gesundheitsforschung Gesundheitsschutz 56:687–697

Hansen KS, Khinchi MS, Skov PS, Bindslev-Jensen C, Poulsen LK, Malling HJ (2004) Food allergy to apple and specific immunotherapy with birch pollen. Mol Nutr Food Res 48:441–448

van Hoffen E, Peeters KA, van Neerven RJ, van der Tas CW, Zuidmeer L, van Ieperen-van Dijk AG, Bruijnzeel-Koomen CA, Knol EF, van Ree R, Knulst AC (2011) Effect of birch pollen-specific immunotherapy on birch pollen-related hazelnut allergy. J Allergy Clin Immunol 127:100–101 (101 e101–103)

Hurlburt BK, Offermann LR, McBride JK, Majorek KA, Maleki SJ, Chruszcz M (2013) Structure and function of the peanut panallergen Ara h 8. J Biol Chem 288:36890–36901

Jenkins JA, Griffiths-Jones S, Shewry PR, Breiteneder H, Mills EN (2005) Structural relatedness of plant food allergens with specific reference to cross-reactive allergens: an in silico analysis. J Allergy Clin Immunol 115:163–170

Kleine-Tebbe J, Herold D, Vieths S (2008) Sojaallergie durch Kreuzreaktionen gegen Birkenpollen-Majorallergen Bet v 1. Allergologie 31:303–313

Kleine-Tebbe J, Vogel L, Crowell DN, Haustein UF, Vieths S (2002) Severe oral allergy syndrome and anaphylactic reactions caused by a Bet v 1- related PR-10 protein in soybean, SAM22. J Allergy Clin Immunol 110:797–804

Kleine-Tebbe J, Meißner A-M, Jappe U, Herold DA (2010) Allergenfamilien und molekulare Diagnostik IgE-vermittelter Nahrungsmittelallergien: von der Theorie zur Praxis. Allergo J 19:251–263

Markovic-Housley Z, Basle A, Padavattan S, Maderegger B, Schirmer T, Hoffmann-Sommergruber K (2009) Structure of the major carrot allergen Dau c 1. Acta Crystallogr D Biol Crystallogr 65:1206–1212

Mauro M, Russello M, Incorvaia C, Gazzola G, Frati F, Moingeon P, Passalacqua G (2011) Birch-apple syndrome treated with birch pollen immunotherapy. Int Arch Allergy Immunol 156:416–422

Neudecker P, Schweimer K, Nerkamp J, Scheurer S, Vieths S, Sticht H, Rosch P (2001) Allergic cross-reactivity made visible: solution structure of the major cherry allergen Pru av 1. J Biol Chem 276:22756–22763

Osterballe M, Hansen TK, Mortz CG, Bindslev-Jensen C (2005) The clinical relevance of sensitization to pollen-related fruits and vegetables in unselected pollen-sensitized adults. Allergy 60:218–225

Pasternak O, Bujacz GD, Fujimoto Y, Hashimoto Y, Jelen F, Otlewski J, Sikorski MM, Jaskolski M (2006) Crystal structure of Vigna radiata cytokinin-specific binding protein in complex with zeatin. Plant Cell 18:2622–2634

Radauer C, Lackner P, Breiteneder H (2008) he Bet v 1 fold: an ancient, versatile scaffold for binding of large, hydrophobic ligands. BMC Evol Biol 8:286

Schirmer T, Hoffmann-Sommergrube K, Susani M, Breiteneder H, Markovic-Housley Z (2005) Crystal structure of the major celery allergen Api g 1: molecular analysis of cross-reactivity. J Mol Biol 351:1101–1109

Schmitz R, Ellert U, Kalcklosch M, Dahm S, Thamm M (2013) Patterns of sensitization to inhalant and food allergens – findings from the German Health Interview and Examination Survey for Children and Adolescents. Int Arch Allergy Immunol 162:263–270

Seutter von Loetzen C, Hoffmann T, Hartl MJ, Schweimer K, Schwab W, Rosch P, Hartl-Spiegelhauer O (2014) Secret of the major birch pollen allergen Bet v 1: identification of the physiological ligand. Biochem J 457:379–390

Villalta D, Asero R (2010) Is the detection of IgE to multiple Bet v 1-homologous food allergens by means of allergen microarray clinically useful? J Allergy Clin Immunol 125:1158–1161

Wangorsch A, Jamin A, Foetisch K, Malczyk A, Reuter A, Vierecke S, Schulke S, Bartel D, Mahler V, Lidholm J, Vieths S, Scheurer S (2014) Identification of Sola l 4 as Bet v 1 homologous pathogenesis related-10 allergen in tomato fruits. Mol Nutr Food Res 59:582–592

Worm M, Jappe U, Kleine-Tebbe J, Schäfer C, Reese I, Saloga J, Treudler R, Zuberbier T, Wassmann A, Fuchs T, Dölle S, Raithel M, Ballmer-Weber B, Niggemann B, Werfel T (2014) Nahrungsmittelallergie infolge immunologischer Kreuzreaktivitäten mit Inhalationsallergenen. Allergo J Int 23:1–16

Das Konzept der Pollen-Panallergene: Profiline und Polcalcine

M. Wallner, F. Ferreira, H. Hofer, M. Hauser, V. Mahler, J. Kleine-Tebbe

3.1 Bezeichnung der Allergene – 34

3.2 Struktur und Funktion der Profiline – 34

3.3 Bedeutung der Profiline – 35

3.4 Sensibilisierung gegenüber Profilinen – 35

3.5 Struktur und Funktion der Polcalcine – 37

3.6 Bedeutung der Polcalcine – 37

3.7 Diagnostik bei fraglichen Multisensibilisierungen gegen Pollen – 39

3.8 Komponentendiagnostik bei Panallergensensibilisierungen – 39

3.9 Klinische Relevanz der Panallergene – 39

3.10 Extraktauswahl zur spezifischen Immuntherapie – 41

Literatur – 42

Der Beitrag basiert auf einer Publikation der Autoren, die 2012 im Allergo Journal erschienen ist (Hauser M, Wallner M, Ferreira F, Mahler V, Kleine-Tebbe J: Das Konzept der Pollen-Panallergene: Profiline und Polcalcine. Allergo J 2012; 21: 291–293) und nun als Buchkapitel aktualisiert und erweitert wurde.

J. Kleine-Tebbe, T. Jakob (Hrsg.), *Molekulare Allergiediagnostik*,
DOI 10.1007/978-3-662-45221-9_3, © Springer-Verlag Berlin Heidelberg 2015

Zum Einstieg

Profiline und Polcalcine zählen wegen ihres ubiquitären Vorkommens und der hohen Kreuzreaktivität zur Gruppe der Panallergene. Bis heute wurden 44 Profilin- und 15 Polcalcinallergene identifiziert. Profiline sind Aktin-bindende Proteine – was Funktionen in einer ganzen Reihe essenzieller, zellulärer Prozesse erklärt – und konnten in diversen Nahrungsmitteln sowie in Pollen und Latex nachgewiesen werden. Die Funktion der Polcalcine beinhaltet die Regulation des Ca^{++}-Haushalts, daher rührt auch ihre Bezeichnung. Ihr Vorkommen ist auf Pollen beschränkt. Reaktionen auf Panallergene verursachen im Hauttest meist ein Bild multipler Sensibilisierungen, wobei spezifisches IgE gegenüber einer Reihe biologisch nicht verwandter Allergenquellen messbar ist. Häufig sind diese Sensibilisierungen oder Kreuzreaktionen jedoch irrelevant, nur in seltenen Fällen stellen Panallergene klinisch relevante Majorallergene dar.

In Einzelfällen werden bei Profilinallergikern, etwa bei Gräser- oder Kräuterpollenallergikern in Regionen hoher Pollenbelastung, auch schwere Nahrungsmittelreaktionen auf pflanzliche Nahrungsmittel (z. B. Melone) beobachtet. Ausgeprägte Polcalcinsensibilisierungen sind möglicherweise mit einem erhöhten Asthmarisiko (z. B. auf Zedern- und Zypressenpollen) verknüpft. Panallergene beeinträchtigen die analytische Spezifität von Pollen- und Nahrungsmittelallergenextrakten sowohl im Hauttest als auch in der IgE-Diagnostik. Sensibilisierungen gegenüber Panallergenen (z. B. Bet v 2, Phl p 12), häufig bei multiplen Reaktionen auf biologisch nichtverwandte Pollenextrakte (z. B. im Pricktest), sind daher eine wichtige Indikation, die Allergiediagnostik mit speziesspezifischen Majorallergenen (z. B. Bet v 1, Ole e 1, Phl p 1/5, Art v 1, Amb a 1) zu ergänzen. Letztere steuern die erforderliche analytische Spezifität bei, um maßgebliche Allergenquellen (Baum-, Gräser- oder Kräuterpollen) für die spezifische Immuntherapie auswählen zu können.

3.1 Bezeichnung der Allergene

Panallergene (griechisch „pan", deutsch „alle") sind wegen ihres ubiquitären Vorkommens und ihrer hohen Strukturähnlichkeit für breit gestreute Kreuzreaktivitäten auch zwischen nicht verwandten Pflanzenspezies verantwortlich. Zu den Panallergenen zählen die Profiline und die Polcalcine. Zahlreiche Moleküle aus der Familie der Profiline und der Polcalcine (Ca^{++}-bindende Proteine aus Pollen) wurden bereits als Allergene identifiziert. Aufgrund wichtiger Funktionen in der Zelle sind diese Allergene evolutionär stark konserviert und weit verbreitet. Während Polcalcine ausschließlich in Baum-, Gräser- sowie Kräuterpollen vorkommen, konnten Profiline auch in pflanzlichen Lebensmitteln (Früchte, Gemüse, Hülsenfrüchte, Nüsse), Latex und tierischen Organismen nachgewiesen werden.

3.2 Struktur und Funktion der Profiline

Profiline sind ubiquitäre, zytosolische Proteine und kommen in allen eukaryotischen Zellen vor. Obwohl die Aminosäuresequenzen und auch die Kettenlänge (125–153 Aminosäuren) bei Profilinen recht variabel sind, ist die Struktur konserviert und bildet die molekulare Grundlage für ihre hohe serologische Kreuzreaktivität. Ein aus mehreren Strängen bestehendes kompaktes β-Faltblatt bildet das Zentrum des Moleküls, das von α-Helices umgeben ist (◘ Abb. 3.1a). Profiline sind Aktin-bindende Proteine, die allerdings auch andere Liganden wie z. B. Phosphoinositide oder Poly-L-Prolin binden können. Phosphoinositide stellen zwar nur einen kleinen Anteil der zellulären Phospholipde dar, sie kontrollieren aber viele essenzielle Aspekte, angefangen vom Leben bis zum Tod einer Zelle. Sie regulieren Vesikeltransport und Ionenkanäle und modulieren den Lipidmetabolismus durch ein enges Zusammenspiel mit Lipid-Transfer-Proteinen (Balla 2013). Dies legt eine Rolle der Profiline in zellulären Prozessen wie Endo- oder Exozytose, aber auch in der intrazellulären Signalweiterleitung nahe.

Profiline steuern die Aktinpolymerisation und somit die Zellmobilität. Sie sind demnach auch an Prozessen wie Zellteilung, Zellelongation, Wachstum des Pollenschlauchs und der Haarwurzeln, sowie am raschen Flüssigkeitsfluss im Zytoplasma beteiligt (Hauser et al. 2010). So zeigen Profilindefiziente Pflanzen z. B. Minderwuchs und einen reduzierten Fruchtansatz (Le et al. 2006).

Darüber hinaus wurden über 50 weitere Liganden von Profilinen identifiziert, die nahelegen, dass Profiline molekulare Prozesse komplexer intrazellu-

3.4 · Sensibilisierung gegenüber Profilinen

lärer Netzwerke regulieren (Witke 2004). Die Eigenschaft, dass Profiline an Poly-L-Prolin binden, teilen sie mit Propyl-Hydroxylasen; aus diesem Grund wurden Profiline zuerst als Kontaminationen bei der Reinigung dieser Enzyme gefunden (Tanaka u. Shibata 1995). Mittlerweile wird Poly-L-Prolin erfolgreich zur Reinigung von allergenen Profilinen eingesetzt (Wopfner et al. 2008).

> Die stark IgE-kreuzreaktiven Profiline sind zytosolische Proteine mit einer konservierten Struktur und kommen in allen eukaryotischen Zellen vor. Sie steuern die Aktinpolymerisation und sind darüber hinaus an der Regulation zahlreicher molekularer Prozesse in intrazellulären Netzwerken beteiligt.

3.3 Bedeutung der Profiline

1991 wurde Bet v 2 als erstes allergenes Profilin in Birkenpollen identifiziert (Valenta et al. 1991). Danach folgte die Entdeckung einer Reihe weiterer Profiline in Baum-, Gräser- und Kräuterpollen, aber auch in einer ganzen Reihe von Nahrungsmitteln sowie in Latex. Mittlerweile sind 41 allergene Profiline offiziell vom WHO/IUIS Allergen Nomenclature Sub-Committee in die Allergendatenbank aufgenommen worden (◘ Abb. 3.2), wobei 18 Profilinallergene aus Pollen oder Latex und 23 Profilinallergene aus Nahrungsmitteln registriert wurden (► www.allergen.org).

Die Sensibilisierungsrate gegenüber Profilinen variiert sehr stark – in der Regel sind international zwischen 5 und 40 % bzw. in Deutschland 10–15 % der Pollenallergiker gegenüber Profilinen sensibilisiert. Offenbar beeinflussen sowohl die Allergenquelle als auch geografische Faktoren die Profilinsensibilisierung. Diese war zum Beispiel gegenüber Beifuß- (Art v 4) und *Ambrosia*- (Amb a 8) Profilin bei Kräuterpollenallergikern aus Italien nicht so häufig wie bei einer österreichischen Population (20 % gegenüber 45–50 %) (Wopfner et al. 2008). Für die meisten Pollen liegt die Sensibilisierungsrate im Mittel bei etwa 30 %, jedoch wurden bei einigen Kräuterpollen wie z. B. den Pollen von *Chenopodium album* (Weißer Gänsefuß) oder *Mercurialis annua* (einjähriges Bingelkraut), aber auch bei Pollen von

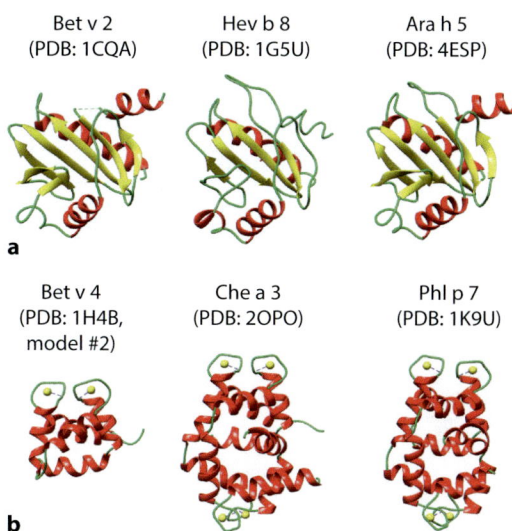

◘ **Abb. 3.1a,b** 3D-Ribbon-Strukturen von (**a**) allergenen Profilinen und (**b**) allergenen Polcalcinen. Die Zugangsnummern der Protein-Data-Base (PDB, ► www.rcsb.org) sind in Klammern angegeben. α-Helices sind *rot*, β-Sheets *gelb*, ungeordnete Strukturen *grün* dargestellt. Gebundenes Ca^{2+} ist als *gelbe Kugel* gekennzeichnet

Phoenix dactylifera (Dattelpalme) Sensibilisierungsraten von über 50 % festgestellt (Asturias et al. 2005, Barderas et al. 2004, Vallverdu et al. 1997).

Profiline stellen auch potenzielle Allergene in Nahrungsmitteln dar. So sind 70–90 % der Melonen- und Orangenallergiker gegen Profiline sensibilisiert. Die meisten in Nahrungsmitteln identifizierten Profiline sind jedoch als Minorallergene beschrieben und zeichnen sich durch Sensibilisierungsraten weit unter 50 % aus. Von den Latex-allergischen Patienten sind je nach Studie zwischen 12 und 42 % gegen Profilin sensibilisiert (Santos u. Van Ree 2011).

3.4 Sensibilisierung gegenüber Profilinen

Die hohe IgE-Kreuzreaktivität von Profilinen aus verschiedensten Allergenquellen (z. B. zwischen Pollen und exotischen Früchten) beruht auf der stark konservierten dreidimensionalen Struktur. Interessant ist jedoch, dass eine Sensibilisierung auf Nahrungsmittelprofiline nur bei pollensensibilisierten Atopikern auftritt. IgE-Antikörperepitope auf Profiline sind abhängig

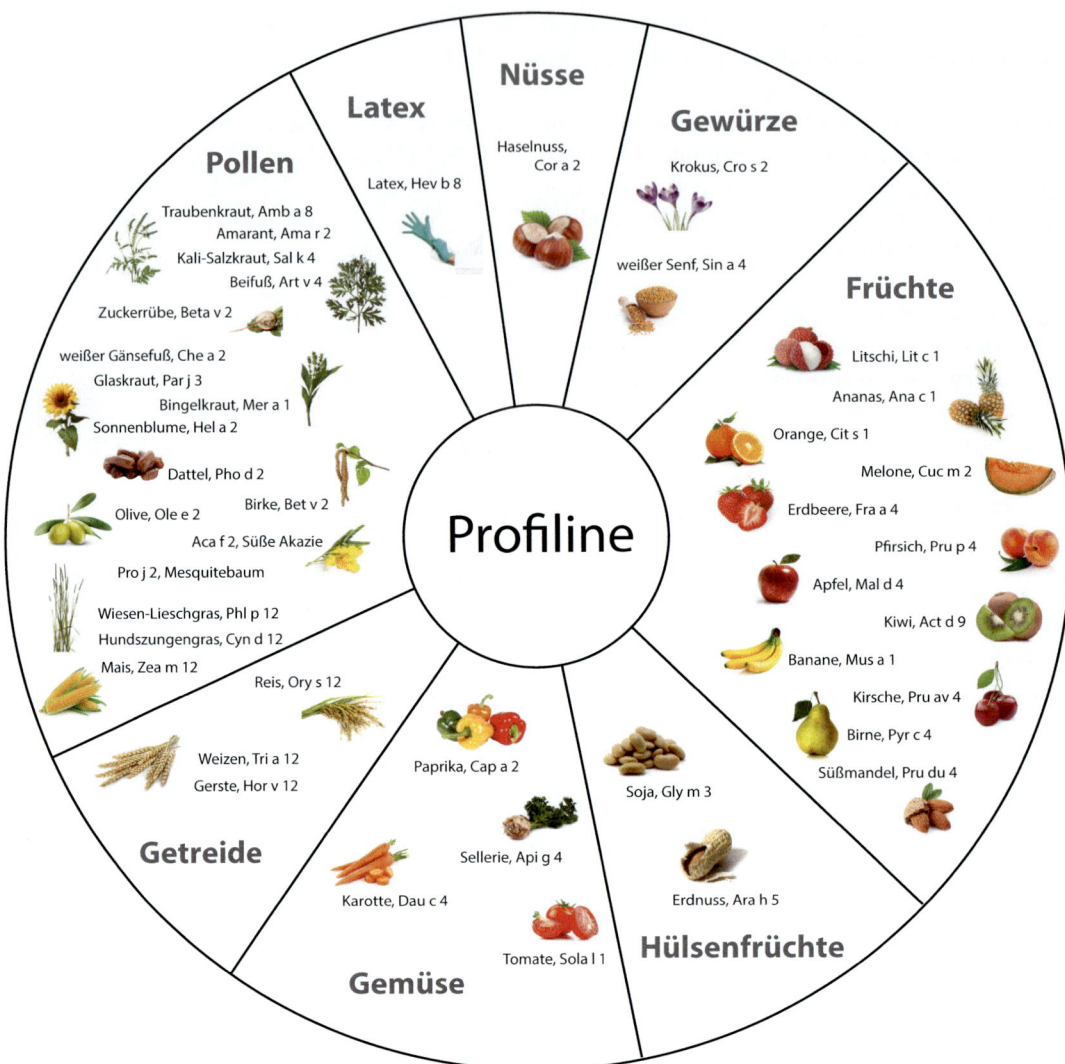

Abb. 3.2 Aufstellung kreuzreaktiver Profiline, die in der WHO/IUIS-Allergennomenklatur-Datenbank registriert sind. (© fotolia.com)

von der Konformation der Proteine, dementsprechend können die Antikörper nicht an denaturierte oder strukturell modifizierte Profiline binden. Profiline sind hitzelabil und instabil gegenüber Verdauungsenzymen (Hauser et al. 2010, Rodriguez-Perez et al. 2003).

In Inhibitionsversuchen konnten Pollenprofiline eine spezifische IgE Bindung an Nahrungsmittelprofiline effizient inhibieren, in der umgekehrten Reihenfolge war dies allerdings nur eingeschränkt der Fall. Diese Ergebnisse in Kombination mit der Tatsache, dass Profiline keine hohe Stabilität gegenüber Proteasen aufweisen, legten die Interpretation nahe, dass eine Sensibilisierung in der Regel von Pollenprofilinen ausgehen muss. Diese Annahme wird durch Untersuchungen unterstützt, die eine Assoziation spezifischer IgE-Antikörper gegen Birken- und Gräserprofilin mit dem IgE gegen Profiline aus Haselnuss oder einer Reihe von Rosaceae-Früchten (z. B. Erdbeere, Fra a 4; Apfel, Mal d 4; Kirsche, Pru av 4; Mandel, Pru du 4; Pfirsich, Pru p 4 oder Birne, Pyr c 4) zeigten (Hauser et al. 2010, van Ree et al. 1995). Außerdem werden Assoziationen von Birken- und Beifußallergien mit Sellerie und Karotte sowie das Traubenkraut-Bananen-Melonen-Syndrom auf allergene Profiline zurückgeführt (Hauser et al. 2010).

In einer Studie mit 106 Graspollen-allergischen Kindern, von denen 50 gegenüber Graspollen-Panallergenen und auch gegen Latex sensibilisiert waren, konnte eine positive Korrelation zwischen der Sensibilisierung auf die beiden Profiline Phl p 12 und Hev b 8 nachgewiesen werden, jedoch ohne klinische Relevanz (Casquete-Roman et al. 2012). Obwohl Profiline sich in In-vitro-Versuchen als extrem kreuzreaktiv herausgestellt haben, ist die klinische Relevanz dieser Kreuzreaktivität nach wie vor umstritten. Unterstützt wird dies durch die Beobachtung, dass nur ein Teil der Profilinsensibilisierten Patienten auch Symptome entwickeln, die bei Pollenallergikern in der Regel gering ausgeprägt sind und nur im Einzelfall bei Nahrungsmittelallergikern bedrohlichen Charakter annehmen können (Hauser et al. 2010, Santos u. Van Ree 2011).

> Bisher wurden 41 allergene Profiline in Pollen, Nahrungsmitteln und Latex identifiziert. In Deutschland sind 10–15 % der Pollenallergiker gegenüber Profilinen sensibilisiert, bei Nahrungsmitteln können die Sensibilisierungsraten auch wesentlich höher sein.

3.5 Struktur und Funktion der Polcalcine

Neben Parvalbuminen (Kühn et al. 2012) stellen Polcalcine (Monomer 8–9 kDa) die Mehrzahl der allergenen Calcium-bindenden Proteine dar; man findet allerdings auch Calcium-bindende Allergene in Schaben, Milben und Rindern. Polcalcine werden nur in Pollen exprimiert, daher ihr Name. Charakteristisch ist die EF-Hand-Domäne, eine Helix-Loop-Helix-Struktur zur Bindung von Calcium, die auch das dominante Strukturmotiv dieser α-helikalen Proteine bildet (◘ Abb. 3.1b). Durch die Bindung von Calcium ändert das Protein seine Konformation und wird stabiler, wodurch auch die Stabilität der IgE-Bindung zunimmt (Kühn et al. 2012). Anhand der Anzahl dieser EF-Hand-Domänen lassen sich zumindest 3 Typen von Polcalcinen unterscheiden:

1. Allergene mit 2 Calcium-bindenden Domänen (z. B. Aln g 4 aus Erle, Amb a 9 aus *Ambrosia*, Art v 5 aus Beifuß, Bet v 4 aus Birke),
2. Allergene mit 3 Calcium-bindenden Domänen (z. B. Amb a 10 aus *Ambrosia* und Bet v 3 aus Birke), aber auch
3. Allergene mit 4 Calcium-bindenden Domänen (z. B. Jun o 4 aus Stechwacholder und Ole e 8 aus Olive).

Des Weiteren kommen Polcalcine als monomere Einheiten (Bet v 4) oder auch als Dimere vor, wie z. B, Phl p 7 (Lieschgras) oder Che a 3 (Gänsefuß) (Verdino et al. 2008). Interessant ist jedoch, dass auch per se monomeres Bet v 4 temperaturabhängig spontan und reversibel Dimere oder Oligomere bilden kann (Magler et al. 2010). Die genaue biologische Funktion von Polcalcinen ist noch unklar. Aufgrund ihrer Lokalisation in Pollen und der Kontrolle des intrazellulären Calcium-Gehalts ist jedoch anzunehmen, dass Polcalcine für die Pollenkeimung eine entscheidende Rolle spielen (Wopfner et al. 2007).

3.6 Bedeutung der Polcalcine

Bei Calcium-bindenden Proteinen lassen sich 2 Konformationen unterscheiden:
— die Calcium-freie oder geschlossene (Apo-) Form und
— die Calcium-gebundene (Holo-)Form.

Letztere ist eher IgE-reaktiv und thermostabil. Polcalcine sind sehr kreuzreaktive Allergene mit Sensibilisierungsraten von 5–10 % bei Pollenallergikern (Hauser et al. 2010). Ähnlich den Profilinen ist die klinische Relevanz von Polcalcinsensibilisierungen stark von geografischen Faktoren sowie der Allergenquelle abhängig. So wird in einer Studie berichtet, dass die Sensibilisierung gegenüber den Polcalcinen Art v 5 aus Beifuß sowie gegenüber Amb a 9 und 10 aus Traubenkraut bei Kräuterpollenallergikern aus Österreich wie erwartet bei etwa 10 % lag, in einer Kohorte aus Italien jedoch knapp unter 30 % (Wopfner et al. 2008).

Innerhalb der Polcalcine stellt Phl p 7 aus Graspollen das am stärksten kreuzreaktive Molekül dar. Es kann daher als Markerallergen zur Identifika-

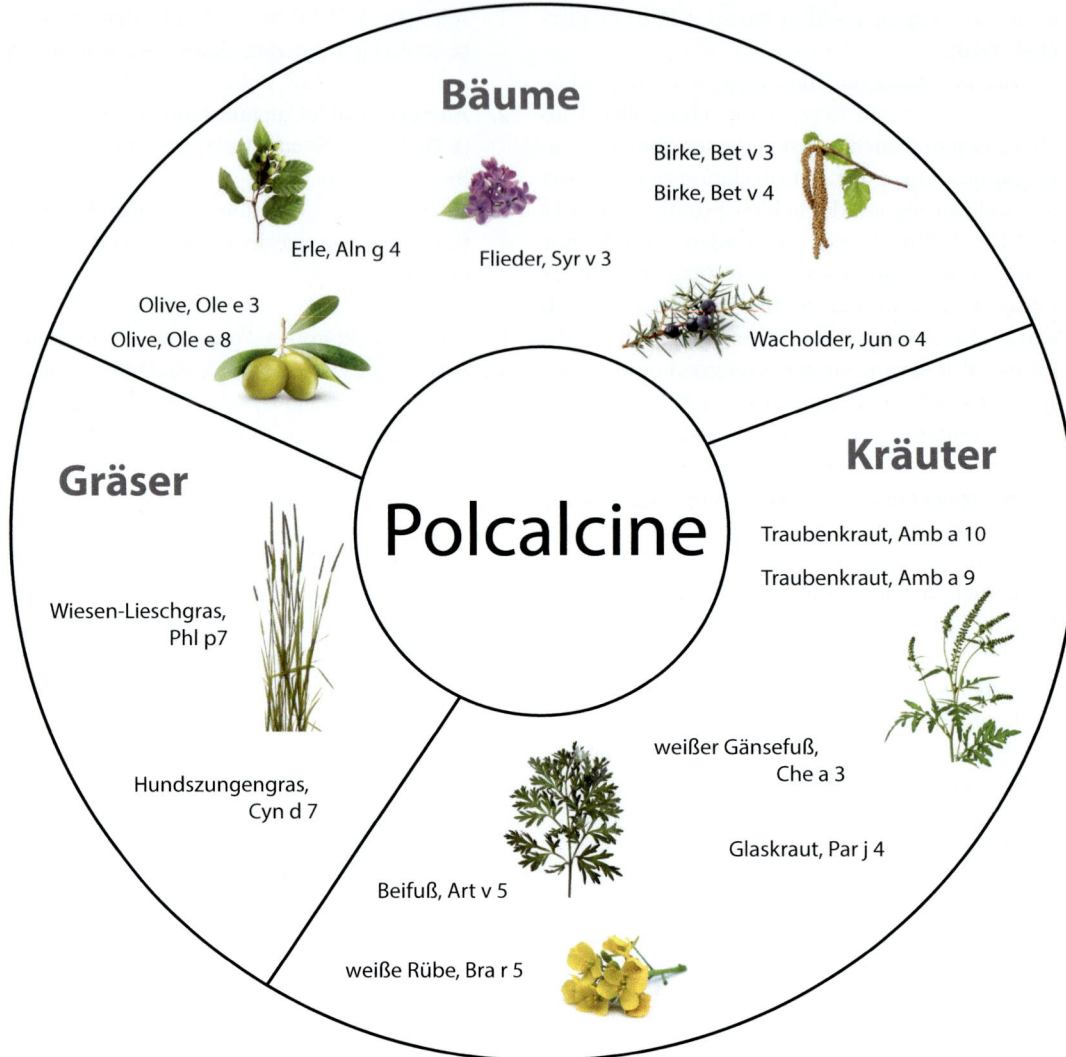

Abb. 3.3 Aufstellung kreuzreaktiver Polcalcine, die in der WHO/IUIS-Allergennomenklatur-Datenbank registriert sind. (© fotolia.com)

tion multipler Pollenkreuzreaktionen dienen. Die erhöhte IgE-Bindung von Phl p 7 könnte auf der dimeren Struktur des Moleküls beruhen. Dies ist damit zu begründen, dass monomere Polcalcine mit einem Molekulargewicht von etwa 8 kDa sehr klein sind. Bedenkt man die Tatsache, dass ein Antikörper um die 1000 Å^2 an Oberfläche auf einem Protein abdeckt (Mirza et al. 2000), so ist eine effektive IgE-Kreuzvernetzung durch die gleichzeitige Bindung multipler IgE-Antikörper bei der geringen Molekülgröße von monomeren Polcalcinen eher unwahrscheinlich. Es fehlen jedoch noch vergleichende IgE-Bindungsstudien von Phl p 7-Dimeren mit anderen Vertretern wie z. B. monomerem Bet v 4 aus Birkenpollen oder ebenfalls dimerem Che a 3 aus Gänsefußpollen (Tinghino et al. 2002). Bis heute wurden 15 Polcalcine offiziell vom WHO/IUIS Allergen Nomenclature Sub-Committee in die Allergendatenbank aufgenommen (► www.allergen.org) (◘ Abb. 3.3).

> Polcalcine sind Ca^{++}-bindende Proteine und werden nur in Pollen exprimiert. Anhand der Anzahl der Ca^{++}-bindenden Domänen unter-

scheidet man 3 Typen. Polcalcine sind sehr kreuzreaktive Allergene mit Sensibilisierungsraten von 5–10 % unter Pollenallergikern.

3.7 Diagnostik bei fraglichen Multisensibilisierungen gegen Pollen

Als Panallergene sind Polcalcine und Profiline für multiple Pollensensibilisierungen und Profiline zusätzlich für assoziierte Kreuzreaktionen zwischen Pollen, Nahrungsmitteln und Latex (Raulf-Heimsoth u. Rihs 2011) verantwortlich.

Probleme bei der spezifischen Diagnose von Pollensensibilisierungen entstehen sowohl durch Profiline als auch durch Polcalcine aufgrund ihrer starken Ähnlichkeit und potenziell klinisch relevanten Kreuzreaktionen. Sie beeinträchtigen damit die analytische Spezifität von pflanzlichen Allergenextrakten und vereiteln so eine spezifische Allergiediagnostik:

- Im Pricktest fallen diese Patienten durch zahlreiche Sensibilisierungen gegen diverse, botanisch nur bedingt oder gar nicht verwandte Pollenpflanzen auf.
- In Einzelfällen reagieren Pollenpflanzen in ungewöhnlicher Weise (z. B. Hasel- und Erlenpollen positiv, aber Birkenpollen negativ) und legen eine anderen Zusammenhang (als z. B. eine Bet v 1-bedingte Kreuzreaktion) nahe.
- Bei gleichzeitiger Profilin- und Polcalcinsensibilisierung können sogar sämtliche getesteten Pollenextrakte positiv reagieren (sowohl im Hauttest als auch beim IgE-Nachweis mit Extrakten).
- Zusätzliche Hinweise auf eine Profilinsensibilisierung wären Symptome durch pflanzliche Lebensmittel abseits der typischen Bet v 1-homologen Nahrungsmittelallergene (Kleine-Tebbe et al. 2010) mit nachgewiesenem Profilinanteil wie z. B. Melone, Banane, Zitrusfrüchte, exotische Früchte, Gurke oder andere Gemüsearten.

An diesem Punkt ist der direkte Sensibilisierungsnachweis gegen jeweils einen Vertreter der (rekombinanten) Panallergene indiziert:

- spezifisches IgE gegen Lieschgras-Polcalcin Phl p 7 (empfohlenes Panallergen) oder Birken-Polcalcin Bet v 4;
- spezifisches IgE gegen Lieschgras-Profilin Phl p 12 oder Birkenpollen-Profilin Bet v 2 (beide als Panallergen geeignet).

Eine kostengünstige Variante ist die gemeinsame Bestimmung in einem IgE-Test, der entweder mit kombiniertem Profilin/Polcalcin aus Birkenpollen (t221) oder Gräserpollen (g214, ImmunoCAP, Thermo-Fisher-Katalog) angeboten wird, aber keine Differenzierung der beiden Panallergene zulässt.

> Panallergene verursachen sowohl im Hauttest als auch beim IgE-Nachweis mit Extrakten ein Bild multipler Sensibilisierungen gegenüber biologisch nichtverwandten Allergenquellen. Häufig bleiben diese Sensibilisierungen ohne Symptome und damit irrelevant, jedoch können auch klinisch relevante Kreuzreaktionen auftreten.

3.8 Komponentendiagnostik bei Panallergensensibilisierungen

Bei positivem Ergebnis auf Polcalcin oder Profilin bzw. auf beide Panallergene erlauben weder Hauttests noch IgE-Bestimmungen mit Pollenextrakten eine sichere Differenzierung der Allergenquelle – eine spezifische Allergiediagnostik mit Extrakten ist bei dieser Konstellation nicht möglich. Zum gezielten Sensibilisierungsnachweis oder -ausschluss gegenüber Pollen werden daher genuine, spezies-spezifische Markerallergene eingesetzt (◘ Abb. 3.4), um die richtige Extraktauswahl für eine geplante Immuntherapie zu gewährleisten.

3.9 Klinische Relevanz der Panallergene

Häufig sind Panallergiker nur gegen die Majorallergene einer Allergenquelle sensibilisiert (z. B. Bet v 1 oder Phl p 1/Phl p 5), nicht aber gegen die Majorall-

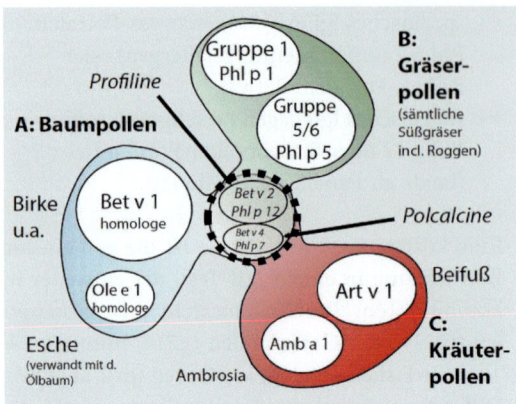

Abb. 3.4 Propellermodell zur Kreuzreaktion zwischen allergenen Pollen. Propellerflügel: speziesspezifische, genuine Markerallergene; Propellerzentrum: hoch kreuzreaktive Panallergene. Bei Sensibilisierungen gegen die Panallergene Profilin und/oder Polcalcin (Propellerzentrum) kann mit Hilfe der Extraktdiagnostik (Hauttest, spezifische IgE-Bestimmung) keine klare Zuordnung zur verantwortlichen Allergenquelle vorgenommen werden. Baum-, Gräser- und Kräutersensibilisierungen lassen sich dann nur durch zusätzliche Sensibilisierungstests (i. d. R. spezifische IgE-Bestimmung) auf genuine Markerallergene (Propellerflügel) verifizieren. (Aus Hauser et al. 2012)

gene sämtlicher Allergenquellen, auf deren Gesamtextrakt eine positive Reaktion im Hauttest oder bei der spezifischen IgE-Bestimmung in vitro festzustellen ist („Pseudo-Multiallergiker"). Wie bei der Extrakt-basierten Diagnostik ist eine klinische Relevanz nur bei korrespondierenden Symptomen gegeben. Sie ist mit den verfügbaren Pollenextrakten für die Panallergene (Profilin, Polcalcin) schwer zu ermitteln, da in diesen Minorallergene häufig unterrepräsentiert sind (Focke et al. 2009). Persistierende moderate Symptome während der gesamten Pollensaison können auf Panallergensensibilisierungen beruhen. Konjunktivale Provokationstests mit Profilin-haltigen Extrakten (z. B. Pollen von Dattelpalmen, ALK-Abelló, Spanien) induzieren bei einem Teil der Betroffenen positive Reaktionen (Tehrani et al. 2011). Außerdem kann eine Sensibilisierung auf Panallergene einen Hinweis für den Schweregrad der Allergie darstellen.

Eine regelrecht typische Sensibilisierungsabfolge auf die unterschiedlichen Allergene einer Allergenquelle ließ sich bei Kindern beobachten. Die allergische Sensibilisierung wurde von einem sogenannten Initiatorallergen ausgelöst (z. B. Phl p 1 bei Graspollenallergie). Bei fortschreitender Sensibilisierung kamen in folgender Reihenfolge weitere, zuerst Major- und dann Minorallegene hinzu: Phl p 4 und 5, gefolgt von Phl p 2, 6 und 11, danach ließen sich Sensibilisierungen gegenüber dem Graspollenprofilin Phl p 12 und dem Polcalcin Phl p 7 beobachten (Hatzler et al. 2012).

Auch in einer breit angelegten Studie in Spanien mit 891 Pollenallergikern konnte gezeigt werden, dass eine Sensibilisierung gegenüber Gräserpollenprofilin mit dem Schweregrad der Graspollenallergie korrelierte (Barber et al. 2008). Bei bestimmten Pollen, z. B. in *Chenopodium album*, dem weißen Gänsefuß, ist die Sensibilisierung gegenüber Profilin und Polcalcin mit 55 % bzw. 46 % ungewöhnlich hoch (Barderas et al. 2004). In einer anderen Studie wurden sogar Sensibilisierungsraten von 81 % gegenüber dem Profilin Che a 2 berichtet. Dementsprechend ist es erforderlich, die beiden Panallergene Che a 2 und 3 in die Molekül-basierte Diagnostik einer Gänsefußallergie aufzunehmen, um Sensibilisierungsmuster sinnvoll feststellen zu können (Nouri et al. 2012). Ähnlich hohe Sensibilisierungsraten gegenüber Pollenprofilinen wurden für das Salzkraut (*Salsola kali*, Sal k 4) mit 47 %, den Zurückgebogenen Amaranth (*Amaranthus retroflexus*, Ama r 2) mit 33 % und die Dattelpalme (*Phoenix dactylifera*, Pho d 2) mit 64 %, berichtet (Assarehzadegan et al. 2010, Asturias et al. 2005, Tehrani et al. 2011).

Bei bestimmten Nahrungsmitteln können Profiline klinisch relevante Majorallergene darstellen. Obwohl vereinzelt sehr starke allergische Reaktionen wie gastrointestinale anaphylaktische Reaktionen, Übelkeit, Pruritus oder auch Dyspnoe durch Profiline ausgelöst werden können, sind bei den meisten Allergikern die Symptome häufig auf den Mund- und Rachenbereich beschränkt, da Profiline instabil gegenüber Verdauungsenzymen wie z. B. Pepsin sind. Das Apfelprofilin Mal d 4 etwa verliert schon nach weniger als 10 s nach Pepsinbehandlung seine IgE-bindende Eigenschaft (Ma et al. 2006). Dies könnte auch die, generell als mild einzustufenden, oropharyngealen Symptome bei den Melonenallergikern erklären, bei denen Profilin als Majorallergen beschrieben worden war (Rodriguez-Perez et al. 2003). Die Zubereitung von Nahrungsmitteln beeinflusst zwar die Allergenität von Profilinen, am Beispiel von Sellerie wurde allerdings gezeigt, dass Kochen die IgE-Reaktivität nur herabsetzt, jedoch nicht zerstört (Ballmer-Weber et al. 2002). Es ließe sich spekulieren, ob das Erhitzen IgE-reaktive Epitope des Sellerieprofilins nur kurzzeitig auflöst und das darauffolgende Abkühlen eine partielle Rückfaltung der Epitope ermöglicht. Auch in einem klinischen Fallbericht zu Litschiallergie waren die anaphylaktischen Reaktionen auf Profilin von frischen sowie konservierten Litschis vergleichbar. Dies wurde, nachdem Profilin das einzige nachweisbare Allergen war, auf die hohe Menge von Profilin in Litschis zurückgeführt (Santos u. Van Ree 2011).

In einer spanischen Studie wurden bei Gräserpollenallergikern mit Profilinsensibilisierung durch orale Provokation mit Mengen zwischen 0,074 und 740 µg gereinigtem Profilin aus Palmenpollen (Pho d 2) sowohl leichte als auch schwere Reaktionen (ab 7,4 µg Pho d 2) ausgelöst (Alvarado et al. 2014). Die Autoren betrachten daher eine hohe Gräserpollenexposition und daraus resultierende breite Gräserallergensensibilisierungen als Risikofaktor für eine Profilin-assoziierte Nahrungsmittelallergie, bei der im Einzelfall über die Schleimhaut genügend Allergene aufgenommen werden können, um nicht nur oropharyngeale, sondern auch schwerere Symptome zu induzieren.

3.10 Extraktauswahl zur spezifischen Immuntherapie

Patienten mit ausschließlicher Sensibilisierung gegen Pollen-Pan- bzw. Minorallergene – eine sehr seltene Konstellation – sind wahrscheinlich ungeeignet für eine allergenspezifische Immuntherapie (SIT). Vor der Extraktauswahl zur SIT sollte bei nachgewiesener Profilin- und/oder Polcalcinsensibilisierung zusätzlich das spezifische IgE gegen primäre Pollen-Majorallergene getestet werden (◘ Abb. 3.4), um eine allergenspezifische Diagnose zu etablieren.

Inwieweit eine Pollen-SIT bei diesen Allergikern weniger Erfolg verspricht, ist bisher nur retrospektiv betrachtet (Schmid-Grendelmeier 2010), aber nicht prospektiv untersucht worden. Reagiert beispielsweise ein Patient im Hauttest (schwach) positiv auf Birkenpollen, ist jedoch nicht gegen das Majorallergen Bet v 1, sondern nur gegen das Birkenpollenprofilin Bet v 2 sensibilisiert, wird eine Birkenpollen-SIT wenig erfolgversprechend sein. Diese Konstellation beruht in unseren Breiten häufig auf einer Kreuzreaktion bei primärer Sensibilisierung auf die stärker in Gräserpollen exprimierten Profiline wie Phl p 12.

Um zusätzliche Kosten durch ungeeignete Extrakte zu vermeiden, werden in Österreich und in der Schweiz (aufgrund der wahrscheinlich höheren Profilinsensibilisierungsraten als in Deutschland) vor jeder SIT mit Pollenextrakten die Sensibilisierungen gegen die Panallergene Polcalcin und Profilin und bei positivem Befund auch gegen die fraglichen Pollen-Majorallergene ermittelt (Pfaar et al. 2014).

Bei multiplen Sensibilisierungen im Hauttest und/oder der spezifischen IgE-Bestimmung auf Pollenextrakte ist der Einfluss von Panallergenen zu berücksichtigen und eine molekülbasierte Diagnostik mit aufgereinigten natürlichen oder rekombinant produzierten Minor- und Majorallergenen sinnvoll (Schmid-Grendelmeier 2010).

> **Komponentendiagnostik zur Pollenextraktauswahl für die spezifische Immuntherapie bei Panallergensensibilisierungen**
> - Bet v 1 (Birkenpollen-Majorallergen: Sensibilisierungsmarker für Birken-, Hasel-, Erlen-, Buchen- und Eichenpollen) und Ole e 1 (Olivenpollen-Majorallergen: Sensibilisierungsmarker für Eschenpollen)
> - Phl p 1 und Phl p 5 (Gräserpollen-Majorallergene: Sensibilisierungsmarker für sämtliche Gräserpollen sowie Roggenpollen)
> - Art v 1 (Beifuß-Majorallergen) und je nach Region Amb a 1 (*Ambrosia*-Majorallergen)

Fazit für den klinischen Alltag
Die Allergiediagnostik mit Pollenextrakten (Hauttest, spezifische IgE-Bestimmung) wird bei ca. 10–15 % der Pollenallergiker in Deutschland durch eine Sensibilisierung gegenüber Panallergenen (Profiline/Polcalcine) und deren Kreuzreaktivität erschwert. Dabei handelt es sich nicht um falsch positive, sondern um überwiegend klinisch irrelevante Sensibilisierungen/Kreuzreaktionen und im Einzelfall um klinisch relevante Reaktionen, z. B. nach Genuss profilinhaltiger Nahrungsmittel wie Melone, Tomate, Orange oder exotischen Früchten.

Mit Hilfe einer molekülbasierten Diagnostik und spezifischer IgE-Bestimmung gegen Polleneinzelallergene können Sensibilisierungen gegen wichtige Major- und Markerallergene gezielt ermittelt werden. Die resultierenden Sensibilisierungsmuster, deren klinische Relevanz sich an korrespondierenden Symptomen orientiert und im Zweifelsfall durch einen Provokationstest bestätigt werden sollte, erleichtern die Auswahl geeigneter Extrakte zur SIT bei Pollenallergikern.

Literatur

Alvarado MI, Jimeno L, De La Torre F, Boissy P, Rivas B, Lazaro M, Barber D (2014) Profilin as a severe food allergen in allergic patients overexposed to grass pollen. Allergy 69:1610–1616

Assarehzadegan MA, Amini A, Sankian M, Tehrani M, Jabbari F, Varasteh A (2010) Sal k 4, a new allergen of Salsola kali, is profilin: a predictive value of conserved conformational regions in cross-reactivity with other plant-derived profilins. Biosci Biotechnol Biochem 74:1441–1446

Asturias JA, Ibarrola I, Fernandez J, Arilla MC, Gonzalez-Rioja R, Martinez A (2005) Pho d 2, a major allergen from date palm pollen, is a profilin: cloning, sequencing, and immunoglobulin E cross-reactivity with other profilins. Clin Exp Allergy 35:374–381

Balla T (2013) Phosphoinositides: tiny lipids with giant impact on cell regulation. Physiol Rev 93:1019–1137

Ballmer-Weber BK, Hoffmann A, Wuthrich B, Luttkopf D, Pompei C, Wangorsch A, Kastner M, Vieths S (2002) Influence of food processing on the allergenicity of celery: DBPCFC with celery spice and cooked celery in patients with celery allergy. Allergy 57:228–235

Barber D, de la Torre F, Feo F, Florido F, Guardia P, Moreno C, Quiralte J, Lombardero M, Villalba M, Salcedo G, Rodriguez R (2008) Understanding patient sensitization profiles in complex pollen areas: a molecular epidemiological study. Allergy 63:1550–1558

Barderas R, Villalba M, Pascual CY, Batanero E, Rodriguez R (2004) Profilin (Che a 2) and polcalcin (Che a 3) are relevant allergens of Chenopodium album pollen: isolation, amino acid sequences, and immunologic properties. J Allergy Clin Immunol 113:1192–1198

Casquete-Roman E, Rosado-Gil T, Postigo I, Guisantes JA, Fernandez M, Torres HE, Martinez-Quesada J (2012) Profilin cross-reactive panallergen causes latex sensitization in the pediatric population allergic to pollen. Ann Allergy Asthma Immunol 109:215–219

Focke M, Marth K, Valenta R (2009) Molecular composition and biological activity of commercial birch pollen allergen extracts. Eur J Clin Invest 39:429–436

Hatzler L, Panetta V, Lau S, Wagner P, Bergmann RL, Illi S, Bergmann KE, Keil T, Hofmaier S, Rohrbach A, Bauer CP, Hoffman U, Forster J, Zepp F, Schuster A, Wahn U, Matricardi PM (2012) Molecular spreading and predictive value of preclinical IgE response to Phleum pratense in children with hay fever. J Allergy Clin Immunol 130:894–901 (e5)

Hauser M, Roulias A, Ferreira F, Egger M (2010) Panallergens and their impact on the allergic patient. Allergy Asthma Clin Immunol 6:1

Hauser M, Wallner M, Ferreira F, Mahler V, Kleine-Tebbe J (2012) Das Konzept der Pollen-Panallergene: Profiline und Polcalcine. Allergo J 21:291–293

Kleine-Tebbe J, Balmer-Weber B, Breiteneder H, Vieths S (2010) Bet v 1 und Homologe – Verursacher der Baumpollenallergie und birkenpollenassoziierter Kreuzreaktionen. Allergo J 19:462–464

Kühn A, Radauer C, Swoboda I, Kleine-Tebbe J (2012) Molekulare Diagnostik der Fischallergie: Parvalbumine und andere Allergene. Allergo J 21:16–18

Le LQ, Mahler V, Lorenz Y, Scheurer S, Biemelt S, Vieths S, Sonnewald U (2006) Reduced allergenicity of tomato fruits harvested from Lyc e 1-silenced transgenic tomato plants. J Allergy Clin Immunol 1180:1176–1183

Ma Y, Zuidmeer L, Bohle B, Bolhaar ST, Gadermaier G, Gonzalez-Mancebo E, Fernandez-Rivas M, Knulst AC, Himly M, Asero R, Ebner C, van Ree R, Ferreira F, Breiteneder H, Hoffmann-Sommergruber K (2006) Characterization of recombinant Mal d 4 and its application for component-resolved diagnosis of apple allergy. Clin Exp Allergy 36:1087–1096

Magler I, Nuss D, Hauser M, Ferreira F, Brandstetter H (2010) Molecular metamorphosis in polcalcin allergens by EF-hand rearrangements and domain swapping. FEBS J 277:2598–2610

Mirza O, Henriksen A, Ipsen H, Larsen JN, Wissenbach M, Spangfort MD, Gajhede M (2000) Dominant epitopes and allergic cross-reactivity: complex formation between a Fab fragment of a monoclonal murine IgG antibody and the major allergen from birch pollen Bet v 1. J Immunol 165:331–338

Nouri HR, Sankian M, Vahedi F, Afsharzadeh D, Rouzbeh L, Moghadam M, Varasteh A (2012) Diagnosis of Chenopodium album allergy with a cocktail of recombinant allergens as a tool for component-resolved diagnosis. Mol Biol Rep 39:3169–3178

Pfaar O, Bachert C, Bufe A, Buhl R, Ebner C, Eng P, Friedrichs F, Fuchs T, Hamelmann E, Hartwig-Bade D, Hering T, Huttegger I, Jung K, Klimek L, Kopp MV, Merk H, Rabe U, Saloga J, Schmid-Grendelmeier P, Schuster A, Schwerk N, Sitter H, Umpfenbach U, Wedi B, Wöhrl S, Worm M, Kleine-Tebbe J (2014) Guideline on allergen-specific immunotherapy in IgE-mediated allergic diseases – S2k Guideline of the German Society for Allergology and Clinical Immunology (DG-AKI), the Society for Pediatric Allergy and Environmental Medicine (GPA), the Medical Association of German Allergologists (AeDA), the Austrian Society for Allergy and Immunology (ÖGAI), the Swiss Society for Allergy and Immunology (SGAI), the German Society of Dermatology (DDG), the German Society of Oto-Rhino-Laryngology, Head and Neck Surgery (DGHNO-KHC), the German Society of Pediatrics and Adolescent Medicine (DGKJ), the Society for Pediatric Pneumology (GPP), the German Respiratory Society

Literatur

(DGP), the German Association of ENT Surgeons (BV-HNO), the Professional Federation of Paediatricians and Youth Doctors (BVKJ), the Federal Association of Pulmonologists (BDP) and the German Dermatologists Association (BVDD). Allergo J Int 23:282–319. doi:10.1007/s40629-014-0032-2

Raulf-Heimsoth M, Rihs HP (2011) Latexallergene: Sensibilisierungsquellen und Einzelallergenprofile erkennen. Allergo J 20:241–243

van Ree R, Fernandez-Rivas M, Cuevas M, van Wijngaarden M, Aalberse RC (1995) Pollen-related allergy to peach and apple: an important role for profilin. J Allergy Clin Immunol 95:726–734

Rodriguez-Perez R, Crespo JF, Rodriguez J, Salcedo G (2003) Profilin is a relevant melon allergen susceptible to pepsin digestion in patients with oral allergy syndrome. J Allergy Clin Immunol 111:634–639

Santos A, Van Ree R (2011) Profilins: mimickers of allergy or relevant allergens? Int Arch Allergy Immunol 155:191–204

Schmid-Grendelmeier P (2010) Recombinant allergens. For routine use or still only science? Hautarzt 61:946–953

Tanaka M, Shibata H (1995) Poly(L-proline)-binding proteins from chick embryos are a profilin and a profilactin. Eur J Biochem 151:291–297

Tehrani M, Sankian M, Assarehzadegan MA, Falak R, Noorbakhsh R, Moghadam M, Jabbari F, Varasteh A (2011) Identification of a new allergen from Amaranthus retroflexus pollen, Ama r 2. Allergol Int 60:309–316

Tinghino R, Twardosz A, Barletta B, Puggioni EM, Iacovacci P, Butteroni C, Afferni C, Mari A, Hayek B, Di Felice G, Focke M, Westritschnig K, Valenta R, Pini C (2002) Molecular, structural, and immunologic relationships between different families of recombinant calcium-binding pollen allergens. J Allergy Clin Immunol 109:314–320

Valenta R, Duchene M, Pettenburger K, Sillaber C, Valent P, Bettelheim P, Breitenbach M, Rumpold H, Kraft D, Scheiner O (1991) Identification of profilin as a novel pollen allergen; IgE autoreactivity in sensitized individuals. Science 253:557–560

Vallverdu A, Garcia-Ortega P, Martinez J, Martinez A, Esteban MI, de Molina M, Fernandez-Tavora L, Fernandez J, Bartolome B, Palacios R (1997) Mercurialis annua: characterization of main allergens and cross-reactivity with other species. Int Arch Allergy Immunol 112:356–364

Verdino P, Barderas R, Villalba M, Westritschnig K, Valenta R, Rodriguez R, Keller W (2008) Three-dimensional structure of the cross-reactive pollen allergen Che a 3: visualizing cross-reactivity on the molecular surfaces of weed, grass, and tree pollen allergens. J Immunol 180:2313–2321

Witke W (2004) The role of profilin complexes in cell motility and other cellular processes. Trends Cell Biol 14:461–469

Wopfner N, Dissertori O, Ferreira F, Lackner P (2007) Calcium-binding proteins and their role in allergic diseases. Immunol Allergy Clin North Am 27:29–44

Wopfner N, Gruber P, Wallner M, Briza P, Ebner C, Mari A, Richter K, Vogel L, Ferreira F (2008) Molecular and immunological characterization of novel weed pollen pan-allergens. Allergy 63:872–881

Stabile pflanzliche Nahrungsmittelallergene I: Lipid-Transfer-Proteine

A. Petersen, J. Kleine-Tebbe, S. Scheurer

4.1 Einleitung – 46

4.2 Struktur der Allergene – 46

4.3 Funktion der Allergene – 47

4.4 Sensibilisierungshäufigkeiten/Verbreitung – 48

4.5 Klinische Relevanz – 50

4.6 IgE-Kreuzreaktivität zwischen LTPs – 51

4.7 Diagnostik durch Sensibilisierungstests mit LTPs und LTP-haltigen Extrakten – 53

4.8 Klinische Relevanz der LTP-Sensibilisierung – 54

4.9 Therapie und Empfehlungen – 55

4.10 Perspektiven – 55

Literatur – 56

Der Beitrag basiert auf einer Publikation der Autoren, die 2011 im Allergo Journal erschienen ist (Petersen A, Scheurer S (2011) Stabile pflanzliche Nahrungsmittelallergene – Lipid-Transfer-Proteine. Allergo Journal 20: 384-386) und nun als Buchkapitel aktualisiert und erweitert wurde.

J. Kleine-Tebbe, T. Jakob (Hrsg.), *Molekulare Allergiediagnostik*,
DOI 10.1007/978-3-662-45221-9_4, © Springer-Verlag Berlin Heidelberg 2015

Zum Einstieg

Lipid-Transfer-Proteine (LTP) kommen im gesamten Pflanzenreich vor (Panallergene) und können IgE-Sensibilisierungen und allergische Reaktionen unterschiedlichen Schweregrades ggfs. bis zum anaphylaktischen Schock auslösen. Die Allergene haben ein Molekulargewicht von ca. 6–10 kDa und sind sowohl thermisch als auch proteolytisch sehr stabil. Neben den Nahrungsmitteln (Früchte und Gemüse) kommen LTPs auch in Pollen vor. Die Sensibilisierung scheint über die Aufnahme der Nahrungsmittel zu erfolgen; die klinische Relevanz der Kreuzreaktivitäten mit Pollen-LTP ist noch unklar. Allergische Reaktionen gegen LTPs treten vorwiegend im Mittelmeerraum auf und sind in Nord- und Mitteleuropa selten. Insbesondere IgE-Reaktivitäten gegen das LTP des Pfirsichs (Pru p 3) werden häufig nachgewiesen, weshalb dieses als Markerallergen eingesetzt wird. Für die Klinik ist die Verbesserung der Diagnostik (Komponenten-aufgelöste Diagnostik) vorrangig zur Karenz möglicher LTPs als Auslöser; eine Therapie ist noch nicht verfügbar.

4.1 Einleitung

Nichtspezifische Lipid-Transfer-Proteine (nsLTP, kurz LTP) kommen ubiquitär in verschiedenen Geweben von ein- und zweikeimblättrigen Pflanzen vor und haben eine Funktion beim zytoplasmatischen Transport von Lipiden sowie dem Aufbau der Kutikula (wachshaltige Schicht auf der äußeren Oberflache der Epidermis). Neben ihren lipophilen Bindungs- und Transporteigenschaften sind die Proteine an der Pathogenabwehr beteiligt (zur Übersicht Kader 1996) und wurden als PR-14-Proteine (PR: „pathogenesis-related") den pflanzlichen Stressproteinen zugeordnet (van Loon und van Stein 1999).

LTPs besitzen eine stark konservierte dreidimensionale (3D) Proteinstruktur. Sie gehören wie die strukturell verwandten 2S-Albumine und die α-Amylase/Protease-Inhibitoren zur Superfamilie der Prolamine (Radauer et al. 2008), alkohollösliche Prolin- und glutaminreiche Speicherproteine.

LTPs wurden als Nahrungsmittelallergene erstmals 1992 bei spanischen Patienten mit Pfirsichallergie als IgE-reaktives Protein (ursprüngliche Bezeichnung Pru p 1) mit einer molaren Masse von 8–10 kDa beschrieben, das vornehmlich in der Schale exprimiert ist (Lleonhart et al. 1992). Die IgE-Kreuzreaktivität dieses niedermolekularen Allergens bei Patienten mit Nahrungsmittelallergie konnte erstmals unter Verwendung von Steinobstextrakten gezeigt werden (Pastorello et al. 1994). 1999 wurden Pfirsich- und Apfel-LTPs als erste allergene Vertreter der LTPs in Nahrungsmitteln molekular charakterisiert (Pastorello et al. 1999) und als Pru p 3 bzw. Mal d 3 bezeichnet (Sánchez-Monge et al. 1999). Bis heute (22.04.2015) sind insgesamt 45 pflanzliche LTPs als Allergene durch das IUIS- (International Union of Immunological Sciences-) Allergennomenklatur-Subkomitee anerkannt worden. Darüber hinaus sind weitere LTPs mit allergenen Eigenschaften beschrieben worden (▶ www.allergome.org). LTPs sind im gesamten Pflanzenreich weit verbreitet, sodass sie als Panallergene bezeichnet werden (Asero et al. 2000; zur Übersicht s. auch van Winkle u. Chang 2012). Strukturhomologe Allergene wurden in anderen nichtpflanzlichen Allergenquellen (tierische Nahrungsmittel, Arthropoden oder Säugetiere) nicht beschrieben.

LTPs aus Nahrungsmitteln wurden als Majorallergene in Südeuropa, insbesondere dem mediterranen Raum, und Asien beschrieben, während die Häufigkeit der Sensibilisierung gegen LTPs in Mittel- und Nordeuropa deutlich geringer ist. Die Ursache für das geografisch unterschiedliche Sensibilisierungsmuster ist unbekannt. LTPs aus Nahrungsmitteln sind sehr stabile Proteine und können systemische und schwere klinische Reaktionen auslösen. Eine allergenspezifische Immuntherapie bei LTP-vermittelter Nahrungsmittelallergie ist bislang nicht etabliert.

4.2 Struktur der Allergene

LTPs sind globuläre, nichtglykosylierte Proteine, die aus vier, durch flexible Loops miteinander verbundene α-helikale Domänen aufgebaut sind. Die LTPs haben ein Molekulargewicht von etwa 6–10 kDa (91–93 Aminosäuren) und einen basischen isoelektrischen Punkt (pI) von ca. 9. Sie werden in 2 Subfamilien, LTP1 (~9–10 kDa) und LTP2 (~6–7 kDa), eingeteilt (Lin et al. 2004). Bislang gehören nahezu alle bekannten LTPs der LTP1-Subfamilie an. Das

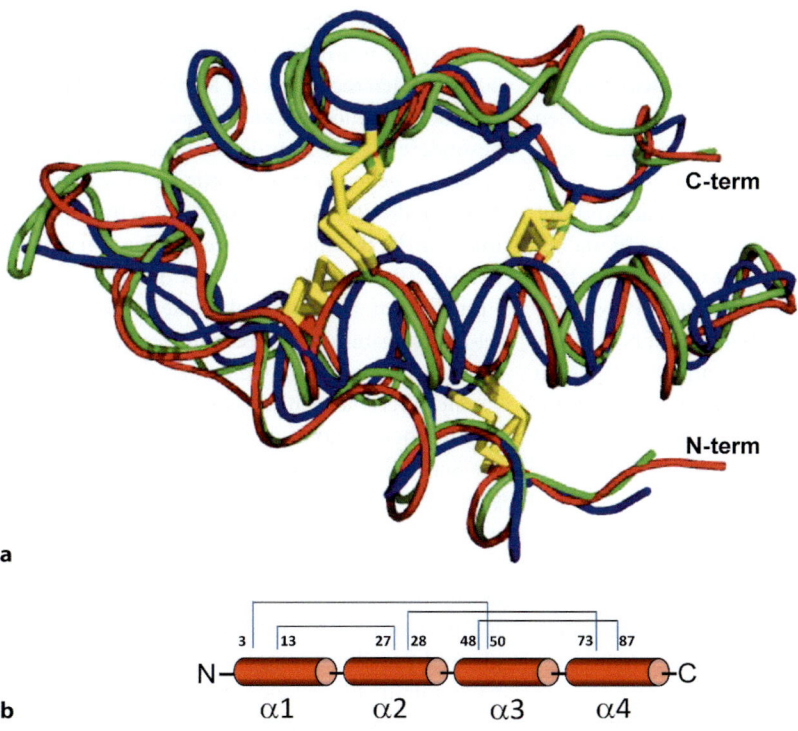

◘ Abb. 4.1a,b a 3D-Proteinstruktur des Pfirsich-LTP Pru p 3 (PDB 2ALG, *rot*) im Vergleich mit dem Weizen-LTP Tri a 14 (PDB 1GH1, *blau*) und einem Modell von Par j 1 aus Glaskraut (*grün*). Aminosäure-Sequenzidentität zu Pru p 3: Tri a 14 = 47,3 %, Par j 1 = 18,6 %. Intramolekulare Disulfidbrücken sind *gelb* dargestellt. **b** Schematische Darstellung der 4 hoch konservierten Disulfidbrücken-Bindungen zwischen den 4 α-Helices. (Abb. a erstellt mit PyMol v 0.99; mit freundlicher Genehmigung von Dr. Kay Fötisch, Paul-Ehrlich Institut, Langen).

Vorkommen beider Subfamilien in einem Organismus wurde u. a. bei Sellerie nachgewiesen. Api g 2 (LTP1) ist in dem oberirdisch wachsenden Strunk der Selleriestangen, Api g 6 (LTP2) in der Wurzelknolle exprimiert (Vejvar et al. 2013). LTPs bilden eine Multigenfamilie (Richard et al. 2007); sowohl Isoformen (> 67 % Sequenzidentität) als auch Varianten (> 97 % Sequenzidentität) sind innerhalb einer Spezies bekannt, z. B. bei Ara h 9 (Erdnuss), Art v 3 (Beifuß), Aspa a 1 (Spargel), Fra a 3 (Erdbeere), Mal d 3 (Apfel), Par j 1 und Par j 2 (Glaskraut), Pha v 3 (Grüne Bohne), Pun g 1 (Granatapfel), Tri a 14 (Weizen), Zea m 14 (Mais) und Pru p 3 (Pfirsich).

Die Proteinstruktur der LTPs ist kompakt und wird durch vier in ihrer Position stark konservierte intramolekulare Disulfidbrücken stabilisiert, die zu der hohen Thermo- und Proteasestabilität beitragen (Asero et al. 2000, Gaier et al. 2008). Obwohl LTPs aus verschiedenen taxonomischen Pflanzenfamilien stammen und z. T. eine Aminosäure-Sequenzidentität < 30 % aufweisen, ist die räumliche Proteinstruktur hoch konserviert (◘ Abb. 4.1). Die IgE-Reaktivität der LTPs wird durch die 3D-Proteinstruktur bestimmt (konformationsabhängige Epitope). Die Strukturstabilität des Moleküls bewirkt, dass trotz thermischer Behandlung der Nahrungsmittel und Einwirkung gastrointestinaler Verdauungsenzyme (z. B. Pepsin) LTPs nicht degradiert werden und somit unfragmentiert, in IgE-reaktiver Form, zu den Effektorzellen gelangen und allergische Reaktionen auslösen können.

4.3 Funktion der Allergene

Die Bestimmung der Molekülstruktur von Pru p 3 im Jahr 2006 hat zur Aufklärung der biologischen Funktion der Moleküle beigetragen (Pasquato et al. 2006). Das Proteingerüst der LTPs bildet einen zentralen hydrophoben Tunnel, in dem unspezifisch

Lipide, Fettsäuren und Phospholipide gebunden werden können. Deshalb vermutet man eine Funktion im intrazellulären Lipidtransport zwischen den Organellen. Das Vorhandensein einer N-terminalen Signalsequenz legt nahe, dass diese Proteine sekretiert werden.

LTPs sind am extrazelluären Aufbau und der Stabilisierung von Zellmembran und Kutikula beteiligt (Kader 1996). Insbesondere die äußere Schale von Früchten (Perikarp) enthält hohe LTP-Konzentrationen. So wurde in der Schale des Pfirsichs eine ca. 7-fach höhere Konzentration an Pru p 3 als im Fruchtfleisch gefunden (Carnés et al. 2002). Darüber hinaus sind LTPs auch in den Samen von Früchten, etwa Act d 10 bzw. Act c 10 in Kiwi, akkumuliert (Bernardi et al. 2011).

LTPs sind als Proteine der PR-14-Familie an der Pathogenabwehr (biotischer Stress) beteiligt und weisen antimikrobielle Eigenschaften auf (García-Olmedo et al. 1995). Die Proteine werden zudem vermehrt bei abiotischem Stress (Temperatur, Trockenheit) exprimiert (Guo et al. 2013).

Systematische Untersuchungen zum LTP-Gehalt in biologisch und konventionell angebauten Nahrungsmitteln liegen nicht vor.

4.4 Sensibilisierungshäufigkeiten/Verbreitung

Insgesamt 35 allergene LTPs aus Nahrungsmitteln sind in pflanzlichen Früchten (Stein- und Sammelobst), Gemüsen (z. B. Sellerie), Gewürzen und Samen (Getreide, Erd- und Baumnüsse) in der IUIS-Allergendatenbank beschrieben. Darüber hinaus sind allergene LTPs aus Pollen (Amb a 6 *Ambrosia*; Art v 3 *Artemisia*; Ole e 7 *Olea*; Par j 1 sowie Par j 2 und Par o 1 aus *Parietaria*; Pla a 3 und Pla or 3 aus *Platanus*), Chloroplasten (Can s 3 *Cannabis*) und Latex (Hev b 12 *Hevea*) bekannt.

LTPs sind klinisch relevante Nahrungsmittelallergene, die gastrointestinal primäre IgE-Sensibilisierungen induzieren können und damit im Gegensatz zu den Birkenpollen-assoziierten Nahrungsmittelallergenen den Klasse-I-Allergenen zugeordnet werden. Patienten mit LTP-Sensibilisierung tolerieren dagegen häufig Karotten, Kartoffeln, Banane und Melone (Asero et al. 2007).

Die meisten Nahrungsmittel-LTPs sind als Majorallergene nur in Südeuropa bekannt (Egger et al. 2010). In den mediterranen Regionen sind mehr als 90 % der Patienten mit Reaktionen auf Früchte – insbesondere die der Familie der Rosengewächse (Rosaceae) – gegen entsprechende LTPs sensibilisiert. Nahezu alle Pfirsichallergiker mit schweren systemischen Reaktionen sind gegen das Pfirsich-LTP Pru p 3 (Pastorello et al. 1999), das klinisch wichtigste und am besten charakterisierte Nahrungsmittel-LTP, sensibilisiert. Außerhalb des Mittelmeerraumes wurde Pru p 3 in China als Hauptallergen bei Pfirsichallergikern mit assoziierter Beifußallergie beschrieben (Gao et al. 2013). Demgegenüber ist die Sensibilisierungsrate gegen LTPs in Nord- und Mitteleuropa deutlich geringer. Hier sind es vorwiegend die Bet v 1-homologen Allergene, die allergische, zumeist milde oropharyngeale Reaktionen auslösen können. Im nord- und mitteleuropäischen Raum wurden Patienten mit Nahrungsmittelallergie und Sensibilisierungen auf die entsprechenden LTPs nur in Einzelfällen oder als Minorallergene (Cor a 8, Ara h 9, Mal d 3, Tri a 14, Act d 10, Api g 6, Len c 3, Pru av 3, Vit v 1 und Vac m 3) beschrieben (◘ Tab. 4.1). So ist bekannt, dass im südeuropäischen Raum etwa 60 % der Patienten mit Bäckerasthma gegen das Weizen-LTP Tri a 14 sensibilisiert sind (Palacin et al. 2007), während dies im mitteleuropäischen Raum nur bei ca. 2,5 % der Patienten der Fall ist (Sander et al. 2011). Eine Sensibilisierung gegen LTPs kann somit auch zu berufsbedingten Erkrankungen führen. Weitere Untersuchungen zu LTP-vermittelten Nahrungsmittelallergien im außereuropäischen Raum liegen praktisch nicht vor.

Die Ursachen für das geografisch unterschiedliche Sensibilisierungsmuster sind unklar. Ernährungsgewohnheiten, die Exposition gegenüber Pollen-LTPs mit größerer Verbreitung in Südeuropa und eine genetische Prädisposition begünstigen möglicherweise die Sensibilisierung (Schocker et al. 2004). Der Einfluss der inhalativen Exposition gegenüber Pollen-LTPs (insbesondere Art v 3 aus Beifuß und Pla a 3 aus Platane) auf die Entwicklung von Nahrungsmittelallergien wird kontrovers diskutiert. Einige Autoren beschreiben LTP-vermittelte inhalative Allergien als Konsequenz einer primären Sensibilisierung gegen Pru p 3 und anschließender Kreuzreaktivität mit Art v 3 (Pastorello et al. 2002,

4.4 · Sensibilisierungshäufigkeiten/Verbreitung

Tab. 4.1 Häufigkeit der Sensibilisierung gegen LTPs außerhalb von Südeuropa

LTP	Prävalenz der Sensibilisierung	Patientenkollektiv		Referenz
Pru p 3 (Pfirsich)	96 % (23/24)	Pfirsichallergiker mit Beifußallergie	(Nord-)China	Gao et al. 2013
Cor a 8 (Haselnuss)	5 % (1/20)	Erwachsene Haselnussallergiker (DBPCFC+)	Dänemark	Skamstrup Hansen et al. 2009
	15 % (3/20)		Schweiz	
	8 % (3/40) vs. 5 % (2/39)	Pädiatrische (DBPCFC+) vs. erwachsene Haselnussallergiker mit objektivierbaren Symptomen	Niederlande	Masthoff et al. 2013
	14 % (4/29)	Patienten mit Haselnuss- mit/ohne Apfelallergie, pos. sIgE oder SPT+	Niederlande	Le et al. 2013a
	100 % (8/8)[a] vs. 6 % (1/18)	Haselnuss-sensibilisierte pädiatrische Patienten mit (n = 8) und ohne (n = 18) objektiverbare Symptome nach DBPCFC	Niederlande	Flintermann et al. 2008
Ara h 9 (Erdnuss)	67 % (4/6)	Pos. Anamnese und pos. sIgE auf Erdnuss	USA	Lauer et al. 2009a
	17 % (2/12)		Deutschland	
	20 % (38/192)	Pädiatrische Patienten mit pos. Anamnese auf Erdnuss	Großbritannien	Arkwright et al. 2013
	14,3 % (5/35)	Pos. Anamnese auf Erdnuss	Schweden	Vereda et al. 2011
	7,7 % (2/30)		USA	
Mal d 3 (Apfel)	95 % (20/21) mit Reaktivität gegen putatives LTP im Extrakt	Pädiatrische Patienten mit Birkenpollenallergie und pos. sIgE gegen Birke und Apfel	Polen	Cudowska et al. 2008
	1 % (1/99)	Pos. Anamnese und SPT+	Niederlande	Fernández-Rivas et al. 2006
	2 % (2/94)		Österreich	
Tri a 14 (Weizen)	2,5 % (1/40)	Patienten mit Bäckerasthma, pos. sIgE auf Weizen	Deutschland	Sander et al. 2011
Act d 10 (Kiwi)	3 %	Pos. Anamnese auf Kiwi	Island	Le et al. 2013b
	9 %		Osteuropa	
	11 %		West/Mitteleuropa	
Api g 6 (Sellerie)	38 % (12/32)	Sellerie-Allergiker und pos. sIgE und/oder SPT	Österreich	Vejvar et al. 2013
Len c 3 (Linse)	2/3	Erwachsene Patienten mit pos. Anamnese auf Leguminosen oder Linsen, pos. sIgE auf Linsen	Niederlande	Akkerdaas et al. 2012

[a] Falsch positiv?

☐ **Tab. 4.1** (Fortsetzung)

LTP	Prävalenz der Sensibilisierung	Patentienkollektiv		Referenz
Pru av 3 (Kirsche)	3 % (3/101)	Pos. Anamnese und pos. sIgE	Deutschland	Scheurer et al. 2001
	4 % (1/24)	Erwachsene Kirschallergiker (DBPCFC+), 23/24 SPT+	Schweiz	Ballmer-Weber et al. 2002
	5 % (1/21)	Erwachsene Kirschallergiker (DBPCFC+)	Mitteleuropa (Deutschland und Schweiz)	Reuter et al. 2006
	14 % (12/87)	Erwachsene Kirschallergiker (pos. Anamnese)		
Vit v 1 (Weintraube)	Case report (n = 1)	Pos. Anamnese, pos. sIgE und SPT+	Deutschland	Schäd et al. 2005
Vac m 3 (Heidelbeere)	Case report (n = 1)	Pos. Anamnese, pos. sIgE und SPT+	Deutschland	Gebhardt et al. 2009

[a] Falsch positiv?

Sánchez-López et al. 2014). Demgegenüber postulieren andere Autoren die kausal sensibilisierende Eigenschaft der Pollen-LTPs (Lombardero et al. 2004). Gao et al. (2013) vermuten, dass es bei einer besonders starken Exposition gegenüber Beifußpollen (in Nordchina) zu einer primären Sensibilisierung gegen Art v 3 kommt, die bei einem Teil der Patienten eine nachfolgende Entwicklung der Pfirsichallergie durch Kreuzreaktion mit Pru p 3 begünstigt.

4.5 Klinische Relevanz

Aufgrund ihrer thermischen und proteolytischen Stabilität können die LTPs direkt in intakter Form auf das gastrointestinale Immunsystem wirken.

> Allergische Reaktionen können nicht nur nach dem Verzehr von Nahrungsmitteln, sondern auch vereinzelt durch Hautkontakt (Asero 2011b, Gandolfo-Cano et al. 2014) oder inhalative Exposition, z. B. durch Tri a 14 (Weizen) und Ory s 14 (Reis), ausgelöst werden (Borghesan et al. 2008, Garcia et al. 2004).

Neben der primären Sensibilisierung gegen Nahrungsmittel-LTPs und nachfolgenden Kreuzreaktionen mit homologen LTPs aus Pollen können möglicherweise auch Pollen-LTPs eine Sensibilisierung induzieren, die bei einem Teil der Patienten zu einer Kreuzreaktivität mit Nahrungsmittel-LTPs führt (Zuidmeer u. van Ree 2007).

Nahrungsmittelallergiker mit IgE-Reaktivität auf LTPs leiden häufig an oropharyngealen allergischen Symptomen (OAS), Urtikaria oder anaphylaktischen Reaktionen. Nahrungsmittel-LTPs können bei LTP-sensibilisierten Patienten bereits innerhalb von 5 min Symptome auslösen (Arkwright et al. 2013). Pru p 3 aus dem Pfirsich ist als klinisch relevantes Allergen beschrieben.

> Pru p 3 kann bereits im Kindesalter schwere Allergien auslösen, während die durch Pollen-LTPs ausgelösten Allergien erst später einsetzen und die Symptome schwächer sind (Pastorello et al. 2013).

Die Pru p 3-spezifischen IgE-Titer korrelieren invers mit dem Alter der Patienten und sind bei pädiatrischen Patienten besonders hoch (Pastorello et al. 2013). Allerdings konnten keine signifikanten Unterschiede hinsichtlich der spezifischen IgE-Titer bei milden und systemischen Reaktionen nachgewiesen werden (Novembre et al. 2012). Die Ausbildung einer Kontakturtikaria nach Berührung pflanzlicher Nahrungsmittel mit hohem LTP-Gehalt in der Schale (z. B. Melone) ist signifikant häufiger bei Patienten mit einer Pru p 3-Sensibilisierung assoziiert als bei Patienten, die unter einer Pollen-assoziierten Nahrungsmittelallergie leiden, was aber nicht mit der Höhe des spezifischen IgE korreliert (Asero 2011a). Pru p 3 weist sowohl eine stärkere IgE-Bindung gegenüber Pollen-LTPs (Pastorello et al. 2013) oder anderen Nahrungsmittel-LTPs auf als auch starke T-Zell-stimulierende Eigenschaften (Schulten et al. 2011). Humane Cor a 8-spezifische T-Zelllinien ließen sich mit Pru p 3 effektiver stimulieren als mit Cor a 8, möglicherweise durch ein dominantes Pru p 3-spezifisches T-Zellpeptid. Schulten et al. (2011) und Tordesillas et al. (2013) führen als mögliche Erklärung der hohen Allergenität an, dass Pru p 3 zum einen eine hohe T-Zell-Immunogenität aufweist, zum anderen über den transepithelialen Transport effizient dem gastrointestinalen Immunsystem präsentiert werden kann und die Sekretion von Zytokinen durch Epithelzellen induziert, die eine Th2-Immunantwort fördern. Eine weitere Erklärung für die hohe Prävalenz der Pru p 3-Sensibilisierung gegenüber anderen Nahrungsmittel-LTPs ist neben der Häufigkeit des Verzehrs von Pfirsichen die hohe Akkumulation des Allergens in Pfirsichschalen, die beispielsweise gegenüber dem LTP-Gehalt in Schalen aus der Birne wesentlich höher ist (Ramazzina et al. 2012).

4.6 IgE-Kreuzreaktivität zwischen LTPs

LTPs sind ubiquitär vorkommende pflanzliche Allergene in Nahrungsmitteln (Früchte, Gemüse und Samen), Pollen (Baum-, Gräser- und Kräuterpollen) sowie Latex. Nahrungsmittel-LTPs zeigen untereinander eine ausgeprägte IgE-Kreuzreaktivität. Das Pfirsich-LTP Pru p 3 besitzt die stärksten kreuzreaktiven Eigenschaften. ◘ Abb. 4.2 zeigt in einem O-Ring die jeweils nachgewiesenen Kreuzreaktivitäten zwischen LTPs aus verschiedenen Nahrungsmitteln. Stark kreuzreaktiv sind die Mitglieder der Prunoideae (Steinfrüchte), eine Unterfamilie der Rosaceae, die große Sequenzidentität zum Pru p 3 aufweisen:
- das Pflaumen-LTP Pru d 3,
- das Kirsch-LTP Pru av 3 und
- das Aprikosen-LTP Pru ar 3 (Pastorello et al. 1994).

Auch zu Früchten der Unterfamilie Pomoideae (Kernfrüchte) mit Apfel und Birne (Borges et al. 2006), aber auch zu botanisch nichtverwandten Familien (Asero et al. 2002) bestehen Kreuzreaktivitäten. So können sich individuelle Kreuzreaktivitäten auf ein einzelnes oder mehrere verschiedene LTPs beziehen (Asero 2010). Im Gegensatz zum Schweregrad der klinischen Symptomatik korreliert die Ausprägung der Kreuzreaktivität bei Pru p 3-monosensibilisierten Patienten mit dem Pfirsich-spezifischen IgE-Titer (◘ Abb. 4.3). Wahrscheinlich ist ein erweitertes IgE-Repertoire gegen Pru p 3 und kreuzreaktive Epitope in anderen LTPs der Grund für diesen Zusammenhang.

Pru p 3 ist als das klinisch wichtigste und am stärksten allergene Nahrungsmittel-LTP beschrieben. Die klinische Relevanz korreliert mit einer starken humoralen und zellulären Immunantwort gegen Pru p 3. So ist eine IgE-Reaktivität gegen Nahrungsmittel-LTPs (z. B. dem Haselnuss-LTP Cor a 8) i. d. R. immer mit einer Sensibilisierung gegen Pru p 3 des Pfirsichs assoziiert, während dies umgekehrt nicht der Fall ist. In Inhibitionsuntersuchungen ließ sich die IgE-Bindung an Walnuss- (Jug r 3) und Erdnuss-LTP (Ara h 9) vollständig durch Pru p 3 hemmen (Asero et al. 2002). Umgekehrt wurde die IgE-Bindung an Pru p 3 durch andere Nahrungsmittel-LTPs nur partiell gehemmt – ein Hinweis auf eine hohe Avidität der Pru p 3-spezifischen IgE-Antikörper und/oder eine hohe IgE-Epitopdichte bei Pru p 3. Systematische Untersuchungen der T-Zell-Immunogenität verschiedener Nahrungsmittel-LTPs wurden bislang nicht durchgeführt. Somit ist Pru p 3 der wichtigste Marker für den Nachweis von Sensibilisierungen gegen Nahrungsmittel-LTPs.

Die beschriebene IgE-Kreuzreaktivität ist auf konservierte, konformationsabhängige (diskontinuierliche) Epitope zurückzuführen; sequenzabhängige (lineare) Epitope sind von geringerer Bedeutung. Neben den kreuzreaktiven Epitopen gibt es speziesspezifische Epitope. Dies erklärt, warum einige Patienten gegen Pollen-LTPs sensibilisiert sind, nicht aber gegen Pru p 3. Bezüglich der Strukturähnlichkeit von Nahrungsmittel-LTPs und Pollen-LTPs wurde von Salcedo et al. (2007) eine Klassifizierung in folgende 2 Gruppen vorgeschlagen:
- **Gruppe 1:** Die Pollen-LTPs der Ambrosie (Amb a 6), der Olive (Ole e 7) und des Glaskrautes (Par j 1 und 2) besitzen zu Pru p 3 eine Sequenzidentität < 35 % und damit keine Kreuzreaktivität.

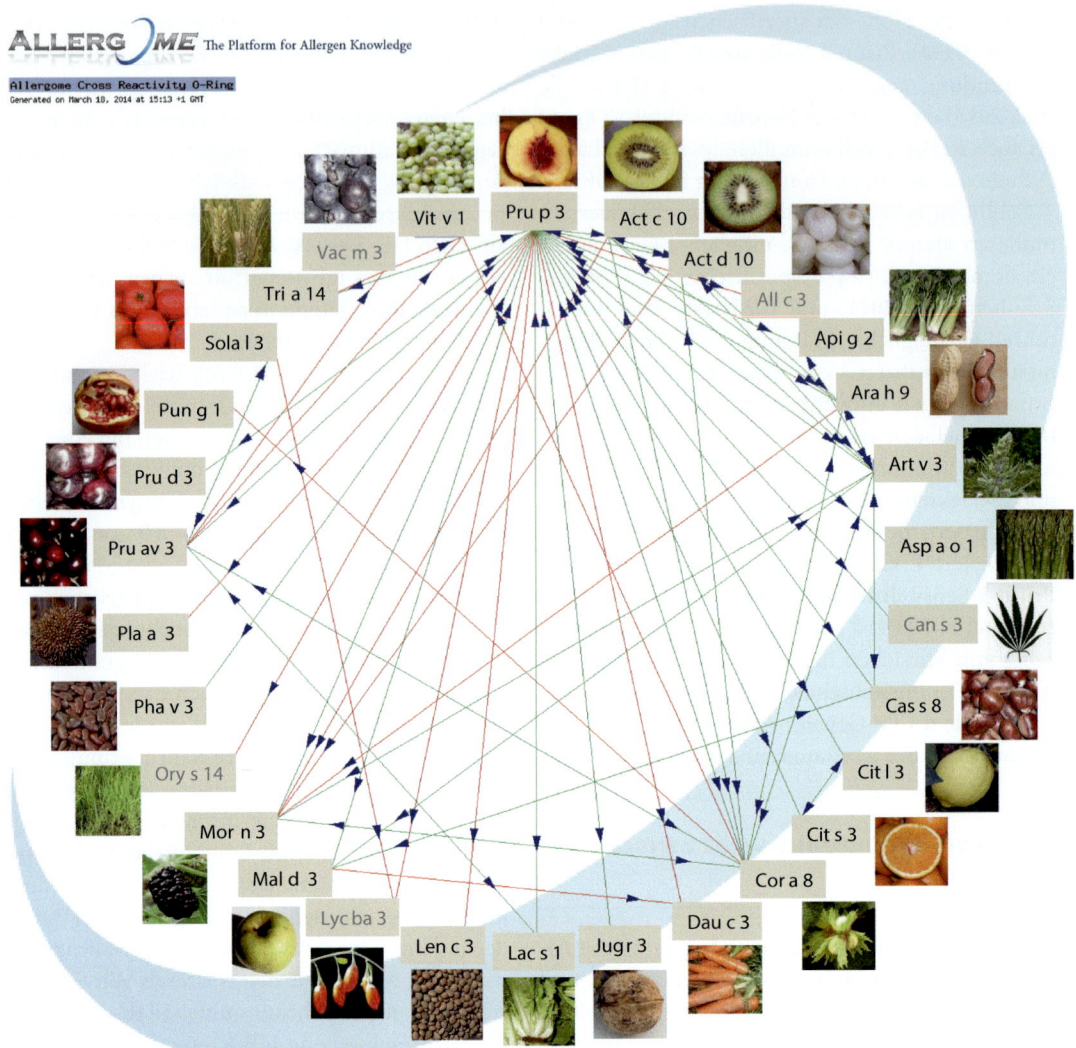

Abb. 4.2 IgE-Kreuzreaktivität zwischen allergenen LTPs, dargestellt mit dem „Allergome O-Ring". Die wechselseitige Kreuzreaktivität ist mit beidseitig gerichteten roten Pfeilen, die einseitige Kreuzreaktivität mit grünen Pfeilen hervorgehoben. Allergene, die nicht in der IUIS-Allergendatenbank geführt werden, sind grau dargestellt

— **Gruppe 2:** Die LTPs der Platanen- und Beifußpollen (Pla a 3 und Art v 3) weisen eine >45%ige Sequenzidentität zu Pru p 3 auf, sodass eine Kreuzreaktivität vermutet werden kann.

Bislang konnte die Exposition gegenüber Platanenpollen nicht für eine primäre inhalative Sensibilisierung und anschließende Reaktion auf Pru p 3 verantwortlich gemacht werden (Lauer et al. 2007). Beim Beifußpollen kann eine gleichzeitige Sensibilisierung mit Art v 3 und Pru p 3 zu einer Ausweitung des Allergenspektrums führen (Sánchez-López et al. 2014). Hier handelt es sich wahrscheinlich um Kosensibilisierungen und nicht um Kreuzreaktivitäten. Vermutlich können in Einzelfällen Pollen-LTPs primär sensibilisieren oder begünstigen zumindest die Sensibilisierung gegen Nahrungsmittel. Die klinische Bedeutung der Kreuzreaktivität von LTPs aus Nahrungsmitteln mit homologen Pollenallergenen (z. B. Platane, Beifuß und Olive) beim LTP-Syndrom ist immer noch unklar.

4.7 · Diagnostik durch Sensibilisierungstests mit LTPs und LTP-haltigen Extrakten

Patient	Pfirsich	Apfel	Walnuss	Haselnuss	Erdnuss	Linse	Mais	Soja	Tomate	Kiwi	Sesam	Senf	Melone	Sellerie
1	58,1	59,2	43,3	7,66	20,9	23	21,9	12,9	7,37	1,92	7,21	2,54	1,07	2
2	16,6	12	11,1	1,17	0,65	0,82	0	0,39	0	1,18	0	0	0	0
3	12,1	9,1	4,93	1,12	1,9	0,83	0,79	0,58	0,47	0,68	0	0,49	0	0
4	11,6	9,25	4,52	3,05	3,75	2,94	2,23	1,37	1,1	1,1	0	0,42	0	0
5	11,4	11,9	6,61	6,29	2,05	1,77	3,85	0,75	0,67	2,01	0,71	0	0	0,36
6	7,04	5,34	4,39	1,86	2,14	0,61	3,92	1,14	2,8	0,76	0,67	0	0	1,08
7	4,58	2,57	2,05	0	0	0,37	1,53	0	0	0,41	0	0	0	0
8	3,81	2,33	1,32	0,49	1,86	1,18	1,73	0,79	1,02	0	0,55	0	0	0
9	3,12	1,44	0,38	0	0	0	0	0	0	0	0	0	0	0
10	2,75	1,92	1,59	1,18	0,86	0,75	0,43	0,47	0	0,74	0,56	0	0	0
11	1,75	0,74	0	0	0	0	0	0	0	0	0	0	0	0
12	1,44	0,77	0	0	0	0,42	0	0	0	0	0	0	0	0
13	1,11	0,84	0	0	0	0	0	0	0	0,83	0	0	0	0
14	1,08	0,39	0	0	0	0	0	0	0	0	0	0	0	0
15	0,41	0	0	0	0	0	0	0	0	0	0	0	0	0

Abb. 4.3 Allergenspezifisches IgE (kU$_A$/l) und klinische Symptome (*rot:* systemische Reaktionen; *gelb:* lokale Reaktionen) von 15 Pfirsichallergikern (linke Spalte) mit LTP-Monosensibilisierung nach Verzehr der entsprechenden Lebensmittel (Kopfzeile: Fettdruck: klinische Information zum Reaktionsmuster bei mindestens einem Patienten vorhanden; *Kursivdruck:* keine klinische Informationen zu diesen pflanzlichen Nahrungsmitteln verfügbar). (Adaptiert nach Asero et al. 2014)

4.7 Diagnostik durch Sensibilisierungstests mit LTPs und LTP-haltigen Extrakten

Aufgrund ihrer hohen Molekülstabilität werden LTP-Sensibilisierungen sowohl mit kommerziellen Pricktest-Lösungen als auch in Prick-zu-Pricktestungen mit nativem Material für die Diagnostik erfasst (Asero et al. 2001, Reuter et al. 2006). Die LTP-Konzentrationen in Pricktest-Lösungen können allerdings (je nach Extraktionsverfahren) stark variieren (Akkerdaas et al. 2003).

In-vitro-Testverfahren mit gereinigten LTPs unterstützen die Diagnostik bei der Abgrenzung einer Birkenpollen-assoziierten Nahrungsmittelallergie vom LTP-Syndrom. Sowohl rekombinante als auch natürliche LTPs stehen in der Diagnostik zur Verfügung (ThermoFisher Scientific: rPru p 3, rAra h 9, rCor a 8, rTri a 14, rJug r 3, rMal d 3 im ImmunoCAP und zusätzlich nArt v 3, nOle e 7 und rPla a 3 im ISAC-Chip). Es konnte gezeigt werden, dass rekombinantes Pru p 3 in Struktur und IgE-Reaktivität dem natürlichen Allergen vergleichbar ist (García-Casado et al. 2003). Obwohl Pru p 3 als Markerallergen für eine LTP-Sensibilisierung beschrieben ist, gibt es einige Patienten, die aufgrund der Mikroheterogenität der Epitope isoliert auf einzelne LTPs reagieren (Bernardi et al. 2011), sodass die Autoren vorschlagen, ein breites Spektrum von LTPs zu testen, um auch andere Quellen als Pfirsich für eine primäre Sensibilisierung zu berücksichtigen. Zudem wurde am Beispiel des Granatapfels gezeigt, dass LTP-Isoformen innerhalb einer Pflanzenspezies bei den Patienten individuell unterschiedliche IgE-Bindungseigenschaften besitzen (Bolla et al. 2014), die bei der Auswahl der rekombinanten Moleküle für die Komponenten-aufgelöste Diagnostik zu berücksichtigen sind.

Mit Hilfe der molekularen Diagnostik wurde gefunden, dass Patienten mit Reaktionen auf LTPs häufig nicht auf weitere Allergene aus demselben Nahrungsmittel sensibilisiert sind und damit eher eine Monosensibilisierung zeigen. 20/22 (91 %) Kirschallergiker aus Spanien waren gegen Pru av 3 sensibilisiert, aber < 10 % auf die anderen bekannten Kirschallergene. 50 % der Patienten berichteten von systemischen Reaktionen nach dem Verzehr von Süßkirschen (Reuter et al. 2006). Eine Monosensibilisierung führt möglicherweise zu den beobachteten, häufig stärkeren Reaktionen, da die IgE-Rezeptoren auf den Effektorzellen vornehmlich durch LTP-spezifisches IgE besetzt sind (Asero 2011a). Dabei ist zusätzlich das Verhältnis von LTP-spezifischem IgE (z. B. gegen Pru p 3) und dem Gesamt-IgE zu berücksichtigen, das sich in gleicher Weise auf Mastzellen und basophilen Leukozyten widerspiegelt.

Wenn eine Sensibilisierung gegen Pfirsich im jungen Alter auftritt, ist sie sehr wahrscheinlich primär gegen Pru p 3 gerichtet. Diese Patienten weisen meist auch höhere IgE-Titer auf als Patienten, die erst im späteren Lebensalter sensibilisiert werden und bereits Kreuzreaktivitäten mit Bet v 1-homologen Allergenen zeigen (Pastorello et al. 2013). Nach Bernardi et al. (2011) korreliert der LTP-spezifische IgE-Titer allerdings nicht mit der Wahrscheinlichkeit der Kreuzreaktion mit anderen LTPs.

4.8 Klinische Relevanz der LTP-Sensibilisierung

Das Pfirsich-LTP Pru p 3 wird aufgrund hoher IgE-Reaktivität und kreuzreaktiver Eigenschaften als geeigneter Biomarker für eine Sensibilisierung gegen LTPs verwendet. Auch wenn aufgrund ihrer Stabilität LTP-Sensibilisierungen/-Kreuzreaktionen ebenfalls durch Extrakte (z. B. Pfirsichextrakt) nachgewiesen werden können (◘ Abb. 4.3), erhöht sich die Testempfindlichkeit (verringerte Quantifizierungsgrenze, LoQ) bei Verwendung von Pru p 3 (oder anderen LTPs) zur IgE-Diagnostik. Außerdem verbessert sich beim Nachweis von spezifischem IgE gegen Pru p 3 statt z. B. gegen Pfirsich(extrakt) die analytische Spezifität (Selektivität) erheblich. Das Gleiche gilt für andere LTPs und ihre Allergenquellen. Somit sind die LTPs, sofern für die In-vitro-Diagnostik verfügbar, bei entsprechendem Verdacht zum allergenspezifischen IgE-Nachweis den Extrakten vorzuziehen.

Der positive Nachweis einer IgE-Sensibilisierung ist allerdings nicht zwingend klinisch relevant: Etwa 50 % der LTP-Sensibilisierten sind asymptomatisch (Asero 2011a) (Konsequenzen s. unten).

LTPs in diagnostischen Tests liefern somit eine hohe diagnostische Sensitivität, aber geringe diagnostische Spezifität (Ballmer-Weber et al. 2005). Klinische Reaktionen bei normalerweise symptomfrei verlaufenden LTP-Sensibilisierungen können bei gleichzeitig vorhandenen Cofaktoren auftreten (Asero u. Pravettoni 2013), z. B. bei
- körperlicher Anstrengung (Romano et al. 2012),
- Nahrungsmittelaufbereitung und damit verbundener Glykierung (Sancho et al. 2005),
- Alkoholgenuss,
- Einnahme nichtsteroidaler antiinflammatorischer Medikamente (NSAID) (Cardona et al. 2012).

Orale Provokationen bei Verdacht auf Allergie gegen LTPs tragen teilweise das Risiko schwerer Reaktionen und werden in unseren Breiten zur Abklärung von LTP-Sensibilisierungen kaum durchgeführt. Trotzdem sind orale Provokationen im Einzelfall wichtig
- für die Beratung der betroffenen Allergiker,
- für individuelle Karenzempfehlungen,
- für die Zusammenstellung von Diäten (Crespo et al. 2002),
- ggfs. für den Umgang mit Cofaktoren (Anstrengungen, Alkoholgenuss, NSAID-Einnahme) und
- zur Bestimmung LTP-bezogener Schwellenwerte für die Entwicklung subjektiver und objektiver Symptome.

Die diagnostische Interpretation einer nachgewiesenen LTP-Sensibilisierung bedeutet eine echte Herausforderung für den beratenden Arzt. Die Schwierigkeiten bei der Relevanzprüfung, die Allergologen im Mittelmeerraum aufgrund häufiger LTP-Allergiker seit langem vertraut sind, lassen sich folgendermaßen formulieren:
- *Ist die nachgewiesene LTP-Sensibilisierung überhaupt klinisch relevant?*
  Tipp: Klärung nur durch detaillierte Fragen zur Vorgeschichte; z. B. fragliche Symptome eines OAS und/oder systemische allergische Reaktionen.
- *Sind Cofaktoren wie körperliche Anstrengung, Alkoholgenuss oder NSAID-Einnahme an den klinischen Reaktionen beteiligt?*
  Tipp: Bei unklarer Anamnese ist eine Provokation ggfs. unter Berücksichtigung von Cofaktoren notwendig, sofern die ultimative Abklärung notwendig und sinnvoll ist.
- *Welche LTP-haltigen Nahrungsmittel sind ebenfalls potenzielle Auslöser von OAS und/oder Systemreaktionen?*
  Tipp: Dezidierte Fragen zur bisherigen Verträglichkeit LTP-haltiger Nahrungsmittel (◘ Abb. 4.2).
  Bei unklarer Anamnese ist eine Provokation notwendig, sofern eine ultimative Abklärung notwendig und sinnvoll ist.
- *Lohnt sich die IgE-Bestimmung gegen weitere LTPs (sofern verfügbar)?*

Bewertung: Wahrscheinlich nicht, da auch zusätzliche IgE-Bestimmungen mit positivem Resultat gegen weitere LTPs die Frage nicht beantworten können, ob klinische Relevanz besteht; nur bei eindeutig negativem IgE gegen bestimmte LTPs ist eine Sensibilisierung/Kreuzreaktion und damit auch eine klinische Reaktion unwahrscheinlich.

– Lohnt sich die IgE-Bestimmung gegen weitere LTP-haltige, verdächtige Nahrungsmittel(-extrakte)?

Bewertung: Wahrscheinlich nicht, da zusätzliche IgE-Bestimmungen mit positivem Resultat gegen weitere, LTP-enthaltene Nahrungsmittel (Beispiele in ◘ Abb. 4.2) die Frage nicht beantworten können, ob die Sensibilisierungen klinisch relevant sind; selbst bei negativem IgE gegen diese Nahrungsmittel wäre eine Sensibilisierung/Kreuzreaktion nicht mit absoluter Sicherheit ausgeschlossen, da der (ggfs. zu niedrige) LTP-Gehalt in den entsprechenden Nahrungsmitteln und ihren Extrakten meistens unbekannt ist.

> **Fazit für die Diagnostik**
> – Bei allergischen Symptomen auf pflanzliche Nahrungsmittel, wie Weintrauben, Heidelbeeren, Zitrusfrüchte oder Gemüsesorten, die nicht zum Bet v 1-Cluster gehören und in unseren Breiten seltene Auslöser einer Nahrungsmittelallergie darstellen, sollte unbedingt an LTPs als zugrundeliegende Allergene gedacht werden.
> – Die IgE-Bestimmung gegen Pfirsich-LTP Pru p 3 (Markerallergen) stellt eine elegante Möglichkeit dar, LTP-Sensibilisierung(en) und fragliche Kreuzreaktion(en) zu ermitteln.
> – Der Verdacht einer LTP-Sensibilisierung kann bereits im Pricktest durch positive Reaktionen auf Pfirsichextrakt gestellt werden, da Pru p 3 im Gegensatz zum labilen Bet v 1-homologen Pru p 1 in Extrakten zur Diagnostik ausreichend vertreten ist.
> – Ein negatives IgE-Ergebnis auf Pru p 3 schließt eine LTP-Sensibilisierung/Kreuzreaktion mit hoher Wahrscheinlichkeit aus.

> – Die eigentliche Herausforderung besteht bei positivem IgE gegen Pru p 3 (oder gegen ein anderes Nahrungsmittel-LTP) darin, die klinische Relevanz der Sensibilisierung(en) und potenzieller Kreuzreaktionen zu klären. Hier hilft keine erweiterte IgE-Diagnostik, sondern nur eine sorgfältige Nachanamnese bzw. orale Provokation, inwieweit die LTP-Sensibilisierung mit klinischen Symptomen oder mit zusätzlichen, LTP-bedingten Kreuzreaktionen korrespondiert.

4.9 Therapie und Empfehlungen

Als Maßnahme zur Vermeidung einer hohen Allergenbelastung ist das Schälen von Pfirsichen und Äpfeln angeraten. Pfirsichschalen besitzen einen 7-fach höheren LTP-Gehalt im Vergleich zum Fruchtfleisch (Borges et al. 2006).

Die thermische Behandlung der Nahrungsmittel ist aufgrund der hohen Stabilität der Allergene keine adäquate präventive Maßnahme. So konnten in hitzebehandelten Produkten (z. B. Marmelade, konservierter Fruchtsaft) IgE-reaktive LTPs nachgewiesen werden (Scheurer et al. 2004).

Die spezifische Immuntherapie bei Nahrungsmittelallergien ist in der klinischen Praxis nicht etabliert. Erste vielversprechende Ergebnisse wurden durch die sublinguale Immuntherapie bei LTP-allergischen Patienten mit Haselnuss- (Enrique et al. 2005) und Pfirsichextrakten (Fernández-Rivas et al. 2009) erzielt.

4.10 Perspektiven

Inzwischen gibt es technische Möglichkeiten, durch „RNAi mediated gene silencing" transgene Früchte zu produzieren, die signifikant weniger LTPs exprimieren. Eine Proof-of-concept-Studie wurde mit Tomaten durchgeführt, wobei die Lyc e 3-(Tomaten-LTP-)supprimierten Früchte eine deutlich geringere bzw. keine Hautreaktivität bei LTP-sensibilisierten Tomatenallergikern zeigten (Lorenz et al. 2006). Prinzipiell lässt sich die Methode auf andere Nahrungsmittel übertragen, was aber aufgrund der geringen Akzeptanz von transgenen Nahrungsmitteln nicht weiter verfolgt wird.

Andere Ansätze zielen auf die kausale Therapie von LTP-allergischen Patienten. Gegenwärtig wird in präklinischen Studien eine hypoallergene Pru p 3-Faltungsvariante für die allergenspezifische Immuntherapie evaluiert. Es konnte gezeigt werden, dass durch die Entfaltung von Pru p 3 durch irreversible Reduktion und Alkylierung der Disulfidbrücken die IgE-Reaktivität des Proteins aufgehoben wurde, während die T-Zell-Reaktivität erhalten blieb (Toda et al. 2011). In dem EU-Projekt „Food Allergy Specific ImmunoTherapy" (FAST) wird darüber hinaus die präklinische und klinische Entwicklung von rekombinantem, hypoallergenem Pru p 3 für die sublinguale Immuntherapie verfolgt (Zuidmeer-Jongejan et al. 2012).

Fazit für den klinischen Alltag

Nahrungsmittel-LTPs sind proteolytisch und thermisch stabile Allergene, die vornehmlich im südeuropäischen Raum häufige und teilweise schwere Reaktionen auslösen können. LTP-bedingte allergische Reaktionen müssen bei unklarer Anamnese auch für Patienten aus Nord- und Mitteleuropa in Betracht gezogen werden, insbesondere dann, wenn eine Birkenpollen-assoziierte Nahrungsmittelallergie ausgeschlossen werden kann oder die pflanzlichen Auslöser definitiv nicht zum Bet v 1-Cluster gehören (z. B. Weintrauben, Heidelbeeren, Zitrusfrüchte, Kohlgemüse u. v. a.). Pru p 3 kann als geeigneter Biomarker in der serologischen Diagnostik mit einer hohen diagnostischen Sensitivität, aber eingeschränkter Spezifität verwendet werden. Wie bei anderen IgE-Sensibilisierungen sind positive Resultate individuell auf ihre klinische Relevanz zu prüfen. Bei der Interpretation steht die klinische Frage, welche der pflanzlichen LTP-haltigen Nahrungsmittel wirklich Symptome ausgelöst haben, im Mittelpunkt für die individuellen Empfehlungen zur Karenz. Eine Therapieoption mit rekombinantem, hypoallergenem Pru p 3 befindet sich in der Entwicklungsphase.

Literatur

Akkerdaas JH, Wensing M, Knulst AC, Krebitz M, Breiteneder H, de Vries S, Penninks AH, Aalberse RC, Hefle SL, van Ree R (2003) How accurate and safe is the diagnosis of hazelnut allergy by means of commercial skin prick test reagents? Int Arch Allergy Immunol 132:132–140

Akkerdaas J, Finkina EI, Balandin SV, Santos Magadán S, Knulst A, Fernandez-Rivas M, Asero R, van Ree R, Ovchinnikova TV (2012) Lentil (Lens culinaris) lipid transfer protein Len c 3: a novel legume allergen. Int Arch Allergy Immunol 157:51–57

Arkwright PD, Summers CW, Riley BJ, Alsediq N, Pumphrey RS (2013) IgE sensitization to the nonspecific lipid-transfer protein Ara h 9 and peanut-associated bronchospasm. Biomed Res Int 2013:746507

Asero R (2010) Co-recognition of lipid transfer protein in pollen and foods in northern Italy: clinician's view. Eur Ann Allergy Clin Immunol 42:205–208

Asero R (2011a) Lipid transfer protein cross-reactivity assessed in vivo and in vitro in the office: pros and cons. J Investig Allergol Clin Immunol 21:129–136

Asero R (2011b) Peach-induced contact urticaria is associated with lipid transfer protein sensitization. Int Arch Allergy Immunol 154:345–348

Asero R (2014) In patients with LTP syndrome food-specific IgE show a predictable hierarchical order. Eur Ann Allergy Clin Immunol 46:142–146

Asero R, Pravettoni V (2013) Anaphylaxis to plant-foods and pollen allergens in patients with lipid transfer protein syndrome. Curr Opin Allergy Clin Immunol 13:379–385

Asero R, Mistrello G, Roncarolo D, de Vries SC, Gautier MF, Ciurana CL, Verbeek E, Mohammadi T, Knul-Brettlova V, Akkerdaas JH, Bulder I, Aalberse RC, van Ree R (2000) Lipid transfer protein: a pan-allergen in plant-derived foods that is highly resistant to pepsin digestion. Int Arch Allergy Immunol 122:20–32

Asero R, Mistrello G, Roncarolo D, Casarini M, Falagiani P (2001) Allergy to nonspecific lipid transfer proteins in Rosaceae: a comparative study of different in vivo diagnostic methods. Ann Allergy Asthma Immunol 87:68–71

Asero R, Mistrello G, Roncarolo D, Amato S, Caldironi G, Barocci F, van Ree R (2002) Immunological cross-reactivity between lipid transfer proteins from botanically unrelated plant-derived foods: a clinical study. Allergy 57:900–906

Asero R, Mistrello G, Roncarolo D, Amato S (2007) Detection of some safe plant-derived foods for LTP-allergic patients. Int Arch Allergy Immunol 144:57–63

Ballmer-Weber BK, Scheurer S, Fritsche P, Enrique E, Cistero-Bahima A, Haase T, Wüthrich B (2002) Component-resolved diagnosis with recombinant allergens in patients with cherry allergy. J Allergy Clin Immunol 110:167–173

Ballmer-Weber BK, Wangorsch A, Bohle B, Kaul S, Kündig T, Fötisch K, van Ree R, Vieths S (2005) Component-resolved in vitro diagnosis in carrot allergy: does the use of recombinant carrot allergens improve the reliability of the diagnostic procedure? Clin Exp Allergy 35:970–978

Bernardi ML, Giangrieco I, Camardella L, Ferrara R, Palazzo P, Panico MR, Crescenzo R, Carratore V, Zennaro D, Liso M, Santoro M, Zuzzi S, Tamburrini M, Ciardiello MA, Mari A (2011) Allergenic lipid transfer proteins from plant-derived foods do not immunologically and clinically behave homogeneously: the kiwifruit LTP as a model. PLoS One 6:e27856

Literatur

Bolla M, Zenoni S, Scheurer S, Vieths S, San Moncin MMM, Olivieri M, Antico A, Ferrer M, Berroa F, Enrique E, Avesani L, Marsano F, Zoccatelli G (2014) Pomegranate (Punica granatum L.) expresses several nsLTP isoforms characterized by different IgE-binding properties. Int Arch Allergy Immunol 164:112–121

Borges JP, Jauneau A, Brulé C, Culerrier R, Barre A, Didier A, Rougé P (2006) The lipid transfer proteins (LTP) essentially concentrate in the skin of Rosaceae fruits as cell surface exposed allergens. Plant Physiol Biochem 44:535–542

Borghesan F, Mistrello G, Roncarolo D, Amato S, Plebani M, Asero R (2008) Respiratory allergy to lipid transfer protein. Int Arch Allergy Immunol 147:161–165

Cardona V, Luengo O, Garriga T, Labrador-Horrillo M, Sala-Cunill A, Izquierdo A, Soto L, Guilarte M (2012) Co-factor-enhanced food allergy. Allergy 67:1316–1318

Carnés J, Fernández-Caldas E, Gallego MT, Ferrer A, Cuesta-Herranz J (2002) Pru p 3 (LTP) content in peach extracts. Allergy 57:1071–1075

Crespo JF, Rodríguez J, James JM, Daroca P, Reaño M, Vives R (2002) Reactivity to potential cross-reactive foods in fruit-allergic patients: implications for prescribing food avoidance. Allergy 57:946–949

Cudowska B, Kaczmarski M, Restani P (2008) Lipid transfer protein in diagnosis of birch-apple syndrome in children. Immunobiology 213:89–96

Egger M, Hauser M, Mari A, Ferreira F, Gadermaier G (2010) The role of lipid transfer proteins in allergic diseases. Curr Allergy Asthma Rep 10:326–335

Enrique E, Pineda F, Malek T, Bartra J, Basagaña M, Tella R, Castelló JV, Alonso R, de Mateo JA, Cerdá-Trias T, San Miguel-MoncínMdel M, Monzón S, García M, Palacios R, Cisteró-Bahíma A (2005) Sublingual immunotherapy for hazelnut food allergy: a randomized, double-blind, placebo-controlled study with a standardized hazelnut extract. Allergy Clin Immunol 116:1073–1079

Fernández-Rivas M, Bolhaar S, González-Mancebo E, Asero R, van Leeuwen A, Bohle B, Ma Y, Ebner C, Rigby N, Sancho AI, Miles S, Zuidmeer L, Knulst A, Breiteneder H, Mills C, Hoffmann-Sommergruber K, van Ree R (2006) Apple allergy across Europe: how allergen sensitization profiles determine the clinical expression of allergies to plant foods. J Allergy Clin Immunol 118:481–488

Fernández-Rivas M, Garrido Fernández S, Nadal JA, Díaz de Durana MD, García BE, González-Mancebo E, Martín S, Barber D, Rico P, Tabar AI (2009) Randomized double-blind, placebo-controlled trial of sublingual immunotherapy with a Pru p 3 quantified peach extract. Allergy 64:76–83

Flinterman AE, Akkerdaas JH, den Hartog Jager CF, Rigby NM, Fernandez-Rivas M, Hoekstra MO, Bruijnzeel-Koomen CA, Knulst AC, van Ree R, Pasmans SG (2008) Lipid transfer protein-linked hazelnut allergy in children from a non-Mediterranean birch-endemic area. J Allergy Clin Immunol 121:423–428

Gaier S, Marsh J, Oberhuber C, Rigby NM, Lovegrove A, Alessandri S, Briza P, Radauer C, Zuidmeer L, van Ree R, Hemmer W, Sancho AI, Mills C, Hoffmann-Sommergruber K, Shewry PR (2008) Purification and structural stability of the peach allergens Pru p 1 and Pru p 3. Mol Nutr Food Res 52(Suppl 2):S220–S229

Gandolfo-Cano M, Bartra J, González-Mancebo E, Feo-Brito F, Gómez E, Bartolomé B, Muñoz-García E, Sanz Maroto A, Vivanco F, Cuesta-Herranz J, Pastor-Vargas C (2014) Molecular characterization of contact urticaria in patients with melon allergy. Br J Dermatol 170:651–656

Gao ZS, Yang ZW, Wu SD, Wang HY, Liu ML, Mao WL, Wang J, Gadermaier G, Ferreira F, Zheng M, van Ree R (2013) Peach allergy in China: a dominant role for mugwort pollen lipid transfer protein as a primary sensitizer. J Allergy Clin Immunol 131:224–226

García BE, Lombardero M, Echechipía S, Olaguibel JM, Díaz-Perales A, Sánchez-Monge R, Barber D, Salcedo G, Tabar AI (2004) Respiratory allergy to peach leaves and lipid-transfer proteins. Clin Exp Allergy 34:291–295

García-Casado G, Pacios LF, Díaz-Perales A, Sánchez-Monge R, Lombardero M, García-Selles FJ, Polo F, Barber D, Salcedo G (2003) Identification of IgE-binding epitopes of the major peach allergen Pru p 3. J Allergy Clin Immunol 112:599–605

García-Olmedo F, Molina A, Segura A, Moreno M (1995) The defensive role of nonspecific lipid-transfer proteins in plants. Trends Microbiol 3:72–74

Gebhardt C, Vieths S, Gubesch M, Averbeck M, Simon JC, Treudler R (2009) 10 kDa lipid transfer protein: the main allergenic structure in a German patient with anaphylaxis to blueberry. Allergy 64:498–499

Guo L, Yang H, Zhang X, Yang S (2013) Lipid transfer protein 3 as a target of MYB96 mediates freezing and drought stress in Arabidopsis. J Exp Bot 64:1755–1767

Kader JC (1996) Lipid transfer proteins in plants. Annu Rev Plant Physiol Plant Mol Biol 47:627–654

Lauer I, Miguel-Moncin MS, Abel T, Foetisch K, Hartz C, Fortunato D, Cistero-Bahima A, Vieths S, Scheurer S (2007) Identification of a plane pollen lipid transfer protein (Pla a 3) and its immunological relation to the peach lipid-transfer protein, Pru p 3. Clin Exp Allergy 37:261–269

Lauer I, Dueringer N, Pokoj S, Rehm S, Zoccatelli G, Reese G, Miguel-Moncin MS, Cistero-Bahima A, Enrique E, Lidholm J, Vieths S, Scheurer S (2009a) The non-specific lipid transfer protein, Ara h 9, is an important allergen in peanut. Clin Exp Allergy 39:1427–1437

Le TM, van Hoffen E, Lebens AF, Bruijnzeel-Koomen CA, Knulst AC (2013) Anaphylactic versus mild reactions to hazelnut and apple in a birch-endemic area: different sensitization profiles? Int Arch Allergy Immunol 160:56–62

Le TM, Bublin M, Breiteneder H, Fernández-Rivas M, Asero R, Ballmer-Weber B, Barreales L, Bures P, Belohlavkova S, de Blay F, Clausen M, Dubakiene R, Gislason D, van Hoffen E, Jedrzejczak-Czechowicz M, Kowalski ML, Kralimarkova T, Lidholm J, DeWitt AM, Mills CE, Papadopoulos NG, Popov T, Purohit A, van Ree R, Seneviratne S, Sinaniotis A, Summers C, Vázquez-Cortés S, Vieths S, Vogel L, Hoffmann-Sommergruber K, Knulst AC (2013b) Kiwifruit allergy across Europe: clinical manifestation and IgE recognition patterns to kiwifruit allergens. J Allergy Clin Immunol 131:164–171

Lin CH, Li L, Lyu PC, Chang JY (2004) Distinct unfolding and refolding pathways of lipid transfer proteins LTP1 and LTP2. Protein J 23:553–566

Lleonart R, Cisteró A, Carreira J, Batista A, Moscoso del Prado J (1992) Food allergy: identification of the major IgE-binding component of peach (Prunus persica). Ann Allergy 69:128–130

Lombardero M, García-Sellés FJ, Polo F, Jimeno L, Chamorro MJ, García-Casado G, Sánchez-Monge R, Díaz-Perales A, Salcedo G, Barber D (2004) Prevalence of sensitization to Artemisia allergens Art v 1, Art v 3 and Art v 60 kDa. Cross-reactivity among Art v 3 and other relevant lipid-transfer protein allergens. Clin Exp Allergy 34:1415–1421

van Loon LC, van Stein EA (1999) The families of pathogenesis-related proteins, their activities, and comparative analysis of PR-1 type proteins. Phys Mol Plant Pathol 55:85–97

Lorenz Y, Enrique E, Lequynh L, Fötisch K, Retzek M, Biemelt S, Sonnewald U, Vieths S, Scheurer S (2006) Skin prick tests reveal stable and heritable reduction of allergenic potency of gene-silenced tomato fruits. J Allergy Clin Immunol 118:711–718

Masthoff LJ, Mattsson L, Zuidmeer-Jongejan L, Lidholm J, Andersson K, Akkerdaas JH, Versteeg SA, Garino C, Meijer Y, Kentie P, Versluis A, den Hartog Jager CF, Bruijnzeel-Koomen CA, Knulst AC, van Ree R, van Hoffen E, Pasmans SG (2013) Sensitization to Cor a 9 and Cor a 14 is highly specific for a hazelnut allergy with objective symptoms in Dutch children and adults. J Allergy Clin Immunol 132:393–399

Novembre E, Mori F, Contestabile S, Rossi ME, Pucci N (2012) Correlation of anti-Pru p 3 IgE levels with severity of peach allergy reactions in children. Ann Allergy Asthma Immunol 108:271–274

Palacin A, Quirce S, Armentia A, Fernández-Nieto M, Pacios LF, Asensio T, Sastre J, Diaz-Perales A, Salcedo GJ (2007) Wheat lipid transfer protein is a major allergen associated with baker's asthma. J Allergy Clin Immunol 120:1132–1138

Pasquato N, Berni R, Folli C, Folloni S, Cianci M, Pantano S, Helliwell JR, Zanotti G (2006) Crystal structure of peach Pru p 3, the prototypic member of the family of plant non-specific lipid transfer protein pan-allergens. J Mol Biol 356:684–694

Pastorello EA, Ortolani C, Farioli L, Pravettoni V, Ispano M, Borga A, Bengtsson A, Incorvaia C, Berti C, Zanussi C (1994) Allergenic cross-reactivity among peach, apricot, plum, and cherry in patients with oral allergy syndrome: an in vivo and in vitro study. J Allergy Clin Immunol 94:699–707

Pastorello EA, Farioli L, Pravettoni V, Ortolani C, Ispano M, Monza M, Baroglio C, Scibola E, Ansaloni R, Incorvaia C, Conti AJ (1999) The major allergen of peach (Prunus persica) is a lipid transfer protein. J Allergy Clin Immunol 103:520–526

Pastorello EA, Pravettoni V, Farioli L, Rivolta F, Conti A, Ispano M, Fortunato D, Bengtsson A, Bianchi M (2002) Hypersensitivity to mugwort (Artemisia vulgaris) in patients with peach allergy is due to a common lipid transfer protein allergen and is often without clinical expression. J Allergy Clin Immunol 110:310–317

Pastorello EA, Farioli L, Stafylaraki C, Mascheri A, Scibilia J, Pravettoni V, Primavesi L, Piantanida M, Nichelatti M, Asero R (2013) Anti-rPru p 3 IgE levels are inversely related to the age at onset of peach-induced severe symptoms reported by peach-allergic adults. Int Arch Allergy Immunol 162:45–49

Radauer C, Bublin M, Wagner S, Mari A, Breiteneder H (2008) Allergens are distributed into few protein families and possess a restricted number of biochemical functions. J Allergy Clin Immunol 121:847–852

Ramazzina I, Amato S, Passera E, Sforza S, Mistrello G, Berni R, Folli C (2012) Isoform identification, recombinant production and characterization of the allergen lipid transfer protein 1 from pear (Pyr c 3). Gene 491:173–181

Reuter A, Lidholm J, Andersson K, Ostling J, Lundberg M, Scheurer S, Enrique E, Cistero-Bahima A, San Miguel-Moncin M, Ballmer-Weber BK, Vieths S (2006) A critical assessment of allergen component-based in vitro diagnosis in cherry allergy across Europe. Clin Exp Allergy 36:815–823

Richard C, Leduc V, Battais F (2007) Plant lipid transfer proteins (LTP): biochemical aspect in panallergen – structural and functional features, and allergenicity. Eur Ann Allergy Clin Immunol 39:76–84

Romano A, Scala E, Rumi G, Gaeta F, Caruso C, Alonzi C, Maggioletti M, Ferrara R, Palazzo P, Palmieri V, Zeppilli P, Mari A (2012) Lipid transfer proteins: the most frequent sensitizer in Italian subjects with food-dependent exercise-induced anaphylaxis. Clin Exp Allergy 42:1643–1653

Salcedo G, Sánchez-Monge R, Barber D, Díaz-Perales A (2007) Plant non-specific lipid transfer proteins: an interface between plant defence and human allergy. Biochim Biophys Acta 1771:781–791

Sánchez-López J, Tordesillas L, Pascal M, Muñoz-Cano R, Garrido M, Rueda M, Vilella R, Valero A, Díaz-Perales A, Picado C, Bartra J (2014) Role of Art v 3 in pollinosis of patients allergic to Pru p 3. J Allergy Clin Immunol 133:1018–1025

Sánchez-Monge R, Lombardero M, García-Sellés FJ, Barber D, Salcedo G (1999) Lipid-transfer proteins are relevant allergens in fruit allergy. J Allergy Clin Immunol 103:514–519

Sancho AI, Rigby NM, Zuidmeer L, Asero R, Mistrello G, Amato S, González-Mancebo E, Fernández-Rivas M, van Ree R, Mills EN (2005) The effect of thermal processing on the IgE reactivity of the non-specific lipid transfer protein from apple, Mal d 3. Allergy 60:1262–1268

Sander I, Rozynek P, Rihs HP, van Kampen V, Chew FT, Lee WS, Kotschy-Lang N, Merget R, Brüning T, Raulf-Heimsoth M (2011) Multiple wheat flour allergens and cross-reactive carbohydrate determinants bind IgE in baker's asthma. Allergy 66:1208–1215

Schäd SG, Trcka J, Vieths S, Scheurer S, Conti A, Brocker EB, Trautmann A (2005) Wine anaphylaxis in a German patient: IgE-mediated allergy against a lipid transfer protein of grapes. Int Arch Allergy Immunol 136:159–164

Scheurer S, Pastorello EA, Wangorsch A, Kästner M, Haustein D, Vieths S (2001) Recombinant allergens Pru av 1 and Pru av 4 and a newly identified lipid transfer protein in the in vitro diagnosis of cherry allergy. J Allergy Clin Immunol 107:724–731

Scheurer S, Lauer I, Foetisch K, San Moncin MM, Retzek M, Hartz C, Enrique E, Lidholm J, Cistero-Bahima A, Vieths S (2004) Strong allergenicity of Pru av 3, the lipid transfer protein from cherry, is related to high stability against thermal processing and digestion. J Allergy Clin Immunol 114:900–907

Schocker F, Lüttkopf D, Scheurer S, Petersen A, Cisteró-Bahima A, Enrique E, San Miguel-Moncín M, Akkerdaas J, van Ree R, Vieths S, Becker WM (2004) Recombinant lipid transfer protein Cor a 8 from hazelnut: a new tool for in vitro diagnosis of potentially severe hazelnut allergy. J Allergy Clin Immunol 113:141–147

Schulten V, Nagl B, Scala E, Bernardi ML, Mari A, Ciardiello MA, Lauer I, Scheurer S, Briza P, Jürets A, Ferreira F, Jahn-Schmid B, Fischer GF, Bohle B (2011) Pru p 3, the nonspecific lipid transfer protein from peach, dominates the immune response to its homolog in hazelnut. Allergy 66:1005–1013

Skamstrup Hansen K, Ballmer-Weber BK, Sastre J, Lidholm J, Andersson K, Oberhofer H, Lluch-Bernal M, Ostling J, Mattsson L, Schocker F, Vieths S, Poulsen LK (2009) Component-resolved in vitro diagnosis of hazelnut allergy in Europe. J Allergy Clin Immunol 123:1134–1141

Toda M, Reese G, Gadermaier G, Schulten V, Lauer I, Egger M, Briza P, Randow S, Wolfheimer S, Kigongo V, Del Mar San Miguel Moncin M, Fötisch K, Bohle B, Vieths S, Scheurer S (2011) Protein unfolding strongly modulates the allergenicity and immunogenicity of Pru p 3, the major peach allergen. J Allergy Clin Immunol 128:1022–1030

Tordesillas L, Gómez-Casado C, Garrido-Arandia M, Murua-García A, Palacín A, Varela J, Konieczna P, Cuesta-Herranz J, Akdis CA, O'Mahony L, Díaz-Perales A (2013) Transport of Pru p 3 across gastrointestinal epithelium – an essential step towards the induction of food allergy? Clin Exp Allergy 43:1374–1383

Vejvar E, Himly M, Briza P, Eichhorn S, Ebner C, Hemmer W, Ferreira F, Gadermaier G (2013) Allergenic relevance of nonspecific lipid transfer proteins 2: Identification and characterization of Api g 6 from celery tuber as representative of a novel IgE-binding protein family. Mol Nutr Food Res 57:2061–2070

Vereda A, van Hage M, Ahlstedt S, Ibañez MD, Cuesta-Herranz J, van Odijk J, Wickman M, Sampson HA (2011) Peanut allergy: Clinical and immunologic differences among patients from 3 different geographic regions. J Allergy Clin Immunol 127:603–607

Vieira T, Cunha L, Neves E, Falcão H (2014) Diagnostic usefulness of component-resolved diagnosis by skin prick tests and specific IgE to single allergen components in children with allergy to fruits and vegetables. Allergol Immunopathol (Madr) 42:127–135

van Winkle RC, Chang C (2014) The biochemical basis and clinical evidence of food allergy due to lipid transfer proteins: a comprehensive review. Clin Rev Allergy Immunol 46:211–224

Zuidmeer L, van Ree R (2007) Lipid transfer protein allergy: primary food allergy or pollen/food syndrome in some cases. Curr Opin Allergy Clin Immunol 7:269–273

Zuidmeer-Jongejan L, Fernandez-Rivas M, Poulsen LK, Neubauer A, Asturias J, Blom L, Boye J, Bindslev-Jensen C, Clausen M, Ferrara R, Garosi P, Huber H, Jensen BM, Koppelman S, Kowalski ML, Lewandowska-Polak A, Linhart B, Maillere B, Mari A, Martinez A, Mills CE, Nicoletti C, Opstelten DJ, Papadopoulos NG, Portoles A, Rigby N, Scala E, Schnoor HJ, Sigurdardottir ST, Stavroulakis G, Stolz F, Swoboda I, Valenta R, van den Hout R, Versteeg SA, Witten M, van Ree R (2012) FAST: towards safe and effective subcutaneous immunotherapy of persistent life-threatening food allergies. Clin Transl Allergy 2:5

Stabile pflanzliche Nahrungsmittelallergene II: Speicherproteine

C. Radauer, J. Kleine-Tebbe, K. Beyer

5.1 Einleitung – 62

5.2 Bezeichnung der Allergene – 62

5.3 Proteinstrukturen – 62

5.4 Funktionen – 65

5.5 Bedeutung – 66

5.6 Hinweise auf komplexe Kreuzreaktivität zwischen den Speicherproteinen – 66

5.7 Möglichkeiten und Herausforderungen für die Diagnostik – 68

5.8 Mehrwert der molekularen Diagnostik – 69

5.9 Perspektiven – 70

Literatur – 70

Der Beitrag basiert auf einer Publikation, die 2012 im Allergo Journal erschienen ist (Radauer C, Kleine-Tebbe J, Beyer K: Stabile pflanzliche Nahrungsmittelallergene: Speicherproteine. Allergo J 2012; 21: 155–158) und nun als Buchkapitel aktualisiert und erweitert wurde.

J. Kleine-Tebbe, T. Jakob (Hrsg.), *Molekulare Allergiediagnostik*,
DOI 10.1007/978-3-662-45221-9_5, © Springer-Verlag Berlin Heidelberg 2015

Zum Einstieg

Hülsenfrüchte, Nüsse und Samen sind wichtige Auslöser von Nahrungsmittelallergien und verursachen häufig schwere Symptome bis hin zu lebensgefährlichen anaphylaktischen Reaktionen. Die hauptverantwortlichen Allergene sind Speicherproteine aus drei Familien: 2S-Albumine sowie 7S- und 11S-Globuline. Diese Allergene zeichnen sich durch hohe Stabilität gegen Erhitzen und gastrointestinalen Verdau aus. Sensibilisierungen gegen Speicherproteine führen oft zu serologischer Kreuzreaktivität zwischen Hülsenfrüchten, Nüssen und Samen, die aber häufig ohne klinische Relevanz bleiben. Einen Mehrwert einer molekularen Diagnostik mit Speicherproteinen stellt die Möglichkeit dar, primäre, potenziell gefährliche Allergien von pollenassoziierten, Bet v 1- oder Profilin-assoziierten Allergien zu unterscheiden, die meist nur mit milden Symptomen einhergehen.

5.1 Einleitung

Samen gehören weltweit zu den wichtigsten pflanzlichen Nahrungsmitteln. Nach botanischer Verwandtschaft, Art und Verwendung des Samens unterscheidet man dabei zwischen Getreide (z. B. Weizen, Roggen, Reis, Mais, Hirse), Hülsenfrüchten (z. B. Erdnuss, Bohnen, Linse, Kichererbse), Nüssen oder Schalenfrüchten (z. B. Walnuss, Haselnuss, Mandel) sowie sonstigen Samen, die in keine dieser Gruppen einzuordnen sind (z. B. Buchweizen, Sesam, Senf). Samen besitzen einen hohen Gehalt an Proteinen – zum Großteil Speicherproteine –, die nach dem Auskeimen für die Versorgung des Keimlings gebraucht werden. Die Zusammensetzung dieser Speicherproteine ist dabei in allen Samen mit Ausnahme des Getreides ähnlich. Den Hauptteil bilden Mitglieder von drei Proteinfamilien: 2S-Albumine sowie 7S- und 11S-Globuline. Diese Gruppen sind auch die Hauptallergene der Samen und für den Großteil der Fälle von primären Allergien gegen Nüsse, Hülsenfrüchte und andere Samen ausgenommen Getreide verantwortlich. In diesem Kapitel werden die biochemischen und immunologischen Eigenschaften dieser Proteine besprochen sowie deren Bedeutung in der molekularen Allergiediagnostik diskutiert. Die Hauptspeicherproteine der Getreidesamen (Gliadine und Glutenine) werden in diesem Kapitel nicht behandelt.

5.2 Bezeichnung der Allergene

Die 2S-Albumine sind, wie die bifunktionellen Amylase- und Proteaseinhibitoren im Getreide und die Lipid-Transfer-Proteine, Mitglieder der Prolamin-Superfamilie. Wichtige Vertreter dieser Allergenfamilie sind Ara h 2 und Ara h 6 aus Erdnuss, Jug r 1 aus Walnuss und Ses i 1 und Ses i 2 aus Sesam (Tab. 5.1). Die 7S-Globuline (Viciline) und die 11S-Globuline (Legumine) sind entfernt miteinander verwandt und gehören zur Cupin-Superfamilie. Wichtige allergene Viciline sind Ara h 1 aus Erdnuss, Gly m 5 aus Sojabohne und Jug r 2 aus Walnuss. Legumine mit allergenen Eigenschaften sind Ara h 3 aus Erdnuss, Gly m 6 aus Sojabohne und Cor a 9 aus Haselnuss (Tab. 5.1).

Die biochemische Charakterisierung von Speicherproteinen begann bereits im 19. Jahrhundert. Dabei wurden pflanzliche Proteine nach ihrer Löslichkeit fraktioniert, was auch ihre Bezeichnungen erklärt. Albumine sind löslich in Wasser, Globuline hingegen lösen sich erst nach Zugabe von Salz. Zusätzlich haben sich für viele Speicherproteine verschiedene Trivialnamen eingebürgert. Beispiele sind Conglutin, Conarachin und Arachin für das 2S-Albumin, 7S-Globulin und 11S-Globulin aus Erdnuss, β-Conglycinin und Glycinin für das 7S- und 11S-Globulin aus Sojabohne sowie Napin für das 2S-Albumin aus Raps. Ein Beispiel für besonders unübersichtliche Bezeichnungen sind die Speicherproteine der Lupine: 11S-Globuline, 7S-Globuline und 2S-Albumine werden als α-, β- und δ-Conglutine bezeichnet.

5.3 Proteinstrukturen

2S-Albumine falten sich wie alle Mitglieder der Prolamin-Superfamilie in ein kompaktes Bündel aus 4–5 α-Helices, die durch 4–5 konservierte Disulfidbrücken zusätzlich stabilisiert werden (Abb. 5.1a). Die Helices sind durch lange, variable Schleifen verbunden. Die meisten 2S-Albumine bestehen aus 2 Polypeptidketten mit ca. 9 kDa und 5 kDa, die durch Disulfidbrücken kovalent vernetzt sind.

7S- und 11S-Globuline gehören zur Cupin-Superfamilie. Diese Proteine falten sich zu stabilen Paaren von fassartigen (lat. „cupa" = Fass), aus β-Faltblättern gebildeten Strukturen (Abb. 5.1b).

5.3 · Proteinstrukturen

Tab. 5.1 Als Allergene identifizierte Samenspeicherproteine

Quelle	2S-Albumine	7S-Globuline	11S-Globuline
Hülsenfrüchte (Fabaceae)			
Erdnuss (*Arachis hypogaea*)	Ara h 2 [r,1,2] Ara h 6 [n,2] Ara h 7	Ara h 1 [r,1,2]	Ara h 3 [r,1,2]
Sojabohne (*Glycine max*)	Gly m 8	Gly m 5 [n,1,2]	Gly m 6 [n,1,2]
Mungbohne (*Vigna radiata*)		Vig r 2	
Gartenbohne (*Phaseolus vulgaris*)		(Pha v-Phaseolin)	
Erbse (*Pisum sativum*)		Pis s 1 Pis s 2	
Linse (*Lens culinaris*)		Len c 1	
Kichererbse (*Cicer arietinum*)	(Cic a-2S-Albumin)	(Cic a 1)	(Cic a 6)
Weiße Lupine (*Lupinus albus*)	(Lup a-δ-Conglutin)	(Lup a 1)	(Lup a-α-Conglutin)
Blaue Lupine (*Lupinus angustifolius*)	(Lup an-δ-Conglutin)	Lup an 1	(Lup an-α-Conglutin)
Bockshornklee (*Trigonella foenum-graecum*)	(Tri fg 2)	(Tri fg 1)	(Tri fg 3)
Birkengewächse (Betulaceae)			
Haselnuss (*Corylus avellana*)	Cor a 14 [r,1]	Cor a 11	Cor a 9 [n,1,2]
Walnussgewächse (Juglandaceae)			
Echte Walnuss (*Juglans regia*)	Jug r 1 [r,1,2]	Jug r 2 [n,2]	Jug r 4
Schwarznuss (*Juglans nigra*)	Jug n 1	Jug n 2	
Pecannuss (*Carya illinoinensis*)	Car i 1		Car i 4
Sumachgewächse (Anacardiaceae)			
Cashewnuss (*Anacardium occidentale*)	Ana o 3 [r,1]	Ana o 1	Ana o 2 [r,2]
Pistazie (*Pistacia vera*)	Pis v 1	Pis v 3	Pis v 2 Pis v 5
Topffruchtbaumgewächse (Lecythidaceae)			
Paranuss (*Bertolletia excelsa*)	Ber e 1 [r,1,2]		Ber e 2
Rosengewächse (Rosaceae)			
Mandel (*Prinis dulcis*)	(Pru du-2S-Albumin)		Pru du 6
Palmengewächse (Arecaceae)			
Kokosnuss (*Cocos nucifera*)		(Coc n 2)	(Coc n 4)

Allergene mit offizieller IUIS-Allergennomenklatur (▶ www.allergen.org), zusätzliche Allergene ohne offizielle IUIS-Allergenbezeichung (▶ www.allergome.org, provisorische Namen in Klammern).
Fettdruck und [1,2]: Verfügbar für die In-vitro-Diagnostik (Thermo Fisher Scientific, früher Phadia: [1] ImmunoCAP und [2] ISAC; ▶ www.phadia.com).
[n] gereinigtes, natürliches Allergen.
[r] rekombinant hergestelltes Allergen.

◘ **Tab. 5.1** (Fortsetzung)

Quelle	2S-Albumine	7S-Globuline	11S-Globuline
Kieferngewächse (Pinaceae)			
Pinie (*Pinus pinea*)		(Pin pi 1)	
Knöterichgewächse (Polygonaceae)			
Echter Buchweizen (*Fagopyrum esculentum*)	**Fag e 2** [n, 2]	Fag e 3	(Fag e 1)
Tatarischer Buchweizen (*Fagopyrum tataricum*)	Fag t 2		(Fag t 1)
Sesamgewächse (Pedaliaceae)			
Sesam (*Sesamum indicum*)	**Ses i 1** [n, 2] Ses i 2	Ses i 3	Ses i 6 Ses i 7
Kreuzblütengewächse (Brassicaceae)			
Weißer Senf (*Sinapis alba*)	Sin a 1		Sin a 2
Brauner Senf (*Brassica juncea*)	Bra j 1		
Raps (*Brassica napus*)	Bra n 1		
Rübsamen (*Brassica rapa*)	Bra r 1		
Korbblütler (Asteraceae)			
Sonnenblume (*Helianthus annuus*)	(Hel a-2S-Albumin)		
Wolfsmilchgewächse (Euphorbiaceae)			
Castorbohne (*Ricinus communis*)	Ric c 1 (Ric c 3)		(Ric c 2)
Malvengewächse (Malvaceae)			
Baumwolle (*Gossypium hirsutum*)		(Gos h-Vicilin)	
Strahlengriffelgewächse (Actinidiaceae)			
Kiwi (*Actinidia deliciosa*)	Act d 13		Act d 12

Allergene mit offizieller IUIS-Allergennomenklatur (► www.allergen.org), zusätzliche Allergene ohne offizielle IUIS-Allergenbezeichnung (► www.allergome.org, provisorische Namen in Klammern).
Fettdruck und [1, 2]: Verfügbar für die In-vitro-Diagnostik (Thermo Fisher Scientific, früher Phadia: [1] ImmunoCAP und [2] ISAC; ► www.phadia.com).
[n] gereinigtes, natürliches Allergen.
[r] rekombinant hergestelltes Allergen.

7S-Globuline bestehen aus einer Polypeptidkette pro Untereinheit und sind häufig glykosyliert. Die Untereinheiten von 11S-Globulinen werden posttranslational in zwei Ketten gespalten, die durch eine Disulfidbrücke kovalent verknüpft sind. Zusätzliche Stabilität erfahren die Globuline durch Bildung von Oligomeren: 7S-Globuline bilden Trimere (◘ Abb. 5.1c), bei 11S-Globulinen findet man vor allem Hexamere (◘ Abb. 5.1d).

Speicherproteine liegen in den Samen als komplexe Mischungen verschiedener molekularer Spezies vor (Chassaigne et al. 2009). Diese Komplexität resultiert aus einer Kombination verschiedener Ursachen:
- **Isoformen:** Viele Speicherproteine werden von mehreren Genen mit ähnlichen Sequenzen kodiert. Zum Beispiel findet man von Ara h 3, dem 11S-Globulin der Erdnuss, 14 Sequenzen in der UniProt-Datenbank.

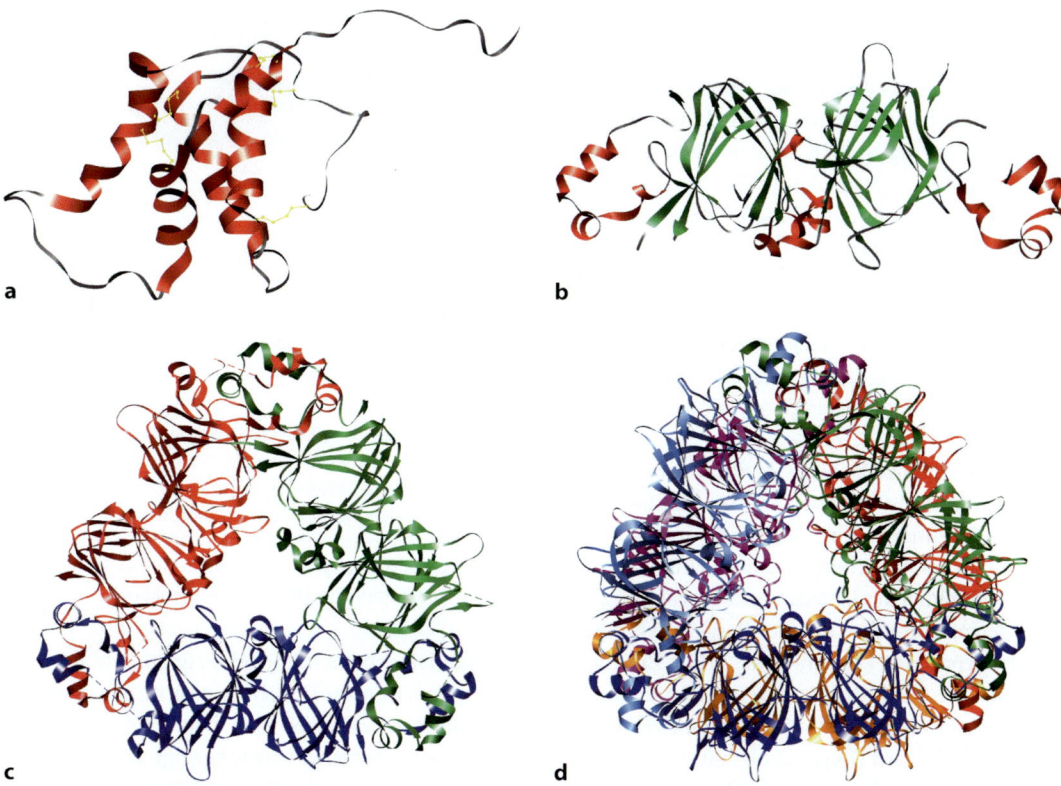

Abb. 5.1a–d Strukturen von typischen Speicherproteinallergenen: **a** Ara h 6 aus Erdnuss, ein 2S-Albumin. 5 α-Helices (*rot*) werden durch 5 Disulfidbrücken (*gelb*) stabilisiert. **b** Monomer von Gly m 5 aus Sojabohne, einem 7S-Globulin. Die β-Stränge, die zwei Cupinfässer bilden (*grün*), werden durch variable, α-helikale Schleifen (*rot* und *grau*) verbunden. **c** Trimer von Gly m 5. **d** Hexamer von Gly m 6 aus Sojabohne, einem 11S-Globulin. Jede Untereinheit ist in einer anderen Farbe dargestellt

- **Posttranslationale Modifikationen:** Speicherproteine werden in der Pflanzenzelle nach der Proteinsynthese ausgiebig modifiziert. An den N- und C-Termini werden mehrere Aminosäuren abgespalten. Bei 2S-Albuminen und 11S-Globulinen kommt es bei der Spaltung in zwei Polypeptidketten zusätzlich zur Entfernung einiger Aminosäuren. 7S-Globuline sind oft glykosyliert.
- **Modifikationen bei der Verarbeitung von Samen:** Beim Rösten und anderen Verarbeitungsmethoden kommt es zu chemischen Veränderungen, die die Komplexität weiter erhöhen. Man findet chemische Modifikationen von Aminosäuren, Spaltungen von Peptidbindungen und Bildung hochmolekularer Aggregate (Hebling et al. 2013).

Diese Komplexität natürlicher Speicherproteine muss immer in Betracht gezogen werden, wenn rekombinante Allergene für diagnostische Zwecke eingesetzt werden sollen. Dabei ist sicherzustellen, dass das rekombinante Allergen das gesamte Repertoire an potenziellen IgE-Epitopen abdeckt.

5.4 Funktionen

Speicherproteine werden in Pflanzensamen als Energie- und Nährstoffspeicher gebildet, um den Keimling bis zur Ausbildung von Wurzeln und Blättern zu versorgen. Diese biochemische Funktion erklärt viele der Eigenschaften dieser Proteingruppe:

Menge Samen enthalten einen Proteinanteil zwischen 10 % (Getreide) und 40 % (manche Hülsenfrüchte und Ölsaaten) der Trockenmasse (Shewry et al. 1995).

Speicherproteine machen dabei einen Großteil des Gesamtproteins aus. Daher können sensibilisierte Patienten bereits bei Aufnahme extrem kleiner Mengen des entsprechenden Nahrungsmittels mit allergischen Symptomen reagieren. In Studien reagierten manche Patienten nach placebokontrollierter Doppelblindprovokation bereits auf 0,1 mg Erdnuss- bzw. 0,5 mg Lupinenmehl (Peeters et al. 2009). Solche geringen Mengen findet man oft auch als Verunreinigungen in verarbeiteten Nahrungsmitteln. Diese sogenannten versteckten Allergene stellen eine zusätzliche Gefahr für Allergiker dar, die auf diese Allergenquellen mit schweren Symptomen reagieren können.

Stabilität Pflanzensamen bleiben oft jahrelang keimfähig und überleben selbst ungünstige Umweltbedingungen. Ein Grund dafür ist die hohe Stabilität der Speicherproteine. Erhitzen und andere Methoden der Lebensmittelverarbeitung haben nur geringen Einfluss auf die allergene Aktivität der Speicherproteine (Vissers et al. 2011). Ein Extrembeispiel ist die Erdnuss, deren Allergenität beim trockenen Rösten durch Bildung stabiler Aggregate sogar erhöht wird (Beyer et al. 2001). Speicherproteine werden aufgrund ihrer Stabilität im Magen nur teilweise verdaut, sodass immunologisch aktive Allergene den Dünndarm und den Blutkreislauf erreichen können. Patienten mit einer Allergie auf Speicherproteine von Hülsenfrüchten, Nüssen oder Samen reagieren daher häufig mit systemischen Symptomen bis hin zur lebensbedrohlichen Anaphylaxie.

5.5 Bedeutung

Speicherproteine sind die Hauptallergene in Hülsenfrüchten (z. B. Erdnuss, Lupine, Sojabohne), Nüssen (z. B. Walnuss, Haselnuss) und weiteren Samen zweikeimblättriger Pflanzen (z. B. Buchweizen, Sesam, Senf) (◘ Tab. 5.1, ◘ Abb. 5.2). Neben den nichtspezifischen Lipid-Transfer-Proteinen (nsLTP, ► Kap. 4) sind die Speicherproteine hauptverantwortlich für primäre Allergien gegen Hülsenfrüchte, Nüsse und Samen, häufig gekennzeichnet durch schwere allergische Reaktionen.

Möglicherweise spielen Speicherproteine auch bei allergischen Reaktionen gegen Früchte eine

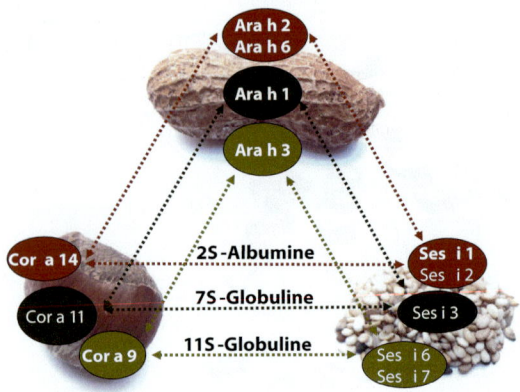

◘ **Abb. 5.2** Speicherproteine als stabile Nahrungsmittelallergene. Reservestoffe in Hülsenfrüchten (z. B. Erdnuss, Ara h), Baumnüssen (z. B. Haselnuss, Cor a) und Samen (z. B. Sesam, Ses i) lassen sich 3 Proteinfamilien zuordnen und können schwere IgE-vermittelte Reaktionen auslösen. **Fettdruck**: zur IgE-Diagnostik verfügbar. *Pfeile*: Strukturverwandschaft, aber limitierte serologische/klinische Kreuzreaktion

Rolle. Die Kerne mancher Früchte wie Kiwi und Tomaten werden üblicherweise mitgegessen und die darin enthaltenen Speicherproteine im Magen freigesetzt. Für Kiwi wurde gezeigt, dass viele Kiwiallergiker mit negativem Hauttest auf kommerziellen Kiwiextrakt gegen Act d 12 und Act d 13 – ein 11S-Globulin und ein 2S-Albumin – sensibilisiert sind (Sirvent et al. 2014a).

5.6 Hinweise auf komplexe Kreuzreaktivität zwischen den Speicherproteinen

Es gibt nur wenige Studien, in denen die Kreuzreaktivität zwischen Hülsenfrüchten, Nüssen und anderen Samen auf der Ebene der Einzelallergene untersucht wurde (Bublin u. Breiteneder 2014). IgE-Kreuzreaktivität wurde sowohl zwischen 2S-Albuminen als auch zwischen 7S- und 11S-Globulinen aus nicht näher verwandten Pflanzen nachgewiesen.

2S-Albumine Der Großteil der immunodominanten IgE-Epitope von 2S-Albuminen liegt in den exponierten Schleifen, die das α-helikale Gerüst dieser Proteine verbindet. Da die Sequenzen dieser Schleifen sehr variabel sind, ist nur eine geringe Kreuzreaktivität zwischen 2S-Albuminen aus verschiedenen

Pflanzenfamilien zu erwarten. Es gibt allerdings nur wenige Studien, die die Kreuzreaktivität zwischen verschiedenen 2S-Albuminen untersucht haben. In einer Studie wurde eine ausgeprägte Kreuzreaktivität zwischen Ara h 2 aus Erdnuss mit 2S-Albuminen in Extrakten von Mandel und Paranuss gezeigt. Die Kreuzreaktivität zwischen Ara h 2 und Haselnuss bzw. Cashewnuss war hingegen gering (de Leon et al. 2007). Ein ähnlich selektives Kreuzreaktivitätsmuster wurde für Act d 13 aus Kiwisamen gezeigt, das mit Erdnuss, Mandel und Walnuss, nicht aber mit Haselnuss kreuzreagierte (Sirvent et al. 2014b). Die klinisch wichtige Kreuzreaktivität zwischen Erdnuss und Lupine wird zum Teil durch Kreuzreaktivität der 2S-Albumine (Ara h 2 und δ-Conglutin) verursacht (Dooper et al. 2009).

7S-Globuline Es gibt fast keine Studien, in denen die Kreuzreaktivität zwischen 7S-Globulinen mit gereinigten Proteinen untersucht wurde. An der Kreuzreaktivität zwischen Erdnuss und Lupine sind auch 7S-Globuline (Ara h 1 und β-Conglutin) beteiligt (Dooper et al. 2009). Pistazien und Cashewnüsse (beide aus der Familie der Sumachgewächse) enthalten die kreuzreaktiven 7S-Globuline Pis v 3 und Ana o 1 (Willison et al. 2008). Bei der diagnostischen Verwendung von natürlichen 7S-Globulinen muss die Glykosylierung dieser Allergene in Betracht gezogen werden. In einer Studie zeigte sich, dass viele Patienten, deren IgE im ISAC mit natürlich aufgereinigtem Jug r 2 als einzigem Walnussallergen reagierten, keine Walnussallergie hatten. Die Reaktionen auf Jug r 2 wurden meist durch klinisch nicht relevante Bindung an kreuzreaktive Kohlehydratanteile verursacht (Villalta et al. 2013).

11S-Globuline Von den hier besprochenen Proteinfamilien weisen die 11S-Globuline die am stärksten ausgeprägte Kreuzreaktivität zwischen nichtverwandten Pflanzen auf. Es seien hier nur einige Beispiele für kürzlich publizierte Studien genannt. Seren von Senfallergikern, die gegen Sin a 2 sensibilisiert waren (Sirvent et al. 2012), sowie von Kiwiallergikern mit einer IgE-Reaktivität gegen Act d 12 (Sirvent et al. 2014b) zeigten eine starke Kreuzreaktivität mit 11S-Globulinen aus Erdnuss und Nüssen. Das gegen das 11S-Globulin aus Buchweizen gerichtete IgE einen Buchweizen-allergischen Kindes reagierte auch mit 11S-Globulinen aus Sesam, Mohn und Haselnuss (Varga et al. 2011). Die strukturelle Basis dieser Kreuzreaktionen wurde in einer Studie untersucht, in der zuvor identifizierte lineare IgE-Epitope von Ara h 3 (Erdnuss), Cor a 9 (Haselnuss), Jug r 4 (Walnuss) und Ana o 2 (Cashewnuss) auf den Proteinstrukturen lokalisiert wurden. Dabei zeigte sich, dass die Epitope an der Oberfläche lagen und zueinander ähnliche Konformationen aufwiesen (Barre et al. 2007).

- **Familienübergreifende Kreuzreaktivität**

Vor kurzem wurde nachgewiesen, dass die Erdnussallergene Ara h 1 (Vicilin), Ara h 2 (2S-Albumin) und Ara h 3 (Legumin) untereinander kreuzreaktiv sind, obwohl 2S-Albumin mit 7S- und 11S-Globulinen nicht verwandt ist und sich keine Ähnlichkeiten der Struktur oder der gesamten Aminosäuresequenz erkennen lässt (Bublin et al. 2013). Es konnte gezeigt werden, dass die kreuzreaktiven IgE-Antikörper an unstrukturierte Schleifen binden, die an der Oberfläche der Allergene exponiert sind und deren Sequenzen Ähnlichkeiten zwischen diesen nichtverwandten Proteinen zeigen. Diese Beobachtung erklärt auch die bei der Mehrheit der Erdnussallergiker zu beobachtende Sensibilisierung gegen alle drei Hauptallergene. Eine ähnliche Proteinfamilien-übergreifende Kreuzreaktivität wurde auch zwischen Ara h 2 und Jug r 2, einem 7S-Globulin aus Walnuss (Maleki et al. 2011) sowie dem α-Conglutin (einem 11S-Globulin) aus Lupine gezeigt (Dooper et al. 2009).

- **Klinische Relevanz**

Bei der Diagnostik mit Gesamtextrakten ist die serologische Kreuzreaktivität zwischen verschiedenen Hülsenfrüchten sowie zwischen Hülsenfrüchten, Nüssen und Samen häufig (◘ Abb. 5.2) und beeinträchtigt damit die analytische Spezifität (Selektivität) dieser Extrakte. Allerdings ist die klinische Relevanz dieses kreuzreaktiven IgE gering (Sicherer 2001). Am größten ist die Diskrepanz zwischen serologischer und klinischer Kreuzreaktivität bei Erdnuss- und Sojaallergie. Während mehr als die Hälfte der Erdnussallergiker mit systemischen Reaktionen positive IgE-Tests gegen Soja zeigt, reagieren weniger als 10 % in einer placebokontrollierten Provokation mit Soja (Sicherer

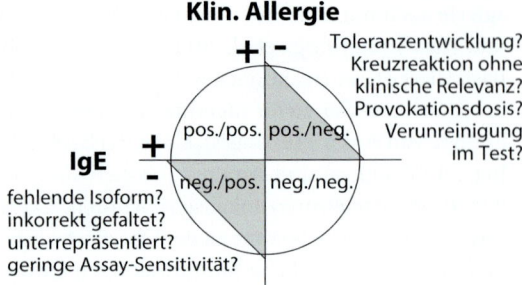

Abb. 5.3 Diagnostische Dilemmata beim Umgang mit Speicherproteinen. Bisher sind nur wenige Speicherproteine zur Komponenten-basierten Diagnostik vorhanden, und klinische Daten zu ihrem Einsatz stehen vielfach noch aus. Für die fehlende Übereinstimmung (*grau* markiert) zwischen Sensibilisierungsnachweis (z. B. IgE) und klinischer Allergie (z. B. nach oraler Provokation) gibt es verschiedene Erklärungsansätze, die auch für viele andere Proteinallergene gültig sind

2001). Dagegen zeigen bis zu einem Drittel der Erdnussallergiker auch allergische Reaktionen gegen Lupinen, wahrscheinlich ausgelöst durch Speicherproteine (Peeters et al. 2009). In den meisten Studien wurde die IgE-Kreuzreaktivität allerdings nur mithilfe von Gesamtextrakten getestet und nicht zwischen einzelnen Allergenen – insbesondere den Speicherproteinen – differenziert.

5.7 Möglichkeiten und Herausforderungen für die Diagnostik

– Komponenten-basierte Diagnostik mit Speicherproteinen zur Unterscheidung zwischen primären und pollenassoziierten Sensibilisierungen gegen Hülsenfrüchte, Nüsse und Samen:
Pollenassoziierte IgE-Kreuzreaktionen gegen Hülsenfrüchte, Nüsse und Samen werden in unseren Breiten häufig durch labile Allergene aus den Familien der Bet v 1-verwandten Proteine (▶ Kap. 2) und der Profiline (▶ Kap. 3) verursacht und stellen sich klinisch völlig anders dar als primäre Allergien gegen stabile Allergene: Allergische Reaktionen treten üblicherweise erst mit einer Sensibilisierung gegen Pollen ab dem Schulalter auf, werden vorwiegend durch rohe, nicht hitzebehandelte Nahrungsmittel ausgelöst und beschränken sich häufig auf milde, überwiegend oropharyngeale Symptome.
– Risikoabschätzung bei potenziell bedrohlichen Sensibilisierungen gegen Speicherproteine (z. B. Erdnuss-2S-Albumin Ara h 2, Haselnuss-11S-Globulin Cor a 9):
Von den meisten Allergenquellen – mit Ausnahme der Erdnuss – stehen bisher allerdings nur wenige Speicherproteine für die IgE-Diagnostik zur Verfügung (◘ Tab. 5.1). Die Diagnostik der Erdnuss- und Baumnussallergie wird in den ▶ Kap. 11 und 12 näher erläutert.
– Unklare Rolle der Komponenten-basierten Diagnostik zur Frage der klinischen Relevanz einer serologischen Kreuzreaktivität auf Speicherproteine, z. B. von verschiedenen Hülsenfrüchten, aber auch zwischen Hülsenfrüchten, Nüssen oder Samen:
Hier fehlen
– Komponenten zur Diagnostik und
– kontrollierte Studien mit klinisch gut charakterisierten Patienten.
– Vorsichtige Interpretation bei ausschließlicher Verwendung von Komponenten und fehlendem Nachweis einer Sensibilisierung gegen Speicherproteine:
Zur Komponenten-basierten Diagnostik werden sowohl aufgereinigte als auch rekombinant hergestellte Einzelallergene eingesetzt (◘ Tab. 5.1). Durch Isoformen bzw. erhebliche Modifikation nach Translation (proteolytische Abspaltung kurzer Peptide und Glykosylierung) können bei Verwendung eines rekombinanten Speicherproteins potenzielle IgE-Epitope schlicht fehlen bzw. verloren gehen – mit negativen Auswirkungen auf die diagnostische Testempfindlichkeit (◘ Abb. 5.3).
– Beeinflussung des Testergebnisses durch methodische Besonderheiten der IgE-Bestimmung gegen Einzelkomponenten:
Statt spezifisches IgE gegen Einzelkomponenten in Einzelbestimmungen (Singleplex) zu testen, bieten sich aufgrund geringerer Serummenge und Kosten Verfahren an, bei denen viele Komponenten parallel gemessen werden können (Multiplex). Die bisher entwickelten Mikroarray-Methoden liefern allerdings nur semiquantitative Resultate und sind analytisch auch weni-

ger empfindlich als Testverfahren (Singleplex), bei denen das Allergen im Überschuss vorliegt.

5.8 Mehrwert der molekularen Diagnostik

Potenzielle Vorteile bei der Verwendung der Speicherproteine zur IgE-Diagnostik lassen sich anhand folgender allgemeiner Kriterien verdeutlichen (▶ Kap. 7):
A. Erhöhte Testempfindlichkeit (niedrigere Quantifizierungsgrenze, „limit of quantification", LoQ),
B. Erhöhte analytische Testspezifität (Selektivität),
C. Marker für Kreuzreaktivität,
D. Marker für primäre, genuine (ggfs. speziesspezifische) IgE-Sensibilisierung.

Folgende Abschnitte erläutern die Eignung der Speicherproteine für die genannten Ziele:

Ad A. Durch den generell hohen Anteil und ihre Stabilität können IgE-Sensibilisierungen gegen Speicherproteine meistens durch Allergenextrakte (z. B. Hülsenfrüchte, Nüsse und andere Samen) recht zuverlässig erfasst werden. Daher können Speicherproteinen zur IgE-Bestimmung nur in besonderen Fällen die In-vitro-Diagnostik durch gesteigerte Testempfindlichkeit verbessern:
- Seren mit sehr niedrigem spezifischen IgE gegen Speicherproteine mit dadurch negativem IgE gegen die zugehörige Allergenquelle (Extrakte aus Hülsenfrüchten, Nüssen oder anderen Samen) (seltene Konstellation),
- Seren mit (relativ) niedrigem spezifischen IgE gegen Speicherproteine (bezogen auf das Gesamt-IgE) und/oder durch ein sehr niedriges Gesamt-IgE (< 20 kU/l, < 10 kU/l, 5 kU/l). Letztere Konstellation ist ebenfalls sehr selten, da die betroffenen Nahrungsmittelallergiker, häufig atopische Säuglinge und (Klein-)Kinder, mit ggfs. (schwerem) atopischen Ekzem eher deutlich *erhöhte* (statt niedrigere) Gesamt-IgE-Konzentrationen im Serum zeigen.

Ad B. Speicherproteine zur IgE-Diagnostik verbessern grundsätzlich die analytische Spezifität, da positive Testsignale sich auf klar definierte Moleküle statt auf komplexe Proteinmischungen in Extrakten von Hülsenfrüchten, Nüssen und anderen Samen beziehen.
- Dies Kriterium wäre alleine nicht hinreichend als Argument. Erst durch ihre besonderen Eigenschaften (hoher Anteil an der Allergenquelle und enorme Stabilität) und die dadurch begründeten Risiken für systemische Reaktionen eignen sich Speicherproteine so gut zum gezielten (= selektiven) Sensibilisierungsnachweis oder -ausschluss.
- Dieser Zusammenhang zwischen einer IgE-Sensibilisierung und einem erhöhten Risiko für systemische Allergiesymptome wurde eindrucksvoll für die Speicherproteine diverser Allergenquellen, besonders die 2S-Albumine von Erdnuss und Haselnuss, gezeigt (Beyer et al. 2015, Eller u. Bindslev-Jensen 2013, Klemans et al. 2013, Masthoff et al. 2013).
- Andere potenziell IgE-bindenden Proteine, wie Bet v 1-Homologe oder Profiline (als Bestandteile in Extrakten aus Hülsenfrüchten oder Nüssen, die deren analytische Spezifität beeinträchtigen), spielen so keine Rolle und können getrennt davon betrachtet werden. Die durch Speicherproteine gesteigerte analytische Spezifität zum selektiven IgE-Nachweis/-Ausschluss kommt dem Ziel einer – im Wortsinne – „allergenspezifischen" Diagnostik deutlich näher und bildet das wichtigste Argument für ihren Einsatz in der Routine.

Ad C. Speicherproteine eignen sich nur bedingt als Marker für Kreuzreaktionen. Obwohl distinkten Familien zugeordnet (2S-Albumine, 7S- und 11S-Globuline), unterscheiden sich die Speicherproteine aus verschiedenen Hülsenfrüchten, Nüssen und anderen Samen aufgrund folgender Faktoren erheblich:
- zahlreiche Isoformen pro Speicherprotein mit möglicherweise variabler IgE-Bindung,
- eingeschränkte Kreuzreaktivität durch begrenzte und variable Sequenzidentität,
- zusätzlich schwer vorhersagbare Kreuzreaktivität zwischen Speicherproteinen verschiedener Familien durch Molekülschleifen ähnlicher Aminosäuresequenz (für Ara h 1, 2 und 3 gezeigt).

Damit ergeben sich heterogene IgE-Repertoires mit individuellen Sensibilisierungsmustern, die die Verlässlichkeit von Speicherproteinen als Marker für Kreuzreaktionen generell einschränken: Keines der Speicherproteine ist letztlich geeignet, prinzipielle Kreuzreaktionen auf die gesamte zugehörige Proteinfamilie anzuzeigen.

Ad D. Speicherproteine sind als Marker einer speziesspezifischen IgE-Sensibilisierung aufgrund ihrer partiellen Kreuzreaktivität ebenfalls nur bedingt geeignet. Dadurch entstehen variable Testergebnisse, die nur individuell interpretiert werden können:

- Ist das spezifische IgE gegen Speicherprotein A und Speicherprotein B (gleiche Proteinfamilie) ungefähr gleich erhöht, bleibt unklar, ob es sich um eine echte Doppelsensibilisierung oder eine Kreuzreaktion mit fraglicher primärer Sensibilisierungsquelle handelt.
- Ist das spezifische IgE gegen Speicherprotein A deutlich höher als gegen Speicherprotein B der gleichen Proteinfamilie, ist Speicherprotein A wahrscheinlich die primäre Sensibilisierungsquelle. Die Relevanz der Kreuzreaktion gegen Allergenquelle B kann allerdings nur klinisch ermittelt werden (Vorgeschichte? Provokation?).
- Ist das spezifische IgE gegen Speicherprotein A positiv und gegen Speicherprotein B (gleiche Proteinfamilie) negativ, kann eine Kreuzreaktion (und klinische Reaktion) durch Speicherprotein B mit großer Wahrscheinlichkeit ausgeschlossen werden.

Die Beispiele verdeutlichen, dass das individuelle IgE-Repertoire nur indirekt durch die Höhe des spezifischen IgE gegenüber unterschiedlichen Speicherproteinen (derselben Proteinfamilie) beurteilt werden kann. Daher würden idealerweise sämtliche strukturell verwandten Speicherproteine zur IgE-Diagnostik benötigt werden, um anhand der IgE-Konzentrationen eine primäre Sensibilisierungsquelle und potenzielle Kreuzreaktionen identifizieren oder ausschließen zu können.

5.9 Perspektiven

Zukünftig werden immer mehr Samenspeicherproteine für die molekulare Allergiediagnostik zur Verfügung stehen. Ihre diagnostische Wertigkeit ist letztendlich anhand großer Studien mit klinisch gut charakterisierten Patienten zu belegen. Mittlerweile wurde die Komponenten-basierte Diagnostik zur Epitop-bezogenen Diagnostik erweitert und Patientenseren auf IgE-Bindung gegen kurze Peptide getestet, die die IgE-Bindungsstellen repräsentieren. Das IgE von Erdnuss-allergischen Kindern mit schwereren Symptomen war gegen eine größere Anzahl von Peptiden von Ara h 1, 2 und 3 gerichtet (Flinterman et al. 2008). Die Epitop-basierte Diagnostik ist allerdings noch nicht für die klinische Anwendung verfügbar.

Fazit für den klinischen Alltag

Die meisten primären Allergien gegen Hülsenfrüchte, Nüsse und Samen in Mitteleuropa mit systemischen, z. T. schweren Reaktionen entstehen durch Speicherproteine. Die molekulare Allergiediagnostik hat ihr größtes Potenzial zurzeit in der Abgrenzung dieser primären Allergien von einer pollenassoziierten Nahrungsmittelallergie, besonders bei unklarer Anamnese. Die klinische Relevanz einer (serologischen) Kreuzreaktivität zwischen verschiedenen Hülsenfrüchten, Nüssen und Samen lässt sich bisher auch mit Komponenten-bezogener Diagnostik nicht sicher ableiten. Nach wie vor bleibt daher die orale Nahrungsmittelprovokation zum Ausschluss bzw. endgültigen Nachweis einer klinischen Reaktion in den meisten Fällen unverzichtbar (Nicolaou u. Custovic 2011).

Literatur

Barre A, Jacquet G, et al. (2007) Homology modelling and conformational analysis of IgE-binding epitopes of Ara h 3 and other legumin allergens with a cupin fold from tree nuts. Mol Immunol 44: 3243–3255

Beyer K, Morrow E, et al. (2001) Effects of cooking methods on peanut allergenicity. J Allergy Clin Immunol 107: 1077–1081

Beyer K, Grabenhenrich L, et al. (2015) Predictive values of component-specific IgE for the outcome of peanut and hazelnut food challenges in children. Allergy 70: 90–98

Literatur

Bublin M, Breiteneder H (2014) Cross-reactivity of peanut allergens. Curr Allergy Asthma Rep 14: 426

Bublin M, Kostadinova M, et al. (2013) IgE cross-reactivity between the major peanut allergen Ara h 2 and the nonhomologous allergens Ara h 1 and Ara h 3. J Allergy Clin Immunol 132: 118–124

Chassaigne H, Tregoat V, et al. (2009) Resolution and identification of major peanut allergens using a combination of fluorescence two-dimensional differential gel electrophoresis, Western blotting and Q-TOF mass spectrometry. J Proteomics 72: 511–526

Dooper MM, Plassen C, et al. (2009) Immunoglobulin E cross-reactivity between lupine conglutins and peanut allergens in serum of lupine-allergic individuals. J Invest Allergol Clin Immunol 19: 283–291

Eller E, Bindslev-Jensen C (2013) Clinical value of component-resolved diagnostics in peanut-allergic patients. Allergy 68: 190–194

Flinterman AE, Knol EF, et al. (2008) Peanut epitopes for IgE and IgG4 in peanut-sensitized children in relation to severity of peanut allergy. J Allergy Clin Immunol 121: 737–743

Hebling CM, McFarland MA, et al. (2013) Global proteomic screening of protein allergens and advanced glycation endproducts in thermally processed peanuts. J Agric Food Chem 61: 5638–5648

Klemans RJ, Otte D, et al. (2013) The diagnostic value of specific IgE to Ara h 2 to predict peanut allergy in children is comparable to a validated and updated diagnostic prediction model. J Allergy Clin Immunol 131: 157–163

de Leon MP, Drew AC, et al. (2007) IgE cross-reactivity between the major peanut allergen Ara h 2 and tree nut allergens. Mol Immunol 44: 463–471

Maleki SJ, Teuber SS, et al. (2011) Computationally predicted IgE epitopes of walnut allergens contribute to cross-reactivity with peanuts. Allergy 66: 1522–1529

Masthoff LJ, Mattsson L, et al. (2013) Sensitization to Cor a 9 and Cor a 14 is highly specific for a hazelnut allergy with objective symptoms in Dutch children and adults. J Allergy Clin Immunol 132: 393–399

Nicolaou N, Custovic A (2011) Molecular diagnosis of peanut and legume allergy. Curr Opin Allergy Clin Immunol 11: 222–228

Peeters KA, Koppelman SJ, et al. (2009) Clinical relevance of sensitization to lupine in peanut-sensitized adults. Allergy 64: 549–555

Shewry PR, Napier JA, et al. (1995) Seed Storage Proteins – Structures and Biosynthesis. Plant Cell 7: 945–956

Sicherer SH (2001) Clinical implications of cross-reactive food allergens. J Allergy Clin Immunol 108: 881–890

Sirvent S, Akotenou M, et al. (2012) The 11S globulin Sin a 2 from yellow mustard seeds shows IgE cross-reactivity with homologous counterparts from tree nuts and peanut. Clin Transl Allergy 2: 23

Sirvent S, Canto B, et al. (2014a) Act d 12 and Act d 13: two novel, masked, relevant allergens in kiwifruit seeds. J Allergy Clin Immunol 133: 1765–1767

Sirvent S, Cantó B, et al. (2014b) Detailed characterization of Act d 12 and Act d 13 from kiwi seeds: implication in IgE cross-reactivity with peanut and tree nuts. Allergy doi:10.1111/all.12486

Varga EM, Kollmann D, et al. (2011) Anaphylaxis to buckwheat in an atopic child: a risk factor for severe allergy to nuts and seeds? Int Arch Allergy Immunol 156: 112–116

Villalta D, Conte M, et al. (2013) Isolated IgE reactivity to native walnut vicilin-like protein (nJug r 2) on ISAC microarray is due to cross-reactive carbohydrate epitopes. Clin Chem Lab Med 51: 1991–1995

Vissers YM, Blanc F, et al. (2011) Effect of heating and glycation on the allergenicity of 2S albumins (Ara h 2/6) from peanut. PLoS One 6: e23998

Willison LN, Tawde P, et al. (2008) Pistachio vicilin, Pis v 3, is immunoglobulin E-reactive and cross-reacts with the homologous cashew allergen, Ana o 1. Clin Exp Allergy 38: 1229–1238

Kreuzreaktive Kohlenhydratepitope – diagnostische und klinische Bedeutung

U. Jappe, M. Raulf

6.1 Einleitung – 75
6.1.1 Kreuzreaktive Kohlenhydratdeterminanten – 76

6.2 Allergenquellen – 77
6.2.1 „Klassische" CCDs – 77
6.2.2 Galaktose-α-1,3-Galaktose – 77

6.3 Strukturinformationen – 77
6.3.1 „Klassische" CCDs – 77
6.3.2 Galaktose-α-1,3-Galaktose – 77

6.4 Häufigkeit der Sensibilisierung und Allergenität – 77
6.4.1 „Klassische" CCDs – 77
6.4.2 Galaktose-α-1,3-Galaktose – 78

6.5 Einordnung als Major- bzw Minorallergen – 78

6.6 Klinische Einschätzung der Allergenität – 79
6.6.1 „Klassische" CCDs – 79
6.6.2 Galaktose-α-1,3-Galaktose – 80

Der Beitrag basiert auf einer Publikation der Autoren, die 2013 im Allergo Journal erschienen ist (Jappe U, Petersen A, Raulf-Heimsoth M: Allergische Soforttypreaktionen und kreuzreaktive Kohlenhydratepitope (CCD). Allergo J 2013; 22: 25–32) und nun als Buchkapitel aktualisiert und erweitert wurde.
Wir danken Herrn Dr. Ozan Angün, Universitäts-Hautklinik Lübeck, für die grafische Gestaltung der
◘ Abb. 6.1 und Herrn Prof. Dr. Arnd Petersen, Forschungszentrum Borstel, für die Erstellung der ◘ Abb. 6.2 und die kritische Durchsicht des Manuskripts.

J. Kleine-Tebbe, T. Jakob (Hrsg.), *Molekulare Allergiediagnostik*,
DOI 10.1007/978-3-662-45221-9_6, © Springer-Verlag Berlin Heidelberg 2015

6.7	Derzeit noch unbeantwortete Fragen	– 80
6.8	Bedeutung für die allergologische Diagnostik, Verfügbarkeit für In-vitro- bzw. In-vivo-Tests	– 81
6.8.1	„Klassische" CCDs – 81	
6.8.2	Galaktose-α-1,3-Galaktose – 83	
6.9	Einschätzung der klinischen Relevanz	– 83
6.9.1	„Klassische" CCDs – 83	
6.9.2	Galaktose-α-1,3-Galaktose – 85	
	Literatur – 85	

Zum Einstieg

Viele Allergene sind Glykoproteine, wobei die IgE-Reaktivität der entsprechenden Kohlenhydratbestandteile selten mit klinischer Relevanz einherzugehen scheint. Das verhält sich für ein in Geweben von Säugetieren (mit Ausnahme der Primaten), bei Neuweltaffen und Halbaffen vorkommendes Kohlenhydratepitop, die Galaktose-α-1,3-Galaktose (α-Gal) anders. IgE-Antikörper gegen α-Gal (Anti-α-Gal-IgE) sind nicht nur mit schweren allergischen Reaktionen assoziiert, sondern auch mit einer verzögert auftretenden Anaphylaxie. Die allergologisch relevanten Kohlenhydratdeterminanten unterscheiden sich somit hinsichtlich ihrer Struktur, ihres Vorkommens, ihrer Assoziation zu klinischen Symptomen und deren Schweregrad erheblich.

Abkürzungsliste

α-Gal – Galaktose-α-1,3-Galaktose
CAP – „capsulated hydrophilic carrier polymer"
CCD – „cross-reactive carbohydrate determinant", kreuzreaktive Kohlenhydratdeterminante
Fab – „fragment antigen binding"
FEIA – „fluorescent enzyme immunoassay"
HSA – humanes Serumalbumin
HRP – „horseradish peroxidase", Meerrettichperoxidase
IgA – Immunglobulin A
IgE – Immunglobulin E
IgG – Immunglobulin G
MBP – Maltosebindeprotein
MMX – Man-α-1-6-(Man-α-1-3)-(Xyl-β-1-2)-Man-β-1-4-GlcNAc-β-1-4-GlcNAc
α-D-mannosyl-(1->6)-[α-D-mannosyl-(1->3)]-[β-D-xylosyl-(1->2)]-β-D-mannosyl-(1->4)-N-acetyl-β-D-glukosaminyl-(1->4)-N-acetyl-D-glucosamine

MMXF3 – Man-α-1-6-(Man-α-1-3)-(Xyl-β-1-2)-Man-β-1-4-GlcNAc-β-1-4-(Fuc-α-1-3)-GlcNAc
α-D-mannosyl-(1->6)-[α-D-mannosyl-(1->3)]-[β-D-xylosyl-(1->2)]-β-D-mannosyl-(1->4)-N-acetyl-β-D-glucosaminyl-(1->4)]-N-acetyl-D-glucosamine

MUXF – Man-α-1-6-(Xyl-β-1-2)-Man-β-1-4-GlcNAc-β-1-4-(Fuc-α-1-3)-GlcNAc
α-D-mannosyl-(1->6)-[β-D-xylosyl-(1->2)]-β-D-mannosyl-(1->4)-N-acetyl-β-D-glucosaminyl-(1->4)]-[α-L-fucosyl-(1->3)]-N-acetyl-D-glucosamine

MMF3F6 – Man-α-1-6-(Man-α-1-3)-Man-β-1-4-GlcNAc-β-1-4-(Fuc-α-1-3)-(Fuc-α-1-6)-GlcNAc
α-D-mannosyl-(1->6)-[α-D-mannosyl-(1->3)]-β-D-mannosyl-(1->4)-N-acetyl-β-D-glucosaminyl-(1->4)]-[α-L-fucosyl-(1->3)]-[α-L-fucosyl-(1->6)]-N-acetyl-D-glucosamine

6.1 Einleitung

Die wichtigsten allergologisch relevanten Proteinfamilien sind die Bet v 1-Superfamilie, die Cupine, die Lipid-Transfer-Proteine (LTP), die Profiline und die kreuzreaktiven Kohlenhydratepitope (englisch: „cross-reactive carbohydrate determinants", CCD), so genannt, da sie für viele verschiedene Kreuzreaktionen verantwortlich sind. Unter einer Kreuzreaktion wird die Bindung von Antikörpern an bzw. die Aktivierung spezifisch sensibilisierter T-Lymphozyten mit unterschiedlichen Substanzen (Proteine, Kohlenhydrate, Glykoproteine) verstanden, die identische oder ähnliche antigene Determinanten aufweisen. Dies kann zum einen auf einer hochgradigen Sequenzähnlichkeit (lineare Epitope), zum anderen auf der Ähnlichkeit der 3D-Struktur (Konformation, Konformationsepitope) beruhen.

Da Pflanzenallergene zumeist Glykoproteine sind und gehäuft in Pollen, besonders Gräserpollen, sowie in pflanzlichen Nahrungsmitteln und Naturlatex vorkommen, findet man gegen CCD gerichtete IgE-Antikörper vornehmlich in Seren von Patienten mit multiplen Sensibilisierungen gegen pflanzliche Allergene. Kohlenhydrate liegen als Seitenketten vor, daher sind sie exponiert und können leicht eine immunogene Bindungsstelle, z. B. für IgE-Antikörper, darstellen. Das führt zu Schwierigkeiten bei der Identifikation der für eine oft schwere Symptomatik ursächlichen Allergene. Der Nachweis von IgE-Antikörpern gegen CCD ist spezifisch und richtig positiv, korreliert aber oft nicht mit der Klinik.

Die rekombinanten Allergene, wie sie derzeit mehr und mehr in der allergologischen Labordiagnostik eingesetzt werden, weisen keine CCD auf, wenn sie in *Escherichia coli* (*E. coli*) exprimiert werden, da *E. coli*, dasjenige Bakterium, das zur Massenproduktion von rekombinanten Proteinen (Allergenen) verwendet wird, nicht in der Lage ist, Proteine mit posttranslationaler Modifikation wie z. B. einer Glykosylierung herzustellen. Dies muss bei der Diagnostik gerade zur Aufklärung von Kreuzreaktionen berücksichtigt werden.

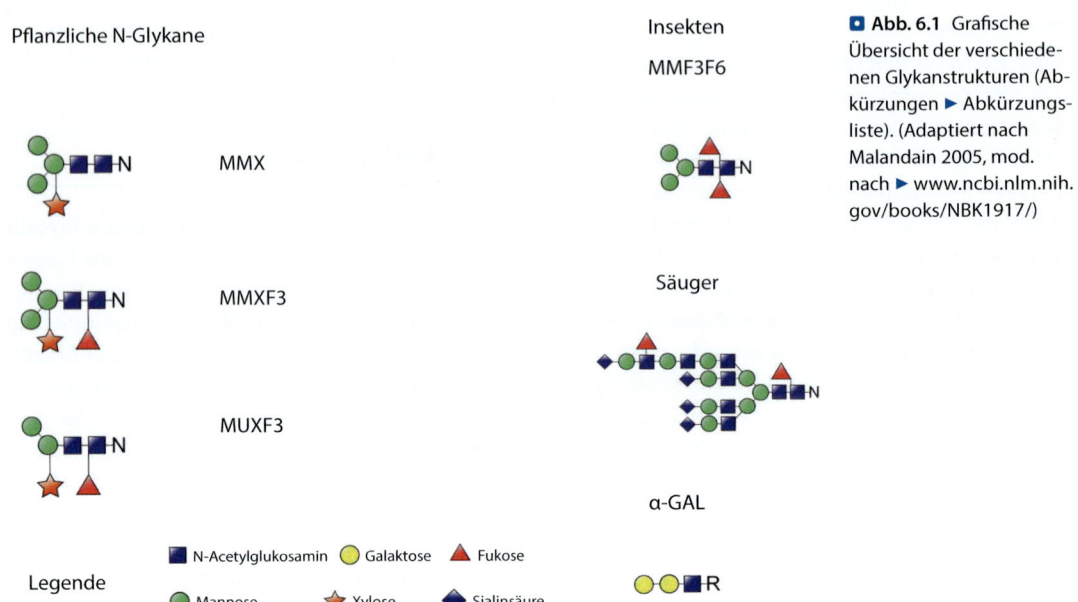

Abb. 6.1 Grafische Übersicht der verschiedenen Glykanstrukturen (Abkürzungen ▶ Abkürzungsliste). (Adaptiert nach Malandain 2005, mod. nach ▶ www.ncbi.nlm.nih.gov/books/NBK1917/)

6.1.1 Kreuzreaktive Kohlenhydratdeterminanten

Glykosylierungen von Proteinen stellen die häufigste Form der Proteinmodifikation in Pflanzen, Tieren und Bakterien dar. Im Rahmen der komplexen Glykoproteinbiosynthese werden Kohlenhydratketten schrittweise erzeugt und anschließend kovalent an Aminosäurereste eines Glykoproteins gebunden. Dabei variieren die gebundenen Kohlenhydratreste stark in ihrer Größe (von Monosacchariden über Di- und Oligosaccharide bis zu Polysacchariden). Die an ein Glykoprotein angehängten Kohlenhydratketten können z. B. vor Proteasen schützen, sie können die Funktionalität, die korrekte Faltung, die Löslichkeit und/oder den intrazellulären Transport des Glykoproteins beeinflussen. Je nachdem, ob die Kohlenhydratseitenkette über eine OH-Gruppe (im Falle von Serin oder Threonin) oder eine NH-Gruppe (Asparagin) mit der Aminosäure verknüpft wird, bezeichnet man die entstandene Bindung als O-glykosidisch oder als N-glykosidisch. Gut untersuchte Kohlenhydratdeterminanten basieren auf den Monosacchariden Fukose (eine Hexose) und Xylose (eine Pentose) (Kohlenhydratepitope vom MMXF- und MUXF-Typ) (◘ Abb. 6.1).

Glykoproteine von Pflanzen und Invertebraten enthalten ähnliche fukosylierte und/oder xylosylierte N-Glykane. Da diese Modifikationen bei Säugetieren nicht vorkommen, besitzen sie eine ausgeprägte Immunogenität. Das weit verbreitete Vorkommen von Fukose und Xylose auf pflanzlichen N-Glykanen, aber auch auf solchen von Invertebraten, erklärt die ausgeprägte Kreuzreaktivität, die ihnen den Namen gibt: kreuzreaktive Kohlenhydratdeterminanten (Aalberse et al. 1981). Das erste allergene Protein, welches im Detail im Hinblick auf seine N-verknüpften Kohlenhydrate untersucht worden ist, war seinerzeit die Phospholipase A_2 des Bienengifts (Weber et al. 1987). Inzwischen gilt es als erwiesen, dass Xylose- und Fukosereste bedeutsame Elemente sowohl für die IgE-Bindung an pflanzliche Glykoproteine als auch für die Kreuzreaktivität darstellen (Jappe u. Raulf-Heimsoth 2007, 2008; van Ree et al. 2000).

Ein neu identifiziertes Allergen im Säugetierfleisch, welches mit schweren allergischen Reaktionen – z. T. einer verzögert auftretenden Anaphylaxie – assoziiert ist (Chung et al. 2008), ist kein Protein, sondern ebenfalls ein Kohlenhydratepitop. Dieses erst vor relativ kurzer Zeit entdeckte Phänomen leitete einen Paradigmenwechsel bezüglich der als eher geringgradig eingeschätzten klinischen Bedeutung der Kohlenhydratepitope ein.

Im Folgenden werden die wichtigsten Charakteristika der allergologisch relevanten Kohlenhydratdeterminanten dargestellt.

6.2 Allergenquellen

6.2.1 „Klassische" CCDs

Die „klassischen" CCDs kommen in Pollen, pflanzlichen Nahrungsmitteln, Gliedertieren, Mollusken und einigen pathogenen Helminthen vor (◘ Abb. 6.2).

6.2.2 Galaktose-α-1,3-Galaktose

Galaktose-α-1,3-Galaktose (α-Gal) ist eine ubiquitäre Zuckerstruktur auf Zellen und Geweben aller Säugetiere, die keine Primaten sind, sowie bei Neuweltaffen und Halbaffen (Jappe 2012). Daher ist die Allergenquelle Säugetierfleisch, nicht Fisch oder Geflügel. Eine zweite Allergenquelle können Therapieantikörper sein. Der Fab-Anteil der schweren Kette von Cetuximab ist mit einer Reihe von Zuckern bei Aspartatrest N88 glykosyliert, einschließlich α-Gal und der Sialinsäure N-Glykolylneuraminsäure (Qian et al. 2007). Des Weiteren wurde beschrieben, dass einige Patienten mit einer Katzenallergie spezifisches IgE gegen ein Kohlenhydratepitop auf Katzen-IgA haben, bei welchem es sich um α-Gal handelt (Adedoyin et al. 2007).

6.3 Strukturinformationen

6.3.1 „Klassische" CCDs

Im Wesentlichen lassen sich CCDs des Pflanzenreichs, der Gliedertiere und Mollusken in zwei Typen unterscheiden: MMXF und MUXF. Es handelt sich um N-Glykane mit α-1,3-gebundener Fukose, wie sie insbesondere bei Insekten und im gesamten Pflanzenreich – nicht aber bei Säugetieren – weit verbreitet sind. Bei Pflanzen kann zusätzlich Xylose an der Position 2 des Glykangrundgerüsts eine antigene Determinante darstellen (◘ Abb. 6.1).

6.3.2 Galaktose-α-1,3-Galaktose

Das Epitop α-Gal ist ein Disaccharid, welches wiederum Bestandteil von Oligosacchariden ist. α-Gal-Verknüpfungen finden sich auch im Blutgruppenantigen B der niederen Säuger.

6.4 Häufigkeit der Sensibilisierung und Allergenität

6.4.1 „Klassische" CCDs

Allergene Glykoproteine können bis zu 30 % Kohlenhydratseitenketten aufweisen. Die CCDs vom MMXF- und MUXF-Typ sind Panallergene. Daher finden sich Anti-CCD-IgE-Antikörper in Seren von Patienten mit Sensibilisierungen gegen verschiedene Allergene. Aktuelle Daten von Holzweber et al. belegen eine Anti-CCD-IgE-Inzidenz von 22 % in 6000 getesteten Allergikerseren (Holzweber et al. 2013). Es gibt noch keine gesicherten Daten darüber, ob CCDs primär einen Menschen sensibilisieren können. Bislang kennt man die Inhalation von Gräser- sowie Ambrosiapollenallergenen, die besonders glykoproteinreich sind (Jappe u. Raulf-Heimsoth 2008), und Hymenopterenstiche als Sensibilisierungswege für die Produktion spezifischer IgE-Antikörper gegen CCDs (Jappe u. Raulf-Heimsoth 2008). Dabei scheinen die Insektengifte das höhere Sensibilisierungspotenzial aufzuweisen, da die natürliche Exposition – also die mittels „Feldstich" – offenbar zu einem vorübergehenden Anstieg der Anti-CCD-IgE führt, während die Exposition gegenüber Pollenallergenen während der relevanten Saison einen entsprechenden Anstieg nicht verursacht (Jappe u. Raulf-Heimsoth 2007).

Die Angaben zur Häufigkeit, in der Insektengiftallergiker IgE gegen CCDs aufweisen, variieren je nach Studie. Eigenen Untersuchungen zufolge sind bis zu 72 % der Insektengiftallergiker anti-CCD-IgE-positiv (Jappe et al. 2006).

Zur Prävalenz der Anti-CCD-IgE bei Patienten mit Nahrungsmittelallergie gibt es nur wenige Daten. 10–50 % derjenigen, die auf Zucchini, Sellerie, Karotte und Tomate sensibilisiert waren, hatten Anti-CCD-IgE im Serum (Jappe u. Raulf-Heimsoth 2008).

Auch zur Prävalenz und klinischen Relevanz von Anti-CCD-IgE bei Patienten mit berufsbedingter Inhalationsallergie sind die Daten rar. Während „echte" Latexallergiker aus dem Gesundheitswesen nur zu einem sehr geringen Prozentsatz spezifische IgE-Reaktionen auf CCD (Raulf-Heimsoth et al. 2007) aufwiesen, haben polysensibilisierte Personen mit latexspezifischen IgE-Antikörpern ohne nachweisbare Latexexposition häufig Anti-CCD-IgE im Serum. Auch bei Beschäftigten aus der holzverarbeitenden Industrie mit IgE-Antikörpern gegen Buchenholz und Kiefernholz konnten insbesondere bei allen Doppelsensibilisierten auch spezifische IgE-Antikörper gegen CCDs detektiert werden (Kespohl et al. 2010). Die weitere Charakterisierung zeigte, dass bei Beschäftigten ohne allergische Symptome die IgE-Bindung überwiegend auf Glykanstrukturen beruhte. Bei Beschäftigten mit allergischen Symptomen variierte die IgE-Bindung auf Holzstaub und wurde sowohl ausschließlich auf Proteinen, als auch gemischt auf Proteinen und Glykanstrukturen, sowie ausschließlich auf Glykanstrukturen festgestellt (Kespohl et al. 2012). Palacin et al. (2008) beschrieben z. B. die mögliche Assoziation zwischen respiratorischer Allergie auf Getreidemehle als Bäckerasthma und einer Kiwiallergie auf der Basis kreuzreaktiver Kohlenhydratdeterminanten und Thiolproteasen, die sie für einige Patienten als ursächlich für die Weizen-Kiwi-Kreuzreaktion nachwiesen.

6.4.2 Galaktose-α-1,3-Galaktose

α-Gal ist eine ubiquitäre Zuckerstruktur auf Zellen und Geweben aller Säugetiere, die keine Primaten sind, sowie bei Neuweltaffen und Halbaffen. Bei höheren Primaten und Menschen ist das die α-1,3-Galactosyltransferase kodierende Gen nicht funktional, daher können diese Spezies α-Gal nicht produzieren. Im Gegenteil produzieren die α-Gal-negativen Tiere IgG-Antikörper, die spezifisch für dieses Oligosaccharid sind (Jappe 2012). Das natürlich vorkommende IgG gegen α-Gal ist für die hyperakute Abstoßungsreaktion von Xenotransplantationen vom Schwein auf den Primaten verantwortlich (Jappe 2012). Die Allergenität wurde erkannt, als in den USA anaphylaktische Reaktionen nach Erstapplikation des Therapieantikörpers Cetuximab auf IgE-Antikörper gegen α-Gal zurückgeführt werden konnten (Chung et al. 2008). Cetuximab ist ein chimärer Maus-Mensch-IgG-1-monoklonaler Antikörper gegen den epidermalen Wachstumsfaktorrezeptor, der in Mausmyelomzellen produziert wird und der auf seinem murinen Teil α-Gal trägt. Die Patienten wiesen bereits vor der Therapie Anti-α-Gal-IgE auf, und es fiel hinsichtlich der Reaktionen auf den Therapieantikörper Cetuximab eine geografische Häufung in Tennessee, Arkansas, North Carolina, Missouri und Virginia auf, was zu Untersuchungen nach dem Sensibilisierungsweg Anlass gab. Die Tatsache, dass α-Gal auf beiden Fab-Segmenten des Cetuximab-Antikörpers vorliegt, könnte die effiziente, paarweise Vernetzung der IgE-Antikörper auf Mastzellen begünstigen.

Derzeit häufen sich Hinweise für rotes Säugetierfleisch, Zeckenstiche und Helminthenbefall als Ursache der Sensibilisierung gegen α-Gal (Jappe 2012, 2015).

6.5 Einordnung als Major- bzw Minorallergen

CCDs vom MMXF- und MUXF-Typ wurden bislang nicht in Major- bzw. Minorallergene kategorisiert, sondern die entsprechend glykosylierten Allergene (Glykoproteine) wie z. B. das Ara h 1, ein Speicherprotein der Erdnuss (◘ Abb. 6.2). Act d 2 der Kiwifrucht, kürzlich als ein Majorallergen bei spanischen Erwachsenen mit Kiwifruchtallergie identifiziert (Palacin et al. 2008), ist ein glykosyliertes Allergen. Act d 2 ist genau wie das Thaumatin-ähnliche Allergen des Apfels, Mal d 2, ein Glykoprotein mit komplexen Asparagin-verknüpften Glykanen. Allergene im Naturlatex (Hev b 2) (Palacin et al. 2011) und in Olivenpollen (Ole e 9) (Palacin et al. 2011) hingegen sind N-glykosylierte Glukanasen. Sie scheinen eine Rolle bei der Kreuzreaktivität zwischen Latex bzw. Pollen und pflanzlichen Nahrungsmittelallergenen zu spielen und stellen allgemein Minorallergene dar, obwohl die Sensibilisierung gegen Ole e 9 in geografischen Gebieten mit sehr hoher Olivenpollenexposition signifikant ansteigt (Palacin et al. 2011).

Für α-Gal wurde eine solche Unterteilung noch nicht vorgenommen. Die Tendenz bei zunehmender Datenfülle geht allerdings in Richtung der möglichen Klassifizierung als Majorallergen bei verzögerter Fleischallergie.

6.6 · Klinische Einschätzung der Allergenität

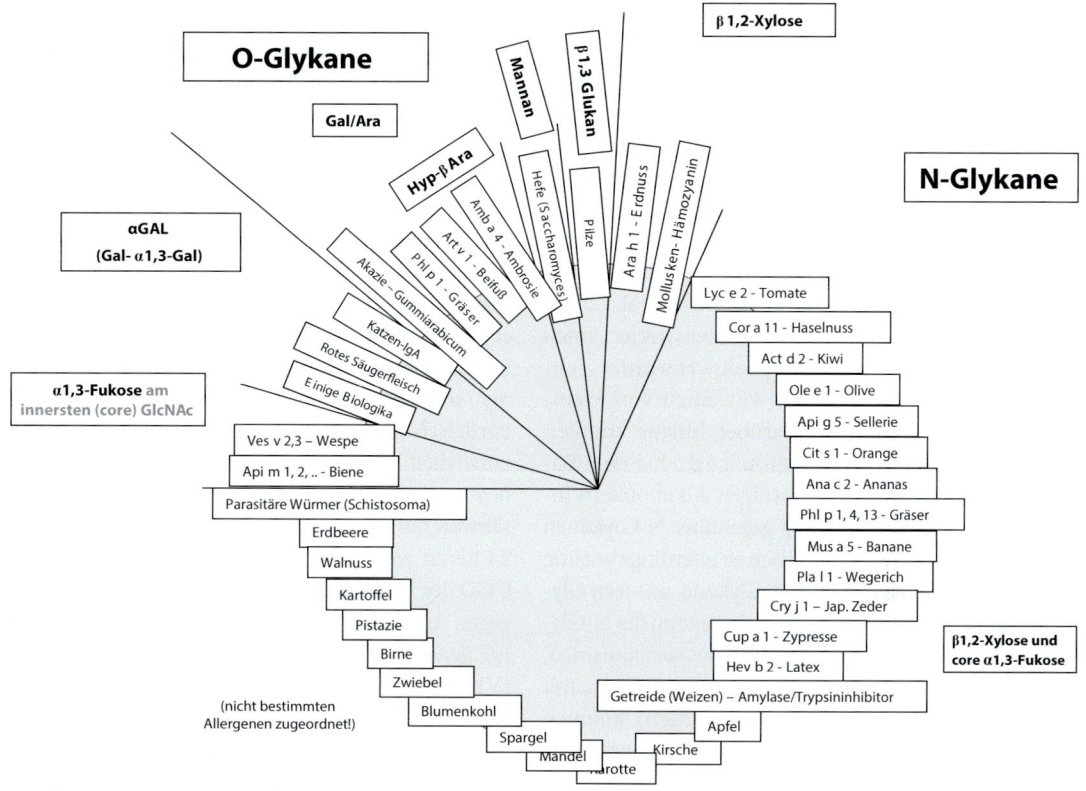

Abb. 6.2 Darstellung von Allergenquellen und Einzelallergenen mit IgE-bindenden Kohlenhydratstrukturen. Die Allergenquellen wurden gruppiert in die N- und O-Glykane sowie in zusammengehörige Untergruppen, soweit die IgE-bindenden Epitope bereits identifiziert worden sind

6.6 Klinische Einschätzung der Allergenität

6.6.1 „Klassische" CCDs

> CCDs sind laut Altmann (2007) diejenigen Epitope, gegenüber denen Menschen am häufigsten exponiert sind, die aber nicht in Wirbeltieren vorkommen. Das macht sie so immunogen.

Die Allergenität (potenziell klinisch relevant werdende Sensibilisierung) wird dabei u. a. durch das multivalente Vorliegen von Kohlenhydratdeterminanten in einem Protein bestimmt. Dies ermöglicht, dass spezifisch gegen diese Strukturen gerichtete IgE-Antikörper zur Quervernetzung führen und somit Mediatoren freigesetzt werden.

Ein additiver Faktor der Sensibilisierung scheint Alkoholkonsum zu sein. Seren von Alkoholikern weisen eine hohe Prävalenz von IgE-Antikörpern gegenüber Pollen, Insektengiften (Gonzalez-Quintela et al. 2008) und Latex (Coutinho et al. 2008) auf und zeigen in Multiallergen-IgE-Tests (Gonzalez-Quintela et al. 2009) häufiger eine positive Reaktion. Mehrere Studien konnten einen erhöhten IgE-Titer gegenüber CCDs bei Alkoholikern nachweisen (Coutinho et al. 2008, Gonzalez-Quintela et al. 2008, Vidal et al. 2009), wobei die Mechanismen und auch die biologische Relevanz dieser Beobachtung bislang ungeklärt sind. Alkohol (Ethanol) ist ein starker Immunmodulator, welcher die Immunreaktionen in Richtung Th2-Antwort verändern kann (Heinz u. Waltenbaugh 2007, Linneberg et al. 2008). Alkoholkonsum ist mit ansteigenden Konzentrationen des Gesamt-IgE im Serum sowohl bei Menschen als auch im Rahmen tierexperimenteller Studien assoziiert. Theoretisch könnte der Glykoproteingehalt alkoholischer Getränke eine Rolle spielen. Trauben und Weine enthalten Proteine, die in seltenen Fällen klinisch relevante Sensibilisierungen auslösen können (Pastorello et al. 2003, Vassilopoulou et al. 2007). Zusätzlich könnten Hymenopterengiftallergene während der ersten Prozessierungsschritte in den Wein gelangt sein (Armentia et al. 2007).

Eine Studie von Gonzáles-Quintela et al. (2011) gibt Hinweise darauf, dass ein nennenswerter Anteil von Alkoholikern, welche hospitalisiert wurden, IgE-Reaktivität gegenüber den N-Glykanen von Weinglykoproteinen aufweist. Darüber hinaus konnten N-Glykane und Weinglykoproteinextrakte eine Basophilenaktivierung bei denjenigen Alkoholikern induzieren, welche hochgradig gegenüber N-Glykanen sensibilisiert waren. Methodisch ist allerdings wichtig zu erwähnen, dass nicht die N-Glykane, sondern Glykankonjugate (an ein Trägerprotein gekoppelte N-Glykane) eingesetzt wurden. Spezifische Mechanismen, die die CCD-Exposition bei Alkoholikern und somit die Nahrungsmittelsensibilisierung fördern, könnten eine gesteigerte intestinale Permeabilität oder der verminderte Proteinverdau durch einen veränderten gastrischen Verdau sein (Untersmayr u. Jensen-Jarolim 2008). Auch die endotheliale Dysfunktion könnte bei der CCD-Sensibilisierung von Alkoholikern eine Rolle spielen (Di Gennaro et al. 2007). Eine alkoholinduzierte Gastritis z. B. steigert die Sensibilisierung gegenüber Nahrungsmittelallergenen bei Mäusen (Andrade et al. 2006). Insgesamt bestätigten die Daten der Studie von Gonzales-Quintela et al. im Jahr 2011 allerdings die Beobachtung, dass CCDs eher eine geringgradige biologische Aktivität in vivo aufweisen. Kein Patient dieser Studie mit CCD-Sensibilisierung wies Symptome einer Nahrungsmittelallergie auf, nachdem er CCD-haltige Nahrungsmittel oder alkoholische Getränke konsumiert hatte (Gonzalez-Quintela et al. 2011). Darüber hinaus waren Pricktests mit CCD-tragenden Allergenen bei Patienten mit spezifischem IgE gegenüber diesen Allergenen negativ. Die Diskrepanz zwischen starker In-vitro-Aktivität im Basophilenaktivierungstest und fehlender In-vivo-Aktivität der Anti-CCD-IgE interpretieren Gonzalez-Quintela et al. als bislang unbekannte Toleranzmechanismen.

Insgesamt gibt es also Hinweise für beides: Alkoholkonsum, der mit asymptomatischer Sensibilisierung gegenüber Nahrungsmitteln einhergeht, aber auch mit symptomatischer Nahrungsmittelallergie assoziiert sein kann (Serghini-Idrissi et al. 2001).

6.6.2 Galaktose-α-1,3-Galaktose

Zuerst wurden Patienten mit allergischen Reaktionen gegenüber Rindfleisch auf IgE-Antikörper gegen α-Gal untersucht (Commins et al. 2009). Commins et al. identifizierten 24 Patienten, bei denen wiederholte Ereignisse einer Anaphylaxie, von Angioödemen und Urtikaria infolge des Genusses von Säugetierfleisch aufgetreten waren und die IgE gegen α-Gal entwickelt hatten. Die Patienten wiesen zudem eine um mehrere Stunden verzögerte Entwicklung der schwereren systemischen Symptome auf. Nur 3 von 24 Seren waren IgE-positiv gegen das „klassische" CCD des Bromelain. Andererseits zeigten Seren, die gegen Bromelain hochtitrig IgE-positiv waren, keine IgE gegen α-Gal. Laminin-γ1 (240 kDa) und die α1-(VI-)Kette (140 kDa) des Kollagens sind dominante IgE-reaktive Proteine im Rindfleischextrakt (*Bos taurus*) für japanische Patienten mit Fleischallergie. Durch Inhibitionsexperimente konnte gezeigt werden, dass α-Gal für die IgE-Reaktivität dieser Proteine verantwortlich ist (Takahashi et al. 2014).

6.7 Derzeit noch unbeantwortete Fragen

Angesichts der Tatsache, dass Alkoholgenuss ein additiver Faktor zu sein scheint, ist zu überprüfen, ob sich die klassischen CCDs der Glykoproteine in Nahrungsmittelallergenquellen nicht zu Majorallergenen entwickeln könnten.

Bezüglich der Anti-α-Gal-IgE-Antikörper ist offen, in welcher Konstellation und in welcher Konzentration sie für Allergiesymptome verantwortlich sind. Des Weiteren scheint die Assoziation von α-Gal zu benachbarten Peptidstrukturen bezüglich der IgE-Bindung relevant zu sein (Jappe, unveröffentlichte Daten). Die Ursache der mit Anti-α-Gal-IgE einhergehenden, verzögert auftretenden Anaphylaxie nach Fleisch- und Innereiengenuss ist bislang ebenfalls ungeklärt. Ein möglicher Einfluss von Alkoholgenuss, wie für die klassischen CCDs beschrieben, wurde bislang nicht untersucht. Hypothesen zur Ursache der Verzögerung des Anaphylaxieeintritts beschäftigen sich mit einer möglichen Lipidassoziation (Jappe 2015). Je fetter die Fleischmahlzeit, desto zuverlässiger waren die Provokationstestungen mit Fleisch positiv und desto schwerer die Reaktionen (Commins u. Platts-Mills 2013).

Eine klare Abhängigkeit besteht zwischen Applikationsweg und Geschwindigkeit der Reaktion auf α-Gal: Die intravenöse Gabe von Cetuximab bzw. Gelatine-haltigen Medikamenten induziert eine Soforttypanaphylaxie, während sich eine verzögerte Anaphylaxie vornehmlich nach Genuss von Säugetierfleisch bzw. entsprechenden Produkten entwickelt (Chung et al. 2008, Commins et al. 2009, Mullins et al. 2012). Die Aufklärung der Sensibilisierungswege ist noch nicht abgeschlossen.

Die Frage, ob diese Patienten Säugetierfleisch meiden sollten, ist ebenfalls noch nicht endgültig geklärt. Es gibt Hinweise auf eine Dosisabhängigkeit der Fleischallergie. Unklar sind aber noch die Größe der Portionen sowie der Einfluss der Prozessierung und der Aufbereitung auf die klinische Reaktion.

6.8 Bedeutung für die allergologische Diagnostik, Verfügbarkeit für In-vitro- bzw. In-vivo-Tests

6.8.1 „Klassische" CCDs

CCDs stehen als solches für die In-vivo-Testung nicht zur Verfügung. Für die In-vitro-Diagnostik haben sich die natürlichen Glykoproteine Bromelain, Meerrettichperoxidase (HRP) und Ascorbatoxidase als Screening-Tools bewährt, wobei HRP die höhere Sensitivität hat (Jappe et al. 2006). MUXF, die Glykankomponente des Bromelain, welche bereits ohne den Peptidanteil für die In-vitro-Diagnostik zur Verfügung steht, ist der HRP an Sensitivität sowie Spezifität unterlegen (Jappe, unveröffentlichte Daten). Mit den genannten CCD-Tools lässt sich der spezifische Nachweis für Anti-CCD-IgE führen. Allein der Einsatz der CCD-Tools erlaubt allerdings nicht festzustellen, ob die IgE-Bindung an eine bestimmte Allergenquelle ausschließlich auf CCDs beruht, oder ob hier noch zusätzliche Peptidepitope erkannt werden bzw. proteinspezifische IgE-Antikörper beteiligt sind. Inhibitionstestungen erhöhen die Spezifität der Testung, sind aber aufwendig und haben sich bislang nicht in der Routine durchgesetzt (◘ Abb. 6.3).

Die Arbeitsgruppe um Friedrich Altmann in Wien hat semisynthetische Konjugate hergestellt, zunächst ein CCD (ohne Peptidkomponente), gekoppelt an Rinderserumalbumin, dann MUXF gekoppelt an humanes Serumalbumin. Dieses wurde so gereinigt, dass sich keine Peptide mehr in diesem Konstrukt finden. Der „CCD-Blocker" ist ein künstliches, gut definiertes Neoglykoprotein, bestehend aus humanem Serumalbumin (HSA, Sigma-Aldrich) und einem hoch gereinigten pflanzlichen Glykopeptid, gewonnen und gereinigt aus Bromelain, wobei mittels einer Protease alle vorhandenen Proteinepitope zerstört wurden.

Gemäß Holzweber et al. (2013) lassen sich 8–10 MUXF-Moleküle an ein HSA-Molekül koppeln. Die Autoren konnten keine Antigendeterminanten im CCD-Blocker mehr nachweisen, sodass hier nicht die Gefahr besteht, dass durch den CCD-Blocker für den Patienten relevante IgE-Allergen-Bindungen stattfinden. Die Polyvalenz des CCD-Blockers erlaubt eine niedrige Arbeitskonzentration von 20 mg pro Liter (das entspricht einer Menge von 10 µl CCD-Blocker (10 µg) zu 0,5 ml Serum vor Einsatz dieses Serums in üblichen Routine-IgE-Detektionsverfahren. Laut Autoren ist eine Vorinkubationszeit vor der weiteren Verwendung des Serums nicht erforderlich, ein logistischer Vorteil (Aberer et al. 2014).

Bei der ersten umfänglichen Analyse von über 6000 Serumproben stellte sich heraus, dass bei den 43 vollständig auswertbaren Patientenseren (da komplett) nicht bei allen durch die Zugabe des CCD-Blockers eine komplette Inhibition der Anti-CCD-IgE zu erreichen war. Hier sind weitere prospektive Studien mit größeren Patientenzahlen gut definierter Seren notwendig.

Insbesondere bei Verwendung von Multiallergen-(Streifen-)Tests und allen Assays, in denen neben rekombinanten Allergenen auch natürlich gereinigte (insbesondere Nahrungsmittel-)Allergene verwendet werden, ist die CCD-Problematik nach wie vor von großer Bedeutung und damit auch die Differenzierung zwischen Anti-CCD-IgE und proteinspezifischem bzw. peptidspezifischem IgE.

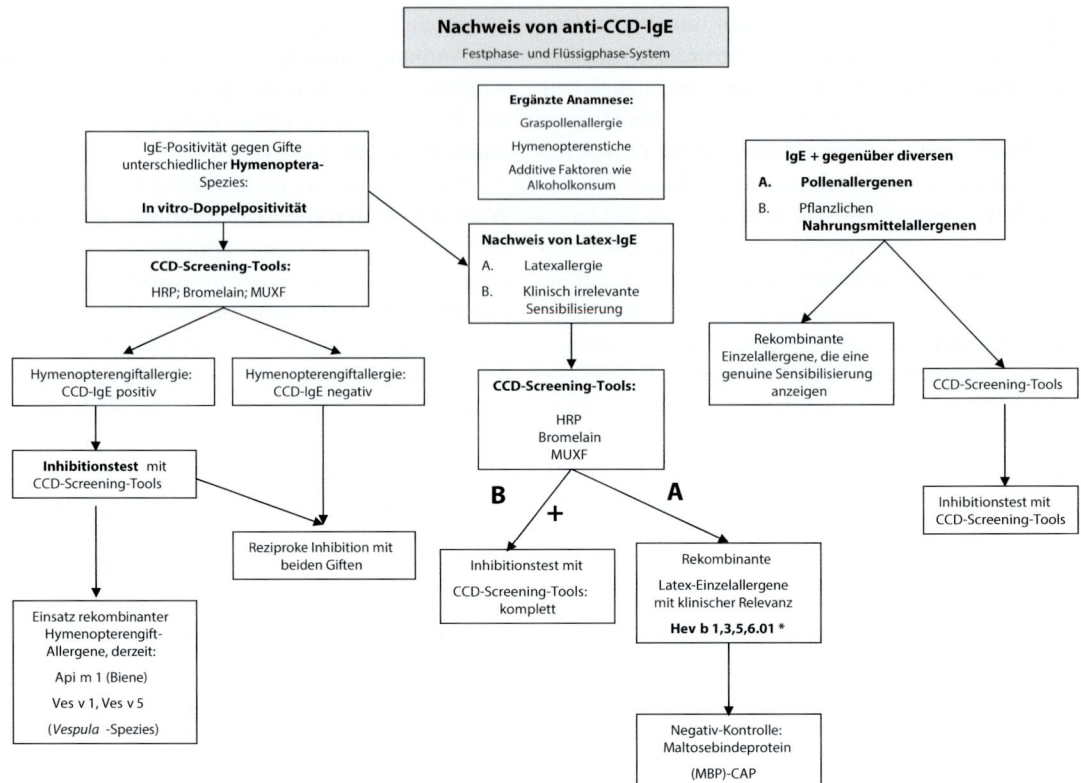

Abb. 6.3 Flussdiagramm zum diagnostischen Vorgehen bei Nachweis von Anti-CCD-IgE im Serum. Die durch * markierten Einzelallergene des Latex stützen die klinische Diagnose der Latexallergie. (Aus Jappe et al. 2013)

Darüber hinaus ist gerade für Nahrungsmittelallergenquellen die Verwendung der Gesamtextrakte immer noch relevant und damit auch die darin enthaltenen Glykostrukturen, da für diese Allergenquellen die komponentenaufgelöste Diagnostik noch nicht komplett dargestellt ist bzw. noch nicht alle Allergene identifiziert/isoliert sind und zur Diagnostik zur Verfügung stehen. Falls die Allergene in rekombinanter Form verfügbar sind, sind sie in der Regel ohne CCD-Komponente.

Aberer et al. (2014) und Holzweber et al. (2013) konnten bei Einsatz der mit CCD-Blockern vorbehandelten Seren im ISAC-Test (ThermoFisher Scientific, Freiburg) feststellen, dass die Bindung der Serum-IgE-Antikörper an rekombinante, CCD-freie Allergene unbeeinträchtigt war, was für die Spezifität des CCD-Blockers spricht (Aberer et al. 2014, Holzweber et al. 2013). Der CCD-Inhibitor hat sich als wirksam erwiesen, sowohl in Singleplex-Tests als auch in Multiplex-Arrays, Multi-Allergen-Strips und Komponenten-Arrays. Vorteile sind des Weiteren, dass der CCD-Blocker die Proben nicht verdünnt oder ungewünschte Inhibition von Nicht-CCD-, aber Peptidinteraktionen auslöst (Holzweber et al. 2013). Die Autoren dieses Kapitels möchten hier allerdings anmerken, dass es möglicherweise nicht in allen Fällen zu einer 100%igen Inhibition kommt, da hier nur ein CCD-Typ, nämlich MUXF, verwendet wird, und nicht zusätzlich MMXF.

Holzweber et al. (2013) stellten ebenfalls fest, dass der CCD-Blocker besser im ISAC-System funktionierte als im ImmunoCAP, was möglicherweise mit der höheren Antigendichte in der ImmunoCAP-Matrix zusammenhängt.

Ein weiteres sehr interessantes Ergebnis der Arbeit von Holzweber et al. mit ihrer Untersuchung von über 6000 Seren war die Beobachtung der Altersassoziation von Anti-CCD-IgE: Im Kindesalter ist es noch relativ niedrig konzentriert, im Teenageralter steigt es deutlich an und nimmt ab dem 40. Lebensjahr wieder ab. Als Grund dafür wird hypothetisiert, dass Anti-CCD-IgE das Ergebnis eines regulär ablaufenden Sensibilisierungsprozesses ist. Des Weiteren spricht auch der Beginn der CCD-Sensibilisierung in der Kindheit gegen eine allgemeine Verbindung zwischen CCD-Positivität und Sucht (Holzweber et al. 2013).

6.8.2 Galaktose-α-1,3-Galaktose

Seit Kurzem ist in Deutschland mittels Immunoblot auf der Basis des Therapieantikörpers Cetuximab als Zielantigen (Jappe et al. 2011) sowie mittels CAP-FEIA der Nachweis von Anti-α-Gal-IgE-Antikörpern im Serum von Patienten mit Verdacht auf Fleischallergie möglich.

6.9 Einschätzung der klinischen Relevanz

6.9.1 „Klassische" CCDs

> Die klinische Bedeutung der IgE-Antikörper, die spezifisch gegen CCDs vom MMXF- und MUXF-Typ gerichtet sind, liegt im Wesentlichen in ihrer Spezifitätsminderung der allergologischen In-vitro-Diagnostik.

In Einzelfällen scheinen sie mit schweren anaphylaktischen Reaktionen, z. B. gegenüber Hymenopterenstichen (Jappe et al. 2006), aber auch gegenüber einigen Nahrungsmitteln, assoziiert zu sein.

Alkoholiker z. B. haben nachgewiesenermaßen eine erhöhte IgE-Reaktivität gegen Erdnüsse. Keiner der betreffenden Patienten dieser Studie hatte allerdings Symptome einer Erdnussallergie nach Genuss dieser Leguminose (Vidal et al. 2009), sodass vermutet wird, dass die IgE-Reaktivität gegen Erdnüsse bei Alkoholikern auf CCDs zurückzuführen ist. Vidal et al. sehen die besondere Bedeutung dieses diagnostischen Phänomens in der Tatsache, dass der Erdnusskonsum weit verbreitet ist und die Erdnuss zudem eine Hochrisikoallergenquelle darstellt. Bei Risikoallergenquellen wird durch Kliniker vornehmlich auf die In-vitro-Allergiediagnostik zurückgegriffen, da die diagnostische Allergenexposition als zu riskant eingeschätzt wird. Nun erreichen IgE-Titer bei Alkoholikern zum Teil Konzentrationen, welche einem > 95 %-positiven prädiktiven Wert für klinische Reaktionen nach Erdnussprovokation bei Patienten mit einer konsistenten Erdnussallergieanamnese vergleichbar sind (Sampson 2001, Sampson u. Ho 1997). Dies kann zur Empfehlung der Meidung sowie der Verordnung eines Notfallsets führen, obwohl der IgE-Wert auf der Bindung an CCD beruht und klinisch kaum Relevanz hat. In dieser Konstellation wird die Beeinträchtigung der Spezifität der Labordiagnostik durch die CCDs sehr deutlich. Die Lösung wäre neben dem Einsatz der CCD-Screening-Tools auch die Durchführung eines Inhibitionstests bzw. der Einsatz des CCD-Inhibitors zur Abschätzung der klinischen Relevanz.

Das Bananenallergen β-1,3-Glukanase (Mus a 5) ist gemeinsam mit dem Thaumatin-ähnlichen Protein eine der stärksten IgE-bindenden Komponenten des Bananenextrakts, besitzt aber nur eine geringe In-vivo-Potenz (Palacin et al. 2011). Mus a 5 ist glykosyliert. Da CCDs eine große Rolle bei der IgE-Bindungskapazität des Mus a 5 spielen, erklärt sich teilweise die große Differenz zwischen seiner In-vitro- und In-vivo-Reaktivität. Die Bedeutsamkeit der Bananenallergie liegt darin, dass die Frucht bereits sehr früh in die Diät von Kleinkindern eingeführt wird und Erwachsene sie sehr intensiv konsumieren. Darüber hinaus ist die Banane auch beim Latex-Frucht-Syndrom von Bedeutung. Vergleichbares konnte für andere glykosylierte Allergene pflanzlicher Nahrungsmittel beobachtet werden, z. B. für das germinähnliche Glykoprotein der Orange (Cit s 1) (Palacin et al. 2011).

Palacin et al. (2011) detektierten Patienten mit Monosensibilisierung gegen Mus a 5 und IgE-reaktive Peptidepitope auf Mus a 5, was dessen allergene Potenz stützt. Darüber hinaus könnte eine Kreuzreaktivität über andere allergene pflanzliche β-1,3-Glukanasen, welche auch N-glykosyliert sind – wie z. B. das Hev b 2 des Naturlatex und das Ole e 9 der Olivenpollen – ein möglicher relevanter und bislang unbekannter Faktor der Kosensibilisierung zwischen pflanzlichen Nahrungsmitteln und Pollen sein, wobei sowohl CCD- als auch Proteinepitope berücksichtigt werden sollten. Insgesamt hatten die meisten Kinder mit Bananenallergie IgE-Antikörper gegenüber Allergenen vieler verschiedener Proteinfamilien, und eine besonders große Anzahl war gegen CCDs sensibilisiert.

Unter den berufsbedingten Soforttypallergien konnte für die Inhalationsallergie gegen Holzstäube (Kespohl et al. 2010) sowie gegen Latex (Raulf-Heimsoth et al. 2007) keine klinische Relevanz der Anti-CCD-IgE gezeigt werden. Zudem scheinen CCDs in der Regel keine für das Latex-Frucht-Syndrom relevanten Strukturen zu sein, wenn sich das auch in Einzelfällen, wie z. B. der Kreuzreaktion zwischen Latex – Kiwi – Banane, anders darstellen kann (s. unten). IgE-Antikörper gegenüber Latex durch die Bindung an CCDs spielen eine Rolle bei der Verminderung der Spezifität des IgE-Nachweises bei Patienten mit Insektengiftallergie. Hier waren alle Patienten, die Latex-IgE aufgrund der CCD-Spezifität aufwiesen, nicht von einer klinisch manifesten Latexallergie betroffen (Jappe, unveröffentlichte Daten). Eine polnische Studie mit 81 Arbeitern (Bäckern, Farmern, Zimmerleuten und Beschäftigten im Gesundheitswesen) mit dem Verdacht auf eine beruflich bedingte respiratorische Allergie zeigte, dass der Nachweis von Anti-CCD-IgE nicht bedeutete, dass die Patienten ein echtes berufsbedingtes Asthma entwickelt hatten; vielmehr war eine zusätzliche, unabhängige Sensibilisierung auf häufige Inhalationsallergene der Grund für einen entsprechenden IgE-Antikörper-Nachweis und nicht das Phänomen der Kreuzreaktivität (Wiszniewska et al. 2010). In einer spanischen Studie über Bäckerasthmapatienten mit einer hohen Prävalenz (35 %) einer parallel bestehenden Kiwiallergie wurden erstmalig Thiolproteasen und CCDs als mögliche Induktoren der Weizen-Kiwi-Kreuzreaktion identifiziert (Palacin et al. 2008). Die Rolle der CCDs in den Weizenallergenen für die Sensibilisierung und die Ausprägung klinischer Symptome bei Patienten mit berufsbedingter Allergie gegen Weizenmehl muss noch geklärt werden (Palacin et al. 2008, Sander et al. 2011).

Hinweise für eine mögliche biologische Aktivität von Glykanstrukturen auf bestimmten Allergenen lieferten zelluläre Funktionstests. Im Basophilenaktivierungstest waren z. B. Versuche mit natürlichem Lyc e 2, einem glykosylierten Allergen der Tomate, im Gegensatz zu Versuchen mit rekombinantem Lyc e 2 ohne CCD positiv (Jappe u. Raulf-Heimsoth 2007). Es finden sich weitere solche Beispiele der indirekt aufgrund von Ergebnissen der zellulären Funktionsdiagnostik vermuteten klinischen Relevanz (Jappe u. Raulf-Heimsoth 2007).

Die Einschränkung bezüglich der klinischen Relevanz ist nicht auf die geringe Bindungsaffinität von Anti-CCD-IgE zurückzuführen, sondern basiert stattdessen auf der hohen Affinität, die IgG-Antikörper aufweisen, welche als blockierende Antikörper wirken und die klinische Aktivität von Anti-CCD-IgE behindern. Diese Affinität ist wichtiger als die relative Menge dieser CCD-spezifischen Antikörper (Jin et al. 2008). Es gibt zudem eine Theorie der Toleranz gegen CCDs. Diese entwickelte sich durch Untersuchungen von Serumproben von Bienenzüchtern, die Anti-CCD-IgE in nur 7,7 % der Fälle hatten. Es wurde diskutiert, dass die hohe Giftexposition aufgrund wiederholter Bienenstiche eine Toleranz gegen CCD induzierte, wofür Anti-CCD-IgG-Antikörper in der größten Zahl der Serumproben einen Hinweis lieferten (Carballada et al. 2011). Altmann (2007) schlug das Modell der natürlichen Glykoimmuntherapie vor, der zufolge jeder Mensch durch Konsum und Inhalation diverser pflanzlicher Glykoproteine – möglicherweise jeden Tag – eine allgemeine Toleranz gegen CCD entwickelt (Altmann 2007).

Einen Sonderfall scheint die IgE-vermittelte Reaktion auf Mannitol, Bestandteil verschiedener Medikamente, darzustellen. Roncati et al. 2013 beschreiben einen Todesfall nach Anaphylaxie im zeitlichen Zusammenhang mit der intravenösen Gabe von 250 mg Thymoglobulin (mit dem Zusatz von Mannitol). Sofort entwickelte der Patient eine Anaphylaxie mit Herz-Kreislauf-Versagen, und trotz komplexer Intervention verstarb er. Post-mortem-Untersuchungen zur Anaphylaxieabklärung ergaben IgE-Antikörper gegen CCDs vom MUXF-Typ, nicht aber gegen Latex, und eine stark erhöhte Serumtryptase. IgE-vermittelte Reaktionen auf Mannitol sind bekannt, bislang war keine tödlich. Roncati et al. schlussfolgern, dass die Anti-CCD-IgE-Antikörper des Patienten auch gegen Mannitol gerichtet waren, nicht gegen den Wirkstoff Anti-Thymozytenglobulin. (Anmerkung der Autoren: Es ist angesichts der Anti-CCD-IgE gegen MUXF ungewöhnlich, dass der Patient anti-Latex-IgE-negativ war. Mannitol als solches ist innert, sodass Mannitol allein keine Immunantwort auszulösen in der Lage ist [Hegde et al. 2007]). Roncati et al. konnten die Hapteneigenschaften von Mannitol aufzeigen, der zufolge erst die Kopplung an ein „carrier protein" Mannitol-spezifische Antikörper induziert, die dann allerdings im Gegensatz zu den klassischen Anti-CCD-IgE-Antikörpern wenig kreuzreaktiv sind. Die Autoren hypothetisieren, dass Mannitol als Hapten an körpereigene Proteine des Menschen binden kann (bzw. vielleicht auch an Wirkstoffproteine; Anmerkung der Autoren des Buchkapitels) und so IgE-Antikörper mit einer nachfolgenden Anaphylaxie induzieren kann.

6.9.2 Galaktose-α-1,3-Galaktose

Die anti-α-Gal-IgE-assoziierte Allergie auf Säugetierfleisch und -innereien ist nicht nur auf einige Regionen der USA und Australien beschränkt, sondern wird inzwischen ebenfalls in Frankreich, Spanien und Deutschland beobachtet (Jappe 2012, 2015). Neben der Besonderheit der verzögerten Anaphylaxie scheinen diejenigen Patienten, die Anti-α-Gal-IgE und eine Milchallergie haben, eine eigene Subgruppe darzustellen: α-Gal-assoziierte Reaktionen auf Milch findet man bei Kindern über 5 Jahren, von denen viele keine Anamnese für eine Nahrungsmittelallergie oder überhaupt irgendeine Allergie haben (Commins et al. 2009). Hierbei handelt es sich möglicherweise um eine Entität, die sich von der klassischen proteinbasierten Milchallergie unterscheidet.

α-Gal konnte des Weiteren in Rindergelatine-basierten Kolloiden nachgewiesen werden. Gemäß einer Untersuchung von Mullins et al. (2012) hatten die meisten Fleischallergiker eine Sensibilisierung gegen Gelatine, wobei eine Subpopulation klinisch gegen beides allergisch war, sodass die Autoren Anti-α-Gal-IgE als Ursache für die Gelatinereaktivität vermuteten (Mullins et al. 2012).

> Es gilt daher, anamnestisch bei α-Gal-vermittelter Fleischallergie vorsichtig zu sein bezüglich sämtlicher gelatinehaltiger Medikamente (Kolloide, Vakzine, Medikamentenpräparationen mit Gelatine als Füllstoff) und Nahrungsmittel (Caponetto et al. 2013) und die Patienten vor dem Verzehr zu warnen.

Fazit für den klinischen Alltag

Während sich die Mitteilungen zur Assoziation von Anti-α-Gal-IgE mit schweren und/oder verzögerten Reaktionen häufen, wurde unseres Wissens nach bis jetzt kein Fall beschrieben, in welchem Anti-CCD-IgE eine eindeutige klinische Relevanz klar zugeordnet werden konnte, obwohl vorsichtige Allergologen immer wieder äußern, dass solche Fälle vorkommen könnten (Altmann 2010, Jappe et al. 2006).

Anti-CCD-IgE-Antikörper können in allen Testvarianten falsch positive IgE-Bestimmungen verursachen, die lediglich die Bindung von IgE an Allergenextrakte detektieren.

Im Wesentlichen scheinen sie eine die Spezifität der Diagnostik einschränkende Wirkung zu haben. Hier müssen dann jeweils weitere Schritte in die In-vitro-Diagnostik aufgenommen werden, um die Spezifität der Tests zu erhöhen (◘ Abb. 6.3).

In Einzelfällen scheinen sie mit schweren anaphylaktischen Reaktionen, z. B. gegenüber Hymenopterenstichen, aber auch gegenüber einigen Nahrungsmitteln assoziiert zu sein.

Literatur

Aalberse RC, Koshte V, Clemens JG (1981) Immunoglobulin E antibodies that crossreact with vegetable foods, pollen, and hymenoptera venom. J Allergy Clin Immunol 68:356–364

Aberer W, Holzweber F, Hemmer W, Koch L, Bokanovic S, Fellner W, Altmann F (2014) Inhibition kreuzreaktiver Kohlenhydratdeterminanten (CCDs) erhöht die Treffsicherheit der In-vitro-Allergiediagnostik. Allergologie 37:45–53

Adedoyin J, Grönlund H, Öman H, Johansson SGO, van Hage M (2007) Cat IgA, representative of new carbohydrate cross-reactive allergens. J Allergy Clin Immunol 119:640–645

Altmann F (2007) The role of protein glycosylation in allergy. Int Arch Allergy Immunol 142:99–115

Altmann F (2010) Basophil activation test is better but not good enough for the diagnosis of hymenoptera venom allergy: the problem of cross-reactive carbohydrate determinants. Clin Exp Allergy 40:1290–1292

Andrade MC, Menezes JS, Cassali GD, Martins-Filho OA, Cara DC, Faria AM (2006) Alcohol-induced gastritis prevents oral tolerance induction in mice. Clin Exp Immunol 146:312–322

Armentia A, Pineda F, Fernández S (2007) Wine-induced anaphylaxis and sensitization to hymenoptera venom. N Engl J Med 357:719–720

Caponetto P, Fischer J, Biedermann T (2013) Gelatin-containing sweets can elicit anaphylaxis in a patient with sensitization to galactose-α-1,3-galactose. J Allergy Clin Immunol Pract 1:302–303

Carballada FJ, González-Quintela A, Nuñez R, Vidal C, Boquete M (2011) Low prevalence of IgE to cross-reactive carbohydrate determinants in bee-keepers. J Allergy Clin Immunol 128:1350–1352

Chung CH, Mirakhur B, Chan E, Le QT, Berlin J, Morse M, Murphy BA, Satinover SM, Hosen J, Mauro D, Slebos RJ, Zhou Q, Gold D, Hatley T, Hicklin DJ, Platts-Mills TA (2008) Cetuximab-induced anaphylaxis and IgE specific for galactose-alpha-1,3-galactose. N Engl J Med 358:1109–1117

Commins SP, Platts-Mills TA (2013) Delayed anaphylaxis to red meat in patients with IgE specific for galactose alpha-1,2-galactose (α-GAL). Curr Allergy Asthma Rep 13:72–77

Commins SP, Satinover SM, Hosen J, Mozena J, Borish L, Lewis BD, Woodfolk JA, Platts-Mills TA (2009) Delayed anaphylaxis, angioedema, or urticaria after consumption of red meat in patients with IgE antibodies specific for galactose-alpha-1,3-galactose. J Allergy Clin Immunol 123:426–433

Coutinho V, Vidal C, Garrido M, Gude F, Lojo S, Linneberg A, González-Quintela A (2008) Interference of cross-reactive carbohydrates in the determination of specific IgE in alcohol drinkers and strategies to minimize it: the example of latex. Ann Allergy Asthma Immunol 101:394–401

Di Gennaro C, Biggi A, Barilli AL, Fasoli E, Carra N, Novarini A, Delsignore R, Montanari A (2007) Endothelial dysfunction and cardiovascular risk profile in long-term withdrawing alcoholics. J Hypertens 25:367–373

González-Quintela A, Garrido M, Gude F, Campos J, Linneberg A, Lojo S, Vidal C (2008) Sensitization to cross-reactive carbohydrate determinants in relation to alcohol consumption. Clin Exp Allergy 38:152–160

González-Quintela A, Garrido M, Gude F, Campos J, Lojo S, Linneberg A, Vidal C (2009) Discordant positive results of multiallergen immunoglobulin E tests in relation to crossreactive carbohydrate determinants and alcohol consumption. J Investig Allergol Clin Immunol 19:70–71

González-Quintela A, Valcarcel C, Campos J, Alonso M, Sanz ML, Vidal C (2011) Biologic activity of cross-reactive carbohydrate determinants in heavy drinkers. Clin Exp Allergy 41:759–761

Hegde VL, Venkatesh YP (2007) Generation of antibodies specific to D-mannitol, a unique haptenic allergen, using reductively aminated d-mannose-bovine serum albumin conjugate as the immunogen. Immunobiology 212:119–128

Heinz R, Waltenbaugh C (2007) Ethanol consumption modifies dendritic cell antigen presentation in mice. Alcohol Clin Res 31:1759–1771

Holzweber F, Svehla W, Fellner W, Dalik T, Stubler S, Hemmer W, Altmann F (2013) Inhibition of IgE binding to cross-reactive carbohydrate determinants enhances diagnostic selectivity. Allergy 68:1269–1277

Jappe U (2012) Allergie auf Säugetierfleisch. α-Gal: Neues Epitop, neue Entität? Hautarzt 63:299–306

Jappe U (2015) Verzögerte Anaphylaxie durch versteckte Nahrungsmittelallergene. Allergologie 37:265–274

Jappe U, Raulf-Heimsoth M (2007) Allergologische In-vitro-Diagnostik und die kreuzreaktiven Kohlenhydratepitope. Allergo J 16:264–274

Jappe U, Petersen A, Raulf-Heimsoth M (2013) Allergische Soforttypreaktionen und kreuzreaktive Kohlenhydratepitope (CCD). Allergo J 22: 25–32

Jappe U, Raulf-Heimsoth M (2008) Kreuzreagierende Kohlenhydratdeterminanten (cross-reactive carbohydrate determinants, CCD) und ihre Bedeutung für die Allergiediagnostik. Allergologie 31:82–90

Jappe U, Raulf-Heimsoth M, Hoffmann M, Burow G, Hübsch-Müller C, Enk A (2006) In vitro hymenoptera venom allergy diagnosis: improved by screening for cross-reactive carbohydrate determinants and reciprocal inhibition. Allergy 61:1220–1229

Jappe U, Kreft B, Ludwig A, Przybilla B, Walker A, Biedermann T, Raulf-Heimsoth M, Sültz J, Becker WM, Petersen A (2011) Aufbau und Anwendung eines sensitiven Verfahrens zum Nachweis von IgE-Antikörpern gegen das Kohlenhydratepitop Galactose-α-1,3-Galactose. Abstract. Allergo J 20:33

Jin C, Hantusch B, Hemmer W, Stadlmann J, Altmann F (2008) Affinity of IgE and IgG against cross-reactive carbohydrate determinants on plant and insect glycoproteins. J Allergy Clin Immunol 121:185–190

Kespohl S, Schlünssen V, Jacobsen G, Schaumburg I, Maryska S, Meurer U, Brüning T, Sigsgaard T, Raulf-Heimsoth M (2010) Impact of cross-reactive carbohydrate determinants on wood dust sensitization. Clin Exp Allergy 40:1099–1106

Kespohl S, Kotschy-Lang N, Tomm JM, von Bergen M, Maryska S, Brüning T, Raulf-Heimsoth M (2012) Occupational IgE-mediated softwood allergy: characterization of the causative allergen. Int Arch Allergy Immunol 157:202–208

Linneberg A, Berg ND, González-Quintela A, Vidal C, Elberling J (2008) Prevalence of self-reported hypersensitivity symptoms following intake of alcoholic drinks. Clin Exp Allergy 38:145–151

Malandain H (2005) IgE-reactive carbohydrate epitopes – classification, cross-reactivity, and clinical impact. Eur Ann Allergy. Clin Immunol 37:122–128

Mullins RJ, James H, Platts-Mills TA, Commins S (2012) Relationship between red meat allergy and sensitization to gelatin and galactose-α-1,3-galactose. J Allergy Clin Immunol 129:1334–1342

Palacin A, Quirce S, Sánchez-Monge R, Fernández-Nieto M, Varela J, Sastre J, Salcedo G (2008) Allergy to kiwi in patients with baker's asthma: identification of potential cross-reactive allergens. Ann Allergy Asthma Immunol 101:200–205

Palacin A, Quirce S, Sanchez-Monge R, Bobolea I, Diaz-Perales A, Martin-Muñoz F, Pascual C, Salcedo G (2011) Sensitization profiles to purified plant food allergens among pediatric patients with allergy to banana. Pediatr Allergy Immunol 22:186–195

Pastorello EA, Farioli L, Pravettoni V, Ortolani C, Fortunato D, Giuffrida MG, Perono Garoffo L, Calamari AM, Brenna O, Conti A (2003) Identification of grape and wine allergens as an endochitinase 4, a lipid-transfer protein, and a thaumatin. J Allergy Clin Immunol 111:350–359

Qian J, Liu T, Yang L, Daus A, Crowley R, Zhou Q (2007) Structural characterization of N-linked oligosaccharides on monoclonal antibody cetuximab by the combination of orthogonal matrix-assisted laser desorption/ionization hybrid quadrupole-quadrupole time-of-flight tandem mass spectrometry and sequential enzymatic digestion. Anal Biochem 364:8–18

Raulf-Heimsoth M, Rihs HP (2011) Latexallergene: Sensibilisierungsquellen und Einzelallergenprofile erkennen. Allergo J 20:241–243

Raulf-Heimsoth M, Rihs HP, Rozynek P et al (2007) Quantitative analysis of immunoglobulin E reactivity profiles in patients allergic or sensitized to natural rubber latex (Hevea brasiliensis). Clin Exp Allergy 37:1657–1667

van Ree R, Cabanes-Macheteau M, Akkerdaas J, Milazzo JP, Loutelier-Bourhis C, Rayon C, Villalba M, Koppelman S, Aalberse R, Rodriguez R, Faye L, Lerouge P (2000) Beta(1,2)-xylose and alpha(1,3)-fucose residues have a strong contribution in IgE binding to plant glycoallergens. J Biol Chem 275:11451–11458

Roncati L, Barbolini G, Scacchetti AT, Busani S, Maiorana A (2013) Unexpected death: anaphylactic intraoperative death due to Thymoglobulin carbohydrate excipient. Forensic Sci Int 228:e28–e32

Sampson HA (2001) Utility of food-specific IgE-concentrations in predicting symptomatic food allergy. J Allergy Clin Immunol 107:891–896

Sampson HA, Ho D (1997) Relationship between food-specific IgE-concentration and the risk of positive food challenges in children and adolescents. J Allergy Clin Immunol 100:444–451

Sander I, Rozynek P, Rihs HP, van Kampen V, Chew FT, Lee WS, Kotschy-Lang N, Merget R, Brüning T, Raulf-Heimsoth M (2011) Multiple wheat flour allergens and cross-reactive carbohydrate determinants bind IgE in baker's asthma. Allergy 66:1208–1215

Serghini-Idrissi N, Ravier I, Aucouturier H, Ait Tahar H, Sonneville A (2001) Food allergy in the chronic alcoholic and alcohol in food allergy: apropos of 38 cases. Allerg Immunol (Paris) 33:378–382

Takahashi H, Chinuki Y, Tanaka A, Morita E (2014) Laminin γ-1 and collagen α-1 (VI) chain are galactose-α-1,3-galactose-bound allergens in beef. Allergy 69:199–207

Untersmayr E, Jensen-Jarolim E (2008) The role of protein digestibility and antacids on food allergy outcomes. J Allergy Clin Immunol 121:1301–1308

Vassilopoulou E, Zuidmeer L, Akkerdaas J, Tassios I, Rigby NR, Mills EN, van Ree R, Saxoni-Papageorgiou P, Papadopoulos NG (2007) Severe immediate allergic reactions to grapes: part of a lipid transfer protein-associated clinical syndrome. Int Arch Allergy Immunol 143:92–102

Vidal C, Vizcaino L, Díaz-Peromingo JA, Garrido M, Gomez-Rial J, Linneberg A, González-Quintela A (2009) Immunoglobulin-E reactivity to a glycosylated food allergen (peanuts) due to interference with cross-reactive carbohydrate determinants in heavy drinkers. Alcohol Clin Exp Res 33:1322–1328

Weber A, Schröder H, Thalberg K, März L (1987) Specific interaction of IgE antibodies with a carbohydrate epitope of honey bee venom phospholipase A2. Allergy 42:464–470

Wiszniewska M, Zgorzelska-Kowalik J, Nowakowska-Swirta E, Palczynski C, Walusiak-Skorupa J (2010) Cross-reactive carbohydrate determinants in diagnostics of occupational allergy – preliminary results. Allergy 65:664–666

Abschnitt B:
Testsysteme, Singleplex-Analyse, Multiplex-Analyse

Kapitel 7 Molekulare Allergiediagnostik mit IgE-Einzelbestimmungen (Singleplex): Methodische und praktische Aspekte – 91
J. Kleine-Tebbe, T. Jakob

Kapitel 8 „Spiking" mit rekombinanten Einzelallergenen zur Verbesserung von Allergenextrakten – 139
J. Huss-Marp, M. Raulf, T. Jakob

Kapitel 9 Molekulare Allergiediagnostik im Multiplex-Verfahren – 149
T. Jakob, P. Forstenlechner, P. Matricardi, J. Kleine-Tebbe

Molekulare Allergiediagnostik mit IgE-Einzelbestimmungen (Singleplex): Methodische und praktische Aspekte

J. Kleine-Tebbe, T. Jakob

7.1	Einleitung – 93	
7.1.1	Atopie und allergenspezifisches IgE – 93	
7.1.2	IgE, IgE-Rezeptoren und die allergische Effektorphase: Hintergrundinformationen und Relevanz für die IgE-Diagnostik – 93	
7.1.3	Das IgE-Repertoire: ein Phänomen mit komplexen Variablen – 95	
7.1.4	Verfahren zum Sensibilisierungsnachweis in der Routinediagnostik – 96	
7.2	Technische Grundlagen der IgE-Bestimmung – 97	
7.2.1	Testdesign und Testbestandteile – 97	
7.2.2	Detektionsschwellen in der sIgE-Bestimmung – 105	
7.2.3	Spezifisches-IgE/Gesamt-IgE-Quotient – 105	
7.2.4	Isoformen, natürliche Varianten der Allergenmoleküle – 106	
7.3	Einsatzmöglichkeiten von Allergenmolekülen in der IgE-Diagnostik – 106	
7.3.1	Unterscheidung aufgereinigter und rekombinant hergestellter Komponenten – 107	

Der Beitrag basiert auf einer Publikation der Autoren, die 2015 im Allergo Journal International erschienen ist (Kleine-Tebbe J, Jakob T: Molecular allergy diagnostics using IgE singleplex determinations: methodological and practical consideration for the use in clinical routine. Allergo J Int 2015; 24:185–97) und nun als Buchkapitel modifiziert und erweitert wurde.

J. Kleine-Tebbe, T. Jakob (Hrsg.), *Molekulare Allergiediagnostik*,
DOI 10.1007/978-3-662-45221-9_7, © Springer-Verlag Berlin Heidelberg 2015

7.3.2	Labortechnische Evaluation: Testempfindlichkeit und analytische Spezifität (Selektivität) – 108	
7.3.3	Universelle Argumente für den Einsatz molekularer Allergene zur IgE-Diagnostik – 115	
7.4	**Klinische Evaluation: diagnostische Sensitivität und Spezifität – 132**	
7.5	**Interpretation zu Ermittlung der klinischen Relevanz – 132**	
7.6	**Potenzial und quantitative Konzepte zur molekularen Allergologie – 134**	
7.6.1	Einsatz von Singleplex-IgE-Tests bei Bet v 1-assoziierten Kreuzreaktionen – 134	
7.6.2	Einsatz von Singleplex-IgE-Tests bei Profilinsensibilisierung – 134	
7.6.3	Einsatz von Singleplex-IgE-Tests gegen Speicherproteine – 135	
	Literatur – 136	

Zum Einstieg

Allergenmoleküle (Synonyme: Einzelallergene, Allergenkomponenten) eröffnen neue Möglichkeiten für die gezielte allergenspezifische Diagnostik von Immunglobulin E (IgE) in Einzelbestimmungen (Singleplex). Folgende Gründe sprechen für den gezielten Einsatz von Allergenmolekülen und verbessern vor allem die Testeigenschaften:
- erhöhte Testempfindlichkeit („analytische Sensitivität"), besonders bei unterrepräsentierten oder fehlenden wichtigen Allergenen im Extrakt,
- verbesserte Testselektivität (analytische Spezifität), besonders wenn das selektierte IgE-Repertoire gegen ein Allergen zusätzliche Aussagen zum potenziellen Risiko, zur möglichen Kreuzreaktivität oder zur primären (Spezies-spezifischen) Sensibilisierung gestattet.

Die richtige Indikation für den Einsatz von Einzelallergenen lässt sich allerdings nur
- individuell (abhängig vom klinischen Kontext und der Vorgeschichte) und
- allergenspezifisch (abhängig von der Allergenquelle und verfügbaren Einzelallergenen) und nicht einheitlich begründen.

Die molekulare Allergologie besteht somit aus Konzept- und Detailwissen. Thema dieses Kapitels sind die allgemeinen methodischen und praktischen Konzepte der molekularen Allergologie und ihre Anwendung im klinischen Alltag. Details zu speziellen diagnostischen Fragestellungen werden in den darauffolgenden Kapiteln vorgestellt.

Zahlreiche Untersuchungen bei Verdacht auf Nahrungsmittelallergie, Insektengiftallergie oder Sensibilisierung gegen Atemwegsallergene illustrieren mittlerweile den erfolgreichen Einsatz von definierten Molekülen zur allergenspezifischen Singleplex-IgE-Diagnostik. Zur individuellen Vorhersage der klinischen Relevanz einer Sensibilisierung ist das spezifische IgE gegen Einzelallergene (z. B. ImmunoCAP, ThermoFisher, Freiburg) nur bedingt geeignet. Bei Nahrungsmittelallergien lässt sich bestenfalls ein relatives Risiko für eine klinische Reaktion aufgrund des IgE-Profils ermitteln, aber keine absolut sichere Vorhersage zur (zukünftigen) Verträglichkeit treffen. Die klinische Relevanz sämtlicher IgE-Befunde ist schließlich nur bei korrespondierenden Symptomen gegeben und muss individuell geprüft werden (Vorgeschichte, Symptomprotokoll, ggf. Provokation mit der zugehörigen Allergenquelle). Somit gilt auch für die molekulare Allergologie, dass der behandelnde Arzt und nicht das Testergebnis die klinische Relevanz der erhobenen Befunde bestimmt.

7.1 Einleitung

7.1.1 Atopie und allergenspezifisches IgE

Atopische Erkrankungen wie die allergische Rhinokonjunktivitis, das allergische Asthma bronchiale, das atopische Ekzem und Nahrungsmittelallergien haben in den letzten Jahrzehnten weltweit zugenommen. Die Atopie gilt als erblich bedingte erhöhte Bereitschaft, Antikörper der Klasse E, Immunglobulin E – kurz IgE – gegen harmlose, häufige Umweltallergene zu bilden. Auf dem Boden dieser IgE-Sensibilisierung können Atopiker bei entsprechender Allergenexposition die o. g. typischen atopischen Erkrankungen entwickeln.

Aktuelle epidemiologische Untersuchungen zeigen bei 46,5 % der Jugendlichen zwischen 14 und 17 Jahren (42 % der Mädchen, 51 % der Jungen; Schmitz et al. 2013) und bei 48,6 % der erwachsenen Bevölkerung (45 % der Frauen, 52 % der Männer; Haftenberger et al. 2013) in Deutschland spezifisches IgE gegen mindestens eine der getesteten Allergenquellen (Pollen, Milben, Tierepithelien, Schimmelpilze, Nahrungsmittel).

Diagnostische Tests, die direkt oder indirekt spezifisches IgE im Sinne einer erhöhten Allergiebereitschaft (**Sensibilisierung**) erfassen, werden als Sensibilisierungstests bezeichnet. Bestehen allergische Symptome, die mit einer IgE-Sensibilisierung korrespondieren, spricht man von einer **klinisch relevanten Allergie** (◘ Abb. 7.1).

7.1.2 IgE, IgE-Rezeptoren und die allergische Effektorphase: Hintergrundinformationen und Relevanz für die IgE-Diagnostik

IgE ist der am geringsten vorhandene menschliche Antikörper und wurde daher erst 1966 entdeckt (geschichtlicher Abriss bei Johansson 2011). Etwa die

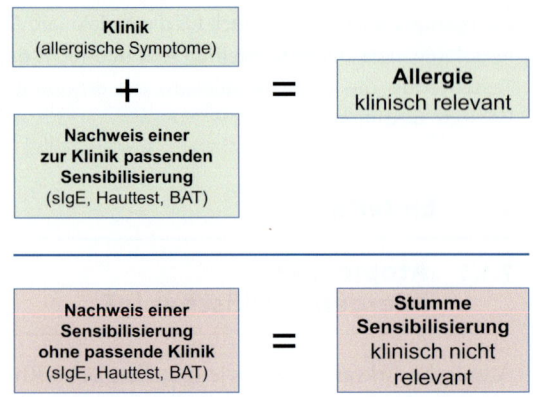

Abb. 7.1 Zusammenhang zwischen Sensibilisierung und klinisch relevanter Allergie. Nur wenn die spezifischen IgE-Antikörper reproduzierbar bei Allergenexposition Symptome auslösen, wird von klinisch relevanter Allergie gesprochen. Der Nachweis von sIgE bei fehlender klinischer Symptomatik entspricht einer stummen Sensibilisierung, die eine Allergiebereitschaft zeigt, aber (noch) nicht klinisch relevant ist

Hälfte des IgE befindet sich als freies IgE im Gefäßbett, die andere Hälfte wird durch IgE-Rezeptoren von diversen Zellen gebunden. Für die allergische Sofortreaktion ist der hochaffine IgE-Rezeptor (FcεRI) auf gewebsständigen Mastzellen und basophilen Leukozyten der wichtigste Bindungspartner (ca. 100.000–250.000 FcεRI/basophiler Leukozyt; ◘ Abb. 7.2). Während die Halbwertszeit des freien IgE im Serum nur wenige Tage beträgt, verharrt das einmal gebundene IgE durch langsame „off-rate" ca. 2 Monate am FcεRI. Maßgeblich für die Effektorphase der allergischen Soforttypreaktion ist demnach nicht das freie, sondern das zellulär gebundene IgE. Bei erneutem Allergenkontakt werden die spezifischen IgE-Antikörper paarweise oder als größere Aggregate vernetzt. Dabei genügen im Schnitt 2000 vernetzte IgE-Moleküle für eine halbmaximale Zellantwort (z. B. Histaminfreisetzung, ◘ Abb. 7.2), d. h. nur ein Bruchteil des gesamten gebundenen IgE (ca. 200.000 Moleküle/Basophiler). Aus diesem Grund besitzen Basophilentests eine extrem hohe Testempfindlichkeit. Durch die Phosphorylierung von Tyrosinkinasen (z. B. Syk) entstehen intrazelluläre Signalkaskaden mit

- Freisetzung präformierter Mediatoren,
- Neubildung von Lipidmediatoren aus der Plasmamembran sowie
- Produktion und Freisetzung von Zytokinen.

Der Aktivierungsstatus von Effektorzellen wird anhand der Expression spezifischer Oberflächenmarker mittels Durchflusszytometrie quantifiziert; aufgrund ihrer leichteren Gewinnung werden hierfür grundsätzlich basophile Leukozyten aus Frischblut verwendet (basophiler Aktivierungstest, BAT).

Der Einfluss des individuellen IgE-Repertoires auf die Effektorphase (Basophilenaktivierung) konnte mit Hilfe polyklonaler, synthetischer Der p 2-spezifischer IgE-Antikörper unterschiedlicher Epitopspezifität und Affinität geklärt werden (Christensen et al. 2008). Folgende Variablen beeinflussen maßgeblich die dosisabhängige Aktivierung von basophilen Leukozyten:

- die Gesamtmenge des zellulär gebundenen IgE,
- das Verhältnis des spezifischen IgE zum Gesamt-IgE (bereits 1 % genügen für eine halbmaximale Aktivierung der Effektorzellen, s. o.),
- die Anzahl der bindungsfähigen Epitop-spezifischen Antikörper (Klonalität),
- die Bindungsstärke einzelner IgE-Antikörper mit dem Allergen (Affinität),
- die Summe der Bindungsstärken multivalenter spezifischer IgE-Bindungsstellen mit dem Allergen (Avidität),
- das Verhältnis aus niedrig- und hochaffinen IgE-Antikörpern.

Die kontinuierlich neu gebildeten FcεRI-Rezeptoren werden auf der Zelloberfläche vom IgE stabilisiert (MacGlashan et al. 2001). Somit reguliert die Höhe des Gesamt-IgE passiv die Anzahl seiner Rezeptoren und damit auch die Menge des zellullär gebundenen IgE (MacGlashan 2005). Diese seit Ende der 90er Jahre an Basophilen erforschten Zusammenhänge gelten in vergleichbarer Weise für gewebsständige Mastzellen. Letztere bilden mit ihrer kutanen Population (sog. Hautmastzellen) die Grundlage von Sensibilisierungstests an der Haut (Pricktest, Intrakutantest). Die neben der allergenspezifischen IgE-Konzentration beteiligten, komplexen Variablen (Kleine-Tebbe et al. 2006) machen deutlich, warum verschiedene Sensibilisierungstests (spezifisches IgE, titrierter Hauttest, dosisabhängiger Basophilenaktivierungstest) durchaus qualitativ (Übereinstimmung der positiven bzw. negativen Ergebnisse), aber quantitativ nicht gut korrespondieren (Purohit et al. 2005).

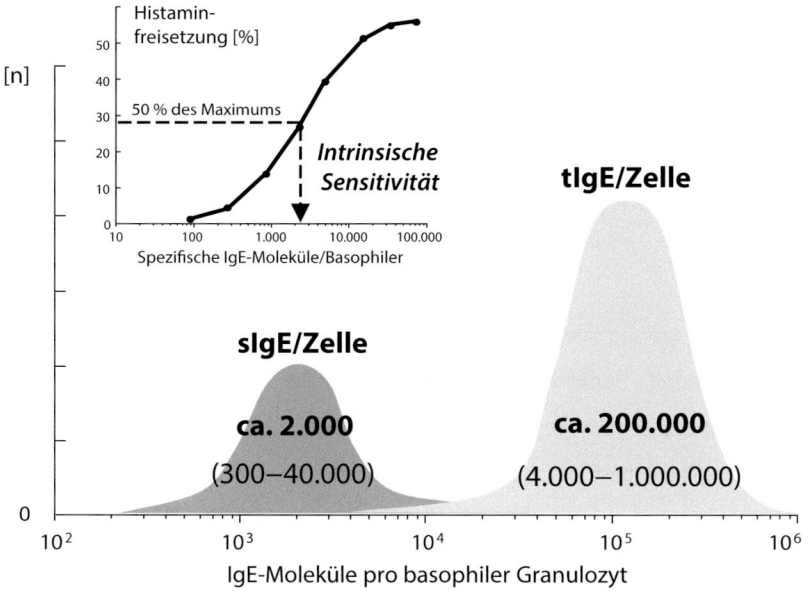

Abb. 7.2 FcεRI-gebundenes IgE auf Effektorzellen. *Hellgraue Fläche:* gesamtes gebundenes IgE/Zelle (= Anzahl der mit IgE besetzen FcεRI mit populationsbezogener Streuung) auf basophilen Leukozyten. *Dunkelgraue Fläche:* spezifisches IgE/Zelle, erforderlich für eine halbmaximale Zellaktivierung (= intrinsische Sensitivität der Basophilen mit populationsbezogener Streuung). Beide Größen sind annähernd normalverteilt und können erheblich streuen; offenbar genügt ein Bruchteil (ca. 1 %) des gebundenen, gesamten IgE für eine halbmaximale allergenspezifische Aktivierung. Aus diesem Grund ist das Verhältnis zwischen spezifischem und Gesamt-IgE für die Interpretation von Interesse. *n:* Häufigkeit. *Eingeschobene Grafik oben li.:* Individuelle Mediatorfreisetzung als Funktion des zellständigen spezifischen IgE; Grundlage der darunter dargestellten, populationsbezogenen Normalverteilungen

7.1.3 Das IgE-Repertoire: ein Phänomen mit komplexen Variablen

Das von Plasmazellen gebildete IgE richtet sich gegen Oberflächenstrukturen von (Glyko)Proteinen. Je ähnlicher und zahlreicher die gemeinsamen Bindungsstellen (Epitope), desto wahrscheinlicher bindet das spezifische IgE an strukturähnliche Allergene, die Basis der sog. **Kreuzreaktivität** oder **Kreuzallergie**.

Die polyklonal produzierten IgE-Antikörper unterscheiden sich in ihrer Bindungsstärke (Avidität/Affinität) und der Erkennung spezifischer Epitope (Lund et al. 2012). Das resultierende IgE-Repertoire, z. B. gegen *ein* Allergenmolekül, besteht daher aus zahlreichen Antikörpern unterschiedlicher Epitopspezifität und Bindungsstärke. Im Verlauf der IgE-Immunantwort gegen ein Allergen kann sich das Repertoire durch Erkennung weiterer Epitope vergrößern und die Bindungsstärke zunehmen. Bisher lassen sich die beschriebenen Größen (Epitopspezifität, Avidität, Polyklonalität) nur unter experimentellen Bedingungen und nicht im Routinetest ermitteln (Christensen et al. 2008). Somit erkennen selbst moderne quantitative Singleplex-Tests zur spezifischen IgE-Bestimmung bei Verwendung einzelner Allergenmoleküle im besten Fall nur die **Gesamtmenge der polyklonalen IgE-Antwort** („den Umfang des Eisberges") – zusätzliche Parameter des allergenspezifischen IgE-Repertoires („die Anzahl und Höhe der unterschiedlichen Gipfel des Eisbergs") bleiben uns hingegen weiterhin für die Routinediagnostik verborgen (Kleine-Tebbe 2012).

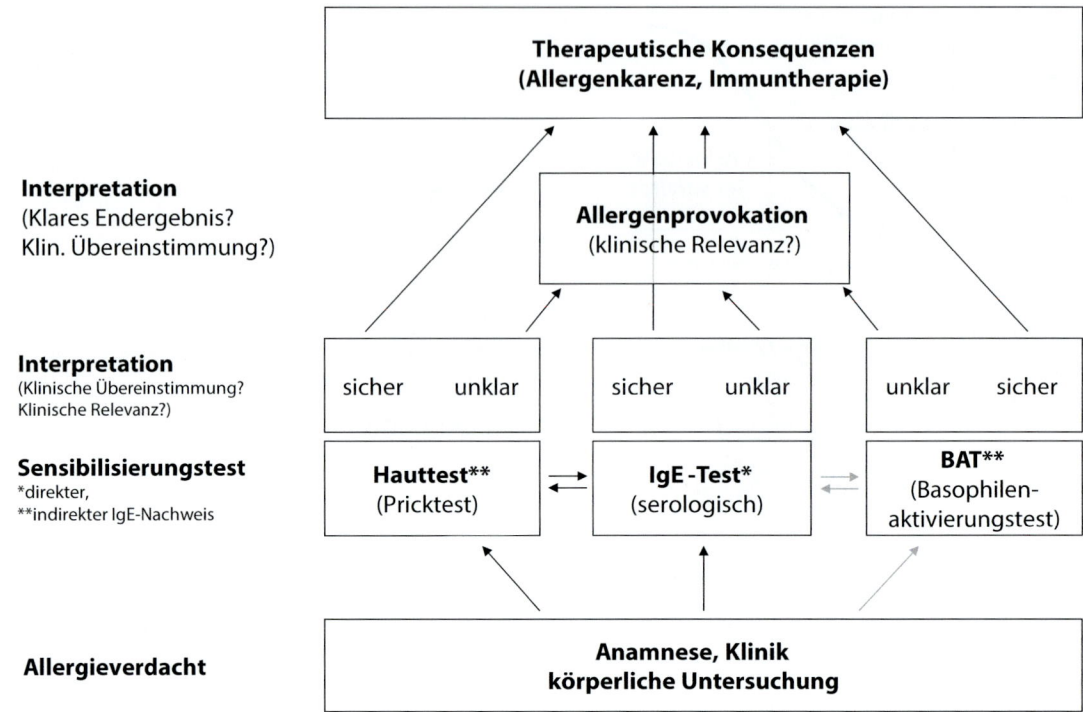

● **Abb. 7.3** Diagnostischer Algorithmus bei IgE-vermittelten Allergien. Im Anschluss an die allergologische Anamnese und Untersuchung des Patienten wird je nach klinischem Verdacht die Allergiebereitschaft (IgE-Sensibilisierung) gegen potenzielle Allergenquellen (z. B. Pollen, Milben, Tierbestandteile, Schimmelpilzsporen, Nahrungsmittel, Insektengifte) getestet. Häufig werden zu diesem Zweck zunächst ein Pricktest und anschließend gezielte allergenspezifische IgE-Tests durchgeführt. In seltenen Fällen (*grauer Pfeil*, z. B. negative Pricktest- und spezifische IgE-Resultate bei niedrigem Gesamt-IgE trotz starkem Verdacht auf IgE-vermittelte Reaktion) bieten zelluläre Tests mit basophilen Leukozyten durch ihre extrem hohe analytische Empfindlichkeit (Kleine-Tebbe et al. 2006) eine zusätzliche Option zum indirekten IgE-Sensibilisierungsnachweis. Sensibilisierungstests stimmen im Idealfall qualitativ (Allergiebereitschaft ja oder nein) recht gut überein, quantitativ (wie stark positiv?) aufgrund zusätzlicher zellulärer Variablen beim Haut- und Basophilentest zum indirekten IgE-Nachweis dagegen kaum. Die Ergebnisse werden anhand der klinischen Vorgeschichte interpretiert und stellen bei guter Übereinstimmung mit der Anamnese (sichere Interpretation) die Basis für weitere therapeutische Maßnahmen dar. In Zweifelsfällen kann ein Provokationstest helfen, die klinische Relevanz der vorhandenen IgE-Sensibilisierungen zu ermitteln

7.1.4 Verfahren zum Sensibilisierungsnachweis in der Routinediagnostik

In der Routinediagnostik dienen die Sensibilisierungstests (● Abb. 7.3)
- dem direkten oder
- dem indirekten Nachweis von IgE.

Bei IgE-vermittelten Reaktionen und Erkrankungen stehen folgende Methoden zum Nachweis einer Sensibilisierung zur Verfügung:
1. Hauttests (Pricktest, in ausgewählten Fällen Intrakutantest; Rueff et al. 2010),
2. Serum-IgE-Bestimmungen (allergenspezifisches IgE, Gesamt-IgE; Renz et al. 2010),
3. Basophilenfunktionstests (Basophilenaktivierungstest BAT, zellulärer Antigenstimulationstest CAST) nur in ausgewählten Indikationen (Uyttebroek et al. 2014).

Während eine Serum-IgE-Bestimmung das freie IgE direkt ermittelt, bieten Pricktest und BAT indirekte Hinweise auf Mastzell- bzw. Basophilen-gebundenes IgE. Insofern sind sie in ihrer diagnostischen (qualitativen) Aussage vergleichbar, auch wenn die Ergebnisse besonders bei Verwendung unterschiedlicher Allergenquellen und aufgrund der genannten Variablen quantitativ erheblich voneinander abweichen können (Purohit et al. 2005).

Aus historischen Gründen ist der Pricktest mit Allergenextrakten als geläufige und robuste Screeningmethode in der Routine fest etabliert (Ruëff et al. 2010). Allergenmoleküle lassen sich allerdings einfacher für die Labordiagnostik als für die In-vivo-Testung (z. B. für Hauttests) entwickeln, da sie nach europäischem Recht bei direkter Anwendung am Menschen als Arzneimittel gelten und erhebliche Anforderungen an die Zulassung derartiger In-vivo-Diagnostika gestellt werden. Insofern werden Allergenmoleküle derzeit und wahrscheinlich auch zukünftig insbesondere in der serologischen In-vitro-Diagnostik genutzt.

7.2 Technische Grundlagen der IgE-Bestimmung

Seit Beginn der 70er Jahre sind Festphasen-Immunoassays zur spezifischen IgE-Routinediagnostik verfügbar. Zunächst wurden für die radioimmunologischen Methoden (Radio-Allergo-Sorbent-Test, RAST) Allergenextrakte an aktivierte Papierscheiben gekoppelt, um das spezifische IgE aus Allergikerseren zu binden. Mittlerweile werden die Messsignale nicht mehr radioaktiv, sondern enzymmarkiert bzw. fluorimetrisch erfasst und hierbei zunehmend auch Allergenmoleküle verwendet (Auswahl verfügbarer Einzelallergene zur Singleplex-IgE-Bestimmung in ◘ Tab. 7.1).

7.2.1 Testdesign und Testbestandteile

Die modernen Immunoassays zur Bestimmung allergenspezifischer IgE-Antikörper (Übersicht in ◘ Tab. 7.2) bestehen aus folgenden Komponenten (Hamilton et al. 2015):
a. Reaktionsgefäß: Plastik (Polyethylen) oder Glasröhrchen, Plastikmikrotiterplatten mit Vertiefungen, Plastikstäbchen oder Kügelchen, Polyethylenhütchen mit schwammähnlicher Matrix;
b. Allergen-enthaltendes Reagenz: An eine Festphase gekoppeltes Allergen oder markiertes Allergen in der Flüssigphase;
c. Anti-IgE-Fc-Antikörper (Detektionsantikörper spezifisch für den konstanten Fc-Teil von IgE);
d. Kalibrationssystem: z. B. Referenzserum mit definierter IgE-Menge, um eine Gesamt-IgE-Kalibrationskurve zu konstruieren;
e. Reaktionspuffer: Mineralien- und proteinhaltige Lösungen für konstanten pH und konstante Proteinmatrix, um minimale unspezifische Bindung zu gewährleisten;
f. humanes Serum mit spezifischen IgE-Antikörpern und negativen Serumkontrollen;
g. System zur Datenverarbeitung (Software oder Algorithmus zur Datenverarbeitung).

Unter den Testvariablen gilt das **allergenhaltige Reagenz** (b) als komplexeste Komponente, unabhängig davon, ob es sich um Extrakte biologischen Ursprungs handelt oder um einzelne definierte Allergenmoleküle.

Die zweite und ebenfalls bedeutsame Komponente ist das **Anti-IgE-Reagenz** (c), entweder polyklonal in diversen Tieren generiert (Kaninchen, Ziege, Pferd) oder als monoklonale Mausantikörper mit definierter Bindung an Epitope der Fc-Region humaner IgE-Antikörper. Häufig werden monoklonale und polyklonale Antikörper gegen IgE gemischt eingesetzt, um über einen breiten Konzentrationsbereich Parallelität und Linearität im Testsystem zu erzielen.

Die dritte Schlüsselkomponente von IgE-Bestimmungsmethoden ist das **Kalibrierungssystem** (d). Da keine international akzeptierten Standards für allergenspezifische IgE-Tests vorliegen, dient eine „heterologe" Gesamt-IgE-Kalibrationskurve dazu, die ermittelten Einheiten als quantitative allergenspezifische IgE-Antikörperkonzentrationen auszulesen (◘ Abb. 7.4): kU_A/l (das „A" steht für „allergenspezifisch" und unterscheidet so die Einheiten von den international standardisierten kU/l = IU/ml für die Gesamt-IgE-Bestimmung). Die historisch entstandenen und willkürlich zugeordneten „Klassen" dienen einer semiquantitativen, groben Einteilung der IgE-Konzentrationen und spielen aus Sicht der Autoren heutzutage nur noch eine untergeordnete Rolle. Die aktuell verfügbaren IgE-Testsysteme und deren unterschiedliche Testprinzipien sind in ◘ Tab. 7.2 gegenübergestellt.

Tab. 7.1 Verfügbare Einzelallergene zur allergenspezifischen IgE-Bestimmung im Singleplex-Verfahren

Allergenquelle	Allergen[a]	Proteinfamilie/ Funktion	Bedeutung in der klinischen Diagnostik
Baumpollen (weitere Details ▶ Kap. 10)			
Birke	rBet v 1	PR-10	Majorallergen, Marker für Sensibilisierung gegen Birkenpollen und Pollen der Fagales-Gruppe (Erle, Hasel, Buche, Eiche), unterschiedliche Kreuzreaktivität mit anderen Vertretern der PR-10-Proteine z. B. im Rahmen der Birkenpollen-assoziierten Nahrungsmittelallergie
Birke	rBet v 2	Profilin	Minorallergen, Kreuzallergen, Indikator für Kreuzreaktivität mit anderen Profilinen in Baum- Gräser-, Kräuterpollen oder pflanzlichen Nahrungsmitteln
Birke	rBet v 4	Polcalcin	Minorallergen, Kreuzallergen, Indikator für Kreuzreaktivität mit anderen Polcalcinen in Baum- Gräser- oder Kräuterpollen
Platane (ahornblättrige)	rPla a 1	Invertase-Inhibitor	Majorallergen, Marker für Sensibilisierung gegen Platanenpollen
Olivenbaum	rOle e 1	Oleacea Gruppe 1	Majorallergen, Marker für Sensibilisierung gegen Oliven- und Eschenpollen und andere Vertreter der Lamiales (Flieder, Liguster)
Zypresse (Arizona)	nCup a 1	Pektatlyase	Majorallergen, Marker für Sensibilisierung gegen Zypressen, Zedern, Wachholder, IgE-Reaktivität kann zum Teil auf einer Reaktivität gegen die CCD-Komponente beruhen
Gräserpollen (weitere Details ▶ Kap. 10)			
Hundsgras	nCyn d 1	Gras Gruppe 1	Majorallergen, Marker für Sensibilisierung gegen Hundsgraspollen und andere Gräserpollen der Chlorideae-Subfamilie, IgE-Reaktivität kann zum Teil auf einer Reaktivität gegen die CCD-Komponente beruhen
Lieschgras	rPhl p 1	Gras Gruppe 1	Majorallergen, Marker für Sensibilisierung gegen Lieschgraspollen und alle anderen Gräserpollen (Poaceae)
Lieschgras	rPhl p 2	Gras Gruppe 2	Minorallergen, Marker für Sensibilisierung gegen Lieschgraspollen und anderer Gräserpollen der Pooideae-Unterfamilie (z. B. Roggen, Wiesen-Rispengras, Weidelgras)
Lieschgras	nPhl p 4	Berberine Bridge Enzyme	Minorallergen, Marker für Sensibilisierung gegen Lieschgraspollen und andere Gräserpollen, IgE-Reaktivität kann zum Teil auf einer Reaktivität gegen die CCD-Komponente beruhen
Lieschgras	rPhl p 5	Unbekannt	Majorallergen, Marker für Sensibilisierung gegen Lieschgraspollen und andere Gräserpollen der Pooideae-Unterfamilie (z. B. Roggen, Wiesen-Rispengras, Weidelgras).
Lieschgras	rPhl p 6	Unbekannt	Minorallergen, Marker für Sensibilisierung gegen Lieschgraspollen und andere Gräserpollen der Pooideae-Unterfamilie (z. B. Roggen, Wiesen-Rispengras, Weidelgras)
Lieschgras	rPhl p 7	Polcalcin	Minorallergen, Kreuzallergen, Indikator für Kreuzreaktivität mit anderen Polcalcinen in Baum- Gräser- oder Kräuterpollen

[a] **Fettdruck**: als Singleplex für IgE-Einzelbestimmungen verfügbar.

Tab. 7.1 (Fortsetzung)

Allergenquelle	Allergen [a]	Proteinfamilie/Funktion	Bedeutung in der klinischen Diagnostik
Lieschgras	rPhl p 12	Profilin	Minorallergen, Kreuzallergen, Indikator für Kreuzreaktivität mit anderen Profilinen in Baum- Gräser-, Kräuterpollen oder pflanzlichen Nahrungsmitteln
Kräuterpollen (weitere Details ► Kap. 11)			
Beifuß	nArt v 1	Defensin-ähnliches Protein	Majorallergen, Marker für Sensibilisierung gegen Beifußpollen
Beifuß	nArt v 3	nsLTP	Majorallergen, Marker für Sensibilisierung gegen Beifußpollen; Kreuzallergen, Indikator für potenzielle Kreuzreaktivität mit anderen Vertretern der LTP-Familie z. B. im Rahmen Beifußpollen-assoziierten Nahrungsmittelallergie
Glaskraut	rPar j 2	nsLTP	Majorallergen, Marker für Sensibilisierung gegen Glaskrautpollen, Kreuzallergen, Indikator für potenzielle Kreuzreaktivität mit anderen Vertretern der LTP-Familie
Salzkraut	nSal k 1	Pektinmethylesterase	Majorallergen, Markerallergen für Sensibilisierung gegen Salzkrautpollen
Spitzwegerich	rPla l 1	Trypsininhibitor	Majorallergen, Markerallergen für Sensibilisierung gegen Spitzwegerichpollen
Traubenkraut (beifußblättriges)	nAmb a 1	Pektatlyase	Majorallergen, Markerallergen für Sensibilisierung gegen Traubenkrautpollen (Ambrosia)
Hülsenfruchtallergene (weitere Details ► Kap. 12)			
Erdnuss	rAra h 1	7S-Globulin (Vicilin)	Markerallergen, Indikator für Risikosensibilisierung
Erdnuss	rAra h 2	2S-Albumin (Conglutin)	Markerallergen, Indikator für Risikosensibilisierung
Erdnuss	rAra h 3	11S-Globulin (Glycinin)	Markerallergen, Indikator für Risikosensibilisierung
Erdnuss	rAra h 6	2S-Albumin (Conglutin)	Markerallergen, Indikator für Risikosensibilisierung
Erdnuss	rAra h 8	PR-10-Protein (Bet v 1-homolog)	Kreuzallergen, Kreuzreaktivität meist bedingt durch Bet v 1-Sensibilisierung, keine Risikosensibilisierung
Erdnuss	rAra h 9	nsLTP	Kreuzallergen, Indikator für Kreuzreaktivität mit anderen nsLTPs
Sojabohne	rGly m 4	PR-10-Protein (Bet v 1-homolog)	Kreuzallergen, Kreuzreaktivität meist bedingt durch Bet v 1-Sensibilisierung, häufig lokale oropharyngeale Reaktionen, in Einzelfällen schwere lokale bzw. systemische Reaktionen
Sojabohne	**Gly m 5**	7S-Globulin	Markerallergen, Indikator für Risikosensibilisierung

[a] **Fettdruck**: als Singleplex für IgE-Einzelbestimmungen verfügbar.

Tab. 7.1 (Fortsetzung)

Allergen-quelle	Allergen[a]	Proteinfamilie/Funktion	Bedeutung in der klinischen Diagnostik
Sojabohne	**Gly m 6**	11S-Globulin	Markerallergen, Indikator für Risikosensibilisierung
Sojabohne	**rGly m 8** (ab 2016)	2S-Albumin	Markerallergen, Indikator für Risikosensibilisierung
Schalenfruchtallergene (weitere Details ▶ Kap. 13)			
Haselnuss	**rCor a 1.0401**	PR-10-Protein (Bet v 1-homolog)	Kreuzallergen, Kreuzreaktivität meist bedingt durch Bet v 1-Sensibilisierung, keine Risikosensibilisierung, selten klinisch schwere Reaktionen
Haselnuss	**rCor a 8**	nsLTP	Kreuzallergen, mäßiger Indikator für Kreuzreaktivität mit anderen nsLTPs
Haselnuss	**Cor a 9**	11S-Globulin	Markerallergen, Indikator für Risikosensibilisierung
Haselnuss	**rCor a 14**	2S-Albumin	Markerallergen, Indikator für Risikosensibilisierung
Cashewnuss	**rAna o 2**	11S-Globulin	Markerallergen, Indikator für Risikosensibilisierung
Paranuss	**rBer e 1**	2S-Albumin	Markerallergen, Indikator für Risikosensibilisierung
Walnuss	**Jug r 1**	2S-Albumin	Markerallergen, Indikator für Risikosensibilisierung
Walnuss	Jug r 2	7S-Globulin	Markerallergen, Indikator für Risikosensibilisierung
Walnuss	**Jug r 3**	nsLTP	Kreuzallergen, Indikator für Kreuzreaktivität mit anderen nsLTPs
Früchte- und Gemüseallergene (weitere Details ▶ Kap. 14)			
Apfel	**rMal d 1**	PR-10-Protein (Bet v 1-homolog)	Kreuzallergen, unterschiedliche Kreuzreaktivität mit anderen Vertretern der PR-10-Proteine z. B. im Rahmen der Birkenpollen-assoziierten Nahrungsmittelallergie
Apfel	**rMal d 3**	nsLTP	Markerallergen, Kreuzreaktivität mit anderen nsLTPs, Indikator für Risikosensibilisierung
Karotte	Dau c 1	PR-10-Protein (Bet v 1-homolog)	Kreuzallergen, unterschiedliche Kreuzreaktivität mit anderen Vertretern der PR-10-Proteine z. B. im Rahmen der Birkenpollen-assoziierten Nahrungsmittelallergie, auch potenzielle Risikosensibilisierung
Karotte	Dau c 4	Profilin	Kreuzallergen, hohe Kreuzreaktivität mit anderen Profillinen
Karotte	Dau c 5	Isoflavonreductase	
Sellerie	**Api g 1**	PR-10-Protein (Bet v 1-homolog)	Kreuzallergen, unterschiedliche Kreuzreaktivität mit anderen Vertretern der PR-10-Proteine z. B. im Rahmen der Birkenpollen-assoziierten Nahrungsmittelallergie, auch potenzielle Risikosensibilisierung
Sellerie	Api g 10	nsLTP	Markerallergen, Kreuzreaktivität mit anderen nsLTPs, Indikator für Risikosensibilisierung

[a] **Fettdruck**: als Singleplex für IgE-Einzelbestimmungen verfügbar.

7.2 · Technische Grundlagen der IgE-Bestimmung

Tab. 7.1 (Fortsetzung)

Allergenquelle	Allergen [a]	Proteinfamilie/Funktion	Bedeutung in der klinischen Diagnostik
Kiwi	Act d 1	Actinidin (Cysteinprotease)	Markerallergen für primäre Kiwisensibilisierung, Indikator für Risikosensibilisierung
Kiwi	Act d 2	Thaumatin-ähnliches Protein	Minorallergen, potenziell systemische Reaktionen, da stabil gegenüber Verdau
Kiwi	Act d 5	Kiwellin	Majorallergen, Markerallergen für primäre Kiwisensibilisierung, Indikator für Risikosensibilisierung
Kiwi	**Act d 8**	PR-10-Protein (Bet v 1-homolog)	Kreuzallergen, unterschiedliche Kreuzreaktivität mit anderen Vertretern der PR-10-Proteine z. B. im Rahmen der Birkenpollen-assoziierten Nahrungsmittelallergie
Pfirsich	**Pru p 1**	PR-10-Protein (Bet v 1-homolog)	Kreuzallergen, unterschiedliche Kreuzreaktivität mit anderen Vertretern der PR-10-Proteine z. B. im Rahmen der Birkenpollen-assoziierten Nahrungsmittelallergie
Pfirsich	**Pru p 3**	nsLTP	Markerallergen, Kreuzreaktivität mit anderen nsLTPs, Indikator für Risikosensibilisierung, vor allem im mediterranen Raum
Pfirsich	**Pru p 4**	Profillin	Kreuzallergen, hohe Kreuzreaktivität mit anderen Profillinen
Weizenallergene und andere Nahrungsmittelallergene bei FDEIA (weitere Details ▶ Kap. 15)			
Weizen	**rTri a 14**	LTP	Minorallergen, Kreuzallergen mit anderen LPTs
Weizen	**rTri a 19**	ω-5-Gliadin	Majorallergen, Markerallergen für WDEIA
Weizen	nTri a 21	α/β-Gliadin	Majorallergen, Markerallergen für WDEIA
Weizen	nTri a 26	HMW-Glutenin	Majorallergen, Markerallergen für WDEIA
Weizen	rTri a 36	LMW-Glutenin GluB3-23	Majorallergen, Markerallergen für WDEIA
Weizen	nTri a γ-Gliadin	γ-Gliadin	Majorallergen, Markerallergen für WDEIA
Weizen	**nGliadin**	α/βγ/ω-Gliadin	Majorallergene, Markerallergene für WDEIA
Schrimp	**rPen a 1**	Tropomyosin	Majorallergen, Markerallergen für Crustacea-Sensibilisierung, n.b. hohe Kreuzreaktivität mit Tropomyosin aus anderen Quellen
Soja	**rGly m 5**	β-Conglycinin	Markerallergen für genuine Sojasensibilisierung
Pfirsich	**rPru p 3**	nsLTP	Markerallergen für Pfirsichsensibilisierung, Kreuzreaktivität mit diversen anderen nsLTPs
Fleisch (rot), Innereien	**α-Gal**	Galaktose-α-1,3-Galaktose	Markerallergen für verzögerte Fleischallergie
Insektengift (weitere Details ▶ Kap. 16)			
Honigbiene	**rApi m 1**	Phospholipase A_2	Majorallergen, Marker für Bienengiftsensibilisierung

[a] **Fettdruck**: als Singleplex für IgE-Einzelbestimmungen verfügbar.

◻ **Tab. 7.1** (*Fortsetzung*)

Allergen-quelle	Allergen[a]	Proteinfamilie/Funktion	Bedeutung in der klinischen Diagnostik
Honigbiene	**rApi m 2**	Hyaluronidase	Minorallergen, Marker für Bienengiftsensibilisierung, Kreuzreaktivität mit Hyaluronidase des Wespengifts (Ves v 2) möglich
Honigbiene	**rApi m 3** (ab 2016)	Saure Phosphatase	Majorallergen, Marker für Bienengiftsensibilisierung
Honigbiene	nApi m 4	Mellitin	Minorallergen, Marker für Bienengiftsensibilisierung
Honigbiene	**rApi m 5** (ab 2016)	Vitellogenin	Majorallergen, Kreuzallergen, Kreuzreaktivität mit Vitellogenin des Wespengifts Ves v 3
Honigbiene	**rApi m 10** (ab 2015)	Icarapin	Majorallergen, Marker für Bienengiftsensibilisierung
Wespe	**rVes v 1**	Phospholipase A_1	Majorallergen, Marker für Wespengiftsensibilisierung
Wespe	rVes v 2	Hyaluronidase	Minorallergen, Kreuzallergen, meist Kreuzreaktivität mit Hyaluraonidase des Bienengiftes (Api m 2)
Wespe	rVes v 3	Vitellogenin	Minorallergen, Kreuzallergen, Kreuzreaktivität mit Vitellogenin des Bienengiftes Api m 5
Wespe	**rVes v 5**	Antigen 5	Majorallergen, Marker für Wespengiftsensibilisierung
Feldwespe	**rPol d 5**	Antigen 5	Majorallergen, Marker für Feldwespensensibilisierung, hohe Kreuzreaktivität mit anderen Antigen-5-Allergenen wie Ves v 5
Tierepithelien (weitere Details ▶ Kap. 17)			
Katze	**rFel d 1**	Uteroglobin	Majorallergen, Marker für Sensibilisierung gegen Katzenepithelien
Katze	nFel d 2	Serumalbumin	Minorallergen, Kreuzallergen, Indikator für Kreuzreaktivität mit anderen Tierepithelien
Katze	**rFel d 4**	Lipocalin	Minorallergen, Kreuzallergen, Kreuzreaktivität mit anderen Lipocalinen (z. B. Can f 6 oder Equ c 1)
Hund	**rCan f 1**	Lipocalin	Marker für Sensibilisierung gegen Hundeepithelien
Hund	**rCan f 2**	Lipocalin	Marker für Sensibilisierung gegen Hundeepithelien
Hund	nCan f 3	Serumalbumin	Kreuzallergen, Indikator für Kreuzreaktivität mit anderen Tierepithelien und -bestandteilen
Hund	**rCan f 5**	Argininesterase	Marker für Sensibilisierung gegen Hundeepithelien
Pferd	**rEqu c 1**	Lipocalin	Majorallergen, Marker für Sensibilisierung gegen Pferdeepithelien, Kreuzreaktivität mit anderen Lipocalinen (z. B. Can f 6 oder Fel d 4)
Pferd	rEqu c 3	Serumalbumin	Minorallergen, Kreuzallergen, Kreuzreaktivität mit anderen Lipocalinen (z. B. Can f 6 oder Equ c 1)

[a] **Fettdruck**: als Singleplex für IgE-Einzelbestimmungen verfügbar.

Tab. 7.1 (Fortsetzung)

Allergen-quelle	Allergen [a]	Proteinfamilie/Funktion	Bedeutung in der klinischen Diagnostik
Tierische Nahrungsmittelallergene			
Hühnerei	**Gal d 1**	Ovomucoid	Majorallergen u. Markerallergen für Hühnereisensibilisierung, assoziiert mit persistierender Hühnereiallergie
Hühnerei	**Gal d 2**	Ovalbumin	Markerallergen für Hühnereisensibilisierung
Hühnerei	**Gal d 3**	Conalbumin/Ovotransferring	Markerallergen für Hühnereisensibilisierung
Hühnerei	Gal d 5	Livetin/Serumalbumin	Allergen im Eigelb u. Hühnerfleisch, Indikator für das sog. Vogel-Ei-Syndrom
Kuhmilch	**Bos d 4**	α-Laktalbumin	Majorallergen (Molkeprotein) in Kuhmilch
Kuhmilch	**Bos d 5**	β-Laktoglobulin	Majorallergen (Molkeprotein) in Kuhmilch
Kuhmilch	Bos d 6	Serumalbumin	Minorallergen, Kreuzallergen, Indikator für Kreuzreaktivität mit anderen Albuminen in Tierepithelien oder (ungegartem) Fleisch
Kuhmilch	**Bos d 8**	Kasein	Majorallergen in Kuhmilch und Käse, Kreuzreaktionen mit Schafs- und Ziegenmilchprodukten
Fischallergene (weitere Details ▶ Kap. 18)			
Kabeljau	rGad c 1	Parvalbumin	Majorallergen, Kreuzallergen, hohe Kreuzreaktivität mit Parvalbuminen diverser Fischsorten
Karpfen	rCyp c 1	Parvalbumin	Majorallergen, Kreuzallergen, hohe Kreuzreaktivität mit Parvalbuminen diverser Fischsorten
Hausstaubmilben (weitere Details ▶ Kap. 19)			
Hausstaubmilbe	rDer p 1	Cyteinprotease	Majorallergen, Marker für Sensibilisierung gegen Hausstaubmilben
Hausstaubmilbe	rDer p 2	NPC2-Familie	Majorallergen, Marker für Sensibilisierung gegen Hausstaubmilben
Hausstaubmilbe	rDer p 10	Tropomyosin	Minorallergen, Kreuzallergen, Indikator für Kreuzreaktivität mit Tropomyoisn aus Krustentieren, Küchenschaben
Hausstaubmilbe	rDer p 23	Chitin-bindendes Protein	Majorallergen, Marker für Sensibilisierung gegen Hausstaubmilben
Schimmelpilze (weitere Details ▶ Kap. 21)			
Alternaria alternata	rAlt a 1	Unbekannte Funktion	Marker für Sensibilisierung gegen Außenluftschimmel *Alternaria*
Aspergillus fumigatus	rAsp f 1	Enolase	Marker für Sensibilisierung gegen *Aspergillus fumigatus*

[a] **Fettdruck**: als Singleplex für IgE-Einzelbestimmungen verfügbar.

◻ **Tab. 7.1** (Fortsetzung)

Allergen-quelle	Allergen[a]	Proteinfamilie/Funktion	Bedeutung in der klinischen Diagnostik
Aspergillus fumigatus	**rAsp f 2**	Mitogillin	Marker für Sensibilisierung gegen *Aspergillus fumigatus*, Hinweis für allergische bronchopulmonale Aspergillose (ABPA) bei positiven Werten für Asp f 2, 4, 6
Aspergillus fumigatus	**rAsp f 3**	Fibrinogen-bindendes Protein	Marker für Sensibilisierung gegen *Aspergillus fumigatus*
Aspergillus fumigatus	**rAsp f 4**	Peroxisomales Protein	Marker für Sensibilisierung gegen *Aspergillus fumigatus*, Hinweis für allergische bronchopulmonale Aspergillose (ABPA) bei positiven Werten für Asp f 2, 4, 6
Aspergillus fumigatus	**rAsp f 6**	Mn-Superoxid-Dismutase	Marker für Sensibilisierung gegen *Aspergillus fumigatus*, Hinweis für allergische bronchopulmonale Aspergillose (ABPA) bei positiven Werten für Asp f 2, 4, 6
Latex (weitere Details ► Kap. 22)			
Latex	**rHev b 1**	Kautschuk-Elongationsfaktor	Marker für Latexsensibilisierung, Majorallergen für Patienten mit Spina bifida
Latex	**rHev b 3**	Kleines Kautschuk-Partikel-Protein	Marker für Latexsensibilisierung, Majorallergen für Patienten mit Spina bifida
Latex	**rHev b 5**	Unbekannt	Marker für Latexsensibilisierung, Majorallergen für Patienten mit Spina bifida und für Beschäftigte im Gesundheitswesen
Latex	**rHev b 6.01**	Hevein-Vorläufer	Marker für Latexsensibilisierung, Majorallergen für Beschäftigte im Gesundheitswesen
Latex	**rHev b 8**	Profilin	Kreuzallergen - Indikator für Kreuzreaktivität mit anderen Profilinen in Baum- Gräser-, Kräuterpollen oder pflanzlichen Nahrungsmitteln

[a] **Fettdruck**: als Singleplex für IgE-Einzelbestimmungen verfügbar.

◻ **Tab. 7.2** Unterschiedliche Testprinzipien in der Bestimmung von spezifischen IgE-Antikörpern im Singleplex-Verfahren

IgE-Assay-format	Kurzbeschreibung	Vorteile	Nachteile
Festphasen-Assay	Seit vielen Jahren sind Festphasensysteme für die IgE-Bestimmung etabliert. Die an einen festen Träger gekoppelten Allergene binden direkt sämtliche allergenspezifischen Antikörper (IgE, IgG u. a.); Waschschritte entfernen nichtgebundene Antikörper. Anschließend werden die gebundenen spezifischen IgE-Antikörper mit Hilfe von Anti-IgE-Antikörpern erfasst. Letztere tragen eine Markierung, die mit Hilfe geeigneter Reagenzien (Fluoreszenz, Chemilumineszens) und Substrate eine Quantifizierung der gebundenen spezifischen IgE-Antikörper erlaubt.	Bei großer Oberfläche der eingesetzten Festphase und Allergene/Allergenquelle im Überschuss komplette Bindung sämtlicher spezifischer IgE-Antikörper möglich (Voraussetzung einer echten Quantifizierung). Allerdings werden auch niedrigaffine IgE-Antikörper gebunden.	Bei geringer Oberfläche der eingesetzten Festphase (z. B. Papierscheibe) und fehlendem Überschuss der Allergene/Allergenquelle keine echte Quantifizierung des spezifischen IgE möglich und kompetitive Inhibition des IgE-Signals durch allergenspezifische IgG-Antikörper (besonders bei hohen Titern, z. B. nach einer allergenspezifischen Immuntherapie).

Tab. 7.2 (Fortsetzung)

IgE-Assay-format	Kurzbeschreibung	Vorteile	Nachteile
Flüssigphasen-Assay	In diesem Testformat werden flüssige und markierte Allergene eingesetzt, um allergenspezifisches IgE zu binden. Nach entsprechenden Waschschritten werden die Allergen-IgE-Markerkomplexe von immobilisierten Reagenzien gebunden (z. B. Biotin-Streptavidin-System). Der Einsatz geeigneter Substrate erlaubt ebenfalls eine Quantifizierung des primär gebundenen spezifischen IgE an die eingesetzten Allergene.	Rasche Bindungskinetik durch die Flüssigphase	Bei fehlendem Überschuss der Allergene/Allergenquelle keine echte Quantifizierung des spezifischen IgE möglich
Reverser IgE-Assay	In diesem Testsystem werden zunächst sämtliche (z. B. im Serum enthaltene) IgE-Antikörper von immobilisierten Anti-IgE-Antikörpern gebunden. Nach der Entfernung ungebundener Antikörper (z. B. IgG) kann durch Zusatz flüssiger und entsprechend markierter Allergene das allergenspezifische IgE identifiziert werden. Die Markierung der Allergene gestattet es, die spezifisch gebundenen Antikörper zu quantifizieren.	Keine Hemmung durch hohen Anteil allergenspezifischer IgG-Antikörper	Bindungskapazität insbesondere bei sehr hohem Gesamt-IgE (> 2000 kU/l) begrenzt

7.2.2 Detektionsschwellen in der sIgE-Bestimmung

Früher wurde die untere Detektionsschwelle für spezifisches IgE mit $0{,}35\,kU_A/l$ angegeben. Mittlerweile ist durch empfindlichere Kalibrierung und verbesserte Auflösung der niedrigen IgE-Werte die Empfindlichkeit der IgE-Testmethoden gesteigert. Moderne Immunoassays für spezifische IgEs geben daher Werte unterhalb von 0,35 bis $0{,}1\,kU_A/l$ an (◘ Abb. 7.4). Dieser Bereich ist besonders dann informativ und bedeutsam, wenn das Gesamt-IgE sehr niedrig ausfällt (< 20, < 10, < 5 kU/l). Die obere Detektionsgrenze liegt bei den meisten Methoden zum spezifischen IgE-Nachweis bei $100\,kU_A/l$. Seren mit höherem spezifischen IgE sollten daher 1:10 verdünnt gemessen werden, um den tatsächlichen Wert nach Multiplikation × 10 zu ermitteln.

7.2.3 Spezifisches-IgE/Gesamt-IgE-Quotient

In einigen modernen Assays wurde gezeigt, dass die Einheiten für das Gesamt-IgE (kU/l) den heterolog kalibrierten Maßeinheiten für das allergenspezifische IgE (kU_A/l) entsprechen (Kober u. Perborn 2006). Unter dieser Voraussetzung können beide Größen, das spezifische und das Gesamt-IgE, direkt verglichen und zur besseren Interpretation herangezogen werden (Hamilton et al. 2010). Besonderen Wert erhält der Quotient aus spezifischem IgE und Gesamt-IgE (auch als **Antikörper-spezifische Aktivität** bezeichnet; Hamilton et al. 2010) bei
- sehr niedrigen Gesamt-IgE-Konzentrationen (< 20, < 10, < 5 kU/l):
  - z. B. bei manchen Atopikern mit ungewöhnlich niedrigem Gesamt-IgE oder
  - bei Nichtatopikern mit IgE-Sensibilisierungen gegen besondere Allergene wie z. B. Insektengift oder Berufsallergene;

- sehr hohen Gesamt-IgE-Konzentrationen:
  - z. B. bei Atopikern mit aktuellem oder früher manifestem atopischen Ekzem,
  - bei Patienten mit anderen Gründen für ein sehr hohes Gesamt-IgE (Renz et al. 2010).

Dabei ist zu berücksichtigen, dass das IgE nicht linear, sondern logarithmisch normalverteilt ist und mit Hilfe logarithmischer Skalen dargestellt werden muss (◘ Abb. 7.4).

Das Verhältnis zwischen spezifischem IgE und Gesamt-IgE im Serum findet sich in gleicher Weise auf den Effektorzellen (Mastzellen, Basophile). Wird das spezifische IgE relativ (z. B. in %) vom Gesamt-IgE angegeben (Erläuterung ◘ Abb. 7.5) (Hamilton et al. 2010), sind die Werte bezüglich dem individuellen Gesamt-IgE normalisiert: Durch diesen Schritt ist eine bessere Übereinstimmung zwischen dem relativen spezifischen IgE-Anteil (in %) und der quantitativen Auswertung anderer Sensibilisierungstests (Pricktest, BAT) zu erwarten.

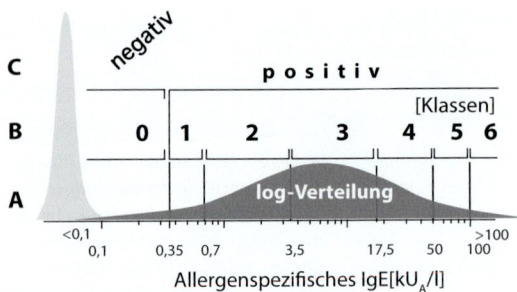

◘ **Abb. 7.4** Auswertungsmöglichkeiten logarithmisch verteilter allergenspezifischer IgE-Konzentrationen. *A* quantitativ, *B* semiquantitativ* in Klassen, *C* qualitativ (* Der Begriff ist in Deutschland seit Inkrafttreten der Richtlinie der Bundesärztekammer [RiliBÄK] nicht mehr vorgesehen; ausschließlich in Klassen angegebene spezifische IgE-Konzentrationen werden als qualitative Auswertung betrachtet). Angabe der spezifischen IgE-Einheiten kU_A/l (*A* steht für allergenspezifisch) mit Hilfe eines WHO-Standards für die Gesamt-IgE-Bestimmung (sog. heterologe Kalibration). *Hellgraue Fläche:* Population von Serumproben mit fehlendem allergenspezifischem IgE (Konzentrationen unterhalb der Nachweisgrenze von 0,1 kU_A/l). *Dunkelgraue Fläche:* Population positiver Serumproben mit logarithmischer (hypothetischer Normal)Verteilung der allergenspezifischen IgE-Konzentrationen oberhalb der Nachweisgrenze von 0,1 kU_A/l

7.2.4 Isoformen, natürliche Varianten der Allergenmoleküle

Kritische Punkte beim Einsatz von Allergenmolekülen betreffen ihre Herkunft bzw. Herstellung:

Aufgereinigt aus natürlichen Quellen handelt es sich selbst bei definierten Allergenen um variable Mischungen mit zahlreichen Molekülvarianten (Isoformen), die je nach individuellem IgE-Repertoire das IgE unterschiedlich stark binden. Eine Mischung der Isoformen besitzt potenziell den Vorteil, sämtliche IgE-Spezifitäten zu erfassen; allerdings sind derartige komplexe Mischungen schwer aufzureinigen und zu standardisieren.

Allergenmoleküle werden daher vorwiegend in rekombinanter Form für die molekulare IgE-Diagnostik eingesetzt. Das setzt die Entscheidung für eine repräsentative Isoform voraus, die möglichst viele, idealerweise alle spezifische IgE-Antikörper gegen das fragliche Allergen erfassen sollte. Zusätzliche Bedingung ist eine korrekte Faltung des Proteins, die dem natürlichen Allergen entspricht. Sind diese Voraussetzungen einmal etabliert, lässt sich die Qualität derartiger Reagenzien durch prozessintegrierte Standardisierung wesentlich besser kontrollieren.

7.3 Einsatzmöglichkeiten von Allergenmolekülen in der IgE-Diagnostik

Mit Hilfe von Einzelallergenen lässt sich die serologische In-vitro-Diagnostik auf unterschiedliche Weise modifizieren (◘ Abb. 7.6):

a. Allergenmoleküle werden einzeln als Reagenz zur spezifischen IgE-Bestimmung eingesetzt (derzeit häufigste Anwendung).
b. Ausgewählte Einzelallergene werden kombiniert als Reagenz zur spezifischen IgE-Bestimmung verwendet (Kombination von wichtigen Markerallergenen wie z. B. Phl p 1 und Phl p 5 oder Kreuzallergenen wie Phl p 7 und Phl p 12).
c. Sämtliche verfügbaren Einzelkomponenten einer Allergenquelle könnten als Mix anstatt eines komplexen Allergenextraktes verwendet werden (theoretisch möglich, aber bisher nicht umgesetzt, da aufwendig, teuer und Nutzen fraglich).

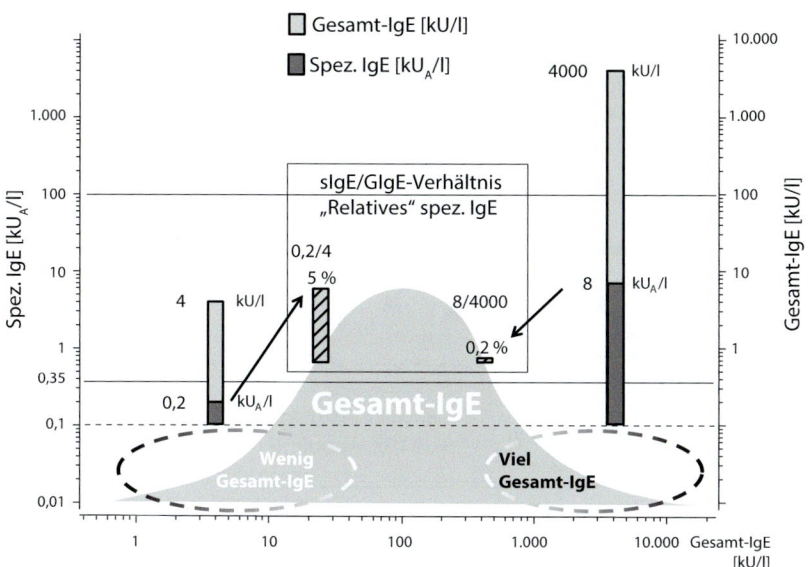

Abb. 7.5 Bedeutung des Gesamt- und spezifischen IgE-Verhältnisses. Aufgrund variabler Gesamt-IgE-Konzentrationen kann das ebenfalls logarithmisch verteilte spezifische IgE *(dunkelgraue Balken)* auch als relative Menge des Gesamt-IgE *(hellgraue Balken)* betrachtet werden (Hamilton et al. 2010). Dieser Prozess „normalisiert" das spezifische IgE auf Prozentbasis *(gestreifte Balken)* zum Gesamt-IgE. Vor allem die Grenzfälle (s. Zahlenbeispiele) mit besonders niedrigem (Normalverteilungskurve li. außen) oder extrem hohem Gesamt-IgE (Normalverteilungskurve re. außen) machen deutlich, dass das spez. IgE erst bei Kenntnis des Gesamt-IgE richtig interpretiert werden kann. Dieses Verhältnis, der Quotient spez. IgE/Gesamt-IgE, findet sich in gleicher Weise auf der Oberfläche von Effektorzellen (Mastzellen, basophile Granulozyten) wieder und liefert so die Basis von diagnostischen Ex-vivo- (BAT) und In-vivo-Tests (Pricktest, Provokationstest)

d. Einzelkomponenten können Allergenextrakten zugesetzt werden („spiken"), um die Testempfindlichkeit zu erhöhen (z. B. bei unterrepräsentierten Komponenten) (▶ Kap. 8).

Variante a erlaubt eine gezielte und genaue Differenzierung der Sensibilisierungen anhand der Einzelallergene. Dieses Vorgehen ist auch als Komponenten-spezifische oder Komponenten-aufgelöste Diagnostik (Component Resolved Diagnostic, CRD) bezeichnet worden (Valenta et al. 1999) und spielt derzeit die wichtigste Rolle in der molekularen Allergiediagnostik (typische Kasuistiken in Kleine-Tebbe u. Jappe 2014).

7.3.1 Unterscheidung aufgereinigter und rekombinant hergestellter Komponenten

Eine wichtige Weichenstellung für die Diagnostikahersteller betrifft die Entscheidung zur Verwendung natürlicher aufgereinigter Einzelallergene mit all ihren Varianten (Isoformen) bzw. die Auswahl eines einzelnen, rekombinant hergestellten Proteins.

Letzteres sollte repräsentativ sein und über die wichtigsten IgE-Bindungsstellen verfügen, um möglichst sämtliche auf dieses Allergenmolekül sensibilisierten Allergiker erfassen zu können.

Dieses Problem entfällt bei der Verwendung natürlicher Komponenten, da diese in der Regel alle Molekülvarianten enthalten, die in der natürlichen Allergenquelle vorkommen. Hier muss nur sichergestellt sein, dass die Präparationen keine Verunreinigungen mit anderen Allergenen enthalten. Dies gestaltet sich besonders dann schwierig, wenn das aufzureinigende Allergen in sehr geringen Mengen in der Allergenquelle vorhanden ist, während andere Allergene in hohen Konzentrationen vorliegen. Ein typisches Beispiel sind Allergene im Bienengift (Api m 3, Api m 5, Api m 10), die mit weniger als 1 % des Trockengewichtes vorliegen, während Api m 4 (Mellitin) mit mehr als 40 % des

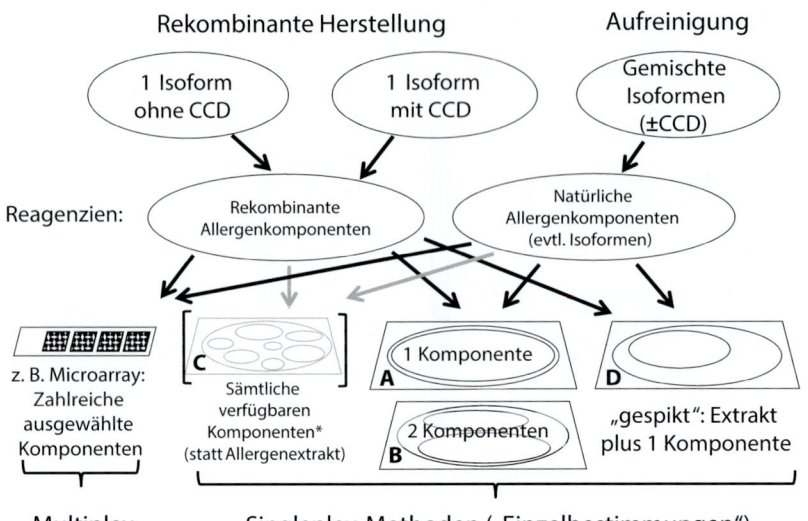

Abb. 7.6 Auswahl und Nutzung von Allergenmolekülen zur Diagnostik. *A, B C u. D*: Varianten der Testsysteme zur IgE-Einzelbestimmung (Singleplex) unter Verwendung von aufgereinigten oder rekombinant hergestellten Einzelallergenen. *A* Allergenmoleküle werden einzeln als Reagenz zur spezifischen IgE-Bestimmung eingesetzt; *B* ausgewählte Einzelallergene werden kombiniert als Reagenz zur spezifischen IgE-Bestimmung verwendet (z. B. Kombination von wichtigen Markerallergenen wie etwa Phl p 1 und Phl p 5 oder Kreuzallergene wie Phl p 7 und Phl p 12); *C* sämtliche verfügbaren Einzelkomponenten einer Allergenquelle könnten als Mix anstatt eines komplexen Allergenextraktes verwendet werden (* theoretisch möglich, aber bisher nicht umgesetzt, da aufwendig, teuer und Nutzen fraglich); *D* Einzelkomponenten können Allergenextrakten zugesetzt werden („spiken"), um die Testempfindlichkeit zu erhöhen (z. B. bei unterrepräsentierten Komponenten, ▶ Kap. 8). Hiervon abzugrenzen ist der Einsatz von Einzelallergenen in Multiplex-Verfahren (▶ Kap. 9). *CCD* kreuzreaktive Kohlenhydratepitope

Trockengewichtes eine saubere Aufreinigung der o. g. Allergene nahezu unmöglich macht.

Ein weiteres Problem mit aufgereinigten natürlichen Allergenen besteht dann, wenn es sich um Glykoproteine mit N-Glykan-Zuckerseitenketten handelt, die als kreuzreaktive Kohlenhydrat-Determinanten (Cross-reactive Carbohydrate Determinants, CCD) von CCD-spezifischen IgEs erkannt werden und damit das Ergebnis verfälschen können (▶ Kap. 6).

Im Gegensatz zur Aufreinigung aus natürlichen Quellen ermöglicht die rekombinante Herstellung der Allergene, durch die Wahl des geeigneten Expressionssystems die Problematik der kreuzreaktiven Kohlenhydratseitenketten (CCD) zu umgehen. So erlaubt die Expression der Allergene in *E.-coli*-Bakterien eine Herstellung ohne CCDs, während die Herstellung in Hefezellen oder bestimmten Insektenzellen Allergene mit normalen oder modifizierten Kohlenhydratseitenketten möglich macht.

Aufgrund des Patentschutzes ist manchen Herstellern die Nutzung rekombinanter Allergenmoleküle verwehrt, sodass sie nur aufgereinigte Allergene für die molekulare Allergiediagnostik anbieten können (◘ Tab. 7.3 mit Auswahl von Einzelallergenen, marktüblichen Testplattformen und Diagnostikaherstellern).

7.3.2 Labortechnische Evaluation: Testempfindlichkeit und analytische Spezifität (Selektivität)

Die Leistungsfähigkeit von Testmethoden wird international mit den Größen Sensitivität und Spezifität ermittelt. Dabei werden zwei Definitionspaare unterschieden: die analytische bzw. die diagnostische Sensitivität und Spezifität.

7.3 · Einsatzmöglichkeiten von Allergenmolekülen in der IgE-Diagnostik

Tab. 7.3 Auswahl von Einzelallergenen zur spezifischen IgE-Diagnostik (ohne Anspruch auf Vollständigkeit)

Allergen-quellen	Spezies	Allergen-komponente	Anbieter in Deutschland					
			Euroimmun	Dr. Fooke Laboratorien	Omega Diagnostics	Siemens Healthcare	ThermoFisher Phadia
			Testsysteme				
			Euroline	Allergo-o-liq	Allergozyme IgE	Immulite 2000	a) ImmunoCAP [5] b) ImmunoCAP ISAC [6]
			Testprinzip und Internet-Information				
			Enzym Allergo Sorbent Streifentest [1]	Reverser Enzym Allergo Sorbent Test [2]	Enzym Allergo Sorbent Test [3]	Chemilumineszenz-Enzymimmuno-Assay mit Allergenen in flüssiger Phase [4]	a) Fluoreszenz Enzym Allergo Sorbent Test [5] b) Multipler Fluoreszenz Enzym Allergo Sorbent Test [6]
Baumpollen	Birke	Bet v 1 (Majorall.)	n (SPAC[a])	r (RT301)	n (x901)	n (A89L2)	r (t215)
		Bet v 2 (Profilin)	n (SPAC)	r (RT302)	n (x907)	r (A127L2)	r (t216)
	Esche/Olive	Ole e 1 (Majorall.)	–	–	–	n (A482L2)	r (t224)

r rekombinante Komponente, *n* natürliche Komponente, aufgereinigt aus Extrakten, in Klammern firmenspezifische Laborcodes.

Bet v 1H Bet v 1-homologes PR-10-Protein, *2S-Albumin* Speicherprotein, *11S-Legumin* Speicherprotein.

[a] SPAC: Single purified allergen components, Panel-Streifentest (DP 3210-1601-1 E) mit Bet v 4, Bet v 6 sowie Birkenpollen- und Lieschgraspollenextrakt.

[b] Panel-Streifentest für Insektengiftsensibilsierungen (DP 3850-1601-1 E) mit Api m 1, Ves v 5 sowie Bienengift- und Wespengiftextrakt und Kohlenhydratseitenkettenreagenz (CCD).

Internet-Information zu den Testprinzipien:

[1] ► http://www.euroimmun.de/index.php?id=allergologie.
[2] ► http://www.fooke-labs.de/downloads/flyer_allerg-o-liq_prinzip_email_2011-05.pdf.
[3] ► http://static.omegadiagnostics.com.s3.amazonaws.com/product-downloads/ifu/Allergozyme_Spec._IgE_96T_-_36021000_-_DI020104_X_-_English.pdf.
[4] ► http://healthcare.siemens.com/clinical-specialities/allergy/laboratorian-information.
[5] ► http://www.phadia.com/de/4/Produkte/Tests/1/.
[6] ► http://www.phadia.com/de/4/Produkte/ImmunoCAP-ISAC/.

◘ **Tab. 7.3** *(Fortsetzung)*

Allergen-quellen	Spezies	Allergen-komponente	Anbieter in Deutschland				
			Euroimmun	Dr. Fooke Laboratorien	Omega Diagnostics	Siemens Healthcare	ThermoFisher Phadia
Gräserpollen	Lieschgras	Phl p 1 (Majorall.)	n (SPAC)[a]	r (RG601)	n (x903)	–	r (g205)
		Phl p 5 (Majorall.)	n (SPAC)	r (RG605)	n (x902)	–	r (g215)
		Phl p 7 (Polcalcin)	n (SPAC)	r (RG607)	–	–	r (g210)
		Phl p 12 (Profilin)	n (SPAC)	r (RG612)	–	–	r (g212) u. v. a.
Kräuterpollen	Beifuß	Art v 1 (Majorall.)	–	r (RW601)	–	n (A753L2)	n (w231)
	Ambrosia	Amb a 1 (Majorall.)	–	–	–	–	n (w230)
Rosenfrüchte	Apfel	Mal d 1 (Bet v 1H)	–	r (RF491)	–	r (A464L2)	r (f434)
		Mal d 4 (Profilin)	–	–	–	r (A796L2)	–
	Pfirsich	Pru p 3 (LTP)	–	–	–	n (A603L2)	r (f420)
	Kirsche	Pru p 1 (Bet v 1H)	–	–	–	r (A597L2)	–
		Pru av 3 (LTP)	–	–	–	r (A599L2)	–
		Pru av 4 (Profilin)	–	–	–	r (A600L2)	–

r rekombinante Komponente, *n* natürliche Komponente, aufgereinigt aus Extrakten, in Klammern firmenspezifische Laborcodes.

Bet v 1H Bet v 1-homologes PR-10-Protein, *2S-Albumin* Speicherprotein, *11S-Legumin* Speicherprotein.

[a] SPAC: Single purified allergen components, Panel-Streifentest (DP 3210-1601-1 E) mit Bet v 4, Bet v 6 sowie Birkenpollen- und Lieschgraspollenextrakt.

[b] Panel-Streifentest für Insektengiftsensibilsierungen (DP 3850-1601-1 E) mit Api m 1, Ves v 5 sowie Bienengift- und Wespengiftextrakt und Kohlehydratseitenkettenreagenz (CCD).

Internet-Information zu den Testprinzipien:

[1] ▶ http://www.euroimmun.de/index.php?id=allergologie.

[2] ▶ http://www.fooke-labs.de/downloads/flyer_allerg-o-liq_prinzip_email_2011-05.pdf.

[3] ▶ http://static.omegadiagnostics.com.s3.amazonaws.com/product-downloads/ifu/Allergozyme_Spec._IgE_96T_-_36021000_-_DI020104_X_-_English.pdf.

[4] ▶ http://healthcare.siemens.com/clinical-specialities/allergy/laboratorian-information.

[5] ▶ http://www.phadia.com/de/4/Produkte/Tests/1/.

[6] ▶ http://www.phadia.com/de/4/Produkte/ImmunoCAP-ISAC/.

7.3 · Einsatzmöglichkeiten von Allergenmolekülen in der IgE-Diagnostik

◻ **Tab. 7.3** *(Fortsetzung)*

Allergen-quellen	Spezies	Allergen-komponente	Anbieter in Deutschland				
			Euroimmun	Dr. Fooke Laboratorien	Omega Diagnostics	Siemens Healthcare	ThermoFisher Phadia
Baumnüsse	Haselnuss	Cor a 1 (Bet v 1H)	–	r (RF171)	–	–	r (f428)
		Cor a 9 (11S-Legumin)	–	–	–	–	r (f440)
		Cor a 14 (2S-Albumin)	–	–	–	–	r (f439)
Hülsenfrüchte	Erdnuss	Ara h 2 (2S-Albumin)	–	r (RF132)	–	–	r (f432)
Insektengifte	Bienengift	Api m 1	r (i208) SPAC [b]	r (RI101)	–	r (A45L2)	r(i208)
		Api m 2	–	–	–	r (A47L2)	–
	Wespengift	Ves v 1	–	–	–	r (A668L2)	r(i211)
		Ves v 5	r (i209) SPAC [b]	r (RI305)	–	r (A670L2)	r(i209)

r rekombinante Komponente, *n* natürliche Komponente, aufgereinigt aus Extrakten, in Klammern firmenspezifische Laborcodes.

Bet v 1H Bet v 1-homologes PR-10-Protein, *2S-Albumin* Speicherprotein, *11S-Legumin* Speicherprotein.

[a] SPAC: Single purified allergen components, Panel-Streifentest (DP 3210-1601-1 E) mit Bet v 4, Bet v 6 sowie Birkenpollen- und Lieschgraspollenextrakt.

[b] Panel-Streifentest für Insektengiftsensibilsierungen (DP 3850-1601-1 E) mit Api m 1, Ves v 5 sowie Bienengift- und Wespengiftextrakt und Kohlenhydratseitenkettenreagenz (CCD).

Internet-Information zu den Testprinzipien:

[1] ► http://www.euroimmun.de/index.php?id=allergologie.

[2] ► http://www.fooke-labs.de/downloads/flyer_allerg-o-liq_prinzip_email_2011-05.pdf.

[3] ► http://static.omegadiagnostics.com.s3.amazonaws.com/product-downloads/ifu/Allergozyme_Spec._IgE_96T_-_36021000_-_DI020104_X_-_English.pdf.

[4] ► http://healthcare.siemens.com/clinical-specialities/allergy/laboratorian-information.

[5] ► http://www.phadia.com/de/4/Produkte/Tests/1/.

[6] ► http://www.phadia.com/de/4/Produkte/ImmunoCAP-ISAC/.

> **Begriffsdefinitionen zur Erfassung der Leistungsfähigkeit einer Testmethode**
> Die **analytische Sensitivität** entspricht definitionsgemäß der Steigung („slope") der Kalibrationskurve eines (Immuno)Assays. Die eigentliche **Empfindlichkeit (untere Nachweisgrenze)** eines Tests wird dagegen heutzutage mit Hilfe folgender Größen ermittelt und angegeben (Armbruster u. Pry 2008):
> - höchste Leerwertmessung („limit of blank", LoB),
> - Detektionsschwelle („limit of detection", LoD) und
> - Quantifizierungsschwelle („limit of quantitation", LoQ).
>
> **LoB:** Die LoB ist als höchstes Messsignal definiert, das bei wiederholten Leerwertmessungen (Serumprobe ohne IgE) erzielt wird: LoB = Mittelwert$_{Leerwert}$ + 1,645 (SD$_{Leerwert}$).
>
> **LoD:** Die LoD bezieht sich auf das schwächste Signal bzw. die geringste Konzentration an spezifischen IgE-Antikörpern, die vom Test zuverlässig erfasst werden: LoD = LoB + 1,645 (SD$_{Probe\ geringster\ IgE-Konzentration}$).
>
> **LoQ:** Die LoQ entspricht der geringsten Konzentration spezifischer IgE-Antikörper, die zuverlässig innerhalb einer prädefinierten Streubreite nachgewiesen werden kann. Die LoQ kann der LoD entsprechen oder größer ausfallen.

Diese Definitionen werden in internationalen Laborleitlinien (Hamilton et al. 2015) auch für die IgE-Bestimmungsmethoden eingeführt und erhalten besondere Bedeutung beim Einsatz von Einzelallergenen:

Bei Verwendung von Allergenmolekülen ist die **Testempfindlichkeit** häufig gesteigert (d. h. LoQ ist niedriger), besonders wenn diese Allergene im natürlichen Extrakt unterrepräsentiert sind oder aufgrund ihrer Instabilität komplett fehlen. Eine gesteigerte Testempfindlichkeit (niedrigere LoQ) ist daher ein wichtiges Argument für den Einsatz von Allergenmolekülen zur spezifischen IgE-Diagnostik (◘ Abb. 7.7 u. ◘ Tab. 7.4).

Beispiel Bei Patienten mit Weizen-abhängiger, Anstrengungs-induzierter Anaphylaxie (WDEIA) findet sich nur in 20–30 % der Fälle eine Sensibilisierung gegenüber Weizenextrakt, während bei 80–90 % der Fälle sIgE gegen Tri a 19 (ω-5-Gliadin) nachweisbar ist. Die für die WDEIA verantwortlichen Gliadine sind nicht wasserlöslich und daher nicht ausreichend in den wässrigen Weizenextrakten enthalten. Durch Verwendung eines rekombinant hergestellten Tri a 19 im Testsystem lässt sich diese Problematik umgehen.

Die **analytische Spezifität** einer IgE-Testmethode kann sich einerseits auf die Spezifität der Antikörperklasse beziehen, d. h. dass der Test wirklich IgE und keine Antikörper anderer Klassen, wie IgA, IgD, IgG oder IgM, erfasst (Hamilton et al. 2015).

Andererseits kann die analytische Spezifität auch auf eine gezieltere, „selektivere" IgE-Bestimmung gegen bestimmte Allergenmoleküle bezogen werden: Während ein Allergenextrakt als komplexe Proteinmischung das gesamte IgE-Repertoire gegen eine Allergenquelle erfasst, wird bei Verwendung von Allergenmolekülen nur ein Teil der spezifischen Antikörper ermittelt – die analytische Spezifität (Selektivität) erhöht sich dadurch.

Dies kann vor allem bei Allergenmolekülen mit besonderen Eigenschaften – wie großer Stabilität und relativ hohem Anteil am Gesamtprotein (z. B. Ara h 2 oder Cor a 14) und dadurch erhöhtem Risiko für schwere Reaktionen auf Nahrungsmittel (nach Erdnuss oder Haselnuss) – einen gezielteren (analytisch spezifischeren) Sensibilisierungsnachweis/-ausschluss gestatten.

Beispiel Mehr als 10 % der deutschen Kinder und Jugendlichen zeigen spezifisches IgE gegen Erdnussextrakt – überwiegend bedingt durch Pollen-assoziierte Kreuzreaktionen. Eine Diagnostik mit dem stabilen und risikobehafteten Erdnussspeicherprotein Ara h 2 zeigt nur bei einem Bruchteil (schätzungsweise max. 0,4 %) erhöhte Werte und bietet so eine höhere analytische Spezifität (Selektivität) als der Erdnussextrakt.

7.3 · Einsatzmöglichkeiten von Allergenmolekülen in der IgE-Diagnostik

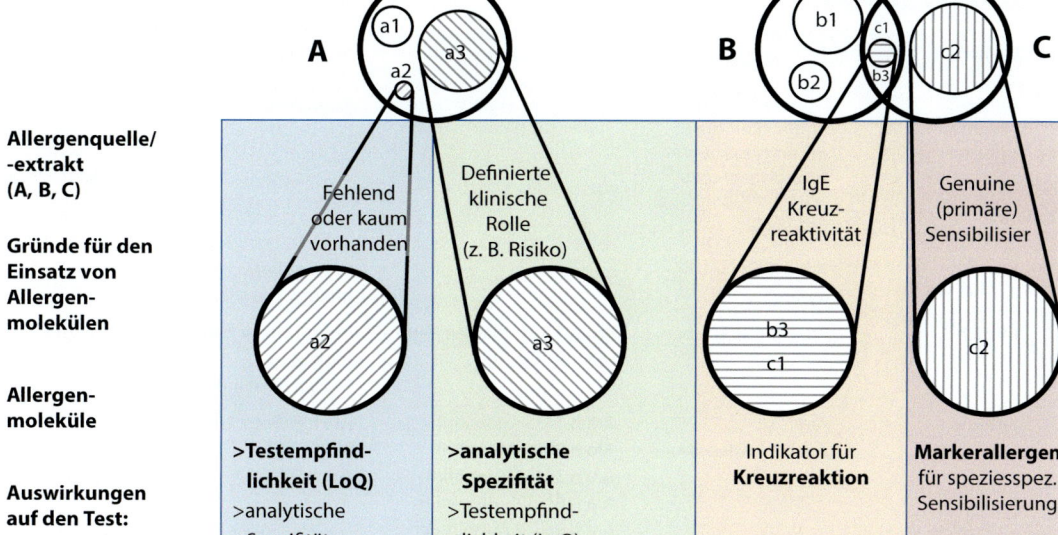

Abb. 7.7 Methodische Gründe für eine molekulare Allergiediagnostik. Die dargestellten Varianten 1–4 (s. auch ◘ Tab. 7.4) spiegeln universelle Argumente für den methodischen Einsatz von Allergenmolekülen wider. Sie bewegen sich (fast) ausschließlich auf der Test-(Sensibilisierungs)ebene unabhängig vom klinischen Status des betroffenen Patienten. Daher verbessern sie nur den Sensibilisierungstest per se und berühren nicht die klinische Testaussage/Interpretation, die immer vom betreuenden Arzt (bzw. Testanforderer) anhand der klinischen Angaben des Patienten (Anamnese/Provokation) individuell vorgenommen werden muss. (Adaptiert nach Hamilton et al. 2015)

Tab. 7.4 Verbesserung der Testeigenschaften durch definierte Allergenmoleküle zur spezifischen IgE-Bestimmung im Singleplex-Verfahren (zu den Varianten s. auch ◘ Abb. 7.7). (Adaptiert nach Hamilton et al. 2015)

Varianten	1	2	3	4
Beispiele (Allergenquelle, Allergenträger)	Höhere Testempfindlichkeit durch geringere Quantifizierungsgrenze, „Limit of Quantitation" (LoQ)	Verbesserte analytische Spezifität (Selektivität)	Kreuzreaktive Allergene	Spezies-/Familienspezifische Markerallergene
Katze		Fel d 2	Fel d 2	Fel d 1
Haselnuss	Cor a 1 (Bet v 1-homolog)	Cor a 14 (2S-Albumin) Cor a 9 (11S-Globulin) Cor a 8 (LTP, Mittelmeerregion)		

Der Nutzen von Allergenmolekülen als diagnostische Reagenzien aus diversen Allergenquellen/-extrakten (li. Spalte), die Gründe und potenziell verbesserten Testeigenschaften (obere Reihe) sind variabel und abhängig von der individuellen diagnostischen Frage und dem eingesetzten spezifischen Allergen.

[a] Vertreter der Profiline: weit verbreitete, hochkonservierte und enorm kreuzreaktive Panallergene in Pollen und pflanzlichen Nahrungsmitteln.

[b] Vertreter der Polcalcine (Ca^{++}-bindende Proteine): weit verbreitete, hochkonservierte und enorm kreuzreaktive Panallergene in Pollen.

◘ **Tab. 7.4** *(Fortsetzung)*

Varianten	1	2	3	4
Beispiele (Allergenquelle, Allergenträger)	Höhere Testempfindlichkeit durch geringere Quantifizierungsgrenze, „Limit of Quantitation" (LoQ)	Verbesserte analytische Spezifität (Selektivität)	Kreuzreaktive Allergene	Spezies-/Familienspezifische Markerallergene
Kiwi	Act d 8 (Bet v 1-homolog)		Act d 8 (Bet v 1-homolog)	
Pfirsich	Pru p 1 (Bet v 1-homolog)	Pru p 3 (LTP, Marker, Mittelmeerregion)	Pru p 1 (Bet v 1-homolog) Pru p 4 (Profilin)	
Erdnuss	Ara h 10 Ara h 11 (Oleosine)	Ara h 1 (7S-Globulin) Ara h 2 (2S-Albumin) Ara h 3 (11S-Globulin) Ara h 6/7 (2S-Albumin) Ara h 9 (LTP, Mittelmeerregion)	Ara h 8 (Bet v 1-homolog) [a] Ara h 5 [a]	
Soja	Gly m 4 (Bet v 1- homolog)	Gly m 5 Gly m 6		
Weizen	Tri a 19 (ω-5-Gliadin)			
Fleisch	α-GAL	α-GAL		
Bienengift	Api m 3 Api m 4 Api m 10	Api m 1 Api m 3 Api m 4 Api m 10		Api m 1 Api m 3 Api m 4 Api m 10
Wespengift	Ves v 5	Ves v 1 Ves v 5		Ves v 1 Ves v 5
Birke (Hasel-, Erlen-, Birkenpollen) und Buchengewächse (Buchen-, Eichenpollen)		Bet v 1	Bet v 2 [a] Bet v 4 [b]	Bet v 1
Oleaceae (Esche, Olivenpollen)		Ole e 1	Ole e 2 [a] Ole e 3 [b]	Ole e 1
Poaceae (Pollen von Süßgräsern)		Phl p 1 Phl p 5	Phl p 12 [a] Phl p 7 [b]	Phl p 1 Phl p 5
Beifußpollen		Art v 1	Art v 4 [a] Art v 5 [b]	Art v 1
Ambrosiapollen		Amb a 1	Amb a 8 [a] Amb a 10 [b]	Amb a 1

Der Nutzen von Allergenmolekülen als diagnostische Reagenzien aus diversen Allergenquellen/-extrakten (li. Spalte), die Gründe und potenziell verbesserten Testeigenschaften (obere Reihe) sind variabel und abhängig von der individuellen diagnostischen Frage und dem eingesetzten spezifischen Allergen.

[a] Vertreter der Profiline: weit verbreitete, hochkonservierte und enorm kreuzreaktive Panallergene in Pollen und pflanzlichen Nahrungsmitteln.

[b] Vertreter der Polcalcine (Ca^{++}-bindende Proteine): weit verbreitete, hochkonservierte und enorm kreuzreaktive Panallergene in Pollen.

7.3 · Einsatzmöglichkeiten von Allergenmolekülen in der IgE-Diagnostik

Tab. 7.5 Allgemeine Kriterien zur Testoptimierung und universelle Argumente zum Einsatz von Allergenmolekülen zur spezifischen IgE-Bestimmung

	Analytische Kriterien (zur möglichen Testoptimierung)		Klinische Kriterien (potenzielle klinische Vorteile)
1	Testempfindlichkeit ↑ Quantifizierungsgrenze (LoQ) ↓	I	Diagnostische Sensitivität ↑
2	Analytische Spezifität ↑	II	Diagnostische Spezifität ↑
3	Indikator für serologische Kreuzreaktionen	III	Indikator für klinische Kreuzreaktionen
4	Marker für primäre/genuine Sensibilisierungen	IV	Vorhersage klinisch relevanter Reaktionen (PPV, NPV)

Diagnostische Methoden für die Allergologie können analytisch, d. h. auf der Testebene (li. Spalte) und klinisch (re. Spalte) evaluiert werden. Der Einsatz von Allergenmolekülen zur IgE-Bestimmung verbessert vor allem die analytischen Kriterien (1–4). Häufig werden mehrere Kriterien/Variablen durch die Verwendung von Einzelallergenen verändert. Inwieweit sich auch diagnostisch-klinische Kriterien (re. Spalte, I–IV) durch Einzelallergene optimieren lassen, hängt von der untersuchten Kohorte, den beteiligten Einzelallergenen und den gewählten Studienendpunkten ab. Generell beruhen die klinischen Kriterien auf der individuellen Interpretation der Testergebnisse anhand der klinischen Vorgeschichte und ggf. reproduzierbaren Symptomen des betroffenen Allergikers. Somit gehen sie über die eigentliche Ergebnisaussage von allergenspezifischen IgE-Tests (Sensibilisierung ja oder nein) hinaus. Diagnostisch-klinische Kriterien (re. Spalte) sind daher
– weniger gut für eine Evaluation von Sensibilisierungstests geeignet,
– häufig gar nicht erforderlich, um die Vorzüge von Einzelallergenen zu zeigen und
– durch die eingeschränkte Vorhersage klinischer Ergebnisse mit unbefriedigenden Ergebnissen belastet.

7.3.3 Universelle Argumente für den Einsatz molekularer Allergene zur IgE-Diagnostik

Der Einsatz von Einzelallergenen kann generell mit vier Argumenten plausibel begründet werden (Tab. 7.5). Dabei dienen besonders die zuvor erläuterte verbesserte Testempfindlichkeit (LoQ) und die gesteigerte analytische Spezifität dazu, die Verwendung von Allergenmolekülen zu rechtfertigen (Abb. 7.7 u. Beispiele in Tab. 7.4):

1. Sofern Allergenmoleküle (z. B. bei zu geringem Anteil oder gar Fehlen im Extrakt) die Testempfindlichkeit (LoQ) der IgE-Bestimmung steigern, ist ihr Einsatz sinnvoll und wichtig.
2. Sofern Allergenmoleküle durch Bindung einer Teilmenge des spezifischen IgE-Repertoires eine verbesserte analytische Spezifität („Selektivität") und zusätzliche klinische Aussage(n) gestatten (z. B. erhöhte Risikobelastung, klinischer Schweregrad, andere assoziierte klinische Eigenschaften), ist ihr Einsatz ebenfalls sinnvoll und diagnostisch zu empfehlen.
3. Gewisse Allergenmoleküle dienen durch Bindung kreuzreaktiver IgE-Antikörper als Indikator für Kreuzsensibilisierungen. Indirekt veranschaulichen sie bei positivem Ergebnis die mangelnde analytische Spezifität von IgE-Tests gegen Allergenextrakte (bei betroffenen Individuen mit potenziellen Kreuzreaktionen).
4. Bestimmte Allergenmoleküle eignen sich als Proteinfamilien- oder Spezies-spezifische IgE-bindende Markerallergene je nach Befund zum Nachweis oder Ausschluss einer genuinen („primären") Sensibilisierung.

Hierbei ist zu beachten, dass sich sämtliche o. g. Argumente primär auf der Sensibilisierungsebene bewegen und nicht den klinischen Status des Patienten berücksichtigen. Konkrete Beispiele und Indikationen zum Nachweis einer spezifischen Sensibilisierung mit Hilfe von Einzelallergenen werden in Tab. 7.6 aufgelistet.

Tab. 7.6 Beispiele für den Einsatz von Einzelallergenen zum Sensibilisierungsnachweis: typische Fragestellungen bei Verdacht auf Inhalations-, Nahrungsmittel- und Insektengiftallergie. Potenzielle Vorteile beim Einsatz von Allergenmolekülen zur IgE-Bestimmung im Singleplex-Verfahren und Bedeutung der Ergebnisse

Indikation	Klinische Fragestellung	Allergen	Diagnostische Vorteile gegenüber Extrakten				Allergenquelle	Bedeutung des Ergebnisses		Bemerkungen
			Testempfindlichkeit	Analytische Spezifität	Indikator für Kreuzreaktion	Marker für primäre Sensibilisierung		Positiv	Negativ	
Verdacht auf inhalative Allergie (Aeroallergene)										
Baumpollensensibilisierung?	Verdacht/Ausschluss einer Allergiebereitschaft gegen Birke, Hasel, Erle, Buche und Eiche	Bet v 1	?	↑	(+)	+	Birkenpollenextrakt	Verdacht bestätigt; klinisch relevant nur bei korrespondierenden Symptomen	Verdacht ausgeschlossen, andere Baumpollen verantwortlich, z. B. Esche?	Kreuzreaktion besteht gegenüber sämtlichen Fagalespollen und potenziell gegen Bet v 1-kreuzreaktive Nahrungsmittel (Kern- u. Steinobst, Nüsse, Karotten, Sellerie, Soja u. a.)

? Einfluss auf die Testgröße (z. B. Testempfindlichkeit) nicht eindeutig geklärt.
↑ Vergrößert die betreffende Testgröße (z. B. Testempfindlichkeit, analytische Spezifität).
+ Positive Differenzierung (z. B. als Indikator für Kreuzreaktivität oder Marker einer primären Sensibilisierung).
(+) Eingeschränkte Vorteile zur Differenzierung (Kreuzreaktivität oder primäre Sensibilisierung).
– Keine Vorteile zur Differenzierung (Kreuzreaktivität oder primäre Sensibilisierung).

7.3 · Einsatzmöglichkeiten von Allergenmolekülen in der IgE-Diagnostik

Tab. 7.6 *(Fortsetzung)*

Indikation	Klinische Fragestellung	Allergen	Diagnostische Vorteile gegenüber Extrakten				Allergenquelle	Bedeutung des Ergebnisses		Bemerkungen
			Testempfindlichkeit	Analytische Spezifität	Indikator für Kreuzreaktion	Marker für primäre Sensibilisierung		Positiv	Negativ	
Eschenpollensensibilisierung?	Verdacht/Ausschluss einer Allergiebereitschaft gegen Eschen- und Olivenbaumpollen	Ole e 1	?	↑	(+)	(+)	Olivenpollenextrakt	Verdacht einer Oliven-/Eschenpollen-Sensibilisierung bestätigt; klinisch relevant nur bei korrespondierenden Symptomen	Verdacht ausgeschlossen, andere Baumpollen verantwortlich, z. B. Birke, Eiche, Buche?	Kreuzreaktion besteht gegenüber Pollen der Ölbaumgewächse (Olivenpollen, Eschenpollen)
Gräserpollensensibilisierung?	Verdacht/Ausschluss einer Allergiebereitschaft gegen Gräserpollen	Phl p 1 und Phl p 5	↑	↑	(+)	+	Lieschgraspollenextrakt	Verdacht bestätigt; klinisch relevant nur bei korrespondierenden Symptomen	Verdacht ausgeschlossen, andere saisonale Allergene verantwortlich, z. B. Schimmelpilz *Alternaria* oder zeitgleich blühende Kräuterpollen?	Kreuzreaktion besteht gegenüber sämtlichen Süßgräsern

? Einfluss auf die Testgröße (z. B. Testempfindlichkeit) nicht eindeutig geklärt.
↑ Vergrößert die betreffende Testgröße (z. B. Testempfindlichkeit, analytische Spezifität).
+ Positive Differenzierung (z. B. als Indikator für Kreuzreaktivität oder Marker einer primären Sensibilisierung).
(+) Eingeschränkte Vorteile zur Differenzierung (Kreuzreaktivität oder primäre Sensibilisierung).
– Keine Vorteile zur Differenzierung (Kreuzreaktivität oder primäre Sensibilisierung).

Tab. 7.6 *(Fortsetzung)*

Indikation	Klinische Fragestellung	Allergen	Diagnostische Vorteile gegenüber Extrakten				Allergenquelle	Bedeutung des Ergebnisses		Bemerkungen
			Testempfindlichkeit	Analytische Spezifität	Indikator für Kreuzreaktion	Marker für primäre Sensibilisierung		Positiv	Negativ	
Beifußpollensensibilisierung?	Verdacht/Ausschluss einer Allergiebereitschaft gegen Beifußpollen	Art v 1	?	↑	(+)	+	Beifußpollenextrakt	Verdacht bestätigt; klinisch relevant nur bei korrespondierenden Symptomen	Verdacht ausgeschlossen, andere saisonale Allergenquellen verantwortlich, z. B. *Alternaria*?	Kreuzreaktion möglich gegenüber Nahrungsmitteln mit Art v-1-homologen Allergenen
Ambrosiapollensensibilisierung?	Verdacht/Ausschluss einer Allergiebereitschaft gegen Ambrosiapollen	Amb a 1	?	↑	−	+	Ambrosiapollenextrakt	Verdacht bestätigt; klinisch relevant nur bei korrespondierenden Symptomen	Verdacht ausgeschlossen, andere Kräuterpollen verantwortlich, z. B. Beifuß?	

? Einfluss auf die Testgröße (z. B. Testempfindlichkeit) nicht eindeutig geklärt.
↑ Vergrößert die betreffende Testgröße (z. B. Testempfindlichkeit, analytische Spezifität).
+ Positive Differenzierung (z. B. als Indikator für Kreuzreaktivität oder Marker einer primären Sensibilisierung).
(+) Eingeschränkte Vorteile zur Differenzierung (Kreuzreaktivität oder primäre Sensibilisierung).
− Keine Vorteile zur Differenzierung (Kreuzreaktivität oder primäre Sensibilisierung).

7.3 · Einsatzmöglichkeiten von Allergenmolekülen in der IgE-Diagnostik

Tab. 7.6 *(Fortsetzung)*

Indikation	Klinische Fragestellung	Allergen	Diagnostische Vorteile gegenüber Extrakten				Allergenquelle	Bedeutung des Ergebnisses		Bemerkungen
			Testempfindlichkeit	Analytische Spezifität	Indikator für Kreuzreaktion	Marker für primäre Sensibilisierung		Positiv	Negativ	
Sensibilisierung gegen Pollen-Panallergen-Profilin	Verdacht/Ausschluss einer Allergiebereitschaft gegen universelles Pollen- und Nahrungsmittelallergen Profilin (z. B. bei zahlreichen Reaktionen auf Pollenextrakte im Hauttest)?	Phl p 12 oder Bet v 2	↑	↑	++	−	Gräserpollen oder Birkenpollen	Verdacht bestätigt; offenbar Profilinsensibilisierung als mögliche Ursache multipler Reaktionen auf Pollenextrakte: unbedingt nach oropharyngealen Symptomen durch Profilin-haltige Nahrungsmittel fragen	Verdacht ausgeschlossen	Kreuzreaktion besteht gegenüber sämtlichen Pollen (Bäume, Gräser, Kräuter) und zahlreichen pflanzlichen Nahrungsmittelallergenen

? Einfluss auf die Testgröße (z. B. Testempfindlichkeit) nicht eindeutig geklärt.
↑ Vergrößert die betreffende Testgröße (z. B. Testempfindlichkeit, analytische Spezifität).
+ Positive Differenzierung (z. B. als Indikator für Kreuzreaktivität oder Marker einer primären Sensibilisierung).
(+) Eingeschränkte Vorteile zur Differenzierung (Kreuzreaktivität oder primäre Sensibilisierung).
− Keine Vorteile zur Differenzierung (Kreuzreaktivität oder primäre Sensibilisierung).

Tab. 7.6 (Fortsetzung)

Indikation	Klinische Fragestellung	Allergen	Diagnostische Vorteile gegenüber Extrakten				Allergenquelle	Bedeutung des Ergebnisses		Bemerkungen
			Testempfindlichkeit	Analytische Spezifität	Indikator für Kreuzreaktion	Marker für primäre Sensibilisierung		Positiv	Negativ	
Sensibilisierung gegen Pollen-Panallergen Polcalcin	Verdacht/Ausschluss einer Allergiebereitschaft gegen universelles Pollenallergen Polcalcin (z. B. bei zahlreichen Reaktionen auf Pollenextrakte im Hauttest)?	Phl p 7 oder Bet v 4	↑	↑	++	–	Gräserpollen oder Birkenpollen	Verdacht bestätigt; offenbar Profilinsensibilisierung als mögliche Ursache multipler Reaktionen auf Pollenextrakte	Verdacht ausgeschlossen	Kreuzreaktion besteht gegenüber sämtlichen Pollen (Bäume, Gräser, Kräuter)
Alternariasensibilisierung?	Verdacht/Ausschluss einer Allergiebereitschaft gegen saisonalen Schimmelpilz Alternaria	Alt a 1	?	↑	–	+	Alternaria-Extrakt	Verdacht bestätigt; klinisch relevant nur bei korrespondierenden Symptomen	Verdacht ausgeschlossen, andere saisonale Allergene verantwortlich, z. B. Gräserpollen oder zeitgleich blühende Kräuterpollen (Beifuß, Spitzwegerich, Gänsefuß)?	Kreuzreaktion besteht gegenüber sämtlichen Süßgräsern

? Einfluss auf die Testgröße (z. B. Testempfindlichkeit) nicht eindeutig geklärt.
↑ Vergrößert die betreffende Testgröße (z. B. Testempfindlichkeit, analytische Spezifität).
+ Positive Differenzierung (z. B. als Indikator für Kreuzreaktivität oder Marker einer primären Sensibilisierung).
(+) Eingeschränkte Vorteile zur Differenzierung (Kreuzreaktivität oder primäre Sensibilisierung).
– Keine Vorteile zur Differenzierung (Kreuzreaktivität oder primäre Sensibilisierung.

7.3 · Einsatzmöglichkeiten von Allergenmolekülen in der IgE-Diagnostik

Tab. 7.6 *(Fortsetzung)*

Indikation	Klinische Fragestellung	Allergen	Diagnostische Vorteile gegenüber Extrakten				Allergenquelle	Bedeutung des Ergebnisses		Bemerkungen
			Testempfindlichkeit	Analytische Spezifität	Indikator für Kreuzreaktion	Marker für primäre Sensibilisierung		Positiv	Negativ	
Hausstaubmilbensensibilisierung?	Verdacht/Ausschluss einer Allergiebereitschaft gegen Hausstaubmilben Dermatophagoides pter./far.	Der p 1 und Der p 2 oder Der f 1 und Der f 2	?	↑	(+)	+	Hausstaubmilbenextrakt von Dermatophagoides pter. oder Dermatophagoides far.	Verdacht bestätigt; klinisch relevant nur bei korrespondierenden Symptomen	Verdacht einer Hausstaubmilbensensibilisierung weitgehend ausgeschlossen, in seltenen Fällen sind andere Majorallergene, z. B. Der p 23, für die Sensibilisierung verantwortlich	Keine bestätigten Vorteile gegenüber der Extraktdiagnostik, keine Unterscheidung zwischen D. pter und D. far. möglich
Katzensensibilisierung?	Verdacht/Ausschluss einer Allergiebereitschaft gegen Katzen	Fel d 1	?	↑	–	+	Katzenhaarextrakt	Verdacht bestätigt; klinisch relevant nur bei korrespondierenden Symptomen	Verdacht ausgeschlossen, andere ganzjährige Allergene bedeutsam?	

? Einfluss auf die Testgröße (z. B. Testempfindlichkeit) nicht eindeutig geklärt.
↑ Vergrößert die betreffende Testgröße (z. B. Testempfindlichkeit, analytische Spezifität).
+ Positive Differenzierung (z. B. als Indikator für Kreuzreaktivität oder Marker einer primären Sensibilisierung).
(+) Eingeschränkte Vorteile zur Differenzierung (Kreuzreaktivität oder primäre Sensibilisierung).
– Keine Vorteile zur Differenzierung (Kreuzreaktivität oder primäre Sensibilisierung).

Tab. 7.6 (Fortsetzung)

Indikation	Klinische Fragestellung	Allergen	Diagnostische Vorteile gegenüber Extrakten				Allergenquelle	Bedeutung des Ergebnisses		Bemerkungen
			Testempfindlichkeit	Analytische Spezifität	Indikator für Kreuzreaktion	Marker für primäre Sensibilisierung		Positiv	Negativ	
Hundesensibilisierung?	Verdacht/Ausschluss einer Allergiebereitschaft gegen Hunde	Can f 1	?	↑	–	+	Hundehaarextrakt	Verdacht bestätigt; klinisch relevant nur bei korrespondierenden Symptomen	Verdacht ausgeschlossen, andere ganzjährige Allergene bedeutsam?	
Verdacht auf Nahrungsmittelallergie (Marker-/Kreuzallergene)										
Birkenpollen-assoziierte Nahrungsmittelkreuzreaktionen?	Verdacht/Ausschluss einer Allergiebereitschaft gegen kreuzreaktive pflanzliche Nahrungsmittel (Kern- u. Steinobst, Haselnüsse, Karotten, Sellerie, Soja)	Bet v 1	↑	↑	+	(+)	Birkenpollenextrakt	Verdacht bestätigt; klinisch relevant nur bei korrespondierenden Symptomen auf das jeweilige, potenziell kreuzreaktive pflanzliche Nahrungsmittel, z. B. (▶ Kap. 2)	Verdacht ausgeschlossen, andere kreuzreaktive Allergene in pflanzlichen Nahrungsmitteln bedeutsam, z. B. Profilin oder LTP?	Gut geeigneter Marker für Bet v 1-assoziierte Kreuzreaktionen; besser als kommerzielle Obst-, Nuss-, Gemüseextrakte

? Einfluss auf die Testgröße (z. B. Testempfindlichkeit) nicht eindeutig geklärt.
↑ Vergrößert die betreffende Testgröße (z. B. Testempfindlichkeit, analytische Spezifität).
+ Positive Differenzierung (z. B. als Indikator für Kreuzreaktivität oder Marker einer primären Sensibilisierung).
(+) Eingeschränkte Vorteile zur Differenzierung (Kreuzreaktivität oder primäre Sensibilisierung).
– Keine Vorteile zur Differenzierung (Kreuzreaktivität oder primäre Sensibilisierung).

7.3 • Einsatzmöglichkeiten von Allergenmolekülen in der IgE-Diagnostik

Tab. 7.6 (Fortsetzung)

Indikation	Klinische Fragestellung	Allergen	Diagnostische Vorteile gegenüber Extrakten				Allergenquelle	Bedeutung des Ergebnisses		Bemerkungen
			Testempfindlichkeit	Analytische Spezifität	Indikator für Kreuzreaktion	Marker für primäre Sensibilisierung		Positiv	Negativ	
Profilinassoziierte Nahrungsmittelkreuzreaktionen?	Verdacht/Ausschluss einer Allergiebereitschaft gegen kreuzreaktive pflanzliche Nahrungsmittel (Obst inkl. Honigmelone, Zitrusfrüchte, Beeren, Nüsse, Gemüse, Hülsenfrüchte)	Bet v 2 oder Phl p 12	↑	↑	+	(+)	Birkenpollenextrakt oder Gräserpollenextrakt	Verdacht bestätigt; klinisch relevant nur bei korrespondierenden Symptomen auf das jeweilige, potenziell kreuzreaktive pflanzliche Nahrungsmittel (▶ Kap. 3)	Verdacht ausgeschlossen, andere kreuzreaktive Allergene in pflanzlichen Nahrungsmitteln bedeutsam, z. B. durch Bet v 1- oder LTP-Sensibilisierung?	Potenzielle Marker für Profilin-assoziierte Kreuzreaktionen; besser geeignet als kommerzielle Obst-, Nuss-, Gemüse-, Hülsenfruchtextrakte

? Einfluss auf die Testgröße (z. B. Testempfindlichkeit) nicht eindeutig geklärt.
↑ Vergrößert die betreffende Testgröße (z. B. Testempfindlichkeit, analytische Spezifität).
+ Positive Differenzierung (z. B. als Indikator für Kreuzreaktivität oder Marker einer primären Sensibilisierung).
(+) Eingeschränkte Vorteile zur Differenzierung (Kreuzreaktivität oder primäre Sensibilisierung).
− Keine Vorteile zur Differenzierung (Kreuzreaktivität oder primäre Sensibilisierung).

Tab. 7.6 *(Fortsetzung)*

Indikation	Klinische Fragestellung	Allergen	Diagnostische Vorteile gegenüber Extrakten				Allergenquelle	Bedeutung des Ergebnisses		Bemerkungen
			Testempfindlichkeit	Analytische Spezifität	Indikator für Kreuzreaktion	Marker für primäre Sensibilisierung		Positiv	Negativ	
LTP-bedingte Nahrungsmittelsensibilisierung/-kreuzreaktion?	Verdacht/Ausschluss einer Allergiebereitschaft gegen kreuzreaktive pflanzliche Nahrungsmittel (Obst inkl. Weintrauben, Zitrusfrüchte, Beeren, Nüsse, Gemüse, Hülsenfrüchte)	Pru p 3	↑	↑	+	(+)	Pfirsichextrakt	Verdacht bestätigt; klinisch relevant nur bei korrespondierenden Symptomen auf das jeweilige, potenziell kreuzreaktive pflanzliche Nahrungsmittel (▶ Kap. 4)	Verdacht ausgeschlossen, andere kreuzreaktive Allergene in pflanzlichen Nahrungsmitteln bedeutsam, z. B. Bet v 1 oder Profilin?	Marker für LTP-assoziierte Kreuzreaktionen, besser geeignet als Obst-, Nuss-, Gemüse-, Hülsenfruchtextrakte

? Einfluss auf die Testgröße (z. B. Testempfindlichkeit) nicht eindeutig geklärt.
↑ Vergrößert die betreffende Testgröße (z. B. Testempfindlichkeit, analytische Spezifität).
+ Positive Differenzierung (z. B. als Indikator für Kreuzreaktivität oder Marker einer primären Sensibilisierung).
(+) Eingeschränkte Vorteile zur Differenzierung (Kreuzreaktivität oder primäre Sensibilisierung).
− Keine Vorteile zur Differenzierung (Kreuzreaktivität oder primäre Sensibilisierung).

7.3 · Einsatzmöglichkeiten von Allergenmolekülen in der IgE-Diagnostik

Tab. 7.6 (Fortsetzung)

Indikation	Klinische Fragestellung	Allergen	Diagnostische Vorteile gegenüber Extrakten				Allergenquelle	Bedeutung des Ergebnisses		Bemerkungen
			Testempfindlichkeit	Analytische Spezifität	Indikator für Kreuzreaktion	Marker für primäre Sensibilisierung		Positiv	Negativ	
Weizenabhängige anstrengungsinduzierte Anaphylaxie?	Verdacht/Ausschluss einer Allergiebereitschaft gegen Weizenproteine aufgrund anaphylaktischer Reaktionen bei körperlicher Anstrengung?	Tri a 19	↑↑	↑	-	+	Weizenextrakt	Verdacht bestätigt; klinisch relevant nur bei korrespondierenden Symptomen auf weizenhaltige Nahrungsmittel in Verbindung mit körperlichen Belastungen	Verdacht ausgeschlossen, andere potenzielle Weizenallergene (Tria a 14?) oder Nahrungsmittelallergene (LTP?) bedeutsam?	Marker für ω-5-Gliadin-spezifische Weizensensibilisierung

? Einfluss auf die Testgröße (z. B. Testempfindlichkeit) nicht eindeutig geklärt.
↑ Vergrößert die betreffende Testgröße (z. B. Testempfindlichkeit, analytische Spezifität).
+ Positive Differenzierung (z. B. als Indikator für Kreuzreaktivität oder Marker einer primären Sensibilisierung).
(+) Eingeschränkte Vorteile zur Differenzierung (Kreuzreaktivität oder primäre Sensibilisierung).
- Keine Vorteile zur Differenzierung (Kreuzreaktivität oder primäre Sensibilisierung).

Tab. 7.6 *(Fortsetzung)*

Indikation	Klinische Fragestellung	Allergen	Diagnostische Vorteile gegenüber Extrakten				Allergenquelle	Bedeutung des Ergebnisses		Bemerkungen
			Testempfindlichkeit	Analytische Spezifität	Indikator für Kreuzreaktion	Marker für primäre Sensibilisierung		Positiv	Negativ	
Risikoassoziierte Erdnusssensibilisierung?	Verdacht/Ausschluss einer Allergiebereitschaft gegen Erdnussproteine aufgrund anaphylaktischer Reaktionen in der Vorgeschichte?	Ara h 2, (Ara h 6), Ara h 1, Ara h 3	↑	↑	−	+	Erdnuss	Verdacht bestätigt; klinisch relevant nur bei korrespondierenden Symptomen	Verdacht ausgeschlossen, andere potenzielle Erdnussallergene (Ara h 6, Oleosine?) oder Panallergene (LTP?) bedeutsam?	Marker für primäre, genuine Erdnussallergie (sofern IgE-Werte gegen andere Speicherproteine deutlich niedriger); Marker für risikoreiche, systemische Reaktionen

? Einfluss auf die Testgröße (z. B. Testempfindlichkeit) nicht eindeutig geklärt.
↑ Vergrößert die betreffende Testgröße (z. B. Testempfindlichkeit, analytische Spezifität).
+ Positive Differenzierung (z. B. als Indikator für Kreuzreaktivität oder Marker einer primären Sensibilisierung).
(+) Eingeschränkte Vorteile zur Differenzierung (Kreuzreaktivität oder primäre Sensibilisierung).
− Keine Vorteile zur Differenzierung (Kreuzreaktivität oder primäre Sensibilisierung).

7.3 · Einsatzmöglichkeiten von Allergenmolekülen in der IgE-Diagnostik

Tab. 7.6 *(Fortsetzung)*

Indikation	Klinische Fragestellung	Allergen	Diagnostische Vorteile gegenüber Extrakten				Allergenquelle	Bedeutung des Ergebnisses		Bemerkungen
			Testempfindlichkeit	Analytische Spezifität	Indikator für Kreuzreaktion	Marker für primäre Sensibilisierung		Positiv	Negativ	
Risikoassoziierte Sojasensibilisierung?	Verdacht/Ausschluss einer Allergiebereitschaft gegen Sojaproteine aufgrund anaphylaktischer Reaktionen in der Vorgeschichte?	Gly m 5, Gly m 6, Gly m 8 (2016)	↑	↑	–	+	Sojabohne	Verdacht bestätigt; klinisch relevant nur bei korrespondierenden Symptomen	Verdacht ausgeschlossen, andere potenzielle Sojaallergene (Gly m 4? Oleosine?) oder Panallergene (LTP?) bedeutsam?	Marker für primäre, genuine Sojaallergie (sofern IgE-Werte gegen andere Speicherproteine deutlich niedriger); Marker für risikoreiche, systemische Reaktionen

? Einfluss auf die Testgröße (z. B. Testempfindlichkeit) nicht eindeutig geklärt.
↑ Vergrößert die betreffende Testgröße (z. B. Testempfindlichkeit, analytische Spezifität).
+ Positive Differenzierung (z. B. als Indikator für Kreuzreaktivität oder Marker einer primären Sensibilisierung).
(+) Eingeschränkte Vorteile zur Differenzierung (Kreuzreaktivität oder primäre Sensibilisierung).
– Keine Vorteile zur Differenzierung (Kreuzreaktivität oder primäre Sensibilisierung).

Tab. 7.6 (Fortsetzung)

Indikation	Klinische Fragestellung	Allergen	Diagnostische Vorteile gegenüber Extrakten				Allergenquelle	Bedeutung des Ergebnisses		Bemerkungen
			Testempfindlichkeit	Analytische Spezifität	Indikator für Kreuzreaktion	Marker für primäre Sensibilisierung		Positiv	Negativ	
Risikoassoziierte Haselnusssensibilisierung?	Verdacht/Ausschluss einer Allergiebereitschaft gegen Haselnussproteine aufgrund systemischer/anaphylaktischer Reaktionen in der Vorgeschichte?	Cor a 14, Cor a 9	↑	↑	−	+	Haselnuss	Verdacht bestätigt; klinisch relevant nur bei korrespondierenden Symptomen	Verdacht ausgeschlossen, andere potenzielle Haselallergene (Cor a 11? oder Panallergene (LTP?) bedeutsam?	Marker für primäre, genuine Haselnussallergie (sofern IgE-Werte gegen andere Speicherproteine deutlich niedriger); Marker für risikoreiche, systemische Reaktionen

? Einfluss auf die Testgröße (z. B. Testempfindlichkeit) nicht eindeutig geklärt.
↑ Vergrößert die betreffende Testgröße (z. B. Testempfindlichkeit, analytische Spezifität).
+ Positive Differenzierung (z. B. als Indikator für Kreuzreaktivität oder Marker einer primären Sensibilisierung).
(+) Eingeschränkte Vorteile zur Differenzierung (Kreuzreaktivität oder primäre Sensibilisierung).
− Keine Vorteile zur Differenzierung (Kreuzreaktivität oder primäre Sensibilisierung).

7.3 · Einsatzmöglichkeiten von Allergenmolekülen in der IgE-Diagnostik

Tab. 7.6 *(Fortsetzung)*

Indikation	Klinische Fragestellung	Allergen	Diagnostische Vorteile gegenüber Extrakten				Allergenquelle	Bedeutung des Ergebnisses		Bemerkungen
			Testempfindlichkeit	Analytische Spezifität	Indikator für Kreuzreaktion	Marker für primäre Sensibilisierung		Positiv	Negativ	
Risikoassoziierte Schalenfruchtsensibilisierung?	Verdacht/Ausschluss einer Allergiebereitschaft gegen a) Walnussproteine, b) Paranussproteine, c) Cashewkernprotein aufgrund systemischer/anaphylaktischer Reaktionen in der Vorgeschichte?	a) Jug r 1, Jug r 2 b) Ber e 1 c) Ana o 2	↑	↑	−	+	a) Walnuss b) Paranuss c) Cashewkern	Verdacht bestätigt; klinisch relevant nur bei korrespondierenden Symptomen	Verdacht ausgeschlossen, andere potenzielle Speicherproteine oder Panallergene (LTP?) bedeutsam?	Marker für primäre, genuine Nussallergie (sofern IgE-Werte gegen andere Speicherproteine deutlich niedriger); Marker für risikoreiche, systemische Reaktionen

? Einfluss auf die Testgröße (z. B. Testempfindlichkeit) nicht eindeutig geklärt.
↑ Vergrößert die betreffende Testgröße (z. B. Testempfindlichkeit, analytische Spezifität).
+ Positive Differenzierung (z. B. als Indikator für Kreuzreaktivität oder Marker einer primären Sensibilisierung).
(+) Eingeschränkte Vorteile zur Differenzierung (Kreuzreaktivität oder primäre Sensibilisierung).
− Keine Vorteile zur Differenzierung (Kreuzreaktivität oder primäre Sensibilisierung).

Tab. 7.6 (Fortsetzung)

Indikation	Klinische Fragestellung	Allergen	Diagnostische Vorteile gegenüber Extrakten				Allergenquelle	Bedeutung des Ergebnisses		Bemerkungen
			Testempfindlichkeit	Analytische Spezifität	Indikator für Kreuzreaktion	Marker für primäre Sensibilisierung		Positiv	Negativ	

Verdacht auf Insektengiftallergie (Insektengiftallergene)

| Bienengiftsensibilisierung? | Verdacht/Ausschluss einer Allergiebereitschaft gegen Bienengiftproteine aufgrund systemischer/anaphylaktischer Reaktionen in der Vorgeschichte? | Api m 1 | ↑ | ↑ | – | + | Bienengift | Verdacht bestätigt; klinisch relevant nur bei korrespondierenden Symptomen | Andere Bienengiftproteine (Api m 2, Api m 3, Api m 4, Api m 5, Api m 10) bedeutsam? | Marker für genuine, primäre Bienengiftsensibilisierung |

? Einfluss auf die Testgröße (z. B. Testempfindlichkeit) nicht eindeutig geklärt.
↑ Vergrößert die betreffende Testgröße (z. B. Testempfindlichkeit, analytische Spezifität).
+ Positive Differenzierung (z. B. als Indikator für Kreuzreaktivität oder Marker einer primären Sensibilisierung).
(+) Eingeschränkte Vorteile zur Differenzierung (Kreuzreaktivität oder primäre Sensibilisierung).
– Keine Vorteile zur Differenzierung (Kreuzreaktivität oder primäre Sensibilisierung).

7.3 · Einsatzmöglichkeiten von Allergenmolekülen in der IgE-Diagnostik

Tab. 7.6 *(Fortsetzung)*

Indikation	Klinische Fragestellung	Allergen	Diagnostische Vorteile gegenüber Extrakten				Allergenquelle	Bedeutung des Ergebnisses		Bemerkungen
			Testempfindlichkeit	Analytische Spezifität	Indikator für Kreuzreaktion	Marker für primäre Sensibilisierung		Positiv	Negativ	
Wespengiftsensibilisierung?	Verdacht/Ausschluss einer Allergiebereitschaft gegen Wespengiftproteine aufgrund systemischer/anaphylaktischer Reaktionen in der Vorgeschichte?	Ves v 1, Ves v 5	↑	↑	−	+	Wespengift	Verdacht bestätigt; klinisch relevant nur bei korrespondierenden Symptomen	Verdacht weitgehend ausgeschlossen	Marker für genuine, primäre Wespengiftsensibilisierung

? Einfluss auf die Testgröße (z. B. Testempfindlichkeit) nicht eindeutig geklärt.
↑ Vergrößert die betreffende Testgröße (z. B. Testempfindlichkeit, analytische Spezifität).
+ Positive Differenzierung (z. B. als Indikator für Kreuzreaktivität oder Marker einer primären Sensibilisierung).
(+) Eingeschränkte Vorteile zur Differenzierung (Kreuzreaktivität oder primäre Sensibilisierung).
− Keine Vorteile zur Differenzierung (Kreuzreaktivität oder primäre Sensibilisierung.

7.4 Klinische Evaluation: diagnostische Sensitivität und Spezifität

Die diagnostische Sensitivität und Spezifität bezieht sich auf die Klinik des betroffenen Allergikers. Voraussetzung zur Beurteilung und Errechnung sind eindeutige klinische Angaben des Patienten bzw. im Zweifelsfall zusätzliche Provokationstests zur Sicherung der klinischen Diagnose (◘ Tab. 7.5, re. Spalte).

Allerdings deckt die allergenspezifische IgE-Diagnostik nur eine Sensibilisierung (Allergiebereitschaft) auf und kann per se nicht die klinische Reaktion vorhersagen (Hamilton et al. 2015, Renz et al. 2010). Daher werden z. B. konkordante Ergebnisse (Anamnese positiv und spezifisches IgE positiv) häufig als **klinisch relevant** (statt richtig positiv) bezeichnet. Das Gleiche gilt für konkordant negative Ergebnisse, die eine Allergie und damit auch eine zugrundeliegende Sensibilisierung ausschließen. Bei positivem IgE-Befund und negativer Anamnese wird das Ergebnis häufig als **klinisch irrelevant** (statt falsch positiv) bezeichnet. Klinisch irrelevante als falsch positive Resultate zu deklarieren, trifft nicht den Kern der Sache, da schließlich das Testergebnis, nämlich vorhandenes allergenspezifisches IgE, durchaus valide sein kann und nicht in Zweifel zu ziehen ist.

Eine Reihe klinischer Untersuchungen haben die diagnostische Sensitivität und Spezifität von einzelnen Allergenen einer Allergenquelle ermittelt (Auswahl in ◘ Tab. 7.7). Hier waren fehlende oder unterrepräsentierte Allergene in der Lage, durch die gesteigerte Testempfindlichkeit (niedrigere LoQ) auch die diagnostische Sensitivität deutlich zu erhöhen. Allerdings wurden parallel dazu vermehrt Sensibilisierungen angezeigt, auch bei Personen ohne klinisch relevante Reaktion.

Die wechselseitige Abhängigkeit von diagnostischer Sensitivität und Spezifität ist ein grundsätzliches Testproblem und wird häufig in sog. genannten ROC-("Receiver Operating Characteristics"-)Kurven dargestellt (◘ Abb. 7.8). Für einige Einzelallergene wie das Ara h 2 oder andere Risikoallergene aus der Gruppe der 2S-Albumine unter den Speicherproteinen wurde eine verbesserte diagnostische Sensitivität und Spezifität zur Risikoabschätzung schwerer klinischer Reaktionen beschrieben (Übersicht bei Lange et al. 2014). Darüber hinaus wurden mit Hilfe der Risiko-assoziierten 2S-Albumine prädiktive spezifische IgE-Grenzwerte ("decision points") für eine positive oder negative orale Provokation bei Kindern mit Verdacht auf Erdnuss- oder Haselnussallergie definiert (Beyer et al. 2015; s. auch ▶ Kap. 11 u. 12).

Bei diesen aufwendigen klinischen Untersuchungen ist zu bedenken, dass sich eine klinische Reaktion (oder ihr Ausbleiben) niemals einwandfrei (zu 100 %) mit Hilfe eines Sensibilisierungstests wie der IgE-Bestimmung vorhersagen lässt (Beyer et al. 2015). Für zukünftige Prüfungen der diagnostischen Tauglichkeit von Allergenmolekülen sind daher zunächst methodische Argumente (◘ Tab. 7.5, li. Spalte) zu berücksichtigen. Auch ohne komplette klinische Evaluation (inkl. diagnostischer Sensitivität und Spezifität, prädiktive Vorhersagewerte, ◘ Tab. 7.5 re. Spalte, Studienbeispiele in ◘ Tab. 7.7) werden die analytischen Testeigenschaften der IgE-Diagnostik durch Allergenmoleküle in vielen Fällen deutlich verbessert im Vergleich zu Allergenextrakten (▶ Abschn. 7.3.3) (Kleine-Tebbe et al. 2010). Diese Sichtweise spiegelt sich in aktualisierten, internationalen Laborleitlinien für IgE-Testmethoden (Hamilton et al. 2015) wider und sollte die Evaluation und Einführung von Allergenmolekülen zur Diagnostik zukünftig erleichtern und beschleunigen.

7.5 Interpretation zu Ermittlung der klinischen Relevanz

Die zentrale Frage betrifft schließlich die klinische Relevanz der erzielten spezifischen IgE-Konzentrationen:

— Nach wie vor gilt die Grundregel, dass ein **positiver spezifischer IgE-Befund** einer Sensibilisierung entspricht, die nur bei korrespondierenden Symptomen klinisch relevant ist.
— Ein **negativer spezifischer IgE-Befund** (z. B. gegen ein Allergenmolekül oder eine Mischung natürlicher Isoformen eines Einzelallergens) schließt eine allergische Sensibilisierung gegen das getestete Allergen weitgehend aus, allerdings nur wenn

7.5 · Interpretation zu Ermittlung der klinischen Relevanz

Tab. 7.7 Beispiele erfolgreicher klinischer Validierung der molekularen Allergiediagnostik (pflanzliche Allergenquellen). (Kleine-Tebbe u. Jappe 2013)

Allergenquelle	Allergene	Bemerkungen	Literatur
Haselnuss	rCor a 1.04 rCor a 2 rCor a 8 nCor a 9 rCor a 11	Klinische Evaluation der komponentenspezifischen Diagnostik bei Haselnussallergikern aus verschiedenen Regionen (Dänemark, Schweiz, Spanien); Diagnose z.T. gesichert durch kontrollierte orale Provokationen, zusätzliche Kohorten mit Pollenallergie und Nichtatopikern; insgesamt heterogene Sensibilisierungsprofile in Abhängigkeit von der untersuchten Region	(Hansen et al. 2009)
Karotte	rDau c 1.0104 rDau c 1.0201 rDau c 4 rDau c IFR 1 rDau c IFR 2 rDau c Cyc	a) Klinische Evaluation von 3 Karottenallergenen bei durch Provokation gesicherten Karottenallergikern im Vergleich mit Birkenpollenallergikern ohne Karottenallergie bzw. nichtatopischen Kontrollpersonen b) Klinische Evaluation der komponentenspezifischen Diagnostik bei Karottenallergikern aus verschiedenen Regionen (Dänemark, Schweiz, Spanien); Diagnose z.T. gesichert durch kontrollierte orale Provokationen, zusätzliche Kohorten mit Pollenallergie und Nichtatopikern; insgesamt heterogene Sensibilisierungsprofile in Abhängigkeit von der untersuchten Region	(Ballmer-Weber et al. 2012, Ballmer-Weber et al. 2005)
Kirsche	rPru av 1 rPru av 3 rPru av 4	Klinische Evaluation der komponentenspezifischen Diagnostik bei Kirschenallergikern aus Mittel- bzw. Südeuropa (Spanien); Diagnose z.T. gesichert durch kontrollierte orale Provokationen, zusätzliche Kohorten mit Pollenallergie und Nichtatopikern; heterogene Sensibilisierungsprofile in Abhängigkeit von der untersuchten Region und klare Überlegenheit der Einzelallergene gegenüber einer Extrakt-basierten Diagnostik (Pricktest; spez. IgE mit Kirschextrakten)	(Reuter et al. 2006)
Sellerie	rApi g 1.01 rApi g 4 nApi g 5	Klinische Evaluation der komponentenspezifischen Diagnostik bei Sellerieallergikern; Diagnose gesichert durch kontrollierte orale Provokationen, zusätzliche Kohorten mit Pollenallergie und Nichtatopikern; klare Überlegenheit der Einzelallergene gegenüber einer Extrakt-basierten Diagnostik; nApi g 5-spez. IgE ist maßgeblich gegen CCD gerichtet	(Ballmer-Weber et al. 2000, Bauermeister et al. 2009)

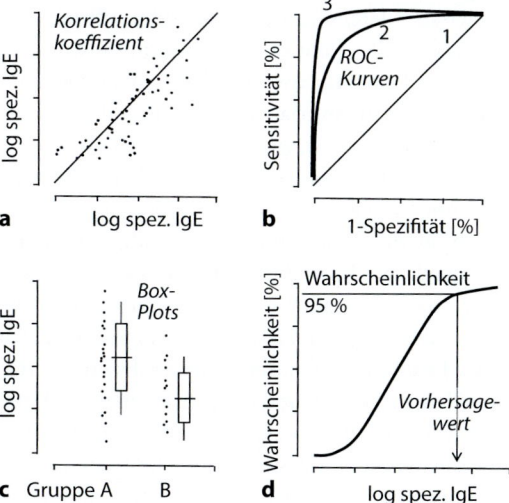

Abb. 7.8a–d Typische Datenauswertung von IgE-Laborergebnissen (z.B. mit Allergenmolekülen). **a** Übereinstimmung logarithmisch verteilter spez. IgE-Konzentrationen (z.B. gegen ein natürliches bzw. rekombinantes Allergenmolekül). **b** Diagnostische Effektivität (*ROC* Receiver-Operating Curves) bei Verwendung von Allergen(molekül)en. Die Diagonale *(1)* entspricht einer Testsituation, bei der diagnostische Sensitivität (y-Achse) und Spezifität (x-Achse: 1-Spezifität) gleichermaßen unzureichend ausfallen (entspricht einer reinen Zufallswahrscheinlichkeit = „Münzwurf"); die gestrichelte Linie *(2)* und noch mehr die durchgezogene Linie *(3)* stellen Tests mit verbesserter diagnostischer Sensitivität und Spezifität dar. Ideal wäre eine rechtwinklige ROC-Kurve (= 100% diagnostische Effektivität), die das Quadrat li. und oben scharf begrenzen würde. **c** Einzelwerte, Mediane mit 25-%- und 75-%-Perzentilen im Gruppenvergleich. **d** Grenzwerte zur Vorhersage klinischer Reaktionen (z.B. 95% Wahrscheinlichkeit einer positiven Provokationstestung)

- das Gesamt-IgE hoch genug ist,
- das Allergen intakt, ausreichend vorhanden und
- die analytische Testempfindlichkeit der IgE-Bestimmungsmethode optimiert und entsprechend hoch ist.

> Letztlich kann unabhängig von der Verwendung von Allergenextrakten oder -molekülen zur Diagnostik nur der Arzt die klinische Relevanz einer allergischen Sensibilisierung ermitteln und nicht der Test.

Daher sind sämtliche diagnostischen Ergebnisse von Sensibilisierungstests – und das gilt gleichermaßen für Allergenmoleküle – im klinischen Kontext und im Zusammenhang mit der individuellen Vorgeschichte des Patienten zu bewerten.

7.6 Potenzial und quantitative Konzepte zur molekularen Allergologie

Die Diagnostik mit Einzelallergenen eröffnet neue Möglichkeiten zur Differenzierung der IgE-Antwort gegen bestimmte Allergenquellen. Einige Markerallergene sind charakteristisch für gewisse Allergenquellen und gestatten eine eindeutige Zuordnung. Diese Auslöser einer genuinen, primären Sensibilisierung werden auch als Spezies-spezifische Allergene bezeichnet. Sie lassen sich als „Marker" für gewisse Allergenquellen verwenden (◘ Tab. 7.4 u. ◘ Tab. 7.6). So können z. B. Sensibilisierungen gegenüber Pollen in unseren Breiten anhand von Markerallergenen zuverlässig ermittelt und potenzielle Kreuzreaktionen ausgeschlossen werden.

Dies ist besonders bei zusätzlichen Sensibilisierungen gegenüber den Panallergenen aus der Familie der Polcalcine und Profiline (▶ Kap. 3) sinnvoll, um die in dieser Situation unzureichende analytische Spezifität einer ausschließlich Extrakt-basierten Diagnostik wiederherzustellen. Polcalcine und Profiline sind in unterschiedlichsten Allergenquellen vorhanden und aufgrund hoher struktureller Ähnlichkeit für ausgeprägte Kreuzreaktivitäten verantwortlich. Sie sind selten klinisch relevant, erschweren jedoch eine spezifische Diagnose bei ausschließlicher Verwendung von Extrakten, da letztere sowohl Marker- als auch Kreuzallergene enthalten.

Im Rahmen der Testinterpretation lässt sich eine primäre Sensibilisierung bei einer Reihe von positiven IgE-Resultaten an der Höhe der IgE-Konzentrationen ablesen:

Das primär sensibilisierende Allergen besitzt die meisten Epitope, die von spezifischen IgE-Antikörpern erkannt werden. Dagegen ist die Zahl der kreuzreaktiven Epitope von strukturell verwandten, ähnlichen Proteinallergenen häufig niedriger oder von geringerer Affinität.

> Folgende Faustregel gilt: Die höchste IgE-Konzentration gegen ein Protein im Vergleich zu anderen Vertretern derselben Proteinfamilie verrät wahrscheinlich den primären Sensibilisator.

7.6.1 Einsatz von Singleplex-IgE-Tests bei Bet v 1-assoziierten Kreuzreaktionen

Ein klassisches Beispiel ist hierfür die PR-10-Proteinfamilie, bei der sich die primäre Birkenpollensensibilisierung in hohen Bet v 1-spezifischen IgE-Konzentrationen zeigt, während sich die Bet v 1-assoziierten, sekundären Pollen- oder Nahrungsmittelsensibilisierungen in niedrigeren IgE-Werten gegen die entsprechenden Bet v 1-homologen PR-10-Proteine widerspiegeln (◘ Abb. 7.9b). Indirekt lässt sich außerdem an der Höhe des spezifischen IgE die Strukturverwandtschaft der Allergene einer Familie ablesen (◘ Abb. 7.9).

7.6.2 Einsatz von Singleplex-IgE-Tests bei Profilinsensibilisierung

Bei hoher Strukturähnlichkeit und ausgeprägter Kreuzreaktivität sind spezifische IgE-Werte gegen die einzelnen Proteine in vergleichbarer Höhe zu erwarten, wie am Beispiel der Profiline (◘ Abb. 7.9c) zu beobachten ist. Hier bringt die Bestimmung des IgE gegen Profiline diverser Allergenquellen wahr-

7.6 · Potenzial und quantitative Konzepte zur molekularen Allergologie

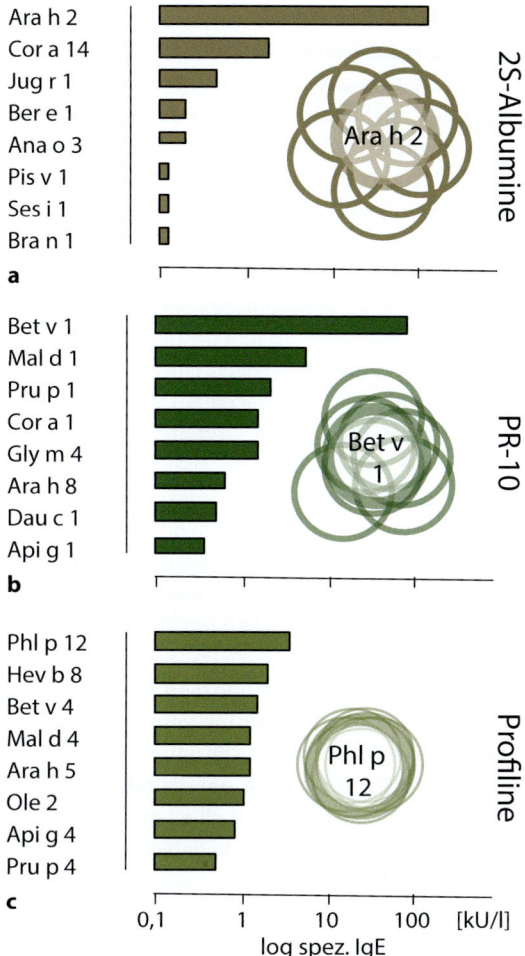

Abb. 7.9a–c IgE-Konzentrationen gegen Allergenmoleküle in Abhängigkeit von der Strukturähnlichkeit innerhalb einer Allergenfamilie. **a** Variable, eingeschränkte Kreuzreaktionen bei den 2S-Albuminen (stabile Speicherproteine in Nüssen, Hülsenfrüchten und Samen). **b** Variable Kreuzreaktionen zwischen Bet v 1-homologen Nahrungsmittelallergenen. **c** Ausgeprägte Kreuzreaktionen durch stark konservierte, ähnliche Struktur der Profiline (in Pollen, Latex und Nahrungsmitteln).

verwandte Pollenpflanzen bzw. Reaktionen gegenüber pflanzlichen Nahrungsmitteln, die insbesondere nicht dem Bet v 1-Cluster angehören, z. B. Melone, Banane, exotische und Zitrusfrüchte (Santos u. van Ree 2011).

7.6.3 Einsatz von Singleplex-IgE-Tests gegen Speicherproteine

Bei geringer Strukturähnlichkeit und entsprechend niedrigerer Kreuzreaktion können die IgE-Werte gegen Mitgliedern derselben Proteinfamilie erheblich abweichen, wie am Beispiel der Speicherproteine sichtbar (Abb. 7.9a).

Obwohl die typische Grundstruktur der Speicherproteine, d. h.
- der 2S-Albumine,
- der 7S-Globuline und
- der 11S-Globuline

von unterschiedlichen Allergenquellen – wie den Hülsenfrüchten (Erdnuss, Sojabohne), Baumnüssen (Hasel-, Walnüssen), Samen und Saaten – ähnlich ausfällt, sind nur teilweise kreuzreaktive, potenziell IgE-bindende Epitope vorhanden. Dadurch entsteht je nach individuellem IgE-Repertoire ein komplexes Muster aus möglichen Kreuzreaktivitäten. Die IgE-Antwort gegen ein Speicherprotein (z. B. Ara h 3 der Erdnuss) erlaubt es nicht, die IgE-Reaktivität gegen andere Vertreter der 11S-Globuline (z. B. Gly m 6 der Sojabohne oder Cor a 9 der Haselnuss) abzuschätzen. Somit kann das Sensibilisierungsmuster gegen Speicherproteine streng genommen nur bei Einsatz sämtlicher verfügbarer Proteine aus diesen Speicherproteinfamilien ermittelt werden. Leider stehen noch nicht alle Vertreter dieser stabilen Allergene von Baumnüssen, Kapsel- und Steinfrüchten, Samen und Saaten zur Verfügung, sodass die Diagnostik derzeit lückenhaft bleiben muss.

Als Konsequenz spiegelt die höchste IgE-Konzentration gegen ein bestimmtes Speicherprotein (z. B. Ara h 2 aus der Gruppe der 2S-Albumine) wahrscheinlich die primäre Sensibilisierungsquelle (z. B. Erdnuss) wider. Niedrigere Werte, z. B. gegenüber korrespondierenden Soja- (2S-Albumin Gly m 8) oder Haselnussallergenen (2S-Albumin Cor a 14) signalisieren potenzielle IgE-Kreuzreak-

scheinlich keine Vorteile. Es genügt eine einzige IgE-Bestimmung, z. B. gegen Gräserpollen-Profilin Phl p 12 oder Birkenpollen-Profilin Bet v 2. Andere Profilinquellen kämen ebenfalls in Frage, z. B. Latex (Hev b 8) oder Bingelkraut (Mer a 1, nur im Multiplex ImmunoCAP ISAC). Die klinische Relevanz einer IgE-Sensibilisierung kann durch sorgfältige Befragung des Patienten herausgearbeitet werden; z. B. potenzielle Symptome durch botanisch nicht tionen. Ihre klinische Relevanz und das assoziierte Risiko für Reaktionen nach Genuss der zugehörigen Allergenquellen kann allerdings nicht an der Höhe des spezifischen IgE abgelesen werden, sondern muss durch anamnestische Angaben oder einen Provokationstest endgültig geklärt werden.

Unerwartet höhere IgE-Werte (gegen ein sekundär geprüftes Nahrungsmittelprotein) stellen die vermutete primäre Allergenquelle in Frage und sollten sorgfältig auf ihre Plausibilität geprüft werden.

> Nur wenn die korrespondierenden Proteine aus der gleichen Proteinfamilie komplett negative IgE-Werte liefern, ist von einer fehlenden serologischen Kreuzreaktion auszugehen und keine klinische (Kreuz-)Reaktion zu erwarten.

Somit bekommt das negative Ergebnis eine besondere Bedeutung zum Ausschluss einer allergischen (Kreuz-)Reaktion.

Hier werden die gegenwärtigen Grenzen einer molekularen Allergiediagnostik deutlich, da eine Strukturverwandtschaft von Allergenen abhängig vom individuellen IgE-Repertoire äußerst variable Kreuzreaktivitäten bedingen kann: von komplett fehlender bis zu ausgeprägter IgE-Bindung ähnlicher Epitope. Die unterschiedlichen serologischen und klinischen Reaktionsmuster beruhen letztlich auf zahlreichen Variablen, die über die rein strukturellen Eigenschaften der Allergene hinausgehen:
- persönliche IgE-Repertoires mit individuellem Muster an serologischen und potenziell klinischen Kreuzreaktionen,
- Anteil des Allergens am Gesamtprotein bzw. am Gesamtgewicht,
- Stabilität der verantwortlichen Allergene, die von der Prozessierung der Nahrungsmittel abhängig ist,
- Menge des zugeführten Nahrungsmittels,
- Cofaktoren für eine systemische bzw. anaphylaktische Reaktion.

Unter Berücksichtigung dieser Faktoren werden Bestrebungen nach erfolgreicher klinischer Vorhersage anhand molekülspezifischer IgE-Sensibilisierungen klare Grenzen gesetzt. Überhöhte Erwartungen an eine molekulare Diagnostik sollten daher korrigiert werden. Eine Optimierung von IgE-Sensibilisierungstests kann mit Hilfe definierter Allergene und anhand plausibler Kriterien (überwiegend unabhängig vom klinischen Phänotyp) vorgenommen werden. Die Vorteile für die serologische Diagnostik sind allerdings für jedes Allergen getrennt zu prüfen.

Fazit für den klinischen Alltag

Singleplex-Bestimmungen des allergenspezifischen IgE gegen Allergenmoleküle gestatten einen gezielten Nachweis oder Ausschluss einer Sensibilisierung (= Allergiebereitschaft). Die neuen Möglichkeiten der molekularen Allergologie – erhöhte Nachweisempfindlichkeit und gesteigerte analytische Spezifität, Markerfunktion für primäre Sensibilisierungen und Indikatorfunktion für serologische Kreuzreaktionen – verbessern die Testeigenschaften und erweitern dadurch die bisherigen Möglichkeiten der ausschließlich Extrakt-basierten Diagnostik. Sorgfältige definierte Allergenmoleküle können so die bisher verfügbaren Reagenzien sinnvoll ergänzen und die IgE-Bestimmungen bzw. den spezifischen Sensibilisierungsnachweis im Rahmen der Allergiediagnostik optimieren.

Das zusätzliche Wissen um die molekularen Zusammenhänge wird künftig eine umfassendere und spezifischere Interpretation variabler IgE-Profile und Sensibilisierungsmuster auf der Basis von Singleplex-Bestimmungen gestatten und die Beratung erleichtern. Voraussetzung dafür ist allerdings, dass die klinische Relevanz dieser Befunde weiterhin konsequent anhand der individuellen Symptome und Reaktionen des betroffenen Patienten von Fall zu Fall ermittelt wird.

Literatur

Armbruster DA, Pry T (2008) Limit of blank, limit of detection and limit of quantitation. Clin Biochem Rev 29(Suppl 1):S49–S52

Ballmer-Weber BK, Vieths S, Luttkopf D, Heuschmann P, Wuthrich B (2000) Celery allergy confirmed by double-blind, placebo-controlled food challenge: a clinical study in 32 subjects with a history of adverse reactions to celery root. J Allergy Clin Immunol 106:373–378

Ballmer-Weber BK, Wangorsch A, Bohle B, Kaul S, Kundig T, Fotisch K, van Ree R, Vieths S (2005) Component-resolved in vitro diagnosis in carrot allergy: does the use of recombinant carrot allergens improve the reliability of the diagnostic procedure? Clin Exp Allergy 35:970–978

Literatur

Ballmer-Weber BK, Skamstrup Hansen K, Sastre J, Andersson K, Batscher I, Ostling J, Dahl L, Hanschmann KM, Holzhauser T, Poulsen LK, Lidholm J, Vieths S (2012) Component-resolved in vitro diagnosis of carrot allergy in three different regions of Europe. Allergy 67:758–766

Bauermeister K, Ballmer-Weber BK, Bublin M, Fritsche P, Hanschmann KM, Hoffmann-Sommergruber K, Lidholm J, Oberhuber C, Randow S, Holzhauser T, Vieths S (2009) Assessment of component-resolved in vitro diagnosis of celeriac allergy. J Allergy Clin Immunol 124:1273–1281

Beyer K, Grabenhenrich L, Hartl M, Beder A, Kalb B, Ziegert M, Finger A, Harandi N, Schlags R, Gappa M, Puzzo L, Roblitz H, Millner-Uhlemann M, Busing S, Ott H, Lange L, Niggemann B (2015) Predictive values of component-specific IgE for the outcome of peanut and hazelnut food challenges in children. Allergy 70:90–98

Christensen LH, Holm J, Lund G, Riise E, Lund K (2008) Several distinct properties of the IgE repertoire determine effector cell degranulation in response to allergen challenge. J Allergy Clin Immunol 122:298–304

Haftenberger M, Laussmann D, Ellert U, Kalcklosch M, Langen U, Schlaud M, Schmitz R, Thamm M (2013) Prevalence of sensitisation to aeroallergens and food allergens: results of the German Health Interview and Examination Survey for Adults (DEGS1). Bundesgesundheitsblatt Gesundheitsforschung Gesundheitsschutz 56:687–697

Hamilton RG, MacGlashan DW Jr., Saini SS (2010) IgE antibody-specific activity in human allergic disease. Immunol Res 47:273–284

Hamilton RG, Matsson PNJ, Chan S, van Cleve M, Hovanec-Burns D, Magnusson C, Kleine-Tebbe J, Renz H, Adkinson NF (2015) Analytical performance characteristics, quality assurance and clinical utility of immunological assays for human immunoglobulin E (IgE) antibodies of defined allergen specificities, 3. Aufl. International CLSI-Guideline, Bd. I/LA20–A3. (in press)

Hansen KS, Ballmer-Weber BK, Sastre J, Lidholm J, Andersson K, Oberhofer H, Lluch-Bernal M, Ostling J, Mattsson L, Schocker F, Vieths S, Poulsen LK (2009) Component-resolved in vitro diagnosis of hazelnut allergy in Europe. J Allergy Clin Immunol 123:1134–1141

Johansson SG (2011) The History of IgE: From discovery to 2010. Curr Allergy Asthma Rep 11:173–177

Kleine-Tebbe J (2012) Old questions and novel clues: Complexity of IgE repertoires. Clin Exp Allergy 42:1142–1145

Kleine-Tebbe J, Jakob T (2015) Molecular allergy diagnostics using IgE singleplex determinations: methodological and practical consideration for the use in clinical practice. Allergo J Int 24:185–97

Kleine-Tebbe J, Jappe U (2013) Molekulare Allergiediagnostik: Entwicklung und Bedeutung für die klinische Praxis. Allergologie 36:327–349

Kleine-Tebbe J, Jappe U (2014) Molekulare Allergologie – Einführung mit kommentierten Kasuistiken. Dustri, München-Deisenhofen

Kleine-Tebbe J, Erdmann S, Knol EF, MacGlashan DW Jr., Poulsen LK, Gibbs BF (2006) Diagnostic tests based on human basophils: potentials, pitfalls and perspectives. Int Arch Allergy Immunol 141:79–90

Kleine-Tebbe J, Meißner A-M, Jappe U, Herold DA (2010) Allergenfamilien und molekulare Diagnostik IgE-vermittelter Nahrungsmittelallergien: von der Theorie zur Praxis. Allergo J 19:251–263

Kober A, Perborn H (2006) Quantitation of mouse-human chimeric allergen-specific IgE antibodies with ImmunoCAP technology. J Allergy Clin Immunol 117:S219 (Abstract 845)

Lange L, Beyer K, Kleine-Tebbe J (2014) Molekulare Diagnostik bei Erdnussallergie. Allergo J Int 23:158–163

Lund G, Willumsen N, Holm J, Christensen LH, Wurtzen PA, Lund K (2012) Antibody repertoire complexity and effector cell biology determined by assays for IgE-mediated basophil and T-cell activation. J Immunol Methods 383:4–20

MacGlashan D Jr. (2005) IgE and FcepsilonRI regulation. Clin Rev Allergy Immunol 29:49–60

MacGlashan D Jr., Xia HZ, Schwartz LB, Gong J (2001) IgE-regulated loss, not IgE-regulated synthesis, controls expression of FcepsilonRI in human basophils. J Leukoc Biol 70:207–218

Purohit A, Laffer S, Metz-Favre C, Verot A, Kricek F, Valenta R, Pauli G (2005) Poor association between allergen-specific serum immunoglobulin E levels, skin sensitivity and basophil degranulation: a study with recombinant birch pollen allergen Bet v 1 and an immunoglobulin E detection system measuring immunoglobulin E capable of binding to Fc epsilon RI. Clin Exp Allergy 35:186–192

Renz H, Biedermann T, Bufe A, Eberlein B, Jappe U, Ollert M, Petersen A, Kleine-Tebbe J, Raulf-Heimsoth M, Saloga J (2010) In-vitro-Allergiediagnostik. Allergo J 19:110–128

Reuter A, Lidholm J, Andersson K, Ostling J, Lundberg M, Scheurer S, Enrique E, Cistero-Bahima A, San Miguel-Moncin M, Ballmer-Weber BK, Vieths S (2006) A critical assessment of allergen component-based in vitro diagnosis in cherry allergy across Europe. Clin Exp Allergy 36:815–823

Ruëff F, Bergmann K-C, Brockow K, Fuchs T, Grübl A, Jung K, Klimek L, Müsken H, Pfaar O, Przybilla B, Sitter H, Wehrmann W (2010) Hauttests zur Diagnostik von allergischen Soforttyp-Reaktionen. Allergo J 19:404–415

Santos A, van Ree R (2011) Profilins: mimickers of allergy or relevant allergens? Int Arch Allergy Immunol 155:191–204

Schmitz R, Ellert U, Kalcklosch M, Dahm S, Thamm M (2013) Patterns of sensitization to inhalant and food allergens – findings from the German Health Interview and Examination Survey for Children and Adolescents. Int Arch Allergy Immunol 162:263–270

Uyttebroek AP, Sabato V, Faber MA, Cop N, Bridts CH, Lapeere H, De Clerck LS, Ebo DG (2014) Basophil activation tests: time for a reconsideration. Expert Rev Clin Immunol 10:1325–1335

Valenta R, Lidholm J, Niederberger V, Hayek B, Kraft D, Gronlund H (1999) The recombinant allergen-based concept of component-resolved diagnostics and immunotherapy (CRD and CRIT). Clin Exp Allergy 29:896–904

"Spiking" mit rekombinanten Einzelallergenen zur Verbesserung von Allergenextrakten

J. Huss-Marp, M. Raulf, T. Jakob

8.1 Einleitung – 140

8.2 Diagnostikverbesserung durch Allergenzusatz am Beispiel der Latexallergie – 141

8.3 Nutzen und Nachteile des Allergenzusatzes am Beispiel der Haselnussallergie – 142

8.4 Verbesserung der Testsensitivität durch Allergenzusatz am Beispiel der Wespengiftallergie – 143

8.5 Mehrwert der molekularen Diagnostik und Fazit für den klinischen Alltag – 146

Literatur – 146

Der Beitrag basiert auf einer Publikation der Autoren, die 2015 im Allergo Journal International erschienen ist (Huss-Marp J, Raulf M, Jakob T: Spiking with recombinant allergens to improve allergen extracts: benefits and limitations for the use in routine diagnostics. Allergo J Int 2015; DOI 10.1007/s40629-015-0058-0) und nun als Buchkapitel modifiziert wurde.

J. Kleine-Tebbe, T. Jakob (Hrsg.), *Molekulare Allergiediagnostik*,
DOI 10.1007/978-3-662-45221-9_8, © Springer-Verlag Berlin Heidelberg 2015

Zum Einstieg

Allergenkomponenten bieten prinzipiell drei Möglichkeiten, die In-vitro-IgE-Diagnostik zu erweitern: (a) Allergenkomponenten können einzeln zur IgE-Bestimmung verwendet werden, (b) sie können in einem Test als Mix kombiniert werden, (c) einzelne Allergenkomponenten können dem Extrakt gezielt hinzugefügt werden. Option (a) erfährt z. Z. die umfangreichste Anwendung in der Praxis, während (b) eher eine theoretische Möglichkeit darstellt. Das gezielte Hinzufügen („Spiken") von Allergenkomponenten zum Allergenextrakt (c) wurde in der Vergangenheit für die ImmunoCAP-Tests für Latex (09/2001), Haselnuss (05/2006) und Wespengift (06/2012) durchgeführt. Hierdurch konnten unterrepräsentierte Allergenkomponenten ausgeglichen und die analytische Sensitivität der Testsysteme deutlich gesteigert werden. Im kombinierten Einsatz mit molekularen Singleplex-Tests eröffnen modifizierte Tests neue diagnostische Möglichkeiten. Eine klare Kommunikation seitens des Herstellers, bei welchem Test und ab wann rekombinante Allergene zugesetzt wurden – und wo trotz unterrepräsentierter Allergenkomponenten davon abgesehen wurde – ist wesentlich für die Interpretation der Testergebnisse im klinischen Alltag.

8.1 Einleitung

Molekulare Allergiediagnostik beruht auf der Erkenntnis, dass nicht die gesamte Allergenquelle, sondern einzelne darin enthaltene Allergene für die Sensibilisierung und die klinisch manifeste allergische Reaktion relevant sind. Der Einsatz von Allergenkomponenten in der Diagnostik bietet dabei prinzipiell drei Möglichkeiten, einen In-vitro-IgE-Singleplextest zu modifizieren. So können
a. Allergenkomponenten einzeln zur IgE-Bestimmung verwendet werden,
b. die verfügbaren Allergenkomponenten in einem Test als Mix kombiniert werden, um einen natürlichen Extrakt zu ersetzen, oder
c. einzelne Allergenkomponenten dem Extrakt gezielt hinzugefügt werden (◘ Abb. 8.1).

Während Option (a) die gegenwärtig am häufigsten genutzte Einsatzmöglichkeit der molekularen Allergiediagnostik darstellt und ausführlich in den übrigen Kapiteln dieses Buches beschrieben wird, kommt die Möglichkeit (b) in der Praxis so gut wie nicht zur Anwendung, da dieses Vorgehen aufwendig, teuer und nur mit fraglichem Nutzen versehen ist. Die Einsatzmöglichkeit (c), das sogenannte „Spiken" eines Extraktes mit Allergenkomponenten mit dem Ziel, die Testempfindlichkeit zu erhöhen, findet dagegen bei einigen weit verbreiteten Extrakt-basierten In-vitro-Tests Anwendung. Dieses Verfahren ist insbesondere dann sinnvoll, wenn Allergenkomponenten im herkömmlichen Extrakt-basierten Test unterrepräsentiert sind.

Es gibt eine Reihe von Gründen für das zu geringe Vorkommen einer oder mehrerer Allergenkomponenten im Extrakt-basierten Test. Diese reichen von der Zusammensetzung und Variation des natürlichen Ausgangsmaterials in Bezug auf das Vorkommen der Allergenkomponenten über die Extrahierbarkeit der Allergenkomponenten aus dem Rohmaterial bis hin zur unzureichenden Stabilität der Komponenten nach erfolgter Extraktion. Weiterhin spielen auch testspezifische Aspekte wie etwa das Bindungsverhalten der Allergenkomponenten u. a. eine Rolle.

Da in den herkömmlichen IgE-Tests für Latex, Haselnuss und Wespengift wichtige Allergenkomponenten unterrepräsentiert waren und die Tests in der Vergangenheit durch „Spiken" modifiziert wurden, werden im Folgenden Beispiele für dieses Vorgehen aus den Bereichen Latex-, Haselnuss- und Wespengiftallergie dargestellt und in Bezug auf ihre klinischen Implikationen diskutiert.

> Eine Modifikation durch „Spiken" erfolgte für die ImmunoCAP-Tests für Latex (09/2001), Haselnuss (05/2006) und Wespengift (06/2012) mit dem Ziel, die analytische Sensitivität zu steigern. Die modifizierten ImmunoCAP-Tests ersetzten nachfolgend die bis dahin vorhandenen Produkte auf dem Markt. Eine klare Kommunikation dieser Veränderungen ist für den optimalen klinischen Einsatz entscheidend.

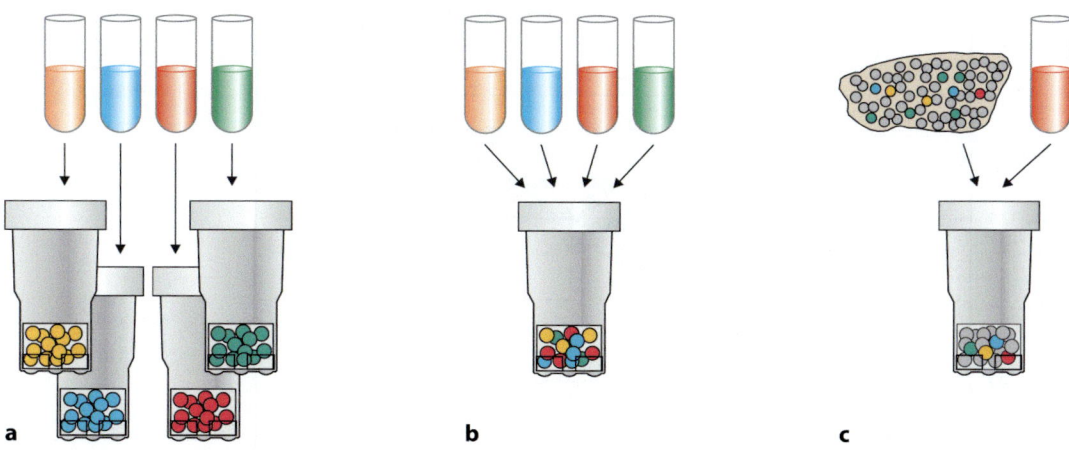

Abb. 8.1a–c Einsatz von Allergenkomponenten in der Diagnostik: **a** Verwendung von Allergenkomponenten als Singleplex-Test, **b** Kombination von Allergenkomponenten in einem Test als Mix, um einen natürlichen Extrakt zu ersetzen, **c** „Spiken" eines Extrakt-basierten IgE-Tests mit Allergenkomponenten

8.2 Diagnostikverbesserung durch Allergenzusatz am Beispiel der Latexallergie

Die Latexallergie vom Typ I stellt eine klassische Soforttypreaktion mit IgE-Vermittlung dar. Auslöser der Latexallergie sind die Proteine aus der Naturlatexmilch des Parakautschukbaums *Hevea brasiliensis*. Mittlerweile sind 18 Latexallergene (inkl. Isoformen) identifiziert und nach der IUIS-Allergennomenklatur als Hev b 1 bis Hev b 15 bezeichnet worden (Hev b leitet sich von *Hevea brasiliensis* ab; ▶ www.allergen.org/List.htm) (Raulf-Heimsoth u. Rihs 2011).

Da die Hauttestextrakte zum Nachweis einer Latex-Typ-I-Allergie zunehmend nicht mehr kommerziell verfügbar sind, stellt der serologische Nachweis von latexspezifischem IgE nicht nur eine ergänzende, sondern mittlerweile fast die einzige Methode zum Nachweis einer Sensibilisierung gegen Latex dar.

Wie Untersuchungen von Chen et al. (2000) bzw. Lundberg et al. (2001) zeigten, waren von 111 Latexpatienten aus dem Gesundheitswesen mit einer positiven Latexhauttestreaktion und klinischen Symptomen einer Latexallergie 16 im spezifischen IgE-Test mit dem üblicherweise verwendeten Latexallergenextrakt negativ. Durch den Einsatz von rekombinanten Latexeinzelallergenen konnte ermittelt werden, dass bei 8 dieser Patienten eine Monosensibilisierung auf Hev b 5 vorlag. Hev b 5 ist ein saures Protein, das eine deutliche Ähnlichkeit zu einem Protein aus der Kiwifrucht besitzt und neben Hev b 1, Hev b 6.01/6.02 als ein Hauptallergen im Latex gilt. Sowohl von Latexallergikern aus dem Gesundheitswesen als auch von Patienten mit Spina bifida wird es mit vergleichbarer Häufigkeit erkannt (Akasawa et al. 1996, Slater et al. 1996). Erst der Zusatz von rHev b 5 als Ergänzung zum üblicherweise für den Nachweis von Latex-spezifischem IgE verwendeten Allergenmaterial und die Präparation eines neuen ImmunoCAP („k82 verstärkt mit rHev b 5"; Lundberg et al. 2001) führte zu einer – insbesondere in Einzelfällen – relevanten Verbesserung der Sensitivität der Testung (◘ Abb. 8.2). Diese Resultate zeigen eine neue Strategie für die Herstellung von standardisierten Allergiediagnostika auf: Sollten relevante Allergene zu labil sein, um die Schritte der Produktion von standardisierten Allergenextrakten zu überstehen, oder sollten sie fehlen, so können stabile rekombinante Proteine während der Produktion zugeführt werden.

Seit dem Frühjahr 2002 ist „k82 plus rHev b 5" als ImmunoCAP kommerziell verfügbar, um die In-vitro-Latexdiagnostik zu verbessern. Dieses neue ImmunoCAP hat das ursprüngliche ImmunoCAP k82 abgelöst, ohne dass dieses als „k82 plus rHev b 5" gekennzeichnet wurde. Die Bezeichnung blieb wei-

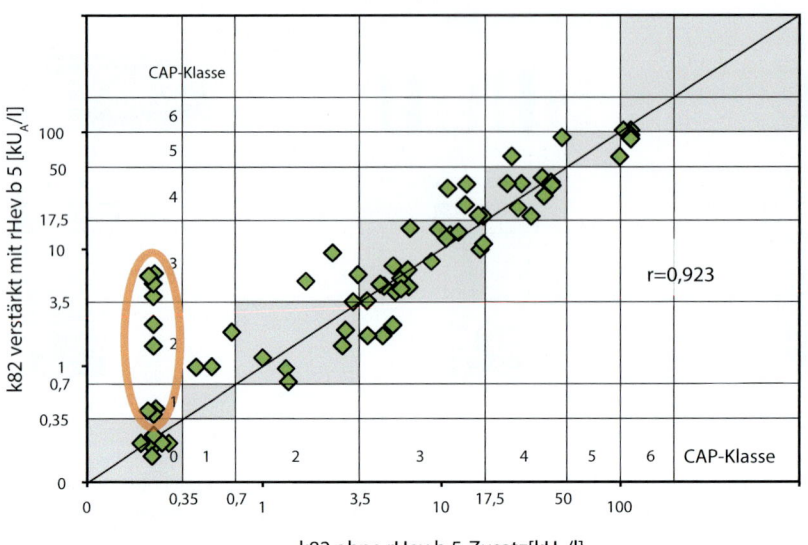

Abb. 8.2 Vergleich der Latex-ImmunoCAP-Ergebnisse von k82 ohne rHev b 5 und von k82 mit rHev b 5. 68 Seren von latexallergischen Beschäftigten aus dem Gesundheitswesen wurden mit beiden Festphasen überprüft. (Daten aus Raulf-Heimsoth et al. 2007, mit freundlicher Genehmigung)

terhin bei k82. Wie die **Tab. 8.1** zeigt, konnte die Sensitivität der latexspezifischen IgE-Bestimmung von 76 % (Latexextrakt ohne rHev b 5) auf 90 % bei einer Testeffizienz von 93,75 % durch das mit rHev b 5 verstärkte ImmunoCAP gesteigert werden. Auch die Verwendung eines für Forschungszwecke hergestellten ImmunoCAP – bestehend aus den Latexallergenen rHev b 1, rHev b 5, rHev b 6.01 und rHev b 8 – verbesserte zwar die Testeffizienz gegenüber dem ImmunoCAP ohne rHev b 5 von 86,7 % auf 90,6 % (**Tab. 8.1**), erreichte aber letztlich nicht die Effizienz des rHev b 5-verstärkten „gespikten" ImmunoCAP (Raulf-Heimsoth et al. 2007).

8.3 Nutzen und Nachteile des Allergenzusatzes am Beispiel der Haselnussallergie

Haselnüsse gehören weltweit zu den häufigsten Auslösern von Nahrungsmittelallergien. Die damit verbundenen Symptome reichen vom oralen Allergiesyndrom bis zu schweren, systemischen und sogar fatalen Reaktionen. Bisher wurden eine Reihe von Allergenkomponenten der Haselnuss identifiziert, die in folgende Proteinfamilien eingeteilt werden können (▶ http://www.allergen.org/List.htm):

- PR-10-Proteine (Cor a 1),
- Profiline (Cor a 2),
- nichtspezifische Lipid-Transfer-Proteine (nsLTP; Cor a 8),
- Speicherproteine (Cor a 9, Cor a 11, Cor a 14) und
- Oleosine (Cor a 12, Cor a 13).

Die Sensibilisierung gegenüber Allergenkomponenten einer Proteinfamilie erlaubt hier, wie auch bei einer Reihe anderer Nahrungsmittelallergien, eine Risikoabschätzung bezüglich des Gefährdungspotenzials des Patienten bei Allergenexposition. Dies ist u. a. abhängig von der Menge, in der das Allergen in der Allergenquelle vorkommt, sowie von der Stabilität z. B. gegenüber Erhitzen und Verdauung. Speicherproteine und nsLTPs sind mit einem erhöhten Risikopotenzial verbunden, wohingegen PR-10-Protein-Sensibilisierungen oft Birkenpollen-assoziiert sind und auf Kreuzreaktivität hinweisen. So ist zum Beispiel eine Sensibilisierung gegen die hitzestabilen und verdauungsresistenten nsLTPs oder Speicherproteine der Haselnuss häufig mit schweren systemischen Symptomen verbunden. Dagegen löst die hitzelabile Haselnusskomponente Cor a 1 (PR-10-Protein) meist nur milde allergische Reaktionen wie etwa das orale Allergiesyndrom aus (Masthoff et al. 2013).

8.4 · Verbesserung der Testsensitivität durch Allergenzusatz

Tab. 8.1 Bestimmung von latexspezifischem IgE mit unterschiedlichen Festphasenallergenen

Methode	Sensitivität [%]	Spezifität [%]	PPV [%]	NPV [%]	Effizienz [%]
k82 „alt"	76,0	98,3	98,1	78,7	86,7
k82 + rHev b 5	90,0	98,3	98,4	89,4	93,8
rHev-b-Mix [a]	83,6	98,3	98,2	84,3	90,6

PPV positiver Vorhersagewert („positive predictive value"), *NPV* negativer Vorhersagewert („negative predictive value")
[a] rHev-v-Mix besteht aus rHev b 1, rHev b 5, rHev b 6.01 und rHev b 8.

> Für die Abschätzung des Risikopotenzials bei Haselnussallergikern sind daher Cor a 8, Cor a 9 und Cor a 14 besonders wichtig (Masthoff et al. 2013).

Diese Allergenkomponenten waren bereits in der Vergangenheit ausreichend im Extrakt-basierten IgE-Test vertreten, was eine Erfassung dieser Patienten erlaubte. Nicht gut im Extrakt repräsentiert war dagegen das PR-10-Protein Cor a 1, welches insbesondere für die Kreuzreaktivität zu Birkenpollen steht. Diese Tatsache führte dazu, dass klinische Studien mit dem Haselnuss ImmunoCAP f17 (Thermo Fisher Scientific, Freiburg, Deutschland) je nach Patientenkollektiv und geografischer Region zum Teil nur eine niedrige Sensitivität für den Test zeigten. So wurden in einer Studie in Holland nur 18 von 31 Patienten (58 %) mit gesicherter Haselnussallergie mittels f17 als sensibilisiert erkannt (f17 sIgE ≥ 0,35 KU/l) (Wensing et al. 2002). Diese und vergleichbare Ergebnisse weiterer Studien führten beim Hersteller zu der Entscheidung, den ImmunoCAP f17 durch „Spiken" zu modifizieren mit dem Ziel, die Sensitivität zu erhöhen. Die in diesem Zusammenhang durchgeführten Untersuchungen wurden publiziert (Andersson et al. 2007) und zeigten eine deutliche Sensitivitätssteigerung des Tests: In einem Kollektiv von 50 Patienten aus Mitteleuropa mit gesicherter Haselnussallergie wurden mit dem „alten" ImmunoCAP f17 8 Patienten nicht erkannt, wohingegen der neue, mit rekombinantem Cor a 1 verstärkte f17-Test bei allen Patienten eine Sensibilisierung auf Haselnuss zeigte. Dies entspricht einer Steigerung der Sensitivität von 84 % auf 100 % (Andersson et al. 2007). Im Mai 2006 erfolgte die Markteinführung des Cor-a-1-verstärkten f17-Tests, der dann den bisherigen Test ersetzte.

Die Resonanz der Allergologen auf diese Veränderung war nicht nur positiv, wie eine Publikation von Sicherer et al. (2008) zeigt: Viele Pädiater in den USA hatten den Test f17 bisher vorwiegend zur Diagnostik von Haselnussallergien im Säuglings- und Kindesalter eingesetzt, die in der Regel auf Speicherproteine zurückzuführen sind. Der mit Cor a 1 verstärkte Haselnussextrakt erkannte nun nicht mehr nur die Sensibilisierungen auf nsLTPs und Speicherproteine, sondern mit hoher Sensitivität auch die auf PR-10-Proteine. Diese Sensibilisierungen sind – z. T. klinisch irrelevant – meist auf Kreuzreaktionen bei Baumpollenallergie zurückzuführen. Kritisiert wurde dabei insbesondere, dass mittels des neuen Cor-a-1-verstärkten f17-ImmunoCAP nun nicht mehr zwischen den verschiedenen Sensibilisierungsmustern unterschieden werden konnte und dass diese Veränderung vom Hersteller nicht ausreichend kommuniziert wurde.

Heute stehen neben dem Cor a 1-verstärkten Haselnuss ImmunoCAP f17 auch Cor a 1, Cor a 8, Cor a 9 und Cor a 14 als molekulare Singleplex-Tests zur Verfügung, die nun eine detaillierte Erfassung des Sensibilisierungsprofils des Patienten ermöglichen und die Umsetzung einer molekularen Allergiediagnostik bei der Haselnussallergie erlauben.

8.4 Verbesserung der Testsensitivität durch Allergenzusatz am Beispiel der Wespengiftallergie

Ein weiteres Beispiel für eine verbesserte Diagnostik durch den Zusatz eines rekombinanten Einzelallergens zum Allergenextrakt findet sich bei der Wespengiftallergie. Die serologische IgE-Diagnostik der

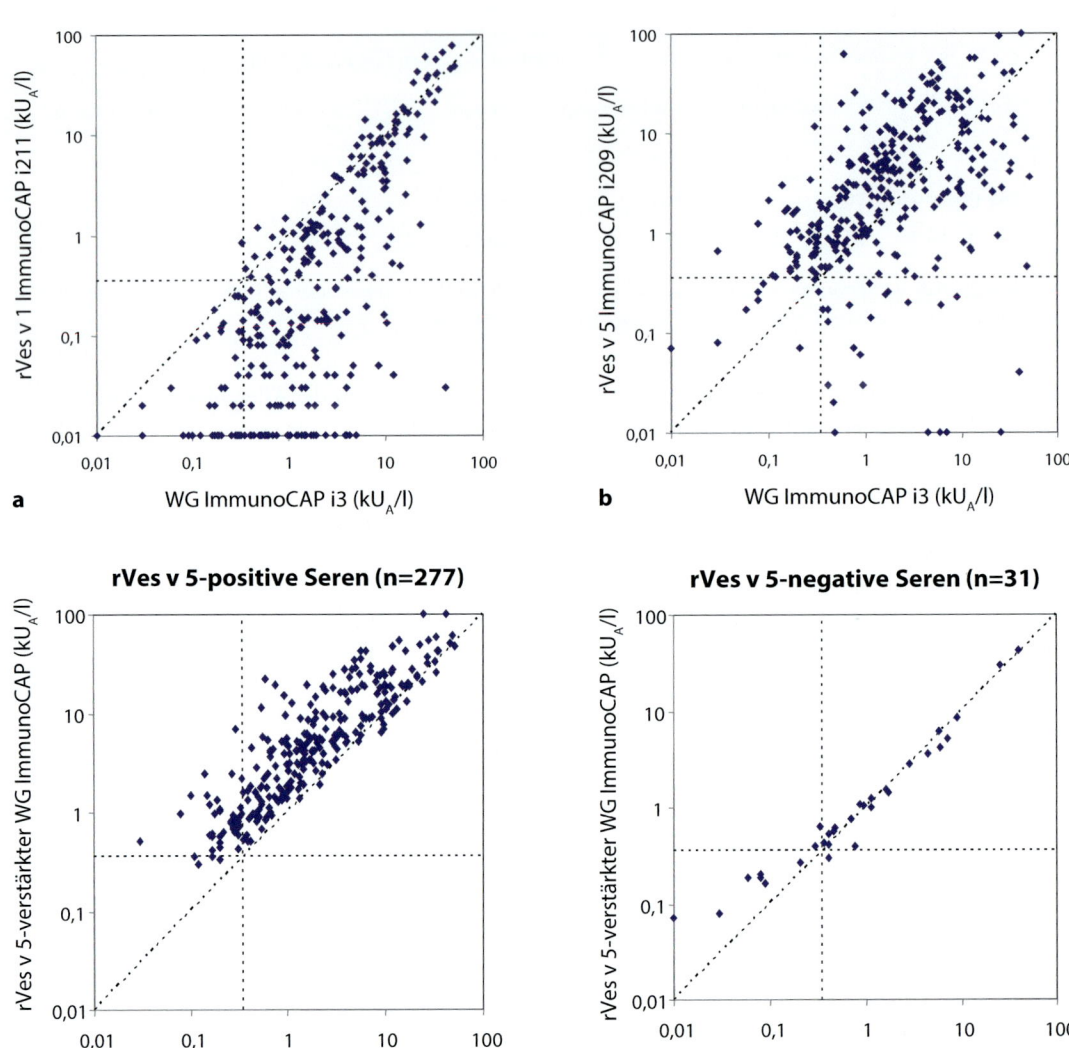

Abb. 8.3a–d Vergleich der IgE-Reaktivität gegen rVes v 5 (i209), rVes v 1 (i211), konventionelles Wespengift (*WG*) (i3), und Ves v 5-verstärktes WG bei Patienten mit Wespengiftallergie. **a** Vergleich von IgE-Werten gegen WG (i3) und gegen rVes v 1 (n=308), **b** Vergleich von IgE gegen WG (i3) und gegen rVes v 5 (n=308), **c** Vergleich von IgE gegen WG (i3) und gegen rVes v 5-verstärktes WG bei Ves v 5-positiven Patienten (n=277), **d** Vergleich von IgE gegen WG (i3) und gegen rVes v 5-verstärktes WG bei Ves v 5-negativen Patienten (n=31). Gestrichelte horizontale und vertikale Linien zeigen den Grenzwert von 0,35 kU$_A$/l, gestrichelte winkelhalbierende Linien entsprechen dem Verhältnis 1:1. (Adaptiert nach Vos et al. 2013; mit freundlicher Genehmigung)

Hymenopterengiftallergie ist durch ein hohes Maß an Kreuzreaktivität zwischen Bienen- und Wespengiftextrakten erschwert. So zeigen bis zu 45 % unserer Patienten eine Doppelsensibilisierung auf beide Insektengifte (Hofmann et al. 2011). Diese Kreuzreaktivität ist entweder durch kreuzreaktive Kohlenhydratseitenketten (Cross-reactive Carbohydrate Determinants, CCD) bedingt (▶ Kap. 6), oder sie beruht auf Proteinhomologien zwischen einzelnen Allergenen im Bienen- und Wespengift (▶ Kap. 16). Die Einführung von CCD-freien speziesspezifischen Markerallergenen (Api m 1 für das Bienengift bzw. Ves v 5 und Ves v 1 für das Wespengift), die eine sichere Abgrenzung zwischen Bienen- und Wesxpengiftallergie ermöglicht, hat die serologische Diagnostik der Hymenopterengiftallergie deutlich verbessert (Hofmann et al. 2011, Müller, et al. 2012).

Bereits in der ersten Arbeit über den Nutzen von rApi m 1 und rVes v 5 in der IgE-Diagnostik der Hymenopterengiftallergie wurde berichtet, dass bei Patienten mit einer eindeutigen Anaphylaxieanamnese nach Wespenstich, jedoch negativer IgE-Serologie gegenüber Wespengift (ImmunoCAP i3) in 5 von 7 Fällen positive sIgE-Spiegel gegen das Markerallergen rVes v 5 (i209) gemessen wurden (Hofmann et al. 2011). In einer größeren Folgeuntersuchung an 308 Patienten mit Wespengiftallergie bestätigten sich diese initialen Befunde (Vos et al. 2013). Hier zeigten lediglich 83,4 % der Patienten eine Sensibilisierung auf das Wespengift (i3), während unter Verwendung der Einzelallergene Ves v 1 und Ves v 5 in 96 % der Fälle eine IgE-Sensibilisierung ($\geq 0{,}35\,kU_A/l$) nachweisbar war. Unter den Patienten mit Wespengiftallergie ohne Nachweis von IgE gegen Wespengift (i3) fanden sich bei 84,4 % (42/51) positive sIgE-Werte ($\geq 0{,}35\,kU_A/l$) gegen rVes v 5. Vergleichende Untersuchungen zur IgE-Reaktivität gegen Wespengiftextrakt (i3) und gegen rVes v 1 (i211) zeigten bei nahezu allen Patienten höhere Werte für das Gesamtgift als für das einzelne Allergen, was dafür spricht, dass nur ein Teil der IgE-Reaktivität gegen das ausgewählte Allergen gerichtet ist (◘ Abb. 8.3a). Vergleichende Untersuchungen zur IgE-Reaktivität gegen Wespengiftextrakt (i3) und gegen rVes v 5 (i209) zeigten hingegen eine durchschnittlich 2,4-fach höhere IgE-Reaktivität gegen das Einzelallergen im Vergleich zum Gesamtgift (◘ Abb. 8.3b). Diese Beobachtung legte nahe, dass im Wespengiftextrakt (i3) die IgE-Immunreaktivität gegen Ves v 5 unterrepräsentiert war.

Für ein derartiges Phänomen können theoretisch unterschiedliche Mechanismen verantwortlich sein, wie z. B.
- ein Mangel des Allergens Ves v 5 im Wespengiftextrakt,
- eine schlechte oder unzureichende Kopplung von Ves v 5 aus dem natürlichen Wespengift an die Festphase des Testsystems,
- eine sterische Blockade der IgE-Epitope auf Ves v 5 durch endogene Inhibitoren u. a.

Diese offensichtlich fehlende IgE-Immunreaktivität im konventionellen ImmunoCAP i3 konnte durch

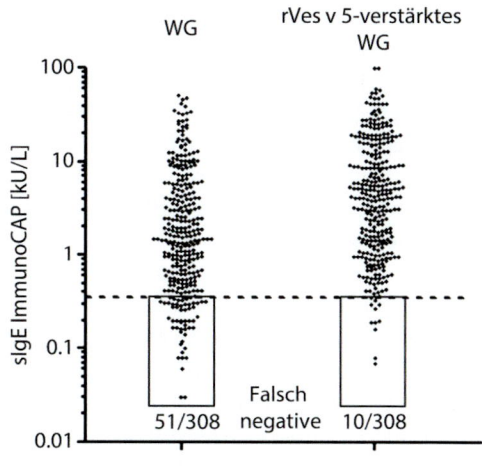

◘ **Abb. 8.4** Steigerung der Testsensitivität in der Diagnostik der Wespengiftallergie durch Zusatz von rVes v 5. sIgE-Reaktivität gegen Wespengift (i3) ohne *(links)* und mit Zusatz von rVes v 5 *(rechts)* bei 308 Patienten mit Wespengiftallergie. (Adaptiert nach Vos et al. 2013; mit freundlicher Genehmigung)

„Spiken" des Wespengifts mit rekombinantem Ves v 5 ausgeglichen werden (Vos et al. 2013). Der direkte Vergleich mit dem bisherigen Wespengift-ImmunoCAP bei Ves v 5-positiven Patienten zeigte für den rVes v 5-verstärkten ImmunoCAP eine deutlich erhöhte IgE-Reaktivität (◘ Abb. 8.3c). Bei Ves v 5-negativen Patienten zeigten beide CAP-Varianten vergleichbare Ergebnisse. Im Vergleich zu den bisherigen Wespengift-ImmunoCAPs erfassten die Ves v 5-verstärkten ImmunoCAPs 96,8 % der Wespengift-allergischen Patienten. Durch die Zugabe von rVes v 5 ließ sich die Testsensitivität von 83,4 % auf 96,8 % steigern (◘ Abb. 8.4). Ähnliche Ergebnisse wurden auch von anderen Gruppen berichtet (Ebo et al. 2013). Die beobachtete Steigerung der Sensitivität war nicht mit einer reduzierten Spezifität des Testsystems verbunden. Basierend auf diesen Daten wurde im Juni 2012 das rVes v 5-verstärkte Wespengift für die Routinediagnostik eingeführt. Nach einer Übergangsphase wurde das bisherige (nicht Ves v 5-verstärkte) Wespengift ImmunoCAP (i3) vom Markt genommen.

Leider hat es der Hersteller versäumt, diese Änderung im Testsystem ausreichend zu kommunizieren und die unterschiedlichen Varianten durch eine unterschiedliche Benennung kenntlich zu machen.

Dies ist besonders für Verlaufsbeobachtungen im Rahmen der spezifischen Immuntherapie von Bedeutung. Insgesamt kann man davon ausgehen, dass sIgE gegen Wespengift (i3) vor 2012 mit den nichtverstärkten ImmunoCAPs gemessen wurden, während alle Werte, die ab 2013 erhoben wurden, mit den neuen rVes v 5-verstärkten ImmunoCAPs analysiert wurden.

Die deutliche Verbesserung der Sensitivität durch Zugabe von rVes v 5 lässt vermuten, dass vielleicht weitere Einzelallergene wie z. B. Ves v 1, Ves v 2 oder Ves v 3 zur Verbesserung der Testperformance genutzt werden können. Dies ist jedoch nicht der Fall, wie Untersuchungen an Seren von Patienten mit eindeutiger Anamnese einer Wespengiftallergie, jedoch ohne sIgE gegen das Ves v 5-verstärkte WG zeigten (Rafei-Shamsabadi et al. 2014). Das Gleiche gilt auch für die bisher in der Diagnostik beschriebenen Einzelallergene des Bienengiftes Api m 1, Api m 2, Api m 3, Api m 4, Api m 5 und Api m 10 (Köhler et al. 2014) (▶ Kap. 16). Bei Patienten mit eindeutiger Anamnese einer Bienengiftallergie, jedoch ohne positive sIgE Werte gegen das Bienengiftgesamtextrakt führte der Einsatz von Api m 1, Api m 2, Api m 3, Api m 4, Api m 5 und Api m 10 nicht zur Verbesserung der diagnostischen Sensitivität (Rafei-Shamsabadi et al. 2014).

8.5 Mehrwert der molekularen Diagnostik und Fazit für den klinischen Alltag

Die in diesem Kapitel aufgeführten Beispiele über den Zusatz von rekombinanten Einzelallergenen zu Extrakt-basierten Tests zeigen das Potenzial dieses Ansatzes für eine verbesserte Diagnostik, aber auch die damit verbundenen Probleme. Während sowohl für Latex und Haselnuss als auch für Wespengift die Sensitivität der Tests erheblich gesteigert werden konnte, wird am Beispiel des Haselnuss-ImmunoCAP f17 deutlich, dass damit durchaus auch eine verminderte diagnostische Trennschärfe verbunden sein kann. Dieses Problem kann heute jedoch durch die Kombination mit weiteren auf Allergenkomponenten basierenden Singleplex-Tests ausgeglichen werden. Aufgrund des verfügbaren breiten Spektrums an molekularen Tests kann somit ein detailliertes Sensibilisierungsprofil erstellt werden, welches zusammen mit Anamnese und klinischen Befunden die Diagnosestellung und Risikoabschätzung erlaubt. Die Entscheidung, einen Extrakt-basierten In-vitro-Allergietest durch den Zusatz einzelner rekombinanter Allergene zu verändern, sollte immer sorgsam abgewogen werden, da dadurch die Testperformance und die Einsatzmöglichkeiten des Tests nachhaltig und in allen Regionen weltweit beeinflusst werden. Nicht alle Extrakt-basierten IgE-Tests, bei denen Allergenkomponenten unterrepräsentiert sind, wurden in der Vergangenheit durch den Zusatz der betroffenen Allergene ergänzt. So sind beispielsweise auch die Allergenkomponenten Tri a 19 (ω-5-Gliandin) im Weizen-ImmunoCAP und Gly m 4 im Soja-ImmunoCAP unterrepräsentiert, ohne dass hier die Entscheidung getroffen wurde, diese den Extrakten in rekombinanter Form hinzuzufügen, da die Allergenkomponenten als molekulare Singleplex-Tests zur Verfügung stehen und somit keine diagnostische Lücke besteht.

Fazit für den klinischen Alltag

Abschließend ist festzuhalten, dass uns die molekulare Allergiediagnostik durch die Option des „Spikens" in Kombination mit molekularen Singleplex-Tests neue diagnostische Möglichkeiten in der Allergologie eröffnet. Essenziell ist eine klare Kommunikation von Seiten des Herstellers, bei welchem Test und ab wann rekombinante Allergene zugesetzt wurden – und ebenso, wo trotz unterrepräsentierter Allergenkomponenten davon abgesehen wurde. Unter diesen Voraussetzungen kann der Kliniker die vorhandenen Möglichkeiten optimal für die Patientenversorgung nutzen.

Literatur

Akasawa A, Hsieh LS, Martin BM, Liu T, Lin Y (1996) A novel acidic allergen, Hev b 5, in latex. Purification, cloning and characterization. J Biol Chem 271:25389–25393

Andersson K, Ballmer-Weber BK, Cistero-Bahima A, Östling J, Lauer I, Vieths S, Lidholm J (2007) Enhancement of hazelnut extract for IgE testing by recombinant allergen spiking. Allergy 62:897–904

Chen Z, Rihs HP, Slater JE, Paupore EJ, Schneider EM, Baur X (2000) The absence of Hev b 5 in capture antigen may cause false-negative results in serologic assays for latex-specific IgE antibodies. J Allergy Clin Immunol 105:8

Literatur

Ebo DG, Faber M, Sabato V, Leysen J, Bridts CH, De Clerck LS (2013) Component-resolved diagnosis of wasp (yellow jacket) venom allergy. Clin Exp Allergy 43:255–261

Hofmann SC, Pfender N, Weckesser S, Huss-Marp J, Jakob T (2011) Added value of IgE detection to rApi m 1 and rVes v 5 in patients with Hymenoptera venom allergy. J Allergy Clin Immunol 127:265–267

Köhler J, Blank S, Müller S, Frick M, Bantleon F, Huss-Marp J, Lidholm J, Spillner E, Jakob T (2014) Component resolution reveals additional major allergens in bee venom allergic patients. J Allergy Clin Immunol 133:1383–1389

Lundberg M, Chen Z, Rihs HP, Wrangsjö K (2001) Recombinant spiked allergen extract. Allergy 56:794–795

Masthoff LJ, Mattsson L, Zuidmeer-Jongejan L, Lidholm J, Andersson K, Akkerdaas JH, Versteeg SA, Garino C, Meijer Y, Kentie P, Versluis A, den Hartog Jager CF, Bruijnzeel-Koomen CAFM, Knulst AC, van Ree R, van Hoffen E, Pasmans SGMA (2013) Sensitization to Cor a 9 and Cor a 14 is highly specific for a hazelnut allergy with objective symptoms in Dutch children and adults. J Allergy Clin Immunol 132:393–399

Müller U, Schmid-Grendelmeier P, Hausmann O, Helbling A (2012) IgE to recombinant allergens Api m 1, Ves v 1, and Ves v 5 distinguish double sensitization from crossreaction in venom allergy. Allergy 67:1069–1073

Rafei-Shamsabadi D, Müller S, Pfützner W, Spillner E, Rueff F, Jakob T (2014) Recombinant allergens rarely allow identification of Hymenoptera venom allergic patients with negative specific IgE to whole venom preparations. J Allergy Clin Immunol 134:493–494

Raulf-Heimsoth M, Rihs H-P (2011) Latexallergene: Sensibilisierungsquellen und Einzelallergenprofile erkennen. Allergo J 20:241–243

Raulf-Heimsoth M, Rihs HP, Rozynek P, Cremer R, Gaspar Â, Pires G, Yeang HY, Arif SAM, Hamilton RG, Sander I, Lundberg M, Brüning T (2007) Quantitative analysis of IgE reactivity profiles in patients allergic or sensitized to natural rubber latex (Hevea brasiliensis). Clin Exp Allergy 37:1657–1667

Sicherer SH, Dhillon G, Laughery KA, Hamilton RG, Wood RA (2008) Caution: The Phadia hazelnut ImmunoCAP (f17) has been supplemented with recombinant Cor a 1 and now detects Bet v 1–specific IgE, which leads to elevated values for persons with birch pollen allergy. J Allergy Clin Immunol 122:413–414

Slater JE, Vedvick T, Arthur-Smith A, Trybul DE, Kekwick RGO (1996) Identification, cloning, and sequence of a major allergen (Hev b 5) from natural rubber latex (Hevea brasiliensis). J Biol Chem 271:25394–25399

Vos B, Köhler J, Müller S, Stretz E, Rueff F, Jakob T (2013) Spiking venom with rVes v 5 improves sensitivity of IgE detection in patients with allergy to Vespula venom. J Allergy Clin Immunol 131:1225–1227

Wensing M, Penninks AH, Hefle SL, Akkerdaas JH, van Ree R, Koppelman SJ, Bruijnzeel-Koomen CA, Knulst AC (2002) The range of minimum provoking doses in hazelnut-allergic patients as determined by double-blind, placebo-controlled food challenges. Clin Exp Allergy 32:1757–1762

Molekulare Allergiediagnostik im Multiplex-Verfahren

T. Jakob, P. Forstenlechner, P. Matricardi, J. Kleine-Tebbe

9.1 Einleitung – 151

9.2 Molekulare Allergiediagnostik im Multiplex-Verfahren – 152

9.3 Immuno Solid-phase Allergen Chip (ISAC) – 153
9.3.1 Beschreibung des Testverfahrens – 153
9.3.2 Testperformance – 157
9.3.3 Vergleich der sIgE-Bestimmungen gegen Einzelallergene im Multiplex- (ISAC sIgE 112) und im Singleplex-Verfahren (ImmunoCAP) – 159

9.4 Molekulare Allergiediagnostik im Multiplex-Verfahren in der klinischen Routine – 161
9.4.1 Verfügbares Allergenspektrum und potenzielle Vorteile für die Diagnostik – 161
9.4.2 Mehrwert der molekularen Allergiediagnostik in der klinischen Routine – 163
9.4.3 Paralyse durch Analyse? Hilfestellung durch eine intelligente Interpretationssoftware und Evaluierung der Ergebnisse durch den Arzt – 166
9.4.4 Sonstiges (Besonderheiten in der Routineanwendung) – 169

Der Beitrag basiert auf einer Publikation der Autoren, die 2015 im Allergo Journal International erschienen ist (Jakob T, Forstenlechner P, Matricardi P, Kleine-Tebbe J. Molecular allergy diagnostics using multiplex assays: methodological and practical considerations for use in research and clinical routine. Allergo J Int 2015, DOI 10.1007/s40629-015-0056-2) und nun als Buchkapitel modifiziert und erweitert wurde.

J. Kleine-Tebbe, T. Jakob (Hrsg.), *Molekulare Allergiediagnostik*,
DOI 10.1007/978-3-662-45221-9_9, © Springer-Verlag Berlin Heidelberg 2015

9.5	Molekulare Allergiediagnostik im Multiplex-Verfahren in der Forschung – 169
9.5.1	Neue Erkenntnisse durch die Verwendung der ISAC-Technologie – 169
9.5.2	Einsatz von maßgeschneiderten Allergenchips in der Forschung – 171
9.6	Zusammenfassung und Ausblick – 172
	Literatur – 173

Zum Einstieg

Die Verfügbarkeit von Einzelallergenen und deren Einsatz in der Mikroarray-Technologie gestattet die simultane Bestimmung von sIgE im Multiplex-Verfahren gegen eine Vielzahl unterschiedlicher Allergene (> 100) aus kleinsten Serummengen. So lassen sich in einer Bestimmung umfangreiche individuelle Sensibilisierungsprofile erstellen. Sie ermöglichen in Zusammenschau mit der Anamnese,
- Kreuzreaktionen leichter zu erkennen,
- das Risiko für schwere Reaktionen besser einzuschätzen und
- die Indikation zur spezifischen Immuntherapie besonders bei Polysensibilisierten gezielter zu stellen.

Strenggenommen handelt es dabei nicht um *einen* Test, sondern um mehr als 100 Tests mit erheblichen Anforderungen an die Herstellung, Qualitätskontrolle und Interpretation der Daten. Das folgende Kapitel beschreibt die aktuell verfügbaren Multiplex-Testverfahren sowie ihre Eigenschaften und präsentiert Daten zur Leistungsfähigkeit (Performance) sowie zum Vergleich der sIgE-Werte im Multiplex- und Singleplex-Verfahren. Anschließend werden Nutzen und die Grenzen der molekularen Allergiediagnostik mittels Multiplex-Verfahren im klinischen Alltag diskutiert und innovative Möglichkeiten in der klinischen Forschung aufgezeigt. Die für die klinische Routine verfügbare Multiplex-Diagnostik hat sich mittlerweile gut etabliert. Die Interpretation der Testergebnisse ist anspruchsvoll, zumal sämtliche Einzelergebnisse anhand der Vorgeschichte (Anamnese, klinische Symptome, Provokationsergebnisse) auf ihre Plausibilität und klinische Relevanz überprüft werden müssen. In ausgewählten Bereichen besteht noch Verbesserungsbedarf, z. B. in Hinblick auf die allgemeine Testempfindlichkeit der Methode bzw. die Verfügbarkeit und Qualität bestimmter Allergene. Die derzeitigen Testverfahren sind der Anfang einer kontinuierlichen Entwicklung, die in den kommenden Jahren der klinischen Allergologie maßgebliche Impulse geben wird.

Begriffsdefinitionen

Allergen (auch Einzelallergen oder Allergenkomponente) – Molekül mit der Fähigkeit, sIgE zu binden bzw. eine sIgE-Bildung auszulösen

Allergenquelle – Organismus, welcher allergene Moleküle exprimiert (z. B. Katze, Graspollen)

ISAC – Immuno Solid Phase Allergen Chip, Multiplex-Verfahren zur Bestimmung von sIgE mittels Mikroarray

Mikroarray – Bezeichnung für molekularbiologische Untersuchungsmethoden, die eine parallele Testung von mehreren Analyten erlauben (auch als Bio- bzw. Allergenchip bezeichnet)

Multiplex-Verfahren – Simultane Bestimmung von mehreren Analyten in einem Assay (z. B. mittels Micorarray)

Singleplex-Verfahren – Bestimmung eines Analyten in einem Assay

Diagnostische Sensitivität – Beschreibt die Wahrscheinlichkeit, dass ein Test bei einer kranken Person positiv reagiert

Diagnostische Spezifität – Beschreibt die Wahrscheinlichkeit, dass ein Test bei einer gesunden Person negativ reagiert

Variationskoeffizient – Relatives Streuungsmaß

9.1 Einleitung

Seit Charles Blackley 1880 den ersten In-vivo-Test mit Pollen an seiner eigenen Haut durchgeführt hat (Blackley 1880), wird die Diagnostik einer Typ-I-Allergie mit Hilfe von Extraktpräparationen durchgeführt. Fast 90 Jahre später, kurz nach der Entdeckung von IgE, wurde der Radio-Allergo-Sorbent-Test (RAST) etabliert. Dieser erlaubte erstmals die In-vitro-Bestimmung von zirkulierenden, spezifischen IgE-Antikörpern mit Hilfe Radioisotop-markierter Anti-IgE-Antikörper (Ishizaka u. Ishizaka 1967, Johansson u. Bennich 1967, Wide et al. 1967). Hierbei wurde IgE-Bindung an Allergenextrakte gemessen, die an eine Festphase (Papierscheiben) gekoppelt waren. Mit der Entdeckung der DNA-Sequenz des Birkenpollenhauptallergens Bet v 1 wurde die Ära der molekularen Allergiediagnostik eingeläutet (Breiteneder et al. 1988). Rekombinant hergestellte oder aufgereinigte (Glyko-)Proteine ermöglichen die Messung von sIgE gegen definierte Einzelallergene zunächst im Singleplex- und seit 2001 auch im Multiplex-Verfahren (◘ Abb. 9.1).

Multiplex-Verfahren in der Allergiediagnostik bezeichnen die simultane Bestimmung von sIgE gegen unterschiedliche Allergene oder Allergenextrakte in einem Testlauf. Dieser Ansatz wurde in der Vergangenheit in Form von Streifentests zum Allergiescreening bereits genutzt (z. B. Allergodip, Euroline, PolyCheck etc.), um mit einer Messung möglichst viel Information zum Sensibilisierungsstatus eines allergischen Patienten zu erhalten.

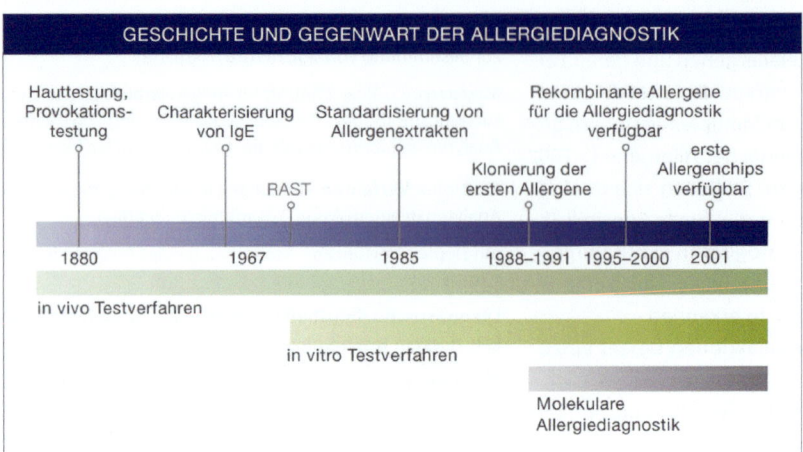

Abb. 9.1 Historische Entwicklung der Diagnostik von IgE-vermittelten Allergien

Diese Streifentests beruhen auf dem Dotblot-Prinzip, bei dem
- mehrere punkt(„dot")förmige oder
- in Banden gegliederte streifen(„strip")förmige

allergenhaltige Membranen als Festphase dienen. Sie gestatten die simultane semiquantitative Messung von sIgE gegen unterschiedliche Allergenquellen, nicht jedoch eine Auflösung des Sensibilisierungsmusters auf molekularer Ebene, da zunächst vorwiegend Extrakte eingesetzt wurden.

Erst durch den Fortschritt der molekularen Allergologie und der Chip-basierten Mikroarray-Technologie konnten Multiplex-Verfahren entwickelt werden, mit denen das sIgE-Profil eines Patienten detailliert auf Einzelmolekülebene analysiert werden kann. Zu diesem Zweck werden kleinste Mengen (Picogrammbereich) unterschiedlicher Allergene an eine Festphase gekoppelt, bevor diese Protein-Mikroarrays (Allergenchips) zur simultanen Bestimmung des Allergen-spezifischen IgE eingesetzt werden (Hiller et al. 2002). Im Gegensatz zur Einzeltestung (Singleplex-Test) und zur Extrakt-basierten Diagnostik wird mit Hilfe eines Allergenchips in einer einzigen Messung ein umfassendes Sensibilisierungsprofil auf Einzelmolekülebene erhoben. Es erlaubt eine differenziertere Betrachtung des individuellen IgE-Repertoires und verrät den aktuellen Sensibilisierungsstatus eines Patienten.

Im folgenden Kapitel wird zunächst das Verfahren der Multiplex-Diagnostik vorgestellt und im Anschluss der Nutzen und die Limitierungen dieser neuen Technologie für die Allergiediagnostik im klinischen Alltag und in der Forschung beschrieben.

9.2 Molekulare Allergiediagnostik im Multiplex-Verfahren

Während die molekulare Allergiediagnostik im Singleplex-Verfahren bereits von mehreren Diagnostikaherstellern genutzt und angeboten wird, gibt es derzeit nur einzelne Firmen, die über Multiplex-Verfahren für die molekulare Allergiediagnostik verfügen.

Ein Testsystem hat sich unterdessen als Goldstandard für die molekulare Allergiediagnostik im Multiplex-Verfahren etabliert und beruht auf dem seit 2001 verfügbaren Immuno Solid-phase Allergen Chip (ISAC). Der ISAC wurde zunächst von der Firma VBC Genomics in Wien entwickelt und hergestellt und wird seit 2009 von der Firma Phadia, Thermo Fisher Scientific, Uppsala, weiterentwickelt, hergestellt und vertrieben. Die aktuelle Version dieses Allergenchips unter dem Produktnamen ImmunoCAP ISAC 112 ermöglicht die sIgE-Bestimmung gegen 112 verschiedene Einzelmoleküle aus 51 verschiedenen pflanzlichen und tierischen Allergenquellen (detaillierte Darstellung der im ISAC 112 verwendeten Allergene in ◘ Tab. 9.1).

Daneben existieren Testsysteme, die „klassische" Allergenextrakte für Microarray-Verfahren an Chips koppeln bzw. eine Palette aus definierten Einzelallergenen mit Extrakten kombinieren. Dazu gehört ein erst seit kurzem CE-zertifiziertes Testsystem für die Extrakt- und Komponenten-basierte Diagnostik (ADAM, Firma Microtest Diagnostics Ltd, London, UK). Als vollautomatisiertes Testsystem kann das sIgE gegen häufige Aeroallergene und Nahrungsmittelallergene innerhalb von 4 h semiquantitativ bestimmt werden. Das Testprinzip beruht auf einem Protein-Mikroarray mit derzeit 22 Allergenextrakten, 3 rekombinant hergestellten (rBet v 1, rAra h 2, und rCor a 1) und einem aufgereinigten Einzelallergen (nGal d 1). Bisher liegen kaum technische oder klinische Daten zur Evaluation des Systems vor (Palomba et al. 2014), sodass aktuell keine Aussagen zur Testperformance gemacht werden können.

Ein weiteres Multiplex-Testsystem wird aktuell von der Firma Abionic entwickelt. Es beruht ebenfalls auf einer vollautomatisierten Mikroarray-Technologie und soll die Messung der sIgE-Reaktivität gegen häufige Einzelallergene in unterschiedlichen Panels gestatten: z. B. ein Screeningpanel mit den Nahrungsmittel- und Inhalationsallergenen Gal d 1, Bos d 5, Ara h 2, Bet v 1, Bet v 2, Phl p 1, Phl p 5, Der p 1, Can f 1 und Fel d 1. Das System ist als „Point of Care"-Instrument (PoC) konzipiert, verwendet Kapillarblut und soll nach Herstellerangaben die Bestimmung des sIgE innerhalb von 20 min erlauben. Bisher liegen keine Studienergebnisse zu diesem System vor.

9.3 Immuno Solid-phase Allergen Chip (ISAC)

9.3.1 Beschreibung des Testverfahrens

Der ImmunoCAP ISAC 112, ein Festphasen-Immunoassay, besteht aus einem Polymer-beschichteten Objektträger mit vier Feldern, sogenannten Protein-Mikroarrays (= Allergenchips) (◘ Abb. 9.2). Pro Patientenprobe wird ein Array genutzt, sodass mit dem Objektträger vier verschiedene Seren getestet werden können. Die Allergene (im Picogrammbereich) sind 3-fach („triplicates") für eine parallele Mehrfachbestimmung aufgebracht und kovalent an die Polymerschicht gebunden. Die derart immobilisierten Allergenkomponenten binden sämtliche allergenspezifischen Antikörper (z. B. IgE, IgG, IgA) der Patientenprobe (◘ Abb. 9.3). Nachdem die nichtspezifischen Antikörper weggewaschen wurden, wird ein fluoreszenzmarkierter Anti-Human-IgE-Antikörper zur Komplexbildung hinzugefügt. Nach der Inkubation werden die ungebundenen Antikörper anderer Klassen (IgG, IgA u. a.) sowie die überschüssigen, ungebundenen fluoreszenzmarkierten Anti-Human-IgE-Antikörper durch Waschen entfernt. Anschließend wird die Fluoreszenz mit einem Mikroarray-Scanner gemessen (◘ Abb. 9.4). Je höher der Signalwert, umso mehr spezifisches IgE liegt in der Probe vor. Die Testergebnisse werden mit einer PC-gestützen Software analysiert und die Konzentration des spezifischen IgE in der Probe in Form von ISAC-Standardeinheiten (ISU-E) errechnet. Der Hersteller hat die Kalibrationskurve näherungsweise an die Einheiten der Singleplex-Methode ImmunoCAP (kU_A/l) angepasst. Letztere werden heterolog über eine Gesamt-IgE-Standardkurve abgeleitet, während die ISU-E auf einer Kalibration gegen das ImmunoCAP Singleplex (Phadia 250) beruhen.

Die Höhe der Messwerte wird zum einen quantitativ angegeben, zum anderen wird sie auch semiquantitativ in vier Kategorien eingeteilt:
1. Werte < 0,3 ISU-E sind als negativ definiert,
2. Werte zwischen 0,3 und 1,0 ISU-E werden als niedrig positiv,
3. Werte zwischen 1,0 und 15,0 ISU-E als moderat hoch und
4. Werte ≥ 15,0 ISU-E als sehr hoch beurteilt.

Die Befundmitteilung umfasst somit den tatsächlichen Messwert plus eine farblich gekennzeichnete Balkendiagrammdarstellung, aus der die ungefähre Höhe des Messwerts und die Bewertungskategorie abzulesen sind.

Der ISAC 112 ist primär als semiquantitative Methode definiert, da aus der Sicht des Herstellers
— die Miniaturisierung des Assaydesigns,
— die Form der Kalibration,
— das Maß der Streuung und
— potenziell abweichende Werte durch kompetitive Inhibition konkurrierender allergenspezifischer Antikörper anderer Klassen (s. unten)

eine zuverlässige Messung der „echten" quantitativen Konzentrationen allergenspezifischer IgE-Antikörper nicht gestattet.

☐ **Tab. 9.1** Allergenspektrum ImmunoCAP ISAC 112

Allergenquelle	Allergen	Proteinfamilie/biochemische Bezeichnung
Nahrungsmittelallergene – pflanzlich		
Apfel	rMal d 1	PR-10
Buchweizen	nFag e 2	2S-Albumin
Cashewnuss	rAna o 2	Cupin
Erdnuss	rAra h 1	Cupin
	rAra h 2	2S-Albumin
	rAra h 3	Cupin
	nAra h 6	2S-Albumin
	rAra h 8	PR-10
	rAra h 9	nsLTP
Haselnuss	rCor a 1.0401	PR-10
	rCor a 8	nsLTP
	nCor a 9	Cupin
Kiwi	nAct d 1	Zysteinprotease
	nAct d 2	Thaumatin-ähnliches Protein
	nAct d 5	Kiwellin
	rAct d 8	PR-10
Paranuss	rBer e 1	2S-Albumin
Pfirsich	rPru p 1	PR-10
	rPru p 3	nsLTP
Sellerie	rApi g 1	PR-10
Sesam	nSes i 1	2S-Albumin
Sojabohne	rGly m 4	PR-10
	nGly m 5	Cupin
	nGly m 6	Cupin
Walnuss	rJug r 1	2S-Albumin
	nJug r 2	Cupin
	nJug r 3	nsLTP
Weizen	rTri a 14	nsLTP
	rTri a a 19	ω-5-Gliadin
	nTri a aA_TI	α-Amylase-Trypsin-Inhibitor

☐ **Tab. 9.1** (Fortsetzung)

Allergenquelle	Allergen	Proteinfamilie/biochemische Bezeichnung
Nahrungsmittelallergene – tierisch		
Dorsch/Kabeljau	rGad c 1	Parvalbumin
Hühnerei	nGal d 1	Ovomucoid
	nGal d 2	Ovalbumin
	nGal d 3	Conalbumin
	nGal d 5	Serumalbumin
Kuhmilch	nBos d 4	α-Laktalbumin
	nBos d 5	β-Laktoglobulin
	nBos d 6	Serumalbumin
	nBos d 8	Kasein
	nBos d-Lactoferrin	Transferrin
Shrimp	nPen m 1	Tropomyosin
	nPen m 2	Argininkinase
	nPen m 4	Sakroplasmatisches kalziumbindendes Protein
Pollenallergene		
Ahornblättrige Platane	rPla a 1	Invertase-Inhibitor
	nPla a 2	Polygalcturonase
	rPla a 3	nsLTP
Arizona-Zypresse	nCup a 1	Pektatlyase
Ausgebreitetes Glaskraut	rPar j 2	nsLTP
Beifußblättriges Traubenkraut	nAmb a 1	Pektatlyase
Birke	rBet v 1	PR-10
	rBet v 2	Profilin
	rBet v 4	Polcalcin
Einjähriges Bingelkraut	rMer a 1	Profilin
Erle	rAln g 1	PR-10

9.3 · Immuno Solid-phase Allergen Chip (ISAC)

Tab. 9.1 (Fortsetzung)

Allergenquelle	Allergen	Proteinfamilie/biochemische Bezeichnung
Gemeiner Beifuß	nArt v 1	Defensin-ähnliches Protein
	nArt v 3	nsLTP
Haselpollen	rCor a 1.0101	PR-10
Hundszahngras	nCyn d 1	Gras Gruppe 1
Japanische Zeder	nCry j 1	Pektatlyase
Lieschgras	rPhl p 1	Gras Gruppe 1
	rPhl p 2	Gras Gruppe 2/3
	nPhl p 4	Berberine Bridge Enzyme
	rPhl p 5	Unbekannt
	rPhl p 6	Unbekannt
	rPhl p 7	Polcalcin
	rPhl p 11	Ole e 1-verwandtes Protein
	rPhl p 12	Profilin
Olivenbaum	rOle e 1	Olive Gruppe 1
	nOle e 7	nsLTP (mutmaßlich)
	rOle e 9	1,3 β-Glukanase
Salzkraut	nSal k 1	Pektin-Methylesterase
Spitzwegerich	rPla l 1	Ole e 1-verwandtes Protein
Weißer Gänsefuß	rChe a 1	Ole e 1-verwandtes Protein
Felltierallergene		
Hund	rCan f 1	Lipocalin
	rCan f 2	Lipocalin
	nCan f 3	Serumalbumin
	rCan f 5	Argininesterase
Katze	rFel d 1	Uteroglobin
	nFel d 2	Serumalbumin
	rFel d 4	Lipocalin
Maus	nMus m 1	Lipocalin

Tab. 9.1 (Fortsetzung)

Allergenquelle	Allergen	Proteinfamilie/biochemische Bezeichnung
Pferd	rEqu c 1	Lipocalin
	nEqu c 3	Serumalbumin
Milbenallergene		
Blomia tropicalis	rBlo t 5	Unbekannt
D. farinae	nDer f 1	Zysteinprotease
	rDer f 2	NPC2
D. pteronyssinus	nDer p 1	Zysteinprotease
	rDer p 2	NPC2
	rDer p 10	Tropomyosin
Lepidoglyphus destructor	rLep d 2	NPC2
Schimmelpilzallergene		
A. alternata	rAlt a 1	Unbekannt
	rAlt a 6	Enolase
A. fumigatus	rAsp f 1	Mitogillin
	rAsp f 3	Peroxysomales Protein
	rAsp f 6	Mangan-Superoxid-Dismutase
C. herbarum	rCla h 8	Mannitol-Dehydrogenase
Latexallergene		
Latex	rHev b 1	Kautschuk-Elongationsfaktor
	rHev b 3	Kleines Kautschuk-Partikel-Protein
	rHev b 5	Unbekannt
	rHev b 6.01	Hevein-Vorläufer
	rHev b 8	Profilin
Insektengiftallergene		
Gemeine Wespe	rVes v 5	Antigen 5
Honigbiene	rApi m 1	Phospholipase A_2
	nApi m 4	Mellitin

◘ **Tab. 9.1** (*Fortsetzung*)

Allergenquelle	Allergen	Proteinfamilie/biochemische Bezeichnung
Französiche Feldwespe	rPol d 5	Antigen 5
Sonstige Allergene		
Ananas	nMUXF3	Kreuzreaktive Kohlenhydratdeterminanten (CCD)
Deutsche Küchenschabe	rBla g 1	Unbekannt
	rBla g 2	Asparaginprotease
	rBla g 5	Gluthation-S-Transferase
	nBla g 7	Tropomyosin
Heringswurm	rAni s 1	Unbekannt
	rAni s 3	Tropomyosin

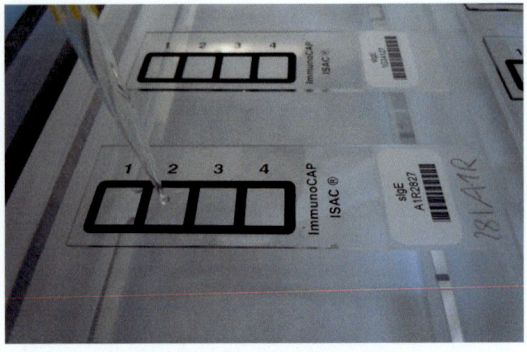

◘ **Abb. 9.2** Allergenchip ISAC: Beispiel eines kommerziellen Multiplex-Mikroarrays zur simultanen Bestimmung von sIgE gegen 112 Einzelallergene

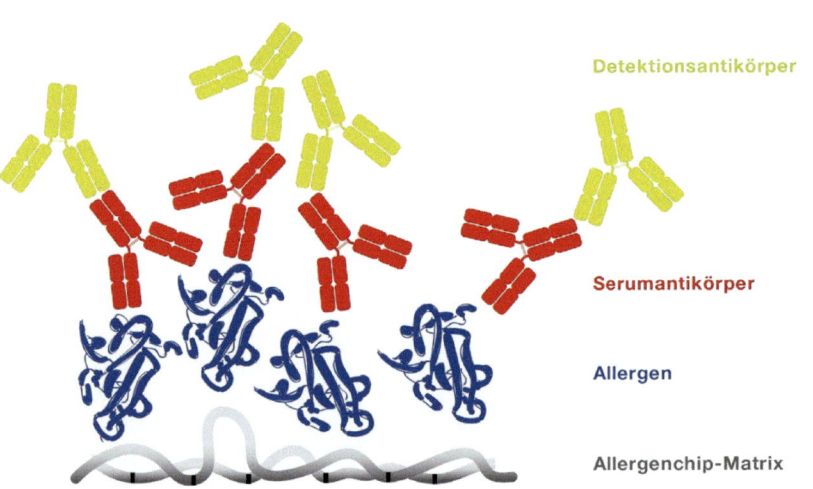

◘ **Abb. 9.3** Testprinzip des ISAC-Allergenchips

9.3.2 Testperformance

Umfangreiche Daten zur Testperformance sind 2011 zum ISAC 112 vom Hersteller erhoben worden (ImmunoCAP ISAC 112 – performance characteristics, data on file, 2011) und betreffen folgende Parameter:
- Präzision (Reproduzierbarkeit in Abhängigkeit von der Signalstärke),
- Intra-Assay-Variationskoeffizienten (IAVK), Inter-Assay-Variationskoeffizienten (IEVK),
- Linearität (Messverhalten bei verdünnten Proben),
- Detektionslimit (Detektionsgrenze LoD, Quantifizierungsgrenze LoQ),
- Matrixeffekte,
- Gesamt-IgE-Interferenz,
- paralleler Vergleich mit Singleplex-Tests (ImmunoCAP).

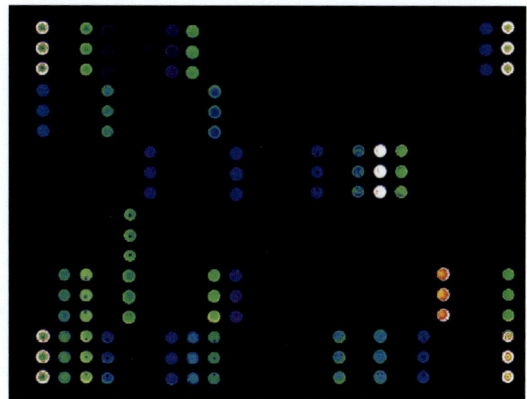

◘ **Abb. 9.4** Beispiel einer ISAC112 Mikroarray-Auswertung mit Dreifachbestimmungen der sIgE-Signale

Daten zur Präzision, zur Linearität und zu den Bestimmungsgrenzen (Limit of Detection, LoD) sowie zu möglichen Assay-Interferenzen werden in den folgenden Abschnitten dargestellt.

Intra- und Interassay-Varianz

Daten zur Präzision wurden anhand von vier Seren multisensibilisierter Patienten erhoben. Die Proben wurden im Dreifachansatz insgesamt 17-mal innerhalb von 4 Wochen gemessen. Hierdurch konnten Daten zur Intra- und Inter-Assay-Varianz für 105 von 112 Allergenen gewonnen werden. Der durchschnittliche Variationskoeffizient („coefficient of variation", CV) aller getesteten Allergene im Intra- und Interassay-Vergleich liegt nach Herstellerangaben unter 20 %. Hier ist jedoch zu beachten, dass die CV-Werte sich in Abhängigkeit des Messbereiches des Testsystems (0,3–1,0 ISU-E vs. 1,0–15 ISU-E vs. > 15 ISU-E) ändern und besonders im unteren Messbereich höhere Werte zu verzeichnen sind (◘ Abb. 9.5, ◘ Tab. 9.2 u. ◘ Tab. 9.3).

Linearität und Bestimmungsgrenzen (LoD)

Untersuchungen zur Linearität wurden mittels serieller 1:2-Verdünnungen an Seren mit hohen sIgE-Werten (> 5 ISU-E) gegen das respektive Allergen durchgeführt. Insgesamt wurden so für 81 der 112 Allergene Linearitätskurven und Regressionskoeffizienten errechnet, die in weiten Bereichen die Linearität zwischen Messwerten und Verdünnungsstufen bestätigten (◘ Abb. 9.6 und ◘ Tab. 9.4).

Die untere Nachweisgrenze (Limit of Detection, LoD) (▶ Kap. 7), definiert als die geringste sIgE-Konzentration, die zuverlässig bestimmt werden kann, wurde für 8 repräsentative Allergene (Ara h 1, Bet v 1, Der p 1, Equ c 1, Fel d 1, Gad c 1, Gal d 1, und Phl p 5) nach den Richtlinien des globalen Konsensus zur Standardisierung von Gesundheitstechnologie (NCCLS-EP17-A) bestimmt und lag zwischen 0,05 und 0,28 ISU-E für die einzelnen Allergene. Hieraus wurde vor dem Hintergrund identischer Testbedingungen und der bekannten CV-Werte für die unteren Messbereiche eine LoD für alle 112 Allergene von < 0,3 ISU-E festgelegt. Laut Hersteller sind allerdings spezifische IgE-Konzentrationen < 1 kU_A/l nicht sicher im ISAC 112 detektierbar, sodass die Testempfindlichkeit (LoD, LoQ) des ISAC 112 insgesamt niedriger einzustufen ist als die der ImmunoCAP-(Singleplex-)Methode.

Probenmaterial und Interferenzen

Vergleichende Untersuchungen zum Probenmaterial wurden an Serum, Citrat-, Heparin- und EDTA-Plasma identischer Spender durchgeführt und zeigten, das Serum-, Citrat- oder Heparinplasma aus Kapillarblut oder venöses Blut verwendet werden kann. Beim Einsatz von EDTA-Plasma kann es zur Interferenz mit Ca^{++}-bindenden Allergenen

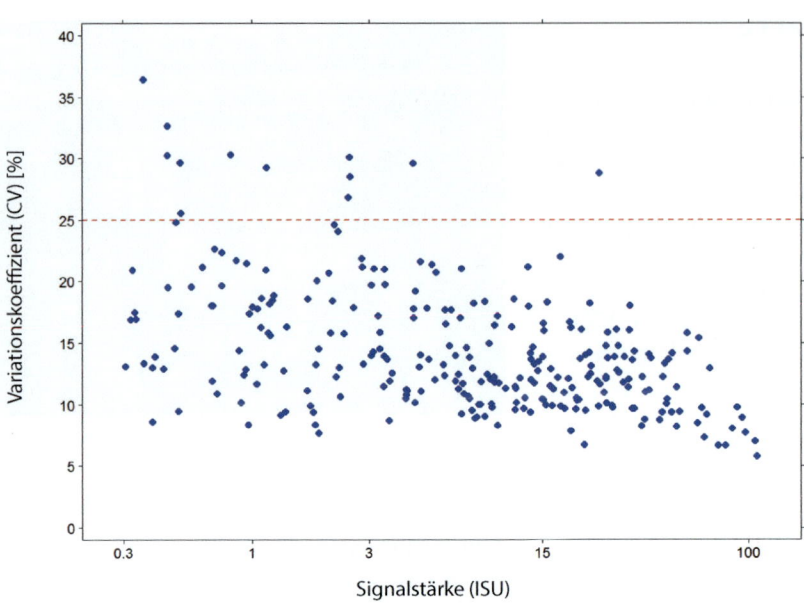

◘ **Abb. 9.5** Variationskoeffizient (CV) in Abhängigkeit der Signalstärke (ISU). Zur Berechnung wurden 4 Serumproben herangezogen, die 105 Einzelallergene abdecken und als Triplikate im gleichen Assaylot über einen Zeitraum von 4 Wochen in 17 Läufen analysiert wurden. (Aus „ImmunoCAP ISAC 112 – performance characteristics", data on file, 2011; mit freundlicher Genehmigung von Thermo Fisher Scientific)

◘ **Tab. 9.2** Repräsentative Beispiele für Variationskoeffizienten von sIgE-Messungen gegen unterschiedliche Einzelallergene in Abhängigkeit von der Signalstärke

Probe	Allergen	Signalstärke ISU-E	Mittelwert ISU-E	CV Intraassay-Varianz [%]	CV Interassay-Varianz [%]
1	rPar j 2	0,33–0,98	0,32	18	9
2	nGal d 1		0,46	11	16
3	nCry j 1		0,98	12	13
4	rEqu c 1	1,2–14	1,2	15	11
5	rDer f 1		4,6	5	9
6	rFel d 1		14	8	9
7	rAra h 1	19–90	19	11	13
8	rPhl p 5b		47	6	7
9	rBet v 1		90	7	7

CV „coefficient of variation".

◘ **Tab. 9.3** Gemittelter Variationskoeffizient für alle Allergene in Abhängigkeit von der Signalstärke

ISU-E	Klasse	CV Intraassay-Varianz [%]	CV Interassay-Varianz [%]
0,3–1	Niedrig	7	14
1–15	Mittel	6	10
>15	Hoch	5	9

(z. B. Gad c 1, Pen m 4 oder Polcalcine Bet v 4 und Phl p 7) und so zu falsch negativen oder niedrigen Ergebnissen kommen. Bei der Prüfung hämolytischer oder lipämischer Proben verursachten weder Hämolyse (bis 5 %) noch Hypertriglyceridämie (Triglyzeridkonzentration bis 12 mg/ml) wesentliche Interferenzen im Testsystem.

Ein bekannter Einflussfaktor in der Bestimmung von spezifischem IgE mittels Festphase-Assays ist die Höhe des Gesamt-IgE. Um diesen Einfluss

9.3 · Immuno Solid-phase Allergen Chip (ISAC)

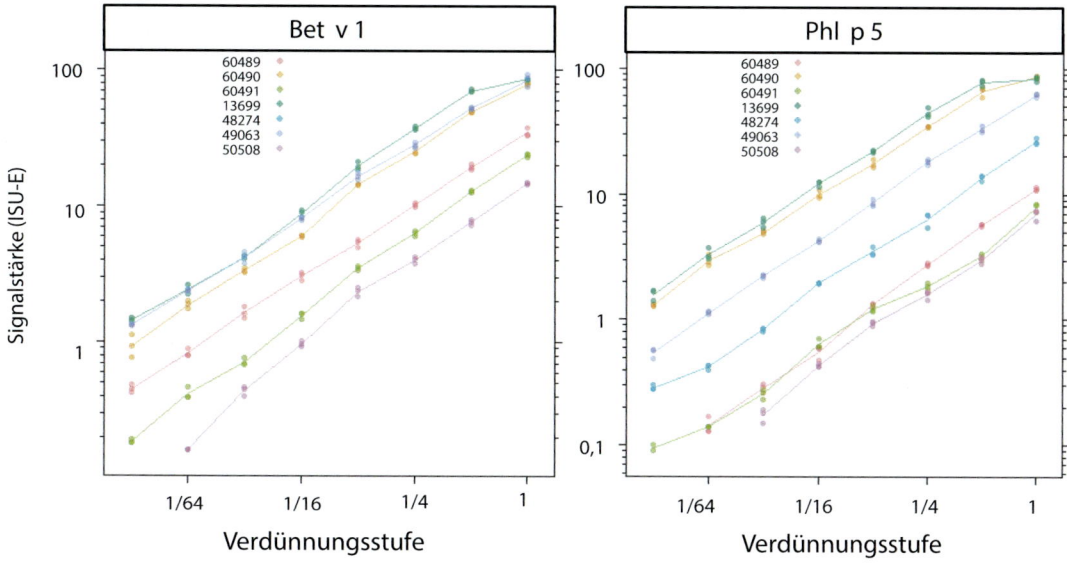

Abb. 9.6 Linearität der Messergebnisse bei unterschiedlichen Verdünnungsstufen am Beispiel von Bet v 1 und Phl p 5: serielle 1:2-Verdünnungen von 7 unterschiedlichen Seren mit sIgE-Werten von > 5 ISU/l. (Aus „ImmunoCAP ISAC 112 – performance characteristics", data on file, 2011; mit freundlicher Genehmigung von Thermo Fisher Scientific)

zu überprüfen, wurden eine IgE-negative Serumprobe und 4 Serumproben, die sIgE gegen 68 der 112 Allergene aufwiesen, mit hohen Gesamt-IgE-Konzentrationen (3000 oder 10.000 kU/l) versetzt („gespikt") und im Parallelansatz gemessen. Wie in ■ Abb. 9.7 dargestellt, hat der Zusatz von hohen Konzentrationen an Gesamt-IgE keinen Einfluss auf die Testperformance.

9.3.3 Vergleich der sIgE-Bestimmungen gegen Einzelallergene im Multiplex- (ISAC sIgE 112) und im Singleplex-Verfahren (ImmunoCAP)

Unter Verwendung von 350 Seren und 57 Allergenen, die auch als ImmunoCAP-Singleplex-Reagenzien verfügbar waren, wurden vom Hersteller die beiden Messverfahren verglichen:

In Abhängigkeit der Sensibilisierungshäufigkeit lagen für jedes Allergen mindestens 5 bis maximal 75 Seren für eine Korrelation der Messwerte vor. Wie exemplarisch in ■ Abb. 9.8 dargestellt, zeigt sich für eine Vielzahl der Allergene eine gute bis sehr gute Korrelation der ISU-E-Werte mit den im ImmunoCAP ermittelten Werten (kU$_A$/l). Für einige Allergene ist die Testempfindlichkeit des ImmunoCAP jedoch eindeutig höher (= niedrigere Nachweisgrenze, LoD). In einer weiteren Untersuchung wur-

Tab. 9.4 Repräsentative Daten zu Linearität (Slope) und Regressionskoeffizient (R^2) unterschiedlicher Allergene

Allergen	Slope	R^2
rAra h 2	1,03	0,96
rBer e 1	1,07	0,97
rBet v 1	1,16	0,95
rCan f 1	1,12	0,92
nCyn d 1	1,09	0,91
rDer f 2	1,01	0,99
rEqu c 1	1,18	0,93
nGal d 1	1,01	0,99
nPen m 1	1,07	0,97
rPhl p 1	1,12	0,97

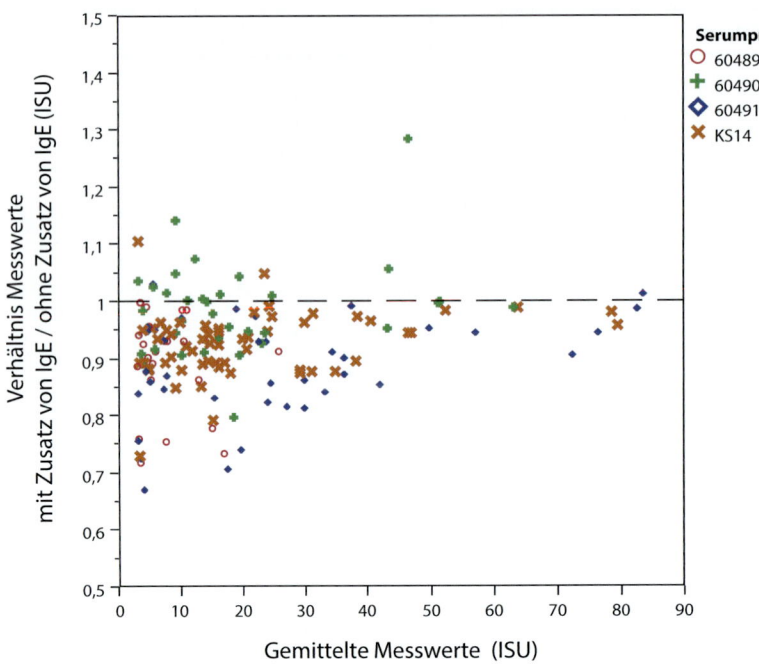

Abb. 9.7 Der Zusatz von hohen IgE-Konzentrationen hat keinen wesentlichen Einfluss auf die Messergebnisse. Dargestellt ist der Quotient der Messwerte ohne und mit Zusatz von IgE (10.000 kU/l) gemessen an verschiedenen Serumproben. (Aus „ImmunoCAP ISAC 112 – performance characteristics", data on file, 2011; mit freundlicher Genehmigung von Thermo Fisher Scientific)

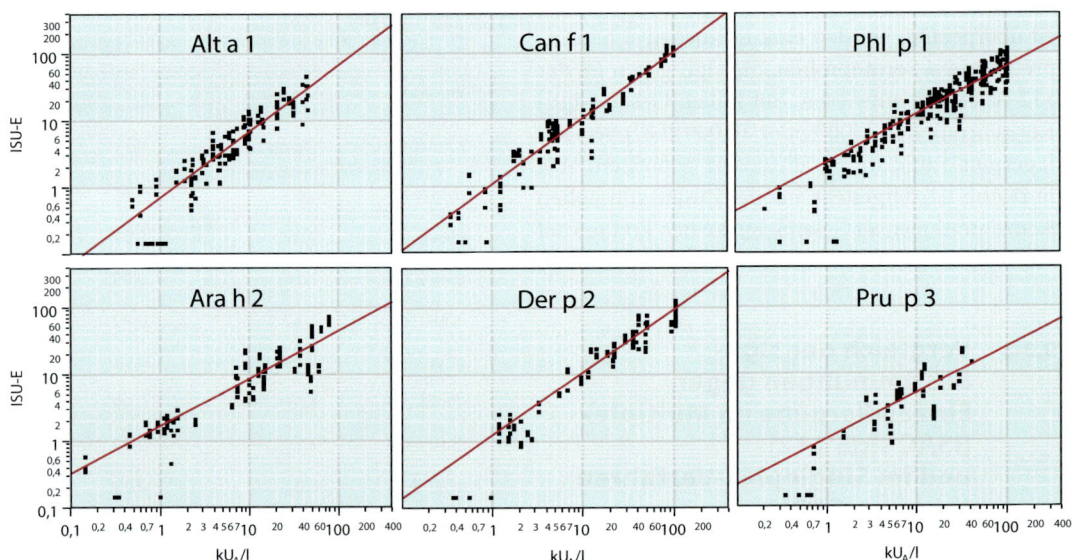

Abb. 9.8 Vergleich der Messergebnisse im ISAC sIgE 112 (ISU-E) und im ImmunoCAP (kU$_A$/l) für ausgewählte Einzelallergene. Negative Messergebnisse (< 0,15) wurden als 0,15 ISU-E oder kU$_A$/l aufgetragen. (Aus „ImmunoCAP ISAC 112 – performance characteristics", data on file, 2011; mit freundlicher Genehmigung von Thermo Fisher Scientific)

den Seren von 82 Patienten und insgesamt 555 sIgE-Bestimmungen gegen Einzelallergene mit beiden Methoden verglichen (Gadisseur et al. 2011). Unter Verwendung der Negativ-Grenzwerte (Cut-off) von < 0,3 ISU-E und < 0,35 kU$_A$/l (bzw. < 0,1 kU$_A$/l) zeigte sich eine Konkordanzrate von 92,2 % (bzw. 78,7 %) für die positiven Befunde. Für die negativen Befunde lag die Konkordanzrate bei 93,6 %.

Während für die meisten Allergene ausgezeichnete Konkordanzen vorlagen, zeigten vereinzelte Allergene deutliche Diskrepanzen. Hierzu gehörten rAsp f 1 (9 von 14), rPup p 3 (5 von 13), nAna c 2 (4 von 11) und rApi g 1 (4 von 10) (Gadisseur et al 2011). Unterschiede in der Performance einzelner Allergene lassen sich möglicherweise durch die unterschiedliche Präsentation der Allergene auf der Festphase des Assays erklären. Eine kovalente Bindung von Allergenen an die Zellulosematrix der CAPs kann im Vergleich zur Kopplung an die Polymerschicht der Glaschips dazu führen, dass unterschiedliche Epitope freiliegen bzw. blockiert sind und daher nicht optimal das vorhandene spezifische IgE binden. Weitere Unterschiede im Aufbau der Testsysteme können dazu beitragen, dass sich die Resultate in bestimmten Fällen unterscheiden. Während beim ImmunoCAP ein deutlicher Allergenüberschuss vorliegt und somit meistens das gesamte sIgE einer Probe gebunden wird, liegt beim ISAC das Allergen in einer um den Faktor 10^6 geringeren Menge vor. Dies bedeutet, dass nicht alle allergenspezifischen IgEs einen Bindungspartner finden und somit die Resultate niedriger ausfallen können. Hier spielen besonders andere allergenspezifische Antikörperklassen (vor allem IgG) eine Rolle, da diese die Bindungsstellen für IgE (IgE-Epitope) zusätzlich blockieren können und falsch niedrige IgE-Konzentrationen vortäuschen. Andererseits bedingt die Kinetik des ImmunoCAP Singleplex mit ihrem erheblichen Allergenüberschuss, dass auch niedrigaffines sIgE gebunden wird, während die Kinetik des ISAC 112 höheraffines sIgE bevorzugt bindet.

9.4 Molekulare Allergiediagnostik im Multiplex-Verfahren in der klinischen Routine

9.4.1 Verfügbares Allergenspektrum und potenzielle Vorteile für die Diagnostik

Für die molekulare Allergiediagnostik in der klinischen Routine bietet der ImmunoCAP ISAC 112 mit 112 Einzelallergenen aus 51 Allergenquellen aktuell das breiteste Allergenspektrum an. Hierbei sind besonders die Allergene ausgewählt worden, die
- häufige Sensibilisierungen auslösen und/oder
- einen Zusatznutzen für die Interpretation individueller Sensibilisierungsprofile bieten.

In der aktuellen Version umfasst der Allergenchip
- 43 Einzelallergene von 17 verschiedenen Nahrungsmitteln,
- 30 Einzelallergene von 16 verschiedenen saisonalen Aeroallergenquellen,
- 27 Einzelallergene von 13 verschiedenen perennialen Aeroallergenquellen sowie
- 12 weitere Einzelallergene aus sonstigen Allergenquellen.

Die detaillierte Analyse der IgE-Sensibilisierungen im Allergenchip erlaubt eine differenziertere Diagnostik, wobei sich die Vorteile des breiten molekularen Screenings auch ohne die Kenntnis der Klinik universell analytisch (auf der Testebene) begründen lassen. Folgende Konsequenzen oder speziellen Argumente auf der Basis der eingesetzten Einzelallergene im Mikroarray sind zu dabei berücksichtigen (s. auch ▶ Kap. 7):

A. **Erhöhte Testempfindlichkeit** (niedrigere Quantifizierungsgrenze, „limit of quantification", LoQ) durch gewisse Einzelallergene im Vergleich zur Extraktdiagnostik
B. **Verbesserte analytische Spezifität (Selektivität)** für bestimmte Einzelallergene mit besonderen Eigenschaften (z. B. IgE-Sensibilisierung assoziiert mit schweren Reaktionen)
C. **Indikatoren für Kreuzreaktivität** (häufige Ursache fehlender analytischer Spezifität von Allergenextrakten)
D. **Marker für eine primäre, genuine** (ggfs. Spezies-spezifische) **IgE-Sensibilisierung**
E. Idealerweise **komplette Darstellung des individuellen Sensibilisierungsprofils** (im Gegensatz zur Singleplex-gestützten, gezielten molekularen IgE-Diagnostik)

Ad A. Unterrepräsentierte oder fehlende Einzelallergene eines Allergenxtraktes können bei gezieltem Einsatz im Mikroarray besser spezifisches IgE binden, positive Signale generieren und eine Sensibilisierung sicherer erfassen. Allerdings ist die Nachweisgrenze (LoQ, ▶ Kap. 7) bei Singleplex-Methoden aufgrund der größeren Menge an eingesetztem (Einzel-)Allergen in der Regel in den meisten Fällen niedriger als bei den Mikroarray-Methoden. Dies bedingt auch die eingeschränkte Präzision und Genauigkeit der Mikroarray-Tests bei spezifischen IgE-Konzentrationen unterhalb von $1\,kU_A/l$. Daher können insbesondere Seren mit niedrigem Gesamt-IgE ($<25\,kU/l$) falsch negative Werte gegen bestimmte Einzelallergene im Mikroarray anzeigen, sodass bei dieser Konstellation die Singleplex-Testung (statt eines Mikroarrays) vorzuziehen ist.

Ad B. Eine erhöhte analytische Spezifität ist besonders dann wünschenswert, wenn die betreffenden Einzelallergene aufgrund ihrer speziellen physikochemischen Eigenschaften besondere klinische Konsequenzen nach sich ziehen (z. B. hohe Allergenstabilität und/oder hoher Anteil an der gesamten Allergenquelle als Ursache für Risiko-assoziierte Sensibilisierungen z. B. gegen bestimmte Nahrungsmittel; Lokalisation der Allergene als Möglichkeit der Differenzierung bestimmter klinischer Krankheitsbilder, z. B. spezifisches IgE gegen intrazelluläre Aspergillusallergene bei allergischer bronchopulmonaler Aspergillose).

Per se ist eine erhöhte analytische Spezifität kein Plus, nur wenn die selektive Information zu dem Allergen eines Extraktes mit bereits definierten (klinischen) Eigenschaften assoziiert ist, ergibt sich ein klarer Vorteil für die molekulare Diagnostik.

Ad C. Einzelallergene verbessern insbesondere die Allergenspezifität der IgE-Sensibilisierungstests: So haben sich gewisse konservierte Allergenmoleküle mit
- ähnlicher Struktur,
- gemeinsamen IgE-bindenden Epitopen und
- Vorkommen in zahlreichen Allergenquellen

als Indikator zur Identifikation potenzieller Kreuzreaktionen bewährt (s. auch ▶ Kap. 7). Sie liefern die Grundlage für gemeinsam vorkommende Sensibilisierungen gegen unterschiedliche Allergenquellen mit durchaus variabler biologischer Verwandtschaft.

Ad D. Andere Einzelallergene dagegen bieten aufgrund
- ihrer wohldefinierten, besonderen Struktur,
- ihrer IgE-Epitope mit begrenzter Ähnlichkeit bei anderen Einzelallergenen und
- ihrem Vorkommen in ganz bestimmten Allergenquellen

wichtige Hinweise für eine genuine, primäre IgE-Sensibilisierung. Sie stellen die erforderliche analytische Spezifität wieder her, besonders bei Allergenquellen mit bekannten kreuzreaktiven Einzelallergenen.

> Die Kriterien A–D schließen sich gegenseitig keineswegs aus, da Einzelallergene mehrere Vorteile in sich vereinen können. Ihr Stellenwert für die molekulare Diagnostik (sowohl für die Singleplex- als auch die Multiplex-Diagnostik) ist von Fall zu Fall für jedes Allergenmolekül zu ermitteln und je nach Fragestellung erneut zu definieren.

Ad E. Im Gegensatz zur Singleplex-Testung werden im Multiplex-Test idealerweise sämtliche potenziellen Sensibilisierungen aufgedeckt. Damit liegt die gesamte individuelle Allergiebereitschaft eines Betroffenen offen, und das allergenspezifische IgE-Repertoire kann anschließend systematisch auf mögliche oder fehlende klinische Relevanz geprüft werden. Dieses Vorgehen wird derzeit auch als „Bottom-Up-Ansatz" bezeichnet (im Unterschied zu einer Anamnese-geleiteten, gezielten Singleplex-Testung mit Einzelallergenen im Anschluss an Tests mit Extrakten, der „Top-Down-Methode").

- **Beispiele für die Vorzüge einer molekularen Multiplex-IgE-Testung**

Die folgenden Abschnitte liefern konkrete Beispiele für die allgemein formulierten Vorzüge einer molekularen Multiplex-IgE-Testung:

Mittels molekularer Sensibilisierungsprofile lassen sich z. B. primäre Sensibilisierungen (D) von Kreuzsensibilisierungen (E) – etwa genuine, primäre Nahrungsmittelallergien von Pollen-assoziierten, sekundären Nahrungsmittelallergien – abgrenzen. Diese Interpretationen basieren auf genauen Kenntnissen der Einzelallergene, ihrer molekularen Eigenschaften und der Zugehörigkeit zu bestimmten Proteinfamilien.

Die molekularen und physikochemischen Eigenschaften von Einzelallergenen sind eine weitere Ebene, auf der differenziert werden kann: z. B. die Empfindlichkeit bzw. Resistenz von Nahrungsmittelproteinen gegenüber Erhitzen und dem peptischen Verdau durch Magensäure. Hier sind z. B.
- Speicherproteine (2S-Albumine, Cupine) durch eine hohe Resistenz und
- Profiline und PR-10-Proteine durch eine hohe Empfindlichkeit

gegenüber Hitze und Verdau gekennzeichnet.

Die klinische Bedeutung der unterschiedlichen Sensibilisierungen lässt sich am Beispiel der Erdnussallergene verdeutlichen: Eine Sensibilisierung gegen Speicherproteine (Ara h 2, Ara h 1, Ara h 3, Ara h 6) ist mit einem deutlich erhöhten Risiko einer systemischen Reaktion nach Erdnusskonsum verbunden, während eine Sensibilisierung gegen das PR-10-Protein der Erdnuss (Ara h 8) nur mit einem geringen Risiko, z. B. vorwiegend oropharyngealen Symptomen, assoziiert ist (Asarnoj et al. 2012).

Eine detaillierte Aufstellung der Einzelallergene und die Zugehörigkeit zu unterschiedlichen Proteinfamilien findet sich in ◘ Tab. 9.1. Wichtige auf dem Allergenchip vertretene Proteinfamilien und ihre wesentlichen Eigenschaften sind in ◘ Tab. 9.5 zusammengefasst.

9.4.2 Mehrwert der molekularen Allergiediagnostik in der klinischen Routine

Abgrenzung zwischen genuiner Sensibilisierung und Kreuzreaktivität gegenüber Inhalationsallergenen

Bei pollenallergischen Patienten, die eine serologische und/oder Hauttestreaktivität auf verschiedene Pollenspezies (z. B. Birke, Gräser, Beifuß) aufweisen, kann dies entweder eine genuine Sensibilisierung auf die genannten Pollenarten widerspiegeln oder auf einer IgE-Kreuzreaktivität auf sog. kreuzreaktive Panallergene beruhen wie z. B. gegen
- Profiline (z. B. Bet v 2, Phl p 12, Art v 4, Amb a 8) oder
- Polcalcine (z. B. Bet v 4, Phl p 7, Art v 5, Amb a 10).

Die Unterscheidung zwischen genuiner Sensibilisierung und Kreuzreaktivität ist nur dann möglich, wenn der Nachweis einer IgE-Reaktivität auf spezifische Markerallergene gelingt. Nur dann handelt es sich um eine genuine primäre Sensibilisierung auf die entsprechende Allergenquelle. Hierfür stehen auf dem ISAC 112 eine Vielzahl von Markerallergenen unterschiedlicher Pollenspezies zur Verfügung, etwa
- Bet v 1 für Birkenpollen,
- Ole e 1 für Eschenpollen,
- Pla a 1 für Platanenpollen,
- Cup a 1 für Zypressenpollen,
- Phl p 1, Phl p 2, Phl p 5, Phl p 6, Phl p 11 für Graspollen,
- Art v 1 für Beifußpollen,
- Amb a 1 für Ambrosiapollen,
- Pla l 1 für Spitzwegerich,
- Che a 1 für Gänsefuß.

Gleichzeitig kann die IgE-Reaktivität gegen Panallergene wie
- Profiline (Phl p 12, Bet v 2) und
- Polcalcine (Phl p 7, Bet v 4)

bestimmt werden, um Hinweise auf potenzielle Kreuzreaktionen zu erhalten. Es ist nach wie vor umstritten, inwieweit und in welchem Ausmaß die Panallergene zur allergischen Reaktion und klinischen Manifestation der Pollenallergie beitragen. Aufgrund des hohen Maßes ihrer Kreuzreaktivität stellen diese Panallergene jedoch ein großes Problem für den allergenspezifischen Sensibilisierungsnachweis mittels extraktbasierten Methoden dar. Aus diesem Grund ist besonders bei Patienten mit Polysensibilisierung neben der genauen Anamnese eine spezifische IgE-Diagnostik mit speziesspezifischen Markerallergenen durchzuführen. Sie liefert die Information für die richtige Extraktauswahl vor Beginn einer Immuntherapie. Die Multiplex-

◘ **Tab. 9.5** Auf dem ISAC 112 vertretene kreuzreaktive Proteinfamilen und ihre wesentlichen Eigenschaften

Profiline	Empfindlich gegen Hitze und Verdauung; häufige Verträglichkeit von gekochten Nahrungsmitteln
	Selten mit klinischen Symptomen assoziiert, können aber bei manchen Patienten lokale und schwere Reaktionen hervorrufen
	Profiline kommen in allen Pollen und pflanzlichen Nahrungsmitteln vor
Polcalcine	Marker für Kreuzreaktivität zwischen verschiedenen Pollenarten
	Polcalcine kommen in pflanzlichen Nahrungsmitteln nicht vor
PR-10 Proteine (Bet v 1-Homologe)	Meist empfindlich gegen Hitze und Verdauung; häufige Verträglichkeit von gekochten Nahrungsmitteln
	Meist mit lokalen Symptomen wie dem OAS verbunden
	Assoziiert mit allergischen Reaktionen gegen Pollen, Obst und Gemüse
Serumalbumine	Empfindlich gegenüber Hitze und Verdauung
	Kommen in Flüssigkeiten und Geweben vor, z. B. in Kuhmilch, Blut, Rindfleisch und Hautschuppen
	Kreuzreaktionen zwischen Serumalbuminen verschiedener Säugetierarten, z. B. zwischen Hund und Katze
Nichtspezifische Lipid-Transfer-Proteine (nsLTP)	Resistent gegenüber Hitze und Verdauung; Reaktionen gegen gekochte Nahrungsmittel möglich
	Neben dem oralen Allergiesyndrom häufig mit systemischen und schweren Reaktionen assoziiert
	Mit allergischen Reaktionen gegen Obst und Gemüse assoziiert
	Vorkommen in manchen Pollenspezies (z. B. in Beifuß)

◘ **Tab. 9.5** (Fortsetzung)

Tropomyosine	Resistent gegenüber Hitze und Verdauung; Reaktionen gegen gekochte Nahrungsmittel möglich
	Als Nahrungsmittelallergen häufig mit systemischen und schweren Reaktionen assoziiert
	In Muskelfasern vorkommende Proteine, verantwortlich für Kreuzreaktionen zwischen wirbellosen Tieren (z. B. zwischen Hausstaubmilbe und Shrimp)
Lipokaline	Stabile Proteine und wichtige Allergene bei Felltieren
	Allergene mit unterschiedlicher Kreuzreaktivität zwischen verschiedenen Felltierarten
Speicherproteine (2S-Albumine, Cupine)	Resistent gegenüber Hitze und Verdauung; Reaktionen gegen gekochte Nahrungsmittel möglich
	Als Nahrungsmittelallergene neben dem OAS häufig mit systemischen und schweren Reaktionen assoziiert
	Vorkommen in Samen und Nüssen, dienen als Ausgangsmaterial für das Wachstum der neuen Pflanze
Parvalbumine	Resistent gegenüber Hitze und Verdauung; Reaktionen gegen gekochte Nahrungsmittel möglich
	Als Nahrungsmittelallergen neben dem OAS häufig mit systemischen und schweren Reaktionen assoziiert
	Hauptallergen in Fisch

Diagnostik des ISAC 112 deckt in nur einer Bestimmung ein umfassendes Sensibilisierungsprofil auf, das die häufigsten Marker und Kreuzallergene beinhaltet.

Identifizierung von Sensibilisierungen auf Nahrungsmittelallergene, die mit erhöhtem Risiko von schweren allergischen Reaktionen einhergehen

IgE gegen Nahrungsmittelextrakte kann auf einer Kreuzreaktivität mit pollenassoziierten Allergenen wie z. B. den Allergenen der Bet v 1-Familie oder den Allergenen der Profilin-Familie beruhen.

Pollenallergene der Bet v 1-Familie sind:
- Bet v 1 (Birke),
- Aln g 1 (Erle),
- Cor a 1 (Hasel),
- Que a 1 (Eiche)
- Fag s 1 (Buche) u. a.

Bei entsprechender Sensibilisierung auf diese Aeroallergene entstehen aufgrund hoher Sequenz- und Strukturhomologie häufig Kreuzreaktionen mit folgenden Nahrungsmittelallergenen:
- Kern- und Steinobst und Nüsse (Hartschalenfrucht): Act d 8 (Kiwi), Cas s 1 (Esskastanie), Cor a 1 (Hasel), Fra a 1 (Erdbeere), Mal d 1 (Apfel), Pru p 1 (Pfirsich), Pyr c 1 (Birne) u. a.;
- Gemüse und Hülsenfrüchte: Api g 1 (Sellerie), Ara h 8 (Erdnuss), Dau c 1 (Karotte), Gly m 4 (Soja), Wyr r 1 (Mungbohne) u. a.

Ähnlich wird vermutet, dass es bei einer Sensibilisierung auf pollenvermittelte Profiline zur Kreuzreaktivität mit entsprechenden Profilinen in Nahrungsmitteln kommen kann. Die für die Sensibilisierung verantwortlichen Pollenprofiline sind in unseren Breiten mit hohen Gräserpollenbelastungen überwiegend Gräserprofiline, wie z. B. Phl p 12 (Wiesenlieschgras). Seltener können auch Bet v 2 (Birke) oder Art v 4 (Beifuß), in anderen Regionen möglicherweise Amb a 8 (Ambrosia) oder Ole e 2 (Olive) eine Profilinsensibilisierung verursachen.

Bei den Nahrungsmitteln gibt es entsprechende Profiline im Bereich der Früchte:
- Ana c 1 (Ananas),
- Cit s 1 (Apfelsine),
- Cuc m 2 (Melone),
- Fra a 4 (Erdbeere),
- Mal d 4 (Apfel) u. a.

sowie im Bereich der Hülsenfrüchte und Gemüse:
- Ara h 5 (Erdnuss),
- Gly m 3 (Soja),
- Api g 4 (Sellerie),
- Cap a 2 (Paprika),
- Dau c 4 (Karotte),
- Lyc e 1 (Tomate).

Die Allergene der Bet v 1-Familie und der Profiline sind hitze- und verdauungssensibel und verursachen meistens nur lokale oropharyngeale Symptome. Ausnahmen hiervon können besonders dann auftreten, wenn größere Mengen unvorbehandelter, „nativer" Allergene konsumiert werden. Bei fehlender Hitzebehandlung oder ohne vorherige Prozessierung und Denaturierung der Proteine kann es unter Umständen zu systemischen Reaktionen kommen. Ein klassisches Beispiel ist der Genuss von nichtprozessierter Sojamilch bei entsprechend hochgradiger Gly m 4-Sensibilisierung.

Im Gegensatz zu den pollenassoziierten Nahrungsmittelallergien auf Bet v 1-Homologe oder Profiline sind Sensibilisierungen gegenüber Nahrungsmittelallergenen der Speicherproteinfamilien häufig mit einem deutlich erhöhten Risiko schwerer allergischer Reaktionen assoziiert: Speicherproteine sind ausgesprochen hitze- und verdauungsresistent und kommen in großen Mengen in Hülsenfrüchten und Baumnüssen vor.

Man unterscheidet verschiedene Familien der Speicherproteine:
- 11S-Globuline (sogenannte Legumine),
- 7S-Globuline (Viciline) und
- 2S-Albumine.

Folgende Speicherproteine in Schalenfrüchten sind charakterisiert:
- Haselnuss; Cor a 9, Cor a 11, Cor a 14,
- Walnuss: Jug r 1, Jug r 2 und Jug r 4,
- Pecannuss: Car i 1, Car i 2, Car i 4,
- Mandel: Pru du 6,
- Cashew: Ana o 1, Ana o 2, Ana o 3,
- Pistazie: Pis v 1, Pis v 2, Pis v 3, Pis v 5,
- Paranuss: Ber e 1, Ber e 2.

Im Bereich der Hülsenfrüchte:
- Erdnuss: Ara h 1, Ara h 2, Ara h 3, Ara h 6 und
- Soja: Gly m 5, Gly m 6 und Gly m 8.

Der Nachweis von spezifischem IgE gegen bestimmte Speicherproteine dient als Hinweis auf ein erhöhtes Risiko schwerer allergischer Reaktionen auf geringe Mengen des Allergens. Hierzu gehören besonders IgE-Nachweise auf
- Ara h 2 bei Erdnussallergie,
- Cor a 9 und Cor a 14 bei Haselnussallergie,
- Jug r 1 und Jug r 4 bei Walnussallergie und
- Ber e 1 bei der Paranuss.

Ähnlich scheint auch der Nachweis von spezifischem IgE gegen Mitglieder aus der Lipid-Transfer-Protein-(LTP-)Familie mit einem erhöhten Risiko systemischer Reaktionen assoziiert zu sein. Hierzu gehört das Pfirsich-LTP Pru p 3 besonders bei Patienten aus dem mediterranen Raum, die sich durch den hohen LTP-Gehalt in der Haut reifer Pfirsiche kutan sensibilisiert haben, sowie das Lipid-Transfer-Protein der Walnuss Jug r 3 und der Haselnuss Cor a 8. Da eine Vielzahl der o. g. Allergene auf dem Allergenchip vertreten sind, deckt die Muliplex-Diagnostik des ISAC 112 das individuelle Sensibilisisierungsprofil weitgehend auf und ist damit Grundlage für die Risikoeinschätzung in der anschließenden Patientenberatung.

9.4.3 Paralyse durch Analyse? Hilfestellung durch eine intelligente Interpretationssoftware und Evaluierung der Ergebnisse durch den Arzt

Die simultane Bestimmung von 112 Parametern zur Erfassung eines detaillierten Sensibilisierungsprofils mittels ISAC 112 stellt besonders bei polysensibilisierten Patienten für den befundenden Arzt eine Herausforderung dar. Eine beim ISAC 112 integrierte Software (X-plain) des Herstellers gewährleistet die systematische Aufstellung der positiven Befunde und erleichtert die Interpretation hinsichtlich der Relevanz nachgewiesener Sensibilisierungen.

In diesem Befundbericht (▶ Beispiel: X-plain-Befundbericht) werden im **1. Abschnitt** allgemeine Angaben gemacht, ob Sensibilisierungen auf Markerallergene und/oder Kreuzallergene vorliegen und ob IgE-Reaktivitäten gegenüber Allergenen festgestellt wurden, die mit einem erhöhten Risiko systemischer Reaktionen assoziiert sind.

Der **2. Abschnitt** enthält Angaben zu den spezifischen Sensibilisierungen gegen Nahrungsmittelallergene und/oder Aeroallergenen. Neben den nachgewiesenen IgE-Reaktivitäten werden Interpretationshilfen angeboten und Angaben zu Besonderheiten von bestimmten Sensibilisierungen gemacht, wie z. B. regionale Abhängigkeiten (Ole e 1, das Markerallergen der Olive, ist in Regionen mit großem Eschenbestand als Marker für eine Eschensensibilisierung zu werten; Cry j 1 als Markerallergen der Japanischen Zeder ist in Regionen ohne Japanische Zeder als Marker für eine Sensibilisierung gegenüber Zypressen zu werten).

Der **3. Abschnitt** des Befundberichtes beschreibt die Sensibilisierungen gegen kreuzreaktive Nahrungsmittel und Aeroallergene und bietet ebenfalls Interpretationshilfen und Hintergrundinformationen zu den erfassten Sensibilisierungen. Exemplarisch ist untenstehend der Befundbericht eines polysensibilisierten Patienten wiedergegeben, bei dem IgE-Reaktivitäten gegen 70 von 112 Allergenkomponenten nachgewiesen wurden.

Selbstverständlich kann die X-plain-Software lediglich Hintergrundinformationen zu den unterschiedlichen Allergenen anbieten, das Ergebnis des umfangreichen Sensibilisierungstests ist kein Ersatz für eine ärztliche Diagnose. Daher ist jeder Befundbericht mit einem entsprechenden Hinweis versehen, dass der Nachweis von IgE immer in Verbindung mit der klinischen Krankengeschichte bewertet werden muss und dass die Computer-generierten Informationen zum Befund als Hilfestellung dienen sollen und nicht als Ersatz für eine klinische Diagnose durch den behandelnden Arzt.

Neben der vom Hersteller entwickelten Interpretationshilfe X-plain wurde kürzlich „Allergenius" als ein weiteres Software-basiertes Expertensystem vorgestellt (Melioli et al. 2014), das nach ähnlichen Prinzipien die Interpretation von ISAC-Daten unterstützt. Zusätzlich zu den ISAC-Daten können in diesem System auch noch die Daten von Pricktestungen und sIgE-Einzelbestimmungen eingehen und in dem Computer-generierten Bericht berücksichtigt werden. Es ist anzunehmen, dass Expertensysteme wie X-plain oder Allergenius eine rasche Weiterentwicklung durchlaufen und uns in Zukunft die Interpretation von komplexen Sensibilisierungsprofilen noch weiter erleichtern werden.

Beispiel: X-plain-Befundbericht

Analyse eines polysensibilisierten Patienten, bei dem IgE-Reaktivitäten gegen 70 von 112 Allergenkomponenten nachgewiesen wurden

Allgemeine Kommentare
Der Patient ist mehrfach sensibilisiert und weist IgE gegen sowohl kreuzreaktive als auch Spezies-spezifische Allergenkomponenten auf. IgE gegen Erdnuss Ara h 2, Erdnuss Ara h 6, Erdnuss Ara h 9, Haselnuss Cor a 8, Paranuss Ber e 1, Sesamsamen Ses i 1, Walnuss Jug r 3, Pfirsich Pru p 3, Sojabohne Gly m 6, Weizen Tri a 14, Haselnuss Cor a 9, Erdnuss Ara h 3, Sojabohne Gly m 5 und Cashewnuss Ana o 2 sind mit systemisch-allergischen Reaktionen assoziiert. Je höher der IgE-Spiegel, desto wahrscheinlicher sind klinische Symptome.

Spezifische Komponenten – Nahrungsmittel
IgE gegen spezifische Allergenkomponenten von Garnelen, Erdnuss, Ei, Paranuss, Sesamsamen, Fisch, Soja, Kiwi, Haselnuss, Weizen, Milch und Cashewnuss wurden festgestellt (in absteigender Reihenfolge nach Titer aufgelistet):

- **Hühnerei:** Hohe IgE-Spiegel gegen Gal d 1 (Ovomucoid) stellen einen Risikomarker für schwere klinische Reaktionen auf rohes sowie gekochtes Hühnerei dar und erhöhen das Risiko für eine persistierende Eiallergie. IgE gegen Ei Gal d 2 und Ei Gal d 3 sind mit Reaktionen gegen rohes oder schwach erhitztes Hühnerei assoziiert.
- **Milch:** IgE gegen Milch Bos d 4 und Milch Bos d 5 sind mit Reaktionen gegen frische Milch assoziiert.
- **Fisch:** IgE gegen Parvalbumin (Kabeljau [Dorsch] Gad c 1), das Hauptallergen aus Fisch, kann mit Parvalbuminen aus anderen Fischspezies reagieren. Der Parvalbumingehalt variiert erheblich zwischen einzelnen Fischarten und kann Unterschiede in der Verträglichkeit erklären.
- **Schalentiere:** IgE gegen Pen m 2 können Kreuzreaktionen gegenüber Schalentieren (z. B. Krabbe, Hummer) und Insekten (z. B. Küchenschabe) verursachen. IgE gegen Pen m 4 können Kreuzreaktivitäten gegenüber miteinander verwandten Schalentieren (z. B. Krabbe, Hummer) verursachen.
- **Nüsse und Leguminosen:** IgE gegen Speicherproteine (Erdnuss Ara h 2, Erdnuss Ara h 6, Paranuss Ber e 1, Sesamsamen Ses i 1, Sojabohne Gly m 6, Haselnuss Cor a 9, Erdnuss Ara h 3, Sojabohne Gly m 5 und Cashewnuss Ana o 2) sind assoziiert mit dem Risiko für systemisch-klinische Reaktionen. Viele Speicherproteine sind hitze- und verdauungsresistent und assoziiert mit allergischen Reaktionen gegenüber gekochten und ungekochten Nahrungsmitteln. Kreuzreaktionen zwischen Sojabohne Gly m 6, Haselnuss Cor a 9 und Erdnuss Ara h 3 sind möglich. Cashewnuss und Pistazie sind nah miteinander verwandt. Walnuss und Pecannuss sind nah miteinander verwandt.
- **Weizen:** IgE gegen Weizen Tri a aA_TI sind mit Reaktionen gegen Weizennahrungsmittel assoziiert. IgE gegen Tri a aA_TI sind auch mit Bäckerasthma assoziiert.
- **Kiwi:** IgE gegen Act d 1, ein stabiles Allergen aus Kiwi, sind mit schweren Reaktionen assoziiert. Kiwiallergiker, welche nicht an einer assoziierten Pollenallergie leiden, haben ein hohes Risiko, systemische Reaktionen zu erleiden.

Spezifische Komponenten – Aeroallergene
IgE gegen spezifische Allergenkomponenten von Gräserpollen, Birke, Milbe, Hund, Katze, Olive, Maus, Küchenschabe, Glaskraut, Zypresse, Japanische Zeder und Platane wurden festgestellt (in absteigender Reihenfolge nach Titer aufgelistet):

- **Pollen:** IgE gegen Lieschgraskomponenten können mit verwandten Proteinen aus anderen Gräserspezies kreuzreagieren. IgE gegen Hundszahngras Cyn d 1 und Lieschgras Phl p 1 können kreuzreagieren. Ein höherer IgE-Spiegel deutet auf das primärsensibilisierende Allergen hin. IgE gegen Birke Bet v 1 (PR-10-Proteine) können kreuzreagieren mit verwandten Baumpollen und pflanzlichen Nahrungsmitteln, die PR-10-Proteine enthalten. Ein Nachweis von IgE gegen Ole e 1, das Hauptallergen aus Olivenpollen, weist in Regionen mit großem Eschenbestand eher auf eine Sensibilisierung gegenüber Esche hin. IgE gegen Ole e 9 aus Olivenpollen ist mit schwereren respiratorischen Symptomen assoziiert (in Regionen mit hoher Olivenpollenbelastung). IgE gegen Platane Pla a 2 zeigen eine genuine Sensibilisierung gegen Platanenpollen an. Die IgE gegen Cry j 1 sind in Regionen ohne natürliches Vorkommen der Japanischen Zeder ein Marker für Sensibilisierung gegen Zypressen. IgE gegen Glaskraut Par j 2 sind Indikator einer Spezies-spezifischen Sensibilisierung mit begrenzter Kreuzreaktivität gegenüber LTPs anderen Ursprungs (z. B. aus Nahrungsmitteln). IgE gegen Hundszahngras Cyn d 1, Lieschgras Phl p 4, Zypresse Cup a 1, Japanische Zeder Cry j 1 und Platane Pla a 2 können zum Teil auf einer Reaktivität gegen die CCD-Komponente dieser nativ gereinigten Proteine beruhen.

Beispiel: X-plain-Befundbericht (*Fortsetzung*)

- **Tierepithelien:** Fel d 1 ist das Majorallergen aus Katzenepithelien und Auslöser einer Primärsensibilisierung bei Katzenallergie. IgE gegen Hund Can f 2 und Hund Can f 1 zeigen eine genuine Sensibilisierung gegen Hund an. IgE gegen Maus Mus m 1 sind mit Asthma und Asthmamorbidität assoziiert. Mus m 1 ist das Majorallergen aus Mausepithelien.
- **Milben:** IgE gegen Hausstaubmilbe Der f 2, Hausstaubmilbe Der p 2, Hausstaubmilbe Der f 1 und Hausstaubmilbe Der p 1, die Hauptallergene der Hausstaubmilbe, wurden festgestellt. Der p 1 und Der f 1 können kreuzreagieren. Der p 2 und Der f 2 können kreuzreagieren. IgE gegen Lep d 2 (Vorratsmilbe) zeigen wenige Kreuzreaktionen auf ähnliche Proteine der Hausstaubmilbe. IgE gegen Milbe Blo t 2 haben eine begrenzte Kreuzreaktivität gegenüber Dermatophagoides – es besteht jedoch häufig Kosensibilisierung auf beide Allergene. IgE gegen Küchenschabe ist assoziiert mit Asthma.

Spezifische Komponenten – Insektengift
IgE gegen Bienengift Api m 1 festgestellt und bei Hinweis auf klinisch relevante Insektengiftallergie weitere Diagnostik indiziert. Alle Insektengiftkomponenten auf dem ISAC-Chip sind CCD-frei. Dies gilt auch für die native Bienengiftkomponente nApi m 4.

Kreuzreaktive Nahrungsmittel- und Aeroallergene
- **Serumalbumin:** IgE gegen Serumalbumin können Kreuzreaktionen zwischen verschiedenen Tierarten bedingen und allergische Reaktionen nach Fleischverzehr und Exposition gegenüber Tierhaaren und -epithelien verursachen. Die IgE gegen Albumin sind wahrscheinlich auf eine Sensibilisierung gegen Kuhmilch zurückzuführen, da Milch Rinderserumalbumin enthält.
- **Tropomyosin:** IgE gegen Tropomyosin der Hausstaubmilbe Der p 10, Küchenschabe Bla g 7, Garnelen Pen m 1 und Anisakis Ani s 3 können allergische Reaktionen auf Schalentiere (z. B. Garnele, Krabbe, Schnecke), Milben, Schaben und Parasiten erklären. Tropomyosin ist hitzestabil und kann auch bei Verzehr in Form gekochter Nahrungsmittel allergische Reaktionen auslösen. Tropomyosin ist ein Majorallergen in Shrimps und anderen Schalentieren, jedoch ein Minorallergen in Milben.
- **Lipid-Transfer-Proteine (LTP):** IgE gegen LTPs aus Nahrungsmitteln (Erdnuss Ara h 9, Haselnuss Cor a 8, Walnuss Jug r 3, Pfirsich Pru p 3 und Weizen Tri a 14) sind selbst bei niedrigem IgE-Titer Risikomarker für schwere allergische Reaktionen, insbesondere in Südeuropa. LTPs befinden sich hauptsächlich in der Schale von Früchten der Rosaceae-Familie sowie in Nüssen. Diese Proteine sind stabil und können auch nach dem Verzehr in Form gekochter Nahrungsmittel allergische Reaktionen auslösen.
- **PR-10-Proteine:** Die Sensibilisierung gegen PR-10-Proteine wurde mit hoher Wahrscheinlichkeit ursprünglich durch Birke ausgelöst und prädisponiert für lokale allergische Reaktionen (meist orales Allergiesyndrom) gegenüber Früchten der Rosaceae-Familie sowie gegenüber Haselnüssen, Karotten, Kiwi und Sellerie. PR-10-Proteine sind hitze- und verdauungslabil, erhitzte Nahrungsmittel werden daher in vielen Fällen toleriert. Einige schwere allergische Reaktionen auf Gly m 4 wurden berichtet, die nach der Einnahme von Soja, oft in Kombination mit körperlicher Anstrengung und Exposition, während der Birkenpollensaison aufgetreten sind.

9.5 Molekulare Allergiediagnostik im Multiplex-Verfahren in der Forschung

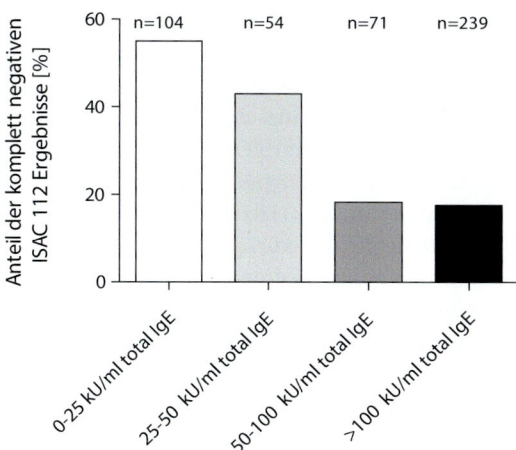

○ **Abb. 9.9** Darstellung des Anteils der komplett negativen ISAC-112-Ergebnisse in Abhängigkeit vom Gesamt-IgE

○ **Tab. 9.6** Native, glykosylierte Allergene auf dem ISAC 112, die kreuzreaktive Kohlenhydratdeterminanten (CCD) tragen

Allergenquelle	Allergen	Proteinfamilie/biochemische Bezeichnung
Walnuss	nJug r 2	Cupin
Hundszahngras	nCyn d 1	Gras Gruppe 1
Lieschgras	nPhl p 4	Unbekannt
Japanische Zeder	nCry j 1	Pektatlyase
Arizona-Zypresse	nCup a 1	Pektatlyase
Ahornblättrige Platane	nPla a 2	Polygalacturonase

9.4.4 Sonstiges (Besonderheiten in der Routineanwendung)

Eigene Erfahrungen mit dem Testsystem in der Routinediagnostik einer großen Allergieambulanz zeigen, dass bei Gesamt-IgE-Konzentrationen unter 25 kU/l selten positive sIgE-Werte im ISAC 112 gemessen werden, sodass wir den Test in der Regel nur noch durchführen, wenn die Gesamt-IgE-Werte über 25 kU/l liegen. (○ Abb. 9.9).

Von den 112 Allergenen sind 6 glykosyliert, d. h. mit Zuckerseitenketten besetzt, die IgE binden können. Hierzu gehören nJug r 2 der Walnuss, nCyn d 1 des Hundszahngrases, nPhl p 4 des Lieschgrases, nCry j 1 der Japanischen Zeder, nCup a 1 der Arizona-Zypresse und nPla a 2 der Platane (○ Tab. 9.6). Da nicht unterschieden werden kann, ob IgE bei diesen 6 Allergenkomponenten gegen das Protein oder gegen die Zuckerseitenkette gerichtet sind, müssen die Ergebnisse zurückhaltend und im Kontext der IgE-Reaktivität gegen den CCD-Marker MUXF3 bewertet werden.

9.5 Molekulare Allergiediagnostik im Multiplex-Verfahren in der Forschung

9.5.1 Neue Erkenntnisse durch die Verwendung der ISAC-Technologie

In der Forschung ist die geringe Volumenmenge des Multiplex-Verfahrens vorteilhaft, da beispielsweise im Rahmen von Geburtskohorten meist nur kleine Serummengen für Analysen zur Verfügung stehen. Aufgrund dieser Möglichkeiten konnten u. a. folgende Daten erhoben werden:

Vielfalt der Sensibilisierungsprofile

Durch die simultane Bestimmung von spezifischen IgE-Antikörpern gegen zahlreiche Allergenmoleküle lassen sich mit wenig Aufwand individuelle Sensibilisierungsprofile von Patienten erstellen. Sie repräsentieren das IgE-Repertoire, sowie Sensibilisierungsmuster auf molekularer Ebene und gestatten es, die große Vielfalt an Profilen in einer Population abzubilden. Tripodi et al (2012) beschreiben allein 39 verschiedene Profile (Sensibilisierungsmuster) bei nur 176 italienischen Kindern mit Gräserpollenallergie, die auf 8 Allergene von *Phleum pratense* (Lieschgras, Phl p) getestet wurden: Dabei reicht das Spektrum von Kindern, die nur gegen eines der Moleküle reagieren, bis hin zu solchen, die Antikörper gegen alle 8 Allergene bilden. Zwischen diesen Extremen ergeben sich noch eine Reihe von Zwischenprofilen.

Entwicklung der Sensibilisierungsprofile

Mit Hilfe der ISAC-Methode konnte gezeigt werden, dass die Sensibilisierungsprofile von Kindern anfangs einfach sind und erst mit der Zeit an Komplexität zunehmen:

Die spezifischen IgE-Antworten gegenüber den Allergenmolekülen von Phleum pratense (Lieschgras) entwickeln sich oft ausgehend von einer einfachen Monosensibilisierung gegen ein Allergenmolekül zu einer oligomolekularen Sensibilisierung, bis sie letztendlich in einem komplexen polymolekularen Muster münden (Hatzler et al. 2012, Matricardi 2014). Dabei beginnt die Entwicklung meist mit einer IgE-Antwort auf ein sog. Startermolekül, das im späteren Verlauf die Antikörperentwicklung auf weitere Allergenmoleküle anstößt. Im Fall der Gräserpollenallergie gegenüber Lieschgras ist dieses Startermolekül in den meisten Fällen Phl p 1, das sich als das am häufigsten erkannte Protein entpuppte. Folglich zeigen junge Patienten in der frühen Phase ihrer Sensibilisierung oft nur gegen dieses Protein eine spezifische IgE-Antwort. Nach Monaten oder Jahren können IgE-Sensibilisierungen gegen weitere Proteine des Lieschgrases hinzukommen, häufig in einer typischen Reihenfolge: Auf die initiale Sensibilisierung gegen Phl p 1 folgen meist positive Reaktionen gegen Phl p 4 und Phl p 5, danach IgE-Antworten gegen Phl p 2, Phl p 6 und Phl p 11. Erst in der klinischen Phase, nachdem sich längst allergische Symptome bei den betroffenen Kindern entwickelt hatten, ließen sich IgE gegen Phl p 12 und Phl p 7 – Pollenpanallergene mit eher niedrigem Sensibilisierungsrisiko – nachweisen. Die zeitabhängige, konsekutive Entwicklung Allergenmolekül-spezifischer IgE-Sensibilisierungen gegenüber einer Allergenquelle (in diesem Beispiel Gräserpollen) bezeichnen die Autoren als „molecular spreading" (Hatzler et al. 2012).

Da die ersten spezifischen IgE-Antworten gegenüber Pollen Jahre vor dem Auftreten erster Symptome nachweisbar sein können, lässt sich mittels ISAC-Mikroarray-Analysen möglicherweise der Symptombeginn anhand des individuellen Sensibilisierungsprofils vorhersagen. Tatsächlich entwickeln ca. zwei Drittel der gegenüber Graspollen sensibilisierten 3-jährigen Kinder im Alter von 12 Jahren eine Gräserpollen-assoziierte saisonale allergische Rhinitis (Hatzler et al. 2012). Ähnliche Ergebnisse wurden kürzlich für die Entwicklung der Birkenpollen-bedingten allergischen Rhinokonjunktivitis berichtet (Westmann et al. 2015). Auch hier scheint eine IgE-Reaktivität gegen unterschiedliche Bet v 1-homologe PR-10-Proteine in der frühen Kindheit ein guter Prädiktor für die Entwicklung einer späteren klinisch manifesten Birkenpollenallergie zu sein.

Verordnungsverhalten bei allergenspezifischer Immuntherapie (SIT)

Empfehlungen zur SIT betrachten die Effizienz dieser Therapie auch in Abhängigkeit davon, wie gut sie auf die jeweils auslösende Allergenquelle der betroffenen Allergiker abgestimmt wird (Zuberbier et al. 2010). Eingesetzt werden sollte die SIT bei klinischen Beschwerden aufgrund von IgE-Sensibilisierungen gegen eindeutig zuzuordnende Allergenquellen inklusive derer primärer Majorallergene, ohne Berücksichtigung von Kreuzreaktionen gegen Panallergene fraglicher klinischer Relevanz (Valenta 2002). Der Multiplex ISAC 112 zeigt differenzierte Sensibilisierungsprofile und erlaubt so die Unterscheidung einer „primären", genuinen von einer durch Kreuzreaktion hervorgerufenen Antikörperreaktion. Der Vorteil besteht darin, dass die SIT dadurch auf jeden Patienten individuell zugeschnitten werden könnte. Aktuelle deutschsprachige Leitlinien zur SIT (Pfaar et al. 2014) empfehlen daher bei polysensibilisierten Pollenallergikern den gezielten Einsatz von Einzelallergenen, vorzugsweise im Singleplex- statt im Multiplex-Verfahren, da komplette Sensibilisierungsprofile zur Beantwortung der diagnostischen Fragen über das Ziel hinausschießen würden.

Eine multizentrische italienische Studie (Stringari et al. 2014) hat bereits untersucht, ob und wie die Ergebnisse der molekularen Allergiediagnostik mittels Singleplex die ärztlichen SIT-Verordnungen und Entscheidungen zur Zusammensetzung der Allergenpräparate für Kinder mit moderater bis schwerer allergischer Rhinitis (n = 651) beeinflussen würden. Offenbar wurden nach der molekularen Diagnostik mehr SIT-Präparate verordnet: Bei vielen Patienten, die im Pricktest mit Pollenextrakten zunächst als polysensibilisiert eingestuft wurden, ließ sich durch die molekulare Diagnostik eine klare Sensibilisierung gegen bestimmte Leitallergene identifizieren, deren Allergenquellen damit für eine SIT in Frage kamen. Das nachgewiesene IgE gegen primäre Majorallergene stellt so die analytische Spezifität wieder her, die durch die Allergenextrakte zur Diagnostik aufgrund der Panpollensensibilisierungen verloren gegangen war. Zusätzlich konnte gezeigt werden, dass die SIT nach Durchführung der molekularen Diagnostik in ca. 33 % der Fälle angepasst und mit einer anderen Zusammensetzung durchgeführt worden wäre.

9.5.2 Einsatz von maßgeschneiderten Allergenchips in der Forschung

Neben den für die sIgE-Routinediagnostik zugelassenen Testverfahren (z. B. ImmunoCAP ISAC 112 sIgE) können Protein-Mikroarrays auch gezielt für Fragestellungen in der Forschung entwickelt werden. Auf der Basis der ISAC-Technologie wurde z. B. für Untersuchungen an Geburtskohorten zum Mechanismus der Allergieentstehung in unterschiedlichen Regionen Europas ein deutlich erweiterter Allergenchip entwickelt, auf dem insgesamt 176 Allergenkomponenten vertreten sind (Lupinek et al. 2014). In ähnlicher Weise können auch kleine, individuell gestaltete Protein-Mikroarrays als Allergenchip eingesetzt werden, um gezielt spezifische Fragestellungen zu beantworten. So ließ sich mittels maßgeschneiderter Mikroarrays bei Bienengiftallergikern spezifisches IgE gegen unterschiedliche chimere Isoformen des Majorallergens Api m 10 nachweisen (van Vaerenbergh et al. 2015). Auch die Rolle von sIgE gegen α-, β- oder γ-Gliadin in der Diagnostik der Weizen-abhängigen Anstrengungs-induzierten Anaphylaxie (Hofmann et al. 2012) oder die Bedeutung der unterschiedlichen Einzelallergene für die Erdnussallergie (Nicolaou et al. 2010) wurden mittels Forschungs-Mikroarrays charakterisiert.

Tab. 9.7 Vor- und Nachteile von Testmethoden am Beispiel ImmunoCAP-Technologie. (Adaptiert nach Canonica et al. 2013)

Methode	Vorteile	Nachteile
sIgE-Bestimmung im ISAC-Multiplex-Verfahren	30 µl Serum bzw. Plasma 112 Allergenkomponenten Keine Interferenzen bei hohem tIgE	Manuelle Methode Weniger sensitiv Höherer Variationskoeffizient
sIgE-Bestimmung im Singleplex-Verfahren, z. B. ImmunoCAP	Automatisiert Quantitativ Hohe Testempfindlichkeit Niedriger Variationskoeffizient Gut geeignet für Verlaufsbeobachtung	40 µl Serum/Plasma pro Bestimmung Antikörper mit niedriger Affinität werden ebenfalls detektiert (kaum klinische Relevanz)
Hauttest (SPT)	Hohe Testempfindlichkeit Einfache und schnelle Durchführbarkeit	Manuell 1 Allergen pro Test Nur Extrakte verfügbar

Am Beispiel der Erdnussallergie lässt sich eine weitere Anwendung der Array-Technologie verdeutlichen: Statt intakter Proteine lassen sich auch Allergenpeptide als Zielstrukturen an die Festphase des Arrays binden. Derartige Peptid-Arrays ermöglichen die Analyse diverser linearer IgE-Bindungsstellen (IgE-Epitope) innerhalb eines Allergens (Shreffler et al. 2004) und den Vergleich mit homologen Sequenzen aus anderen Allergenen (Rosenfeld et al. 2012).

Die klaren Vorteile des Multiplex-Verfahrens in der Forschung liegen in der großen Anzahl nachweisbarer Sensibilisierungen, der individuellen Zusammenstellung des Allergenrepertoires (maßgeschneiderte Allergenchips) und dem relativ geringen Probenvolumen für die Testung selbst. Besonders bei komplexen Allergenquellen bzw. komplizierten klinischen Fragestellungen oder bei einer polysensibilisierten Studienpopulation ist eine hochauflösende molekulare Allergiediagnostik von Vorteil, da die erhobenen kompletten Sensibilisierungsmuster eine Voraussetzung für die erfolgreiche Ergebnisinterpretation anhand der klinischen Angaben des Patienten darstellen.

9.6 Zusammenfassung und Ausblick

Die derzeit erhältliche Mikroarray-Plattform ISAC 112 ermöglicht es, spezifisches IgE gegen möglichst viele Einzelallergene in einem Ansatz aus einer geringen Serummenge zu analysieren (◘ Tab. 9.7). Dabei handelt es sich strenggenommen um 112 Immunoassays, deren zugehörige Allergenkomponenten, natürlichen oder rekombinanten Ursprungs, einzeln auf ihre Tauglichkeit evaluiert worden sind. Dies betrifft allergenabhängige Testgrößen, wie z. B. Nachweisgrenzen (Limit of detection, LoD), Linearität, Präzision, Gesamt-IgE-Einfluss, IgG-Inhibition, Matrixeffekte und Vergleichbarkeit mit etablierten Methoden zur spezifischen IgE-Bestimmung gegen definierte Einzelallergene.

Die analytischen Vorteile der molekularen Diagnostik mit Einzelallergenen gelten auch für die Multiplex-Analyse:
1. Erhöhte Testempfindlichkeit (niedrigere Nachweisgrenze, Limit of Detection, LoD) durch bestimmte (z. B. unterrepräsentierte oder im Allergenextrakt fehlende) Einzelallergene,
2. Erhöhte analytische Spezifität (Selektivität) bei Einzelallergenen mit definierten klinischen Eigenschaften (z. B. Risikoassoziation, Krankheitsassoziation),
3. bestimmte Einzelallergene (z. B. Panallergene) als Marker für Kreuzreaktionen,
4. Einzelallergene (z. B. Spezies-spezifische Majorallergene) als Indikatoren für eine primäre, genuine IgE-Sensibilisierung gegen die zugehörige Allergenquelle.

Die Multiplex-Analyse bietet zusätzlich den zusätzlich den Vorteil einer umfangreichen (idealerweise vollständigen) Erfassung des IgE-Sensibilisierungsprofils (komplettes allergenspezifisches IgE-Repertoire).

Da die Zuverlässigkeit und Genauigkeit des aktuellen Mikroarray-Tests bei spezifischen IgE-Konzentrationen unter 1 kU/l jedoch deutlich nachlässt, sind bei niedrigen Gesamt-IgE-Serumspiegeln (<25 kU/l) oder nur geringfügig erhöhten spezifischen IgE-Werten zwischen 0,1 und 1,0 kUA/l – sofern möglich – Singleplex- den Multiplex-Methoden vorzuziehen.

Derzeit fehlen einige wichtige Allerkomponenten insbesondere im Bereich der Nahrungsmittelallergene (z. B. zusätzliche Speicherproteine, fehlende potenziell wichtige Pollenallergene, Schimmelpilzallergene, Tierallergene). Auf andere momentan auf dem Allergenchip befindliche Allergenkomponenten sollte eher verzichtet werden, da sie mehr zur Verwirrung als zur Klärung beitragen: Dazu zählen Insektengiftallergene, da die Bestimmung des spezifischen IgE gegen diese Allergene nicht als Screeningtest, sondern nur bei eindeutiger Anamnese einer anaphylaktischen Insektenstichreaktion angezeigt ist. Durch die hohe Prävalenz einer Insektengiftsensibilisierung von ca. 25 % in der Bevölkerung würde ein ungezieltes Screening zahlreiche klinisch irrelevante Resultate produzieren und die betroffenen Testpersonen bzw. deren Ärzte verunsichern. Bei gegebener Indikation kann die Sensibilisierung gegen Insektengifteinzelallergene aktuell im Singleplex-Verfahren nachgewiesen werden. Alternativ würde sich auch eine gezielte Multiplex-Analyse mit allen verfügbaren Insektengiftallergenen anbieten, die sich als sogenannter Insektengift-Allergenchip derzeit noch in der Entwicklung befindet. In diesem Zusammenhang ist es denkbar, das in Zukunft mehrere Mikroarray-Formate zur Verfügung stehen, die in Abhängigkeit von der klinischen Fragestellungen verschiedene Allergenspektren abdecken wie z. B. Nahrungsmittelallergien, inhalative Allergien, Insektengiftallergien und Medikamentenallergien. Vor dem Hintergrund, dass es wahrscheinlich mehr als 3000 Einzelallergene gibt, sind im Bereich der Multiplex-Allergiediagnostik durch die rasch fortschreitende Miniaturisierung und Automation vermutlich noch viele Innovationen zu erwarten.

Fazit für den klinischen Alltag
Der derzeit erhältliche Mikroarray ImmunoCAP ISAC 112 stellt einen wichtigen Schritt in der Weiterentwicklung der In-vitro-Allergiediagnostik dar, um spezifisches IgE gegen möglichst viele Einzelallergene in einem Ansatz aus einer geringen Serummenge zu analysieren. Die Vorteile der molekularen Allergiediagnostik (erhöhte Testempfindlichkeit, erhöhte analytische Spezifität, Identifikation von Risiko-, Primär- und Kreuzsensibilisierungen) werden durch die umfangreiche Erfassung nahezu vollständiger Sensibilisierungsprofile erweitert. Positive Ergebnisse im IgE-Mikroarray

entsprechen spezifischen IgE-Sensibilisierungen gegen die jeweiligen Einzelallergene, die nur bei korrespondierenden Symptomen nach Exposition gegenüber den zugehörigen Allergenquellen klinische Relevanz besitzen. Letztere muss für jede Allergenquelle bzw. jedes Einzelallergen getrennt, evtl. durch eine gezielte Nachanamnese oder – sofern möglich – durch eine Provokation mit der entsprechenden Allergenquelle ermittelt werden. Umgekehrt sind im Mikrochip nachgewiesene IgE-Sensibilisierungen bei komplett fehlenden klinischen Angaben zu körperlichen Symptomen, allergischen Reaktionen oder individuellen Erkrankungen der betreffenden Person diagnostisch von begrenztem Wert: Weder die Höhe des sIgE noch der Umfang oder das Muster der IgE-Sensibilisierungen gegen Einzelallergene verraten etwas über deren potenzielle klinische Relevanz. Nur bei Kenntnis der Klinik ist eine abschließende Interpretation der nachgewiesenen IgE-Sensibilisierungen möglich. Dies bleibt eine ärztliche Aufgabe und kann selbst durch detaillierte Angaben zum spezifischen IgE gegen sämtliche denkbaren Einzelallergene nicht ersetzt werden.

Literatur

Asarnoj A, Nilsson C, Lidholm J, Glaumann S, Östblom E, Hedlin G, van Hage M, Lilja G, Wickman M (2012) Peanut component Ara h 8 sensitization and tolerance to peanut. J Allergy Clin Immunol 130:468–472

Blackley CH (1880) Hay fever; its causes, treatment, and effective prevention. Ballière, London

Breiteneder HI, Hassfeld W, Pettenburger K, Jarolim E, Breitenbach M, Rumpold H, Kraft D, Scheiner O (1988) Isolation and characterization of messenger RNA from male inflorescences and pollen of the white birch (Betula verrucosa). Int Arch Allergy Appl Immunol 87(1):19–24

Canonica GW, Ansotegui IJ, Pawankar R, Schmid-Grendelmeier P, van Hage M, Baena-Cagnani CE, Melioli G, Nunes C, Passalacqua G, Rosenwasser L, Sampson H, Sastre J, Bousquet J, Zuberbier T, Allen K, Asero R, Bohle B, Cox L, de Blay F, Ebisawa M, Maximiliano-Gomez R, Gonzalez-Diaz S, Haahtela T, Holgate ST, Jakob T, Larche M, Matricardi PM, Oppenheimer J, Poulsen LK, Rosario N, Rothenberg M, Sanchez-Borges M, Scala E, Valenta R (2013) A WAO – ARIA – GA2LEN consensus document on molecular-based allergy diagnostics. World Allergy Organ J 136:17–34

Constantin C, Quirce S, Poorafshar M, Touraev A, Niggemann B, Mari A, Ebner C, Akerström H, Heberle-Bors E, Nystrand M, Valenta R (2009) Micro-arrayed wheat seed and grass pollen allergens for component-resolved diagnosis. Allergy 64:1030–1037

Gadisseur R, Chapelle JP, Cavalier E (2011) A new tool in the field of in-vitro diagnosis of allergy: preliminary results in the comparison of ImmunoCAP 250 with the ImmunoCAP ISAC. Clin Chem Lab Med 49:277–280

Hatzler L, Panetta V, Lau S, Wagner P, Bergmann RL, Illi S, Bergmann KE, Keil T, Hofmaier S, Rohrbach A, Bauer CP, Hoffman U, Forster J, Zepp F, Schuster A, Wahn U, Matricardi PM (2012) Molecular spreading and predictive value of preclinical IgE response to Phleum pratense in children with hay fever. J Allergy Clin Immunol 130:894–901.e5

Hiller R, Laffer S, Harwanegg C, Huber M, Schmidt WM, Twardosz A, Barletta B, Becker WM, Blaser K, Breiteneder H, Chapman M, Crameri R, Duchêne M, Ferreira F, Fiebig H, Hoffmann-Sommergruber K, King TP, Kleber-Janke T, Kurup VP, Lehrer SB, Lidholm J, Müller U, Pini C, Reese G, Scheiner O, Scheynius A, Shen HD, Spitzauer S, Suck R, Swoboda I, Thomas W, Tinghino R, Van Hage-Hamsten M, Virtanen T, Kraft D, Müller MW, Valenta R (2002) Microarrayed allergen molecules: diagnostic gatekeepers for allergy treatment. FASEB J16:414–416

Hofmann SC, Fischer J, Eriksson C, Bengtsson Gref O, Biedermann T, Jakob T (2012) IgE detection to α/β/γ-gliadin and its clinical relevance in wheat-dependent exercise-induced anaphylaxis. Allergy 67:1457–1460

Ishizaka K, Ishizaka T (1967) Identification of gamma-E antibodies as a carrier of reaginic antibody. J Immunol 99:1187–1198

Johansson SGO, Bennich H (1967) Immunological studies of an atypical (myeloma) immunoglobulin. Immunology 13:381–394

Lupinek C, Wollmann E, Baar A, Banerjee S, Breiteneder H, Broecker BM, Bublin M, Curin M, Flicker S, Garmatiuk T, Hochwallner H, Mittermann I, Pahr S, Resch Y, Roux KH, Srinivasan B, Stentzel S, Vrtala S, Willison LN, Wickman M, Lødrup-Carlsen KC, Antó JM, Bousquet J, Bachert C, Ebner D, Schlederer T, Harwanegg C, Valenta R (2014) Advances in allergen-microarray technology for diagnosis and monitoring of allergy: the MeDALL allergen-chip. Methods 66:106–119

Matricardi PM (2014) Allergen-specific immunoprophylaxis: Toward secondary prevention of allergic rhinitis? Pediatr Allergy Immunol 25:15–18

Melioli G, Spenser C, Reggiardo G, Passalacqua G, Compalati E, Rogkakou A, Riccio AM, Di Leo E, Nettis E, Canonica GW (2014) Allergenius, an expert system for the interpretation of allergen microarray results. World Allergy Organ J 7:15

Nicolaou N, Poorafshar M, Murray C, Simpson A, Winell H, Kerry G, Härlin A, Woodcock A, Ahlstedt S, Custovic A (2010) Allergy or tolerance in children sensitized to peanut: prevalence and differentiation using component-resolved diagnostics. J Allergy Clin Immunol 125:191–197.e1–13

Palomba A, Maccari M, Baldracchini F, Mazzoleni G, Crisanti A, Marcucci F (2014) Evaluation of a new microarray based system for allergy testing. EAACI, Copenhagen (Abstract # 18)

Pfaar O, Bachert C, Bufe A, Buhl R, Ebner C, Eng P, Friedrichs F, Fuchs T, Hamelmann E, Hartwig-Bade D, Hering T, Huttegger I, Jung K, Klimek L, Kopp MV, Merk H, Rabe U, Saloga

J, Schmid-Grendelmeier P, Schuster A, Schwerk N, Sitter H, Umpfenbach U, Wedi B, Wöhrl S, Worm M, Kleine-Tebbe J (2014) Guideline on allergen-specific immunotherapy in IgE-mediated allergic diseases – S2k Guideline of the German Society for Allergology and Clinical Immunology (DGAKI), the Society for Pediatric Allergy and Environmental Medicine (GPA), the Medical Association of German Allergologists (AeDA), the Austrian Society for Allergy and Immunology (ÖGAI), the Swiss Society for Allergy and Immunology (SGAI), the German Society of Dermatology (DDG), the German Society of Oto-Rhino-Laryngology, Head and Neck Surgery (DGHNO-KHC), the German Society of Pediatrics and Adolescent Medicine (DGKJ), the Society for Pediatric Pneumology (GPP), the German Respiratory Society (DGP), the German Association of ENT Surgeons (BV-HNO), the Professional Federation of Paediatricians and Youth Doctors (BVKJ), the Federal Association of Pulmonologists (BDP) and the German Dermatologists Association (BVDD). Allergo J Int 23:282–319. doi:10.1007/s40629-014-0032-2

van Ree R (2002) Carbohydrate epitopes and their relevance for the diagnosis and treatment of allergic diseases. Int Arch Allergy Immunol 129:189–197

Rosenfeld L, Shreffler W, Bardina L, Niggemann B, Wahn U, Sampson HA, Beyer K (2012) Walnut allergy in peanut-allergic patients: significance of sequential epitopes of walnut homologous to linear epitopes of Ara h 1, 2 and 3 in relation to clinical reactivity. Int Arch Allergy Immunol 157:238–245

Sastre J, Landivar ME, Ruiz-García M, Andregnette-Rosigno MV, Mahillo I (2012) How molecular diagnosis can change allergen-specific immunotherapy prescription in a complex pollen area. Allergy 67:709–711

Shreffler WG, Beyer K, Chu TH, Burks AW, Sampson HA (2004) Microarray immunoassay: association of clinical history, in vitro IgE function, and heterogeneity of allergenic peanut epitopes. J Allergy Clin Immunol 113:776–782

Stringari G, Tripodi S, Caffarelli C, Dondi A, Asero R, Di Rienzo Businco A, Bianchi A, Candelotti P, Ricci G, Bellini F, Maiello N, Miraglia del Giudice M, Frediani T, Sodano S, Dello Iacono I, Macrì F, Peparini I, Povesi Dascola C, Patria MF, Varin E, Peroni D, Comberiati P, Chini L, Moschese V, Lucarelli S, Bernardini R, Pingitore G, Pelosi U, Tosca M, Cirisano A, Faggian D, Travaglini A, Plebani M, Matricardi PM, Italian Pediatric Allergy Network (I-PAN) (2014) The effect of component-resolved diagnosis on specific immunotherapy prescription in children with hay fever. J Allergy Clin Immunol 134:75–81

Thermo Fisher Scientific (2011) ImmunoCAP ISAC 112 – performance characteristics, data on file, Oct 2011. Thermo Fisher Scientific, Uppsala, Sweden

Tripodi S, Frediani T, Lucarelli S, Macrì F, Pingitore G, Di Rienzo Businco A, Dondi A, Pansa P, Ragusa G, Asero R, Faggian D, Plebani M, Matricardi PM (2012) Molecular profiles of IgE to Phleum pratense in children with grass pollen allergy: implications for specific immunotherapy. J Allergy Clin Immunol 129:834–839.e8

van Vaerenbergh M, De Smet L, Rafei-Shamsabadi D, Blank S, Spillner E, Ebo DG, Devreese B, Jakob T, de Graaf DC (2015) IgE recognition of chimeric isoforms of the honeybee (Apis mellifera) venom allergen Api m 10 evaluated by protein array technology. Mol Immunol 63:449–455

Valenta R (2002) The future of antigen-specific immunotherapy of allergy. Nat Rev Immunol 2:446–453

Valenta R, Kraft D (2001) Recombinant allergen molecules: tools to study effector cell activation. Immunol Rev 179:119–127

Westman M, Lupinek C, Bousquet J, Andersson N, Pahr S, Baar A, Bergström A, Holmström M, Stjärne P, Lødrup Carlsen KC, Carlsen K, Antó JM, Valenta R, van Hage M, Wickman M, Mechanisms for the Development of Allergies (MeDALL) consortium (2015) Early childhood IgE reactivity to pathogenesis-related class 10 proteins predicts allergic rhinitis in adolescence. J Allergy Clin Immunol 135:1199-1206.e1-11

Wide L, Bennich H, Johansson SG (1967) Diagnosis of allergy by an in vitro test for allergen antibodies. Lancet II:1105–1107

Zuberbier T, Bachert C, Bousquet PJ, Passalacqua G, Walter Canonica G, Merk H, Worm M, Wahn U, Bousquet J (2010) GA^{2}LEN/EAACI pocket guide for allergen-specific immunotherapy for allergic rhinitis and asthma. Allergy 65:1525–1530

Abschnitt C: Molekulare Allergiediagnostik im klinischen Alltag

Kapitel 10 Markerallergene und Panallergene bei
Baum- und Gräserpollenallergie – 177
K. Gangl, V. Niederberger, R. Valenta, A. Nandy

Kapitel 11 Markerallergene von Kräuterpollen: diagnostischer
Nutzen im klinischen Alltag – 193
G. Gadermaier, T. Stemeseder, W. Hemmer, T. Hawranek

Kapitel 12 Molekulare Diagnostik bei Erdnussallergie – 205
L. Lange, K. Beyer, J. Kleine-Tebbe

Kapitel 13 Molekulare Diagnostik bei Allergie
gegen Schalenfrüchte – 217
L. Lange, K. Beyer, J. Kleine-Tebbe

Kapitel 14 Molekulare Diagnostik der Gemüse-
und Fruchtallergie – 229
B. K. Ballmer-Weber, K. Hoffmann-Sommergruber

Kapitel 15 Molekulare Diagnostik bei nahrungsmittelabhängiger
anstrengungsinduzierter Anaphylaxie – 245
S. C. Hofmann, T. Jakob

Kapitel 16 Optimierte Diagnostik der Insektengiftallergie
durch rekombinante Allergene – 257
T. Jakob, S. Blank, E. Spillner

Kapitel 17 Molekulare Diagnostik bei Allergie
gegen Säugetiere – 277
C. Hilger, J. Kleine-Tebbe

Kapitel 18 Extrakt-basierte und molekulare
Diagnostik bei Fischallergie – 291
A. Kühn, C. Radauer, I. Swoboda, J. Kleine-Tebbe

Kapitel 19 Allergene der Hausstaubmilbe und Diagnostik
der Hausstaubmilbenallergie – 303
S. Vrtala, S. Kull, J. Kleine-Tebbe

Kapitel 20 Allergien auf Schaben, Zecken, Vorratsmilben und
andere Gliederfüßer: molekulare Aspekte – 315
C. Hilger, A. Kuehn, M. Raulf, T. Jakob

Kapitel 21 Schimmelpilzallergene und ihr Stellenwert
in der molekularen Allergiediagnostik – 329
S. Kespohl, M. Raulf

Kapitel 22 Latexallergene: Sensibilisierungsquellen
und Einzelallergene – 339
M. Raulf, H.-P. Rihs

Markerallergene und Panallergene bei Baum- und Gräserpollenallergie

K. Gangl, V. Niederberger, R. Valenta, A. Nandy

10.1 Markerallergene – 178

10.2 Allergenquellen bei Bäumen und Gräsern – 178
10.2.1 Gräser – 179
10.2.2 Bäume – 179

10.3 Wichtige Allergene bei Gräsern – 181
10.3.1 Allergene, die in allen Gräsern der Poaceae vertreten sind – 181
10.3.2 Allergene, die nur in der Gruppe der Pooideae vorkommen – 182
10.3.3 Markerallergene für Gräserpollensensibilisierung: Zusammenfassung – 183
10.3.4 Kohlenhydratsensibilisierung bei Gräserpollenallergikern – 183

10.4 Wichtige Allergene bei Bäumen – 185
10.4.1 Allergene der Bäume der Ordnung Fagales – 185
10.4.2 Allergene der Bäume der Ordnung Lamiales – 186
10.4.3 Allergene der Bäume der Ordnung Proteales – 186
10.4.4 Allergene der Bäume der Ordnung Cupressales – 187

10.5 Panallergene: Indikatoren für Kreuzreaktivität – 187
10.5.1 Polcalcine – 187
10.5.2 Profiline – 187
10.5.3 Panallergene: Zusammenfassung – 188

10.6 Fazit für den klinischen Alltag – 188

Literatur – 189

Der Beitrag basiert auf einer Publikation der Autoren, die 2015 im Allergo Journal International erschienen ist (Gangl K, Niederberger V, Valenta R, Nandy A: Marker allergens and pan allergens in tree and grass pollen allergy. Allergo J Int 2015, 24:158-169) und nun als Buchkapitel modifiziert wurde.

J. Kleine-Tebbe, T. Jakob (Hrsg.), *Molekulare Allergiediagnostik*,
DOI 10.1007/978-3-662-45221-9_10, © Springer-Verlag Berlin Heidelberg 2015

Zum Einstieg

Die molekulare Allergiediagnostik (komponentenaufgelöste Diagnostik, „component resolved diagnostic", CRD) erlaubt bei Verdacht auf Gräser- und Baumpollenallergie die Identifikation der verantwortlichen Allergenquelle durch den Nachweis von spezifischem IgE. Insbesondere kann mit geeigneten Markerallergenen eine echte Sensibilisierung gegen Baum- oder Gräserpollen von der Kreuzreaktivität durch Pollenpanallergene (Profilin und Polcalcine) unterschieden und die fehlende analytische Spezifität von Allergenextrakten überwunden werden. Vor allem bei scheinbar polysensibilisierten Patienten mit zahlreichen Reaktionen auf Pollenextrakte ermöglicht die CRD somit eine allergenspezifische Diagnose unabhängig von den Panallergenen sowie eine fundierte Entscheidung für oder gegen eine spezifische Immuntherapie und ihre Zusammensetzung.

Im folgenden Kapitel werden jene Allergene näher beschrieben, die eine eindeutige Sensibilisierung widerspiegeln und daher als Markerallergene für Baum- und Gräserpollenallergie gelten:

- Bet v 1 (Birkenpollen-Majorallergen) für Birken- u. Buchengewächse;
- Ole e 1 (Olivenbaum-Majorallergen) für Ölbaumgewächse inklusive Esche;
- Pla a 1 (Majorallergen der Ahornblättrigen Platane) für Platanengewächse;
- Cry j 1 (Majorallergen der Japanischen Zeder)/Cup a 1 (Majorallergen der Arizona-Zypresse) für Zypressengewächse;
- Phl p 1 u. 5 (Lieschgras-Majorallergene) für die Süßgräser inklusive Roggen.

Schließlich werden jene Allergene in Gräser- und Baumpollen benannt, die wegen potenzieller serologischer und klinischer Kreuzreaktivität gegenüber einer Vielzahl von Allergenquellen die allergenspezifische Diagnostik mit Extrakten erschweren. Ein Fazit für den klinischen Alltag bietet die Grundlage für ein strukturiertes diagnostisches Vorgehen.

10.1 Markerallergene

Viele Allergene aus botanisch miteinander verwandten Quellen haben strukturelle Ähnlichkeiten, die zu IgE-Kreuzreaktivität führen. Strukturell verwandte Allergene können somit oft zu Gruppen immunologisch verwandter Proteine zusammengefasst werden. Innerhalb einer Gruppe reagieren Patienten, die gegen ein spezifisches Allergen sensibilisiert sind, häufig auch auf viele oder alle anderen Proteinen dieser Gruppe. Als Markerallergene können Allergene definiert werden, die bei der Mehrheit der untersuchten Allergiker eine Zuordnung zu bestimmten Sensibilisierungstypen erlauben (Kazemi-Shirazi et al. 2002, Suphioglu 2000, Valenta et al. 2007).

Die molekulare Allergiediagnostik („component-resolved diagnostic", CRD, komponentenaufgelöste Diagnostik) erlaubt es, zwischen echter Sensibilisierung und Kreuzreaktivität zu unterscheiden (Hiller et al. 2002). Im Hinblick auf Gräser- und Baumpollenallergie ist dies bedeutsam, um bei polysensibilisierten Patienten eine Entscheidung für die optimale oder gegen eine spezifische Immuntherapie zu treffen. Da eine spezifische Immuntherapie aufwendig und belastend ist und mehrere Jahre dauert, ist es wichtig, jene Patienten zu identifizieren, die von einer bestimmten Immuntherapie profitieren können: Das sind die Patienten, bei denen eine echte Sensibilisierung gegen Gräser- oder Baumpollen vorliegt.

Im Folgenden werden daher jene Allergene näher beschrieben, die einen Hinweis auf solch eine echte Sensibilisierung geben können und deshalb als Markerallergene für bestimmte Baum- und Gräserpollenallergien gelten.

10.2 Allergenquellen bei Bäumen und Gräsern

Baum- und Gräserpollen von windbestäubten Pflanzen gehören zu den häufigsten Allergenquellen. Etwa 12–17% der Bevölkerung in Europa leiden unter einer Gräserpollenallergie und etwa 10% unter einer Baumpollenallergie (Blomme et al. 2013, Wüthrich et al. 1995). Die Pollen von Bäumen und Gräsern geben bei Kontakt mit Wasser schnell eine große Menge von Allergenen – also von definierten Proteinen und Glykoproteinen – ab, die in Kontakt mit der Schleimhaut der Atemwege treten und so allergische Symptome auslösen können (Grote et al. 2001, Vrtala et al. 1993a).

10.2 · Allergenquellen bei Bäumen und Gräsern

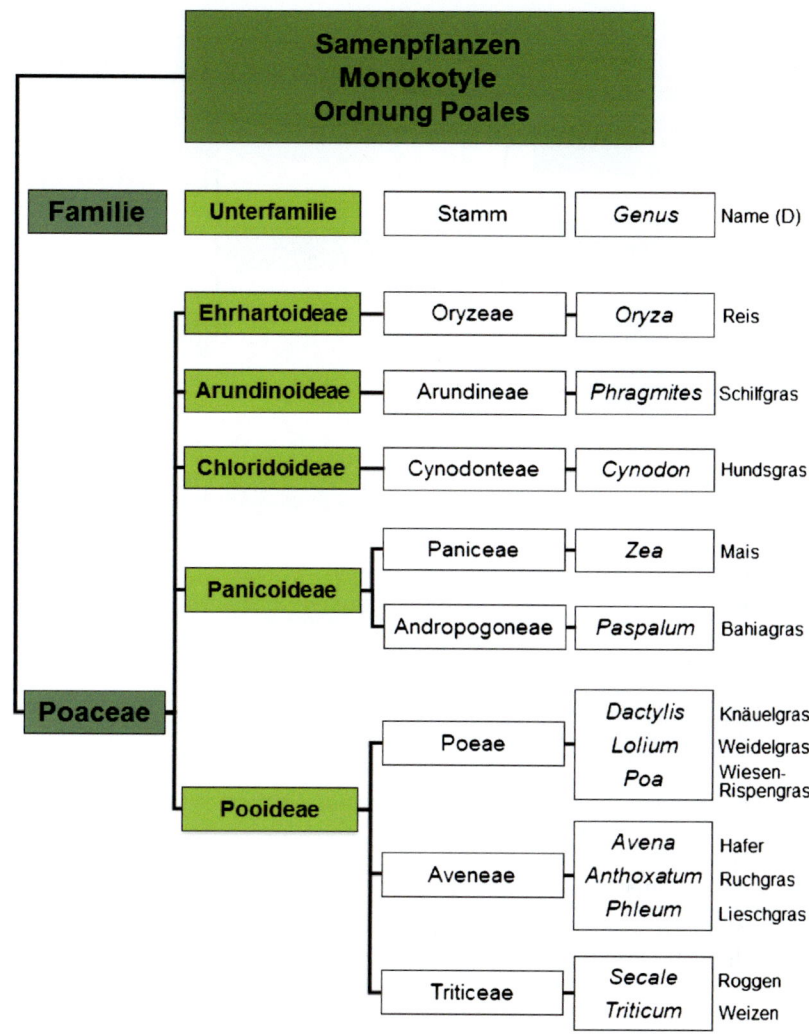

Abb. 10.1 Botanische Verwandtschaft wichtiger allergener Gräser. (Adaptiert nach Simon et al. 2011)

10.2.1 Gräser

Die meisten allergenen Gräser gehören zur botanischen Familie der Süßgräser (Poaceae), und viele dieser Gräser, etwa das Wiesenlieschgras (*Phleum pratense*), aber auch das Weidelgras (*Lolium perenne*), das Knäuelgras (*Dactylis glomerata*), das Wiesenrispengras (*Poa pratensis*) und andere mehr, die in gemäßigten Klimazonen verbreitet sind, gehören zu der Unterfamilie Pooideae und sind somit eng miteinander verwandt. Andere Gräser wie das Hundsgras (*Cynodon dactylon*), der Reis (*Oryza sativa*), das Schilfgras (*Phragmites communis*) und das Bahiagras (*Paspalum notatum*) gehören zu anderen Unterfamilien, nämlich den Chloridoideae, Erhartoideae, Arundinoideae und Panicoideae, die eher in heißen und tropischen Klimazonen verbreitet sind (Andersson u. Lidholm 2003, Hejl et al. 2009, Johansen et al. 2009, Simon et al. 2011). ◘ Abb. 10.1 bietet einen Überblick über die botanische Verwandtschaft der genannten Gräser.

10.2.2 Bäume

Anders als bei den Gräserpollen stammen die allergieauslösenden Baumpollen aus verschiedenen botanischen Gruppen der Samenpflanzen (Sperma-

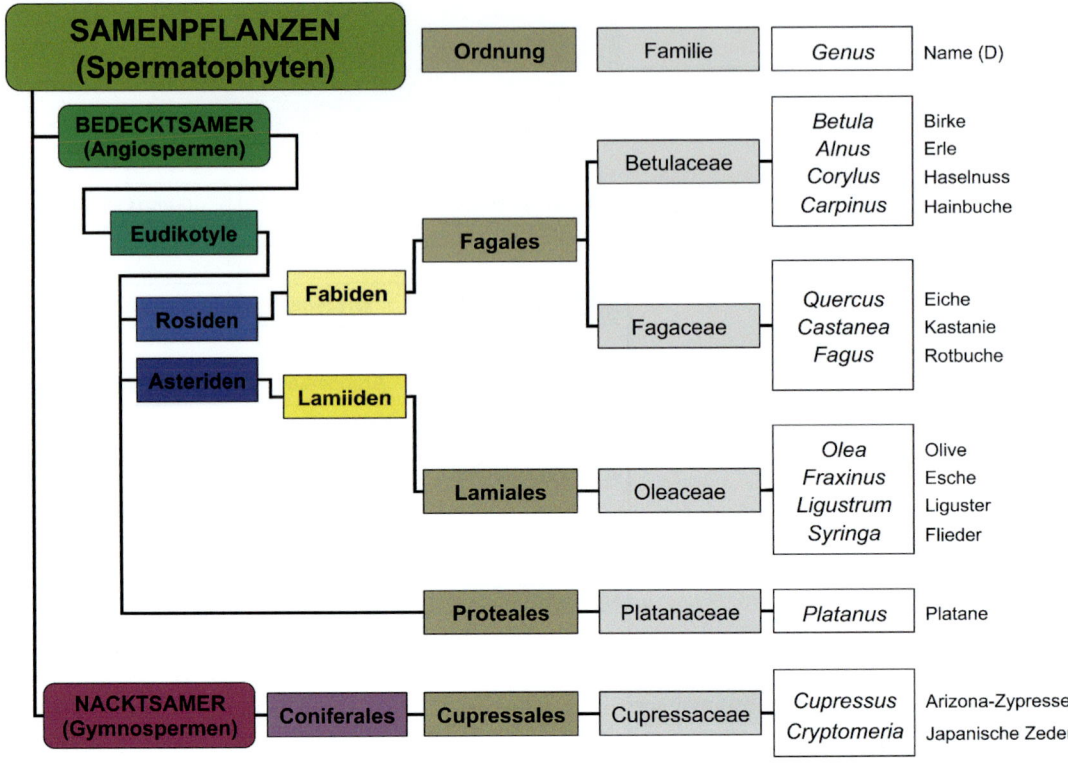

◘ **Abb. 10.2** Botanische Verwandtschaft wichtiger allergener Bäume. (Adaptiert nach APG III 2009, Christenhusz et al. 2011)

tophyten), die in unterschiedlichen geografischen Regionen verbreitet sind (Marth et al. 2014, Mothes et al. 2004, Swoboda et al. 2008). Der folgende Überblick und die Zusammenstellung in ◘ Abb. 10.2 folgen den Grundsätzen der phylogenetischen Klassifikation (APG III 2009, Christenhusz et al. 2011).

Die Mehrzahl der Bäume gehört zu den Bedecktsamern (Angiospermen): Eine wichtige Gruppe von kreuzreaktiven allergenen Baumpollen stammt aus zwei Familien der Ordnung der Fagales:
- der Familie der Betulaceae (Birke, *Betula verrucosa*; Erle, *Alnus glutinosa*; Haselnuss, *Corylus avellana* und Hainbuche, *Carpinus betulus*) und
- der Familie der Fagaceae (Eiche, *Quercus alba*; Rotbuche, *Fagus sylvatica* und Kastanie, *Castanea sativa*);

diese Bäume sind vor allem in Nordeuropa und Nordamerika verbreitet (Mothes et al. 2004, Wüthrich et al. 1995).

Eine zweite wichtige Gruppe von kreuzreaktiven allergenen Pollen stammt von Bäumen der Ordnung Lamiales, Familie Oleaceae. Einige davon sind vor allem im Mittelmeerraum verbreitet und stellen dort eine bedeutende Allergenquelle dar (Bousquet et al. 1984). Am weitesten verbreitet ist der Olivenbaum (*Olea europea*); weitere allergene Mitglieder dieser Familie sind die Esche (*Fraxinus excelsior*), der Liguster (*Ligustrum vulgare*) und der Flieder (*Syringa vulgaris*).

Eine eher lokal bedeutende Quelle von Allergen aus der Gruppe der Bedecktsamer sind die Platanen (Ordnung Proteales, Familie Platanaceae), diese sind vor allem im Mittelmeerraum zu finden.

Eine weitere wichtige Quelle von untereinander kreuzreaktiven allergenen Pollen gehört zur botanischen Gruppe der Nacktsamer (Gymnospermen). Die wichtigsten Vertreter stammen hier aus der Ordnung der Cupressales, Familie Cupressaceae (z. B. Arizona-Zypresse, *Cupressus arizonica*; Japanische Zeder, *Cryptomeria japonica*) (Di Felice et al. 2001, Marth et al. 2014, Swoboda et al. 2008).

Tab. 10.1 Wichtige Gräserpollenallergene

Protein	Bedeutung	Vertreter	Molekulargewicht [kDa]
Markerallergene für Gräserpollen			
Gruppe-1-Graspollenallergen Glykosyliert, β-Expansin	Majorallergen, alle Gräser	Phl p 1	31–35
Gruppe-5-Graspollenallergen Unbekannte Funktion	Majorallergen, Unterfamilie der Pooideae	Phl p 5	27–33
Andere wichtige Allergene			
Allergene in allen Gräsern			
Gruppe-13-Graspollenallergen Glykosyliert, Polygalakturonase	Gräserpollenspezifisch	Phl p 13	~55
Allergene in einigen Gräsern			
Gruppe-2-Graspollenallergen Expansin-verwandtes Protein	Gräserpollenspezifisch	Phl p 2	10-12
Gruppe-6-Graspollenallergen P-Partikel-Protein	Gräserpollenspezifisch	Phl p 6	~13
Gruppe-11-Graspollenallergen Glykosyliert, Ole e 1-verwandtes Protein	Geringe Kreuzreaktivität	Phl p 11	~20
Allergene, nicht gräserspezifisch			
Polcalcin 2 EF-Hand	Panallergen, Kreuzreaktivität zwischen verschiedenen Pollenarten	Phl p 7	~9
Profilin	Panallergen, Kreuzreaktivität zwischen vielen Pflanzenpollen, Nahrungsmitteln und Latex	Phl p 12	~14
Berberin Bridge Enzyme Glykosyliert	„Panallergen", klinisch niedrigere Relevanz	Phl p 4	50–67

10.3 Wichtige Allergene bei Gräsern

Die wichtigsten Gräserpollenallergene sind in ◘ Tab. 10.1 zusammengestellt.

10.3.1 Allergene, die in allen Gräsern der Poaceae vertreten sind

Markerallergen für alle Gräser: Gruppe 1 (Phl p 1)

Gruppe-1-Allergene aus über 20 Spezies der Poaceae sind isoliert und/oder kloniert worden (Andersson u. Lidholm 2003, Griffith et al. 1991, Johnson u. Marsh 1965, Laffer et al. 1994b, Perez et al. 1990).

Phl p 1, das Gruppe-1-Allergen des Wiesenlieschgrases, weist eine Sequenzidentität von etwa 85–95 % mit anderen Mitgliedern der Unterfamilie der Pooideae auf, wobei viele Aminosäuresubstitutionen, die in Isoformen und Gruppe-1-Allergenen anderer Spezies der Pooideae (z. B. Hol l 1, Poa p 1 und Lol p 1) identifiziert wurden, die Allergenizität des Moleküls kaum beeinflussen (Andersson u. Lidholm 2003, Johansen et al. 2009, Laffer et al. 1994a, b). Die meisten IgE-Epitope von Phl p 1 sind am C-terminalen Ende des Moleküls gruppiert (Flicker et al. 2006). Bis zu 90 % aller Gräserpollen-allergischen Patienten zeigen IgE-Reaktivität gegen Gruppe-1-Allergene vieler Spezies (Andersson u. Lidholm 2003, Johansen et al. 2009, Laffer et al. 1994b, 1996, van Ree et al. 1992). Phl p 1, als wichtigster Vertreter der Gruppe-1-Allergene, ist damit ein wichtiges kreuzreaktives Majorallergen. Die Kreuzreaktivität von Gruppe-1-Allergenen wurde in vielen Studien mit natürlichen Extrakten verschiedener Spezies der Pooideae und auch anderer Unterfamilien nachgewiesen (Johansen et al. 2009, Laffer et al. 1994a, van Ree et al. 1992). Gereinigtes, rekombinantes Phl p 1 hemmte die Bindung von Patientenseren an Extrakte von 8 unterschiedlichen Gräsern (Lieschgras, *Phleum pratense*; Ruchgras, *Anthoxatum odoratum*; Hafer, *Avena sativa*; Hundsgras, *Cynodon dactylon*; Weidelgras, *Lolium perenne*; Schilfgras, *Phragmites communis*; Wiesenrispengras, *Poa pratensis*; Roggen, *Secale cereale*) mit einer durchschnittlichen Inhibition von 76 % (Laffer et al. 1996). Monoklonale, für bestimmte Phl p 1-Epitope spezifische Antikörper oder rekombinante humane Phl p 1-spezifische IgE-Fabs („fragment antigen binding", antigenbindendes Fragment des IgE-Antikörpers) binden an eine Reihe von natürlichen Gruppe-1-Gräserpollenallergenen verschiedener Gräser der Pooideae (Duffort et al. 2008, Flicker et al. 2006).

Sequenzhomologien und Kreuzreaktivität zwischen Phl p 1 und Gruppe-1-Allergenen aus tropischen und subtropischen Gräsern wie Hundsgras (*Cynodon dactylon*; 67–70 % Sequenzidentität) oder Bahiagras (*Paspalum notatum*) sind geringer (Andersson u. Lidholm 2003, Davies 2014, Johansen et al. 2009). Zwischen Gruppe-1-Allergenen von Gräsern aus gemäßigten Klimazonen und Gruppe-1-Allergenen aus tropischen Klimazonen besteht besonders bei Patienten aus tropischen Klimazonen nicht immer eine komplette Kreuzinhibition (Überblick bei Davies 2014). Allerdings gibt es Hinweise, dass diese speziesspezifischen IgE-Epitope keine Proteinepitope, sondern Kohlenhydratepitope ohne klinische Relevanz darstellen (Cabauatan et al. 2014).

Phl p 1 stellt aus folgenden Gründen das wichtigste Markerallergen für genuine Sensibilisierung gegen Gräser der verschiedenen Unterfamilien der Poaceae dar:
— Ungefähr 90 % der Seren von Gräserpollenallergikern weisen spezifisches IgE gegen Phl p 1 auf,
— Gruppe-1-Allergene wurden bisher in allen Gräsern der Poaceae, nicht aber in anderen, taxonomisch nicht verwandten Pflanzen gefunden,
— es besteht weitgehende Kreuzreaktivität der Gruppe-1-Allergene untereinander.

Gruppe 13

Ein weiteres Allergen, das bisher in allen Gräsern beschrieben wurde, ist das Gruppe-13-Gräserpollenallergen, ein 55-kDa-Protein (Suck et al. 2000). Zwar weisen 50 % und mehr der Gräserpollen-allergischen Patienten IgE-Reaktivität gegen Phl p 13 auf, jedoch zeigte dieses in klinischen Studien nur geringe allergene Wirkung und besitzt daher nur eine geringe klinische Relevanz (Westritschnig et al. 2008).

10.3.2 Allergene, die nur in der Gruppe der Pooideae vorkommen

Markerallergen für Pooideae: Gruppe 5 (Phl p 5)

Gruppe-5-Allergene stellen das Markerallergen für Gräser der Gruppe der Pooideae dar, denn homologe Allergene wurden in allen Gräsern der Pooideae-Unterfamilie gefunden, beispielsweise im Wiesenlieschgras (*Phleum pratense*), im Roggen (*Secale cereale*), im Wiesenrispengras (*Poa pratensis*) und im Weidelgras (*Lolium perenne*). In Gräsern der Unterfamilien der Panicoideae, Chloridoideae, Erhartoideae oder Arundinoideae, die vor allem in der südlichen Hemisphäre und in tropischen und subtropischen Klimazonen weit verbreitet sind, kommen sie nicht vor; zum Beispiel wurden sie weder in Mais (*Zea mays*) noch in Hundsgras (*Cynodon dactylon*) oder in Reis (*Oryza sativa*) gefunden (Niederberger et al. 1998a).

Phl p 5, eines der am besten charakterisierten Gruppe-5-Allergene, ist eines von verschiedenen Allergenen einer Spezies, das in verschiedenen **isoallergenen Formen** vorkommt, in diesem Fall Phl p 5a (i. e. Phl p 5.01) und Phl p 5b (i. e. Phl p 5.02). Isoallergene zeigen deutliche Sequenzunterschiede, im Fall von Phl p 5a und Phl p 5b liegt die Sequenzidentität bei etwa 65 %, ist aber in wesentlichen Bereichen des Moleküls höher (70–77 %). Etwa 65–85 % der gräserpollenallergischen Patienten aus gemäßigten Klimazonen zeigen IgE-Reaktivität gegen Gruppe-5-Allergene, und auch die klinische allergene Aktivität von Phl p 5a ist ausgesprochen hoch (Andersson u. Lidholm 2003, Flicker et al. 2000, Vrtala et al. 1993b, Westritschnig et al. 2008).

Bei den meisten Patienten liegt eine ausgedehnte IgE-Kreuzreaktivität gegenüber den Phl p 5-Isoallergenen vor, ebenso wie gegenüber den unterschiedlichen Gruppe-5-Allergenen der Pooideae-Gräser (Andersson u Lidholm 2003, Niederberger et al. 1998a, van Ree 2002).

Phl p 5 stellt somit ein wichtiges Markerallergen für eine Sensibilisierung gegen Gräser der Pooideae dar.

Andere für Pooideae spezifische Allergene

Gruppe-2/3- und Gruppe-6-Allergene kommen ebenfalls nur in Pollen der Pooideae vor. Die Rate der Sensibilisierung von Patienten ist nicht so hoch, dass sie als Markerallergene gelten können, jedoch zeigen in manchen Populationen mehr als 50 % der Gräserpollenallergiker IgE-Reaktivität gegen diese Moleküle (Überblick bei Andersson u. Lidholm 2003, Gangl et al. 2013). Obwohl in vielen Fällen die IgE-Antikörperspiegel gegen Gruppe-2/3-Allergene niedrig sind, zeigte Phl p 2 hohe allergene Wirkung im Hauttest (Westritschnig et al. 2008). Die allergene Wirkung von Phl p 6 wurde bisher nicht in klinischen Studien analysiert.

Die klinische Bedeutung von Gruppe-11-Allergenen ist geringer, weil weniger Patienten mit diesen Allergenen reagieren; sie wurden in *Phleum pratense* und *Lolium perenne* gefunden (Marknell DeWitt et al. 2002), es gibt aber auch Homologe aus anderen Pflanzen, insbesondere aus der Olive (Ole e 1), dem Mais (Zea m 13) und der Tomate. Die Kreuzreaktivität zwischen Homologen aus taxonomisch nicht verwandten Allergenquellen ist jedoch sehr eingeschränkt.

10.3.3 Markerallergene für Gräserpollensensibilisierung: Zusammenfassung

Gemeinsam binden Gruppe-1- und Gruppe-5-Allergene 60–80 % des spezifischen IgE Gräserpollen-allergischer Patienten aus unterschiedlichen Populationen und unterschiedlichen geografischen Regionen (Laffer et al. 1996). Ausgeprägte Kreuzinhibition der Bindung von Patienten-IgE an 9 unterschiedliche Gräserpollenextrakte konnte mit einer kleinen Auswahl rekombinanter, gereinigter Gräserpollenallergene (Phl p 1, Phl p 2, Phl p 5) und mit gereinigtem, rekombinanten Profilin (Bet v 2) erreicht werden (Gräserpollenextrakte aus Ruchgras, *Anthoxanthum odoratum*; Hafer, *Avena sativa*; Hundsgras, *Cynodon dactylon*; Weidelgras, *Lolium perenne*; Schilfgras, *Phragmites australis*; Wiesenrispengras, *Poa pratensis*; Roggen, *Secale cereale*; Weizen, *Triticum sativum*; Mais, *Zea mays*) (Niederberger et al. 1998a). Eine klinische Studie mit einem Gemisch aus Phl p 1, Phl p 2, Phl p 5a+b und Phl p 6 an 64 Patienten erbrachte den Grundsatzbeweis, dass die Gräserpollenallergie mit einer Kombination von Einzelallergenen, die starke klinische Allergiesymptome auslösen und für Gräserpollen spezifisch sind, erfolgreich therapiert werden kann (Jutel et al. 2005).

> Gruppe-1- und Gruppe-5-Allergene, z. B. Phl p 1 und Phl p 5, sind in gemäßigten Klimazonen die am besten geeigneten Markerallergene zur Diagnose der Gräserpollenallergie.

10.3.4 Kohlenhydratsensibilisierung bei Gräserpollenallergikern

Phl p 1, Phl p 4, Phl p 11 und Phl p 13 sind Glykoproteine mit kreuzreaktiven Kohlenhydratresten („cross-reactive carbohydrate determinants", CCD). Die Verwendung von CCD-freien, rekombinanten Allergenen in der komponentenaufgelösten Diagnostik hat den Vorteil, dass nur funktionelles, d. h. zur IgE-Aggregation befähigtes, gegen Proteinepitope gerichtetes IgE detektiert wird. Beispielsweise haben bis zu 85 % der Gräserpollenallergiker IgE gegen Gruppe-4-Allergene. Es handelt sich dabei um Glykoproteine mit einem Molekulargewicht von 50–67 kDa; jedoch ist die Höhe des spezifischen IgE meist gering und die In-vitro-Reaktivität hat kein klinisches Korrelat (Andersson u. Lidholm 2003, Niederberger et al. 2001, Westritschnig 2008, Zafred et al. 2013). In tropischen Regionen besteht die IgE-Kreuzreaktivität nahezu ausschließlich aufgrund von

Tab. 10.2 Wichtige Baumpollenallergene

Pollenart	Vertreter	Molekulargewicht [kDa]	Allergen	Protein
Fagales, z. B. Birke	Bet v 1	~17	**Markerallergen,** Majorallergen, Kreuzreaktivität mit Baumpollen der Fagales; orales Allergiesyndrom	PR-10-Protein
	Bet v 2	~15	Panallergen, Kreuzreaktivität zwischen Pflanzenpollen, Nahrungsmitteln und Latex	Profilin
	Bet v 3	~24	Panallergen, Kreuzreaktivität zwischen verschiedenen Pollenarten	Polcalcin-Familie (3 EF-Hand)
	Bet v 4	7-9	Panallergen, Kreuzreaktivität zwischen verschiedenen Pollenarten	Polcalcin-Familie (2 EF-Hand)
	Bet v 6	~33	Minorallergen	Isoflavonreduktase
	Bet v 7	~18	Minorallergen	Cyclophilin
	Bet v 8	~66	Minorallergen	Pektin-Methylesterase
Lamiales, z. B. Olive	Ole e 1	~16	**Markerallergen,** Majorallergen, Kreuzreaktivität mit Baumpollen der Lamiales	Ole e 1-Familie, glykosyliert
	Ole e 2	15–18	Panallergen, Kreuzreaktivität zwischen Pflanzenpollen, Nahrungsmitteln und Latex	Profilin
	Ole e 3	~9	Panallergen, Kreuzreaktivität zwischen verschiedenen Pollenarten	Polcalcin-Familie (2 EF-Hand)
	Ole e 5	~16	Minorallergen	Superoxiddismutase
	Ole e 6	~6	Minorallergen	–
	Ole e 7	~10	Minorallergen, begrenzte Kreuzreaktivität zu anderen nsLTPs	Nichtspezifisches (ns) Lipid-Transfer-Protein
	Ole e 8	~21	Panallergen, Kreuzreaktivität zwischen verschiedenen Pollenarten	Polcalcin-Familie (4 EF-Hand)
	Ole e 9	~46	Minorallergen, Pollen-Frucht-Latex-Syndrom	β-1,8-Glukanase
	Ole e 10	~11	Minorallergen, Pollen-Frucht-Latex-Syndrom	X8-Domänen-Protein, Glykosylhydrolase
	Ole e 11	39,4	Minorallergen	Pektin-Methylesterase
Platanaceae, z. B. Platane	Pla a 1	~18	**Markerallergen,** Majorallergen	Invertase-Inhibitor
	Pla a 2	~43	Majorallergen	Polygalakturonase
Cupressales, z. B. Arizona-Zypresse, Japanische Zeder	Cry j 1/ Cup a 1	41–45	**Markerallergen,** Majorallergen	Pektatlyase, glykosiliert

CCD dieser Glykoproteine (Cabauatan et al. 2014), in gemäßigten Klimazonen reduziert sich die Sensibilisierungsfrequenz auf unter 60 % bei Verwendung von rekombinantem Phl p 4 (Tripodi et al. 2012).

Zu Phl p 4 homologe Proteine finden sich in Ambrosia- und Birkenpollen, aber auch in Erdnuss, Apfel, Sellerie und Karotte, wobei deren klinische Bedeutung unklar ist (Grote et al. 2002).

10.4 Wichtige Allergene bei Bäumen

Die wichtigsten Baumpollenallergene sind in ◘ Tab. 10.2 zusammengestellt.

10.4.1 Allergene der Bäume der Ordnung Fagales

Markerallergen der Fagales: Bet v 1 und Homologe

Die c-DNA von Bet v 1, dem Hauptallergen der Birke, wurde schon früh isoliert (Breiteneder et al. 1989), das 17-kDa-Protein rekombinant hergestellt und der Nachweis dafür erbracht, dass bis zu 95 % der Birkenpollenallergiker IgE-Reaktivität dagegen zeigen (Valenta et al. 1991b, Menz et al. 1996).

Die Hauptallergene anderer Baumpollen der Ordnung Fagales aus den Familien
— der Betulaceae (Erle, *Alnus glutinosa*, Aln g 1; Hainbuche, *Carpinus betulus*, Car p 1; Haselnuss, *Corylus avellana*, Cor a 1) und
— der Fagaceae (Eiche, *Quercus alba*, Que a 1; Kastanie, *Castanea sativa*, Cas s 1; Rotbuche, *Fagus sylvatica*, Fag s 1)

zeigen mit Bet v 1 und untereinander eine ausgeprägte Sequenzhomologie und Kreuzreaktivität (Ipsen u. Hansen 1991, Marth et al. 2014, Mothes et al. 2004, Valenta et al. 1991b). Sie zählen zur Klasse der „pathogenesis related proteins" (PR-10). Rekombinantes Bet v 1 inhibierte die IgE-Reaktivität gegenüber anderen Baumpollen der Ordnung Fagales (Niederberger et al. 1998b). Eine große Anzahl von Proteinen aus verschiedenen Nahrungsmitteln zeigen Homologie und Kreuzreaktivität zu Bet v 1, z. B. Apfel (*Malus domestica*, Mal d 1), Haselnuss (*Corylus avellana*, Cor a 1), Kirsche (*Prunus avium*, Pru av 1), Aprikose (*Prunus armeniaca*, Pru ar 1), Pfirsich (*Prunus persica*, Pru p 1), Birne (*Pyrus communis*, Pyr c 1), Karotte (*Daucus carota*, Dau c 1), Sellerie (*Apium graveolens*, Api g 1) und Soja (*Glycine max*, Gly m 4) (Heiss et al. 1996, Kazemi-Shirazi et al. 2000, Mothes et al. 2004, Swoboda et al. 2008). Dieser Umstand ist für das orale Allergiesyndrom verantwortlich (► Kap. 2).

Aufgrund der hohen Anzahl von IgE-bindenden Epitopen auf dem Bet v 1-Molekül gilt dieses als das ursprünglich sensibilisierende Protein bei einer klinisch manifesten Allergie gegen Pollen der Fagales oder bei einem oralen Allergiesyndrom (Kazemi-Shirazi et al. 2002, Moverare et al. 2002, Swoboda et al. 2008). Exposition mit Birkenpollen erhöhte bei Birkenpollenallergikern das IgE primär gegen Bet v 1 und nicht gegen andere Birkenpollenallergene wie Bet v 2 (Birkner et al. 1990). Allergische Patienten in Zentralafrika, die mit Birkenpollenextrakten reagieren, zeigen keine Antikörper gegen Bet v 1, sondern nur gegen andere Birkenpollenallergene (Westritschnig et al. 2003).

Verschiedene Studien zeigten, dass Frühblüherallergiker mit Birkenpollen alleine genauso wirksam therapiert wurden wie mit Extraktmischungen aus verschiedenen Baumpollen der Fagales (Henzgen et al. 1989, Petersen et al. 1988). Rekombinantes Bet v 1 ist ausreichend, um in der Allergiediagnostik (Hauttest, spezifisches IgE) einen Birkenpollenextrakt zu ersetzen (Tresch et al. 2003).

> ❱ Bet v 1 stellt aufgrund der angeführten In-vitro- und In-vivo-Daten das Markerallergen für die Sensibilisierung gegen Baumpollen der Fagales und für das damit verbundene orale Allergiesyndrom dar.

Andere für Fagales spezifische Minorallergene

Bet v 6 (früher Bet v 5), eine Isoflavon-Reduktase, ist ein mit Pollen und Proteinen aus verschiedenen essbaren Pflanzen (Früchte, Gemüse und Gewürze) kreuzreaktives Minorallergen; Bet v 7 ist ein Cyclophilin. Beide werden von weniger als 20 % von Birkenpollen-allergischen Patienten erkannt. Bet v 8 ist eine Pektinesterase; die klinische Bedeutung ist nicht eindeutig geklärt (Überblick bei Mothes et al. 2004, und in ◘ Tab. 10.2).

10.4.2 Allergene der Bäume der Ordnung Lamiales

Markerallergen der Lamiales: Ole e 1

Das wichtigste Olivenpollenallergen, Ole e 1, liegt in einer nichtglykosylierten (19 kDa) und in einer glykosylierten (21 kDa) Form vor; es wird von über 70 % Olivenpollen-allergischer Patienten erkannt (Villalba et al. 1993). Es hat beträchtliche Sequenzähnlichkeiten mit den anderen Mitgliedern der **Ole e 1-artigen Proteinfamilie**.

Diese Proteinfamilie umfasst Proteine aus Pollen anderer Spezies der Oleaceae (Überblick bei Rodriguez et al. 2007):
- Esche (*Fraxinus excelsior*, Fra e 1),
- Liguster (*Ligustrum vulgare*, Lig v 1) und
- Flieder (*Syringa vulgaris*, Syr v 1);

darüber hinaus gehören zu dieser Proteinfamilie
- das Pla l 1 aus dem Spitzwegerich (*Plantago lanceolata*, Familie der Plantaginaceae)

sowie aus taxonomisch nicht verwandten Spezies:
- Lol p 11 aus *Lolium perenne*, dem deutschen Weidelgras,
- Phl p 11 aus *Phleum pratense*, dem Wiesenlieschgras, und
- Che a 1 aus *Chenopodium album*, dem weißen Gänsefuß.

Zwischen den Ole e 1-homologen Allergenen der Oleaceae bestehen ausgedehnte Kreuzreaktivitäten (Überblick bei Valenta et al. 2007). IgE aus den Seren zweier unterschiedlicher europäischer Patientengruppen, von denen eine Gruppe gegen Olivenpollen, die andere nicht gegen Oliven-, aber gegen Eschenpollen sensibilisiert war, konnten durch Ole e 1, nicht aber durch Birken-Gräser- oder Kräuterallergene an der Bindung an Extrakte der verschiedenen Oleaceae gehindert werden (Palomares et al. 2006). Somit wurden spezifische Epitope für Oleaceae-Pollen in Ple e 1 nachgewiesen.

> Ole e 1 stellt das Markerallergen für die Sensibilisierung gegen Olivenpollen dar und ist diesbezüglich vor allem im Mittelmeerraum von Bedeutung.

Bei Patienten aus Regionen ohne Verbreitung von Olivenpollen, etwa aus Österreich, Deutschland oder Norditalien, bietet der Nachweis von spezifischem IgE gegen Ole e 1 einen Hinweis auf die Sensibilisierung gegen Eschenpollen (*Fraxinus excelsior*, Fra e 1) (Asero 2011, Niederberger et al. 2002). Klinisch bedeutsam ist dies bei jenen Patienten, die in der Birkenpollensaison Symptome zeigen, bei denen aber keine Sensibilisierung gegen Birke oder andere Mitglieder der Ordnung Fagales vorliegt (Palomares et al. 2006).

Die Gräserpollenallergene der Gruppe 11 (Phl p 11, Lol p 11), die aufgrund von Struktur- und Sequenzhomologien zur Familie der Ole-e-1-artigen Proteine gezählt werden (etwa 30 % Sequenzidentität zwischen Ole e 1 und Phl p 11), teilen keine IgE-Epitope mit Ole e 1, und es kann keine signifikante Kreuzreaktivität zwischen Ole e 1, sodass Phl p 11 oder Lol p 11 nachgewiesen werden kann (Palomares et al. 2006).

Andere für Lamiales spezifische Allergene

Andere spezifische Minorallergene der Olive wurden beschrieben (Überblick bei Rodríguez et al. 2007 und in ◘ Tab. 10.2). Ole e 7 ist ein Mitglied der unspezifischen Lipid-Transfer-Protein-(LTP-)Familie; eine Neigung zu schweren allergischen Reaktionen wurde mit einer Ole e 7 Sensibilisierung assoziiert, jedoch dürfte die Kreuzreaktivität gegenüber anderen unspezifischen LTP-Proteinen eingeschränkt sein (Tordesillas et al. 2011). In einigen Regionen Südspaniens wurde eine erhöhte Prävalenz der Sensibilisierung gegen Ole e 7 und Ole e 9 festgestellt, wobei lokal bis zu 40 % der Ole e 1-negativen Allergiker gegen Ole e 7 sensibilisiert sind (Barber et al. 2007). Ole e 9 und 10 sind möglicherweise auch mit einer Kreuzreaktivität gegenüber Birke, Tomate, Kartoffel, Paprika, Banane und Latex assoziiert (Palomares et al. 2005, Quiralte et al. 2007).

10.4.3 Allergene der Bäume der Ordnung Proteales

Pollen der Bäume der Familie der Platanaceae, Gattung Platanus, mit etwa 10 Spezies (z. B. ahornblättrige Platane, *Platanus acerifolia*), sind untereinander stark kreuzreaktiv und lösen bei einer kleinen Anzahl von sensibilisierten Patienten starke Symptome aus. In Regionen mit vielen Platanen, wie etwa in Spanien, können zur Pollenflugzeit gehäuft Allergien auftreten (Varela et al. 1997). Pla a 1 aus der ahornblättrigen Platane, ein Invertase-Inhibitor, wird von bis zu 90 % aller Platanenallergiker erkannt und ist damit ein Majorallergen der Platane (Asturias et al. 2002). Es wird als Markerallergen für die Platanenallergie eingesetzt (◘ Tab. 10.2), wobei hier auch dem Allergen Pla a 2, einer Polygalakturonase, eine gewisse Bedeutung zukommen könnte (Asturias et al. 2002, 2006).

10.4.4 Allergene der Bäume der Ordnung Cupressales

Pollen der Bäume der Familie der Cupressaceae (z. B. Arizona-Zypresse, *Cupressus arizonica*; Japanische Zeder, *Cryptomeria japonica*) zeigen eine hohe Kreuzreaktivität untereinander (Überblick bei Di Felice et al. 2001, Marth et al. 2014); die Prävalenz der Allergie gegen Pollen der verschiedenen Vertreter der Cupressaceae, die vor allem im mediterranen Raum verbreitet sind, ist auch in Mitteleuropa in den letzten Jahren stark angestiegen (Panzner et al. 2014). Möglicherweise wurde die Allergie gegen Pollen der Cupressales lange unterschätzt, da die Bäume in den Wintermonaten (Januar bis März/April) blühen und Symptome der Cupressales-Allergie irrtümlich auf Erkältungen oder perenniale Allergene wie die Hausstaubmilbe zurückgeführt wurden (D'Amato et al. 2007).

Das erste beschriebene Allergen war Cry j 1 aus der Japanischen Zeder, ein 40-kDa-Protein (Yasueda et al. 1983); es gilt neben Cup a 1 aus der Arizona-Zypresse (Aceituno et al. 2000) als Markerallergen für die Cupressales-Pollenallergie. Beide angeführten Allergene sind glykosylierte Pektatlyasen.

10.5 Panallergene: Indikatoren für Kreuzreaktivität

Panallergene kommen in Gräser- und Baumpollen und in vielen anderen botanisch nicht verwandten Pflanzen vor. Es handelt sich hierbei einerseits um die Proteine der Polcalcine (Calcium-bindende Allergene, die 2, 3 oder 4 Bindungsstellen für Calcium aufweisen, sogenannte EF-Hands), andererseits um die Proteinfamilie der Profiline. Die Aminosäuresequenzen beider Proteinfamilien sind – unabhängig von der taxonomischen Verwandtschaft allergieauslösender Pflanzenspezies – stark konserviert und führen zu ausgeprägter immunologischer Kreuzreaktivität; aufgrund dessen gelten sie in der Diagnostik der Gräser- und Baumpollenallergie als Markerallergene für Kreuzreaktivität. Beide Familien werden in ► Kap. 3 ausführlich beschrieben.

10.5.1 Polcalcine

Mitglieder der Proteinfamilie der Polcalcine (etwa 9-kDa-Proteine) aus Baum- und Gräserpollen sind
- die 2-EF-Hand-Proteine Bet v 4, Aln g 4, Ole e 3, Cyn d 7, Phl p 7,
- das 3-EF-Hand-Protein Bet v 3 sowie
- das 4-EF-Hand-Protein Ole e 8.

Polcalcine wurden bisher nur in Pollen von Bäumen, Gräsern und Kräutern nachgewiesen. Nur etwa 10 % der gräserpollenallergischen Patienten weisen IgE-Reaktivität gegenüber Phl p 7 auf, jedoch zeigt Phl p 7 bei sensibilisierten Patienten eine hohe allergene Aktivität (Kazemi-Shirazi et al. 2002, Niederberger et al. 1999, Tinghino et al. 2002).

10.5.2 Profiline

Profilin (Bet v 2, 15 kDa) wurde als erstes in Birkenpollen identifiziert (Valenta et al. 1991a) und seither in den Pollen vieler Gräser (z. B. Phl p 12, Cyn d 12), Bäume (z. B. Ole e 2) und Kräuter, aber auch in pflanzlichen Nahrungsquellen und Latex beschrieben (Überblick bei Kazemi-Shirazi et al. 2002, Radauer et al. 2006). Das Ausmaß des spezifischen IgE bei den Patienten variiert je nach Region und Allergenquelle, es kann mit etwa 10–30 % der Pollenallergiker beziffert werden.

10.5.3 Panallergene: Zusammenfassung

Kreuzinhibitionen mit Polcalcinen und Profilinen aus unterschiedlichen Quellen haben ihre ausgedehnte Kreuzreaktivität bestätigt, die stärkste IgE-Reaktivität wird meist bei den Gräserpollenallergenen Phl p 7 und Phl p 12 beobachtet (Radauer et al. 2006, Tinghino et al. 2002).

> Phl p 7 und Phl p 12 können somit als Marker für Kreuzreaktivität verwendet werden, bei deren Vorhandensein Symptome bei Kontakt mit einer Reihe unterschiedlicher Allergenquellen zu erwarten ist.

Bei der Gräserpollenallergie tritt eine Sensibilisierung gegen Phl p 7 und 12 oft erst in der späten postklinischen Phase nach der Sensibilisierung gegen Phl p 1 und Phl p 5 auf (Hatzler et al. 2012) und kann in solchen Fällen als Marker für eine manifestierte Gräserallergie gesehen werden.

10.6 Fazit für den klinischen Alltag

Strukturiertes Vorgehen im klinischen Alltag (◘ Abb. 10.3)
Diagnostische Tests mit den Markerallergenen
- Phl p 1/Phl p 5 (Marker für Gräserpollen),
- Bet v 1 (Marker für Buchen- und Birkengewächse und orales Allergiesyndrom),
- Ole e 1 (Marker für Olivengewächse inklusive Esche),
- Pla a 1 (Marker für Platanengewächse),
- Cup a 1/Cry j 1 (Marker für Zypressengewächse)

sowie mit den Panallergenen (z. B. Lieschgras-Polcalcin/Profilin)
- Phl p 7/Phl p 12 (Indikatoren für Kreuzreaktivität)

etablieren ein allergenspezifisches Sensibilisierungsprofil gegen Baum- und Gräserpollenallergene.

Eine genuine Sensibilisierung gegen **Gräserpollen** in Europa kann mit der Kombination der Major-Gräserpollenallergene Phl p 1 und Phl p 5 zuverlässig diagnostiziert werden. Bei einer Sensibilisierung gegen Phl p 1 ohne IgE-Reaktivität gegen Phl p 5 (und ergänzend ohne Reaktivität gegen Phl p 2/3 und Phl p 6) kann auch eine Sensibilisierung gegenüber einer der tropischen/subtropischen Gräserfamilien zugrunde liegen.

Für die Sensibilisierung gegen Bäume der **Fagales** (Birke, Erle, Hainbuche, Haselnuss, Rotbuche, Eiche, Kastanie) und für oropharyngeale Symptome („orales Allergiesyndrom", OAS) aufgrund von Reaktionen gegen kreuzreaktive **pflanzliche Nahrungsmittel** (z. B. Apfel, Haselnuss, Birne, Kirsche, Pfirsich, Karotte, Sellerie, Soja; ▶ Kap. 2) ist spezifisches IgE gegen Bet v 1 charakteristisch.

Das Hauptallergen der Olivenpollen, Ole e 1, zeigt ausgedehnte Sequenzidentität und Kreuzreaktivität mit den anderen Hauptallergenen der Familie der **Oleaceae** aus Esche, Liguster und Flieder. Im Mittelmeerraum wird so eine genuine Olivenpollensensibilisierung diagnostiziert. In gemäßigteren Breiten kann mit Ole e 1 eine Sensibilisierung gegen Esche nachgewiesen und von der in der gleichen Saison klinisch auftretenden Birkenpollenallergie eindeutig unterschieden werden.

Die Sensibilisierung gegen Pollen der Bäume aus der Familie der **Platanaceae** wird mittels Überprüfung auf Sensibilisierung gegen Pla a 1 (eventuell inclusive Pla a 2), jene gegen Pollen der Bäume aus der Familie der **Cupressaceae** mittels Überprüfung auf Sensibilisierung gegen Cup a 1/Cry j 1 nachgewiesen.

Die Assoziation der erwähnten Markerallergene mit spezifischen klinisch relevanten Sensibilisierungen wurde in klinischen Studien bestätigt (Canis et al. 2011, Jahn-Schmid et al. 2003, Twardosz-Kropfmüller et al. 2010).

Liegt keine eindeutige Sensibilisierung gegen eines der genannten Markerallergene vor, so gilt Folgendes:
- Eine geringe oder fehlende IgE-Reaktivität gegenüber den genuinen Markerallergenen legt nahe, dass der Patient gegenüber der zugehörigen Allergenquelle nicht sensibilisiert ist. Ein entsprechender Extrakt aus dieser Quelle wäre für die spezifische Immuntherapie nicht geeignet.

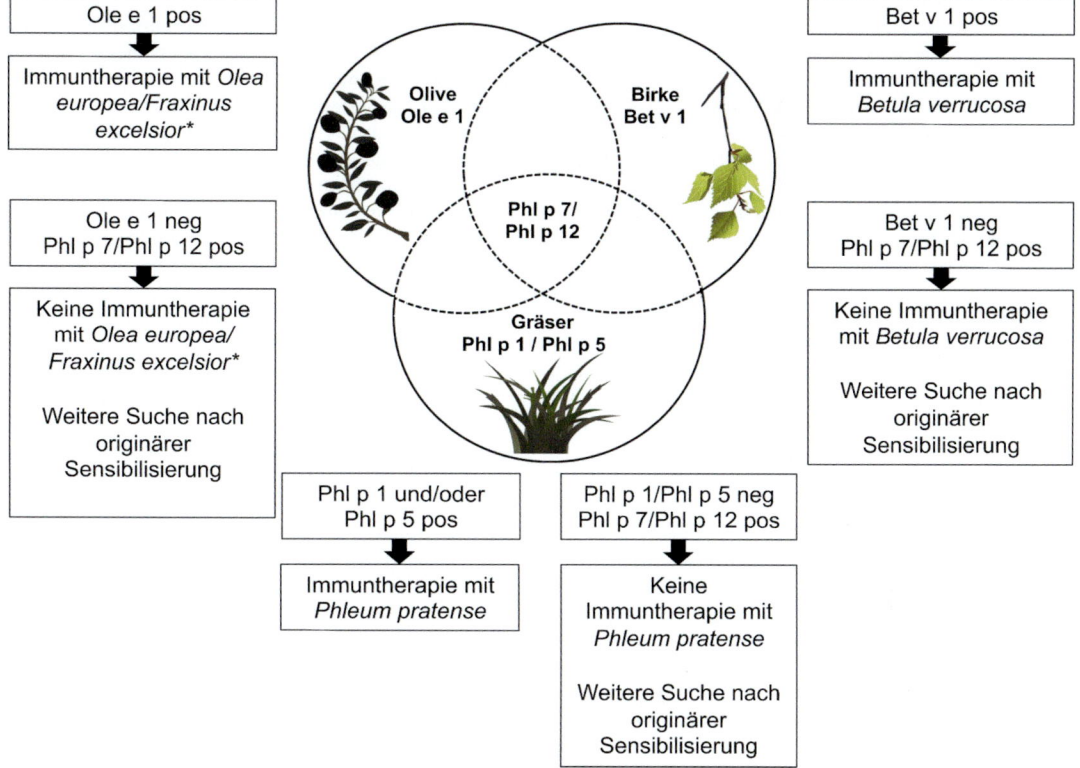

Abb. 10.3 Vorschlag für ein strukturiertes diagnostisches Vorgehen im klinischen Alltag unter Verwendung wichtiger Markerallergene: Phl p 1, Phl p 5, Phl p 7, Phl p 12, Ole e 1, Fra e 1 (* wenn verfügbar und in Regionen ohne Verbreitung von Olea europea) sowie Bet v 1

- Selten vorkommende, ausschließliche Sensibilisierungen gegenüber den Panallergenen Profilin und Polcalcin (z. B. Phl p 7 und Phl p 12 aus Lieschgraspollen, ▶ Kap. 3) lassen sich häufig keiner Allergenquelle eindeutig zuordnen und sind somit für eine spezifische Immuntherapie ungeeignet.
- Nachgewiesenes spezifisches IgE gegen Profilin und/oder Polcalcin vereitelt durch seine Kreuzreaktivität grundsätzlich die Diagnostik mit (Pollen-)Extrakten, deren geforderte analytische Spezifität (= Selektivität) bei Sensibilisierungen gegen Panallergene weitgehend verlorengeht.

In den dargestellten Fällen sollte für die Entscheidung zur geeigneten Immuntherapie und ihrer Zusammensetzung zusätzlich die molekulare Allergiediagnostik in Verbindung mit einer gründlichen Anamnese eingesetzt werden. So erhält man die Grundlage für eine richtige Indikationsstellung zur Immuntherapie und deren korrekter Zusammensetzung (Douladiris et al. 2013, Letrán et al. 2013)

Literatur

Aceituno E, Del Pozo V, Mínguez A, Arrieta I, Cortegano I, Cárdaba B, Gallardo S, Rojo M, Palomino P, Lahoz C (2000) Molecular cloning of major allergen from Cupressus arizonica pollen: Cup a 1. Clin Exp Allergy 30:1750–1758

Andersson K, Lidholm J (2003) Characteristics and immunobiology of grass pollen allergens. Int Arch Allergy Immunol 130:87–107

APG III (2009) An update of the Angiosperm Phylogeny Group classification for the orders and families of flowering plants: APG III. Botanical Journal of the Linnean Society 161:105–121

Asero R (2011) Analysis of hypersensitivity to oleaceae pollen in an olive-free and ash-free area by commercial pollen extracts and recombinant allergens. Eur Ann Allergy. Clin Immunol 43:77–80

Asturias JA, Ibarrola I, Bartolomé B, Ojeda I, Malet A, Martínez A (2002) Purification and characterization of Pla a 1, a major allergen from Platanus acerifolia pollen. Allergy 57:221–227

Asturias JA, Ibarrola I, Amat P, Tella R, Malet A, Cisteró-Bahíma A, Enrique E, Malek T, Martínez A (2006) Purified allergens vs. complete extract in the diagnosis of plane tree pollen allergy. Clin Exp Allergy 36:1505–1512

Barber D, Moreno C, Ledesma A, Serrano P, Galán A, Villalba M, Guerra F, Lombardero M, Rodríguez R (2007) Degree of olive pollen exposure and sensitization patterns. Clinical implications. J Investig Allergol Clin Immunol 17(Suppl 1):11–16

Birkner T, Rumpold H, Jarolim E, Ebner H, Breitenbach M, Skvaril F, Scheiner O, Kraft D (1990) Evaluation of immunotherapy-induced changes in specific IgE, IgG and IgG subclasses in birch pollen allergic patients by means of immunoblotting. Correlation with clinical response. Allergy 45:418–426

Blomme K, Tomassen P, Lapeere H, Huvenne W, Bonny M, Acke F, Bachert C, Gevaert P (2013) Prevalence of allergic sensitization versus allergic rhinitis symptoms in an unselected population. Int Arch Allergy Immunol 160:200–207

Bousquet J, Cour P, Guerin B, Michel FB (1984) Allergy in the Mediterranean area. I. Pollen counts and pollinosis of Montpellier. Clin Allergy 14:249–258

Breiteneder H, Pettenburger K, Bito A, Valenta R, Kraft D, Rumpold H, Scheiner O, Breitenbach M (1989) The gene coding for the major birch pollen allergen, Bet v 1, is highly homologous to a pea disease resistance response gene. EMBO J 8:1935–1938

Cabauatan CR, Lupinek C, Scheiblhofer S, Weiss R, Focke-Tejkl M, Bhalla PL, Singh MB, Knight PA, van Hage M, Ramos JD, Valenta R (2014) Allergen microarray detects high prevalence of asymptomatic IgE sensitizations to tropical pollen-derived carbohydrates. JACI 133:910–913

Canis M, Gröger M, Becker S, Klemens C, Kramer MF (2011) Recombinant marker allergens in diagnosis of patients with allergic rhinoconjunctivitis to tree and grass pollens. Am J Rhinol Allergy 25:36–39

Christenhusz MJM, Reveal JL, Farjon A, Gardner MF, Mill RR, Chase MW (2011) A new classification and linear sequence of extant gymnosperms. Phytotaxa 19:55–70

D'Amato G, Cecchi L, Bonini S, Nunes C, Annesi-Maesano I, Behrendt H, Liccardi G, Popov T, van Cauwenberge P (2007) Allergenic pollen and pollen allergy in Europe. Allergy 62:976–990

Davies JM (2014) Grass pollen allergens globally: the contribution of subtropical grasses to burden of allergic respiratory diseases. Clin Exp Allergy 44:790–801

Di Felice G, Barletta B, Tinghino R, Pini C (2001) Cupressaceae pollinosis: identification, purification and cloning of relevant allergens. Int Arch Allergy Immunol 125:280–289

Douladiris N, Savvatianos S, Roumpedaki I, Skevaki C, Mitsias D, Papadopoulos NG (2013) A molecular diagnostic algorithm to guide pollen immunotherapy in southern Europe: towards component-resolved management of allergic diseases. Int Arch Allergy Immunol 162:163–172

Duffort O, Quintana J, Ipsen H, Barber D, Polo F (2008) Antigenic similarity among group 1 allergens from grasses and quantitation ELISA using monoclonal antibodies to Phl p 1. Int Arch Allergy Immunol 145:283–290

Flicker S, Vrtala S, Steinberger P, Vangelista L, Bufe A, Petersen A, Ghannadan M, Sperr WR, Valent P, Norderhaug L, Bohle B, Stockinger H, Suphioglu C, Ong EK, Kraft D, Valenta R (2000) A human monoclonal IgE antibody defines a highly allergenic fragment of the major timothy grass pollen allergen, Phl p 5: molecular, immunological, and structural characterization of the epitope-containing domain. J Immunol 165:3849–3859

Flicker S, Steinberger P, Ball T, Krauth MT, Verdino P, Valent P, Almo S, Valenta R (2006) Spatial clustering of the IgE epitopes on the major timothy grass pollen allergen Phl p 1: Importance for allergenic activity. J Allergy Clin Immunol 117:1336–1343

Gangl K, Niederberger V, Valenta R (2013) Multiple grass mixes as opposed to single grasses for allergen immunotherapy in allergic rhinitis. Clin Exp Allergy 43:1202–1216

Griffith IJ, Smith PM, Pollock J, Theerakulpisut P, Avjioglu A, Davies S, Hough T, Singh MB, Simpson RJ, Ward LD, Knox RB (1991) Cloning and sequencing of Lol p I, the major allergenic protein of rye-grass pollen. FEBS Lett 279:210–215

Grote M, Vrtala S, Niederberger V, Wiermann R, Valenta R, Reichelt R (2001) Release of allergen-bearing cytoplasm from hydrated pollen: A mechanism common to a variety of grass (Poaceae) species revealed by electron microscopy. J Allergy Clin Immunol 108:109–115

Grote M, Stumvoll S, Reichelt R, Lidholm J, Valenta R (2002) Identification of an allergen related to Phl p 4, a major timothy grass pollen allergen, in pollens, vegetables, and fruits by immunogold electron microscopy. Biol Chem 383:1441–1445

Hatzler L, Panetta V, Lau S, Wagner P, Bergmann RL, Illi S, Bergmann KE, Keil T, Hofmaier S, Rohrbach A, Bauer CP, Hoffman U, Forster J, Zepp F, Schuster A, Wahn U, Matricardi PM (2012) Molecular spreading and predictive value of preclinical IgE response to Phleum pratense in children with hay fever. J Allergy Clin Immunol 130:894–901

Heiss S, Fischer S, Muller WD, Weber B, Hirschwehr R, Spitzauer S, Kraft D, Valenta R (1996) Identification of a 60 kDa cross-reactive allergen in pollen and plant-derived food. J Allergy Clin Immunol 98:938–947

Hejl C, Wurtzen PA, Kleine-Tebbe J, Johansen N, Broge L, Ipsen H (2009) Phleum pratense alone is sufficient for allergen specific immunotherapy against allergy to Pooideae grass pollens. Clin Exp Allergy 39:752–759

Henzgen M, Wenz W, Strümpfel R (1989) Experiences with desensitization of early spring pollen allergy using 2 tree pollen extracts. Z Gesamte Inn Med 44:691–693

Hiller R, Laffer S, Harwanegg C, Huber M, Schmidt WM, Twardosz A, Barletta B, Becker WM, Blaser K, Breiteneder H, Chapman M, Crameri R, Duchene M, Ferreira F, Fiebig H, Hoffmann-Sommergruber K, King TP, Kleber-Janke T, Kurup VP, Lehrer SB, Lidholm J, Muller U, Pini C, Reese G, Scheiner O, Scheynius A, Shen HD, Spitzauer S, Suck R, Swoboda I, Thomas W, Tinghino R, van Hage-Hamsten M, Virtanen T,

Kraft D, Muller MW, Valenta R (2002) Microarrayed allergen molecules: diagnostic gatekeepers for allergy treatment. FASEB J 16:414–416

Ipsen H, Hansen OC (1991) The NH2-terminal amino acid sequence of the immunochemically partial identical major allergens of alder (Alnus glutinosa) Aln g I, birch (Betula verrucosa) Bet v I, hornbeam (Carpinus betulus) Car b I and oak (Quercus alba) Que a I pollens. Mol Immunol 28:1279–1288

Jahn-Schmid B, Harwanegg C, Hiller R, Bohle B, Ebner C, Scheiner O, Mueller MW (2003) Allergen microarray: comparison of microarray using recombinant allergens with conventional diagnostic methods to detect allergen-specific serum immunoglobulin E. Clin Exp Allergy 33:1443–1439

Johansen N, Weber RW, Ipsen H, Barber D, Broge L, Hejl C (2009) Extensive IgE cross-reactivity towards the Pooideae grasses substantiated for a large number of grass-pollen-sensitized subjects. Int Arch Allergy Immunol 150:325–334

Johnson P, Marsh DG (1965) Isoallergens' from rye grass pollen. Nature 206:935–937

Jutel M, Jaeger L, Suck R, Meyer H, Fiebig H, Cromwell O (2005) Allergen-specific immunotherapy with recombinant grass pollen allergens. J Allergy Clin Immunol 116:608–613

Kazemi-Shirazi L, Pauli G, Purohit A, Spitzauer S, Fröschl R, Hoffmann-Sommergruber K, Breiteneder H, Scheiner O, Kraft D, Valenta R (2000) Quantitative IgE inhibition experiments with purified recombinant allergens indicate pollen-derived allergens as the sensitizing agents responsible for many forms of plant food allergy. J Allergy Clin Immunol 105:116–125

Kazemi-Shirazi L, Niederberger V, Linhart B, Lidholm J, Kraft D, Valenta R (2002) Recombinant marker allergens: Diagnostic gate keepers for therapy of allergy. Int Arch Allergy Immunol 127:259–268

Laffer S, Vrtala S, Duchêne M, van Ree R, Kraft D, Scheiner O, Valenta R (1994a) IgE-binding capacity of recombinant timothy grass (Phleum pratense) pollen allergens. J Allergy Clin Immunol 94:88–94

Laffer S, Valenta R, Vrtala S, Susani M, van Ree R, Kraft D, Scheiner O, Duchêne M (1994b) Complementary DNA cloning of the major allergen Phl p I from timothy grass (Phleum pratense); recombinant Phl p I inhibits IgE binding to group I allergens from eight different grass species. J Allergy Clin Immunol 94:689–698

Laffer S, Duchene M, Reimitzer I, Susani M, Mannhalter C, Kraft D, Valenta R (1996) Common IgE-epitopes of recombinant Phl p I, the major timothy grass pollen allergen and natural group I grass pollen isoallergens. Mol Immunol 33:417–426

Letrán A, Espinazo M, Moreno F (2013) Measurement of IgE to pollen allergen components is helpful in selecting patients for immunotherapy. Ann Allergy Asthma Immunol 111:295–297

Marknell DeWitt A, Niederberger V, Lehtonen P, Spitzauer S, Sperr WR, Valent P, Valenta R, Lidholm J (2002) Molecular and immunological characterization of a novel timothy grass (Phleum pratense) pollen allergen, Phl p 11. Clin Exp Allergy 32:1329–1340

Marth K, Garmatiuk T, Swoboda I, Valenta R (2014) Tree Pollen Allergens. In: Lockey RF, Ledford DK (Hrsg) Allergens and Allergen Immunotherapy, 5. Aufl. CRC Press, London

Menz G, Dolecek C, Schonheit-Kenn U, Ferreira F, Moser M, Schneider T, Suter M, Boltz-Nitulescu G, Ebner C, Kraft D, Valenta R (1996) Serological and skin test diagnosis of birch pollen allergy with recombinant Bet v 1, the major birch pollen allergen. Clin Exp Allergy 26:50–60

Mothes N, Horak F, Valenta R (2004) Transition from a botanical to a molecular classification in tree pollen allergy: implications for diagnosis and therapy. Int Arch Allergy Immunol 135:357–373

Moverare R, Westritschnig K, Svensson M, Hayek B, Bende M, Pauli G, Sorva R, Haahtela T, Valenta R, Elfman L (2002) Different IgE Reactivity Profiles in Birch Pollen- Sensitive Patients from Six European Populations Revealed by Recombinant Allergens: An Imprint of Local Sensitization. Int Arch Allergy Immunol 128:325–335

Niederberger V, Laffer S, Fröschl R, Kraft D, Rumpold H, Kapiotis S, Valenta R, Spitzauer S (1998a) IgE antibodies to recombinant pollen allergens (Phl p 1, Phl p 2, Phl p 5 and Bet v 2) account for a high percentage of grass pollen-specific IgE. J Allergy Clin Immunol 101:258–264

Niederberger V, Pauli G, Gronlund H, Froschl R, Rumpold H, Kraft D, Valenta R, Spitzauer S (1998b) Recombinant birch pollen allergens (rBet v 1 and rBet v 2) contain most of the IgE epitopes present in birch, alder, hornbeam, hazel and oak pollen: A quantitative IgE inhibition study with sera from different populations. J Allergy Clin Immunol 102:579–591

Niederberger V, Hayek B, Vrtala S, Laffer S, Twardosz A, Vangelista L, Sperr WR, Valent P, Rumpold H, Kraft D, Ehrenberger K, Valenta R, Spitzauer S (1999) Calcium-dependent immunoglobulin E recognition of the apo- and calcium-bound form of a cross-reactive two EF-hand timothy grass pollen allergen, Phl p 7. FASEB J 13:843–856

Niederberger V, Stubner P, Spitzauer S, Kraft D, Valenta R, Ehrenberger K, Horak F (2001) Skin test results but not serology reflect immediate type respiratory sensitivity: a study performed with recombinant allergen molecules. J Invest Dermatol 117:848–851

Niederberger V, Purohit A, Oster JP, Spitzauer S, Valenta R, Pauli G (2002) The allergen profile of ash (Fraxinus excelsior) pollen: cross-reactivity with allergens from various plant species. Clin Exp Allergy 32:933–941

Palomares O, Villalba M, Quiralte J, Polo F, Rodríguez R (2005) 1,3-β-glucanases as candidates in latex-pollen-vegetables food cross-reactivity. Clin Exp Allergy 35:345–351

Palomares O, Swoboda I, Villalba M, Balic N, Spitzauer S, Rodriguez R, Valenta R (2006) The major allergen of olive pollen Ole e 1 is a diagnostic marker for sensitization to Oleaceae. Int Arch Allergy Immunol 141:110–118

Panzner P, Vachová M, Vítovcová P, Brodská P, Vlas T (2014) A comprehensive analysis of middle-European molecular sensitization profiles to pollen allergens. Int Arch Allergy Immunol 164:74–82

Perez M, Ishioka GY, Walker LE, Chesnut RW (1990) cDNA cloning and immunological characterization of the rye grass allergen Lol p I. J Biol Chem 265:16210–16215

Petersen BN, Janniche H, Munch EP, Wihl JA, Böwadt H, Ipsen H, Løwenstein H (1988) Immunotherapy with partially purified and standardized tree pollen extracts. I. Clinical results from a three-year double-blind study of patients treated with pollen extracts either of birch or combinations of alder, birch and hazel. Allergy 43:353–362

Quiralte J, Palacios L, Rodríguez R, Cárdaba B, Arias de Saavedra JM, Villalba M, Florido JF, Lahoz C (2007) Modelling diseases: the allergens of Olea europaea pollen. J Investig Allergol Clin Immunol 17(Suppl 1):24–30

Radauer C, Willerroider M, Fuchs H, Hoffmann-Sommergruber K, Thalhamer J, Ferreira F, Scheiner O, Breiteneder H (2006) Cross- reactive and species-specific immunoglobulin E epitopes of plant profilins: an experimental and structure-based analysis. Clin Exp Allergy 36:920–929

van Ree R (1992) Isoallergens: a clinically relevant phenomenon or just a product of cloning? Clin Exp Allergy 32:975–978

van Ree R, Driessen MN, van Leeuwen WA, Stapel SO, Aalberse RC (1992) Variability of crossreactivity of IgE antibodies to group I and V allergens in eight grass pollen species. Clin Exp Allergy 22:611–617

Rodríguez R, Villalba M, Batanero E, Palomares O, Quiralte J, Salamanca G, Sirvent S, Castro L, Prado N (2007) Olive pollen recombinant allergens: value in diagnosis and immunotherapy. J Investig Allergol Clin Immunol 17(Suppl 1):56–62

Simon BK, Clayton WD, Harman KT, Vorontsova M, Brake I, Healy D, Alfonso Y (2011) GrassWorld. http://grassworld.myspecies.info/en/node/20919. Zugegriffen: 22.09.2014

Suck R, Hagen S, Cromwell O, Fiebig H (2000) The high molecular mass allergen fraction of timothy grass pollen (Phleum pratense) between 50–60 kDa is comprised of two major allergens: Phl p 4 and Phl p 13. Clin Exp Allergy 30:1395–1402

Suphioglu C (2000) What are the important allergens in grass pollen that are linked to human allergic diseases? Clin Exp Allergy 30:1335–1341

Swoboda I, Twaroch T, Valenta R, Grote M (2008) Tree pollen allergens. Clin Allergy Immunol 21:87–105

Tinghino R, Twardosz A, Barletta B, Puggioni EM, Iacovacci P, Butteroni C, Afferni C, Mari A, Hayek B, Di Felice G, Focke M, Westritschnig K, Valenta R, Pini C (2002) Molecular, structural, and immunologic relationships between different families of recombinant calcium-binding pollen allergens. J Allergy Clin Immunol 109:314–320

Tordesillas L, Sirvent S, Díaz-Perales A, Villalba M, Cuesta-Herranz J, Rodríguez R, Salcedo G (2011) Plant lipid transfer protein allergens: no cross-reactivity between those from foods and olive and Parietaria pollen. Int Arch Allergy Immunol 156:291–296

Tresch S, Holzmann D, Baumann S, Blaser K, Wüthrich B, Crameri R, Schmid-Grendelmeier P (2003) In vitro and in vivo allergenicity of recombinant Bet v 1 compared to the reactivity of natural birch pollen extract. Clin Exp Allergy 33:1153–1158

Tripodi S, Frediani T, Lucarelli S, Macrì F, Pingitore G, Di Rienzo Businco A, Dondi A, Pansa P, Ragusa G, Asero R, Faggian D, Plebani M, Matricardi PM (2012) Molecular profiles of IgE to Phleum pratense in children with grass pollen allergy: implications for specific immunotherapy. J Allergy Clin Immunol 129:834–839

Twardosz-Kropfmüller A, Singh MB, Niederberger V, Horak F, Kraft D, Spitzauer S, Valenta R, Swoboda I (2010) Association of allergic patients' phenotypes with IgE reactivity to recombinant pollen marker allergens. Allergy 65:296–303

Valenta R, Duchene M, Pettenburger K, Sillaber S, Valent P (1991a) Identification of profilin as a novel pollen allergen; IgE autoreactivity in sensitized individuals. Science 253:557–560

Valenta R, Duchene M, Vrtala S, Birkner T, Ebner C, Hirschwehr R, Breitenbach M, Rumpold H, Scheiner O, Kraft D (1991b) Recombinant allergens for immunoblot diagnosis of tree pollen allergy. J Allergy Clin Immunol 88:889–894

Valenta R, Twaroch T, Swoboda I (2007) Component-Resolved Diagnosis to Optimize Allergen-Specific Immunotherapy in the Mediterranean Area. J Investig Allergol Clin Immunol 17(Suppl 1):88–92

Varela S, Subiza J, Subiza JL, Rodríguez R, García B, Jerez M, Jiménez JA, Panzani R (1997) Platanus pollen as an important cause of pollinosis. J Allergy Clin Immunol 100:748–754

Villalba M, Batanero E, López-Otín C, Sánchez LM, Monsalve RI, González de la Peña MA, Lahoz C, Rodríguez R (1993) The amino acid sequence of Ole e I, the major allergen from olive tree (Olea europaea) pollen. Eur J Biochem 216:863–869

Vrtala S, Grote M, Duchêne M, van Ree R, Kraft D, Scheiner O, Valenta R (1993a) Properties of tree and grass pollen allergens: reinvestigation of the linkage between solubility and allergenicity. Int Arch Allergy Immunol 102:160–169

Vrtala S, Sperr WR, Reimitzer I, van Ree R, Laffer S, Müller WD, Valent P, Lechner K, Rumpold H, Kraft D, Scheiner O, Valenta R (1993b) cDNA cloning of a major allergen from timothy grass (Phleum pratense) pollen; characterization of the recombinant Phl pV allergen. J Immunol 151:4773–4781

Westritschnig K, Sibanda E, Thomas W, Auer H, Aspöck H, Pittner G, Vrtala S, Spitzauer S, Kraft D, Valenta R (2003) Analysis of the sensitization profile towards allergens in central Africa. Clin Exp Allergy 33:22–27

Westritschnig K, Horak F, Swoboda I, Balic N, Spitzauer S, Kundi M, Fiebig H, Suck R, Cromwell O, Valenta R (2008) Different allergenic activity of grass pollen allergens revealed by skin testing. Eur J Clin Invest 38:260–267

Wüthrich B, Schindler C, Leuenberger P, Ackermann-Liebrich U (1995) Prevalence of atopy and pollinosis in the adult population of Switzerland (SAPALDIA study). Swiss Study on Air Pollution and Lung Diseases in Adults. Int Arch Allergy Immunol 106:149–156

Yasueda H, Yui Y, Shimizu T, Shida T (1983) Isolation and partial characterization of the major allergen from Japanese cedar (Cryptomeria japonica) pollen. J Allergy Clin Immunol 71:77–86

Zafred D, Nandy A, Pump L, Kahlert H, Keller W (2013) Crystal structure and immunologic characterization of the major grass pollen allergen Phl p 4. J Allergy Clin Immunol 132:696–703

Markerallergene von Kräuterpollen: diagnostischer Nutzen im klinischen Alltag

G. Gadermaier, T. Stemeseder, W. Hemmer, T. Hawranek

11.1 Einleitung – 195

11.2 Bezeichnung der Allergene – 195

11.3 Struktur und biologische Funktion der relevanten Kräuterproteinfamilien – 195
11.3.1 Pektatlyasen – 195
11.3.2 Defensin-ähnliche Proteine – 196
11.3.3 Nichtspezifische Lipid-Transfer-Proteine (nsLTP) – 198
11.3.4 Ole e 1-ähnliche Proteine – 198

11.4 Bedeutung der Allergene – 198
11.4.1 Pektatlyasen – 198
11.4.2 Defensin-ähnliche Proteine – 198
11.4.3 Nichtspezifische Lipid-Transfer-Proteine (nsLTP) – 198
11.4.4 Ole e 1-ähnliche Proteine – 199

11.5 Sensibilisierungshäufigkeiten – 199

11.6 Kreuzreaktive versus Markerallergene – 199

11.7 Diagnostik – 200

11.8 Mehrwert der molekularen Diagnostik – 201

Der Beitrag basiert auf einer Publikation der Autoren, die 2014 im Allergo Journal International erschienen ist (Stemeseder T, Hemmer W, Hawranek T, Gadermaier G: Marker allergens of weed pollen – basic consideration and diagnostic benefits in the clinical routine. Allergo J Int 2014; 23: 274–280) und nun als Buchkapitel modifiziert und aktualisiert wurde.
Mit Dank an das Österreichische Bundesministerium für Wissenschaft, Forschung und Wirtschaft und die österreichische Nationalstiftung für Forschung, Technologie und Entwicklung.

J. Kleine-Tebbe, T. Jakob (Hrsg.), *Molekulare Allergiediagnostik*,
DOI 10.1007/978-3-662-45221-9_11, © Springer-Verlag Berlin Heidelberg 2015

11.9 Therapie und Empfehlungen – 201

11.10 Perspektiven – 201

Literatur – 202

Zum Einstieg

Der Sammelbegriff Kräuter bezeichnet sowohl Pflanzen, die als Küchenkräuter oder Heilpflanzen Verwendung finden, als auch die ökologisch anpassungsfähigen Beikräuter. In Europa werden allergische Reaktionen gegen Kräuter vorwiegend durch Pollen aus Traubenkraut, Beifuß, Spitzwegerich und Glaskraut ausgelöst. Die Sensibilisierungshäufigkeit unterliegt geografischen Schwankungen und kann in bestimmten Regionen mehr als 50 % der Pollenallergiker betreffen. Aufgrund überlappender Blühzeiten, ähnlicher Habitate, Polysensibilisierungen und kreuzreaktiver (Pan-)Allergene ist eine genuine Kräuterpollensensibilisierung mit Extrakten schwierig zu diagnostizieren. Für alle wichtigen Kräuterpollen stehen jedoch Markerallergene für die Komponentendiagnostik zu Verfügung; es sind dies Amb a 1 (Traubenkraut), Art v 1 (Beifuß), Pla l 1 (Spitzwegerich) und Par j 2 (Glaskraut). Die molekulare Allergiediagnostik erlaubt die Identifizierung des primären Auslösers und unterstützt somit die Auswahl des Kräuterextraktes für die spezifische Immuntherapie.

11.1 Einleitung

Der Begriff „Kräuter" bzw. „krut" ist keine botanische Definition und kommt ursprünglich aus dem Althochdeutschen für die Bezeichnung eines nutzbaren Gewächses. Im Gegensatz dazu stand früher der Terminus „Unkraut" für Pflanzen, die heute als „Beikraut" bezeichnet und als wesentlicher Bestandteil des Ökosystems gesehen werden. Begrifflich abgegrenzt dazu sind „krautige" Pflanzen mit nicht oder nur wenig verholzenden Gewächsen mit meist fleischigem, grünen Stängel, die nach jeder Vegetationsperiode ganz oder bis auf ihre unterirdischen Teile absterben. Grundsätzlich wird der Sammelbegriff Kräuter oft generalisiert verwendet und umfasst Pflanzen, die sowohl als Küchenkräuter oder Heilpflanzen Verwendung finden, als auch die ökonomisch teilweise unerwünschten, jedoch ökologisch anpassungsfähigen Beikräuter (Segetalpflanzen).

Pollen von Kräutern, die IgE-vermittelte Allergien auslösen, findet man in den Familien der Korbblütler, Wegerichgewächse, Brennnesselgewächse, Fuchsschwanzgewächse und Wolfsmilchgewächse (◘ Abb. 11.1). Das aus Amerika eingeschleppte und äußerst persistente Traubenkraut (*Ambrosia*, Ragweed) ist vor allem in Süd-/Osteuropa stark verbreitet und zeigt infolge der veränderten Klimabedingungen bereits eine verlängerte Pollensaison (Ziska et al. 2011). Der botanisch verwandte Beifuß ist in der gesamten nördlichen Hemisphäre zu finden und neben Europa auch in Asien von Relevanz (Smith et al. 2014). Das vorwiegend im Küstengebiet des Mittelmeerraums vorkommende Glaskraut fällt besonders durch die langandauernde Blühperiode auf. Der Spitzwegerich blüht gleichzeitig mit den Gräsern, wird aber zu den Kräutern gezählt und besitzt ein anders geartetes Allergenrepertoire (Gadermaier et al. 2014a). Weitere Kräuter wie Gänsefuß, Salzkraut oder Bingelkraut können in bestimmten geografischen Gebieten zu hohen lokalen Expositionen und Sensibilisierungen beitragen.

11.2 Bezeichnung der Allergene

Bisher wurden 35 Moleküle aus 12 unterschiedlichen Kräuterpollen offiziell als Allergen anerkannt (► www.allergen.org). ◘ Tab. 11.1 präsentiert eine Übersicht der allergologisch wichtigsten Kräuter und ihrer Allergene. Eine detaillierte Auflistung aller bekannten Kräuterallergene findet sich bei Gadermaier et al. (2014b). Da Kräuter zu unterschiedlichen botanischen Gruppen gehören, besitzen sie ein unterschiedliches Allergenspektrum mit Majorallergenen aus verschiedenen Proteinfamilien. Bisher wurden 34 Kräuterallergene aus Pollen gereinigt und/oder rekombinant produziert; die relevanten Moleküle sind auch für die Diagnostik verfügbar (◘ Tab. 11.1). Allergene mit der höchsten IgE-Reaktivität in Kräutern findet man in den Proteinfamilien Pektatlyasen, Defensin-ähnliche Proteine, nichtspezifische Lipid-Transfer-Proteine (nsLTP) und Ole e 1-ähnliche Proteine.

11.3 Struktur und biologische Funktion der relevanten Kräuterproteinfamilien

11.3.1 Pektatlyasen

Im Gegensatz zu den allergenen Vertretern aus Zedern und Zypressen sind Amb a 1 und Art v 6,

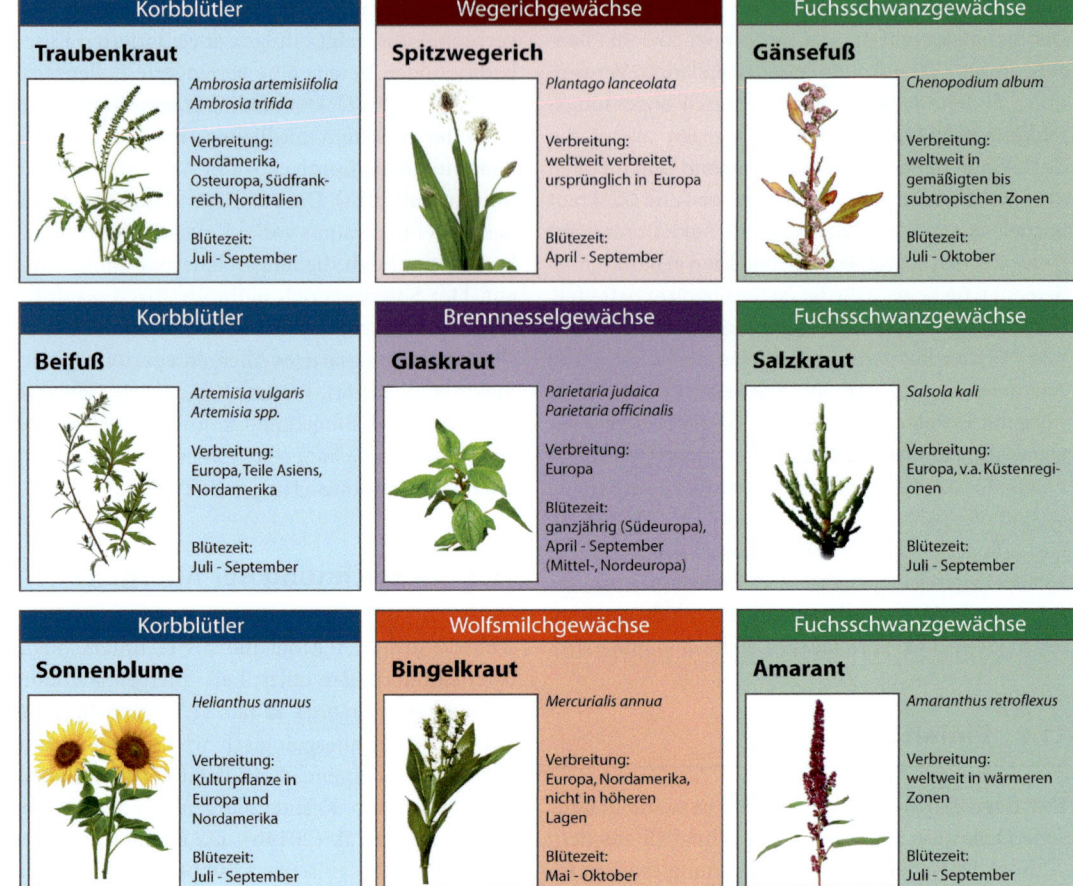

◘ **Abb. 11.1** Allergieauslösende Kräuter in Europa. (© Ragweed: Elenathewise; English Plantain: Schlierner; Goosefoot: tosoth; Mugwort: Joachim Opelka; Pellitory: MIMOHE; Russian thistle: pete pahham; Sunower-: ksena32; Annual mercury: Alois; Amaranth: Alois / (9×) fotolia.com)

die Pektatlyasen aus Traubenkraut und Beifuß, nicht glykosyliert. Pektatlyasen haben eine charakteristische Faltung, die einer Tunnelröhre ähnelt (Wopfner et al. 2009). Diese Struktur wird durch die parallel verlaufenden β-Faltblätter aufgebaut, die stapelförmig übereinander liegen und innen einen Hohlraum bilden. Sowohl das natürliche als auch das rekombinante Protein können in zwei proteolytische Untereinheiten gespalten werden (Wopfner et al. 2009). Als Enzyme spielen sie im Reife- und Fäulnisprozess des Pflanzengewebes eine Rolle. In Pollen werden Pektatlyasen während der Spätphase der Entwicklung exprimiert, um durch den Zellwandabbau das Wachstum und den Austritt des Pollenschlauchs zu ermöglichen.

11.3.2 Defensin-ähnliche Proteine

Allergene, die aus einer Fusion zwischen Defensin- und Prolindomäne bestehen, wurden bislang ausschließlich in der Familie der Korbblütler gefunden. Art v 1 aus Beifußpollen besitzt die höchste allergologische Relevanz, zusätzlich gibt es noch Amb a 4 in Ambrosia- und SF18 in Sonnenblumenpollen (Gruber et al. 2009). Die kompakte Defensindomäne wird durch 4 Disulfidbrücken stabilisiert und zeigt ein typisches α/β-Motiv (Razzera et al. 2010). Der C-terminale Bereich ist relativ flexibel; ein großer Teil der Proline ist hydroxyliert und trägt verschiedene pflanzenspezifische O-Glykane (Himly et al. 2003). Das gehäufte Vorkommen in peripheren

11.3 · Struktur und biologische Funktion der relevanten Kräuterproteinfamilien

Tab. 11.1 Relevante Allergene in Kräuterpollen

	Pektatly-asen	Defensin-ähnliche Proteine (PR-12)	nsLTP (PR-14)	Ole-e1-ähnliche Proteine	Profiline	Polcalcine	Pektin-methyl-esterase	Cystein-protease
Traubenkraut *Ambrosia artemisiifolia*	**Amb a 1** [a, b]	Amb a 4	Amb a 6		Amb a 8	Amb a 9 Amb a 10		**Amb a 11**
Beifuß *Artemisia vulgaris*	Art v 6	**Art v 1** [a, b]	Art v 3 [a, b]		Art v 4	Art v 5		
Sonnenblume *Helianthus annuus*		Hel a 1			Hel a 2			
Spitzwegerich *Plantago lanceolata*				Pla l 1 [a, b]				
Glaskraut *Parietaria judaica*			Par j 1 **Par j 2** [a, b]		Par j 3	Par j 4		
Gänsefuß *Chenopodium album*			Che a 1 [b]		Che a 2	Che a 3		
Salzkraut *Salsola kali*					Sal k 4	Sal k 5	**Sal k 1** [a, b]	
Amaranth *Amaranthus retroflexus*					Ama r 2			
Bingelkraut *Mercurialis annua*					Mer a 1 [b]			

Fettdruck: Majorallergene.
[a] ImmunoCAP Allergene, Thermo Scientific.
[b] ImmunoCAP ISAC, Thermo Scientific.

Zellschichten lässt eine Rolle in der ersten Abwehr vermuten, daher die Bezeichnung „Pathogenesis-related-(PR-)12-Protein.

Die Funktionsweise ist durch die Bildung von Proteinporen in mikrobiellen Membranen oder durch ladungsbasierte Permeabilisierung der Membran erklärbar (Marmiroli u. Maestri 2014). Bislang konnte jedoch keine antibakterielle oder antimykotische Wirkung der allergenen Defensin-ähnlichen Proteine nachgewiesen werden.

11.3.3 Nichtspezifische Lipid-Transfer-Proteine (nsLTP)

Nichtspezifische Lipid-Transfer-Proteine gehören zur Prolamin-Superfamilie und sind kleine, basische Proteine mit α-helikaler, kompakter Faltung. Ungeachtet der hohen Sequenzvariabilität haben diese Proteine eine konservierte, Cystein-stabilisierte, dreidimensionale Struktur. Diese kompakte Faltung verleiht dem Molekül auch die hohe Resistenz gegen Hitze und Proteolyse. Nichtspezifische Lipid-Transfer-Proteine finden sich in erhöhten Konzentrationen in den peripheren Zellschichten.

Der hydrophobe Hohlraum ermöglicht die Aufnahme verschiedener Fettsäuren und somit die Bindung und den Transport von Phospholipiden. Biologisch relevanter dürfte allerdings die Rolle in der pflanzlichen Abwehr gegen Pilze und Bakterien sein (PR-14-Proteine), die in Folge von Stress oder Verletzung induziert werden kann (Marmiroli u. Maestri 2014).

11.3.4 Ole e 1-ähnliche Proteine

Proteine der Ole e 1-ähnlichen Familie zeichnen sich primär durch eine kurze, konservierte Konsensussequenz aus; darüber hinaus kann die Primärsequenz aber relativ stark divergieren. Vertreter dieser Familie besitzen eine N-Glykosylierungsstelle und liegen meist partiell glykosyliert vor (Gadermaier et al. 2014a). Neueste Röntgenkristalluntersuchungen von rekombinant erzeugtem Pla l 1 zeigten eine vorwiegend aus β-Faltblättern bestehende Struktur, die durch 3 Disulfidbrücken stabilisiert wird (unveröffentlichte Daten). Die biologische Funktion von Ole e 1-verwandten Proteinen ist bislang unbekannt.

11.4 Bedeutung der Allergene

11.4.1 Pektatlyasen

Amb a 1 ist das dominante Allergen im Pollen von Ambrosia mit einer Sensibilisierungsrate von >95%. Im Gegensatz dazu spielt Art v 6, das Homolog in Beifuß, eine eher untergeordnete Rolle bei der primären Sensibilisierung. Beide Moleküle zeigen eine partielle Antikörperkreuzreaktivität, Amb a 1 besitzt allerdings eine größere Menge an IgE- sowie T-Zellepitopen (Jahn-Schmid et al. 2012, Asero et al. 2014). Das vor kurzem identifizierte Traubenkrautallergen Amb a 11 zeigt ähnliche physikochemische Eigenschaften wie Amb a 1, gehört jedoch zur Proteinfamilie der Cysteinproteasen (Bouley et al. 2015). Mit einer Sensibilisierungsrate von 66% repräsentiert es daher ein weiteres Majorallergen aus *Ambrosia*. Im Vergleich zu Amb a 1 weist Amb a 11 jedoch eine geringere Allergenität auf und isolierte Sensibilisierungen scheinen selten aufzutreten.

11.4.2 Defensin-ähnliche Proteine

Art v 1 aus Beifußpollen repräsentiert mit einer Sensibilisierungsrate von 60–95% das relevanteste und auch am besten erforschte Allergen dieser Proteinfamilie. Die konformativen IgE-Epitope sind hauptsächlich auf der Defensindomäne lokalisiert, wohingegen der C-terminale Bereich und die Glykane nur wenig allergologische Relevanz haben (Dedic et al. 2009, Razzera et al. 2010). Art v 1 besitzt als eines der wenigen Allergene ein immundominates T-Zellepitop, welches mit der Expression von HLA-DRB1*01 assoziiert ist (Jahn-Schmid et al. 2005). Neben Amb a 4 aus Traubenkraut wurde auch ein homologes Molekül in Pollen von Sonnenblumen detektiert (Gruber et al. 2009, Leonard et al. 2010).

11.4.3 Nichtspezifische Lipid-Transfer-Proteine (nsLTP)

Allergene Vertreter dieser Proteinfamilie sind hauptsächlich in pflanzlichen Nahrungsmitteln zu finden (z. B. Pru p 3 in Pfirsich), während sich die Expression in Pollen auf Kräuter, Olive und Platane beschränkt. Im Glaskraut repräsentieren die 48–50% homologen Proteine Par j 1 und Par j 2 mit einer IgE-Reaktivität von 95% und 83% die Majorallergene (Costa et al. 1994, Stumvoll et al. 2003). Im Gegensatz zu anderen nsLTPs haben beide Moleküle ein größere Masse und zeigen keine Kreuzreaktivität mit anderen Vertretern der Proteinfamilie (Tordesillas et al. 2011). Art v 3, das nsLTP aus Beifußpollen, kann in sensibilisierten Patienten respiratorische Symptome auslösen (Sanchez-Lopez et al. 2014).

11.4.4 Ole e 1-ähnliche Proteine

Ole e 1-ähnliche Proteine sind Hauptallergene im Pollen von Spitzwegerich (Pla l 1) und Gänsefuß (Che a 1). Da die Aminosäuresequenz von Ole e 1-ähnlichen Proteinen sehr divergiert, ist die IgE-Kreuzreaktivität meist auf nahe botanische Verwandte beschränkt.

11.5 Sensibilisierungshäufigkeiten

Umfangreiche Daten zur Sensibilisierungshäufigkeit auf gereinigte Kräuterallergene sind eingeschränkt vorhanden und hauptsächlich für Amb a 1 und Art v 1 verfügbar. Es besteht eindeutig eine Abhängigkeit von geografischen Gegebenheiten bzw. der Exposition. In Ostösterreich dominieren beispielsweise Beifuß und Traubenkraut, während diese Kräuter in Westösterreich eher von untergeordneter Bedeutung sind und dort Spitzwegerich die vorrangige Allergenquelle ist.

Eine Studie an 378 randomisiert ausgewählten Schulkindern zwischen 13 und 20 Jahren aus Salzburg (Westösterreich) untersuchte die IgE-Sensibilisierung auf 112 verschiedene Allergene mittels ImmunoCAP ISAC (Stemeseder et al. 2014). Der Anteil der Kräutersensibilisierungen unter den positiv diagnostizierten Personen (insgesamt 57 %) lag bei 42 %. Die häufigste Kräutersensibilisierung unter allen Studienteilnehmern wurde gegen Pla l 1 gefunden (11,6 %), wodurch sich die Relevanz von Spitzwegerich bestätigte. Weitere Sensibilisierungen traten gegen Art v 1 (8,2 %), Mer a 1 (7,1 %), Che a 1 (6,3 %), Amb a 1 (1,3 %) und Sal k 1 (0,5 %) auf; keine Reaktivität zeigte sich gegen Par j 2.

Eine Untersuchung in Südwestdeutschland wies Sensibilisierungen gegen Art v 1 bei 4,4 % und gegen Amb a 1 bei 0,7 % von 1039 zufällig aus dem Melderegister ausgewählten Erwachsenen nach (Boehme et al. 2013). Geografische Unterschiede zeigten sich auch in einer Vergleichsstudie mit Beifuß-positiven Patienten aus Nordeuropa, Südeuropa und Nordamerika. Ähnliche Sensibilisierungsraten gegen Art v 1 und Amb a 1 wurden bei den Patienten aus Nordeuropa (84 % und 20 %) und Südeuropa (74 % und 16 %) gefunden (Moverare et al. 2011). Eine andere Verteilung zeigte sich hingegen in Nordamerika: 46 % reagierten gegen Art v 1 und 68 % gegen Amb a 1 (Moverare et al. 2011). In einer weiteren Studie mit Kräuterpollenallergikern aus Deutschland bestätigte sich die Häufigkeit einer echten Beifußsensibilisierung (68 % Art v 1-positiv, 8 % Amb a 1-positiv) (Canis et al. 2012). Sensibilisierungen gegen Par j 2 sind fast ausschließlich in Südeuropa von Bedeutung, in manchen Küstenregionen kann der Sensibilisierungsgrad bei 60–90 % liegen (Gadermaier et al. 2014b, Moverare et al. 2011).

11.6 Kreuzreaktive versus Markerallergene

Für alle wichtigen Kräuterpollen wurden Markerallergene identifiziert, sie sind dort gleichzeitig die Majorallergene. Es sind dies Art v 1 (Beifuß), Amb a 1 (Traubenkraut), Pla l 1 (Wegerich), Par j 1/2 (Glaskraut), Che a 1 (Gänsefuß) und Sal k 1 (Salzkraut) (◘ Tab. 11.1). Pla l 1 weist moderate Sequenzähnlichkeiten mit Che a 1 und Ole e 1 auf, die Kreuzreaktivität dieser partiell glykosylierten Allergene scheint aber auf Proteinebene gering zu sein (Calabozo et al. 2003). Aktuelle ISAC Allergenchip-Daten zeigten keine Assoziierung von Pla l 1 mit anderen Ole e 1-ähnlichen Allergenen (Stemeseder et al. 2014).

Wie Baum- und Gräserpollen, enthalten alle Kräuterpollen die kreuzreaktiven Panallergene Profilin und Polcalcin (◘ Tab. 11.1). Ihr Stellenwert als Ursache einer Sensibilisierung ist von der lokalen Pollensituation abhängig (Orovitg et al. 2011). In Regionen mit realer Kräuterpollenbelastung sind Sensibilisierungen oft genuin (Asero et al. 2006, Oberhuber et al. 2008), in solchen mit geringer oder fehlender Belastung sind sie meist Ausdruck einer Profilin- oder Polcalcin-Sensibilisierung (Asero et al. 2006, Stumvoll et al. 2003). Eine Zwischenstellung nehmen LTPs ein. Während Par j 2 aus dem Glaskraut nicht mit anderen LTPs kreuzreagiert und deshalb als spezifisches Markerallergen geeignet ist (Stumvoll et al. 2003, Tordesillas et al. 2011), ist das beim kreuzreaktiven Beifußminorallergen Art v 3 nicht der Fall. In Mitteleuropa sind klinisch manifeste Beifußallergien außerdem nahezu immer mit einer Art v 1-Sensibilisierung assoziiert.

Im Fall von Beifuß und Traubenkraut existieren Kreuzreaktionen auch über die jeweiligen Hauptallergene Art v 1 und Amb a 1. Die Defensindomäne von Amb a 4 aus dem Traubenkraut weist 69 % Sequenzidentität mit Art v 1 auf. Eine partielle IgE-Kreuzreaktivität zwischen den Allergenen wurde nachgewiesen (Leonard et al. 2010), Inhibitionsexperimente bestätigten aber mehrheitlich eine primäre Art v 1-Sensibilisierung, wohingegen eine aktive Sensibilisierung durch Amb a 4 ungewöhnlich zu sein scheint (Hirschwehr et al. 1998, Oberhuber et al. 2008). Umgekehrt existiert auch eine Kreuzreaktivität zwischen Amb a 1 und Art v 6 (65 % Sequenzidentität). 63 % der Amb a 1-positiven Patienten mit Spätsommerpollinose reagierten in vitro auch mit Art v 6. T-Zellstimulation und Inhibitionsexperimente an einer limitierten Zahl von Patienten sprechen dafür, dass bei diesen Patienten meist eine primäre Amb a 1-Sensibilisierung vorliegt, eine aktive Sensibilisierung durch Art v 6 mit sekundärer Kreuzreaktivität zu Amb a 1 scheint aber in Einzelfällen möglich (Asero et al. 2014, Jahn-Schmid et al. 2012).

In Summe sind die genannten Kreuzreaktionen eine plausible Erklärung für die auffallende Koinzidenz von Beifuß- und Traubenkrautsensibilisierungen im Routinebetrieb, andererseits spricht die Datenlage dafür, dass die primäre Sensibilisierung vorrangig durch Art v 1 bzw. Amb a 1 und nur selten durch die kreuzreaktiven Homologen Amb a 4 und Art v 6 erfolgt, sodass Art v 1 und Amb a 1 in den meisten Fällen berechtigterweise als Beifuß bzw. Traubenkraut-spezifische Marker angesehen werden können. In welchem Prozentsatz eine genuine Beifuß- bzw. Traubenkrautpollenallergie zu Unrecht diagnostiziert wird, muss in weiteren Studien geklärt werden. Ob Doppelsensibilisierungen auf Beifuß und Traubenkraut mehrheitlich Co- oder Kreuzsensibilisierungen sind, ist von der jeweiligen Pollensituation und der Population abhängig (Asero et al. 2006, 2014; Canis et al. 2012, Oberhuber et al. 2008).

Kreuzallergien von Kräuterpollen und Nahrungsmitteln findet man hauptsächlich bei Beifuß- und Ambrosiapollensensibilisierten. Bislang identifizierte kausative Allergene gehören zur Familie der Profiline, der nsLTPs und der hochmolekularen (Glykan-)Komponenten (Egger et al. 2006, Gadermaier et al. 2001).

> Eine Primärallergie gegen Kräuter kann durch IgE-Kreuzreaktivität zu einer Klasse-II-Nahrungsmittelallergie führen. Typische Beispiele sind das Sellerie-Beifuß-Gewürz Syndrom, das Ragweed-Melone-Banane-Syndrom und die Beifuß-Pfirsich-Assoziation.

11.7 Diagnostik

Die aktuellen GA^2LEN-Empfehlungen zur Harmonisierung von Hauttestungen empfehlen europaweit die standardmäßige Testung von Beifuß, Traubenkraut und Glaskraut, nicht aber Wegerich, Gänsefuß und Salzkraut (Heinzerling et al. 2009). Da die allergologische Relevanz einzelner Kräuter zwischen verschiedenen Ländern erheblich schwankt, sind lokale Modifikationen sinnvoll und notwendig. Kräuterpollensensibilisierungen treten häufig im Kontext von Polysensibilisierungen und selten monovalent auf, sodass die Option der molekularen Allergiediagnostik besonders konsequent genutzt werden sollte.

Mittlerweile sind die Majorallergene aller wichtigen Kräuterpollen für die Komponentendiagnostik als kommerzieller Test erhältlich (Tab. 11.1). Che a 1 ist als einziges Allergen derzeit nur im ISAC Allergenchip und nicht als ImmunoCAP-Einzeltest verfügbar. Die Komponenten werden entweder als rekombinante (rPla l 1, rChe a 1, rPar j 2) oder CCD-(N-Glykan-)freie, natürliche Moleküle (nArt v 1, nAmb a 1) angeboten. Vorsicht ist bei Sal k 1 angezeigt, welches als natives Allergen zur Verfügung steht und partiell N-glykosyliert ist. Hier sind falsch positive Ergebnisse aufgrund von Interferenzen mit CCDs denkbar. Der spezifische Nachweis von IgE-Antikörpern gegen Profiline und Polcalcine aus Kräuterpollen ist derzeit gegen Bingelkraut-Profilin (Mer a 1) möglich, diagnostisch allerdings aufgrund der hohen Kreuzreaktivität mit Gräsern und Birke in Mittel- und Nordeuropa nur bedingt aussagekräftig.

11.8 Mehrwert der molekularen Diagnostik

Die molekulare Diagnostik ist gerade bei der Abklärung von Kräuterpollensensibilisierungen von zentraler Bedeutung, weil diese häufig im Rahmen von Polysensibilisierungen auftreten und ihre klinische Relevanz durch die überlappenden Blühperioden schwer zu beurteilen ist.

Die Betrachtung von Art v 1 und Amb a 1 als spezifische Markerallergene für Beifuß bzw. Traubenkraut ist in der Praxis extrem hilfreich, da die sichere Identifizierung des ursächlichen Allergens anhand des Beschwerdezeitraums problematisch ist (◘ Abb. 11.2). Auch wenn wegen der Kreuzreaktivität Art v 1 – Amb a 4 bzw. Amb a 1 – Art v 6 die Diagnose einer genuinen Sensibilisierung möglicherweise manchmal zu Unrecht gestellt wird, wird das ursächliche Allergen in den allermeisten Fällen korrekt identifiziert. Somit können unnötige (Doppel-)Immuntherapien effizient vermieden werden. Art v 3 ist zwar kein Marker für eine genuine Beifußsensibilisierung, ist aber wegen seiner Kreuzreaktivität mit anderen LTPs eine sinnvolle Ergänzung bei Patienten mit Beifußpollen-assoziierten Nahrungsmittelallergien (z. B. Sellerieallergie) (Egger et al. 2010, Gadermaier et al. 2011).

Für Pla l 1 als Indikator einer genuinen Wegerichpollenallergie liegen für Mitteleuropa noch wenige publizierte Daten vor (Gadermaier et al. 2014a). Das Fehlen einer relevanten Kreuzreaktivität mit Che a 1 und Ole e 1 spricht aber dafür, dass nichtglykosiliertes rPla l 1 ein hochspezifischer Marker zur Erfassung einer genuinen Wegerichallergie ist (Calabozo et al. 2003, Stemeseder et al. 2014).

Par j 2 und Sal k 1 spielen wegen des Fehlens bzw. des lokal begrenzten Vorkommens dieser Kräuter in Mitteleuropa eine eher untergeordnete Rolle. Par j 2 aus dem mediterranen Mauerglaskraut könnte theoretisch geeignet sein, genuine Sensibilisierungen gegen das autochthone Gemeine Glaskraut (*Parietaria officinalis*) zu erfassen, dieses scheint aber als aktiver Allergieauslöser in Mitteleuropa keine nennenswerte Rolle zu spielen (Heinzerling et al. 2009). Gänsefuß ist zwar in Mitteleuropa ubiquitär verbreitet, sein Stellenwert als Allergieauslöser ist jedoch wenig untersucht. Die Bedeutung von Che a 1 als Indikator einer genuinen Gänsefußpollenallergie ist zusätzlich limitiert, da eine adäquate Immuntherapie mit nachweislich wirksamen Impfstoffen nicht gewährleistet ist.

11.9 Therapie und Empfehlungen

Die relevante Allergenquelle lässt sich durch die Bestimmung der Kräuter-spezifischen Markerallergene identifizieren (◘ Abb. 11.2). Im Zweifelsfall werden bei multiplen Sensibilisierungen jene Kräuterextrakte für die Therapie ausgewählt, die die stärkste Symptomatik hervorrufen. Leider verschlechtert sich derzeit die Erhältlichkeit von Allergenpräparaten für die subkutane Immuntherapie von Kräuterallergikern. Infolge neuer Verordnungen zur verbesserten Standardisierung von Allergenprodukten, verbunden mit zunehmend ökonomischem Kalkül, haben viele der Anbieter – vor allem in Deutschland – Kräuterextrakte vom Markt genommen bzw. steht dies unmittelbar bevor. Bei einem Anbieter in Österreich machen Impflösungen mit Kräuterallergenen nur 0,9 % des Gesamtumsatzes aus. Der Jahresumsatz von Kräuterlösungen wird allerdings vom gleichen Hersteller für Griechenland mit 25,1 % und Ungarn mit 73,7 % beziffert, sodass in diesen Ländern aufgrund weniger strenger Verordnungen die Produkte wahrscheinlich weiterhin erhältlich sein werden. Gesamteuropäisch liegt der Marktanteil für Kräuterallergene bei diesem Hersteller nur bei 2,6 %.

Die derzeit am deutschen Markt verfügbaren bzw. zugelassenen Kräuterallergenlösungen für die subkutane Immuntherapie (Paul Ehrlich Institut, ▶ www.pei.de) umfassen 5 Einzelextrakte und 9 Kombinationsextrakte (Beifuß, Glaskraut, und Spitzwegerich). In den USA sind mehrere standardisierte subkutane Lösungen und seit kurzem auch eine sublinguale Immuntherapie für Ambrosia in Tablettenform auf dem Markt (▶ www.fda.gov).

11.10 Perspektiven

Eine Immuntherapie mit hochreinen Allergenen – als maßgeschneiderte Impflösung für den individuellen Patienten – wurde bereits in klinischen Studien untersucht. Die Effektivität von natürlichen,

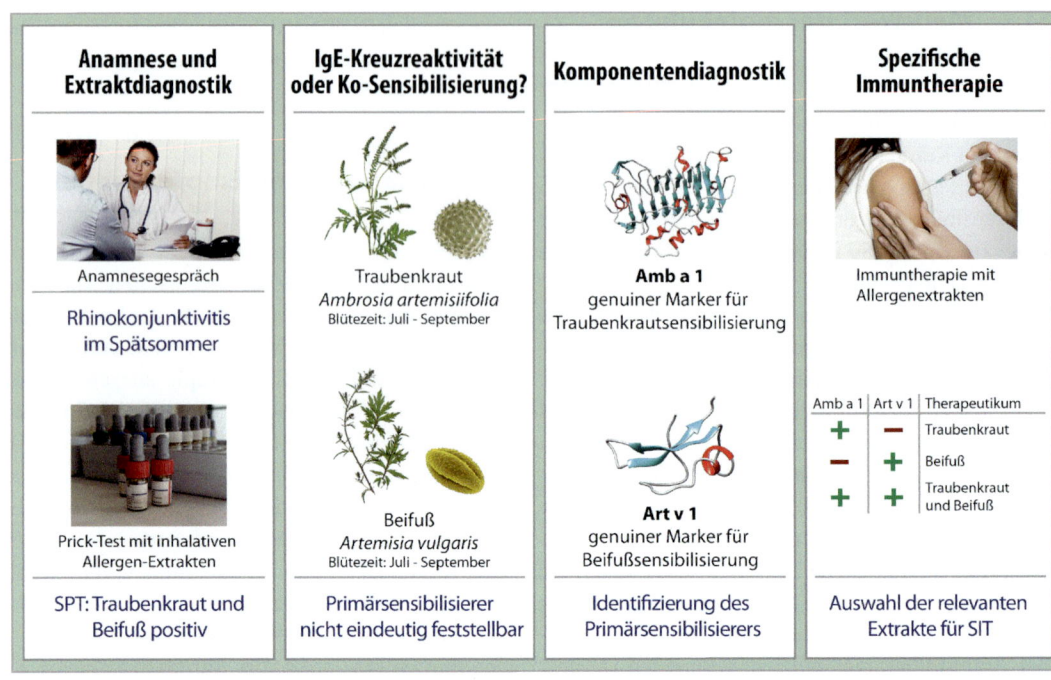

◘ **Abb. 11.2** Mehrwert der molekularen Diagnostik für die Auswahl der Immuntherapie am Beispiel von Traubenkraut und Beifuß. Molekülabbildungen erstellt mit SWISS-MODEL und UCSF Chimera. (© Ragweed: Elenathewise; Mugwort: J. Opelka; Case history: G. Sanders; Immunotherapy: A. Gregor / (4×) fotolia.com; Prick test & molecular structures: G. Gadermaier; http://swissmodel.expasy.org/; www.cgl.ucsf.edu/chimera/download.html)

rekombinanten oder hypoallergenen Molekülen wurde in Phase-III-Studien bei Birkenpollen- und Graspollenallergikern demonstriert (Wallner et al. 2013). Hypoallergene Derivate von relevanten Molekülen aus Traubenkraut, Beifuß und Glaskraut, die potenziell weniger Nebenwirkungen aufgrund einer geringen IgE-Bindung erwarten lassen, wurden bereits entwickelt, jedoch klinisch noch nicht getestet (Gadermaier et al. 2014b). Eine Ausnahme stellt die Peptidimmuntherapie basierend auf T-Zell Epitopen von Amb a 1 dar, deren Wirksamkeit und Sicherheit bei Traubenkrautallergikern bereits gezeigt werden konnte (Hafner et al. 2012).

Fazit für den klinischen Alltag

Überlappende Blühzeiten, Polysensibilisierungen sowie geografische Unterschiede in der allergologischen Relevanz gewisser Kräuter können die Auswahl eines Impfstoffes für die subkutane Immuntherapie erschweren. Spezifische Markerallergene stehen für die meisten Kräuter zur Verfügung und unterstützen die Labordiagnostik klinisch relevanter Sensibilisierungen maßgeblich, indem sie zur Identifizierung der Primärsensibilisierungen in Kräutern herangezogen werden können. Basierend auf diesem Nachweis und unter Abwägung der klinischen Symptomatik kann somit ein passendes Therapeutikum für die Immuntherapie gewählt werden.

Literatur

Asero R, Wopfner N, Gruber P, Gadermaier G, Ferreira F (2006) Artemisia and Ambrosia hypersensitivity: co-sensitization or co-recognition? Clin Exp Allergy 36:658–665

Asero R, Monsalve R, Barber D (2008) Profilin sensitization detected in the office by skin prick test: a study of prevalence and clinical relevance of profilin as a plant food allergen. Clin Exp Allergy 38:1033–1037

Asero R, Bellotto E, Ghiani A, Aina R, Villalta D, Citterio S (2014) Concomitant sensitization to ragweed and mugwort pollen: who is who in clinical allergy? Ann Allergy Asthma Immunol 113:307–313

Boehme MW, Kompauer I, Weidner U, Piechotowski I, Gabrio T, Behrendt H (2013) Respiratory symptoms and sensitization to airborne pollen of ragweed and mugwort of adults in Southwest Germany. Dtsch Med Wochenschr 138:1651–1658

Bouley J, Groeme R, Le Mignon M, Jain K, Chabre H, Bordas-Le Floch V, Couret MN, Bussières L, Lautrette A, Naveau M, Baron-Bodo V, Lombardi V, Mascarell L, Batard T, Nony E, Moingeon P (2015) Identification of the cysteine protease Amb a 11 as a novel major allergen from short ragweed. J Allergy Clin Immunol doi:10.1016/j.jaci.2015.03.001 ([Epub ahead of print], www.ncbi.nlm.nih.gov/pubmed/25865353)

Calabozo B, Diaz-Perales A, Salcedo G, Barber D, Polo F (2003) Cloning and expression of biologically active Plantago lanceolata pollen allergen Pla l 1 in the yeast Pichia pastoris. Biochem J 372:889–896

Canis M, Becker S, Groger M, Kramer MF (2012) IgE reactivity patterns in patients with allergic rhinoconjunctivitis to ragweed and mugwort pollens. Am J Rhinol Allergy 26:31–35

Costa MA, Colombo P, Izzo V, Kennedy H, Venturella S, Cocchiara R et al (1994) cDNA cloning, expression and primary structure of Par jI, a major allergen of Parietaria judaica pollen. FEBS Lett 341:182–186

Dedic A, Gadermaier G, Vogel L, Ebner C, Vieths S, Ferreira F et al (2009) Immune recognition of novel isoforms and domains of the mugwort pollen major allergen Art v 1. Mol Immunol 46:416–421

Egger M, Mutschlechner S, Wopfner N, Gadermaier G, Briza P, Ferreira F (2006) Pollen-food syndromes associated with weed pollinosis: an update from the molecular point of view. Allergy 61:461–476

Egger M, Hauser M, Mari A, Ferreira F, Gadermaier G (2010) The role of lipid transfer proteins in allergic diseases. Curr Allergy Asthma Rep 10:326–335

Gadermaier G, Hauser M, Egger M, Ferrara R, Briza P, Santos KS et al (2011) Sensitization prevalence, antibody cross-reactivity and immunogenic peptide profile of Api g 2, the non-specific lipid transfer protein 1 of celery. PLoS One 6:e24150

Gadermaier G, Eichhorn S, Vejvar E, Weinbock L, Lang R, Briza P et al (2014a) Plantago lanceolata: An important trigger of summer pollinosis with limited IgE cross-reactivity. J Allergy Clin Immunol 134:472–475. doi:10.1016/j.jaci.2014.02.016

Gadermaier G, Hauser M, Ferreira F (2014b) Allergens of weed pollen: An overview on recombinant and natural molecules. Methods 66:55–66

Gruber P, Gadermaier G, Bauer R, Weiss R, Wagner S, Leonard R et al (2009) Role of the polypeptide backbone and post-translational modifications in cross-reactivity of Art v 1, the major mugwort pollen allergen. Biol Chem 390:445–451

Hafner RP, Salapatek A, Patel D, Larche M, Laidler P (2012) Validation of Peptide Immunotherapy as a New Approach in the Treatment of Rhinoconjunctivitis: The Clinical Benefits of Treatment with Amb a 1 Derived T cell Epitopes. J Allergy and Clin Immunol 129(Suppl):AB368

Heinzerling LM, Burbach GJ, Edenharter G, Bachert C, Bindslev-Jensen C, Bonini S et al (2009) GA(2)LEN skin test study I: GA(2)LEN harmonization of skin prick testing: novel sensitization patterns for inhalant allergens in Europe. Allergy 64:1498–1506

Himly M, Jahn-Schmid B, Dedic A, Kelemen P, Wopfner N, Altmann F et al (2003) Art v 1, the major allergen of mugwort pollen, is a modular glycoprotein with a defensin-like and a hydroxyproline-rich domain. Faseb J 17:106–108

Hirschwehr R, Heppner C, Spitzauer S, Sperr WR, Valent P, Berger U et al (1998) Identification of common allergenic structures in mugwort and ragweed pollen. J Allergy Clin Immunol 101:196–206

Jahn-Schmid B, Fischer GF, Bohle B, Fae I, Gadermaier G, Dedic A et al (2005) Antigen presentation of the immunodominant T-cell epitope of the major mugwort pollen allergen, Art v 1, is associated with the expression of HLA-DRB1 *01. J Allergy Clin Immunol 115:399–404

Jahn-Schmid B, Hauser M, Wopfner N, Briza P, Berger UE, Asero R et al (2012) Humoral and cellular cross-reactivity between Amb a 1, the major ragweed pollen allergen, and its mugwort homolog Art v 6. J Immunol 188:1559–1567

Leonard R, Wopfner N, Pabst M, Stadlmann J, Petersen BO, Duus JO et al (2010) A new allergen from ragweed (Ambrosia artemisiifolia) with homology to Art v 1 from mugwort. J Biol Chem 285:27192–27200

Marmiroli N, Maestri E (2014) Plant peptides in defense and signaling. Peptides 56C:30–44

Moverare R, Larsson H, Carlsson R, Holmquist I (2011) Mugwort-sensitized individuals from North Europe, South Europe and North America show different IgE reactivity patterns. Int Arch Allergy Immunol 154:164–172

Oberhuber C, Ma Y, Wopfner N, Gadermaier G, Dedic A, Niggemann B et al (2008) Prevalence of IgE-binding to Art v 1, Art v 4 and Amb a 1 in mugwort-allergic patients. Int Arch Allergy Immunol 145:94–101

Orovitg A, Guardia P, Barber D, de la Torre F, Rodriguez R, Villalba M et al (2011) Enhanced diagnosis of pollen allergy using specific immunoglobulin E determination to detect major allergens and panallergens. J Investig Allergol Clin Immunol 21:253–259

Razzera G, Gadermaier G, de Paula V, Almeida MS, Egger M, Jahn-Schmid B et al (2010) Mapping the interactions between a major pollen allergen and human IgE antibodies. Structure 18:1011–1021

Sanchez-Lopez J, Tordesillas L, Pascal M, Munoz-Cano R, Garrido M, Rueda M et al (2014) Role of Art v 3 in pollinosis of patients allergic to Pru p 3. J Allergy Clin Immunol 133:1018–1025 (e3)

Smith M, Jager S, Berger U, Sikoparija B, Hallsdottir M, Sauliene I et al (2014) Geographic and temporal variations in pollen exposure across Europe. Allergy 69:913–923. doi:10.1111/all.12419

Stemeseder T, Hemmer W, Hawranek T, Gadermaier G (2014) Marker allergens of weed pollen – basic consideration and diagnostic benefits in the clinical routine. Part 16 of the Series Molecular Allergology. Allergo J Int 23:274–280

Stemeseder T, Klinglmayr E, Moser S, Lang R, Himly M, Gschwendtner L et al (2014) Influences of environmental triggers and lifestyle on the development of allergic sensitizations Congress of the European Academy of Allergy and Clinical Immunology,, Kopenhagen, Denmark.

Stumvoll S, Westritschnig K, Lidholm J, Spitzauer S, Colombo P, Duro G et al (2003) Identification of cross-reactive and genuine Parietaria judaica pollen allergens. J Allergy Clin Immunol 111:974–979

Tordesillas L, Sirvent S, Diaz-Perales A, Villalba M, Cuesta-Herranz J, Rodriguez R et al (2011) Plant lipid transfer protein allergens: no cross-reactivity between those from foods and olive and Parietaria pollen. Int Arch Allergy Immunol 156:291–296

Wallner M, Pichler U, Ferreira F (2013) Recombinant allergens for pollen immunotherapy. Immunotherapy 5:1323–1338

Wopfner N, Jahn-Schmid B, Schmidt G, Christ T, Hubinger G, Briza P et al (2009) The alpha and beta subchain of Amb a 1, the major ragweed-pollen allergen show divergent reactivity at the IgE and T-cell level. Mol Immunol 46:2090–2097

Ziska L, Knowlton K, Rogers C, Dalan D, Tierney N, Elder MA et al (2011) Recent warming by latitude associated with increased length of ragweed pollen season in central North America. Proc Natl Acad Sci USA 108:4248–4251

Molekulare Diagnostik bei Erdnussallergie

L. Lange, K. Beyer, J. Kleine-Tebbe

12.1 Bedeutung der Erdnuss als Allergen – 206

12.2 Einzelne Allergene der Erdnuss – 207
12.2.1 Primäre Majorallergene: Speicherproteine – 207
12.2.2 Primäre Minorallergene: Oleosine – 207
12.2.3 Sekundäre Allergene: nsLTPs und kreuzreaktive Aeroallergene – 208

12.3 Klinische Daten zur molekularen Diagnostik – 209

12.4 Diagnostik mit Erdnussallergenen – 211
12.4.1 Verfügbare Einzelallergene – 211
12.4.2 Potenzielle Vorteile der molekularen Diagnostik mit Erdnussallergenen – 212
12.4.3 Vorgehen zur Abklärung einer im Kindesalter (< 14 Jahren) entstandenen Erdnussallergie – 212
12.4.4 Häufige Erdnusskreuzreaktionen bei Birkenpollensensibilisierung – 214
12.4.5 Seltenere Konstellationen bei Erdnussallergie – 214

12.5 Kreuzreaktive Allergene – 215

Literatur – 215

Der Beitrag basiert auf einer Publikation der Autoren, die 2014 im Allergo Journal International erschienen ist (Lange L, Beyer K, Kleine-Tebbe J: Benefits and limitations of molecular diagnostics in peanut allergy. Allergo J Int 2014; 23: 158–163) und nun als Buchkapitel aktualisiert und erweitert wurde.
Wir danken Bodo Niggemann (Klinik für Pädiatrie mit Schwerpunkt Pneumologie u. Immunologie, Charité Universitätsmedizin, Berlin) für wertvolle Ratschläge bei der Erstellung der Flussdiagramme.

J. Kleine-Tebbe, T. Jakob (Hrsg.), *Molekulare Allergiediagnostik*,
DOI 10.1007/978-3-662-45221-9_12, © Springer-Verlag Berlin Heidelberg 2015

Zum Einstieg

Allergische Reaktionen gegen Erdnuss (*Arachis hypogaea*, Ara h) beruhen auf IgE-vermittelten Sensibilisierungen gegen verschiedene Proteine. Ihre Stabilität und ihr relativer Anteil in der Erdnuss bestimmen das Risiko für bedrohliche Reaktionen: S2-Albumine (Ara h 2, 6 u. 7) sind eher relevant als andere Samenspeicherproteine (Ara h 1 u. 3) und (in absteigender Reihenfolge) Oleosine (Ara h 10 u. 11), das Lipid-Transfer-Protein (Ara h 9), das Bet v t-homologe PR-10-Protein (Ara h 8) oder Profilin (Ara h 5). Sensibilisierungen gegen die Speicherproteine Ara 1 und 2 sind charakteristisch für eine früh (im Kindesalter) einsetzende Erdnussallergie, die langfristig über Jahrzehnte persistieren kann. Ein gezielter IgE-Test, z. B. gegen Ara h 2 bei Verdacht auf eine Allergie gegen Erdnuss, kann die Risikoeinschätzung potenzieller systemischer allergischer Reaktionen erleichtern. Die Ergebnisse sind allerdings nur bei korrespondierenden Symptomen klinisch relevant. IgE-Sensibilisierungen gegen Erdnussextrakt ohne bedrohliche Reaktionen beruhen hierzulande häufig auf Bet v 1-bedingten Kreuzreaktionen (bei Birkenpollenallergikern), kreuzreaktiven pflanzlichen Kohlehydratepitopen (CCD) oder Profilinsensibilisierungen. Im Zweifelsfall lässt sich die klinische Relevanz nur durch eine orale Provokation sichern, zumal noch nicht alle Erdnussallergene (z. B. Oleosine) zur Diagnostik verfügbar sind.

12.1 Bedeutung der Erdnuss als Allergen

Die Erdnuss (*Arachis hypogaea*) gehört zur den Hülsenfrüchten (Leguminosen). Sie ist häufigster Auslöser nahrungsmittelinduzierter Anaphylaxien und für die meisten allergiebedingten Todesfälle verantwortlich, daher gilt sie als wichtigstes primäres Nahrungsmittelallergen. Patienten reagierten nach Erdnussprovokationen gehäuft mit respiratorischen Symptomen (Ahrens et al. 2012). Die Bedrohlichkeit beruht wahrscheinlich auf der hohen Stabilität der Allergene und ihrem hohen Anteil am Gesamtprotein. Die Erdnuss verfügt über einen hohen Proteinanteil von 24–29 % (Koppelman et al. 2001), vorwiegend Speicherproteine, sodass bereits kleinste Allergenmengen eine allergische Reaktion auslösen können. 5 % der Erdnussallergiker reagieren bereits auf 1,6 mg Erdnussprotein (Blom et al. 2013).

■ Epidemiologie

Die Häufigkeit der Erdnussallergie liegt in den USA und Großbritannien zwischen 1 und 2 % (Nicolaou et al. 2011), in Australien bei 3 %. Die Zahlen für Deutschland sind wahrscheinlich niedriger, obwohl auch hierzulande 10,6 % der Kinder und Jugendlichen erhöhtes Erdnuss-spezifisches IgE zeigen (Schmitz et al. 2013). Eine multizentrische, multinationale Studie zur Prävalenz der Sensibilisierungen gegen Nahrungsmittel bei Erwachsenen in Europa (EuroPrevall) zeigte eine große Variabilität (Burney et al. 2014). Bei der Extrakt-basierten Diagnostik betrugen die Sensibilisierungsraten zwischen 0,5 % in Reykjavik, 5 % in Zürich, 1,6 % in Utrecht und 7,2 % in Madrid. Bei der Analyse der Prävalenz der Sensibilisierungen gegen Speicherproteine der Erdnuss, Marker einer früh im Kindesalter einsetzenden Erdnussallergie (Ballmer-Weber et al. 2015), änderte sich das Bild deutlich: Es wurden keine Sensibilisierungen in Sofia und Lodz gefunden, 0,1 % in Utrecht, 0,4 % in Zürich und 0,5 % in Madrid.

Die hohe Sensibilisierungsrate gegen den Erdnussextrakt in verschiedenen Teilen Europas erklärt sich über Kreuzreaktionen durch
- Bet v t-homologe PR-10-Proteine (Ara h 8),
- Lipid-Transfer-Proteine (Ara h 9) bei Patienten im Mittelmeerraum,

seltener durch
- Profiline (Ara h 5) und
- Kohlehydratepitop-(CCD-)tragende Glykoproteine

bei Patienten mit primären Sensibilisierungen gegen Birkenpollen (PR-10-Proteine), gegen Pfirsich-LTP (Pru p 3) oder gegen Gräserpollen (Profiline und CCDs).

■ Erdnuss als Nahrungsmittel

Erdnüsse werden in Europa und Amerika vorwiegend in gerösteter Form verzehrt: z. B. als Erdnüsse in der Schale, geschält und gesalzen, zu Erdnussbutter oder Erdnussflips verarbeitet. Erdnussöl kann als nichtraffiniertes Produkt relevante Mengen an Allergenen enthalten und allergische Reaktionen auslösen. Im asiatischen Raum werden rohe Erdnüsse eher als Speisezutat gekocht. Die Allergenität roher Erdnüsse nimmt durch län-

12.2 · Einzelne Allergene der Erdnuss

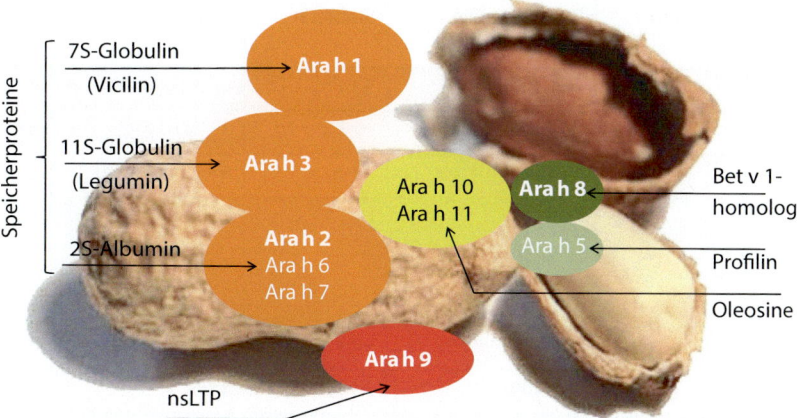

◘ **Abb. 12.1** Bisher identifizierte Erdnussallergene. Die Größe der Ellipsen spiegelt grob ihren Anteil am Gesamtprotein wider (**Fettdruck**: zur spezifischen IgE-Diagnostik verfügbar)

geres Kochen ab. Röstprozesse mit hohen Temperaturen begünstigen vermutlich die Entstehung kompakter, globulärer Proteinaggregate, die die Allergenität von Ara h 1 und 2 steigern können (Vissers et al. 2011).

12.2 Einzelne Allergene der Erdnuss

Die klinischen Reaktionen erklären sich vorwiegend durch die Eigenschaften der einzelnen Proteine (◘ Abb. 12.1, ◘ Abb. 12.2), besonders wenn die Sensibilisierung nur eine Allergenfamilie betrifft. Dabei werden primäre von sekundären Allergenen unterschieden: Bei den primären entsteht die Sensibilisierung gegen das Allergen selbst, bei den sekundären handelt es sich um Kreuzreaktionen auf strukturell ähnliche Epitope z. B. nach vorwiegend inhalativer oder vermutlich kutaner Sensibilisierung.

12.2.1 Primäre Majorallergene: Speicherproteine

Ara h 1 ist ein 7S-Globulin von Vicilin-Typ und Ara h 3 ein 11S-Globulin, beides Mitglieder der Cupin-Superfamilie. Ara h 2, Ara h 6 und Ara h 7 sind 2S-Albumine und gehören zur Prolamin-Superfamilie (Radauer et al. 2012). Ara h 2 und Ara h 6 besitzen große Sequenzhomologie, Ara h 7 deutlich weniger. Obwohl unterschiedlichen Proteinfamilien zugehörig, zeigen Ara h 1, 2 und 3 hohe serologische Kreuzreaktivität und erschweren so eine differenzierte Diagnostik mit einzelnen Speicherproteinen (Bublin et al. 2013).

Die Speicherproteine sind die Majorallergene der Erdnuss bei primärer Erdnussallergie. Sensibilisierungen gegen Speicherproteine scheinen jedoch nur dann aufzutreten, wenn eine Allergie gegen Erdnuss im Kindesalter entsteht. In einer großen multizentrischen Studie an Kindern und Erwachsenen (Ballmer-Weber et al. 2015) wurde gezeigt, dass Allergiker nur dann spezifisches IgE gegen Speicherproteine aufweisen, wenn die Allergie vor dem 14. Lebensjahr manifest wurde. Spezifisches IgE gegen Ara h 2 und Ara h 6 zeigen 76–96 % der erdnussallergischen Kinder und Jugendlichen in den USA, Mittel- und Nordeuropa, aber nur 42 % in Spanien. Für Ara h 1 liegt die Rate zwischen 63 und 80 %; für Ara h 3 ist sie niedriger, für Ara h 7 beträgt sie nur 43 % (Codreanu et al. 2011, Vereda et al. 2011), womit letzteres definitionsgemäß als Minorallergen gilt.

12.2.2 Primäre Minorallergene: Oleosine

Oleosine gelten als Strukturproteine von Pflanzenzellen und sind potenzielle Allergene in Hülsenfrüchten, Samen und Baumnüssen. Ihre dreiteilige, haarnadelähnliche Form mit ambiphilen (sowohl hydro- als auch lipophilen) Enden und einer ausgedehnten hydrophoben Domäne, die in der Ölmatrix steckt, trägt zur Formation und Stabilität von Ölkörpern (Oleosomen) bei und verhindert

Bezeichnung	Proteinfamilie	Stabilität	Anteil	Klinische Relevanz	Diagnostische Verfügbarkeit
Ara h 1	7S-Globuline	+++	+++ (11–31%)	++	a, b, d[2]
Ara h 2	2S-Albumine	+++	++ (7–16%)	++++	a, b, c[2], d[2]
Ara h 3	11S-Globuline	+++	+++ (38–76%)	++	a, b, d
Ara h 5	Profilin	(+)	+	(+)	– ggfs. Phl p 12: a, b, c[2]
Ara h 6	2S-Albumine	+++	++ (4–14%)	+++	b, d[2]
Ara h 7	2S-Albumine	++?	++?	++?	d[2]
Ara h 8	PR 10 (Bet v 1-homolog)	(+)	(+) (<0,1%)	(+)	a, b, d[2]
Ara h 9	nsLTP	++	+	++[1]	a, b, d[2]
Ara h 10/11	Oleosine	++?	+?	?	–
Ara h 12/13	Defensine	+?	+?	?	–

[1] Vorwiegend i. d. Mittelmeerländern.
[2] Bisher keine klinisch-diagnostischen Studien.

Abb. 12.2 Erdnussallergene und ihre Eigenschaften. Diagnostische Verfügbarkeit: *a* ImmunoCAP Singleplex (ThermoFisher, Freiburg), *b* ImmunoCAP ISAC Multiplex (ThermoFisher), *c* ALLERG-O-LIQ (Dr. Fooke Laboratorien), *d* HYTEC (HYCOR). (**Farbcodierung:** *orange:* Speicherproteine, *grün:* pollenassoziierte Allergene, *rot:* nichtspezifische Lipid-Transfer-Proteine, *gelb:* Oleosine)

so das Zusammenklumpen einzelner Lipidtröpfchen. Mehrere Oleosin-Isoformen der Erdnuss mit 14 (Ara h 11), 16 (Ara h 10) und 18 kDa wurden bereits aufgereinigt und rekombinant hergestellt. Sie können offenbar miteinander interagieren und größere Komplexe (Oligomere) bilden (Cabanos et al. 2011).

Die Häufigkeit von Sensibilisierungen ist nicht bekannt und betrifft wahrscheinlich eine Minderheit der Erdnussallergiker. Da in wässrigen Erdnussextrakten Oleosine unterrepräsentiert sind oder fehlen können, ist die Erkennung betroffener Patienten durch diese diagnostische Lücke erschwert (Aalberse et al. 2013).

Sowohl Speicherproteine als auch Oleosine sind in hohem Maße thermo- und digestionsstabil und daher als primäre Nahrungsmittelallergene bedeutsam (◘ Abb. 12.2).

12.2.3 Sekundäre Allergene: nsLTPs und kreuzreaktive Aeroallergene

Ara h 9, ein nichtspezifisches Lipid-Transfer-Protein (nsLTP), gilt besonders in den Mittelmeerländern als sekundäres Nahrungsmittelallergen. Wahrscheinlich beruht die (sekundäre) Sensibilisierung/Kreuzreaktion auf anderen nsLTPs, wobei Pru p 3 des Pfirsichs vermutlich die primäre Sensibilisierung über die Haut initiiert. nsLTPs sind thermo- und digestionsstabil; die betroffenen Patienten können daher systemische Symptome entwickeln (Petersen u. Scheurer 2011).

Sensibilisierungen gegen das Bet v 1-homologe PR-10-Protein Ara h 8, das Profilin Ara h 5 und Glykoproteine (CCD) beruhen in der Regel auf Kreuzreaktionen mit Pollenallergenen. Die Sensibilisierungsraten variieren abhängig von der regionalen Pollenexposition: Der Birkenbestand bedingt ein deutliches Nord-Süd-Gefälle in Europa für Kreuzreaktionen gegen Ara h 8; in Regionen starker Gräserpollenexposition ist erhöhtes kreuzreaktives IgE gegen Ara h 5 und CCD-haltige Erdnussextrakte zu erwarten. Die entsprechenden Proteine sind weitgehend thermo- und digestionslabil. Da Erdnüsse in aller Regel hierzulande nicht roh verzehrt werden, entstehen durch eine Pollen-assoziierte Erdnussallergie nur geringe, überwiegend oropharyngeale Symptome.

12.3 Klinische Daten zur molekularen Diagnostik

Mit keinem anderen Nahrungsmittelallergen wurden so viele klinische Studien zur Relevanz der molekularen Allergiediagnostik durchgeführt wie mit der Erdnuss. Diese Untersuchungen zielten auf eine bessere klinische Interpretation der spezifischen Serum-IgE-Konzentrationen gegen Einzelallergene ab:
- eine stärkere Assoziation zwischen charakteristischen IgE-Sensibilisierungsprofilen und klinischen allergischen Reaktionen (Risikorate für klinische bzw. systemische Reaktionen, Odds Ratio),
- eine erhöhte diagnostische Sensitivität und/oder Spezifität (ablesbar an überlegenen Receiver Operating Characteristics-Kurven, ROC-Kurven) und schließlich
- eine verbesserte Vorhersage („predictive value") und kalkulierbare Grenzwerte („cut-off values", „decision points") für eine positive (mit Hilfe des „positive predictive value", PPV) oder negative Vorhersage (mit Hilfe des „negative predictive value", NPV) klinischer Reaktionen.

Bereits 2010 wurde bei Kindern gezeigt, dass eine Sensibilisierung gegen eines der Speicherproteine Ara h 1–3 hochsignifikant häufiger mit systemischen und mit schwereren klinischen Symptomen einhergeht als eine Sensibilisierung gegen Ara h 8 ohne Sensibilisierung gegen eines der 3 Speicherproteine (Asarnoj et al. 2010). In einer weiteren Studie zeigte dieselbe Arbeitsgruppe an 144 Kindern und Jugendlichen, dass eine ausschließliche Ara h 8-Sensibilisierung ohne IgE gegen Ara h 1–3 immer Toleranz gegenüber Erdnuss bedeutete. Ein einziges Kind, das systemische Symptome in der Provokation zeigte, hatte in der nachträglich erweiterten Analyse des Sensibilisierungsspektrums eine Sensibilisierung gegen Ara h 6 (Asarnoj et al. 2012). In der Literatur gibt es mehrere Fallberichte zu Patienten mit systemischen Reaktionen nach Erdnusskontakt und einer Sensibilisierung gegen Ara h 6 ohne nachweisbares IgE gegen Ara h 1–3 (Asarnoj et al. 2012). Eine seltene Beobachtung betraf eine 16-jährige Patientin mit einer Monosensibilisierung gegen Ara h 8, die nach dem Konsum einer großen Menge von Erdnüssen eine Anaphylaxie zeigte (Glaumann et al. 2014).

Eine australische Studie untersuchte den Nutzen des spezifischen IgE gegen Ara h 2 bei Säuglingen mit positivem Pricktest gegen Erdnuss zur Vorhersage einer klinischen Allergie. In einer Modellrechnung, bei der nur Kinder mit einem IgE gegen Ara h 2 zwischen 0,1 und 1 kU/l zur Überprüfung der Allergie proviziert und Kinder mit IgE > 1 kU/l als allergisch betrachtet worden wären, konnte die Notwendigkeit zur Provokation von 95 mit Erdnussextrakt diagnostizierten Kindern auf 44 Kinder gesenkt und damit mehr als halbiert werden. Die Rate an falsch negativen Befunden, bezogen auf die Ara h 2-spezifische IgE-Diagnostik, lag hier bei 5 %, die Rate falsch positiver Befunde lag bei 3 % (Dang et al. 2012). Von 100 nachgewiesen allergischen Kindern hatten 19 einen IgE-Wert gegen Ara h 2 unter 0,35 kU/l. Fünf von diesen hatten nachweisbare Antikörper gegen Ara h 1 oder 3, keines gegen Ara h 8 oder 9.

Mehrere unterschiedlich große Studien untersuchten die diagnostische Sensitivität und Spezifität verschiedener IgE-Werte gegen Ara h 2 für die Vorhersage einer allergischen Reaktion. Eller u. Bindslev-Jensen (2013) errechneten für einen Cut-off-Wert von 1,63 kU/l bei 205 dänischen Patienten zwischen 1 und 26 Jahren eine diagnostische Spezifität von 100 % und eine Sensitivität von 70 %, Nicolaou et al. (2011) ermittelten bei 81 britischen Kindern eine diagnostische Sensitivität von 93 % und eine Spezifität von 100 % für einem Cut-off von 0,55 kU/l. In einer französischen Studie waren nur 7 von 166 erdnussallergischen Kindern und Jugendlichen nicht gegen Ara h 2 sensibilisiert. Für einen Cut-off-Wert von 0,23 kU/l wurde eine 93%ige diagnostische Sensitivität und eine 96%ige Spezifität

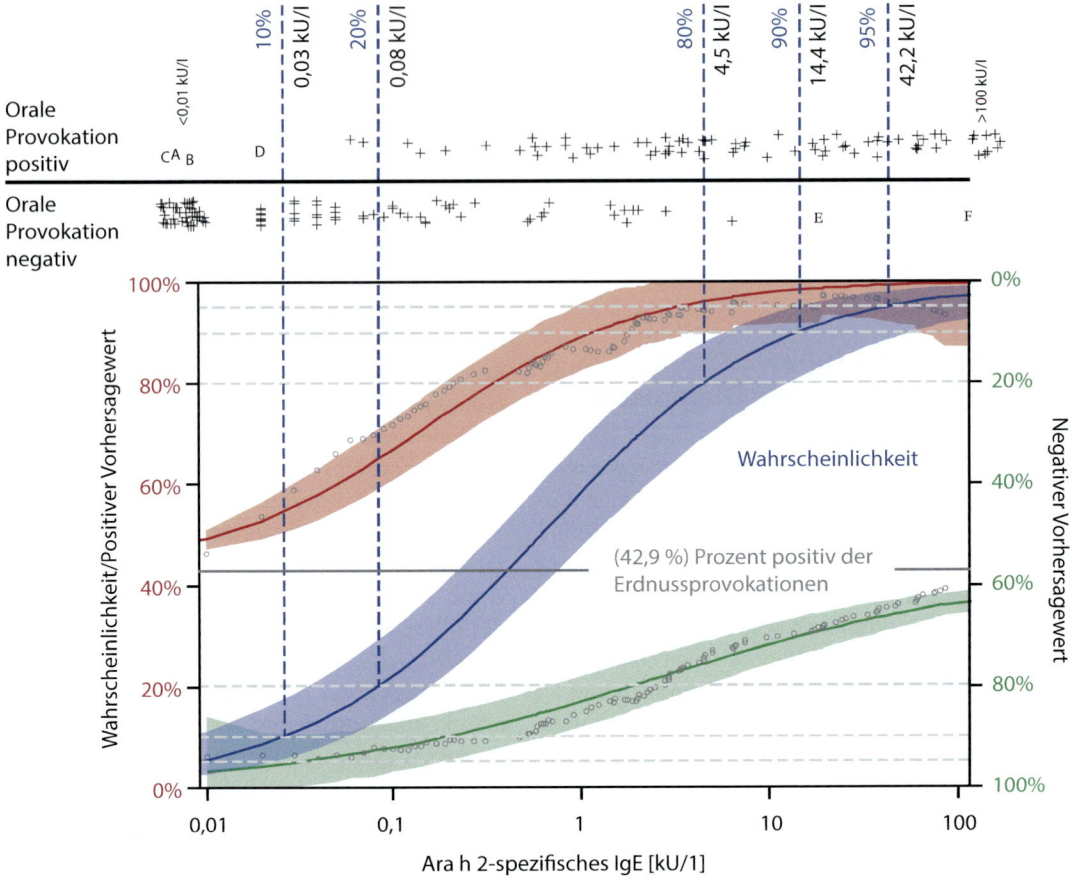

Abb. 12.3 Studienergebnisse zum Risiko einer Erdnussallergie bei spezifischem IgE gegen Erdnuss-Speicherprotein Ara h 2. S-förmig errechnete Wahrscheinlichkeit für eine positive Erdnuss-Nahrungsmittelprovokation aufgrund Ara h 2-spezifischer Serum-IgE-Konzentrationen (*blaue Linie* mit zugehörigem Streubereich). Resultierende IgE-Werte bei vorgegebenem Grad der Wahrscheinlichkeit (5, 10, 20 % und 80, 90, 95 %) einer positiven Provokation oberhalb des Graphen. Ermittelte positive (linke Achse, *rote Linie* mit Streubereich) und negative (rechte Achse, *grüne Linie* mit Streubereich) Vorhersage mit Einzelwerten (*Punkte ohne Füllung*). Sämtliche IgE-Einzelbestimmungen (*Pluszeichen*) in Abhängigkeit vom Provokationsergebnis oberhalb des Graphen. Großbuchstaben markieren unerwartete positive Erdnussprovokationen bei Ausnahmen (Einzelfälle *A–D*) trotz niedriger Ara h 2-spezifischer IgE-Konzentrationen < 0,03 kU$_A$/l (im < 10%igen Wahrscheinlichkeitsbereich) bzw. negative Erdnussprovokationen (Einzelfälle *E* und *F*) trotz hoher Ara h 2-spezifischer IgE-Konzentrationen > 14,4 kU$_A$/l (im > 90%igen Wahrscheinlichkeitsbereich). (Adaptiert nach Beyer et al. 2015)

errechnet. Einen zusätzlichen Nutzen erbrachte die Analyse von Ara h 6-spezifischem IgE (Codreanu et al. 2011).

Eine der größten Kohorten (210 Kinder mit Verdacht einer Erdnussallergie) wurde in Deutschland mit Hilfe einer standardisierten Erdnussprovokation untersucht (Beyer et al. 2015). Hier wurden erstmals Wahrscheinlichkeitskurven (◘ Abb. 12.3) für eine klinisch relevante Allergie gegen Ara h 2 berechnet. Rechnerisch lag der Cut-off zur 95%igen Vorhersage einer Erdnussallergie mit Hilfe des Ara h 2-spezifischen IgE bei 42 kU/l (ImmunoCAP Singleplex, ThermoFisher). Dieser hohe Wert ergab sich durch den nichtselektionierten Einschluss von Kindern, d. h. es wurden auch Patienten mit höheren Ara h 2-spezifischen IgE-Werten in die Studie eingeschlossen. Zwei dieser Kinder waren trotz hohem IgE gegen Ara h 2 (18 kU/l bzw. > 100 kU/l) in der Provokation tolerant. Andererseits fanden sich 4 Patienten ohne Sensibilisierung gegen Ara h 1–3, die klinisch reagierten. Ara h 6 wurde nicht untersucht.

> **Konsequenzen aus der multizentrischen Erdnussstudie. (Nach Beyer et al. 2015)**
> - Bisher zeigt Ara h 2-spezifisches IgE die beste Assoziation mit systemischen Reaktionen auf Erdnuss im Rahmen einer oralen Provokation.
> - Um mit 95%iger Wahrscheinlichkeit eine positive Provokation vorherzusagen, muss das Ara h 2-spezifische IgE > 42,2 kU$_A$/l betragen – ein seltene Konstellation und daher für klinische Entscheidungen nur in ähnlich gelagerten Extremfällen brauchbar.
> - Um mit 90%iger Wahrscheinlichkeit eine negative Provokation vorherzusagen, muss das Ara h 2-spezifische IgE < 0,03 kU$_A$/l betragen – abgesehen von abweichenden Einzelfällen.
> - Eine wirklich 100%ige Vorhersage ist aufgrund von Ausnahmen mit Hilfe von Ara h 2-spezifischem IgE nicht möglich. Die klinische Relevanz von allergenspezifischen IgE-Konzentrationen (z. B. gegen Einzelallergene der Hülsenfrüchte) muss daher letztlich individuell vom behandelnden Arzt ermittelt werden.

Zuvor war bei Säuglingen und Kleinkindern (unter 20 Monaten) mit Erdnusssensibilisierung im ersten Lebensjahr bereits gezeigt worden, dass die Kinder am häufigsten gegen Ara h 1 sensibilisiert waren (Trendelenburg et al. 2014). Diese IgE-Sensibilisierungen, ermittelt mit dem etwas weniger empfindlichen Microarray-System ISAC (ThermoFisher), waren teilweise auch klinisch relevant, ohne dass IgE gegen Ara h 2 nachgewiesen worden war. Dass die Analyse der IgE-Werte gegen die 3 Speicherproteine auch bei erwachsenen Patienten einen Nutzen hat, die wahrscheinlich ihre Erdnussallergie bereits im Kindesalter entwickelt hatten, konnte an 74 schwedischen Patienten gezeigt werden (Movérare et al. 2011).

Andererseits zeigten in einem europaweiten Teilprojekt der EuroPREVALL-Studie Erwachsene, bei denen die Erdnussallergie sich erst ab einem Alter von 14 Jahren manifestiert hatte, keine Sensibilisierungen gegen Ara h 1–3 oder Ara h 6 (Ballmer-Weber et al. 2015). Die Mehrzahl dieser Erwachsenen hatte auffällig niedrige Titer für den Gesamtextrakt von Erdnuss. Diese Patienten waren in Südeuropa oft sensibilisiert gegen das nsLTP Ara h 9. Bei einigen Patienten war keine der getesteten Komponenten positiv. Hintergrund könnten Sensibilisierungen gegenüber Oleosinen (Ara h 10 und 11) sein, deren potenzielle Relevanz sich bei diesen Patienten wegen der bisher fehlenden Verfügbarkeit zur IgE-Diagnostik nur vermuten lässt.

Diese Daten zeigen insgesamt, dass bei Mitteleuropäern, die ihre Erdnussallergie im Kindesalter entwickelt haben, bei fehlendem IgE gegen die Speicherproteine Ara h 1–3 und 6 eine klinisch relevante Allergie recht unwahrscheinlich ist.

> Aufgrund variabler Prädiktionswerte und derzeit noch fehlender relevanter Erdnussallergene ist eine sichere Vorhersage des Anaphylaxierisikos allein durch die Bestimmung des IgE gegen Ara h 2 nicht möglich.

Einflussfaktoren wie Alter, Grunderkrankung, Gesamt IgE oder Begleitsensibilisierungen bleiben bei Kohortenanalysen zwangsläufig unberücksichtigt und können zu erheblichen Abweichungen führen, die falsch positive Ergebnisse nahelegen.

Dies konnte erneut in einer Studie aus Berlin gezeigt werden, bei der alle Kinder mit Verdacht einer Erdnussallergie mit Erdnuss provoziert wurden, unabhängig von der Höhe des spezifischen IgE. 27 % der Kinder mit spezifischem IgE gegen Ara h 2 waren tolerant und zeigten zum Teil deutlich erhöhte Werte (Lopes de Oliveira et al. 2013).

In Südeuropa ist auch spezifisches IgE gegen das Lipid-Transfer-Protein Ara h 9 prädiktiv für eine systemische allergische Reaktion (Krause et al. 2009). Ein Großteil der Patienten hier ist nicht gegen Ara h 2, sondern gegen Ara h 9 sensibilisiert (Vereda et al. 2011).

12.4 Diagnostik mit Erdnussallergenen

12.4.1 Verfügbare Einzelallergene

Spezifische IgE-Antikörper lassen sich gegen den Gesamtextrakt der Erdnuss, die Speicherproteine Ara h 1, h 2, h 3 und h 6, gegen das nsLTP Ara h 9 und gegen das PR-10-Protein Ara h 8 bestimmen (◘ Abb. 12.2).

12.4.2 Potenzielle Vorteile der molekularen Diagnostik mit Erdnussallergenen

Beim Nachweis einer IgE-Sensibilisierung mit Hilfe von Einzelallergenen der Erdnuss verändern sich generell die Testeigenschaften (ohne Berücksichtigung der klinischen Relevanz). Außerdem lassen sich Markerallergene identifizieren und Hinweise auf primäre Sensibilisierungen ablesen:

- Die Testempfindlichkeit wird durch unterrepräsentierte bzw. fehlende Erdnussallergene gesteigert (niedrigere Quantifizierungsschwelle, „Limit of Quantitation", LoQ).
  Beispiele: Ara h 8, Ara h 10/11 (noch nicht zur Diagnostik verfügbar).
- Die analytische Spezifität (Selektivität) der IgE-Bestimmung erhöht sich durch den Einsatz von Einzelallergenen im Vergleich zur Extraktdiagnostik. Das ist besonders bei risikoassoziierten Erdnussallergenen sinnvoll, die eher mit klinischen Reaktionen (Ara h 2) verknüpft sind oder umgekehrt bei risikoarmen Erdnussproteinen, die mit ausschließlich serologischen, aber klinisch irrelevanten Kreuzreaktionen (Ara h 8) einhergehen.
  Beispiele: Ara h 1, 2, 3, 6, 10/11, Ara h 9 (letzteres vorzugsweise mediterrane Bevölkerung).
- Marker für generelle Kreuzreaktion sind bei den Erdnussallergenen insbesondere Ara h 8 (Bet v 1-assoziierte Kreuzreaktion), Ara h 5 (Profilin-bedingte Kreuzreaktionen), MUXF3 (CCD-bedingte Kreuzreaktionen). Sie sind für die unbefriedigende analytische Spezifität von Erdnussextrakten zum Nachweis einer differenzierten IgE-Sensibilisierung verantwortlich.
- Erdnussallergene (Ara h 1, 2 oder 3) sind dann als Indikator für eine vermutlich im Kindesalter entstandene, primäre, speziesspezifische Sensibilisierung nützlich, sofern das spezifische IgE gegen korrespondierende Speicherproteine (2S-Albumine, 7S- und 11S-Globuline) anderer Hülsen- (z. B. Soja) oder Schalenfrüchte (Baumnüsse, Stein- und Kapselfrüchte) bzw. Samen deutlich geringer ausfällt. Bisher fehlen noch eine Reihe von Speicherproteinen zur spezifischen IgE-Diagnostik, um dominante, primäre Sensibilisierungen von serologischen Kreuzreaktionen systematisch abgrenzen zu können.

12.4.3 Vorgehen zur Abklärung einer im Kindesalter (< 14 Jahren) entstandenen Erdnussallergie

Je nach Vorgeschichte und Vorbefund entstehen verschiedene diagnostische Fragestellungen:
A. Wunsch nach Ausschluss einer Erdnussallergie (z. B. bei Patienten mit atopischer Dermatitis oder anderen Nahrungsmittelallergien), bevor erdnusshaltige Produkte konsumiert werden (◘ Abb. 12.4),
B. Zufallsbefund einer Sensibilisierung (z. B. erhöhtes IgE gegen Erdnuss im Panel- oder Screening-Test) (◘ Abb. 12.5),
C. Allergische Reaktion nach Erdnusskontakt/-konsum (◘ Abb. 12.6).

Ad A. Das IgE gegen Erdnussextrakt eignet sich gut als Screening-Parameter (insbesondere zum Ausschluss) einer Erdnussallergie: Fehlendes IgE hat einen hohen negativen Vorhersagewert (seltene Ausnahme: relevante Sensibilisierungen gegen Oleosine Ara h 10/11). Ein positives IgE-Ergebnis ist nur bei korrespondierenden Symptomen klinisch relevant (geringe diagnostische Spezifität). Bei negativem spezifischen IgE dient ein zusätzlicher Pricktest (z. B. Prick-zu-Pricktest mit nativer Erdnuss) dem Sensibilisierungsnachweis/-ausschluss. Ist er positiv, sollte eine orale Provokation mit Erdnuss erwogen werden.

Ad B. In der klinischen Praxis kommen auch zufällig erfasste positive IgE-Befunde gegen Erdnuss vor. Ein abgestuftes Vorgehen (◘ Abb. 12.4) berücksichtigt potenzielle Konsequenzen, Nutzen und Kosten der Diagnostik. Die wichtigste Eingangsfrage betrifft den regelmäßigen (z. B. mehr als 1× monatlich) und kürzlichen (z. B. binnen 6 Wochen zurückliegenden) Verzehr relevanter Mengen an Erdnuss.

Ad C. Bei Patienten mit Verdacht auf eine vermutlich im Kindesalter entstandene, primäre Erdnussallergie besitzt die IgE-Bestimmung gegen Ara h 2 einen hohen Stellenwert. Bei deutlich erhöhtem spe-

12.4 · Diagnostik mit Erdnussallergenen

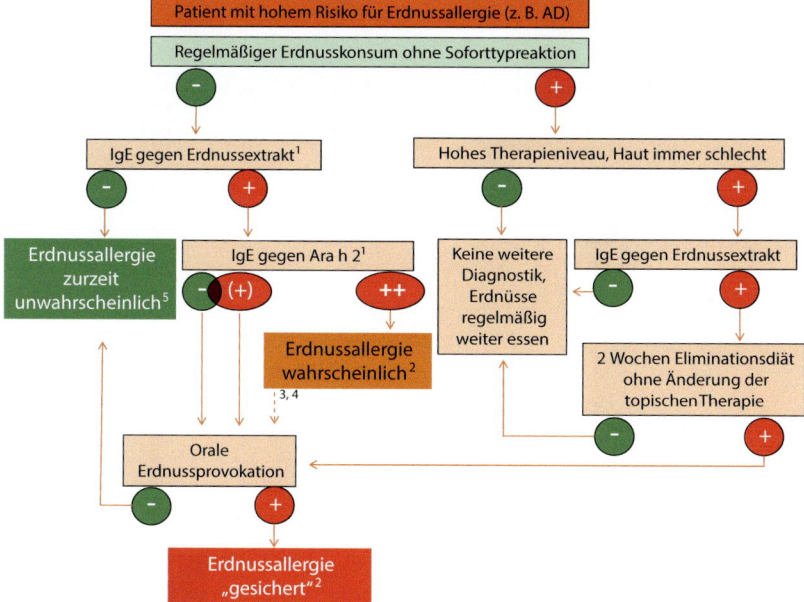

Erklärung:
[1] Ggf. gleichzeitig bestimmen
[2] Strikte Meidung, Notfallmedikamente rezeptieren
[3] Ggf. orale Provokation zur Sicherung der Diagnose
[4] Orale Provokation im zeitlichen Abstand zur Feststellung der Toleranzentwicklung
[5] Bei Sensibilisierung Erdnussprodukte 3x/Woche konsumieren

Abb. 12.4 Modell eines diagnostischen Algorithmus zum Ausschluss einer Erdnussallergie bei Verdacht

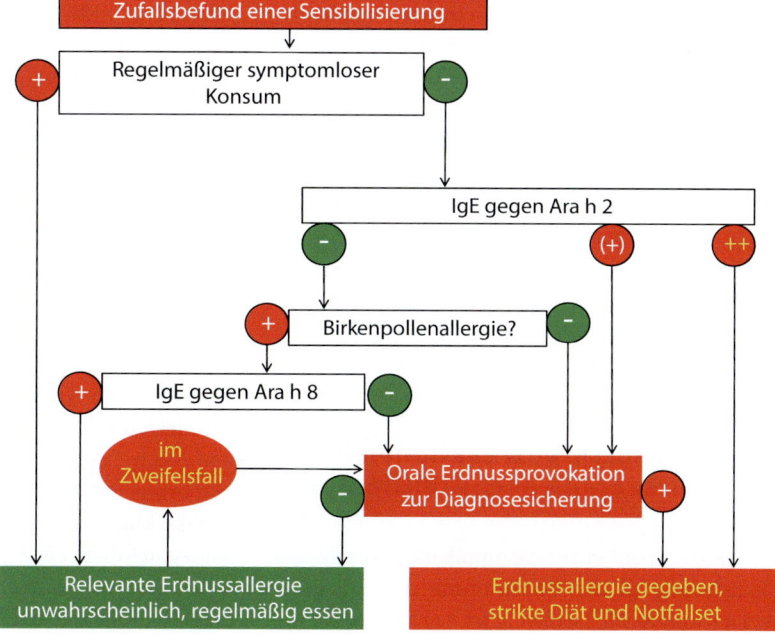

Abb. 12.5 Modell eines diagnostischen Algorithmus bei zufälligem Nachweis einer Sensibilisierung. (* Für maximale diagnostische Sicherheit IgE gegen Ara h 1, 3, 6 erwägen)

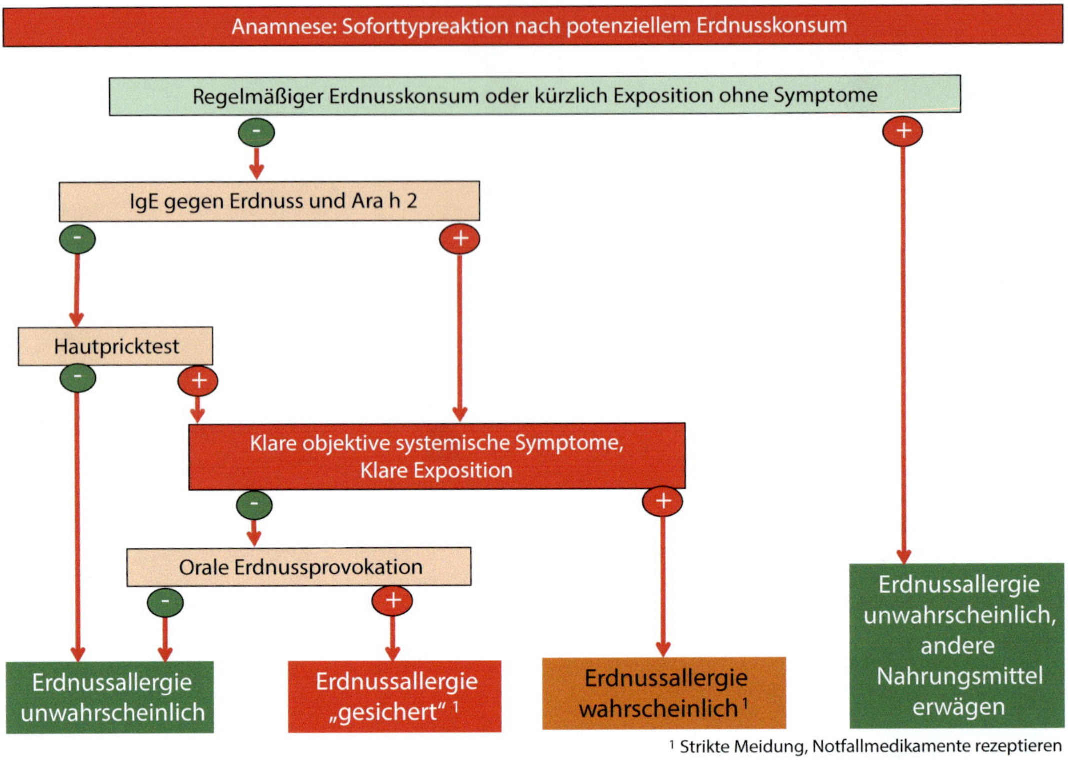

Abb. 12.6 Diagnostischer Algorithmus bei Soforttypreaktion nach potenziellem Erdnusskonsum

¹ Strikte Meidung, Notfallmedikamente rezeptieren

zifischen IgE und klarer Anamnese ist eine klinisch relevante Allergie recht wahrscheinlich. Die Studiendaten sind jedoch heterogen und die ermittelten Grenzwerte (Cut-off; zwischen 1 und 42 kU$_A$/l für Ara h 2-spezifisches IgE) führten zu unterschiedlichen diagnostischen Sensitivitäten und Spezifitäten in den untersuchten Kollektiven. Erstmals wurden jetzt jedoch Wahrscheinlichkeitskurven (Abb. 12.3) für eine klinisch relevante Allergie gegen Ara h 2 berechnet. Ein ähnlich guter Parameter könnte das spezifische IgE gegen Ara h 6 sein, die Datenlage im Vergleich zu Ara h 2 ist jedoch zurzeit noch gering.

12.4.4 Häufige Erdnusskreuzreaktionen bei Birkenpollensensibilisierung

Bei Verdacht auf eine birkenpollenassoziierte Sensibilisierung ist die Bestimmung des IgE gegen Ara h 8 und Ara h 2 sinnvoll. Ist Ara h 2 negativ und Ara h 8 deutlich positiv, liegt eine Bet v 1-bedingte Kreuzreaktion mit geringer klinischer Relevanz vor. Weitere Gründe für positive IgE-Befunde geringer klinischer Relevanz wären Kreuzreaktionen durch CCD oder Profiline.

12.4.5 Seltenere Konstellationen bei Erdnussallergie

Der Sensibilisierungsnachweis gegenüber Ara h 1 und 3 ist häufig nicht notwendig, da eine hohe Kreuzreaktivität zwischen den Speicherproteinen existiert (Bublin et al. 2013) und Monosensibilisierungen gegen Ara h 1 und/oder 3 selten sind. Im Zweifel kann bei negativem oder niedrigem IgE gegen Ara h 2 eine Nahrungsmittelprovokation Klarheit bringen. Ist keines der Speicherproteine positiv, ist eine klinisch relevante Erdnussallergie recht unwahrscheinlich, kann aber bei hinreichendem klinischem Verdacht nicht ausgeschlossen werden. Eine diagnostische Lücke besteht u. a. im Säuglingsalter

(Trendelenburg et al. 2014) und in Bezug auf die Oleosine Ara 10/11. Bei Patienten aus dem Mittelmeerraum sollte zusätzlich das IgE gegen das nsLTP Ara h 9 bestimmt werden.

12.5 Kreuzreaktive Allergene

Klinisch relevante Kreuzreaktionen werden vor allem durch die Speicherproteine vermittelt. Möglich sind Reaktionen auf Hülsenfrüchte wie Lupine und Linse, aber auch auf Nüsse wie Haselnuss und Walnuss oder Saaten wie Sesam. Serologische Kreuzreaktionen sind kritisch auf ihre klinische Relevanz zu prüfen. So ist der Nachweis von Antikörpern gegen Soja bei Erdnussallergikern in den meisten Fällen irrelevant.

Fazit für den klinischen Alltag
Bei der Erdnussallergie besitzt die molekulare Allergiediagnostik einen hohen Stellenwert:
- Viele Sensibilisierungen gegen Erdnussextrakte beruhen in unseren Breiten auf pollenassoziierten Kreuzreaktionen, die sich durch IgE-Bestimmungen gegen verfügbare Markerallergene differenzieren lassen (z. B. Bet v 1-homologes Ara h 8, CCD MUXF3, Profilin Phl p 12).
- Die zugehörigen klinischen Reaktionen sind häufig milde und meist lokal auf Mund- und Rachenraum beschränkt.
- Bei Erdnussallergikern aus dem Mittelmeerraum gehört Ara h 9 als nsLTP zur IgE-Diagnostik und kann mit systemischen Reaktionen assoziiert sein.
- Deutlich erhöhte spezifische IgE-Werte gegen stabile Speicherproteine wie Ara h 2 (und wahrscheinlich Ara h 6) sind häufig mit systemischen Reaktionen und einer klinisch relevanten Erdnussallergie assoziiert.
- Bei einem Teil dieser Patienten (mit anamnestisch verlässlichen systemischen Reaktionen durch Erdnuss und nachgewiesener Sensibilisierung besonders gegen Ara h 2) kann auf eine orale Nahrungsmittelprovokation verzichtet werden.
- Tritt eine Allergie gegen Erdnuss erst im Erwachsenenalter auf, sind Speicherproteine wahrscheinlich nicht die verantwortlichen Majorallergene.
- Im Zweifelsfall ist die klinische Diagnose einer Erdnussallergie mit Hilfe einer oralen Provokation zu sichern, da

- einige Patienten mit Ara h 2-spezifischem IgE tolerant sein und einzelne Betroffene trotz fehlendem Ara h 2-spezifischen IgE auf Erdnuss systemisch reagieren können,
- noch nicht alle relevanten Erdnussallergene zur Diagnostik verfügbar sind,
- nachweisbare spezifische IgE-Konzentrationen einer Sensibilisierung (Allergiebereitschaft) entsprechen, die nur bei korrespondierenden Symptomen klinisch relevant ist.

Literatur

Aalberse JA, Meijer Y, Derksen N, van der Palen-Merkus T, Knol E, Aalberse RC (2013) Moving from peanut extract to peanut components: towards validation of component-resolved IgE tests. Allergy 68:748–756

Ahrens B, Niggemann B, Wahn U, Beyer K (2012) Organ-specific symptoms during oral food challenge in children with food allergy. J Allergy Clin Immunol 130:549–551

Asarnoj A, Movérare R, Ostblom E, Poorafshar M, Lilja G, Hedlin G, van Hage M, Ahlstedt S, Wickman M (2010) IgE to peanut allergen components: relation to peanut symptoms and pollen sensitization in 8-year-olds. Allergy 65:1189–1195

Asarnoj A, Glaumann S, Elfström L, Lilja G, Lidholm J, Nilsson C, Wickman M (2012) Anaphylaxis to peanut in a patient predominantly sensitized to Ara h 6. Int Arch Allergy Immunol 159:209–212

Asarnoj A, Nilsson C, Lidholm J, Glaumann S, Östblom E, Hedlin G, van Hage M, Lilja G, Wickman M (2012) Peanut component Ara h 8 sensitization and tolerance to peanut. J Allergy Clin Immunol 130:468–472

Ballmer-Weber BK, Lidholm J, Fernández-Rivas M, Seneviratne S, Hanschmann KM, Vogel L, Bures P, Fritsche P, Summers C, Knulst AC, Le TM, Reig I, Papadopoulos NG, Sinaniotis A, Belohlavkova S, Popov T, Kralimarkova T, de Blay F, Purohit A, Clausen M, Jedrzejczak-Czechowcz M, Kowalski ML, Asero R, Dubakiene R, Barreales L, Mills CEN, van Ree R, Vieths S (2015) IgE recognition patterns in peanut allergy are age dependent: perspectives of the EuroPrevall study. Allergy 70:391–407

Beyer K, Grabenhenrich L, Beder A, Kalb B, Ziegert M, Finger A, Harandi N, Schlags R, Gappa M, Puzzo L, Röblitz H, Millner-Uhlemann M, Büsing S, Ott H, Lange L, Niggemann B (2015) Predictive values of component-specific IgE for the outcome of peanut and hazelnut food challenges in children. Allergy 70:90–99

Blom WM, Vlieg-Boerstra BJ, Kruizinga AG, van der Heide S, Houben GF, Dubois AE (2013) Threshold dose distributions for 5 major allergenic foods in children. J Allergy Clin Immunol 131:172–179

Bublin M, Kostadinova M, Radauer C, Hafner C, Szépfalusi Z, Varga EM, Maleki SJ, Hoffmann-Sommergruber K, Breiteneder H (2013) IgE cross-reactivity between the major peanut allergen Ara h 2 and the nonhomologous allergens Ara h 1 and Ara h 3. J Allergy Clin Immunol 132:118–124

Burney PG, Potts J, Kummeling I, Mills EN, Clausen M, Dubakiene R, Barreales L, Fernandez-Perez C, Fernandez-Rivas M, Le TM, Knulst AC, Kowalski ML, Lidholm J, Ballmer-Weber BK, Braun-Fahlander C, Mustakov T, Kralimarkova T, Popov T, Sakellariou A, Papadopoulos NG, Versteeg SA, Zuidmeer L, Akkerdaas JH, Hoffmann-Sommergruber K, Van Ree R (2014) The prevalence and distribution of food sensitization in European adults. Allergy 69:365–371

Cabanos C, Katayama H, Tanaka A, Utsumi S, Maruyama N (2011) Expression and Purification of Peanut Oleosins in Insect Cells. Protein J 30:457–463

Codreanu F, Collignon O, Roitel O, Thouvenot B, Sauvage C, Vilain AC, Cousin MO, Decoster A, Renaudin JM, Astier C, Monnez JM, Vallois P, Morisset M, Moneret-Vautrin DA, Brulliard M, Ogier V, Castelain MC, Kanny G, Bihain BE, Jacquenet S (2011) A novel immunoassay using recombinant allergens simplifies peanut allergy diagnosis. Int Arch Allergy Immunol 154:216–226

Dang TD, Tang M, Choo S, Licciardi PV, Koplin JJ, Martin PE, Tan T, Gurrin LC, Ponsonby AL, Tey D, Robinson M, Dharmage SC, Allen KJ, HealthNuts study (2012) Increasing the accuracy of peanut allergy diagnosis by using Ara h 2. J Allergy Clin Immunol 129:1056–1063

Eller E, Bindslev-Jensen C (2013) Clinical value of component-resolved diagnostics in peanut-allergic patients. Allergy 68:190–194

Glaumann S, Nopp A, Johansson SG, Borres MP, Lilja G, Nilsson C (2013) Anaphylaxis to peanuts in a 16-year-old girl with birch pollen allergy and with monosensitization to Ara h 8. J Allergy Clin Immunol Pract 1:698–699

Koppelman SJ, Vlooswijk RA, Knippels LM, Hessing M, Knol EF, van Reijsen FC, Bruijnzeel-Koomen CA (2001) Quantification of major peanut allergens Ara h 1 and Ara h 2 in the peanut varieties Runner, Spanish, Virginia, and Valencia, bred in different parts of the world. Allergy 56:132–137

Krause S, Reese G, Randow S, Zennaro D, Quaratino D, Palazzo P, Ciardiello MA, Petersen A, Becker WM, Mari A (2009) Lipid transfer protein (Ara h 9) as a new peanut allergen relevant for a Mediterranean allergic population. J Allergy Clin Immunol 124:771–778

Lopes de Oliveira LC, Aderholz M, Brill M, Schulz G, Rolinck-Werninghaus C, Mills ENC, Naspitz CK, Niggemann B, Wahn U, Beyer K (2013) The value of specific IgE to peanut and its component Ara h 2 in the diagnosis of peanut allergy. J Allergy Clin Immunol Pract 1:394–398

Movérare R, Ahlstedt S, Bengtsson U, Borres MP, van Hage M, Poorafshar M, Sjölander S, Akerström J, van Odijk J (2011) Evaluation of IgE antibodies to recombinant peanut allergens in patients with reported reactions to peanut. Int Arch Allergy Immunol 156:282–290

Nicolaou N, Custovic A (2011) Molecular diagnosis of peanut and legume allergy. Curr Opin Allergy Clin Immunol 11:222–228

Nicolaou N, Poorafshar M, Murray C, Simpson A, Winell H, Kerry G, Härlin A, Woodcock A, Ahlstedt S, Custovic A (2010) Allergy or tolerance in children sensitized to peanut: prevalence and differentiation using component-resolved diagnostics. J Allergy Clin Immunol 125:191–197

Nicolaou N, Murray C, Belgrave D, Poorafshar M, Simpson A, Custovic A (2011) Quantification of specific IgE to whole peanut extract and peanut components in prediction of peanut allergy. J Allergy Clin Immunol 127:684–685

Petersen A, Scheurer S (2011) Stabile pflanzliche Nahrungsmittelallergene: Lipid-Transfer-Proteine. Allergo J 20:384–386

Radauer C, Kleine-Tebbe J, Beyer K (2012) Stabile pflanzliche Nahrungsmittelallergene: Speicherproteine. Allergo J 21:8888–8892

Schmitz R, Ellert U, Kalcklösch M, Damm S, Thamm M (2013) Patterns of sensitization to inhalant and food allergens – findings from the German Health Interview and Examination Survey for Children and Adolescents (KiGGS). Int Arch Allergy Immunol 162:263–270

Trendelenburg V, Rohrbach A, Schulz G, Schwarz V, Beyer K (2014) Molecular sIgE profiles in infants and young children with peanut sensitization and dermatitis. Allergo J Int 23:152–157

Vereda A, van Hage M, Ahlstedt S, Ibañez MD, Cuesta-Herranz J, van Odijk J, Wickman M, Sampson HA (2011) Peanut allergy: Clinical and immunologic differences among patients from 3 different geographic regions. J Allergy Clin Immunol 127:603–607

Vissers YM, Blanc F, Skov PS, Johnson PE, Rigby NM, Przybylski-Nicaise L, Bernard H, Wal JM, Ballmer-Weber B, Zuidmeer-Jongejan L, Szépfalusi Z, Ruinemans-Koerts J, Jansen AP, Savelkoul HF, Wichers HJ, Mackie AR, Mills CE, Adel-Patient K (2011) Effect of heating and glycation on the allergenicity of 2S albumins (Ara h 2/6) from peanut. PLoS One 6:e23998

Molekulare Diagnostik bei Allergie gegen Schalenfrüchte

L. Lange, K. Beyer, J. Kleine-Tebbe

13.1 Bezeichnung der Allergene – 218

13.2 Struktur, Funktion und Bedeutung der Allergene – 218

13.3 Sensibilisierungshäufigkeiten – 221

13.4 Serologische Kreuzreaktionen – 221

13.5 Diagnostik: verfügbare Einzelallergene – 222
13.5.1 Haselnuss – 222
13.5.2 Walnuss – 224
13.5.3 Weitere Schalenfrüchte – 225

13.6 Mehrwert der molekularen Diagnostik – 225

13.7 Perspektiven – 225

Literatur – 226

Der Beitrag basiert auf einer Publikation der Autoren, die 2012 im Allergo Journal erschienen ist (Lange L, Beyer K, Kleine-Tebbe J: Molekulare Diagnostik bei Allergie gegen Schalenfrüchte. Allergo J 2012; 21: 398–402) und nun als Buchkapitel aktualisiert und erweitert wurde.

J. Kleine-Tebbe, T. Jakob (Hrsg.), *Molekulare Allergiediagnostik,*
DOI 10.1007/978-3-662-45221-9_13, © Springer-Verlag Berlin Heidelberg 2015

Zum Einstieg

Unter dem Begriff Schalenfrüchte werden Nüsse (Hasel-, Wal-, Macadamia- und Pecannuss), Steinfrüchte (Mandel, Pistazie, Cashew) und die Kapselfrucht Paranuss zusammengefasst. Serologische und klinische Kreuzreaktionen beruhen auf IgE-Sensibilisierungen gegen pflanzliche Allergenfamilien, die in vielen dieser Saaten vorkommen.

Zu ihnen zählen stabile Speicherproteine (2S-Albumine, 7S-Globuline, 11S-Globuline) mit dem größten Anteil am Gesamtprotein. Entsprechende IgE-Sensibilisierungen sind mit schweren allergischen Reaktionen assoziiert. Daneben können Oleosine und Lipid-Transfer-Proteine (LTP, vorwiegend bei Patienten aus dem Mittelmeerraum beschrieben) ebenfalls systemische Reaktionen auslösen.

Die molekulare Diagnostik bei Verdacht auf eine Allergie gegen Schalenfrüchte ist für die Haselnuss am besten untersucht. Ähnlich wie bei der Erdnussallergie kann hier differenziert werden, ob eine in unseren Breiten häufige, sekundäre Nahrungsmittelallergie mit vorwiegend oropharyngealen Symptomen durch eine Birkenpollen-assoziierte, Bet v 1-bedingte Kreuzreaktion zu anderen PR-10-Proteinen (z. B. Cor a 1 der Haselnuss) vorliegt oder eine primäre Allergie gegen Speicherproteine (z. B. Cor a 9, Cor a 14). Letztere ist eher für das Kindesalter typisch, während erstere bei Jugendlichen und Erwachsenen überwiegt.

Bei anderen Schalenfrüchten wie Walnuss und Cashew sind einige Allergene bereits identifiziert worden, die zukünftig ähnliche Risikoabschätzungen gestatten werden.

13.1 Bezeichnung der Allergene

Unter dem Begriff Schalenfrüchte werden verschiedene Saaten zusammengefasst, die botanisch unterschiedlichen Gattungen angehören. Die deklarationspflichtigen Schalenfrüchte (◘ Abb. 13.1) umfassen:
- Nüsse (Haselnuss, Walnuss, Macadamianuss, Pecannuss),
- Steinfrüchte (Mandel, Pistazie, Cashew) und
- eine Kapselfrucht (Paranuss).

Trotz unterschiedlicher Herkunft gibt es serologische und klinische Kreuzreaktionen zwischen den einzelnen Schalenfrüchten. Sie beruhen auf pflanzlichen Allergenfamilien, die sich in den meisten Saaten finden (Beispiel Haselnuss, ◘ Abb. 13.2).

Entsprechend ihrer Funktion haben Speicherproteine den größten Anteil am Gesamtprotein. Beschrieben und als Allergene klinisch am relevantesten sind
- die 2S-Albumine (Cor a 14, Jug r 1, Ana o 3, Ber e 1) sowie
- die 7S-Globuline (Jug r 2) und
- die 11S-Globuline (Cor a 9) (Radauer et al. 2012) (▶ Kap. 5).

In Nord- und Mitteleuropa liegen sehr häufig Sensibilisierungen gegen Bet v 1-homologe, stressinduzierte („pathogenesis-related") PR-10-Proteine vor (Cor a 1) (Kleine-Tebbe et al. 2010) (▶ Kap. 2).

In Südeuropa hingegen sind die auslösenden Allergene oft nichtspezifische Lipid-Transfer-Proteine (nsLTP, PR-14-Proteine): Cor a 8, Jug r 3 (Petersen u. Scheurer 2011) (▶ Kap. 4).

Andere, in vielen Schalenfrüchten bereits identifizierte Allergene verursachen vornehmlich serologische Kreuzreaktionen ohne klinische Relevanz wie die Profiline (z. B. Cor a 2, Pru du 4) (Hauser et al. 2012) (▶ Kap. 3).

Manche Allergenfamilien sind bislang nur in einzelnen Schalenfrüchten beschrieben worden wie
- das Thaumatin aus der Mandel (Pru du 2),
- das ribosomale Protein P2 der Mandel (Pru du 5) (Costa et al. 2012),
- das Legumin-ähnliche Protein der Walnuss (Jug r 4) und
- die Mangansuperoxiddismutase der Pistazie (Pis v 4).

Neue Studien weisen darauf hin, dass auch wasserunlösliche Proteine, die Oleosine, z. B. bei Haselnussallergikern klinisch relevante Allergene sein können (Cor a 12, Cor a 13) (Zuidmeer-Jongejan et al. 2014). Oleosine machen 10–20 % des Gesamtproteinanteils der Haselnuss aus.

13.2 Struktur, Funktion und Bedeutung der Allergene

Die klinischen Reaktionen erklären sich zum Teil durch die Eigenschaften der einzelnen Proteine.

13.2 · Struktur, Funktion und Bedeutung der Allergene

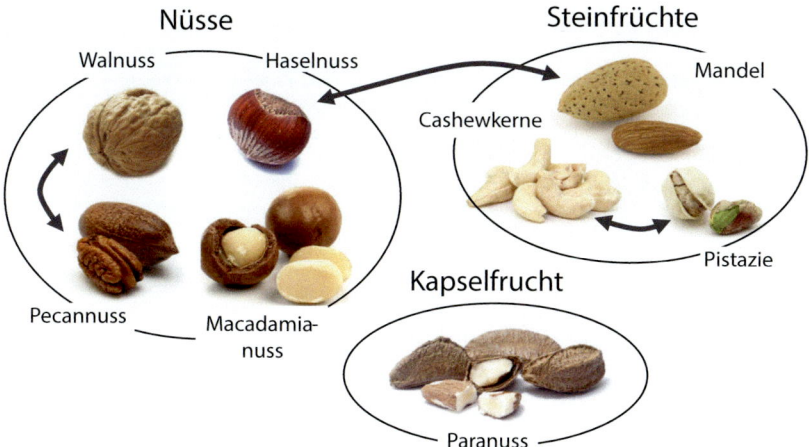

◘ **Abb. 13.1** Schalenfrüchte, ihre botanische Verwandtschaft und Kreuzreaktionen. Die Kreuzreaktionen (*Pfeile*) gegenüber den Extrakten von Nüssen, Stein- und Kapselfrüchten bleiben nicht auf ihre botanische Einteilung beschränkt. Sie beruhen maßgeblich auf Speicherproteinen, die in sämtlichen Vertretern vorkommen (◘ Tab. 13.1)

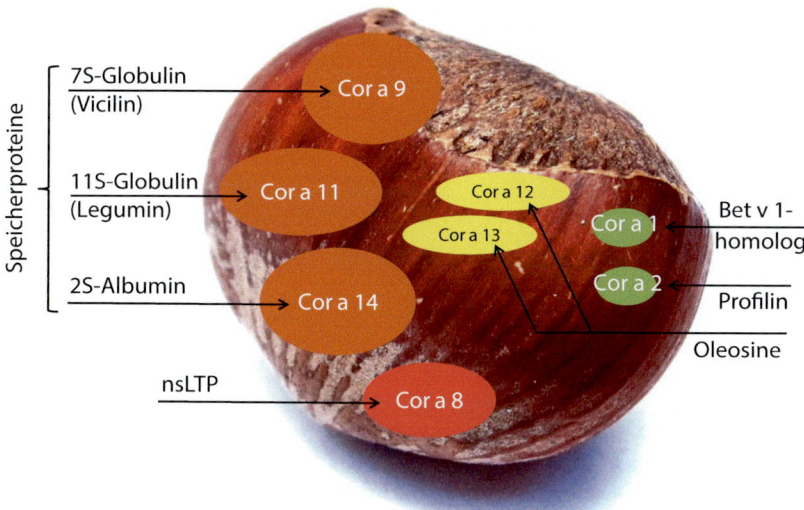

◘ **Abb. 13.2** Allergene der Haselnuss und ihre Proteinfamilien. Der Proteinanteil (zwischen 12 und 18 g/100 g Haselnuss) besteht größtenteils aus Speicherproteinen (*braun*). Lipid-Transfer-Proteine (LTP, *rot*), mit Sensibilisierungen vorwiegend in den Mittelmeerländern, können ebenfalls Ursache systemischer Reaktionen sein. Bet v 1-homologes Cor a 1 und Haselnussprofilin sind wahrscheinlich nur in geringen Mengen vorhanden – häufige Ursache lokaler und nur selten bedrohlicher Reaktionen auf Haselnüsse

Dies gilt besonders, wenn die Sensibilisierung nur gegen eine Allergenfamilie gerichtet ist.

Speicherproteine sind thermo- und größtenteils auch digestionsstabil (Costa et al. 2014, Radauer et al. 2012) und bilden einen wesentlichen Anteil der Proteine in Baumnüssen (z. B. ca. 87 % vom Gesamtprotein in der Haselnuss) (▶ Kap. 5).

Häufig genügen daher schon kleine Mengen, um eine relevante klinische Reaktion auszulösen.

Innerhalb der Gruppe der Speicherproteine scheinen die 2S-Albumine noch einmal eine herausragende Bedeutung zu haben (z. B. Cor a 14). Daten, die dies untermauern, sind in erster Linie für die Erdnuss, aber auch zunehmend für das 2S-

Tab. 13.1 Schalenfrüchte, ihre Allergene und zugehörige Familien

		Speicherproteine			"Pathogenesis-related"-Proteine (PR)		Oleosine	Profiline
		11S-Globuline (Legumine)	7S-Globuline (Viciline)	2S-Albumine	Bet v 1-Homologe (PR-10)	nsLTP (PR-14)		
Nüsse	Haselnuss (*Corylus avellana*)	Cor a 9 [a,b]	Cor a 11	Cor a 14 [b]	Cor a 1 [a,b,c]	Cor a 8 [a,b]	Cor a 12 Cor a 13	Cor a 2
	Walnuss (*Juglans regia*)	Jug r 4	Jug r 2 [a]	Jug r 1 [a,b]		Jug r 3 [a,b]		Jug r 5
	Pecannuss (*Carya illinoensis*)	Car i 4	Car i 2	Car i 1				
Steinfrüchte	Mandel (*Prunus amydalus*)	Pru du 6			Pru du 1	Pru du 3		Pru du 4
	Cashew (*Anacardium occidentale*)	Ana o 2 [a]	Ana o 1	Ana o 3 [b]				
	Pistazie (*Pistacia vera*)	Pis v 2 Pis v 5	Pis v 3	Pis v 1				
Kapselfrucht	Paranuss (*Bertholletia excelsa*)	Ber e 2		Ber e 1 [a,b]				

Aktuell für die allergenspezifische IgE-Diagnostik in unterschiedlichen Testsystemen verfügbar:
[a] ImmunoCAP ISAC.
[b] ImmunoCAP.
[c] ALLERG-O-LIQ.

Albumin Cor a 14 der Haselnuss verfügbar (Beyer et al. 2014). Bei Erdnussallergikern ist eine Sensibilisierung gegen Ara h 2 der beste Hinweis für eine klinisch relevante Allergie (▶ Kap. 11).

Die Allergenität der Speicherproteine lässt sich nicht durch Verarbeitung wie Kochen oder Erhitzen reduzieren. Auch durch Verdauung werden sie nicht denaturiert. Für die Erdnuss konnte gezeigt werden, dass die Allergenität durch Rösten sogar noch zunimmt. Patienten mit einer klinisch relevanten Allergie gegen Speicherproteine sind daher besonders gefährdet, eine Anaphylaxie durch die entsprechende Schalenfrucht zu erleiden. Ähnliches gilt für Patienten mit einer Allergie gegen **Lipid-Transfer-Proteine** oder **Thaumatine**, da auch diese Allergene thermo- und digestionsstabil sind.

Bet v 1-homologe PR-10-Proteine sind hingegen weitgehend thermo- und digestionslabil. Bei Patienten mit einer Birkenpollen-assoziierten Nussallergie bleiben die Symptome daher häufig auf den Mund- und Rachenraum beschränkt. Nach Aufnahme moderater Allergenmengen ist nur in seltenen Fällen eine systemische Reaktion zu befürchten. Durch die Verarbeitung (z. B. Rösten, Backen, Kochen) wird die Allergenität deutlich gesenkt (Worm 2009). Noch weniger klinische Bedeutung haben Sensibilisierungen gegen **Profiline**.

Die Bedeutung der **Oleosine** ist aktuell noch nicht eindeutig geklärt. Ihre Struktur macht sie zu hydrophoben Proteinen (s. auch ▶ Kap. 11), die thermo- und digestionsstabil sind. Es konnte vor kurzem gezeigt werden, dass eine relevante Anzahl von Haselnussallergikern gegen Oleosine sensibilisiert sind (Zuidmer-Jongejan et al. 2014). Die untersuchten Patienten waren zum Teil ausschließlich gegen Oleosine sensibilisiert. Dies ist insofern bedeutsam, als Oleosine in wässrigen Allergenextrakten nicht vorhanden sind. Dementsprechend waren einige Patienten negativ in der Diagnostik mit Pricktestextrakten. In der retrospektiven Analyse eines größeren Patientenkollektivs fand sich eine höhere Rate an schweren Reaktionen in der Gruppe der Sensibilisierten, was eine hohe klinische Relevanz einer vorhandenen Sensibilisierung nahelegt.

13.3 Sensibilisierungshäufigkeiten

Populationsbasierte Zahlen zur Verbreitung von Nahrungsmittelallergien gegen Baumnüsse liegen aus Mitteleuropa noch nicht vor. Schalenfrüchte sind im Kindesalter der zweithäufigste Auslöser einer nahrungsmittelbedingten Anaphylaxie. An erster Stelle steht hier die Haselnuss, gefolgt von Cashew, Mandel und Walnuss (Hompes 2010). Die Häufigkeiten variieren stark von Land zu Land, abhängig von den Verzehrgewohnheiten.

Auch bei Erwachsenen spielen anaphylaktische Reaktionen auf Schalenfrüchte eine wichtige Rolle. Unlängst wurden Daten zur Sensibilisierung in unterschiedlichen europäischen Ländern veröffentlicht worden (Burney et al. 2014). Bei Analyse der Sensibilisierung auf der Basis der Extrakte zeigten sich europaweit große Unterschiede mit Sensibilisierungsraten für Haselnuss von 17,8 % in Zürich, 12 % in Utrecht bis 1,3 % in Reykjavik und für Walnuss 7,7 % in Madrid und 0,1 % in Reykjavik. Wenn man aber die Sensibilisierungsraten für die primären Allergene – in diesem Fall die nsLTPs und die Speicherproteine – analysierte, ergab sich ein anderes Bild. Bei Haselnuss zeigte sich die höchste Sensibilisierungsrate gegen Cor a 8, Cor a 9 und Cor a 11 in Sofia mit 3 % und die niedrigste mit 0 % in Utrecht. Bei Walnuss wurde in der Studie Jug r 2 und Jug r 4 untersucht, Sensibilisierungen zeigten sich kaum (zwischen 0 und 0,4 %).

13.4 Serologische Kreuzreaktionen

Ausgeprägte serologische Kreuzreaktionen zeigen die Gesamtextrakte von Pistazie und Cashew, Walnuss und Pecannuss sowie Mandel und Haselnuss (Maloney et al. 2008). Gruppen mit verstärkten serologischen Kreuzreaktionen können gebildet werden mit Walnuss, Pecannuss und Haselnuss sowie mit Haselnuss, Cashew, Pistazie, Paranuss und Mandel (Goetz et al. 2005). Noch ist unklar, auf welche Allergenfamilien diese Kreuzreaktionen zurückzuführen sind und wie groß der Grad der Sequenzhomologie zwischen den verwandten Proteinen unterschiedlicher Schalenfrüchte ist. Bisher wurden nur einzelne Arbeiten hierzu publiziert: Botanisch verwandte Arten weisen eine hohe Homologie auf (96 %), etwa Jug r 1 aus Walnuss und Jug n 1 aus Pecannuss; bei weiter entfernten Arten wie Jug r 1 und Cor a 14 – immerhin beides Nüsse – war die Homologie niedriger (57 %) (Costa et al. 2014). Andererseits zeigte sich eine vergleichsweise hohe Kreuzreaktivität zwischen Ara h 2, dem 2S-Albumin der Erdnuss, und Jug r 2, dem Vicilin der Walnuss, obwohl die Sequenzhomologie sehr niedrig war (Maleki et al. 2011). In einer weiteren Untersuchung wurden verwandte IgE-bindende Epitope der Viciline von Erdnuss (Ara h 1), Haselnuss (Cor a 11), Walnuss (Jug r 2) und Cashew (Ana o 1) identifiziert.

Die Rate an Sensibilisierungen auf mehr als eine Schalenfrucht steigt mit dem Alter und erreicht bis zu 83 % der Sensibilisierten bei 12- bis 13-Jährigen (Clark u. Ewan 2005). Zwischen Baumnüssen und Erdnuss als Vertreter der Hülsenfrüchte bestehen bis zu 86 % serologische Kreuzreaktionen (Maloney et al. 2008).

Vorläufige Daten legen nahe, dass diese Beobachtungen in Kohorten ohne nennenswerte Bet v 1-assoziierte Kreuzreaktion maßgeblich auf den Speicherproteinen beruhen.

Die Rate an klinisch relevanten Allergien auf mehrere verschiedene Baumnüsse steigt mit dem Alter von 2 % bei 2-Jährigen bis auf 47 % bei 14-Jährigen an. 21–50 % der erdnussallergischen Kinder sind ebenfalls allergisch auf Baumnüsse (De Knop et al. 2011).

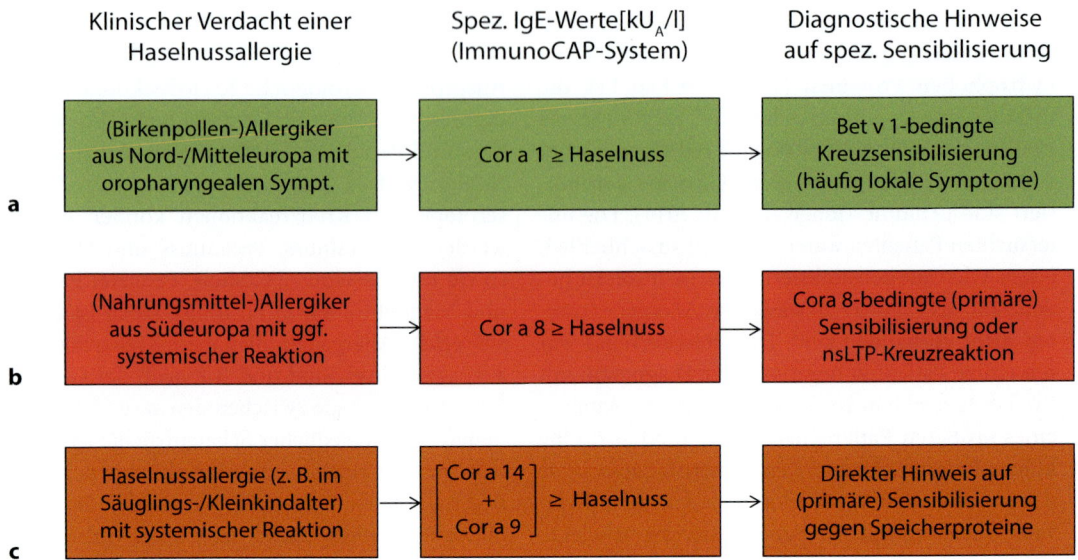

☐ **Abb. 13.3a–c** Typische Muster bei Allergie gegen Schalenfrüchte am Beispiel der Haselnuss: **a** Birkenpollen-assoziierte, Bet v 1-bedingte Kreuzreaktion. **b** LTP-bedingte Sensibilisierung/Kreuzreaktion. **c** Direkter Hinweis einer Sensibilisierung/Kreuzreaktion gegen Speicherproteine

13.5 Diagnostik: verfügbare Einzelallergene

13.5.1 Haselnuss

Aktuell ist die Anzahl an Einzelallergenen für die serologische Diagnostik der Schalenfruchtallergie noch begrenzt. Am meisten Einzelkomponenten sind für die Diagnostik der Haselnussallergie verfügbar: Cor a 1 (Bet v 1-homolog) (☐ Abb. 13.3a), Cor a 8 (nsLTP) (☐ Abb. 13.3b), Cor a 9 (11S-Globulin) und Cor a 14 (2S-Albumin) (☐ Abb. 13.3c).

- **Potenzielle Vorteile der molekularen Diagnostik mit Haselnussallergenen**

Beim Nachweis einer IgE-Sensibilisierung mit Hilfe von Einzelallergenen der Haselnuss verändern sich generell die Testeigenschaften (ohne Berücksichtigung der klinischen Relevanz). Außerdem lassen sich Markerallergene identifizieren und Hinweise auf primäre Sensibilisierungen ablesen:

— Die Testempfindlichkeit wird durch unterrepräsentierte bzw. fehlende Erdnussallergene gesteigert (niedrigere Quantifizierungsschwelle, „Limit of Quantitation", LoQ).

Beispiele: Cor a 1, Cor a 12/13 (noch nicht zur Diagnostik verfügbar).

— Die analytische Spezifität (Selektivität) der IgE-Bestimmung erhöht sich durch den Einsatz von Einzelallergenen im Vergleich zur Extraktdiagnostik. Das ist besonders bei risikoassoziierten Haselnussallergenen sinnvoll, die eher mit klinischen Reaktionen (Cor a 8 bei LTP-Syndrom, Cor a 9, Cor a 14) verknüpft sind oder umgekehrt bei „risikoärmeren" Haselnussproteinen, die mit serologischen, aber klinisch variablen Kreuzreaktionen (Cor a 1) einhergehen.

Beispiele: Cor a 1, Cor a 9, Cor a 14, Cor a 8 (vorzugsweise mediterrane Bevölkerung).

— Marker für generelle Kreuzreaktion sind bei den Haselnussallergenen insbesondere Cor a 1 (Bet v 1-assoziierte Kreuzreaktion), Cor a 2 (Profilin-bedingte Kreuzreaktionen, eher selten) und MUXF3 (CCD-bedingte Kreuzreaktionen). Sie sind für die unbefriedigende analytische Spezifität von Erdnussextrakten zum Nachweis einer differenzierten IgE-Sensibilisierung verantwortlich.

— Haselnussallergene (Cor a 9, Cor a 14) sind dann als Indikator für eine primäre, speziesspezifische Sensibilisierung nützlich, wenn das spezifische IgE gegen korrespondierende Speicherproteine (2S-Albmunine, 7S- und 11S-Globuline) anderer Schalenfrüchte (Baumnüsse, Stein- und Kapselfrüchte), Hülsenfrüchte (z. B. Erdnuss, Soja) oder Samen deutlich geringer ausfällt. Bisher fehlen noch eine Reihe von Speicherproteinen zur spezifischen IgE-Diagnostik, um dominante, primäre Sensibilisierungen von serologischen Kreuzreaktionen auf diese Weise abgrenzen zu können.

- **Klinische Studienergebnisse bei molekularer Haselnussdiagnostik**

Eine Sensibilisierung gegen Cor a 8, Cor a 9 oder Cor a 14 kann somit ein Hinweis auf eine primäre Haselnussallergie oder auf einer serologische Kreuzreaktion gegenüber LTPs bzw. Speicherproteinen sein. Eine LTP-Sensibilisierung besteht bei Patienten aus dem Mittelmeerraum häufiger als in Mitteleuropa (◘ Abb. 13.3b). Sensibilisierungen gegen Cor a 8 wurden jedoch auch bei Kindern in den Niederlanden gezeigt; sie nehmen mit dem Alter zu und sind mit systemischen Symptomen assoziiert (De Knop et al. 2011, Flintermann et al. 2008). Allerdings ist eine Sensibilisierung gegen Cor a 8 in Mitteleuropa insgesamt selten (Masthoff et al. 2013, Beyer et al. 2015).

Bessere Daten liegen zu Sensibilisierungen mit Cor a 9 und Cor a 14 vor. Sensibilisierungen gegen Cor a 9 treten schon bei jungen Säuglingen auf (Beyer et al. 2002, Verweij et al. 2011). Eine Studie an Erwachsenen und Kindern konnte zeigen, dass eine Sensibilisierung gegen Cor a 9 und Cor a 14 vor allem im Kindesalter die Vorhersage einer objektiven allergischen Reaktion erlaubt (Masthoff et al. 2013). Dies gilt auch für Erwachsene, hier sind Sensibilisierungen gegen Cor a 9 und Cor a 14 aber deutlich seltener als bei Kindern.

In Deutschland wurden in einer großen multizentrischen Studie bei Kindern mit Verdacht einer Haselnussallergie Nahrungsmittelprovokationen mit Haselnuss durchgeführt und Sensibilisierungsmuster erfasst. Offenbar gestattete das Cor a 14-spezifische IgE die beste Vorhersage einer klinisch relevanten Nahrungsmittelallergie (◘ Abb. 13.4), deutlich besser als spezifisches IgE gegen Cor a 9.

Lediglich 2 von 44 positiv getesteten Kindern hatten keine Sensibilisierung gegen Cor a 14. Ein positiver Vorhersagewert für eine klinisch relevante Haselnussallergie von 90 % ergab sich rechnerisch für einen Cor a 14-spezifische IgE-Konzentration von 48 kU/l. Damit ist die Vorhersage einer klinischen Relevanz ähnlich wie bei der Erdnussallergie allein durch die Analyse des molekularen Sensibilisierungsmusters nur eingeschränkt möglich.

> **Konsequenzen aus der multizentrischen Haselnussstudie. (Nach Beyer et al. 2015)**
> - Bisher zeigt Cor a 14-spezifisches IgE die beste Assoziation mit systemischen Reaktionen auf Haselnuss im Rahmen einer oralen Provokation
> - Um mit 90%iger Wahrscheinlichkeit eine positive Provokation vorherzusagen, muss das Cor a 14-spezifische IgE > 47,8 kU$_A$/l betragen – eine äußerst seltene Konstellation und daher für klinische Entscheidungen nur in ähnlich gelagerten Extremfällen brauchbar.
> - Um mit 95%iger Wahrscheinlichkeit eine negative Provokation vorherzusagen, muss das Cor a 14-spezifische IgE < 0,02 kU$_A$/l betragen – abgesehen von abweichenden Einzelfällen.
> - Eine 100%ige Vorhersage ist aufgrund von Ausnahmen mit Hilfe von Cor a 14-spezifischem IgE nicht möglich. Die klinische Relevanz von allergenspezifischen IgE-Konzentrationen (z. B. gegen Einzelallergene der Schalenfrüchte) muss letztlich individuell vom behandelnden Arzt ermittelt werden.

Umgekehrt konnte gezeigt werden, dass die Vorhersage einer klinischen Toleranz bei Kindern durch das spezifische IgE gegen Haselnuss-Gesamtextrakt und Cor a 1 möglich ist. Dies ist gegeben, wenn eine ausschließliche Sensibilisierung gegen das PR-10-Protein Cor a 1 besteht: Ist die IgE-Konzentration gegen Cor a 1 größer als die gegen Haselnuss-Gesamtextrakt, gilt dies als Hinweis auf eine Monosensibilisierung gegen das Bet v 1-homologe Haselnussallergen (Lange et al. 2015).

Besonders bei Erwachsenen sind die Sensibilisierungsmuster gegen Einzelallergene der Haselnuss

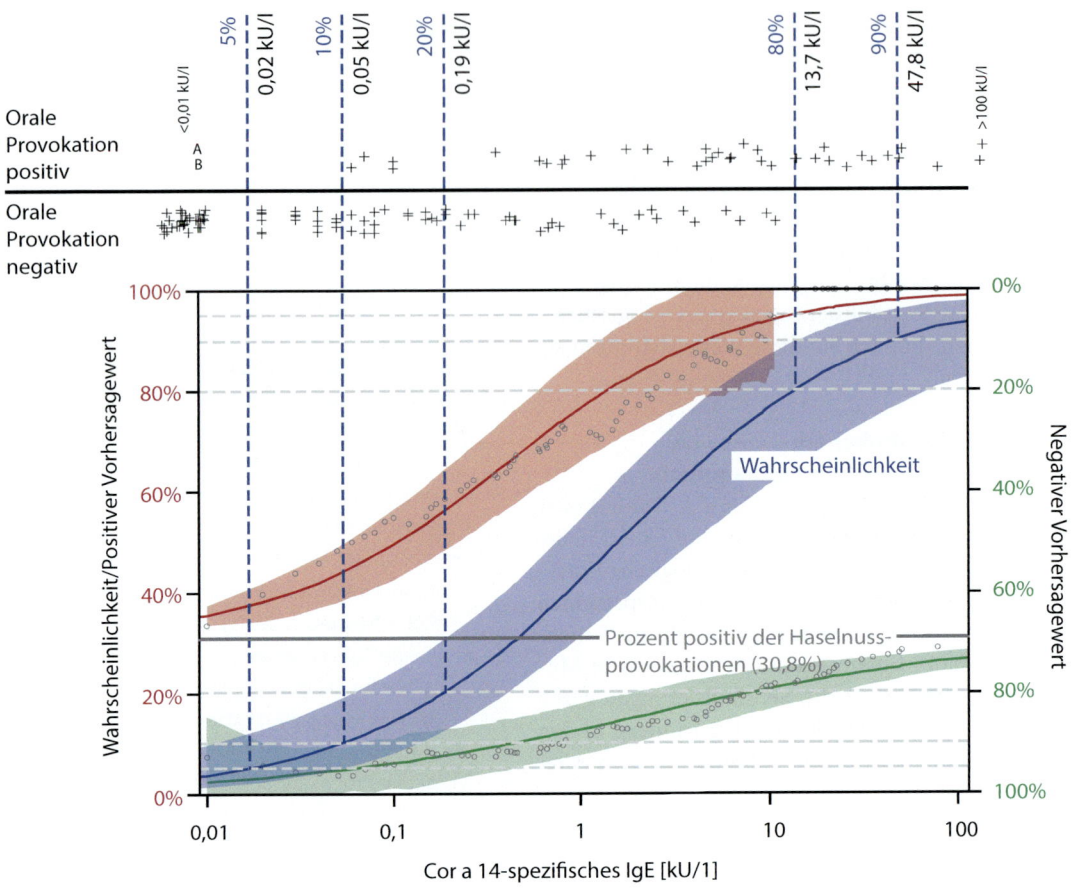

● **Abb. 13.4** Studienergebnisse zum Risiko einer Haselnussallergie bei spezifischem IgE gegen Haselnuss-Speicherprotein Cor a 14. Errechnete Wahrscheinlichkeit für eine positive Haselnuss-Nahrungsmittelprovokation aufgrund Cor a 14-spezifischer Serum-IgE-Konzentrationen (*blaue Linie* mit zugehörigem Streubereich). Resultierende IgE-Werte bei vorgegebenem Grad der Wahrscheinlichkeit (5, 10, 20 % und 80, 90 %) einer positiven Provokation oberhalb des Graphen. Ermittelte positive (linke Achse, *rote Linie* mit Streubereich) und negative (rechte Achse, *grüne Linie* mit Streubereich) Vorhersage mit Einzelwerten (*Punkte ohne Füllung*). Sämtliche IgE-Einzelbestimmungen (*Pluszeichen*) in Abhängigkeit vom Provokationsergebnis oberhalb des Graphen. Großbuchstaben markieren unerwartete positive Haselnussprovokationen bei Ausnahmen (Einzelfälle *A* und *B*) trotz niedriger Cor a 14-spezifischer IgE-Konzentrationen < 0,02 kU$_A$/l (im < 5%igen Wahrscheinlichkeitsbereich). (Adaptiert nach Beyer et al. 2015)

recht vielfältig und abhängig von Umgebungseinflüssen wie z. B. der Birkenpollenbelastung (Hansen et al. 2009). Eine eindeutige Zuordnung einzelner Allergene zur Vorhersage systemischer Reaktionen ist meist nicht möglich. Insgesamt lässt sich die Beteiligung der bisher identifizierten Haselnussallergene anhand einer „Risikorampe" darstellen (● Abb. 13.5).

13.5.2 Walnuss

Jug r 1 (2S-Albumin), Jug r 2 (7S-Globulin) und Jug r 3 (nsLTP) sind Majorallergene der Walnuss (Costa et al. 2014) und können als Speicherproteine bzw. Lipid-Transfer-Proteine bei entsprechenden IgE-Sensibilisierungen mit systemischen Reaktionen assoziiert sein (Magnuson et al. 2012). Patienten mit systemischen Symptomen in der Vorgeschichte sind häufiger gegen Speicherproteine sensibilisiert, allerdings fehlen noch klare Daten aus größeren Studien.

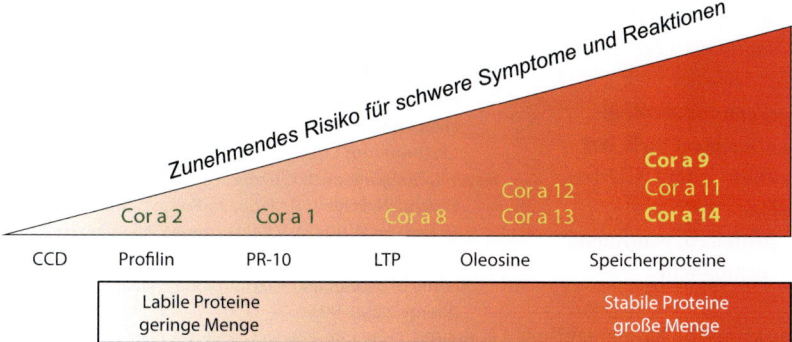

◘ **Abb. 13.5** Haselnussallergene und ihr Stellenwert für klinische Symptome anhand der „Risikorampe". Während labile und in geringer Menge vorkommende Allergene (*links*) eher milde, vorwiegend oropharyngeale Symptome auslösen, sind IgE-Sensibilisierungen gegen stabile und reichlich vorhandene Allergene (*rechts*) eher mit schweren allergischen Symptomen assoziiert

13.5.3 Weitere Schalenfrüchte

Ana o 2 (11S-Globulin) und Ana o 3 (2S-Albumin) sind Speicherproteine der Cashew.

Ber e 1 (2S-Albumin) ist ein Speicherprotein der Paranuss. Es ist zu vermuten, dass eine Sensibilisierung gegen diese Allergene mit dem Auftreten von systemischen Reaktionen assoziiert ist, obwohl klinische Daten bisher noch fehlen.

- **Noch nicht verfügbare Einzelallergene**

Eine Sensibilisierung gegen Cor a 11, das Vicilin aus der Haselnuss, war in einer Studie aus Belgien besonders häufig bei Kleinkindern zu finden, die nach Genuss systemische Symptome entwickelt hatten (Verweij et al. 2011). Ein weitaus überwiegender Teil der Patienten war ebenso gegen Cor a 9 sensibilisiert, möglicherweise ein Hinweis auf serologische Kreuzreaktionen, sodass der klinische Vorhersagewert der Sensibilisierung gegen Cor a 11 unklar ist.

13.6 Mehrwert der molekularen Diagnostik

Der Mehrwert der molekularen Diagnostik bei Schalenfruchtallergie ist zurzeit aus klinischer Sicht noch beschränkt, obwohl sich die Testvariablen der spezifischen IgE-Bestimmung in unterschiedlicher Weise verbessern lassen. Die einzige Nuss, zu der wenige größere Studien vorliegen, ist die Haselnuss. Eine klar herausragende diagnostische Bedeutung eines Allergens mit Informationen zur klinischen Relevanz – wie Ara h 2 bei der Erdnussallergie – zeichnet sich bei der Diagnostik der Haselnussallergie für ein einzelnes Allergen nicht eindeutig ab.

Da die Haselnuss im Gegensatz zur Erdnuss nicht nur stark geröstet verzehrt wird, gibt es auch vor allem bei erwachsenen Patienten Fälle, bei denen eine reine Sensibilisierung gegen das PR-10-Protein mit schweren allergischen Reaktionen vergesellschaftet sein kann (Le et al. 2013). Bei Kindern hingegen geht eine derartige Sensibilisierung wahrscheinlich nicht mit systemischen Symptomen einher (Lange et al. 2015).

> Hochtitrige IgE-Werte gegen die Speicherproteine Cor a 9 und besonders Cor a 14 sind vermutlich ein guter Prädiktor einer primären Haselnussallergie, die das Risiko anaphylaktischer Reaktionen teilweise vorhersagen können.

13.7 Perspektiven

Viele Allergene aus Nüssen und Saaten wurden bereits identifiziert (◘ Tab. 13.1). Sie werden in den nächsten Jahren zunehmend auch für die molekulare Diagnostik zur Verfügung stehen. Potenziell wird bei Verwendung von Einzelallergenen aus Schalenfrüchten zur spezifischen IgE-Bestimmung
- die Testempfindlichkeit gesteigert (niedrigere Quantifizierungsgrenze, „Limit of Quantitation, LoQ),

- die analytische Spezifität (Selektivität) im Vergleich zur Extraktdiagnostik verbessert (s. auch ▶ Kap. 5 und 7),
- das Auffinden von Markern für serologische Kreuzreaktionen erleichtert (z. B. bei Bet v 1-homologer, Profilin- oder CCD-bedingter Kreuzreaktivität),
- das Identifizieren von primären, genuinen Schalenfruchtallergien ermöglicht.

Inwieweit diese Ergebnisse klinische Kreuzreaktionen oder den Schweregrad von Reaktionen widerspiegeln und vorhersagen können, hängt vom Ausgang klinischer Studien ab, die bisher nur für einige Einzelallergene (z. B. Ara h 2, Cor a 14) durchgeführt worden sind.

Fazit für den klinischen Alltag
Obwohl viele Allergene der Schalenfrüchte identifiziert wurden, ist der klinische Nutzen der serologischen Diagnostik wegen fehlender Einzelallergene und fehlender klinischer Daten zu ihrer Bedeutung derzeit noch begrenzt. Die IgE-Diagnostik kann am Beispiel der Haselnussallergie spezifische Sensibilisierungen/Kreuzreaktionen ermitteln oder ausschließen:
- gegen Cor a 1 bei Vorliegen einer (ausschließlichen) Kreuzreaktion zu Bet v 1-Proteinen (spez. IgE gegen Cor a 1 ≥ spez. IgE gegen Haselnuss-Gesamtextrakt); in Mittel- und Nordeuropa wegen zahlreicher Birkenpollenallergiker häufig; eher geringes Gefährdungspotenzial (Lange et al. 2015);
- gegen Cor a 8, ein stabiles Haselnuss-LTP; in Mittel- und Nordeuropa viel seltener als im Mittelmeerraum und dort häufig mit systemischen Reaktionen verknüpft;
- gegen Speicherproteine: Hohe spez. IgE-Konzentrationen gegen Cor a 9 und besonders Cor a 14 zeigen eine Sensibilisierung gegen Speicherproteine, in unseren Breiten die wichtigsten Auslöser einer primären Haselnussallergie mit potenziell schweren Reaktionen.

Eindeutige Vorhersagen systemischer Reaktionen sind mit Hilfe der molekularen Allergiediagnostik grundsätzlich nicht möglich, sodass eine sorgfältige Anamnese und ggfs. orale Provokationstestung bei Verdacht auf Schalenfruchtallergie unverzichtbar bleiben.

Literatur

Beyer K, Grishina G, Bardina L, Grishin A, Sampson HA (2002) Identification of an 11S globulin as a major hazelnut food allergen in hazelnut induced systemic reactions. J Allergy Clin Immunol 110:517–523

Beyer K, Grabenhenrich L, Beder A, Kalb B, Ziegert M, Finger A, Harandi N, Schlags R, Gappa M, Puzzo L, Röblitz H, Millner-Uhlemann M, Büsing S, Ott H, Lange L, Niggemann B (2015) Predictive values of component-specific IgE for the outcome of peanut and hazelnut food challenges in children. Allergy 70:90–99

Burney PG, Potts J, Kummeling I, Mills EN, Clausen M, Dubakiene R, Barreales L, Fernandez-Perez C, Fernandez-Rivas M, Le TM, Knulst AC, Kowalski ML, Lidholm J, Ballmer-Weber BK, Braun-Fahlander C, Mustakov T, Kralimarkova T, Popov T, Sakellariou A, Papadopoulos NG, Versteeg SA, Zuidmeer L, Akkerdaas JH, Hoffmann-Sommergruber K, Van Ree R (2014) The prevalence and distribution of food sensitization in European adults. Allergy 69:365–371

Clark AT, Ewan PW (2005) The development and progression of allergy to multiple nuts at different ages. Pediatr Allergy Immunol 16:507–511

Costa J, Mafra I, Carrapatoso I, Oliveira MB (2012) Almond allergens: Molecular characterization, Detection and clinical relevance. J Agric Food Chem 60:1337–1349

Costa J, Carrapatoso I, Oliveira M, Mafra I (2014) Walnut allergens: molecular characterisation, detection and clinical relevance. Clin Exp Allergy 44:319–341

De Knop KJ, Verweij MM, Grimmelikhuijsen M, Philipse E, Hagendorens MM, Bridts CH, De Clerck LS, Stevens WJ, Ebo DG (2011) Age-related sensitization profiles for hazelnut (Corylus avellana) in a birch-endemic region. Pediatr Allergy Immunol 22:e139–e149

Flinterman AE, Akkerdaas JA, den Hartog Jager CF, Rigby NM, Fernandez-Rivas M, Hoekstra MO, Bruijnzeel-Koomen CA, Knulst AC, van Ree R, Pasmans SG (2008) Lipid transfer protein–linked hazelnut allergy in children from a non-Mediterranean birch-endemic area. J Allergy Clin Immunol 121:423–428

Goetz D, Whisman B, Goetz A (2005) Cross-reactivity among edible nuts: double immunodiffusion, crossed immunoelectrophoresis, and human specific IgE serologic surveys. Ann Allergy Asthma Immunol 95:45–52

Hansen KS, Ballmer-Weber BK, Sastre J, Lidholm J, Andersson K, Oberhofer H, Lluch-Bernal M, Ostling J, Mattsson L, Schocker F, Vieths S, Poulsen LK (2009) Component-resolved in vitro diagnosis of hazelnut allergy in Europe. J Allergy Clin Immunol 123:1134–1141

Hauser M, Wallner M, Ferreira F, Mahler V, Kleine-Tebbe (2012) Das Konzept der Pollen-Panallergene: Profiline und Calcium-bindende Proteine(Polcalcine. Allergo J 21:291–293

Hompes S, Scherer K, Köhli A, Rueff F, Mahler V, Lange L, Treudler R, Rietschel E, Szépfalusi Z, Lang R, Rabe U, Reese T, Beyer K, Schwerk N, Worm M (2010) Nahrungsmittelanaphylaxie: Daten aus dem Anaphylaxie-Register. Allergo J 19:234–242

Literatur

Kleine-Tebbe J et al (2010) Bet v1 und Homologe – Verursacher der Baumpollenallergie und birkenpollenassoziierter Kreuzreaktionen. Allergo J 19:462–463

Lange L, Finger A, Buderus S, Ott H (2015) The ratio between Cor a 1- and hazelnut-specific IgE predicts negative challenge outcome in children. Pediatr Allergy Immunol Pulmonol 28:7–12

Le TM, van Hoffen E, Lebens AF, Bruijnzeel-Koomen CA, Knulst AC (2013) Anaphylactic versus mild reactions to hazelnut and apple in a birch-endemic area: different sensitization profiles? Int Arch Allergy Immunol 160:56–62

Magnusson U, Mattsson L, Marknell DeWitt Å, Everberg H, Vieths S, Lidholm J (2012) Analysis of component-resolved sensitisation among walnut-sensitised subjects. Abstract 204; EAACI-Kongress 2012

Maleki SJ, Teuber SS, Cheng H, Chen D, Comstock SS, Ruan S, Schein CH (2011) Computationally predicted IgE epitopes of walnut allergens contribute to cross-reactivity with peanuts. Allergy 66:1522–1529

Maloney JM, Rudengren M, Ahlstedt S, Bock SA, Sampson HA (2008) The use of serum-specific IgE measurements for the diagnosis of peanut, tree nut, and seed allergy. J Allergy Clin Immunol 122:145–151

Masthoff LJ, Mattsson L, Zuidmeer-Jongejan L, Lidholm J, Andersson K, Akkerdaas JH, Versteeg SA, Garino C, Meijer Y, Kentie P, Versluis A, den Hartog Jager CF, Bruijnzeel-Koomen CA, Knulst AC, van Ree R, van Hoffen E, Pasmans SG (2013) Sensitization to Cor a 9 and Cor a 14 is highly specific for a hazelnut allergy with objective symptoms in Dutch children and adults. J Allergy Clin Immunol 132:393–399

Mattsson L, Andersson K, Lundgren T, Vieths S, Wickman M, Lilja G, Lidholm J (2012) Dominant sensitisation to Cor a 14 and Cor a 9 in birch pollen-independent hazelnut allergy. Abstract 203; EAACI-Kongress 2012

Petersen A, Scheurer S (2011) Stabile pflanzliche Nahrungsmittelallergene: Lipid-Transfer-Proteine. Allergo J 20:384–386

Radauer C, Kleine-Tebbe J, Beyer K (2012) Stabile pflanzliche Nahrungsmittelallergene: Speicherproteine. Allergo J 21:8888–8892

Verweij MM, Hagendorens MM, De Knop KJ, Bridts CH, De Clerck LS, Stevens WJ, Ebo DG (2011) Young infants with atopic dermatitis can display sensitization to Cor a 9, an 11S legumin-like seed-storage protein from hazelnut (Corylus avellana). Pediatr Allergy Immunol 22:196–201

Verweij MM, Hagendorens MM, Trashin S, Cucu T, De Meulenaer B, Devreese B, Bridts CH, De Clerck LS, Ebo DG (2012) Age-dependent sensitization to the 7S-vicilin-like protein Cor a 11 from hazelnut (Corylus avellana) in a birch-endemic region. J Investig Allergol Clin Immunol 22:245–251

Worm M, Hompes S, Fiedler EM, Illner AK, Zuberbier T, Vieths S (2009) Impact of native, heat-processed and encapsulated hazelnuts on the allergic response in hazelnut-allergic patients. Clin Exp Allergy 39:159–166

Zuidmeer-Jongejan L, Fernandez-Rivas M, Winter M, Akkerdas JH, Summers C, Lebens A, Knulst AC, Schilte P, Briza P, Gademaier G, van Ree R (2014) Oil body-associated hazelnut allergens including oleosins are underrepresented in diagnostic extracts but associated with severe symptoms. Clin Transl. Allergy 4:4

Molekulare Diagnostik der Gemüse- und Fruchtallergie

B. K. Ballmer-Weber, K. Hoffmann-Sommergruber

14.1 Einleitung – 230

14.2 Epidemiologie der Frucht- und Gemüseallergie – 230

14.3 Möglicher Nutzen der molekularen Allergiediagnostik – 230

14.4 Allergien gegen Gemüse und Früchte: die wichtigsten Allergenfamilien – 231

14.5 Molekulare Diagnostik bei Gemüseallergie – 232
14.5.1 Sellerieallergie – 232
14.5.2 Karottenallergie – 233
14.5.3 Tomatenallergie – 234

14.6 Molekulare Diagnostik bei Fruchtallergie – 235
14.6.1 Kiwiallergie – 235
14.6.2 Pfirsichallergie – 238
14.6.3 Latex-Frucht-Syndrom und die Bedeutung der Hevein-ähnlichen Domäne – 240

14.7 Zusammenfassung und Ausblick – 240

Literatur – 241

Der Beitrag basiert auf einer Publikation der Autoren, die 2014 im Allergo Journal International erschienen ist (Ballmer-Weber BK, Homann-Sommergruber K: Update: molecular diagnostics of allergies to vegetables and fruits. Allergo J Int 2014; 23: 24–34) und nun als Buchkapitel modifiziert und aktualisiert wurde.

J. Kleine-Tebbe, T. Jakob (Hrsg.), *Molekulare Allergiediagnostik*,
DOI 10.1007/978-3-662-45221-9_14, © Springer-Verlag Berlin Heidelberg 2015

Zum Einstieg

Paneuropäische Studien zur Prävalenz der Nahrungsmittelallergie sind bis heute noch nicht publiziert. Die bisher veröffentlichten Resultate – meist aus regionalen Auswertungen – zeigen, dass Allergien gegen Früchte und Gemüse zu den häufigsten Nahrungsmittelallergien in der Adoleszenz und im Erwachsenenalter gehören. Das vorliegende Kapitel zur molekularen Diagnostik der Frucht- und Gemüseallergie fasst Daten zusammen, die aus Studien zur komponentenspezifischen Diagnostik bei Patienten mit gesicherter Nahrungsmittelallergie stammen. Das Hauptgewicht liegt auf den häufigsten Frucht- und Gemüseallergien wie Karotte, Sellerie, Tomate, Kiwi sowie – als wichtigem Stellvertreter der Rosaceae-Früchte – Pfirsich. Diese Studien zeigen, dass die komponentenspezifische Diagnostik einen wichtigen Beitrag leisten kann zur Verbesserung der In-vitro-Diagnostik bei Nahrungsmittelallergie. Die Identifikation von Markerallergenen, die mit einem erhöhten Risiko für eine schwere Systemreaktion assoziiert sind, wird das zukünftige Management von Patienten mit Nahrungsmittelallergie erleichtern.

14.1 Einleitung

Die häufigsten Nahrungsmittelallergien im Erwachsenenalter richten sich neben Nüssen und Leguminosen gegen Früchte und Gemüse. In einer Übersichtsarbeit aus dem Jahr 2011 (Ballmer-Weber u. Hoffmann-Sommergruber 2011) wurden die wichtigsten Forschungsergebnisse zur molekularen Diagnostik bei Frucht- und Gemüseallergie der Jahre 2009 und 2010 zusammengestellt. Das folgende Kapitel basiert auf dieser Zusammenfassung und wurde mit neuen Daten zum Thema ergänzt.

14.2 Epidemiologie der Frucht- und Gemüseallergie

Die meisten Studien zur Prävalenz der Nahrungsmittelallergie geben Auskunft über regionale Daten. Leider sind gesamteuropäische Resultate zur Art und Häufigkeit der Nahrungsmittelallergie, wie sie z. B. innerhalb des EuroPrevall-Projektes im Rahmen einer multizentrischen Querschnittsstudie erhoben wurden, bis heute noch nicht publiziert (Kummeling et al. 2009). Es erschienen 2 Studien zum Thema Sensibilisierungen gegen Nahrungsmittel in Europa. Die erste Studie aus dem Jahr 2010 wurde im Rahmen des sogenannten „European Community Respiratory Health Survey" durchgeführt und wertete 4522 Seren von europäischen Erwachsenen aus 13 Ländern aus (Burney et al. 2010). Eine Folgestudie wurde von Burney et al. 2014 veröffentlicht, dort wurden Seren von 2335 europäschen Probanden auch mittels des Allergen Microarray auf Sensibilisierungen gegenüber Nahrungsmitteln untersucht (Burney et al. 2014).

> **Die häufigsten Sensibilisierungen richteten sich gegen pflanzliche Lebensmittel.**

Wichtig zu erwähnen ist, dass es sich hierbei um Sensibilisierungen und nicht um gesicherte Allergien handelte. In diesen beiden Studien wurden bezüglich Gemüse die höchsten Sensibilisierungsraten mit 3,6 bzw. 5,0 % und 3,5 % bzw. 6,3 % gegen Karotte und Sellerie gefunden sowie gegen Tomate mit 3,3 % bzw. 4,9 % (Burney et al. 2010, 2014). Die höchsten Sensibilisierungsraten gegen Früchte wurden für Pfirsich mit 5,4 % bzw. 7,9 %, für Apfel mit 4,2 % bzw. 6,6 % und für Kiwi mit 3,5 % bzw. 5,2 % identifiziert (Burney et al. 2010, 2014).

Eine Metaanalyse aus dem Jahr 2008 zum Thema der Häufigkeit von pflanzlichen Lebensmittelallergien berücksichtigte 36 Studien, in die über 250.000 Kinder und Erwachsene eingeschlossen wurden. Zu erwähnen ist, dass nur gerade in 6 Studien die Nahrungsmittelallergie mittels oraler Provokation bestätigt wurde. Innerhalb dieser Studien wurde eine Prävalenzrate für Gemüseallergien von 1,4 % und für Fruchtallergien von 0,1–4.3 % berechnet (Zuidmeer et al. 2008).

14.3 Möglicher Nutzen der molekularen Allergiediagnostik

Je nach Sensibilisierungsweg werden Allergien gegen pflanzliche Lebensmittel entweder primär, d. h. direkt über den Gastrointestinaltrakt oder sekundär als Folge einer Kreuzsensibilisierung, meistens nach primärer Sensibilisierung gegen inhalative Allergene, erworben (Steckelbroeck et al. 2008).

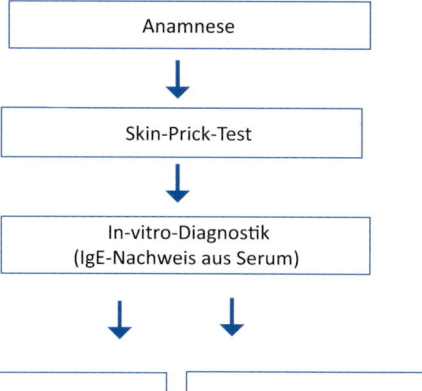

◘ **Abb. 14.1** Flussdiagramm zur Diagnostik einer möglichen Gemüse- und Fruchtallergie

› Allergene, die eine primäre Nahrungsmittelallergie induzieren können, sind in der Regel resistent gegen proteolytischen Verdau, aber auch Degradierung im Rahmen des Extraktionsprozesses.

Damit sind diese Allergene in diagnostischen Extrakten oft gut repräsentiert, was wiederum häufig mit einer hohen Sensitivität der Extrakt-basierten Diagnostik bei primärer Nahrungsmittelallergie assoziiert ist (Lidholm et al. 2006). Auf klinischer Seite induzieren diese Proteine tendenziell schwerere Reaktionen als die labileren Allergene, die zu sekundären Sensibilisierungen führen (Ballmer-Weber u. Hoffmann-Sommergruber 2011). Letztere neigen dazu, im Rahmen des Extrahierungsprozesses zu degradieren, was tendenziell eine niedrigere Sensitivität der Extrakt-basierten Diagnostik bei sekundärer Nahrungsmittelallergie zur Folge hat (Lidholm et al. 2006).

› Zur allgemeinen Verbesserung der In-vitro-Diagnostik wird es nötig werden, die allergenen Einzelmoleküle eines individuellen Nahrungsmittels zu identifizieren.

In den vergangenen Jahren wurden zahlreiche allergene Komponenten identifiziert, charakterisiert und teilweise rekombinant hergestellt. Die Beobachtung, dass der Schweregrad der klinischen Reaktion unter anderem vom Sensibilisierungsmuster abhängt, öffnet in Zukunft neue diagnostische Horizonte. Die molekulare oder Allergen-spezifische Diagnostik wird einerseits die Testsensitivität v. a. bei der sekundären Nahrungsmittelallergie erhöhen und andererseits die Möglichkeit eröffnen, ein patientenspezifisches Risikoprofil bezüglich Schweregrad der klinischen Reaktion zu erstellen (◘ Abb. 14.1).

14.4 Allergien gegen Gemüse und Früchte: die wichtigsten Allergenfamilien

› Gemäß Jenkins et al. (2005) gehören über 65 % der pflanzlichen Nahrungsmittelallergene lediglich 4 Proteinfamilien an: den Prolaminen, der Bet v 1-Familie, den Cupinen und den Profilinen.

In ◘ Abb. 14.2 sind die wichtigsten pflanzlichen Allergenfamilien, die bei Gemüse- und Fruchtallergie involviert sind, zusammengestellt, aber auch die wichtigsten Allergene, die in dieser Übersichtsarbeit erwähnt werden.

Einige der beschriebenen Allergene fanden bereits Einzug in die Routinediagnostik. Folgende

	ns-LTP	Profilin	Bet v1-Homologe (PR-10-Familie)	TLP	Endochitinase	β-1,3-Glucanase
Funktion	Pathogenabwehr, Lipidtransfer	Actinbindung, Regulatorfunktion	Pathogenabwehr, Steroidtransporter	Pathogenabwehr	Pathogenabwehr, Chitinabbau	Pathogenabwehr
Mol. Masse [kDa]	7–9	14	17	20–25	25–35	25–35
Anzahl NM-Allergene	30	25	18	9	8	5
Vorkommen	In allen pfl. NM	In allen pfl. NM	In allen pfl. NM	Kiwi, Zitrusfrüchte, Kernobst, Steinobst, Weintrauben, Tomaten	Banane, Avocado, Tomate	Banane, Avocado, Tomate
Struktur	PDB: 2B5S	PDB: 1CQA	PDB: 2BKO	PDB: 2AHN	PDB: 2BAA	PDB: 1Q9B

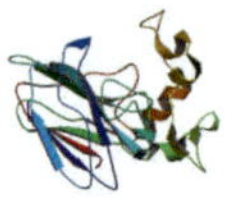

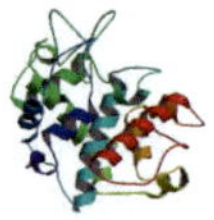

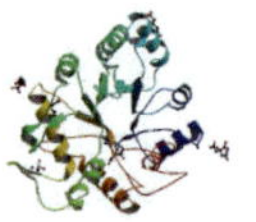

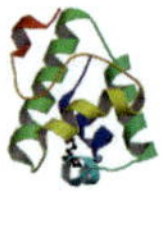

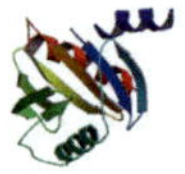

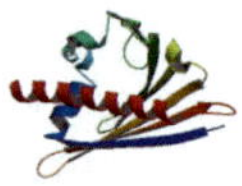

Abb. 14.2 Übersicht über die wichtigsten Proteinfamilien für Gemüse- und Fruchtallergien nach Häufigkeit gereiht (*NM* Nahrungsmittel). (Anzahl der Allergene aus Allfam Datenbank, ▶ www.meduniwien.ac.at/allergens/allfam/)

ImmunoCAPs werden für die In-vitro-Diagnostik bei Frucht- und Gemüseallergie angeboten:
— aus Pfirsich: Pru p 1 (Bet v 1-Homologes), Pru p 3 (nichtspezifisches Lipid-Transfer-Protein, nsLTP), Pru p 4 (Profilin);
— aus Apfel: Mal d 1 (Bet v 1-Homologes), Mal d 3 (nichtspezifisches Lipid-Transfer-Protein, nsLTP);
— aus Sellerie: Api g 1.01 (Bet v 1-Homologes) und
— aus Kiwi: Act d 8 (Bet v 1-Homologes).

Zusätzliche Allergene werden auf dem Microarray ImmunoCAP ISAC angeboten:
— aus Kiwi: Act d 1 (Cysteinprotease), Act d 2 (Thaumatin-ähnliches Protein), Act d 5 (Kiwellin) und
— aus Karotte: Dau c 1 (Bet v 1-Homologes).

14.5 Molekulare Diagnostik bei Gemüseallergie

Studien zum Einsatz der molekularen Diagnostik bei Gemüseallergie, die Patienten mit gesicherter Nahrungsmittelallergie – d. h. einer positiven, doppelblinden, placebokontrollierten Provokation – einschlossen, existieren bis heute nur für die Sellerie- und die Karottenallergie. Aufgrund ihrer Häufigkeit wird im Folgenden neben der Sellerie- und der Karottenallergie auch die molekulare Diagnostik bei Tomatenallergie besprochen.

14.5.1 Sellerieallergie

Sellerie gehört zur Familie der Apiaceae. Eine Allergie gegen dieses Gemüse wird aufgrund einer primären Sensibilisierung gegen Birken- und/oder Beifußpollen erworben.

14.5 · Molekulare Diagnostik bei Gemüseallergie

> Bis heute gibt es keine Fallbeschreibung einer primären, d. h. Pollen-unabhängigen Sellerieallergie.

Die klinische Manifestation der Sellerieallergie ist vielfältig, sie erstreckt sich von einer banalen Kontakturtikaria der Mundschleimhaut (sogenanntes orales Allergiesyndrom) bis zur lebensbedrohlichen, anaphylaktischen Reaktion (Ballmer-Weber et al. 2000).

In Knollensellerie wurden zwei Isoformen des Bet v 1-homologen Allergens, **Api g 1**, identifiziert (Hoffmann-Sommergruber et al. 2000). Neben dem Profilin, **Api g 4** (Scheurer et al. 2000), wurde zusätzlich **Api g 5** als Gemisch von zwei Proteinen mit einem Molekulargewicht von 53 und 57 kDa beschrieben. Die letzteren gehören zur Familie der Flavoproteine. Aufgrund einer massenspektrometrischen Analyse trägt der Proteinkern mindestens 3 N-Glykane des MMXF- und MUXF-Typs. Das Entfernen der Kohlenhydratstrukturen resultierte in einem Verlust der IgE-Bindung an das Api g 5, ein Hinweis darauf, dass die IgE Bindung an das Api g 5 gegen diese Kohlenhydratstruktur gerichtet ist (Bublin et al. 2003).

Die bisher größte Studie zur molekularen Diagnostik bei Sellerieallergie wurde von Bauermeister et al. (2009) veröffentlicht. Die Autoren schlossen 24 Patienten mit positiver Provokation auf Sellerie in diese Studie ein und untersuchten ihr Serum bezüglich Sensibilisierung gegen Api g 1 (Bet v 1-Homologes), Api g 4 (Profilin) und Api g 5 (Glykoprotein aus der Familie der Flavoproteine). Die Sensitivität der Extrakt-basierten Diagnostik betrug 67 %. Der alleinige Einsatz von Api g 1 führte bereits zu einer Erhöhung der Sensitivität auf 75 %. Eine weitere Zunahme der Sensitivität auf 88 % brachte das zusätzliche Einbringen von Api g 4, nicht aber das Einbringen von Api g 5. Keines dieser Sellerieallergene bot sich als Markerallergen für eine schwere Sellerieallergie an. Besonders schwere klinische Reaktionen auf Sellerie wurden in der Vergangenheit im Rahmen einer Beifußpollen-assoziierten Sellerieallergie beschrieben. Insgesamt 12 % der Patienten in der Untersuchung von Bauermeister et al., und zwar insbesondere diese mit einer Beifußpollen-Sensibilisierung, zeigten keine Sensibilisierung auf die drei untersuchten Allergene, was auf ein zusätzliches, bis heute nicht identifiziertes Allergen in Sellerie hinweist.

Gadermaier et al. (2011) haben das LTP aus Stangensellerie, **Api g 2**, 2011 identifiziert und charakterisiert. Die Autoren zeigten, dass auch das LTP aus Stangensellerie – genauso wie andere bisher identifizierte LTPs – thermo- und säurestabil ist. 32 von 786 Patienten aus Italien, bei denen ein ImmunoCAP ISAC-Microarray-Test durchgeführt wurde, waren gegen das LTP aus Stangensellerie sensibilisiert. Allerdings wies nur ein knappes Drittel dieser Patienten aufgrund der Anamnese eine Sellerieallergie auf, was für eine klinisch nicht relevante Sensibilisierung gegen das Stangensellerie-LTP in über zwei Drittel der Fälle spricht. Nur gerade ein Patient erlitt anamnestisch eine anaphylaktische Reaktion nach dem Verzehr von Stangensellerie. Kürzlich wurde ein verwandtes Protein aus Sellerieknolle identifiziert, **Api g 6**, das der Proteinfamilie der nsLTP2 zuzuordnen ist (Vejvar et al. 2013). In 12 aus 37 Seren von Patienten mit Sellerieallergie konnte eine Sensibilisierung gegenüber Api g 6 nachgewiesen werden. Darüber hinaus zeigten die Autoren der Studie, dass zwischen Api g 2 und Api g 6 nur eine geringe IgE-Kreuzreaktivität besteht.

> Die Bedeutung von Api g 2 und Api g 6 für Patienten mit Sellerieknollenallergie ist damit bis heute nicht geklärt.

14.5.2 Karottenallergie

Auch die Karottenallergie (Familie der Apiaceae) wurde bis anhin mehrheitlich bei Patienten mit einer Sensibilisierung gegen Birken- oder Beifußpollen beobachtet.

> Die Karottenallergie verläuft in der Regel etwas milder als die Sellerieallergie.

Trotzdem entwickeln bis zu 50 % der Patienten eine systemische Reaktion (Ballmer-Weber et al. 2001). In Karotten wurden zwei Bet v 1-homologe Allergene – die Isoformen **Dau c 1.0104** und **Dau c 1.0201** – identifiziert, außerdem das Profilin **Dau c 4** (Ballmer-Weber et al. 2005, Hoffmann-Sommergruber et al. 1999). Zudem wurde ein Isoflavon-Reduktase-ähnliches Protein entsprechend

Bet v 6 in Birkenpollen auch in Karotten gefunden (Karamloo et al. 2001). Weiter beschrieben japanische Autoren in Karotten Cyclophilin als IgE-bindendes Allergen (Fujita et al. 2001).

In einer 2012 publizierten Arbeit wurden 49 Karottenallergiker aus drei geografischen Regionen Europas eingeschlossen (Dänemark, Schweiz und Spanien). Im Serum dieser Patienten wurde die IgE-Bindung an Karottenextrakt sowie gegen die rekombinanten Karottenallergene Dau c 1.0104, Dau c 1.0201, Dau c 4, gegen die neu charakterisierten Isoflavon-Reduktase-ähnlichen Proteine rDau c IFR 1, rDau c IFR 2 und gegen das Cyclophilin aus Karotten rDau c Cyc mittels ImmunoCAP analysiert (Ballmer-Weber et al. 2012). Für das Isoflavon-Reduktase-ähnliche Protein in Karotten wurde der Name Dau c 5 vorgeschlagen.

In einer früheren Studie konnten wir das aus genomischem Material klonierte Karotten-LTP in den essbaren Anteilen der Karotte nicht nachweisen (Ballmer-Weber et al. 2005). LTP ist wahrscheinlich kein Problem für Patienten mit einer Karottenallergie.

Die Sensitivität des Extrakt-basierten Tests betrug 82 %. Der Einsatz der rekombinanten Allergene führte zu einer leichtgradigen Verbesserung der Testsensitivität auf 90 %. Die Dau c 1-Isoformen waren Majorallergene für die Schweizer und Dänen mit einer Karottenallergie, das Profilin, Dau c 4, für die spanischen Patienten. Eine Sensibilisierung gegen Karotten-Cyclophilin fand sich nur bei einem einzigen Patienten. Dieses Allergen scheint somit für die europäische Bevölkerung wenig relevant zu sein. Hingegen waren 6 % gegen Dau c IFR 1 und 22 % gegen Dau c IFR 2 sensibilisiert.

> Ein Zusammenhang zwischen dem Schweregrad der allergischen Reaktion und dem Sensibilisierungsmuster gegen die verschiedenen Karottenallergene konnte nicht hergestellt werden.

14.5.3 Tomatenallergie

Tomaten (Familie der Solanaceae) werden weltweit zunehmend konsumiert. In einer deutschen Untersuchung beschrieben 9 % (mehrheitlich Birkenpollen-sensibilisierte Patienten) allergische Reaktionen bei Tomateneinnahme (Foetisch et al. 2001). Bis heute wurden gemäß IUIS Allergen Nomenclature Sub-Committee (▶ www.allergen.org) 5 Tomatenallergene offiziell akzeptiert:

- **Sola l 1** (früher Lyc e 1, Profilin, 14 kDa),
- **Sola l 2** (früher Lyc e 2, β-Fructofuronidase, 50 kDa),
- **Sola l 3** (früher Lyc e 3, nsLTP, 6 kDa) (Radauer et al. 2014),
- **Sola l 4** (früher Lyc e 4, intrazelluläres Pathogenesis-Related Protein TSI-11 der Bet v 1-Familie) und
- **Sola l 5** (Cylophilin).

Sola l 4 und Sola l 1 sind damit mögliche kreuzreaktive Allergene zwischen Tomaten und Birkenpollen. Die Expression von Sola l 1 und Sola l 3 wurde kürzlich in transgenen Tomaten unterdrückt. Dies führte zu einer starken Reduktion der Tomatenallergenität und bestätigt die klinische Relevanz dieser beiden Allergene (Le et al. 2010).

In einer Studie aus Spanien berichteten nur 16 % derjenigen Patienten, die eine Sensibilisierung gegen Tomate aufwiesen, auch klinische Symptome bei Tomateneinnahme. Diese Resultate deuten darauf hin, dass Tomatensensibilisierungen häufig klinisch stumm verlaufen. Die meisten der eingeschlossenen Patienten waren sensibilisiert gegen Beifuß- oder Platanenpollen, ein möglicher Hinweis für allfällige kreuzsensibilisierende Allergene in diesen Pollen und Tomaten (Larramendi et al. 2008).

In einer Immunoblotstudie wurden als weitere Tomatenallergene neben LTP und β-Fructofuronidase auch ein Osmotin-ähnliches Protein (Thaumatin-ähnliches Protein) sowie ein Endochitinase- und auch ein Pectinesterase-I-Vorläufer identifiziert. Patienten mit einer Monosensibilisierung gegen LTPs erlitten anamnestisch schwerere Reaktionen nach Tomateneinnahme (Pravettoni et al. 2009). Darüber hinaus wurden zwei Speicherproteine, ein Legumin und ein Vicilin, in Tomatenkernen als Allergene identifiziert (Bassler et al. 2009).

Einige Tomatenallergene (z. B. Chitinase und Glukanase) wurden in Zusammenhang mit einer Latexsensibilisierung beschrieben.

> Die Tomate stellt ein komplexes allergenes Nahrungsmittel dar. Welche Allergene für eine komponentenspezifische Diagnostik berücksichtigt werden müssen, wird sich anhand zukünftiger Studien zeigen.

14.6 Molekulare Diagnostik bei Fruchtallergie

Bezüglich Nahrungsmittelallergien auf Früchte gibt die eingangs erwähnte Metaanalyse von Zuidmeer und Koautoren (Zuidmeer et al. 2008) Prävalenzdaten von 0,1–4,3 % an und bezieht sich auf Studien mit positiven Nahrungsmittelprovokationen. Im Gegensatz dazu wurde 0,1–3,5 % Prävalenz von subjektiv wahrgenommenen Früchteallergien bei Erwachsenen und bis zu 11,5 % bei Kindern erhoben. Als Hauptverursacher von Früchteallergien wurden Apfel und Zitrusfrüchte (Orange und Zitrone) angegeben. In den Studien von Burney et al. „wurden bei Früchten die häufigsten Sensibilisierungsraten mit Pfirsich (5,4–8,0 %), Apfel (4,2–6,5 %), Kiwi (3,6–5,2 %), Banane (2,5–3,8 %) und Melone (1,6–3,1 %) gefunden" (Burney et al. 2010, 2014).

Aufgrund der vergleichsweise hohen Prävalenzzahlen für Apfel- und Pfirsichallergien wurden in den letzten Jahren die allergenspezifische Diagnostik und die Protokolle für Nahrungsmittelprovokationen für diese Früchte weiterentwickelt und verbessert (Fernandez-Rivas et al. 2003; Gonzalez-Mancebo u. Fernandez-Rivas 2008). Bei beiden Früchten aus der Rosaceen-Familie sind die wichtigsten Allergene identifiziert und können für die komponentenspezifische Diagnose eingesetzt werden.

Anders bei der Kiwi. Allergien mit Kiwifrüchten wurden erst in der jüngeren Vergangenheit genauer untersucht, das Spektrum der Kiwiallergene charakterisiert und die Sensibilisierungsmuster mit der klinischen Relevanz verglichen (Bublin et al. 2010, 2011, Palacin et al. 2008).

14.6.1 Kiwiallergie

Kiwi wird heute als einer der wichtigsten Verursacher von Früchteallergien angesehen und stellt das Paradebeispiel für das Entstehen von Allergien gegen „Novel Foods" dar. In den 80er Jahren des letzten Jahrhunderts wurde Kiwi als exotische Frucht nach Europa importiert und der Verzehr wegen des hohen Vitamin-C-Gehaltes propagiert. Einige Jahre später gab es erste Berichte über das Auftreten von allergischen Symptomen nach Konsum von Kiwi, und heute ist nach Studien aus Finnland, Schweden und Frankreich Kiwi unter den Top 10 der Verursacher von Nahrungsmittelallergien zu finden (Eriksson et al. 2003, Mattila et al. 2003, Rance et al. 2005).

Bezüglich der Sensibilisierung werden zwei Möglichkeiten unterschieden:
- Im Falle der Monosensibilisierung werden allergische Symptome nur durch Verzehr von Kiwifrüchten induziert.
- Bei vorbestehender Sensibilisierung gegen Birkenpollen, Gräserpollen oder Latex kann es durch Kreuzreaktionen auch zu allergischen Reaktionen mit Kiwi kommen (Brehler et al. 1997, Gall et al. 1994, Palacin et al. 2008).

Die allergischen Beschwerden können von milden und lokalen Symptomen bis zu schweren, generalisierten Reaktionen reichen.

Derzeit sind 13 verschiedene Allergene der grünen Kiwi (*Actinidia deliciosa*) identifiziert und in der offiziellen IUIS-Datenbank der Allergennomenklatur eingetragen (▶ www.allergen.org; ▫ Tab. 14.1).
- Actinidin, **Act d 1** (30 kDa), das Hauptallergen der Kiwi, ist eine Papain-ähnliche Cysteinprotease und wird in reifen Früchten angereichert (bis zu 50 % der löslichen Proteinfraktion) (Aleman et al. 2004, Palacin et al. 2008, Pastorello et al. 1998). Act d 1 ist eine hochaktive Protease, die im Gesamtextrakt zum raschen Abbau anderer Proteine beiträgt. Diese enzymatische Aktivität ist zumindest zum Teil für die hohen Qualitätsunterschiede von Kiwiextrakten für Skin-Prick-Tests (SPT) verantwortlich. Die IgE-Bindungsaktivität von aktivem Act d 1 ist hinlänglich untersucht worden. Aber auch inaktiviertes Act d 1 ist noch nach Behandlung von Enzymen, thermischer Behandlung und Änderung des pH-Milieus zur Bindung an spezifische IgE-Antikörper fähig (Grozdanovic et al. 2012).

- Ein weiteres wichtiges Kiwiallergen ist **Act d 2**, ein Mitglied der Familie der Thaumatinähnlichen Proteine (Gavrovic-Jankulovic et al. 2002).
- **Act d 3** ist ein 40 kDa schweres glykosyliertes Protein mit einem hohen Sensibilisierungspotenzial, seine Funktion in der Pflanze ist jedoch noch ungeklärt (Palacin et al. 2008).
- Phytocystatin (11 kDa) ist ein Inhibitor der Cysteinprotease und trägt die Allergenbezeichnung **Act d 4** (Gavrovic-Jankulovic et al. 2002).
- **Act d 5** (Kiwellin) ist ein Protein der Zellwand, das zum Reifungsprozess der Frucht beiträgt (Tamburrini et al. 2005). Tuppo et al. zeigten in einer Studie, dass durch die enzymatische Aktivität von Act d 1 zwei Domänen von Act d 5 entstehen: das C-terminale Fragment, KiTH (20 kDa) und ein Peptid von 39 Aminosäuren, „kissper", das an der Bildung von Ionenkanälen und Porenformation an Zellmembranen beteiligt ist (Tuppo et al. 2008). Für beide Fragmente konnte IgE-Bindungsaktivität gezeigt werden.
- In weiterer Folge wurden **Act d 6** (18 kDa), ein Inhibitor der Pektinmethylesterase, und **Act d 7** (50 kDa), eine Pektinmethylesterase, identifiziert (Ciardiello et al. 2008).
- Die Homologen zu den Pollenallergenen, Bet v 1 und Profilin, wurden ebenfalls in der grünen Kiwi identifiziert und erhielten die Allergennamen **Act d 8** (Bet v 1 homologes; 17 kDa) und **Act d 9** (Profilin, 14 kDa). Diese beiden Allergene sind für die Kreuzreaktivitäten mit Pollen verantwortlich (Bublin et al. 2010, Oberhuber et al. 2008).
- Das Lipid-Transfer-Protein (LTP) aus Kiwi erhielt den Allergennamen **Act d 10** und besitzt die Strukturelemente, die für alle Mitglieder der LTP-Proteinfamilie charakteristisch sind. Dennoch ist die Sequenzhomologie zu anderen LTPs wie z. B. zum Pru p 3 aus Pfirsich relativ gering und daher auch die Gefahr der Kreuzreaktivität niedrig (Bernardi et al. 2011).
- **Act d 11** (17 kDa) gehört zur Familie der „major latex proteins" oder auch „ripening-related proteins" und ist in die Bet v 1-Superfamilie einzuordnen. Dieses Protein hat nur geringe Sequenzhomologien zu Act d 8 und seine Konzentration in der Frucht ist vom Reifungsprozess der Frucht abhängig und kann auch durch Lagerungsbedingungen wie etwa Ethylenbehandlung vermehrt produziert werden (D'Avino et al. 2011).
- Schließlich wurden zuletzt **Act d 12**, ein Mitglied der 11S-Globulin-Familie, und **Act d 13**, das 2S-Albumin, als Allergene aus der Kiwifrucht identifiziert (D'Avino et al. 2011) (► www.allergen.org). Beide Proteine sind in den Kernen der Kiwifrucht lokalisiert.

Bublin et al. untersuchten Seren von 30 Kiwiallergikern auf deren spezifisches IgE-Reaktionsmuster. Einschlusskriterium in die Studie war eine positive Nahrungsmittelprovokation mit Kiwi. Die Seren wurden mit den Kiwiallergenen Act d 1–5, und Act d 8–9 im ImmunoCAP System untersucht. Die Sensitivität der Tests mit einzelnen Allergenen zusammen erreichte 77 % – die Sensitivität des Tests mit Gesamtextrakt im Vergleich dazu 17 % (Bublin et al. 2010). Analysiert man die Resultate, die mit Act d 1–5 ermittelt wurden, so ergibt sich eine Sensitivität des Tests von 40 % und eine Spezifität von 90 %. Darüber hinaus zeigte diese Studie, dass eine Sensibilisierung mit Act d 1 signifikant mit einer Kiwimonosensibilisierung korreliert, Sensibilisierung mit Act d 8 und Act d 9 hingegen spezifisch ist für Patienten mit Pollenkiwiallergien.

Eine spanische Studie von Palacin et al. verwendete Act d 1, Act d 2 und Act d 3 für In-vitro- und In-vivo-(SPT-)Untersuchungen an 90 Patienten mit Kiwiallergie (Palacin et al. 2008). Mehr als die Hälfte der getesteten Seren (60 %) hatte spezifische IgE-Antikörper gegen alle 3 Allergene und positive Reaktionen im SPT (50 %). Sensibilisierungen mit Act d 1 und Act d 3 waren signifikant korreliert mit anaphylaktischen Reaktionen der Patienten. In einer Folgestudie von Bublin et al. wurden Act d 1–9, Act d 11 und Pru p 3 (LTP aus Pfirsich) auf Microarrays gekoppelt (Chip-Technologie) und 237 Seren von Patienten mit Kiwiallergie getestet (Bublin et al. 2011). Dieser Test ergab eine Sensitivität von 66 % und eine Spezifität von 56 %. Auch in diesem Test war Act d 1 ein Markerallergen für eine Kiwimonosensibilisierung. Sensibilisierung auf Act d 6 konnte in keinem der Seren festgestellt werden. Act d 2, Act d 8 und Act d 11 trugen zur Erhöhung der Spe-

14.6 · Molekulare Diagnostik bei Fruchtallergie

Tab. 14.1 Allergene aus Karotte, Sellerie, Tomate, Kiwi und Pfirsich gemäß IUIS Allergen Nomenclature Sub-Committee (► www.allergen.org)

Allergene	Molekulare Masse	Biochemischer Name	Bemerkungen [a]
Karotte			
Dau c 1	16 kDa	Pathogenesis-related protein PR-10	V. a. enorale Beschwerden, aber auch Potenzial für Systemreaktionen
Dau c 4	14 kDa	Profilin	
Dau c 5	33 kDa	Isoflavon-Reduktase-ähnliches Protein	
Sellerie			
Api g 1 [b, c]	15 kDa	Pathogenesis-related protein PR-10	V. a. enorale Beschwerden, aber auch Potenzial für Systemreaktionen
Api g 2	9 kDa	Lipid-Transfer-Protein	Bisher nur in Stangensellerie nachgewiesen
Api g 3		Chlorophyll-a/b-bindendes Protein	Noch nicht untersucht
Api g 4	14 kDa	Profilin	
Api g 5	58 kDa	FAD-enthaltende Oxidase	
Api g 6	7 kDa	Lipid-Transfer-Protein Typ 2	
Tomate			
Sola l 1	14 kDa	Profilin	
Sola l 2	50 kDa	β-Fructofuronidase	
Sola l 3	6 kDa	Lipid-Transfer-Protein	
Sola l 4	18 kDa	Intrazelluläres Pathogenesis-related protein TSI-1	
Sola l 5	19 kDa	Cyclophilin	
Kiwi			
Act d 1 [c]	30 kDa	Cysteinprotease (Actinidin)	Marker für primäre Kiwiallergie, Potenzial für Systemreaktionen
Act d 2 [c]	24 kDa	Thaumatin-ähnliche Proteine	
Act d 3	40 kDa		
Act d 4	11 kDa	Phytocystatin	
Act d 5 [2]	26 kDa	Kiwellin	
Act d 6	18 kDa	Pektinmethylesterase-Inhibitor	Noch nicht untersucht
Act d 7	50 kDa	Pektinmethylesterase	Noch nicht untersucht
Act d 8 [b, c]	17 kDa	Pathogenesis-related protein PR-10	V. a. enorale Beschwerden

[a] Mit Ausnahme der beschriebenen Allergene gilt für die restlichen vor allem das Potenzial für enorale Beschwerden.
[b] Zur IgE-Diagnostik verfügbar: ImmunoCAP (ThermoFisher).
[c] Zur IgE Diagnostik verfügbar: ImmunoCAP ISAC (ThermoFisher, Microarray).

◨ **Tab. 14.1** (Fortsetzung)

Allergene	Molekulare Masse	Biochemischer Name	Bemerkungen[a]
Act d 9	14 kDa	Profilin	
Act d 10	10 kDa	Lipid-Transfer-Protein	
Act d 11	17 kDa	Majores Latexprotein	Noch nicht untersucht
Act d 12	50 kDa	11S-Globulin	
Act d 13	11 kDa	2S-Albumin	
Pfirsich			
Pru p 1 [b, c]	18 kDa	Pathogenesis-related protein PR-10	V. a. enorale Beschwerden
Pru p 2	25–28 kDa	Thaumatin-ähnliches Protein	
Pru p 3 [b, c]	10 kDa	Lipid-Transfer-Protein	Risikomarker für Systemreaktionen
Pru p 4 [b]	14 kDa	Profilin	
Pru p 7	7 kDa	Giberellin-reguliertes Protein	Noch nicht untersucht

[a] Mit Ausnahme der beschriebenen Allergene gilt für die restlichen vor allem das Potenzial für enorale Beschwerden.
[b] Zur IgE-Diagnostik verfügbar: ImmunoCAP (ThermoFisher).
[c] Zur IgE Diagnostik verfügbar: ImmunoCAP ISAC (ThermoFisher, Microarray).

zifität des Tests bei, Act d 7 und Act d 9 hingegen reduzierten die Spezifität. Weiterhin wurde Hev b 11, eine Chitinase aus Latex, als kreuzreaktive Komponente bei Kiwi-Latex-Allergikern identifiziert.

Obwohl derzeit 11 verschiedene Kiwiallergene zur verfeinerten In-vitro-Diagnostik zur Verfügung stehen, scheint das Panel an Allergenen in der Kiwi noch nicht komplett zu sein, da in den Studien immer wieder Seren identifiziert wurden, die mit keiner der getesteten Komponenten reagierten (Bublin et al. 2011).

> Im Falle der Kiwiallergie ermöglicht es die komponentenspezifische Diagnostik, zwischen pollenassoziierter und genuiner Kiwiallergie zu unterscheiden. Dennoch scheint das derzeitige Allergenpanel der grünen Kiwi noch nicht komplett zu sein.

Neben der grünen Kiwi (*Actinidia deliciosa* cv Hayward) wurde 1999 auch die goldene Kiwi (*Actinidia chinensis* cv. Hort16A) nach Europa importiert. Schon kurz nach Einführung dieser neuen Kiwiart war offensichtlich, dass die Mehrheit der Kiwiallergiker deutlich mildere Symptome nach Genuss dieser Kiwifrucht zeigten im Vergleich zur grünen Kiwi. Das ist auf einen 50-fach geringeren Act d 1-Gehalt in der goldenen Kiwi zurückzuführen (Bublin et al. 2004). In einer Studie von Le et al. wurden 6 verschiedene Kiwikultivare, die bereits in Europa erhältlich sind oder knapp vor der Markteinführung stehen, auf deren Allergengehalt an holländischen und schweizerischen Kiwiallergikern in Prick-zu-Pricktests und Provokationen getestet (Le et al. 2011). Neben der goldenen Kiwi wurde eine zweite mögliche Kiwisorte, Summer 3373, als eine Variante mit reduziertem Allergengehalt identifiziert.

> Unterschiedliche Kiwiarten und -sorten unterscheiden sich im Allergengehalt deutlich.

14.6.2 Pfirsichallergie

In mediterranen Ländern ist Pfirsich (*Prunus persica*) der häufigste Auslöser von pflanzlichen Nahrungsmittelallergien (Asero et al. 2009, Cuesta-Herranz et al. 2010). In 80 % der Fälle sind die Patienten gegen das LTP **Pru p 3** sensibilisiert, das vor allem

14.6 · Molekulare Diagnostik bei Fruchtallergie

in der Schale der Frucht angereichert wird (Fernandez-Rivas et al. 2003, Sanchez-Monge et al. 1999). Die für nsLTPs charakteristische Struktur, die durch 4 Disulfidbrücken bestimmt wird, ist auch für die allergene Wirkung des Proteins wichtig. Wie Toda et al. (2011) in einer Studie zeigen konnten, sind nach Reduktion und Alkylierung von Pru p 3 die allergenen Eigenschaften deutlich reduziert und auch der enzymatische Abbau des Proteins wird beschleunigt. Daneben wurden Homologe der Pollenallergene, **Pru p 1** (Bet v 1-Homologes) und **Pru p 4** (Profilin), identifiziert (Gaier et al. 2008, Rodriguez-Perez et al. 2003).

Palacin et al. identifizierten Thaumatin-ähnliche Proteine (TLP, **Pru p 2**) aus Pfirsich als Allergene mit hoher Relevanz für die spanische Bevölkerung (Palacin et al. 2010). Auch diese Proteine (20–25 kDa) besitzen eine charakteristische dreidimensionale Struktur, die durch 8 Disulfidbrücken stabilisiert wird und damit eine relativ hohe Resistenz gegenüber enzymatischem Abbau aufweist. In der Pflanze sind TLPs bei der Abwehr von Pathogenen aktiv und gehören zur Familie der „pathogenesis-related proteins". Thaumatin-ähnliche Proteine wurden erstmals in Paprika und Kirsche als Allergene beschrieben (Jensen-Jarolim et al. 1998, Inschlag et al. 1998). In der Zwischenzeit wurden Allergene aus dieser Proteinfamilie in einer Reihe von Gemüsesorten, Früchten, Gewürzen und Pollen identifiziert und als Panallergene bezeichnet. Jedoch ist ihre Relevanz bei Allergien noch nicht restlos geklärt und die generelle Sensibilisierungsrate bei den untersuchten Nahrungsmitteln liegt unter 50 %.

Kürzlich wurde ein neues Allergen des Pfirsich in die Allergendatenbank eingetragen, **Pru p 7**, (6,9 kDa), das „giberellin-related protein", das bei 14 von 33 Pfirsichallergikern einen positiven Hauttest induzierte (▶ www.allergen.org).

> Pru p 3 wird als Risikomarker für systemische Reaktionen bei Pfirsich gelistet. Pru p 1 hingegen verursacht meist enorale Beschwerden.

Bis dato wird Pru p 3 als ein genuines Nahrungsmittelallergen mit primärer Sensibilisierungsaktivität angesehen. Es werden jedoch immer wieder Fallbeschreibungen publiziert, die über Kosensibilisierungen mit LTPs aus Zypressenpollen berichten (Sanchez-Lopez et al. 2011). Diese Kosensibilisierungen zwischen Pru p 3 und Pollenallergenen aus Zypressen konnten aber in einer anderen Studie aus Südfrankreich nicht nachgewiesen werden (Caimmi et al. 2013). Auch bei hoher Pollenbelastung mit Beifußpollen werden Kreuzreaktivitäten zwischen Pru p 3 und Art v 3, dem LTP aus Beifuß, gefunden. In einer Studie aus China mit 24 pfirsich- und beifußpollenallergischen Patienten konnten die Autoren eine Kreuzreaktivität zwischen Pru p 3 und Art v 3 nachweisen, sie gehen von einer primären Sensibilisierung durch Beifußpollen aus (Gao et al. 2013). Die Autoren begründen ihre Schlussfolgerungen mit der primären Pollenallergie vor Einsetzen der Früchteallergie und der hohen Pollenbelastung von Beifußpollen, die in Europa nicht in allen Regionen so dominant ist.

Eine weitere spanische Studie untersuchte Seren von 45 Patienten mit Pfirsichallergien im ImmunoCAP ISAC. Diese Patienten waren LTP-sensibilisiert und hatten keine spezifischen IgE-Antikörper gegenüber Bet v 1-Homologen oder Profilin (Pascal et al. 2012). Die Patienten entwickelten Symptome nach Genuss von Pfirsich und einer Reihe anderer Nahrungsmittel (Salat, Walnuss, Haselnuss, Erdnuss und grüne Bohnen). Die Symptome reichten von lokalen Reaktionen (OAS) bis zu generalisierten Symptomen (Anaphylaxie). Einige Patienten gaben an, dass Cofaktoren (gleichzeitige Einnahme von NSARs, sportliche Anstrengung) die Symptome induzierten bzw. verstärkten.

Für Pru p 2 wurde in einer aktuellen Studie von Palacin et al. eine Sensibilisierungsrate von 77 % in einer spanischen Patientengruppe ermittelt (Palacin et al. 2010). In einer Folgestudie wurden Seren von 212 Patienten mit Früchteallergien und 111 Patienten mit Pollenallergien auf deren Sensibilisierungen von 16 TLPs im Microarray-System getestet (Palacin et al. 2012). Diese spanische Multicenterstudie verglich Sensibilisierungsraten von unterschiedlichen geografischen Regionen und untersuchte mögliche Kosensibilisierungen mit TLPs aus Pollen. Spezifische IgE-Antikörper gegen Pru p 2 (Isoform Pru p 2.0201) wurden je nach geografischer Region in 18 % (Alicante) bis 70 % (Kanarische Inseln) der Seren gefunden. Jedoch waren die meisten Seren von Patienten mit Pollenallergien, die keine klinischen Reaktionen auf pflanzliche

Nahrungsmittel zeigten. Ein enger Zusammenhang zwischen Sensibilisierung mit TLPs aus Pollen und Früchten wird schon seit langem vermutet. In dem vorliegenden Patientenkollektiv wurde eine enge Korrelation zwischen Pru p 2 und dem TLP aus Platanenpollen vor allem bei Patienten mit Früchteallergien gezeigt. Ob diese Kosensibilisierung für die Pfirsichallergie relevant ist oder ob sie nur ein markantes Sensibilisierungsmuster darstellt, bleibt noch zu klären.

> Die molekulare Grundlage für eine Pollen-Pfirsich-Kreuzreaktivität ist noch nicht identifiziert worden.

14.6.3 Latex-Frucht-Syndrom und die Bedeutung der Hevein-ähnlichen Domäne

Bei 30–70 % der Latexallergiker treten zusätzlich Nahrungsmittelallergien auf, sie leiden unter dem Latex-Frucht-Syndrom. Hauptverursacher der allergischen Beschwerden sind Banane, Kiwi, Edelkastanie und Avocado. Die Kreuzreaktivitäten werden vor allem dem majoren Latexallergen, Hevein (**Hev b 6**), und den Hevein-ähnlichen Domänen (HLD) der Klasse-I-Chitinasen zugeschrieben, die in Latex (**Hev b 11**) und in diversen Früchten vorhanden sind. Radauer et al. untersuchten in einer Studie die Bedeutung von Hevein und HLDs bei Patienten mit Latexallergie (n = 59) sowie in einer retrospektiven Studie unter Patienten mit diversen Früchte- und Gemüseallergien (n = 16.408). Die Seren wurden in vitro auf spezifische IgE-Reaktionen mit Hev b 6, Hev b 11 und den HLDs aus Banane und Avocado getestet (Radauer et al. 2011). In Übereinstimmung mit anderen Studien wurde Hevein als das sensibilisierende Allergen für HLD-Sensibilisierungen in diversen Früchten identifiziert.

> Es gibt bis dato keine signifikante Korrelation zwischen Hevein- und HLD-Sensibilisierung und dem Auftreten des Latex-Frucht-Syndroms.

14.7 Zusammenfassung und Ausblick

In den letzten Jahren sind vermehrt Studien durchgeführt worden, die Patientengruppen mit Nahrungsmittelallergien (DBPCFC-verifiziert) auf ihre Sensibilisierungsmuster mittels molekularer Diagnostik untersucht haben. Gute Beispiele dafür sind Untersuchungen, die mit Karotte, Sellerie und Kiwi durchgeführt wurden. Am Beispiel der Kiwiallergie konnte ein Markerallergen, Actinidin (Act d 1), für Kiwimonosensibilisierung identifiziert werden. Act d 1 ist das Markerallergen, welches auf vermehrt schwere Symptomatik deutet. Im Gegensatz dazu stellen Act d 8 und Act d 9 Marker für Kreuzsensibilisierungen mit Pollenallergien dar. Dennoch weisen die aktuellen Allergenpanels Lücken auf, die es zu füllen gilt. So fehlt zum Beispiel bei Sellerieallergie noch immer das Markerallergen für das bedeutende Sellerie-Beifuß-Syndrom. Ebenso kann man mittels Screenen von Seren auch die Relevanz einzelner Allergene für bestimmte Patientengruppen und definierte geografische Regionen ermitteln und so zwischen majoren, intermediären und minoren Allergenen unterscheiden.

Fazit für den klinischen Alltag

Die in diesem Kapitel berücksichtigten Pilotstudien haben gezeigt, wie die komponentenspezifische Analyse von Seren verwendet werden kann, um einerseits die Sensitivität und andererseits die Spezifität des diagnostischen Tests zu verbessern. Es ist evident, dass dieser Ansatz für die wichtigsten allergenen Nahrungsmittel individuell durchzuführen ist. Der Ansatz der komponentenspezifischen Diagnostik trägt dazu bei, das potenzielle Ausmaß möglicher Kreuzreaktivitäten mit klinischer Relevanz sowie die Markerallergene zu ermitteln. Dies wiederum bietet den Patienten mit Nahrungsmittelallergien klare Vorteile hinsichtlich ihrer spezifischen Diagnose und einer detaillierteren Diätempfehlung, welche die Vermeidung allergenauslösender Nahrungsmittel ebenso beinhaltet wie die Reduktion unnötiger Exklusionsdiäten.

Literatur

Aleman A, Sastre J, Quirce S, de las Heras M, Carnes J, Fernandez-Caldas E, Pastor C, Blazquez AB, Vivanco F, Cuesta-Herranz J (2004) Allergy to kiwi: a double-blind, placebo-controlled food challenge study in patients from a birch-free area. J Allergy Clin Immunol 113:543–550

Asero R, Antonicelli L, Arena A, Bommarito L, Caruso B, Crivellaro M, De Carli M, Della Torre E, Della Torre F, Heffler E, Lodi Rizzini F, Longo R, Manzotti G, Marcotulli M, Melchiorre A, Minale P, Morandi P, Moreni B, Moschella A, Murzilli F, Nebiolo F, Poppa M, Randazzo S, Rossi G, Senna GE (2009) EpidemAAITO: features of food allergy in Italian adults attending allergy clinics: a multi-centre study. Clin Exp Allergy 39:547–555

Ballmer-Weber BK, Hoffmann-Sommergruber K (2011) Molecular diagnosis of fruit and vegetable allergy. Curr Opin Allergy Clin Immunol 11:229–235

Ballmer-Weber BK, Vieths S, Luttkopf D, Heuschmann P, Wuthrich B (2000) Celery allergy confirmed by double-blind, placebo-controlled food challenge: a clinical study in 32 subjects with a history of adverse reactions to celery root. J Allergy Clin Immunol 106:373–378

Ballmer-Weber BK, Wuthrich B, Wangorsch A, Fotisch K, Altmann F, Vieths S (2001) Carrot allergy: double-blinded, placebo-controlled food challenge and identification of allergens. J Allergy Clin Immunol 108:301–307

Ballmer-Weber BK, Wangorsch A, Bohle B, Kaul S, Kundig T, Fotisch K, van Ree R, Vieths S (2005) Component-resolved in vitro diagnosis in carrot allergy: does the use of recombinant carrot allergens improve the reliability of the diagnostic procedure? Clin Exp Allergy 35:970–978

Ballmer-Weber BK, Skamstrup Hansen K, Sastre J, Andersson K, Batscher I, Ostling J, Dahl L, Hanschmann KM, Holzhauser T, Poulsen LK, Lidholm J, Vieths S (2012) Component-resolved in vitro diagnosis of carrot allergy in three different regions of Europe. Allergy 67:758–766

Bassler OY, Weiss J, Wienkoop S, Lehmann K, Scheler C, Dolle S, Schwarz D, Franken P, George E, Worm M, Weckwerth W (2009) Evidence for novel tomato seed allergens: IgE-reactive legumin and vicilin proteins identified by multidimensional protein fractionation-mass spectrometry and in silico epitope modeling. J Proteome Res 8:1111–1122

Bauermeister K, Ballmer-Weber BK, Bublin M, Fritsche P, Hanschmann KM, Hoffmann-Sommergruber K, Lidholm J, Oberhuber C, Randow S, Holzhauser T, Vieths S (2009) Assessment of component-resolved in vitro diagnosis of celeriac allergy. J Allergy Clin Immunol 124:1273–1281

Bernardi ML, Giangrieco I, Camardella L, Ferrara R, Palazzo P, Panico MR, Crescenzo R, Carratore V, Zennaro D, Liso M, Santoro M, Zuzzi S, Tamburrini M, Ciardiello MA, Mari A (2011) Allergenic lipid transfer proteins from plant-derived foods do not immunologically and clinically behave homogeneously: the kiwifruit LTP as a model. PloS one 6:e27856

Brehler R, Theissen U, Mohr C, Luger T (1997) „Latex-fruit syndrome": frequency of cross-reacting IgE antibodies. Allergy 52:404–410

Bublin M, Radauer C, Wilson IB, Kraft D, Scheiner O, Breiteneder H, Hoffmann-Sommergruber K (2003) Cross-reactive N-glycans of Api g 5, a high molecular weight glycoprotein allergen from celery, are required for immunoglobulin E binding and activation of effector cells from allergic patients. Faseb J 17:1697–1699

Bublin M, Mari A, Ebner C, Knulst A, Scheiner O, Hoffmann-Sommergruber K, Breiteneder H, Radauer C (2004) IgE sensitization profiles toward green and gold kiwifruits differ among patients allergic to kiwifruit from 3 European countries. J Allergy Clin Immunol 114:1169–1175

Bublin M, Pfister M, Radauer C, Oberhuber C, Bulley S, Dewitt AM, Lidholm J, Reese G, Vieths S, Breiteneder H, Hoffmann-Sommergruber K, Ballmer-Weber BK (2010) Component-resolved diagnosis of kiwifruit allergy with purified natural and recombinant kiwifruit allergens. J Allergy Clin Immunol 125:687–694 (694 e681)

Bublin M, Dennstedt S, Buchegger M, Antonietta Ciardiello M, Bernardi ML, Tuppo L, Harwanegg C, Hafner C, Ebner C, Ballmer-Weber BK, Knulst A, Hoffmann-Sommergruber K, Radauer C, Mari A, Breiteneder H (2011) The performance of a component-based allergen microarray for the diagnosis of kiwifruit allergy. Clin Exp Allergy 41(1):129–136

Burney P, Summers C, Chinn S, Hooper R, van Ree R, Lidholm J (2010) Prevalence and distribution of sensitization to foods in the European Community Respiratory Health Survey: a EuroPrevall analysis. Allergy 65:1182–1188

Burney PG, Potts J, Kummeling I, Mills EN, Clausen M, Dubakiene R, Barreales L, Fernandez-Perez C, Fernandez-Rivas M, Le TM, Knulst AC, Kowalski ML, Lidholm J, Ballmer-Weber BK, Braun-Fahlander C, Mustakov T, Kralimarkova T, Popov T, Sakellariou A, Papadopoulos NG, Versteeg SA, Zuidmeer L, Akkerdaas JH, Hoffmann-Sommergruber K, van Ree R (2014) The prevalence and distribution of food sensitization in European adults. Allergy 69:365–371

Caimmi D, Barber D, Hoffmann-Sommergruber K, Amrane H, Bousquet PJ, Dhivert-Donnadieu H, Demoly P (2013) Understanding the molecular sensitization for Cypress pollen and peach in the Languedoc-Roussillon area. Allergy 68:249–251

Ciardiello MA, D'Avino R, Amoresano A, Tuppo L, Carpentieri A, Carratore V, Tamburrini M, Giovane A, Pucci P, Camardella L (2008) The peculiar structural features of kiwi fruit pectin methylesterase: amino acid sequence, oligosaccharides structure, and modeling of the interaction with its natural proteinaceous inhibitor. Proteins 71:195–206

Cuesta-Herranz J, Barber D, Blanco C, Cistero-Bahima A, Crespo JF, Fernandez-Rivas M, Fernandez-Sanchez J, Florido JF, Ibanez MD, Rodriguez R, Salcedo G, Garcia BE, Lombardero M, Quiralte J, Rodriguez J, Sanchez-Monge R, Vereda A, Villalba M, Alonso Diaz de Durana MD, Basagana M, Carrillo T, Fernandez-Nieto M, Tabar AI (2010) Differences among pollen-allergic patients with and without plant food allergy. Int Arch Allergy Immunol 153: 182–192

D'Avino R, Bernardi ML, Wallner M, Palazzo P, Camardella L, Tuppo L, Alessandri C, Breiteneder H, Ferreira F, Ciardiello MA, Mari A (2011) Kiwifruit Act d 11 is the first member of the ripening-related protein family identified as an allergen. Allergy 66:870–877

Eriksson N, Werner S, Foucard T, Möller C, Berg T, Kiviloog J (2003) Self-reportend hypersensitivity to exotic fruit in brich pollen-allergic patients. Allergology International 52:199–206

Fernandez-Rivas M, Gonzalez-Mancebo E, Rodriguez-Perez R, Benito C, Sanchez-Monge R, Salcedo G, Alonso MD, Rosado A, Tejedor MA, Vila C, Casas ML (2003) Clinically relevant peach allergy is related to peach lipid transfer protein, Pru p 3, in the Spanish population. J Allergy Clin Immunol 112:789–795

Fernandez-Rivas M, Bolhaar S, Gonzalez-Mancebo E, Asero R, van Leeuwen A, Bohle B, Ma Y, Ebner C, Rigby N, Sancho AI, Miles S, Zuidmeer L, Knulst A, Breiteneder H, Mills C, Hoffmann-Sommergruber K, van Ree R (2006) Apple allergy across Europe: how allergen sensitization profiles determine the clinical expression of allergies to plant foods. J Allergy Clin Immunol 118:481–488

Foetisch K, Son DY, Altmann F, Aulepp H, Conti A, Haustein DSV (2001) Tomato (Lycopersicon esculentum) allergens in pollen-allergic patients. Eur Food Res Technol 213:259–266

Fujita C, Moriyama T, Ogawa T (2001) Identification of cyclophilin as an IgE-binding protein from carrots. Int Arch Allergy Immunol 125:44–50

Gadermaier G, Hauser M, Egger M, Ferrara R, Briza P, Santos KS, Zennaro D, Girbl T, Zuidmeer-Jongejan L, Mari A, Ferreira F (2011) Sensitization prevalence, antibody cross-reactivity and immunogenic peptide profile of Api g 2, the non-specific lipid transfer protein 1 of celery. PloS one 6:e24150

Gaier S, Marsh J, Oberhuber C, Rigby NM, Lovegrove A, Alessandri S, Briza P, Radauer C, Zuidmeer L, van Ree R, Hemmer W, Sancho AI, Mills C, Hoffmann-Sommergruber K, Shewry PR (2008) Purification and structural stability of the peach allergens Pru p 1 and Pru p 3. Mol Nutr Food Res 52(Suppl 2):220–229

Gall H, Kalveram KJ, Forck G, Sterry W (1994) Kiwi fruit allergy: a new birch pollen-associated food allergy. J Allergy Clin Immunol 94:70–76

Gao ZS, Yang ZW, Wu SD, Wang HY, Liu ML, Mao WL, Wang J, Gadermaier G, Ferreira F, Zheng M, van Ree R (2013) Peach allergy in China: a dominant role for mugwort pollen lipid transfer protein as a primary sensitizer. J Allergy Clin Immunol 131:224–226 (e221–223)

Gavrovic-Jankulovic M, cIrkovic T, Vuckovic O, Atanaskovic-Markovic M, Petersen A, Gojgic G, Burazer L, Jankov RM (2002) Isolation and biochemical characterization of a thaumatin-like kiwi allergen. J Allergy Clin Immunol 110:805–810

Gonzalez-Mancebo E, Fernandez-Rivas M (2008) Outcome and safety of double-blind, placebo-controlled food challenges in 111 patients sensitized to lipid transfer proteins. J Allergy Clin Immunol 121:1507–1508

Grozdanovic M, Popovic M, Polovic N, Burazer L, Vuckovic O, Atanaskovic-Markovic M, Lindner B, Petersen A, Gavrovic-Jankulovic M (2012) Evaluation of IgE reactivity of active and thermally inactivated actinidin, a biomarker of kiwifruit allergy. Food Chem Toxicol 50:1013–1018

Hoffmann-Sommergruber K, O'Riordain G, Ahorn H, Ebner C, Laimer Da Camara Machado M, Puhringer H, Scheiner O, Breiteneder H (1999) Molecular characterization of Dau c 1, the Bet v 1 homologous protein from carrot and its cross-reactivity with Bet v 1 and Api g 1. Clin Exp Allergy 29:840–847

Hoffmann-Sommergruber K, Ferris R, Pec M, Radauer C, O'Riordain G, Laimer Da Camara Machado M, Scheiner O, Breiteneder H (2000) Characterization of Api g 1.0201, a new member of the Api g 1 family of celery allergens. Int Arch Allergy Immunol 122:115–123

Inschlag C, Hoffmann-Sommergruber K, O'Riordain G, Ahorn H, Ebner C, Scheiner O, Breiteneder H (1998) Biochemical characterization of Pru a 2, a 23-kD thaumatin-like protein representing a potential major allergen in cherry (Prunus avium). Int Arch Allergy Immunol 116:22–28

Jenkins JA, Griffiths-Jones S, Shewry PR, Breiteneder H, Mills EN (2005) Structural relatedness of plant food allergens with specific reference to cross-reactive allergens: an in silico analysis. J Allergy Clin Immunol 115:163–170

Jensen-Jarolim E, Santner B, Leitner A, Grimm R, Scheiner O, Ebner C, Breiteneder H (1998) Bell peppers (Capsicum annuum) express allergens (profilin, pathogenesis-related protein P23 and Bet v 1) depending on the horticultural strain. Int Arch Allergy Immunol 116:103–109

Karamloo F, Wangorsch A, Kasahara H, Davin LB, Haustein D, Lewis NG, Vieths S (2001) Phenylcoumaran benzylic ether and isoflavonoid reductases are a new class of cross-reactive allergens in birch pollen, fruits and vegetables. Eur J Biochem 268:5310–5320

Kummeling I, Mills EN, Clausen M, Dubakiene R, Perez CF, Fernandez-Rivas M, Knulst AC, Kowalski ML, Lidholm J, Le TM, Metzler C, Mustakov T, Popov T, Potts J, van Ree R, Sakellariou A, Tondury B, Tzannis K, Burney P (2009) The EuroPrevall surveys on the prevalence of food allergies in children and adults: background and study methodology. Allergy 64:1493–1497

Larramendi CH, Ferrer A, Huertas AJ, Garcia-Abujeta JL, Andreu C, Tella R, Cerda MT, Bartra J, Lavin JR, Pagan JA, Lopez-Matas MA, Fernandez-Caldas E, Carnes J (2008) Sensitization to tomato peel and pulp extracts in the Mediterranean Coast of Spain: prevalence and co-sensitization with aeroallergens. Clin Exp Allergy 38:169–177

Le LQ, Mahler V, Scheurer S, Foetisch K, Braun Y, Weigand D, Enrique E, Lidholm J, Paulus KE, Sonnewald S, Vieths S, Sonnewald U (2010) Yeast profilin complements profilin deficiency in transgenic tomato fruits and allows development of hypoallergenic tomato fruits. Faseb J 24:4939–4947

Le TM, Fritsche P, Bublin M, Oberhuber C, Bulley S, van Hoffen E, Ballmer-Weber BK, Knulst AC, Hoffmann-Sommergruber K (2011) Differences in the allergenicity of 6 different kiwifruit cultivars analyzed by prick-to-prick testing, open food challenges, and ELISA. J Allergy Clin Immunol 127(3):677–679 (e671–672)

Lidholm J, Ballmer-Weber BK, Mari A, Vieths S (2006) Component-resolved diagnostics in food allergy. Curr Opin Allergy Clin Immunol 6:234–240

Mattila L, Kilpelainen M, Terho EO, Koskenvuo M, Helenius H, Kalimo K (2003) Food hypersensitivity among Finnish university students: association with atopic diseases. Clin Exp Allergy 33:600–606

Oberhuber C, Bulley SM, Ballmer-Weber BK, Bublin M, Gaier S, DeWitt AM, Briza P, Hofstetter G, Lidholm J, Vieths S, Hoffmann-Sommergruber K (2008) Characterization of Bet v 1-related allergens from kiwifruit relevant for patients with combined kiwifruit and birch pollen allergy. Mol Nutr Food Res 52(Suppl 2):230–240

Palacin A, Rodriguez J, Blanco C, Lopez-Torrejon G, Sanchez-Monge R, Varela J, Jimenez MA, Cumplido J, Carrillo T, Crespo JF, Salcedo G (2008) Immunoglobulin E recognition patterns to purified Kiwifruit (Actinidinia deliciosa) allergens in patients sensitized to Kiwi with different clinical symptoms. Clin Exp Allergy 38:1220–1228

Palacin A, Tordesillas L, Gamboa P, Sanchez-Monge R, Cuesta-Herranz J, Sanz ML, Barber D, Salcedo G, Diaz-Perales A (2010) Characterization of peach thaumatin-like proteins and their identification as major peach allergens. Clin Exp Allergy 40:1422–1430

Palacin A, Rivas LA, Gomez-Casado C, Aguirre J, Tordesillas L, Bartra J, Blanco C, Carrillo T, Cuesta-Herranz J, Bonny JA, Flores E, Garcia-Alvarez-Eire MG, Garcia-Nunez I, Fernandez FJ, Gamboa P, Munoz R, Sanchez-Monge R, Torres M, Losada SV, Villalba M, Vega F, Parro V, Blanca M, Salcedo G, Diaz-Perales A (2012) The involvement of thaumatin-like proteins in plant food cross-reactivity: a multicenter study using a specific protein microarray. PloS one 7:e44088

Pascal M, Munoz-Cano R, Reina Z, Palacin A, Vilella R, Picado C, Juan M, Sanchez-Lopez J, Rueda M, Salcedo G, Valero A, Yague J, Bartra J (2012) Lipid transfer protein syndrome: clinical pattern, cofactor effect and profile of molecular sensitization to plant-foods and pollens. Clin Exp Allergy 42:1529–1539

Pastorello EA, Conti A, Pravettoni V, Farioli L, Rivolta F, Ansaloni R, Ispano M, Incorvaia C, Giuffrida MG, Ortolani C (1998) Identification of actinidin as the major allergen of kiwifruit. J Allergy Clin Immunol 101(4 Pt 1):531–537

Pravettoni V, Primavesi L, Farioli L, Brenna OV, Pompei C, Conti A, Scibilia J, Piantanida M, Mascheri A, Pastorello EA (2009) Tomato allergy: detection of IgE-binding lipid transfer proteins in tomato derivatives and in fresh tomato peel, pulp, and seeds. J Agric Food Chem 57:10749–10754

Radauer C, Adhami F, Furtler I, Wagner S, Allwardt D, Scala E, Ebner C, Hafner C, Hemmer W, Mari A, Breiteneder H (2011) Latex-allergic patients sensitized to the major allergen hevein and hevein-like domains of class I chitinases show no increased frequency of latex-associated plant food allergy. Mol Immunol 48:600–609

Radauer C, Nandy A, Ferreira F, Goodman RE, Larsen JN, Lidholm J, Pomes A, Raulf-Heimsoth M, Rozynek P, Thomas WR, Breiteneder H (2014) Update of the WHO/IUIS Allergen Nomenclature Database based on analysis of allergen sequences. Allergy 69:413–419

Rance F, Grandmottet X, Grandjean H (2005) Prevalence and main characteristics of schoolchildren diagnosed with food allergies in France. Clin Exp Allergy 35:167–172

Rodriguez-Perez R, Fernandez-Rivas M, Gonzalez-Mancebo E, Sanchez-Monge R, Diaz-Perales A, Salcedo G (2003) Peach profilin: cloning, heterologous expression and cross-reactivity with Bet v 2. Allergy 58:635–640

Sanchez-Lopez J, Asturias JA, Enrique E, Suarez-Cervera M, Bartra J (2011) Cupressus arizonica pollen: a new pollen involved in the lipid transfer protein syndrome? J Investig Allergol Clin Immunol 21:522–526

Sanchez-Monge R, Lombardero M, Garcia-Selles FJ, Barber D, Salcedo G (1999) Lipid-transfer proteins are relevant allergens in fruit allergy. J Allergy Clin Immunol 103(3 Pt 1):514–519

Scheurer S, Wangorsch A, Haustein D, Vieths S (2000) Cloning of the minor allergen Api g 4 profilin from celery (Apium graveolens) and its cross-reactivity with birch pollen profilin Bet v 2. Clin Exp Allergy 30:962–971

Steckelbroeck S, Ballmer-Weber BK, Vieths S (2008) Potential, pitfalls, and prospects of food allergy diagnostics with recombinant allergens or synthetic sequential epitopes. J Allergy Clin Immunol 121:1323–1330

Tamburrini M, Cerasuolo I, Carratore V, Stanziola AA, Zofra S, Romano L, Camardella L, Ciardiello MA (2005) Kiwellin, a novel protein from kiwi fruit. Purification, biochemical characterization and identification as an allergen. Protein J 24:423–429

Toda M, Reese G, Gadermaier G, Schulten V, Lauer I, Egger M, Briza P, Randow S, Wolfheimer S, Kigongo V, Del Mar San Miguel Moncin M, Fotisch K, Bohle B, Vieths S, Scheurer S (2011) Protein unfolding strongly modulates the allergenicity and immunogenicity of Pru p 3, the major peach allergen. J Allergy Clin Immunol 128:1022–1030 (e1021–1027)

Tuppo L, Giangrieco I, Palazzo P, Bernardi ML, Scala E, Carratore V, Tamburrini M, Mari A, Ciardiello MA (2008) Kiwellin, a modular protein from green and gold kiwi fruits: evidence of in vivo and in vitro processing and IgE binding. J Agric Food Chem 56:3812–3817

Vejvar E, Himly M, Briza P, Eichhorn S, Ebner C, Hemmer W, Ferreira F, Gadermaier G (2013) Allergenic relevance of nonspecific lipid transfer proteins 2: Identification and characterization of Api g 6 from celery tuber as representative of a novel IgE-binding protein family. Mol Nutr Food Res 57:2061–2070

Zuidmeer L, Goldhahn K, Rona RJ, Gislason D, Madsen C, Summers C, Sodergren E, Dahlstrom J, Lindner T, Sigurdardottir ST, McBride D, Keil T (2008) The prevalence of plant food allergies: a systematic review. J Allergy Clin Immunol 121:1210–1218 (e1214)

Molekulare Diagnostik bei nahrungsmittelabhängiger anstrengungsinduzierter Anaphylaxie

S. C. Hofmann, T. Jakob

15.1 Einleitung – 246

15.2 Bezeichnung der Allergene – 247

15.3 Struktur, Funktion und Bedeutung der Allergene – 249

15.4 Sensibilisierungshäufigkeiten/Verbreitung – 250

15.5 Kreuzreaktive versus Markerallergene – 251

15.6 Diagnostik – 251

15.7 Mehrwert der molekularen Allergiediagnostik – 253

15.8 Therapie und Empfehlungen – 254

15.9 Perspektiven – 254

Literatur – 255

Der Beitrag basiert auf einer Publikation der Autoren, die 2013 im Allergo Journal erschienen ist (Hofmann SC, Jakob T: Molekulare Diagnostik bei nahrungsmittelabhängiger anstrengungsinduzierter Anaphylaxie. Allergo J 2013; 22: 308–311) und nun als Buchkapitel aktualisiert und erweitert wurde.

J. Kleine-Tebbe, T. Jakob (Hrsg.), *Molekulare Allergiediagnostik*,
DOI 10.1007/978-3-662-45221-9_15, © Springer-Verlag Berlin Heidelberg 2015

Zum Einstieg

Die nahrungsmittelabhängige anstrengungsinduzierte Anaphylaxie (food-dependent exercise-induced anaphylaxis, FDEIA) ist dadurch charakterisiert, dass Nahrungsmittel nur in Kombination mit Augmentationsfaktoren (u. a. körperliche Anstrengung) eine anaphylaktische Reaktion auslösen. Die am besten charakterisierte FDEIA-Entität ist die Weizen-abhängige anstrengungsinduzierte Anaphylaxie (WDEIA), bei der sich spezifische IgE-Antikörper gegen rekombinantes ω-5-Gliadin bei ca. 80 % der Patienten nachweisen lassen. Weitere Allergene bei WDEIA stellen HMW-Glutenin, α/β-Gliadin und γ-Gliadin dar.

Eine Vielzahl weiterer Nahrungsmittel (u. a. Meeresfrüchte, Obst, Gemüse, Nüsse und Soja) wurden als Auslöser einer FDEIA beschrieben. Als Majorallergene fungieren in diesen Fällen Lipid-Transfer-Proteine (LTP; beispielsweise das Pfirsich-LTP Pru p 3), Speicherproteine (z. B. das β-Conglycinin Gly m 5 aus Soja) oder im Falle der FDEIA ausgelöst durch Meeresfrüchte das Tropomyosin Pen m 1. Eine Sonderrolle nimmt die meist verzögert auftretende Allergie gegenüber rotem Fleisch ein, die durch spezifische IgE-Antikörper gegen eine Kohlenhydratstruktur (Galaktose -α-1,3-Galaktose) induziert wird.

15.1 Einleitung

Die nahrungsmittelabhängige anstrengungsinduzierte Anaphylaxie („food-dependent exercise-induced anaphylaxis", FDEIA) gehört zur Gruppe der Summationsanaphylaxien. Sie unterscheidet sich von den klassischen Anaphylaxieformen dadurch, dass Patienten die ursächlichen Nahrungsmittel meist gut vertragen und nur anaphylaktisch reagieren, wenn das jeweilige Nahrungsmittel mit einem Augmentationsfaktor kombiniert wird. Klinisch äußert sich eine FDEIA meist in Form einer generalisierten Urtikaria mit oder ohne Angioödemen (Anaphylaxie Grad 1 nach Ring und Messmer), aber auch höhere Schweregrade einer Anaphylaxie mit gastrointestinaler, bronchopulmonaler oder kardiovaskulärer Symptomatik bis hin zum Herz-Kreislauf-Stillstand kommen vor.

Die Erstbeschreibung eines Patienten mit FDEIA erfolgte 1979, als Maulitz et al. einen Patienten beschrieben, der nach Verzehr von Meeresfrüchten im zeitlichen Zusammenhang mit körperlicher Aktivität anaphylaktisch reagierte (Maulitz et al. 1979). Mittlerweile stellt die Weizen-abhängige, anstrengungsinduzierte Anaphylaxie („wheat-dependent exercise-induced anaphylaxis", WDEIA) die bestcharakterisierte FDEIA-Form dar (Wong u. Krishna 2013). Bei der WDEIA kommt es nach Verzehr von u. a. Brot, Pizza oder Pasta in Kombination mit einem Cofaktor zur allergischen Soforttypreaktion. Neben Meeresfrüchten und Weizen können auch zahlreiche andere Nahrungsmittel (u. a. Obst, Sellerie, Tomate, Erdnuss, Haselnuss, Soja, Kuhmilch oder rotes Fleisch) zu einer FDEIA führen (Romano et al. 2012).

In der Pathophysiologie der FDEIA wirken IgE-abhängige und nicht-IgE-vermittelte Mechanismen synergistisch. Das essenzielle Vorhandensein eines Verstärkungsfaktors zusätzlich zur Typ-I-Sensibilisierung gegen ein Nahrungsmittel erklärt, warum die einzelnen FDEIA-Attacken bei einem Patienten meist sporadisch und mit zeitlicher Verzögerung nach der Nahrungsaufnahme auftreten. Ähnlich variabel wie die auslösenden Nahrungsmittel können auch die Augmentationsfaktoren selbst sein: Am häufigsten wurden körperliche Anstrengung innerhalb von 1–6 h nach Nahrungsaufnahme, Alkoholverzehr oder Einnahme nichtsteroidaler Antiphlogistika als Cofaktoren beschrieben. Seltener lösen Infekte, Stress und hormonelle Faktoren (Menstruationszyklus) in Kombination mit bestimmten Nahrungsmitteln eine FDEIA aus. In einem Einzelfall wurde auch eine Mastzellaktivierung durch eine cKIT-Mutation als Verstärkungsfaktor bei FDEIA beschrieben.

> **Augmentationsfaktoren bei FDEIA**
> - Körperliche Aktivität (variabler Intensität)
> - Medikamente (v. a. Aspirin und andere NSAR)
> - Alkohol
> - Infekte
> - Müdigkeit, Stress
> - Hormonelle Faktoren (v. a. Menstruation)

Bei einigen Patienten kommt es nur zur Anaphylaxie, wenn neben dem entsprechenden Nahrungsmittel zeitgleich zwei verschiedene Cofaktoren

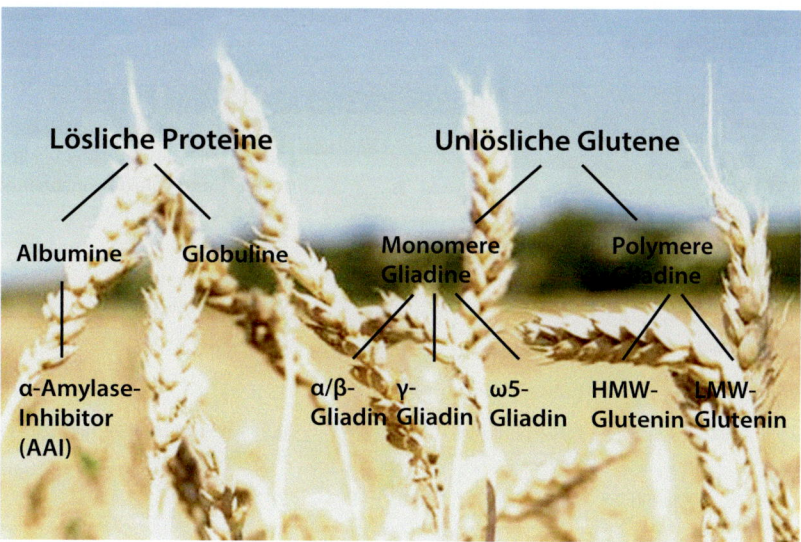

Abb. 15.1 Klassifikation der Weizenproteine

vorliegen (z. B. Sport und ein Infekt). Die Intensität der Verstärkungsfaktoren ist dabei ebenfalls extrem unterschiedlich, was sich u. a. darin zeigt, dass bei manchen Patienten schon ein ruhiger Spaziergang nach dem Essen eine FDEIA auslösen kann, bei anderen erst intensive körperliche Aktivität wie beispielsweise Fußballspielen oder Wettkampfsport.

Aufgrund der zahlreichen möglichen Allergene, der klinischen Variabilität und der in vielen Fällen geringen Sensitivität von Pricktestungen oder konventionellen serologischen Analysen gestaltete sich die Diagnose einer FDEIA bis vor einigen Jahren äußerst schwierig. Es ist der molekularen Allergiediagnostik zu verdanken, dass heute viele FDEIA-Patienten, die zuvor teils über Jahre unter der Diagnose einer idiopathischen Anaphylaxie geführt wurden, mittels gezielter serologischer Testung einer klaren Diagnose mit Bestimmung des auslösenden Allergens zugeführt werden können. Der Beitrag gibt eine Übersicht über die wichtigsten FDEIA-Allergene und deren strukturelle und funktionelle Charakteristika. Anschließend wird die aktuelle serologische Diagnostik unter Einsatz von rekombinanten Allergenen zur Sicherung der Diagnose besprochen. In jedem Abschnitt wird nacheinander auf die verschiedenen FDEIA-Allergene eingegangen. Therapeutisch steht neben der Verordnung eines Adrenalin-Autoinjektors zur Notfallmedikation immer die Karenz der auslösenden Nahrungsmittel im Vordergrund, zumindest im Kontext mit den jeweiligen Cofaktoren.

15.2 Bezeichnung der Allergene

Weizen gehört wie alle Getreide zur Familie der Süßgräser (Poaceae). Allergische Reaktionen gegenüber Weizen (*Triticum aestivum*) werden durch verschiedene Proteinfamilien verursacht.

Grundsätzlich werden Weizenproteine gegliedert in
1. wasserlösliche Albumine (u. a. der α-Amylase-Inhibitor),
2. salzlösliche Globuline und
3. Wasser- oder Salz-unlösliche Glutene (Abb. 15.1).
   Die Gruppe der Glutene beinhaltet:
   a. monomere Gliadine (α/β-Gliadin, γ-Gliadin, ω-1-Gliadin bis ω-5-Gliadin) und
   b. polymere Gliadine („high molecular weight"-[HMW-] Glutenin und „low molecular weight"- [LMW-] Glutenin).

Die Klassifikation der monomeren Gliadine erfolgt entsprechend ihrer elektrophoretischen Mobilität. Obwohl mehr als 20 Weizenproteine Allergien auslösen können, beschränkt sich die Gruppe der bisher identifizierten WDEIA-Allergene auf die Speicherproteine aus der Glutenfamilie (Tab. 15.1).

Tab. 15.1 WDEIA-Allergene

Weizenallergen	Name	MW [kDa]	Sensitivität/Spezifität bei WDEIA	Referenz
Tri a 14	LTP	9	Gering (vielmehr Auslöser von Bäckerasthma und Cofaktor-unabhängigen Anaphylaxien)	Palacin et al. 2010
Tri a 19	ω-5-Gliadin	65	78%/96% [a] (auch Markerallergen für schwere Weizenallergie bei Kindern)	Matsuo et al. 2005
Tri a 21	α/β-Gliadin	31–45	53%/100% [a]	Hofmann et al. 2012
Tri a 26	HMW-Glutenin	90 [b]	17%/93% [a]	Takahashi et al. 2012
Tri a 36	LMW-Glutenin GluB3-23	40	(80% aller Weizenallergiker/Spezifität für WDEIA gering)	Baar et al. 2012
Tri a γ-Gliadin	γ-Gliadin	36	76%/100% [a]	Hofmann et al. 2012

WDEIA „wheat-dependent exercise-induced anaphylaxis", *LTP* Lipid-Transfer-Protein, *MW* „molecular weight", *HMW* „high molecular weight", *LMW* „low molecular weight".
[a] Spezifität bezieht sich auf Kontrollpersonen ohne Weizenallergie.
[b] Rekombinantes HMW-Glutenin.

Als Majorallergen konnte ω-5-Gliadin (Tri a 19), das mit einem Molekulargewicht von 65 kDa zu den schnell wandernden ω-Gliadinen zählt, von verschiedenen europäischen und japanischen Arbeitsgruppen identifiziert und bestätigt werden (Matsuo et al. 2004, Palosuo et al. 2003). Weitere Allergene, die eine WDEIA auslösen können, sind HMW-Glutenin (Tri a 26), α/β-Gliadin (Tri a 21) sowie γ-Gliadin.

Im Mittelmeerraum, insbesondere in Spanien, wurden mehrere Fälle einer FDEIA durch Sensibilisierung gegen nichtspezifische Lipid-Transfer-Proteine (nsLTP) in Gemüse, Obst, Hülsenfrüchten (v. a. Erdnuss) oder Baumnüssen (v. a. Haselnuss) beschrieben (Romano et al. 2012). LTPs sind weit verbreitete pflanzliche Panallergene mit einem Molekulargewicht von 9 kDa und hoher allergener Potenz (Petersen u. Scheurer 2011). Als primärer Sensibilisator gilt im Mittelmeerraum der Pfirsich (*Prunus persica*). Als Markerallergen dient daher Pru p 3, das LTP des Pfirsichs, welches vor allem in der Schale vorkommt. Weitere relevante LTPs sind Mal d 3 (Apfel), Pru av 3 (Kirsche), Vit v 1 (Weintraube), Lyc e 3 (Tomate), Cor a 8 (Haselnuss), Ara h 9 (Erdnuss) und Zea m 14 (Mais) (Abb. 15.2).

Neben nsLTP können auch Speicherproteine, z. B. das 7S-Globulin β-Conglycinin (Gly m 5), eine FDEIA auslösen. Letzteres gilt als Majorallergen der FDEIA nach Verzehr von Tofu-/Sojaprodukten (Adachi et al. 2009, Radauer et al. 2012).

In Asien wurden durch Verzehr von Meeresfrüchten (Garnelen, Muscheln, Tintenfisch u. a.) in Kombination mit Sport oder anderen Co-Faktoren ausgelöste Anaphylaxien beschrieben. (Maulitz et al. 1979). Als Majorallergen der Krustentiere gilt das Muskelprotein Tropomyosin (Pen m 1) mit einem Molekulargewicht von 36 kDa.

Eine weitere Nahrungsmittelallergie vom Soforttyp, bei der Cofaktoren wie körperliche Aktivität eine Rolle spielen können, beruht auf einer Typ-I-Sensibilisierung gegenüber dem Kohlenhydratallergen Galaktose-α-1,3-Galaktose (α-Gal). Sein Vorkommen in rotem Fleisch und Innereien löst bei entsprechender Sensibilisierung nach Fleischgenuss anaphylaktische Reaktionen aus (Commins et al. 2009). Diese manifestieren sich häufig als Urtikaria mit einer Verzögerung von 3–6 h nach enteraler Allergenaufnahme (z. B. nach Genuss von Lamm-, Wild- oder Schweinefleisch). Aufgrund dieser Latenz wurden diese Reaktionen früher meist als idiopathisch angesehen. Pathophysiologisch ist das

15.3 · Struktur, Funktion und Bedeutung der Allergene

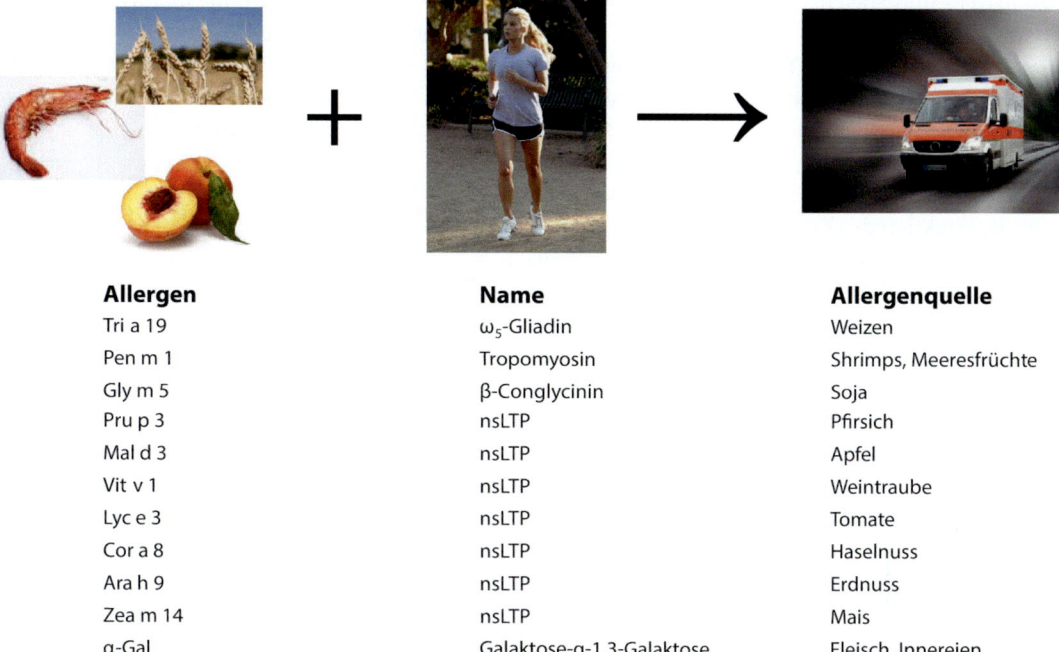

Allergen	Name	Allergenquelle
Tri a 19	ω₅-Gliadin	Weizen
Pen m 1	Tropomyosin	Shrimps, Meeresfrüchte
Gly m 5	β-Conglycinin	Soja
Pru p 3	nsLTP	Pfirsich
Mal d 3	nsLTP	Apfel
Vit v 1	nsLTP	Weintraube
Lyc e 3	nsLTP	Tomate
Cor a 8	nsLTP	Haselnuss
Ara h 9	nsLTP	Erdnuss
Zea m 14	nsLTP	Mais
α-Gal	Galaktose-α-1,3-Galaktose	Fleisch, Innereien

Abb. 15.2 Relevante Allergene für die nahrungsmittelabhängige anstrengungsinduzierte Anaphylaxie. (*nsLTP* nichtspezifische Lipid-Transfer-Proteine)

späte Auftreten der Anaphylaxie wahrscheinlich dadurch zu erklären, dass das Allergen erst 3–5 h nach dem Fleischverzehr vom Gastrointestinaltrakt in den Blutstrom gelangt und dort zu einer Basophilenaktivierung führt (Commins et al. 2014).

15.3 Struktur, Funktion und Bedeutung der Allergene

Weizenglutene (Gliadine und Glutenine) sind thermo- und digestionsstabile Speicherproteine mit einem hohem Gehalt an Glutamin, Prolin, Glycin und Phenylalanin (Baar et al. 2012). Sie finden sich in Weizensamen, Wurzeln und Sprossknollen und entsprechen 80 % des Weizengesamtproteins. Glutene bilden zusammen mit Wasser ein kontinuierliches Netzwerk, das für die Elastizität eines Teiges, für die Porenbildung und die feste Krume von Backwaren verantwortlich ist. Aufgrund ihrer prolin- und glutaminreichen Aminosäuresequenz werden Gliadine (u. a. ω-5-Gliadin) und Glutamine durch gastrische und pankreatische Enzyme nur unvollständig gespalten und in geringem Umfang resorbiert. Daher sind zur Auslösung einer allergischen Reaktion große Proteinmengen und/oder Cofaktoren nötig. Körperliche Betätigung führt zu einem pH-Abfall im Magen und somit – ebenso wie Ethanol und Acetylsalizylsäure – zu einer verbesserten Löslichkeit der Glutene und einer erhöhten Absorption (Matsuo et al. 2005). IgE-Antikörper bei WDEIA sind gegen lineare, sequenzielle Epitope, insbesondere von ω-5-Gliadin, gerichtet.

nsLTPs sind hitze- und digestionsstabile Panallergene, die als Stressproteine Lipide binden, zum Aufbau von Zellmembranen beitragen und eine Rolle spielen in der Pathogenabwehr von Pflanzen. Sie kommen in zahlreichen Obst-, Gemüse-, Getreide- und Nusssorten vor (Palacin et al. 2010). Bei LTP handelt es sich nicht um ein pollenassoziiertes Allergen, da die Sensibilisierung gastrointestinal erfolgt (Petersen u. Scheurer 2011). Ähnliche Stabilität wie nsLTPs weisen auch Speicherproteine wie β-Conglycinin (Gly m 5) und Glycinin (Gly m 6) aus Soja (*Glycine maxima*) auf (Radauer et al. 2012). Für detaillierte Informationen zu nsLTPs und Speicherproteinen sei auf ▶ Kap. 4 und 5 verwiesen.

Das Muskelprotein **Tropomyosin** (Pen m 1) wird in sämtlichen Arthropoden (Meeresfrüchte, aber auch Hausstaubmilbe) exprimiert. Als Aktin-bindendes Filamentprotein mit 2 α-helikalen Coiled-Coil-Domänen ist Tropomyosin essenziell für die Funktion des Zytoskeletts und für die Befähigung eines Organismus zu Muskelkontraktionen.

Die **Galaktose-α-1,3-Galaktose** (α-Gal) ist eine Zuckerstruktur (Galaktose in α-1,3-Verknüpfung zu einer weiteren Galaktose; Galα1-3Galβ1-4GlcNAc-R), die sich ubiquitär auf Glykolipiden und Glykoproteinen von Säugetieren findet – mit Ausnahme von Primaten (Commins u. Platts-Mills 2013). α-Gal entsteht enzymatisch durch α-1,3-Galaktosyltransferase-Aktivität. IgG gegen α-Gal machen ca. 1 % aller humanen zirkulierenden Immunglobuline aus und vermitteln die hyperakute Abstoßungsreaktion von Schweine-Xenotransplantaten (Commins et al. 2009). IgE gegen α-Gal wurden erstmals im Jahr 2008 bei Patienten mit Hypersensitivitätsreaktionen auf dem chimären monoklonalen Antikörper Cetuximab identifiziert. Dies liegt darin begründet, dass das α-Gal-Epitop auch auf Asparagin in Position 88 der murinen schweren Kette von Cetuximab exprimiert wird. Wenig später wurde α-Gal als Allergen bei der verzögerten Fleischallergie identifiziert. Kürzlich wurde gezeigt, dass zirkulierende IgE-Antikörper (Anti-α-Gal-IgE) japanischer Patienten mit verzögerter Allergie gegenüber Rindfleisch an 240 kDa und 140 kDa große Proteine aus Rinderextrakt binden. Diese Proteine konnten mittels zweidimensionaler Gelektrophorese als Rinder-Laminin γ-1 bzw. Kollagen α-1 (VI) identifiziert werden (Takahashi et al. 2014). Auf der Oberfläche beider Proteine war gebundenes α-Gal nachweisbar. Weiterhin findet sich das Kohlenhydratepitop α-Gal in Gelatine-haltigen Infusionslösungen (z. B. Gelafundin) und kann bei parenteraler Applikation zur Anaphylaxie führen. Die primäre Sensibilisierung gegenüber α-Gal erfolgt wahrscheinlich durch Zeckenbisse, insbesondere von Zecken der Gattung *Amblyomma americanum*, die α-Gal-haltige Proteine mit ihrem Speichel übertragen (Commins et al. 2009). In Europa dürfte die Sensibilisierung über Zecken der Gattung *Ixodes ricinus* erfolgen, wie kürzlich in einer Arbeit von Hamsten et al. gezeigt wurde: mono- und polyklonale Antikörper gegen α-Gal, aber auch Anti-α-Gal-IgE von Patienten mit Fleischallergie reagierten mit dem Gastrointestinaltrakt von *I. ricinus* auf Kryoschnitten (Hamsten et al. 2013).

15.4 Sensibilisierungshäufigkeiten/ Verbreitung

Während die Weizenallergie bei Kindern relativ häufig ist (Prävalenz bis 9 %), entwickeln nur ca. 0,4 % der Erwachsenen eine Nahrungsmittelallergie gegen Weizen.

> Die WDEIA stellt jedoch eine der wichtigsten und potenziell schwerwiegenden Formen der Weizenallergie bei Erwachsenen dar.

Als ein Allergen der WDEIA wurde 1999 ω-5-Gliadin identifiziert (Palosuo et al. 2003). Wie zahlreiche Studien der letzten Jahre zeigen, lässt sich bei den meisten WDEIA-Patienten eine Sensibilisierung gegenüber ω-5-Gliadin nachweisen, sodass mittlerweile ω-5-Gliadin als Majorallergen bei der klassischen WDEIA gilt. Hydrolysierte Weizenproteine (HWP) in Seifen wurden kürzlich in Japan als Auslöser einer WDEIA-Variante (HWP-WDEIA) identifiziert. In diesen Fällen verläuft die Sensibilisierung perkutan, über die Nasenschleimhaut oder die Konjunktiven (Fukutomi et al. 2011). Die Auslösung einer Soforttypallergie kann dann einerseits bei erneutem Hautkontakt zu einer Kontakturtikaria (z. B. Lidödeme), aber auch durch Verzehr von Weizenprodukten in Kombination mit körperlicher Aktivität zu einer Anaphylaxie führen. ω-5-Gliadin spielt als Allergen bei dieser speziellen Form der WDEIA eine untergeordnete Rolle. Vielmehr gelten andere Gliadine (v. a. γ-Gliadin) oder Glutenine als relevante Allergene (Yokooji et al. 2013).

IgE-Antikörper gegen nsLTPs wurden bei 80 % italienischer FDEIA-Patienten nachgewiesen. Dies unterstreicht die Relevanz des Allergens Pru p 3 und anderer nsLTPs bei FDEIA (Romano et al. 2012). Soforttypallergien bei LTP-Sensibilisierung verlaufen oft besonders schwer. Die Identifizierung der auslösenden Allergene ist daher für die Patienten enorm wichtig.

Verzögerte Anaphylaxien nach Verzehr von rotem Fleisch bei Sensibilisierung gegenüber α-Gal wurden in den USA, Europa und in Japan beschrieben. Wahrscheinlich sind sie häufiger als aktuell angenommen, da die IgE-Bestimmung gegenüber α-Gal erst seit kurzer Zeit kommerziell verfügbar ist. Die Prävalenz von Anti-α-Gal-IgE wird in der europäischen Bevölkerung auf <2,5% geschätzt, wobei die meisten Patienten in der Vorgeschichte über Zeckenbisse berichten und/oder eine Atopie haben bzw. eine Katze als Haustier (Gonzalez-Quintela et al. 2014).

15.5 Kreuzreaktive versus Markerallergene

Als Markerallergen der WDEIA gilt ω-5-Gliadin, gegen das bei 80% der Patienten spezifische IgE-Antikörper nachweisbar sind. Bei erwachsenen Patienten verfügt der IgE-Nachweis gegen ω-5-Gliadin über eine sehr hohe Spezifität von ca. 96%. Im Gegensatz dazu muss bei Kindern mit IgE gegen ω-5-Gliadin eher an eine klassische IgE-vermittelte Soforttypallergie gegenüber Weizen gedacht werden, die auch häufig schwer verläuft. Kreuzreaktionen zwischen ω-5-Gliadin IgE und Roggenproteinen (γ-70-Secalin und γ-35-Secalin) bzw. mit Gerste (γ-3-Hordein) wurden beschrieben (Morita et al. 2003, Varjonen et al. 2000) Daher sollten WDEIA-Patienten eine glutenfreie Diät durchführen. IgE-Antikörper von Gräserpollenallergikern binden oft auch an Weizenallergene (v.a. Albumine und Globuline), jedoch meist ohne klinische Relevanz (Sander et al. 1997). Zwischen Weizen-LTP (Tri a 14), LMW-Glutenin (Tri a 36), ω-5-Gliadin (Tri a 19) und Gräserpollenallergenen scheint dagegen keine Kreuzreaktivität zu bestehen.

Kreuzreaktivitäten innerhalb der Familie der LTPs hängen vom Grad der Strukturähnlichkeit einzelner Proteine ab. Pfirsich- und Apfel-LTPs zeigen am häufigsten Kreuzreaktivitäten, während z. B. das Weizen-LTP sehr selten Kreuzreaktivitäten verursacht (Petersen u. Scheurer 2011). Pen m 1 entspricht dem Tropomyosin, einem Muskelprotein, das in sämtlichen Arthropoden exprimiert wird. Daraus ergeben sich mögliche Kreuzreaktionen zwischen Garnelen, Krabben, Langusten und Hummer.

> Tropomyosin aus Krebstieren weist auch Kreuzreaktionen mit dem Tropomyosin und Minorallergen der Hausstaubmilben Der p 10 und Der f 10 auf.

Die Soja-Speicherproteine Gly m 5 und Gly m 6 zeigen In-vitro-Kreuzreaktivität mit Erdnussproteinen (Ara h 1 und Ara h 3), was aber klinisch wahrscheinlich irrelevant ist. Das Bet v 1-homologe Sojaprotein Gly m 4 spielt als Allergen hauptsächlich eine Rolle bei der Birkenpollen-assoziierten Allergie gegen Soja im Sinne eines oralen Allergiesyndroms. Allerdings wurden auch Fälle einer FDEIA im Zusammenhang mit einer Gly m 4-Sensibilisierung beschrieben.

Patienten mit α-Gal-Sensibilisierung und Fleischallergie reagieren in einigen Fällen auch anaphylaktisch nach Verzehr von Kuhmilch, deren Proteine ebenfalls das α-Gal-Epitop tragen (Commins et al. 2009). Die Kreuzreaktion mit Katzenepithelien und das gehäufte Auftreten einer α-Gal-Sensibilisierung bei Katzenhaltern lässt sich durch die Anwesenheit des α-Gal-Epitops auf dem Katzenallergen Fel d 5 (Katzen-IgA) erklären (Gronlund et al. 2009). Kürzlich wurde eine Anaphylaxie durch Verzehr von gelatinehaltigen Gummibärchen bei einem α-Gal-sensibilisierten Patienten beschrieben (Caponetto et al. 2013).

> Wegen möglicher Kreuzreaktionen sind Gelatine-haltige Nahrungsmittel und Medizinprodukte (kolloidale Infusionslösungen) von Patienten mit verzögerter Fleischallergie strikt zu meiden. Ein entsprechender Vermerk im Allergiepass ist notwendig.

15.6 Diagnostik

Pricktests mit kommerziellen Weizenextrakten besitzen in der Diagnostik einer WDEIA nur eingeschränkte Aussagekraft: Positive Reaktionen finden sich nur bei 30% der WDEIA-Patienten. Pricktests mit nativem Mehl (Weizenmehl Typ 405 u. a.) weisen dagegen eine diagnostische Sensitivität von ca. 80% auf (Hofmann et al. 2012), allerdings bei geringer Spezifität: Patienten mit „klassischer" (aktivitätsunabhängiger) Weizenallergie zeigen ebenfalls positive Reaktionen.

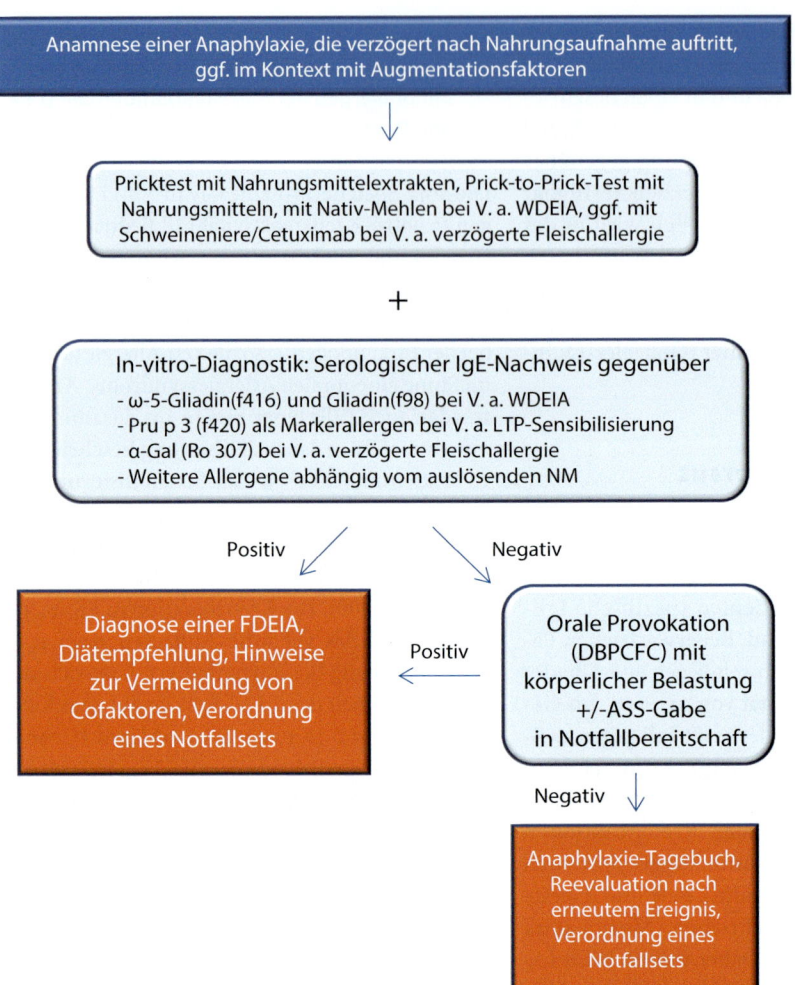

Abb. 15.3 Diagnostischer Algorithmus bei anamnestischem Verdacht auf nahrungsmittelabhängige anstrengungsinduzierte Anaphylaxie. Hauttestung und In-vitro-IgE-Nachweis sollten parallel erfolgen. Die doppelblinde, placebokontrollierte Nahrungsmittel-Provokationstestung (DBPCFC), kombiniert mit körperlicher Anstrengung und/oder Aspirin-Gabe, ist als einzige Methode in der Lage, die individuellen Cofaktoren und das individuelle Anaphylaxierisiko des Patienten abzuschätzen. (*NM* Nahrungsmittel)

IgE-Tests mit wässrigem Weizen-Gesamtallergenextrakt (f4) sind aufgrund geringer Sensitivität und Spezifität schlecht zur Diagnostik der WDEIA geeignet. Der Hauptgrund hierfür liegt wahrscheinlich in der schlechten Wasserlöslichkeit von ω-5-Gliadin, das somit im Weizenextrakt unterrepräsentiert ist.

> Der IgE-Nachweis gegenüber rekombinantem ω-5-Gliadin (Tri a 19) dient inzwischen der Routinediagnostik: Eine Diagnosesicherung ist damit bei ca. 80 % der WDEIA-Patienten bei gleichzeitig hoher Spezifität möglich.

Dieser Test ist auch bei Patienten mit intermittierender Urtikaria unklarer Genese hilfreich, hinter der sich eine WDEIA verbergen kann (zum diagnostischen Algorithmus ◘ Abb. 15.3). Jedoch zeigen IgE-Tests gegen ω-5-Gliadin eine diagnostische Lücke von 20 % bei der molekularen Diagnostik der WDEIA. Abhilfe verspricht die Kombination verschiedener Weizenallergene: HMW-Glutenin (Tri a 26) wurde ebenfalls als wichtiges WDEIA-Allergen von japanischen Arbeitsgruppen beschrieben (Matsuo et al. 2005). Durch die kombinierte Testung mit ω-5-Gliadin und HMW-Glutenin konnten 97 % japanischer WDEIA-Patienten diagnostiziert werden (Takahashi et al. 2012). In einer eigenen Studie zeigten zwar viele WDEIA-Patienten IgE-Antikörper gegen HMW-Glutenin, jedoch nicht unbedingt die Minderheit der ω-5-Gliadin-negativen Patienten (Hofmann et al. 2012). Unsere Ergebnisse deuten an, dass bei europäischen Patienten IgE-Antikörper gegen α/β-Gliadin (Tri a 21; IgE nachweisbar bei ca. 53 % der WDEIA-Patienten) oder gegen γ-Gliadin (IgE nachweisbar bei ca. 76 %) relevanter sein dürften als HMW-Glutenin (Tri a 26). Insbesondere γ-Gliadin wurde bisher bei drei japanischen und einem deutschen Patienten mit WDEIA als einzig auslösendes Allergen nachgewiesen (Hofmann et al. 2012, Morita et al. 2001). Seit kurzem ist ein ImmunoCAP zum Nachweis von spezifischen IgE-Antikörpern gegen Gliadin (f98) verfügbar, der dazu beitragen könnte, die diagnostische Lücke zu schließen.

> Als Goldstandard in der Diagnostik der FDEIA gelten orale Provokationstests mit den verdächtigen Nahrungsmitteln, gefolgt von einer Belastung auf dem Fahrradergometer oder einer Gabe von ASS.

Umfangreiche Daten für die WDEIA zeigen, dass die Provokationstestungen nur bei ca. 60 % der Patienten positiv verlaufen (wahrscheinlich aufgrund der unzureichend reproduzierbaren, individuellen Cofaktoren). Zudem bergen die Provokationstestungen in Einzelfällen das Risiko einer schweren Anaphylaxie (Loibl et al. 2009). Bei Nachweis von deutlich erhöhten IgE-Antikörpern gegen ω-5-Gliadin kann wegen der hohen Spezifität dieses Tests auf eine Provokationstestung zur Diagnosesicherung oft verzichtet werden. Jedoch dienen Provokationstestungen nicht nur zur Diagnosesicherung, sondern auch zur Analyse der individuellen Cofaktoren und zur Bestimmung des jeweiligen Risikos für Anaphylaxien.

LTP-bedingte Allergien gegenüber Obst, Gemüse, Hülsenfrüchten und Nüssen können ebenfalls durch Pricktests (v. a. Prick-zu-Pricktests) sowie durch den Nachweis spezifischer IgE-Antikörper gegen u. a. Pru p 3 (Prototyp eines LTPs und häufig allein ausreichend), Mal d 3, Cor a 8 oder Ara h 9 gesichert werden. Die Diagnostik der FDEIA durch Meeresfrüchte umfasst neben dem Pricktest auch die Bestimmung der IgE-Antikörper gegen Pen m 1.

> Die Diagnose einer verzögerten Allergie gegenüber rotem Fleisch wird durch Pricktests sowie Bestimmung von IgE-Antikörpern gegen Schweine- und Rindfleisch unterstützt, aber erst durch den Nachweis von spezifischem IgE gegen α-Gal gesichert.

Kürzlich wurde beschrieben, dass auch ein Pricktest und Basophilenaktivierungstests mit Cetuximab diagnostisch wegweisend sein können (Michel et al. 2014).

15.7 Mehrwert der molekularen Allergiediagnostik

Vor Einführung der molekularen Allergiediagnostik war die WDEIA ein schlecht definiertes und schwer zu diagnostizierendes Krankheitsbild, v. a. auch wegen der geringen Sensitivität der Prick- und IgE-Testung mit wässrigen Weizenextrakten. Viele Patienten wurden als „idiopathische Anaphylaxie" fehldiagnostiziert (Heaps et al. 2014). Erst die rekombinante Herstellung des Majorallergens ω-5-Gliadin (Tri a 19) und dessen Einsatz in der Routinediagnostik erlauben mittlerweile die Diagnosesicherung bei der Mehrzahl der WDEIA-Patienten mit ebenfalls hoher Spezifität (Hofmann u. Jakob 2013). Bei Patienten mit fehlenden IgE-Antikörpern gegen ω-5-Gliadin sind meist Sensibilisierungen gegenüber HMW-Glutenin (v. a. in Japan relevant) oder gegenüber weiteren Gliadinen (α/β-Gliadin, γ-Gliadin) nachweisbar (Hofmann et al. 2012, Morita et al. 2001). Hier kann aktuell die IgE-Bestimmung gegenüber Gliadin ergänzend hilfreich sein.

Bei FDEIA durch Nahrungsmittel (u. a. Pfirsich oder Soja) erlaubt die genaue Identifikation des auslösenden Einzelallergens, z. B. von Pru p 3 bei Pfirsichallergie, eine Aussage über den anzunehmenden Schweregrad und weiteren Verlauf der Allergie.

> Patienten mit Sensibilisierung gegenüber Pru p 3, Gly m 5 oder Gly m 6 beispielsweise müssen angewiesen werden, jeglichen Pfirsich- oder Sojaverzehr zu meiden, da LTPs ähnlich wie Speicherproteine hitzestabil sind, durch Magensäure nicht denaturieren und schon in kleinsten Mengen zu schweren Anaphylaxien führen können.

Derartiges Detailwissen ermöglicht Patienten heute einen sichereren Umgang mit ihrer Allergie und verbessert die Lebensqualität.

Der Mehrwert der molekularen Allergiediagnostik liegt auch in der Diagnostik der verzögerten Anaphylaxie durch rotes Fleisch auf der Hand: Pricktests mit Extrakten von Rindfleisch, Schweinefleisch und Lamm resultieren meist nur in einer kleinen Quaddel (< 4 mm) und erst der seit kurzem mögliche kommerzielle Nachweis von spezifischem IgE gegen α-Gal hat zur Charakterisierung dieses relativ neuen Krankheitsbildes und zur deutlich verbesserten Diagnostik beigetragen.

15.8 Therapie und Empfehlungen

Bei WDEIA ist eine Karenz weizenhaltiger Nahrungsmittel bis zu 6 h vor körperlicher Aktivität und/oder Alkoholgenuss oder NSAR-Einnahme einzuhalten. Einige Patienten entwickeln nach Umstellung auf z. B. dinkelhaltige Kost im Verlauf ebenfalls eine FDEIA, was sich auch aus den vorbeschriebenen Kreuzreaktionen mit anderen glutenhaltigen Getreidesorten (wie Gerste, Roggen, Dinkel) erklärt. In diesen Fällen ist eine glutenfreie Diät anzustreben. Bei der seltenen Form der HWP-WDEIA (bisher nur in Japan beschrieben) kann es durch Vermeidung von HWP-haltigen Seifen zu einer kompletten Ausheilung der WDEIA kommen (Hiragun et al. 2013).

Sichere Nahrungsmittel für LTP-Allergiker stellen Karotten, Kartoffeln, Bananen und Melonen dar. Wahrscheinlich kann durch Bürsten des Oberflächenflaums des Pfirsichs (mit größeren Mengen an LTPs) das Sensibilisierungspotenzial reduziert werden. Patienten mit α-Gal-Allergie müssen rotes Fleisch grundsätzlich meiden, während Huhn, Pute und Fisch vertragen werden. Auch Cetuximab und Gelatine-haltige Produkte müssen vermieden werden.

> Alle FDEIA-Patienten sollten Notfallmedikamente einschließlich Adrenalin-Autoinjektor zur Selbstmedikation bei sich führen.

Eine spezifische Immuntherapie ist bisher nicht verfügbar. In Einzelfällen wurden Ketotifen, Cromoglycinsäure, Antihistaminika, Montelukast oder Magensäureblocker wie Misoprostol erfolgreich prophylaktisch eingesetzt.

15.9 Perspektiven

Zur Diagnosesicherung bei WDEIA dient derzeit die Bestimmung von IgE-Antikörpern gegen ω-5-Gliadin in Zusammenschau mit Anamnese und ggf. oraler Provokationstestung. Hier sind zukünftige Studien abzuwarten, die zeigen werden, ob durch Bestimmung von spezifischen IgE-Antikörpern gegen zusätzliche Weizenproteine (HMW-Glutenin, α/β-Gliadin und γ-Gliadin) die diagnostische Sensitivität und Spezifität der Serumdiagnostik noch verbessert werden kann und welche dieser kürzlich identifizierten Epitope klinisch besonders relevant sind. WDEIA-Patienten kann zukünftig möglicherweise durch genetisch transformierte Weizenpflanzen der Alltag erleichtert werden: In den USA wurde Weizen erzeugt, bei dem die Expression des ω-5-Gliadin-kodierenden Gens unterdrückt ist. Das immunogene Potenzial von Weizen dürfte auf diese Weise zukünftig minimiert werden (Altenbach u. Allen 2011). In ähnlicher Weise wird daran geforscht, die Expression von LTPs in Früchten zu unterbinden. Dies gelang bereits bei der Tomate: Lyc e 3-arme transgene Tomaten weisen eine deutlich reduzierte Allergenität auf (Le et al. 2010).

Vor allem bei der FDEIA durch andere Allergene als Weizenproteine bzw. α-Gal besteht ein Bedarf zur Optimierung der Diagnostik. Nicht alle diese Fälle lassen sich durch Sensibilisierungen gegenüber LTPs, Speicherproteinen oder dem Tropomyosin aus Krustentieren erklären. Beispielsweise wurden mehrere Fälle einer FDEIA durch Pfirsich bei fehlendem Nachweis von IgE gegen Pru p 3 publiziert. Hier werden sicher in naher Zukunft weitere Epitope von Pflanzenallergenen identifiziert und neue serologische Testmöglichkeiten kommerzialisiert werden. Denkbar wären auch Allergenchips für die gezielte FDEIA-Diagnostik, die alle mit FDEIA bisher in Verbindung gebrachten Einzelallergene enthalten und trotzdem eine hohe Spezifität gewährleisten. Die Entwicklung eines Biomarkers zur Identifikation von Patienten mit Neigung zu Cofaktor-assoziierten Anaphylaxien wäre zudem wünschenswert.

Fazit für den klinischen Alltag

Die gut charakterisierte WDEIA kann als Modellerkrankung für die FDEIA im Allgemeinen gesehen werden. Allergologen sollten bei unklaren Anaphylaxien, die nicht in direktem zeitlichem Zusammenhang mit der Nahrungsaufnahme stehen, immer gezielt nach Nahrungsmitteln und Cofaktoren wie körperlicher Anstrengung fragen. Ergeben sich dann Anhaltspunkte für eine FDEIA, so sollten spezifische IgE-Antikörper bestimmt werden:

- bei V. a. WDEIA gegenüber rekombinant hergestelltem ω-5-Gliadin,
- bei V. a. verzögerte Fleischallergie gegenüber α-Gal,
- bei V. a. mögliche LTP-Sensibilisierung gegenüber Pru p 3 als Markerprotein oder
- bei klarer Anamnese für ein bestimmtes Nahrungsmittel: IgE gegenüber den jeweiligen Speicherproteinen oder nsLTP.

Diese neuen diagnostischen Möglichkeiten haben in den letzten Jahren wesentlich zur Abklärung zuvor unklarer Anaphylaxien beigetragen und die zunehmende Charakterisierung von Epitopen unser Verständnis von Soforttypallergien erweitert.

Literatur

Adachi A, Horikawa T, Shimizu H, Sarayama Y, Ogawa T, Sjolander S, Tanaka A, Moriyama T (2009) Soybean beta-conglycinin as the main allergen in a patient with food-dependent exercise-induced anaphylaxis by tofu: food processing alters pepsin resistance. Clin Exp Allergy 39:167–173

Altenbach SB, Allen PV (2011) Transformation of the US bread wheat 'Butte 86' and silencing of omega-5 gliadin genes. GM Crops 2:66–73

Baar A, Pahr S, Constantin C, Scheiblhofer S, Thalhamer J, Giavi S, Papadopoulos NG, Ebner C, Mari A, Vrtala S, Valenta R (2012) Molecular and immunological characterization of Tri a 36, a low molecular weight glutenin, as a novel major wheat food allergen. J Immunol 189:3018–3025

Caponetto P, Fischer J, Biedermann T (2013) Gelatin-containing sweets can elicit anaphylaxis in a patient with sensitization to galactose-alpha-1,3-galactose. J Allergy Clin Immunol Pract 1:302–303

Commins SP, Platts-Mills TA (2013) Tick bites and red meat allergy. Curr Opin Allergy Clin Immunol 13:354–359

Commins SP, Satinover SM, Hosen J, Mozena J, Borish L, Lewis BD, Woodfolk JA, Platts-Mills TA (2009) Delayed anaphylaxis, angioedema, or urticaria after consumption of red meat in patients with IgE antibodies specific for galactose-alpha-1,3-galactose. J Allergy Clin Immunol 123:426–433

Commins SP, James HR, Stevens W, Pochan SL, Land MH, King C, Mozzicato S, Platts-Mills TA (2014) Delayed clinical and ex vivo response to mammalian meat in patients with IgE to galactose-alpha-1,3-galactose. J Allergy Clin Immunol 134:108–115

Fukutomi Y, Itagaki Y, Taniguchi M, Saito A, Yasueda H, Nakazawa T, Hasegawa M, Nakamura H, Akiyama K (2011) Rhinoconjunctival sensitization to hydrolyzed wheat protein in facial soap can induce wheat-dependent exercise-induced anaphylaxis. J Allergy Clin Immunol 127:e531–e533

Gonzalez-Quintela A, Dam Laursen AS, Vidal C, Skaaby T, Gude F, Linneberg A (2014) IgE antibodies to alpha-gal in the general adult population. Relationship with tick bites, atopy, and cat ownership. Clin Exp Allergy 44:1061–1068

Gronlund H, Adedoyin J, Commins SP, Platts-Mills TA, van Hage M (2009) The carbohydrate galactose-alpha-1,3-galactose is a major IgE-binding epitope on cat IgA. J Allergy Clin Immunol 123:1189–1191

Hamsten C, Starkhammar M, Tran TA, Johansson M, Bengtsson U, Ahlen G, Sallberg M, Gronlund H, van Hage M (2013) Identification of galactose-alpha-1,3-galactose in the gastrointestinal tract of the tick Ixodes ricinus; possible relationship with red meat allergy. Allergy 68:549–552

Heaps A, Carter S, Selwood C, Moody M, Unsworth J, Deacock S, Sumar N, Bansal A, Hayman G, El-Shanawany T, Williams P, Kaminski E, Jolles S (2014) The utility of the ISAC Allergen Array in the investigation of Idiopathic Anaphylaxis. Clin Exp Immunol 177:483–490

Hiragun M, Ishii K, Hiragun T, Shindo H, Mihara S, Matsuo H, Hide M (2013) The sensitivity and clinical course of patients with wheat-dependent exercise-induced anaphylaxis sensitized to hydrolyzed wheat protein in facial soap – secondary publication. Allergol Int 62:351–358

Hofmann SC, Jakob T (2013) Molekulare Diagnostik bei nahrungsmittelabhängiger anstrengungsinduzierter Anaphylaxie. Allergo J 22:308–311

Hofmann SC, Fischer J, Eriksson C, Bengtsson Gref O, Biedermann T, Jakob T (2012) IgE detection to alpha/beta/gamma-gliadin and its clinical relevance in wheat-dependent exercise-induced anaphylaxis. Allergy 67:1457–1460

Le LQ, Mahler V, Scheurer S, Foetisch K, Braun Y, Weigand D, Enrique E, Lidholm J, Paulus KE, Sonnewald S, Vieths S, Sonnewald U (2010) Yeast profilin complements profilin deficiency in transgenic tomato fruits and allows development of hypoallergenic tomato fruits. FASEB J 24:4939–4947

Loibl M, Schwarz S, Ring J, Halle M, Brockow K (2009) Definition of an exercise intensity threshold in a challenge test to diagnose food-dependent exercise-induced anaphylaxis. Allergy 64:1560–1561

Matsuo H, Morita E, Tatham AS, Morimoto K, Horikawa T, Osuna H, Ikezawa Z, Kaneko S, Kohno K, Dekio S (2004) Identification of the IgE-binding epitope in omega-5 gliadin, a major allergen in wheat-dependent exercise-induced anaphylaxis. J Biol Chem 279:12135–12140

Matsuo H, Kohno K, Niihara H, Morita E (2005) Specific IgE determination to epitope peptides of omega-5 gliadin and high molecular weight glutenin subunit is a useful tool for diagnosis of wheat-dependent exercise-induced anaphylaxis. J Immunol 175:8116–8122

Matsuo H, Morimoto K, Akaki T, Kaneko S, Kusatake K, Kuroda T, Niihara H, Hide M, Morita E (2005) Exercise and aspirin increase levels of circulating gliadin peptides in patients with wheat-dependent exercise-induced anaphylaxis. Clin Exp Allergy 35:461–466

Maulitz RM, Pratt DS, Schocket AL (1979) Exercise-induced anaphylactic reaction to shellfish. J Allergy Clin Immunol 63:433–434

Michel S, Scherer K, Heijnen IA, Bircher AJ (2014) Skin prick test and basophil reactivity to cetuximab in patients with IgE to alpha-gal and allergy to red meat. Allergy 69:403–405

Morita E, Kameyoshi Y, Mihara S, Hiragun T, Yamamoto S (2001) gamma-Gliadin: a presumptive allergen causing wheat-dependent exercise-induced anaphylaxis. Br J Dermatol 145:182–184

Morita E, Matsuo H, Mihara S, Morimoto K, Savage AW, Tatham AS (2003) Fast omega-gliadin is a major allergen in wheat-dependent exercise-induced anaphylaxis. J Dermatol Sci 33:99–104

Palacin A, Bartra J, Munoz R, Diaz-Perales A, Valero A, Salcedo G (2010) Anaphylaxis to wheat flour-derived foodstuffs and the lipid transfer protein syndrome: a potential role of wheat lipid transfer protein Tri a 14. Int Arch Allergy Immunol 152:178–183

Palosuo K, Varjonen E, Nurkkala J, Kalkkinen N, Harvima R, Reunala T, Alenius H (2003) Transglutaminase-mediated cross-linking of a peptic fraction of omega-5 gliadin enhances IgE reactivity in wheat-dependent, exercise-induced anaphylaxis. J Allergy Clin Immunol 111:1386–1392

Petersen A, Scheurer S (2011) Stabile pflanzliche Nahrungsmittelallergene: Lipid-Transfer-Proteine. Allergo J 20:384–386

Radauer C, Kleine-Tebbe J, Beyer K (2012) Stabile pflanzliche Nahrungsmittelallergene: Speicherproteine. Allergo J 21:8888–8892

Romano A, Scala E, Rumi G, Gaeta F, Caruso C, Alonzi C, Maggioletti M, Ferrara R, Palazzo P, Palmieri V, Zeppilli P, Mari A (2012) Lipid transfer proteins: the most frequent sensitizer in Italian subjects with food-dependent exercise-induced anaphylaxis. Clin Exp Allergy 42:1643–1653

Sander I, Raulf-Heimsoth M, Duser M, Flagge A, Czuppon AB, Baur X (1997) Differentiation between cosensitization and cross-reactivity in wheat flour and grass pollen-sensitized subjects. Int Arch Allergy Immunol 112:378–385

Takahashi H, Matsuo H, Chinuki Y, Kohno K, Tanaka A, Maruyama N, Morita E (2012) Recombinant high molecular weight-glutenin subunit-specific IgE detection is useful in identifying wheat-dependent exercise-induced anaphylaxis complementary to recombinant omega-5 gliadin-specific IgE test. Clin Exp Allergy 42:1293–1298

Takahashi H, Chinuki Y, Tanaka A, Morita E (2014) Laminin gamma-1 and collagen alpha-1 (VI) chain are galactose-alpha-1, 3-galactose-bound allergens in beef. Allergy 69:199–207

Varjonen E, Vainio E, Kalimo K (2000) Antigliadin IgE – indicator of wheat allergy in atopic dermatitis. Allergy 55:386–391

Wong GK, Krishna MT (2013) Food-dependent exercise-induced anaphylaxis: is wheat unique? Curr Allergy Asthma Rep 13:639–644

Yokooji T, Kurihara S, Murakami T, Chinuki Y, Takahashi H, Morita E, Harada S, Ishii K, Hiragun M, Hide M, Matsuo H (2013) Characterization of causative allergens for wheat-dependent exercise-induced anaphylaxis sensitized with hydrolyzed wheat proteins in facial soap. Allergol Int 62:435–445

Optimierte Diagnostik der Insektengiftallergie durch rekombinante Allergene

T. Jakob, S. Blank, E. Spillner

16.1 Einleitung – 258

16.2 Struktur, Funktion und Bedeutung der Hymenopterengiftallergene – 260

16.3 Methodische Aspekte der Herstellung rekombinanter Hymenopterengiftallergene – 263
16.3.1 Rekombinante Allergene aus Eukaryoten – 264

16.4 Mehrwert der molekularen Diagnostik – 264
16.4.1 Molekulare Diagnostik zur Abgrenzung von Doppelsensibilisierungen – 265
16.4.2 Diagnostik mit rekombinanten Insektengiftallergenen in der klinischen Routine – 267
16.4.3 Verbesserung der Testsensitivität durch rekombinante Allergene – 269
16.4.4 Potenzielle Bedeutung für die spezifische Immuntherapie – 270

16.5 Offene Fragen und zukünftige Perspektiven – 271

Literatur – 272

Der Beitrag basiert auf einer Publikation der Autoren, die 2012 im Allergo Journal erschienen ist (Spillner E, Blank S, Jakob T: Potenzial, Fallstricke und aktueller Status der molekularen Diagnostik am Beispiel der Insektengiftallergie. Allergo J 2012; 21: 249–256) und nun als Buchkapitel aktualisiert und erweitert wurde.

J. Kleine-Tebbe, T. Jakob (Hrsg.), *Molekulare Allergiediagnostik*,
DOI 10.1007/978-3-662-45221-9_16, © Springer-Verlag Berlin Heidelberg 2015

Zum Einstieg

In wenigen Gebieten tritt der Fortschritt der molekularen Allergiediagnostik so klar zutage wie im Bereich der Hymenopterengiftallergien. Für Hymenopterengifte waren lange Zeit lediglich wenige Majorallergene charakterisiert. Heutzutage ist eine deutlich größere Anzahl von Allergenen identifiziert und hinsichtlich ihrer Funktion, ihrer Natur und ihres allergenen Potenzials charakterisiert. Zudem erlauben moderne Strategien der rekombinanten Herstellung gezielte Modifikationen der Allergene und damit Einblicke in unterschiedliche Arten der IgE-Reaktivität. Der Einsatz einer steigenden Anzahl von rekombinanten Allergenen ermöglicht eine verbesserte diagnostische Präzision, die Erstellung von individuellen Sensibilisierungsprofilen und die Beurteilung von Allergen-spezifischen Immunantworten während der Immuntherapie. Dieser Wissenszuwachs könnte für neue Ansätze in der Evaluierung und Optimierung therapeutischer Strategien genutzt werden.

16.1 Einleitung

Für die heutige Allergiediagnostik stehen eine Vielzahl natürlicher wie auch rekombinanter Allergene zur Verfügung. Das Verhältnis von Extrakt- zu Einzelallergen-basierten Ansätzen dürfte sich in der Zukunft zugunsten der molekularen Diagnostik verschieben, da der Erkenntnisgewinn auf molekularer Ebene die Waagschale stetig mit neuen und interessanten Molekülen füllt, wie wir im Folgenden am Beispiel der Insektengiftallergie darstellen werden.

Die Insektengiftallergie gehört zu den klassischen Immunglobulin-E-(IgE-)vermittelten Allergien und manifestiert sich häufig als schwere anaphylaktische Reaktion, die letal verlaufen kann. Gemäß den Empfehlungen der aktuellen Leitlinie zur Diagnostik und Therapie von Insektengiftallergien wird bei Patienten mit systemischer Reaktion nach Insektenstich eine diagnostische Abklärung empfohlen, um die IgE-vermittelte Sensibilisierung auf das auslösende Insekt nachzuweisen (Przybilla et al. 2011). Zur Behandlung der Insektengiftallergie steht für Patienten mit systemischen Reaktionen die spezifische Immuntherapie zur Verfügung, die mit hoher Wirksamkeit vor dem Auftreten erneuter anaphylaktischer Reaktionen schützt. Voraussetzung für die Einleitung dieser effektiven Therapie ist der Nachweis einer IgE-vermittelten Reaktion gegen das auslösende Insektengift (in unseren Breitengraden meist Bienen- oder Wespengift) (Przybilla et al. 2011) (◘ Abb. 16.1). Die Diagnose einer Insektengiftallergie beruht auf der Anamnese einer systemischen Stichreaktion und dem Nachweis einer IgE-vermittelten Sensibilisierung (◘ Abb. 16.2). Dieser Nachweis erfolgt entweder mittels Hauttestung oder durch Nachweis von spezifischen IgE-Antikörpern gegen Bienen- oder Wespengift mit Hilfe von entsprechenden unfraktionierten Insektengiftpräparationen.

Im klinischen Alltag ergeben sich jedoch häufig schwierig zu interpretierende Befundkonstellationen, besonders dann, wenn die spezifischen IgE-Tests mit den Gesamtpräparationen von sowohl Bienen- als auch Wespengift ein positives Ergebnis zeigen. Vor allem wenn Patienten das auslösende Insekt nicht mit Sicherheit identifiziert haben, ist es in einer derartigen Konstellation nicht abgrenzbar, ob die doppelpositiven Testergebnisse durch eine Kreuzreaktivität oder durch eine echte Doppelsensibilisierung hervorgerufen werden. Tatsächlich zeigte unser eigenes Patientenkollektiv, dass bei 47 % der Patienten mit Hymenopterengiftallergie in der extraktbasierten Diagnostik mit Bienen- und Wespengift doppelpositive Ergebnisse erzielt werden (◘ Abb. 16.3).

> Der Nachweis von IgE-Reaktivität sowohl gegen Bienen- als auch gegen Wespengift kann entweder eine echte Doppelsensibilisierung reflektieren oder durch kreuzreaktive Bestandteile der jeweiligen Gifte bedingt sein.

Die Kreuzreaktivität kann dabei auf gemeinsamen Proteinepitopen beruhen, wenn Allergene aus dem Bienen- und Wespengift eine hohe Sequenzhomologie aufweisen, wie es z. B. für die Allergene aus der Gruppe der Hyaluronidasen, der Dipeptidylpeptidasen und der Vitellogenine beschrieben ist. Eine weitere Quelle der Kreuzreaktivität sind die sogenannten kreuzreaktiven Kohlenhydratepitope („cross-reactive carbohydrate determinants", CCD). Die CCD-Reaktivität von IgE-Antikörpern kann auch primär durch Sensibilisierung auf CCD-positive pflanzliche Aller-

16.1 · Einleitung

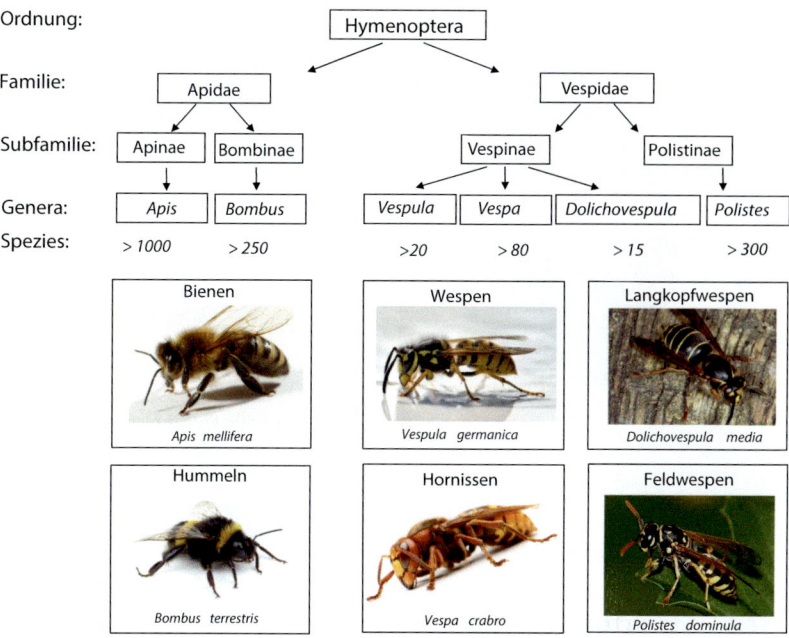

◘ **Abb. 16.1** Häufigste Auslöser der Insektengiftallergie. (Bildnachweise: *Apis mellifera* © Tomo Jesenicnik/fotolia.com; *Vespula germanica* © Sabine Schmidt/fotolia.com; *Bombus terrestris* © Roman Ivaschenko/fotolia.com; *Dolichovespula media* © Fritz Geller-Grimm/wikipedia.de; *Polistes dominula* © Fritz Geller-Grimm/wikipedia.de; *Vespa crabro* © Szasz-Fabian Erika/fotolia.com)

gene entstanden sein. Eine klare Aussage über die Art der primären Sensibilisierung auf CCD-Epitope ist nach wie vor nicht möglich. Molekularbiologisch hergestellte Insektengift-Einzelallergene, die frei von CCD-Epitopen sind, ermöglichen nun eine bessere Abgrenzung zwischen genuiner Doppelsensibilisierung und Kreuzreaktivität und bedeuten damit einen wichtigen Fortschritt für die Diagnostik der Insektengiftallergie (Jakob u. Ollert 2011, Jakob et al. 2014, Müller u. Helbling 2013, Spillner et al. 2012, 2014) (◘ Abb. 16.4, s. unten).

Eine weitere schwierige Befundkonstellation sind Patienten mit eindeutiger Anamnese einer anaphylaktischen Reaktion nach Hymenopterenstich, bei denen jedoch die serologischen Untersuchungen negativ verlaufen. Auch hier hat die Einführung von rekombinant hergestellten Insektengiftallergenen zumindest im Bereich der Wespengiftallergie zu einer deutlichen Verbesserung der diagnostischen Sensitivität geführt. Im Folgenden werden die aktuell bekannten Hymenopterengiftallergene vorgestellt und der Stand sowie die Entwicklungen für die Diagnostik der Hymenopterengiftallergie diskutiert. Einzelne Aspekte wurden von den Autoren bereits in verschiedenen Übersichtsarbeiten publiziert (Jakob u. Ollert 2011, Jakob et al. 2014, Spillner et al. 2012, 2014) und sind hier in aktualisierter Form zusammengeführt.

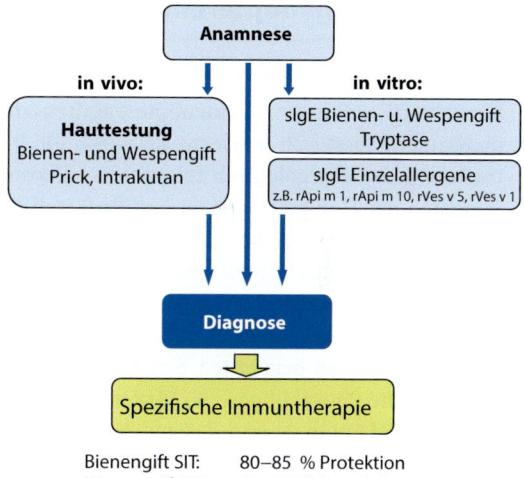

◘ **Abb. 16.2** Die Diagnose der Insektengiftallergie basiert auf Stichanamnese, Hauttestung und In-vitro-Diagnostik mit Bestimmung von sIgE gegen Wespen- und Bienengiftextrakte sowie gegen rekombinante Einzelallergene

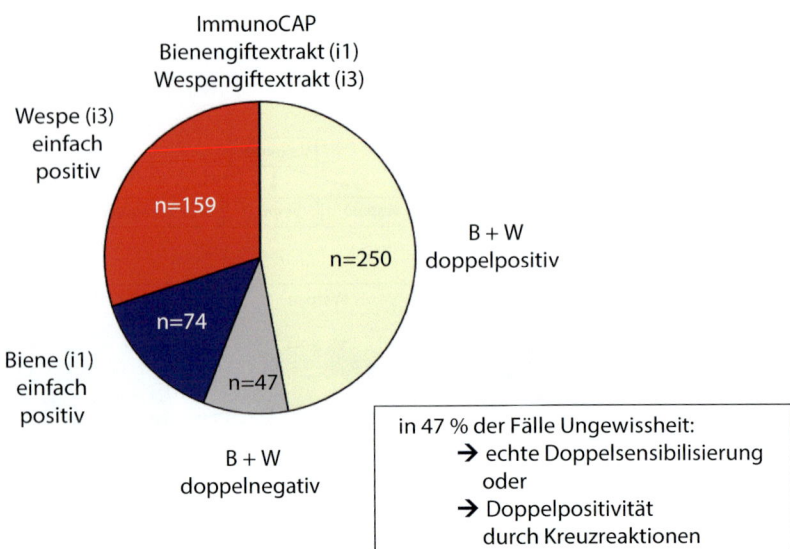

Abb. 16.3 Verteilungshäufigkeit von Insektengiftsensibilisierungen in der konventionellen, Extrakt-basierten Diagnostik (n = 530 Patienten mit anaphylaktischer Stichreaktion: 112 Biene, 231 Wespe, 187 Stich durch unbekanntes Insekt). Doppelpositive Ergebnisse finden sich bei 47 % der Patienten. Hier bleibt es in der Extrakt-basierten Diagnostik unklar, ob es sich um echte Doppelsensibilisierungen handelt oder um eine Doppelpositivität durch Kreuzreaktivität

16.2 Struktur, Funktion und Bedeutung der Hymenopterengiftallergene

Der Fortschritt auf dem Gebiet der molekularen Charakterisierung der Hymenopterengiftzusammensetzung lässt sich idealerweise durch die Betrachtung der allergologisch relevanten Giftkomponenten der Honigbiene (*Apis mellifera*) und der gemeinen Wespe (*Vespula vulgaris*) verdeutlichen. Eine Aufstellung der aktuell bekannten und in Datenbanken hinterlegten Allergene findet sich in ◘ Tab. 16.1.

Die am besten bekannten Bienengiftallergene umfassen die Phospholipase A_2 (**Api m 1**), die Hyaluronidase (**Api m 2**) und das aus 26 Aminosäuren bestehende basische Peptid Melittin (**Api m 4**) (Arbesman et al. 1976), die mit 12 %, 2 % und 50 % des Trockengewichts Proteine mittlerer bis hoher Konzentration darstellen (Müller 1988).

Klassische Allergene des Wespengifts sind die Phospholipase A_1 (**Ves v 1**), die Hyaluronidase (**Ves v 2**) und das Antigen 5 (**Ves v 5**) (King et al. 1983), dem bisher keine Funktion zugeordnet werden konnte.

In den letzten Jahren wurden jedoch signifikante Fortschritte bei der Identifizierung neuer, oft gering konzentrierter Moleküle gemacht, denen wiederum zum Teil schon lange allergenes Potenzial zugeord- net werden konnte. So konnte das Gen der sauren Phosphatase des Bienengifts (**Api m 3**) identifiziert und das Protein rekombinant hergestellt werden (Arbesman et al. 1976, Grunwald et al. 2006). Mit der Identifizierung des 100-kDa-Allergen C (**Api m 5**) des Bienengifts sowie seines Homologs im Wespengift, **Ves v 3**, als Dipeptidylpeptidasen IV konnte eine neue Klasse von Hymenopterengiftenzymen beschrieben werden (Blank et al. 2010, Hoffman et al. 1977). Im Wespengift wurde zusätzlich zur klassischen Hyaluronidase (**Ves v 2.0101**) eine inaktive Isoform (**Ves v 2.0201**) identifiziert (Kolarich et al. 2005), die eine inaktivierende Mutation im aktiven Zentrum aufweist und die dominierende Isoform im Gift zu sein scheint. Weiterhin konnte gezeigt werden, dass es sich bei **Api m 10** (kohlenhydratreiches Protein, Icarapin) um ein neues Majorallergen des Bienengifts sowie ein Allergen mit möglicherweise großer Bedeutung für diagnostische und therapeutische Anwendungen handelt (Blank et al. 2011b, Köhler et al. 2014). Andere IgE-bindende Proteine des Bienengifts umfassen einen putativen Proteaseinhibitor (**Api m 6**) (Kettner et al. 2001), eine Protease (**Api m 7**) (Winningham et al. 2004), eine Esterase (**Api m 8**) und eine Peptidase (**Api m 9**), deren Relevanz Gegenstand derzeitiger Untersuchungen ist. Als neueste Allergene sind u. a. die zwei „Major royal jelly"-Proteine (MRJP) 8 und 9 (zwei Isoformen des **Api m 11**) des Bienengifts

16.2 · Struktur, Funktion und Bedeutung der Hymenopterengiftallergene

Tab. 16.1 Übersicht über die bekannten Insektengiftallergene von Vertretern der Apidae- und Vespidae-Familien

Allergen	Name/Funktion	MW [kDa]	% TG	Potenzielle N-Glykosylierung	Bakterielle Expression	Eukaryotische Expression
Bienen (z. B. *Apis mellifera*)						
Api m 1	Phospholipase A_2	17	12	1	+	+
Api m 2 [a]	Hyaluronidase	45	2	3	+	+
Api m 3	Saure Phosphatase	49	1–2	2		+
Api m 4	Melittin	3	50	–		–
Api m 5 [b]	Allergen C/DPP IV	100	<1	6		+
Api m 6	Protease-Inhibitor	8	1–2	–		+
Api m 7 [e]	Protease	39	?	3		+
Api m 8	Carboxylesterase	70	?	4		+
Api m 9	Carboxypeptidase	60	?	4		+
Api m 10	CRP/Icarapin	55	<1	2	+	+
Api m 11.0101	MRJP 8	65	?	6		+
Api m 11.0201	MRJP 9	60	?	3		+
Api m 12 [c]	Vitellogenin	200	?	1		+
Hummeln (z. B. *Bombus terrestris*)						
Bom t 1	Phospholipase A_2	16		1		
Bom t 4	Protease	27		1		
Wespen (z. B. *Vespula vulgaris*)						
Ves v 1	Phospholipase A_1	35	6–14	–		+
Ves v 2.0101 [a]	Hyaluronidase	45	1–3	4	+	+
Ves v 2.0201 [a]	Hyaluronidase [f]	45	?	2		+
Ves v 3 [b]	DPP IV	100	?	6		+
Ves v 5 [d]	Antigen 5	25	5–10	–	+	+
Ves v 6 [c]	Vitellogenin	200	?	4		+
Hornissen (z. B. *Vespa crabro*)						
Vesp c 1		34		–		
Vesp c 5 [d]	Antigen 5	23		–		+

CRP Carbohydrate-rich Protein, *DPP IV* Dipeptidylpeptidase IV, *MRJP* Major Royal Jelly Protein, *TG* Trockengewicht.
[a, b, c] Korrespondierende kreuzreaktive Allergene im Bienen- und Wespengift.
[d] Korrespondierende potenziell kreuzreaktive Allergene im Gift der Wespen, Hornissen, Langkopfwespen und Feldwespen.
[e] Eine homologe Protease im Wespengift wurde identifiziert, die aber noch nicht als Allergen beschrieben ist.
[f] Inaktive Isoform.

Tab. 16.1 (Fortsetzung)

Allergen	Name/Funktion	MW [kDa]	% TG	Potenzielle N-Glykosylierung	Bakterielle Expression	Eukaryotische Expression
Langkopfwespen (z. B. *Dolichovespula maculata*)						
Dol m 1	Phospholipase A_1	34		2		
Dol m 2	Hyaluronidase	42		2		
Dol m 5 [d]	Antigen 5	23		–		+
Europäische Feldwespen (z. B. *Polistes dominula*)						
Pol d 1	Phospholipase A_1	34		1		+
Pol d 4	Protease	33		6		+
Pol d 5 [d]	Antigen 5	23		–		+
Amerikanische Feldwespen (z. B. *Polistes anularis*)						
Pol a 1	Phospholipase A_1	34		3		+
Pol a 2	Hyaluronidase	38		–		
Pol a 4	Protease	?		2		+
Pol a 5 [d]	Antigen 5	23		–		+

CRP Carbohydrate-rich Protein, *DPP IV* Dipeptidylpeptidase IV, *MRJP* Major Royal Jelly Protein, *TG* Trockengewicht.
[a, b, c] Korrespondierende kreuzreaktive Allergene im Bienen- und Wespengift.
[d] Korrespondierende potenziell kreuzreaktive Allergene im Gift der Wespen, Hornissen, Langkopfwespen und Feldwespen.
[e] Eine homologe Protease im Wespengift wurde identifiziert, die aber noch nicht als Allergen beschrieben ist.
[f] Inaktive Isoform.

(Blank et al. 2012) sowie als neue Panallergene das Vitellogenin, **Api m 12** und **Ves v 6** (Blank et al. 2013a), zu nennen. An dieser Stelle sei auch erwähnt, dass nahezu alle und insbesondere die neueren Allergene Glykoproteine sind, die eigene Schwierigkeiten mit sich bringen.

Neben diesen Komponenten mit dokumentierter allergener Natur konnten in jüngster Zeit einige weitere Komponenten wie z. B. ein C1q-ähnliches Protein (de Graaf et al. 2010), ein PDGF/VEGF- („platelet derived growth factor/vascular endothelial growth factor"-)ähnliches Protein (Peiren et al. 2005) und Hexamerin (Schmidt et al. 2005) identifiziert werden, deren allergene Natur jedoch noch zu evaluieren bleibt. Ihr geringer Anteil am Gift wird auch hier eine rekombinante Zugänglichkeit erfordern. Dank der zunehmenden Anwendung proteomischer und genomischer Ansätze ist für die Zukunft mit Sicherheit davon auszugehen, dass die Zahl relevanter identifizierter Allergene in Hymenopterengiften signifikant ansteigen wird. Welche Anzahl und insbesondere welche konkreten Allergene für eine molekulare Diagnostik essenziell und sinnvoll sein werden und in welcher Form sie in der Routinediagnostik zum Einsatz kommen werden, ist zum jetzigen Zeitpunkt allerdings noch nicht abzusehen.

Transkriptionelle Analysen legten jüngst auch die Präsenz eines Antigen-5-ähnlichen Proteins im Gift von Winterbienen nahe (van Vaerenbergh et al. 2013). Scheinbar haben auch die Saison und vermutlich ebenfalls das Klima und die geografische Region einen klaren Einfluss auf das „Venom", d. h. die proteomische Gesamtzusammensetzung des Giftes. Proteomische Verfahren belegten auch die Präsenz des antimikrobiellen Peptids Apidaezin (van Vaerenbergh et al. 2013), ein Befund, der unterstreicht, dass die Komplexität des Venoms nicht auf größere Proteine beschränkt ist. Der Anteil geringeren Molekulargewichtes des Giftes enthält eine Vielzahl von peptidischen Komponenten mit einzigartigen biophysikalischen und klinischen Charakteristika, deren Beiträge zur Stichreaktion jenseits der IgE-Reaktivität noch zu adressieren sind.

Durch zunehmende Anwendung von fortschrittlichen proteomischen, peptidomischen und genomischen Verfahren wird die Komplexität des Venoms und damit auch die Anzahl der Allergene in der Zukunft signifikant ansteigen. Jüngste proteomische Analysen den Bienengiftes belegten über 100 verschiedene Komponenten (van Vaerenbergh et al. 2014). Darüber hinaus wird durch die Generierung zusätzlicher Isoformen und posttranslationaler Modifikationen eine weitere Ebene der Komplexität erzeugt. Alle verfügbaren Daten deuten darauf hin, dass die scheinbare Plastizität des Venoms eine finale Definition zu einer unendlichen Geschichte werden lässt.

Da Bienen- und Wespengift als prototypisch für andere Hymenopterengifte betrachtet werden, spiegelt sich ihre Zusammensetzung in anderen Spezies wider, inklusive der Hummel (*Bombus terrestris* und die amerikanische *Bombus pennsylvanica*), deren Giftzusammensetzung deutlich der der Honigbiene ähnelt. Hummeln haben insbesondere arbeitsmedizinische Bedeutung in der Bestäubungsindustrie. In Analogie ähneln Giftallergene diverser anderer Vespidae-Spezies wie der Langkopfwespen (z. B. *Dolichovespula maculata*) oder der europäischen Hornisse (*Vespa crabro*) denen der europäischen Wespe.

Allergie auf das Gift der phylogenetisch entfernteren Feldwespen (Polistinae) ist häufig in Nordamerika und Europa, insbesondere im mediterranen Raum, anzutreffen. Wichtige europäische *Polistes*-Spezies sind *P. dominula* und *P. gallicus*, wohingegen in Nordamerika Spezies wie *P. annularis*, *P. apachus*, *P. exclamans*, *P. fuscatus* und *P. metricus* vorherrschen.

In den letzten Jahrzehnten hat sich *P. dominula* zunehmend über den nordamerikanischen Kontinent ausgebreitet sowie in zentralen und nördlichen Regionen von Europa. Die Kreuzreaktivität zwischen europäischen und amerikanischen *Polistes*-Spezies ist als eher gering beschrieben, da sie zu unterschiedlichen Subgenera gehören. Im Gegensatz dazu lässt sich eine Kreuzreaktivität zwischen Giften der Polistinae und Vespinae (*Vespula*, *Dolichovespula* und *Vespa*) und gereinigten Giftproteinen (Monsalve et al. 2012) häufiger beobachten, insbesondere für *Vespula* und für amerikanisches wie europäisches *Polistes*-Gift (Caruso et al. 2007).

Für alle diese Spezies wurde bislang nur eine begrenzte Anzahl von Allergenen identifiziert, obgleich es zu vermuten ist, dass alle Gifte konservierte Allergene wie Hyaluronidasen, Dipeptidylpeptidasen und Vitellogenine enthalten, die zur molekularen Kreuzreaktivität beitragen. Andere Proteinfamilien wie die Proteasen (Api m 7, Pol d 4, Ves v 4) zeigen klare molekulare Unterschiede, es bleibt aber offen, ob diese Proteasen in allen Hymenopterengiften zu finden sind.

> Darüber hinaus ist es allgemein akzeptiert, dass IgE-Kreuzreaktivität zwischen unterschiedlichen Insektengiften den CCDs zugeschrieben werden kann, die auf einer großen Anzahl von Giftallergenen zu finden sind.

Eine Ausnahme scheinen Gifte von Vertretern der *Polistes* zu sein, denen scheinbar der α-1,3-verknüpfte Fukoserest fehlt, der verantwortlich für die IgE-Reaktivität mit CCDs ist (Blank et al. 2013b).

16.3 Methodische Aspekte der Herstellung rekombinanter Hymenopterengiftallergene

Bis in jüngste Zeit war nur eine begrenzte Anzahl von Giftallergenen, so z. B. Api m 1, Api m 4 und Ves v 5, als native oder rekombinante Äquivalente verfügbar (King u. Spangfort 2000, Müller 2003). Ihre Nutzung und damit die gegebene Möglichkeit, Analysen auf molekularer Ebene zu realisieren, brachten eine gewisse Verbesserung der Diagnostik mit sich (Jakob u. Ollert 2011, Müller et al. 2009).

Prinzipiell gelten jedoch für die Isolierung bzw. Herstellung von Giftallergenen eine Reihe von grundsätzlichen Problemen und Erwägungen: Eine Reinigung nativer Proteine aus dem Gift ist, wenn überhaupt, nur für ausreichend vorhandene Proteine sinnvoll (Api m 1, Api m 4, Ves v 1, Ves v 5). Dennoch ist gerade hier das Risiko verbleibender

Komponenten, die das Bild auf molekularer Ebene verfälschen, gegeben. So ist z. B. eine Abtrennung von Api m 4 als dominante Komponente des Bienengifts schwierig.

Bei einer rekombinanten Expression besteht dieses Problem nicht; Schwierigkeiten liegen vielmehr in einer adäquaten Umsetzung der Produktion. Für erste Expressionen von Insektengiftallergenen wurde auf das bakterielle Expressionssystem zurückgegriffen, das sicherlich dafür prädestiniert ist, einfach und schnell große Mengen an Protein zu erhalten. Allerdings gilt es, neben einer effizienten Produktion die authentische Faltung und Immunoreaktivität der Allergene zu gewährleisten. Ihre toxischen Eigenschaften und enzymatischen Aktivitäten beeinflussen jedoch die Effizienz der Expression und die Eigenschaften der resultierenden rekombinanten Allergene. Dennoch konnten ausgewählte Insektengiftallergene – meist für strukturelle Analysen – funktionell in Bakterien produziert werden (◘ Tab. 16.1) (Dudler et al. 1992, Gmachl u. Kreil 1993, Henriksen et al. 2001, Kuchler et al. 1989, Skov et al. 2006, Soldatova et al. 1998). Die Effizienz dieser Verfahren ist jedoch häufig durch die Notwendigkeit extensiver Faltungsschritte beeinträchtigt und die Anwendung auf strukturell vergleichsweise einfache und kleine Moleküle beschränkt.

Insgesamt gilt, dass eine Reinigung nur bedingt und eine bakterielle Expression nur für wenige, bevorzugt nicht glykosylierte Allergene niederen Molekulargewichts sinnvoll ist.

16.3.1 Rekombinante Allergene aus Eukaryoten

Eukaryotische Zellen wachsen langsamer und mit geringeren Proteinausbeuten, hinterlassen jedoch auf dem Protein unveränderliche Spuren in Form posttranslationaler Modifikationen. Im Gegensatz zu *Escherichia coli* addieren Eukaryoten wie Hefen und insbesondere auch Insektenzellen und Säugerzellen Oligosaccharide, die bei ähnlicher Grundstruktur dem nativen, glykosylierten Allergen näherkommen, aber dennoch deutliche Varianzen aufweisen und neben der Faltung auch die Immunoreaktivität beeinflussen (Soldatova 1998).

> Da die meisten IgE-Epitope konformationeller Natur zu sein scheinen und eine intakte Oberfläche voraussetzen, ist diese Art der Allergenexpression für diagnostische Zwecke vorzuziehen, zumal für die Ausbildung der korrekten dreidimensionalen Struktur vieler eukaryotischer Proteine posttranslationale Modifikationen essenziell sind.

Obgleich früh erkannt (Soldatova et al. 1998), konnten in den letzten Jahren für Insektengiftallergene insbesondere die Expression in Insektenzellen als geeignetes System etabliert und die Funktionalität der Proteine, die Epitopauthentizität und die korrekte Faltung resultierender Proteine demonstriert werden (◘ Tab. 16.1) (Blank et al. 2010, Seismann et al. 2010a, Soldatova et al. 1998). Als ein Indiz für letztere kann – sofern vorhanden – die enzymatische Aktivität angesehen werden, wie sie für in Insektenzellen produzierte Phospholipase A_1 (Ves v 1) (Seismann et al. 2010b), Hyaluronidasen (Api m 2, Ves v 2) (Seismann et al. 2010a, Soldatova et al. 1998) und Dipeptidylpeptidasen IV (Api m 5, Ves v 3) (Blank et al. 2010) nachgewiesen werden konnte.

Als weiteres Beispiel für die Stärke rekombinanter Verfahren kann hier wiederum das Api m 1 angeführt werden. In der Natur als Gemisch mehrerer Glykoformen vorliegend, ergibt eine Expression von Api m 1 in *E. coli* ein vollständig homogenes Protein. Eine Expression in Eukaryoten zeigt ein heterogenes Gemisch von auch natürlich vorliegenden Glykoformen, die bei Bedarf gezielt produziert werden können (Blank et al. 2011a). Eine Deletion der Glykosylierungsposition führt auch hier zu einem homogenen Protein. Unterschiedliche Varianten dieser Formen sind oder werden kommerziell verfügbar sein; welche Variante ein optimales Äquivalent des nativen Allergens darstellt, liegt in der klinischen Fragestellung begründet.

16.4 Mehrwert der molekularen Diagnostik

Die Stärken der molekularen Diagnostik liegen insbesondere dort, wo die herkömmliche Extrakt-basierte Diagnostik an ihre Grenzen stößt. Diese Limitationen betreffen primär falsch positive und falsch negative Testergebnisse sowie die Frage nach individuellen Reaktivitäten mit ausgewählten Allergenen. Im Folgenden sind einige dieser Punkte ausgeführt.

16.4.1 Molekulare Diagnostik zur Abgrenzung von Doppelsensibilisierungen

Neben einer echten Doppelsensibilisierung gegen Bienen- und Wespengift können in der Extrakt-basierten In-vitro-Allergiediagnostik Kreuzreaktivitäten zu falsch positiven Testergebnissen führen. Dieses Phänomen kann zum einen auf gemeinsamen Proteinepitopen homologer Allergene beider Gifte beruhen, wie für die Hyaluronidasen (Api m 2, Ves v 2) und Dipeptidylpeptidasen (Api m 5, Ves v 3) beschrieben und für die neu identifizierten 200-kDa-Allergene (Api m 12, Ves v 6), die in beiden Giften vorkommen (◘ Abb. 16.5, s. unten).

Zum anderen kann jedoch ein Großteil der Kreuzreaktivitäten auf IgE-Antikörper zurückgeführt werden, die gegen kreuzreaktive Glykosylierungen (CCDs) der Allergene gerichtet sind (Aalberse et al. 2001, Hemmer et al. 2004, Jappe et al. 2006). Dies ist von besonderer Bedeutung, da die meisten Bienen- und Wespengiftallergene Glykoproteine mit einer bis mehrerer solcher Kohlenhydratstrukturen darstellen (◘ Tab. 16.1). Verantwortlich sind IgE-Antikörper gegen einen α-1,3-verknüpften Fukoserest (bei Pflanzen auch gegen β-1,2-Xylose) der insektenspezifischen Glykosylierung (◘ Abb. 16.4a). Solche xenobiotischen Modifikationen stellen hoch immunogene Epitope dar, die sowohl spezifische IgG- als auch IgE-Antikörper induzieren können (Jin et al. 2008). Gegen das Fukoseepitop gerichtete IgE-Antikörper sind für einen wesentlichen Anteil der in In-vitro-Tests diagnostizierten Doppelsensibilisierungen gegen Bienen- und Wespengift verantwortlich (Jappe et al. 2006), was die Wahl der geeigneten therapeutischen Intervention in vielen Fällen erschwert. Die klinische Relevanz derartiger IgE-Antikörper wird kontrovers diskutiert, scheint aber im Fall der Insektengiftallergie gering zu sein.

> Ungeachtet dessen stellen Anti-CCD-IgE-Antikörper ein unbestrittenes Problem der In-vitro-Allergiediagnostik dar, da sie zu multiplen Reaktivitäten mit jeglichen glykosylierten Pflanzen- (Nahrungsmittel, Pollen) als auch Insektengiftallergenen führen und so klinisch relevante Sensibilisierungen gegen Proteinepitope überlagern (◘ Abb. 16.4b, c).

Zum Nachweis solcher CCD- spezifischer Antikörper stehen mittlerweile unterschiedliche Reagenzien zur Verfügung (Bromelain, MUXF; Meerrettichperoxidase, HRP; Ascorbatoxidase), die allerdings eher als phänomenologischer Indikator denn als exakte Glykanstruktur zu betrachten sind und ebenfalls keine Schlussfolgerung über die Relevanz anderer Sensibilisierungen erlauben. Die Verwendung glykosylierter, speziesspezifischer Allergene wie z. B. Api m 1 (◘ Tab. 16.1) ist nur eine scheinbare Lösung und die Deletion von Glykosylierungsstellen – wie hier im kommerziellen Produkt realisiert – scheidet bei Proteinen mit multiplen Glykanen wie Api m 3 oder Api m 5 allein schon aus praktischen Gesichtspunkten de facto aus.

Gerade in diesem Bereich verfügt die molekulare Allergiediagnostik der Insektengiftallergie mit rekombinanten Allergenen über ein erhebliches Potenzial. So resultiert die Verwendung von Sf9-Insektenzellen aus *Spodoptera frugiperda* als Expressionssystem in Allergenen, die unter Beibehaltung einer funktionellen Glykosylierung, korrekter Faltung und einem vollständigen Epitopspektrum keine immunologisch nachweisbare CCD-Reaktivität zeigen (◘ Abb. 16.4d). Dieses Phänomen geht offensichtlich auf die spezifische Vermeidung der α-1,3-Fukosylierung der Glykane zurück (Seismann et al. 2010a). Andere Insektenzellen wiederum, wie z. B. solche aus *Trichoplusia ni*, können exakt den authentischen Phänotyp inklusive CCD-Reaktivität prägen, was bei eventuellem Bedarf an naturidentischen Allergenen und für funktionelle Studien der Glykane interessant werden kann. Bisher hat sich die molekulare Diagnostik primär unter Nutzung nicht-CCD-reaktiver speziesspezifischer Allergene wie Api m 1 und Ves v 5 als nützlich bei der Unterscheidung von echter Doppelsensibilisierung und

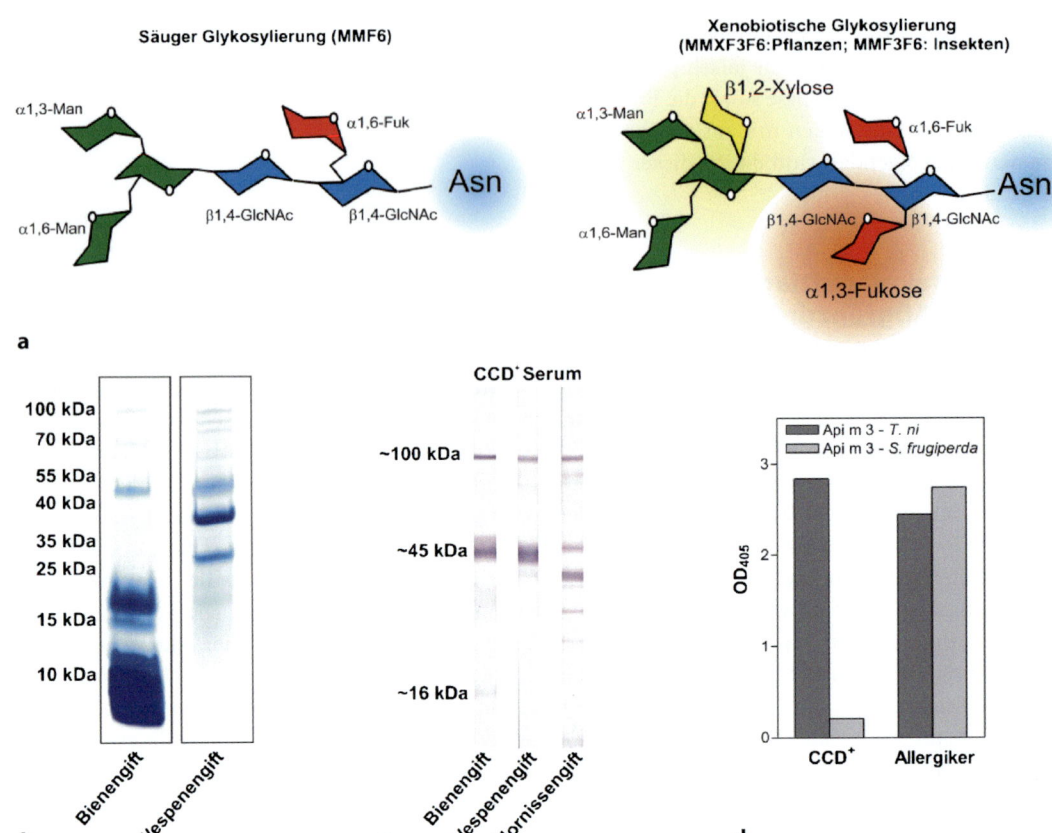

Abb. 16.4a–d Kreuzreaktive Kohlenhydratdeterminanten (CCDs) im Bienen- und Wespengift und ihr Einfluss auf sIgE-Reaktivitäten: **a** Vereinfachte, exemplarische Darstellung der Core-Glykosylierung von Säugern wie dem Menschen im Vergleich zu xenobiotischer Glykosylierung von Insekten und Pflanzen. Diese trägt einen zusätzlichen α-1,3-verknüpften Fukoserest sowie bei Pflanzen einen β-1,2-verknüpften Xyloserest (*GlcNAc* N-Acetylglukosamin, *Man* Mannose, *Fuk* Fukose). **b** Stark variante Verteilung von hoch und gering vorkommenden Komponenten des Bienen- und Wespengifts in einer gelelektrophoretischen Analyse. **c** Exemplarische sIgE-Reaktivität eines CCD-positiven Serums mit Bienen-, Wespen- und Hornissengift im Immunoblot. **d** sIgE-Reaktivität eines CCD-positiven Serums und des Serums eines Bienengiftallergikers mit rekombinantem Api m 3 aus *S. frugiperda* und *T.-ni*-Insektenzellen im ELISA. Im Gegensatz zur ausgeprägten CCD-Reaktivität von Api m 3, das in *T.-ni*-Insektenzellen hergestellt wurde, ist die CCD-Reaktivität bei in Sf9-Zellen hergestelltem Api m 3 immunlogisch nicht nachweisbar

Kreuzreaktivität erwiesen (Hofmann et al. 2011a, b, Müller et al. 2009). Dieses Potenzial kann in der Zukunft sowohl durch zusätzliche speziesspezifische als auch durch kreuzreaktive, aber CCD-freie Allergene weiter ausgeschöpft werden. Weiterhin erlauben CCD-frei hergestellte, korrekt gefaltete Allergene erstmals die Beurteilung ihrer Relevanz unabhängig von ihrer natürlichen Glykosylierung unter Umgehung aufwendiger Inhibitionsanalysen. So konnten wir unter Verwendung von CCD-freiem, korrekt gefaltetem Ves v 2.0101 und Ves v 2.0201 die klassische Rolle der Hyaluronidasen als Majorallergen des Wespengifts klar widerlegen (Seismann et al. 2010a), eine Einschätzung, die von anderen bestätigt wurde (Jin et al. 2010, Seppala et al. 2009). Im Gegenzug wurde für stark glykosylierte Proteine eine ausgeprägte IgE-Reaktivität und klinische Relevanz gezeigt (Blank et al. 2011a, 2012). Insgesamt konnten in dieser Weise für alle bekannten Allergene der Honigbiene und der gemeinen Wespe spezifische IgE-Reaktivitäten nachgewiesen werden (Tab. 16.1).

Diese Ansätze fanden jüngst in einer ersten systematischen Analyse der IgE-Reaktivitäten von 6 Einzelallergenen der Honigbiene eine umfassende Anwendung (Köhler et al. 2014).

> Es erwies sich, dass weitaus mehr Giftproteine Majorallergene darstellen als bislang bekannt. Darüber hinaus zeigen Patienten offensichtlich hochindividuelle und komplexe Reaktivitätsprofile, die vielfach sIgE-Antikörper gegen Komponenten einschließen, die nur bedingt in Extrakten enthalten sind (Blank et al. 2011b).

Eine erfolgreiche Induktion von IgG4-Antikörpern bei Patienten unter Immunotherapie konnte hier nur durch höher konzentrierte Allergene beobachtet werden, was die Bedeutung von Majorallergenen limitierter Konzentration unterstreicht.

Insgesamt wird die Verwendung derart definierter rekombinanter Moleküle, die nicht die natürliche, aber die diagnostisch bzw. klinisch relevante IgE-Reaktivität widerspiegeln, zukünftig ein neues Licht auf die Bedeutung einzelner Allergene sowie der Gesamtsensibilisierungsprofile werfen.

16.4.2 Diagnostik mit rekombinanten Insektengiftallergenen in der klinischen Routine

Aktuell stehen einzelne Majorallergene als rekombinant hergestellte Produkte für die Routinediagnostik der Insektengiftallergie zur Verfügung. Hierzu gehören die Phospholipase A_2 (Api m 1) des Bienengiftes, das Antigen 5 der gemeinen Wespe (Ves v 5), die Phospholipase A_1 (Ves v 1) der gemeinen Wespe und das Antigen 5 der Feldwespe (Pol d 5). Das Haupteinsatzgebiet der rekombinanten Insektengiftallergene in der Diagnostik der Insektengiftallergie liegt in der Abgrenzung zwischen echter Doppelsensibilisierung und Kreuzreaktivität bei Patienten, die IgE sowohl gegen Bienengift als auch gegen Wespengift aufweisen (◘ Abb. 16.5). Dies gilt besonders für Fälle, in denen das Anaphylaxie-auslösende Insekt vom Patienten nicht sicher identifiziert werden konnte. Bei Nachweis einer Doppelsensibilisierung und fehlender Identifikation des auslösenden Insektes würde nach der Leitlinienempfehlung eine Immuntherapie mit beiden Insektengiften erfolgen. Da eine anaphylaktische Reaktion in der Regel nur durch den Stich einer Insektenart ausgelöst wurde, wäre es hier wünschenswert, über verlässliche Laborparameter zu verfügen, die uns die klare Abgrenzung zwischen Kreuzreaktivität und genuiner Sensibilisierung ermöglichen. In Deutschland spielt hier hauptsächlich die Abgrenzung zwischen Bienengift- und Wespengiftsensibilisierung eine Rolle.

Voraussetzung für eine verlässliche Abgrenzung mit Hilfe der rekombinanten Insektengiftallergene ist eine ausreichende Prävalenz der Sensibilisierungen auf die verwendeten Allergene sowie eine ausreichende Testsensitivität. Zu diesem Thema hat es seit Einführung der Testreagenzien in der Routinediagnostik eine Vielzahl von Publikationen gegeben, die man wie folgt zusammenfassen kann:

> Die für die Diagnostik der Wespengiftallergie zur Verfügung stehenden rekombinanten Markerallergene Ves v 5 und Ves v 1 erfassen in größeren Studienkollektiven 94–97 % der Wespengiftallergiker (Ebo et al. 2013, Hofmann et al. 2011a, Jakob u. Ollert 2011, Müller et al. 2012, Vos et al. 2013).

Hier bleibt also eine diagnostische Lücke von 3–6 %, und es wäre wünschenswert, dass diese durch den Einsatz zusätzlicher rekombinanter Wespengiftallergene geschlossen würde. Die aktuell bekannten weiteren Wespengiftallergene Ves v 2, Ves v 3 und Ves v 6 eignen sich hierzu nur bedingt, da es für alle drei Kandidaten homologe Allergene im Bienengift gibt. Es bleibt also abzuwarten, ob im Wespengift weitere Markerallergene identifiziert werden, die diese kleine diagnostische Lücke schließen können.

Ganz anders ist die Konstellation bei der molekularen Diagnostik der Bienengiftallergie. Hier steht mit dem Markerallergen Api m 1 bisher nur eine rekombinante Komponente zur Verfügung. In initialen Untersuchungen wurde spezifisches IgE gegen Api m 1 bei 97 % der Bienengiftallergiker beschrieben (Müller et al. 2009). In diesen wurde ein in E. coli produziertes Api m 1 benutzt und die Analysen auf einem Flüssigphase-Testsystem (Advia) durchgeführt, das heute nicht mehr zur Routinediagnostik zur Verfügung steht. Die eingeschlossenen Bienengift-allergischen Patienten waren streng se-

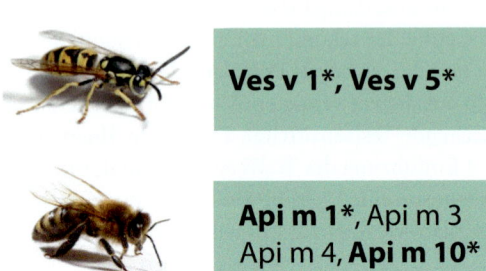
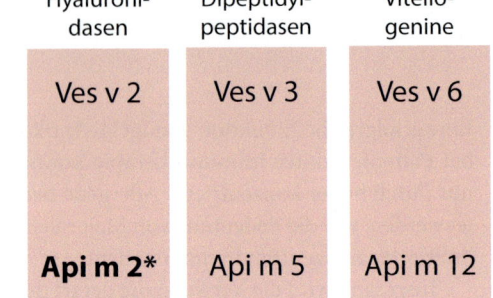

Abb. 16.5 Rekombinante Insektengiftallergene, die für die Abgrenzung zwischen genuiner Sensibilisierung und Kreuzreaktivität genutzt werden können. Markerallergene (z. B. Ves v 1, Ves 5, Api m 1, Api m 10) ermöglichen die Identifizierung von genuiner Sensibilisierung (z. B. gegen Wespengift und/oder Bienengift). Kreuzallergene haben homologe Vertreter in unterschiedlichen Giften und ermöglichen somit keine sichere Aussage über das Vorliegen einer genuinen oder einer Kreuzsensibilisierung

lektioniert hinsichtlich Anamnese einer anaphylaktischen Stichreaktion innerhalb der letzten 12 Monate und positivem Hauttest. Folgeuntersuchungen mit dem jetzt für die Routinediagnostik zur Verfügung stehenden Api m 1 auf dem Festphase-Assaysystem der ImmunoCAP-Plattform zeigten geringere Sensibilisierungsraten, sodass wir davon ausgehen müssen, dass die Prävalenz der Api m 1-Sensibilisierung bei Patienten mit Bienengiftallergie lediglich etwa 70 % beträgt (Bereich von 57–82 %) (Hofmann et al. 2011b, Jakob et al. 2012, Köhler et al. 2014, Korošec et al. 2011, Müller et al. 2012). Die deutlichen Unterschiede in den Sensibilisierungsraten auf Api m 1 in den verschiedenen Studien wurden von manchen Autoren mit regionalen Unterschieden der untersuchten Studienpopulationen erklärt (Sturm et al. 2012). Nach unserer Einschätzung liegen diese Unterschiede aber eher in der unterschiedlichen Definition der Patientenkollektive. Hier wurden zum Teil sehr stringente Kriterien angesetzt, wie z. B. Anaphylaxie nach Bienenstich innerhalb der letzten 12 Monate, Vorliegen eines positiven Hauttestes, Vorliegen einer positiven Serologie, Identifikation des Insekts durch den Patienten, während andere Studien weniger stringente Einschlusskriterien benutzten. Ein weiterer Erklärungsansatz für die niedrige Prävalenz der IgE-Reaktivität gegen rekombinantes Api m 1 liegt in der Vermutung, dass das gewählte Expressionssystem nicht optimal ist. Hier ergab der direkte Vergleich zwischen natürlichem Api m 1 und rekombinantem Api m 1 deutliche Unterschiede (Korošec et al. 2011). Folgeuntersuchungen zeigten jedoch, dass die erhöhten Sensibilisierungsraten unter Verwendung des natürlich Api m 1 hauptsächlich auf die CCD-Reaktivität zurückzuführen waren und dass Patienten ohne CCD-Reaktivität vergleichbare IgE-Sensibilisierungen gegen das natürliche und das vergleichbare IgE-Sensibilisierungen gegen das natürliche und das rekombinante Api m 1 aufwiesen (Jakob et al. 2012). Unabhängig von den Spekulationen, warum große Unterschiede in der Prävalenz der Api m 1-Sensibilisierung vorliegen, steht fest, dass ein substanzieller Teil der Bienengiftallergiker (30 %; ein Bereich von 18–43 %) nicht durch die Verwendung des rekombinanten Api m 1 detektiert werden können.

16.4 · Mehrwert der molekularen Diagnostik

> Diese deutliche diagnostische Lücke bedeutet für den klinischen Alltag, dass durch ein Api m 1-negatives Ergebnis eine Bienengiftallergie nicht mit Sicherheit ausgeschlossen werden kann. Hier ist also die Ergänzung des diagnostischen Spektrums durch weitere Markerallergene des Bienengiftes dringend erforderlich.

In diesem Zusammenhang konnten wir kürzlich unter Verwendung von Forschungsprototypen auf der ImmunoCAP-Plattform ausführliche Sensibilisierungsprofile in einem großen Kollektiv von Bienengiftallergikern unter Verwendung der zusätzlichen rekombinanten Allergene Api m 2, Api m 3, Api m 4, Api m 5 und Api m 10 erarbeiten (Köhler et al. 2014). In dieser Untersuchung an mehr als 140 Patienten mit Bienengiftallergie zeigte sich, dass neben Api m 1 auch Api m 3, Api m 5 und Api m 10 mit Sensibilisierungsraten über 50 % als Majorallergene des Bienengiftes betrachtet werden müssen. Die Sensibilisierungsrate gegen Api m 1 lag in dem untersuchten Kollektiv bei 72 %. Durch Kombination aller untersuchten Allergene ließen sich knapp 95 % der bienengiftallergischen Patienten identifizieren. Vor diesem Hintergrund werden Api m 2, Api m 3, Api m 5 und Api m 10 aktuell vom Hersteller für die Routinediagnostik weiter entwickelt. Die Markteinführung von Api m 10 ist voraussichtlich für Sommer 2015, die von Api m 2, Api m 3 und Api m 5 für 2016 zu erwarten.

16.4.3 Verbesserung der Testsensitivität durch rekombinante Allergene

Ein relevantes Problem der In-vitro-Diagnostik der Insektengiftallergie unter Verwendung von Giftextrakten stellen Patienten dar, die trotz eindeutiger Anamnese einer anaphylaktischen Stichreaktion negative Testergebnisse zeigen. Eine mögliche Ursache hierfür ist, dass Giftextrakte heterogene Gemische darstellen, in denen die verschiedenen Komponenten in stark unterschiedlichen Konzentrationen vorkommen und einzelne Allergene bei der Verarbeitung zudem verlorengehen oder degradiert werden können (Blank et al. 2011b).

Bereits in der ersten Arbeit über den Nutzen von Api m 1 und Ves v 5 in der IgE-Diagnostik bei Hymenopterengiftallergie wurde berichtet, dass bei vereinzelten Patienten mit einer eindeutigen Anaphylaxieanamnese nach Wespenstich, jedoch negativer Serologie gegenüber Wespengift (ImmunoCAP I3), in 5 von 7 Fällen positive spezifische IgE-Spiegel gegen das Markerallergen Ves v 5 gemessen wurden (Hofmann et al. 2011a). In einer größeren Folgeuntersuchung an 308 Patienten mit Wespengiftallergie bestätigten sich diese initialen Befunde (Vos et al. 2013). Hier zeigten lediglich 83,4 % der Patienten eine Sensibilisierung auf das Wespengift (i3), während unter Verwendung der Einzelallergene Ves v 1 und Ves v 5 in 96 % der Fälle eine IgE-Sensibilisierung ($\geq 0{,}35\,kU_A/l$) nachweisbar war. Unter den Patienten mit Wespengiftallergie ohne Nachweis von IgE gegen Wespengift fanden sich bei 84,4 % positive spezifische IgE-Werte gegen rekombinantes Ves v 5. Vergleichende Untersuchungen zur IgE-Reaktivität gegen Wespengiftextrakt und gegen Ves v 5 zeigten eine deutlich höhere IgE-Reaktivität gegen das Einzelallergen im Vergleich zum Gesamtgift. Diese Beobachtung legte nahe, dass im Wespengiftextrakt die IgE-Immunreaktivität gegen das Einzelallergen Ves v 5 unterrepräsentiert war. Für ein derartiges Phänomen können theoretisch unterschiedliche Mechanismen verantwortlich sein, wie z. B.:

- ein Mangel des Allergens Ves v 5 im Wespengiftextrakt,
- eine schlechte oder unzureichende Kopplung von Ves v 5 aus dem natürlichen Wespengiftextrakt an die Festphase des Testsystems,
- eine sterische Blockade der relevanten IgE-Epitope auf Ves v 5.

Diese offensichtlich fehlende IgE-Immunreaktivität im konventionellen ImmunoCAP i3 konnte unterdessen durch Zugabe von rVes v 5 zum Wespengift ausgeglichen werden (Vos et al. 2013). Der direkte Vergleich mit dem bisherigen Wespengift ImmunoCAP bei Ves v 5-positiven Patienten zeigte dann für den Ves v 5-verstärkten ImmunoCAP eine deutlich erhöhte IgE-Reaktivität. Bei Ves v 5-negativen Patienten zeigten beide CAP-Varianten vergleichbare Ergebnisse.

> Durch die Zugabe („Spiking") von rVes v 5 ließ sich die Testsensitivität des bisherigen Wespengift-ImmunoCAPs von 83,4 % auf 96,8 % steigern.

Diese Ergebnisse konnten bestätigt werden (Ebo et al. 2013). Die beobachtete Steigerung der Sensitivität war nicht mit einer reduzierten Spezifität des Testsystems verbunden. Basierend auf diesen Daten wurde im Herbst 2012 das rVes v 5-verstärkte Wespengift für die Routinediagnostik eingeführt. Nach einer Übergangsphase wurde das bisherige (nicht Ves v 5-verstärkte) Wespengift im ImmunoCAP i3 vom Markt genommen.

Leider hat es der Hersteller versäumt, diese Änderung im Testsystem ausreichend zu kommunizieren und die unterschiedlichen Varianten durch eine unterschiedliche Benennung kenntlich zu machen. Dies ist besonders für Verlaufsbeobachtungen im Rahmen der spezifischen Immuntherapie von Bedeutung. Insgesamt kann man davon ausgehen, dass spezifisches IgE gegen Wespengift (i3) vor 2012 mit dem nicht verstärkten ImmunoCAP gemessen wurde, während alle Werte, die ab 2013 erhoben wurden, mit dem neuen rVes v 5-verstärkten ImmunoCAP analysiert wurden.

Die deutliche Verbesserung der Sensitivität durch Zugabe von rekombinanten Ves v 5 lässt vermuten, dass vielleicht noch weitere Einzelallergene wie z. B. Ves v 1, Ves v 2 oder Ves v 3 zur Verbesserung der Testperformance genutzt werden könnten. Dies ist jedoch nicht der Fall, wie Untersuchungen an Seren von Patienten mit eindeutiger Anamnese einer Wespengiftallergie, jedoch ohne spezifisches IgE gegen das Ves v 5-verstärkte Wespengift zeigten (Rafei-Shamsabadi et al. 2014). Das Gleiche gilt auch für die bisher in der Diagnostik beschriebenen Einzelallergene des Bienengiftes Api m 1, Api m 2, Api m 3, Api m 4, Api m 5 und Api m 10. Bei Patienten mit eindeutiger Anamnese einer Bienengiftallergie, jedoch ohne positive spezifische IgE-Werte gegen den Bienengift-Gesamtextrakt führte der Einsatz der o. g. Allergene zu keiner Verbesserung der Sensitivität in der serologischen Diagnostik (Köhler et al. 2014, Rafei-Shamsabadi et al. 2014).

Bei Patienten mit einer überzeugenden Anamnese einer Stichanaphylaxie und negativen Ergebnissen in der Serologie und der Hauttestung kommt den zellulären Testsystemen eine besondere Bedeutung zu. Während früher der Basophilen-Histamin-Freisetzungstests und der Leukotrien-Freisetzungstest durchgeführt wurden, ist heute der durchflusszytrometrische Basophilen-Aktivierungstest der am häufigsten verwendete und am besten standardisierte zelluläre Nachweistest für eine IgE-vermittelte Sensibilisierung. Tatsächlich lassen sich durch Einsatz des Basophilen-Aktivierungstests bei 60–80 % der serologisch negativen Patienten mit Stichanaphylaxie eine durch das Insektengift ausgelöste Aktivierung der Basophilen nachweisen (Eberlein-König u. Ring 2004, Korošec et al. 2009, 2013). Auch wenn der Basophilen-Aktivierungstest offensichtlich eine höhere Sensitivität als die Serologie oder die Hauttestung aufweist, ist er ähnlich wie die bisherigen serologischen Untersuchungen durch die Problematik der kreuzreaktiven Kohlenhydratepitope und kreuzreagierenden Insektengiftallergene in seiner Aussagekraft deutlich eingeschränkt, da er mit Gesamtextrakten des Bienen- oder des Wespengiftes durchgeführt wird.

> Durch den Einsatz von gut standardisierten, CCD-freien, rekombinanten Markerallergenen könnte hier die Problematik der Kreuzreaktivität umgangen und gleichzeitig die erhöhte Sensitivität des Basophilen-Aktivierungstests genutzt werden kann.

16.4.4 Potenzielle Bedeutung für die spezifische Immuntherapie

Die spezifische Immuntherapie mit Insektengift bietet einen hohen Grad an Protektion vor zukünftigen anaphylaktischen Stichreaktionen von 80–84 % für die Bienengiftallergie und 90–95 % für die Wespengiftallergie (Bilo u. Bonifazi 2009). Eine aktuelle Studie beobachtete eine Protektionsrate von 84 % für die Bienengiftimmuntherapie und 96 % für die Wespengiftimmuntherapie (Rueff et al. 2014). Der Unterschied zwischen der Therapie mit Bienengift und der mit Wespengift ist seit Jahrzehnten bekannt und wurde zurückgeführt auf Unterschiede in Quantität und Qualität der Gifte, die bei einem Stich injiziert werden. Jüngste Fortschritte in der molekularen Charakterisierung der Gifte zeigten,

16.5 · Offene Fragen und zukünftige Perspektiven

dass insbesondere im Bienengift Proteine limitierter Konzentration wie Api m 3, Api m 5 and Api m 10 eine bedeutende und bis dahin unterschätzte Rolle als Allergene spielen (Blank et al. 2010, 2011b, Grunwald et al. 2006). Obgleich diese Proteine nur in geringen Mengen vorhanden sind, müssen sie als Majorallergene betrachtet werden (Köhler et al. 2014).

> Interessanterweise sind zwei dieser Allergene, Api m 3 und Api m 10, nicht oder unterrepräsentiert in therapeutischen Giftpräparationen enthalten (Blank et al. 2011b).

IgE gegen Api m 3 und/oder Api m 10 war jedoch in 68 % der Seren zu finden und in 5 % der Patienten war IgE sogar ausschließlich gegen Api m 3 und/oder Api m 10 gerichtet (Köhler et al. 2014). Ein weiterer indirekter Hinweis für das Fehlen oder den Mangel von Api m 3 und Api m 10 in therapeutischen Giftpräparationen ist der Umstand, dass unter Immuntherapie keine bzw. eine nur geringe Induktion von Api m 3- und Api m 10-spezifischen IgG4-Antikörpern zu beobachten war, während IgG4-Antikörper gegen Api m 1, Api m 2 und Api m 4 deutlich induziert wurden (Köhler et al. 2014). Basierend auf diesen Daten kann spekuliert werden, dass das Fehlen dieser Allergene in therapeutischen Präparationen für eine reduzierte Effizienz der Immunotherapie bei Bienengift-allergischen Patienten verantwortlich zeichnen könnte. Dieser Hypothese wird derzeit nachgegangen.

16.5 Offene Fragen und zukünftige Perspektiven

Die aktuelle Verfügbarkeit rekombinanter Allergene in der Routinediagnostik ist noch begrenzt.

> Während im Bereich der Wespengiftallergie mit den zwei Majorallergenen Ves v 1 und Ves v 5 bis zu 97 % der Patienten erfasst werden können, besteht bei der Bienengiftallergie mit Api m 1 und einer Detektionsrate um die 70 % noch eine große diagnostische Lücke, die es möglichst bald zu schließen gilt.

Basierend auf Studiendaten werden aktuell weitere Bienengiftallergene standardisiert und hoffentlich bald für die Routinediagnostik zur Verfügung stehen.

Fortschritte in der Proteomanalyse lassen vermuten, dass die Liste der bisher bekannten Insektengiftallergene noch nicht vollständig ist. Weitere Kandidaten sind bereits identifiziert und werden aktuell charakterisiert. Es ist also zu erwarten, dass die Anzahl der relevanten Insektengiftallergene noch weiter steigen wird. Eine weitere Ebene der Komplexität wird durch unterschiedliche Isoformen erreicht, wie sie z. B. für die Wespengift-Hyaluronidase (Ves v 2) oder für das Icarapin (Api m 10) des Bienengiftes beschrieben wurden (van Vaerenbergh et al. 2014). Die Weiterentwicklung der Diagnostik mit rekombinanten Insektengiftallergenen sollte es uns ermöglichen, in Zukunft eine höhere Präzision in der Diagnostik der genuinen Sensibilisierung zu erreichen, besonders bei Patienten mit IgE-Reaktivitäten auf unterschiedliche Insektenarten.

Während die Abgrenzung zwischen Bienen- und Wespengiftallergie in unseren Breitengraden von zentraler Bedeutung ist, ist in den Mittelmeerländern aufgrund hoher Kreuzreaktivität die Abgrenzung zwischen Vertretern der Wespen (Vespinae) und Vertretern der Feldwespen (Polistinae) von großer Bedeutung.

> Die bisher zur Verfügung stehenden rekombinanten Allergene der Antigen-5-Gruppe (Ves v 5 und Pol d 5) haben ein hohes Maß an Kreuzreaktivität und sind für eine differenzierende Diagnostik daher nicht ausreichend geeignet.

Hier wird fieberhaft nach Allergenen gesucht, die differenziell nur in dem einen, aber nicht in dem anderen Gift exprimiert sind und somit eine Differenzierung der Sensibilisierung mit verbesserter Präzision ermöglichen. Je mehr rekombinante, CCD-freie Allergene für die Diagnostik zur Verfügung stehen, desto genauer können wir die Sensibilisierungsprofile unserer Patienten charakterisieren. Ob sich aus diesen einzelnen Profilen tatsächlich prädiktive Marker für das Ansprechen oder Nichtansprechen der spezifischen Immuntherapie ableiten lassen, müssen zukünftige Studien zeigen.

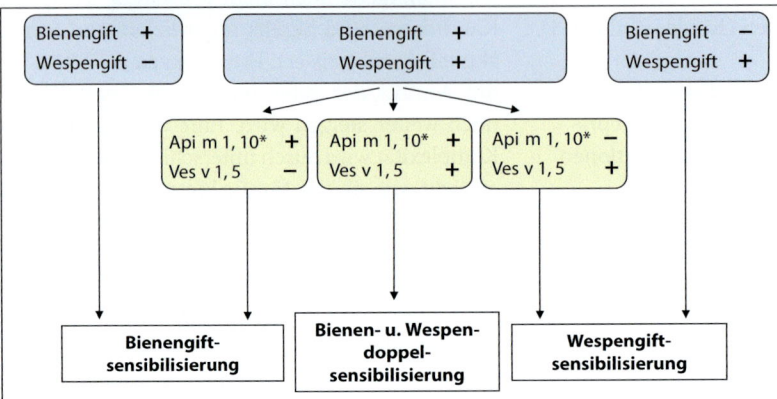

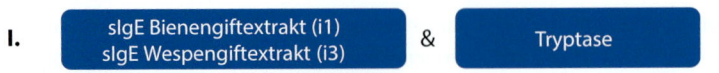

Abb. 16.6 Algorithmus zur In-vitro-Diagnostik der Insektengiftallergie (* weitere Bienengiftallergene - z.B. Api m 2, 3, 4, 5 werden aktuell für den Einsatz in der Routinediagnostik überprüft)

Fazit für den klinischen Alltag

Die bereits jetzt zur Verfügung stehende molekulare Diagnostik im Bereich der Bienen- und Wespengiftallergie bietet elegante Strategien zur Unterscheidung von genuiner Doppelsensibilisierung und Kreuzreaktivität sowie zur Vermeidung von Reaktivitätsverschiebungen zugunsten weniger relevanter Allergene in Extrakten. In der molekularen Diagnostik der Wespengiftallergie erreichen wir mit den verfügbaren Allergenen Ves v 1 und Ves v 5 eine weitgehend zufriedenstellende Sensitivität. Für die molekulare Diagnostik der Bienengiftallergie ist das bisher verfügbare Allergen Api m 1 nicht ausreichend. Hier werden weitere Allergene benötigt, die sich aktuell in der Entwicklung befinden. Noch schwieriger ist die Situation für die Abgrenzung zwischen Vertretern der Wespen (Vespinae) und der Feldwespen (Polistinae). Hier existieren bisher keine Allergene, die eine sichere Diskriminierung ermöglichen.

In der praktischen Anwendung empfiehlt sich eine Kombination aus herkömmlicher und molekularer Diagnostik, am besten in Form einer stufenweisen Diagnostik, bei der zunächst mittels Giftextrakten erfasst wird, ob eine Doppelsensibilisierung vorliegt. Bei doppelpositiven Ergebnissen oder bei Diskrepanzen zwischen Anamnese, Hauttest und Serologie liefert die molekulare Diagnostik wichtige Zusatzinformationen für die Abgrenzung zwischen genuiner Sensibilisierung und Kreuzreaktivität und erleichtert so die Indikationsstellung für die jeweilige spezifische Immuntherapie (Abb. 16.6).

Unter Verwendung eines wachsenden Panels CCD-freier speziesspezifischer und homologer rekombinanter Allergene wird die molekulare Diagnostik zunehmend die Erstellung individueller Sensibilisierungsprofile von Patienten ermöglichen. Diese beinhaltet das Potenzial, Therapieverläufe detailliert zu verfolgen, eventuelle therapieinduzierte Neusensibilisierungen zu erkennen, Möglichkeiten zur Anpassung therapeutischer Interventionen und vielleicht auch prognostische Optionen zu entwickeln. Mit diesen Fortschritten betritt auch die Diagnostik der Hymenopterengiftallergie endgültig das Zeitalter der molekularen Diagnostik.

Literatur

Aalberse RC, Akkerdaas J, van Ree R (2001) Cross-reactivity of IgE antibodies to allergens. Allergy 56:478–490

Arbesman CE, Reisman RE, Wypych JI (1976) Allergenic potency of bee antigens measured by RAST inhibition. Clin Allergy 6:587–595

Bilo MB, Bonifazi F (2009) The natural history and epidemiology of insect venom allergy: clinical implications. Clin ExpAllergy 39:1467–1476

Blank S, Seismann H, Bockisch B, Braren I, Cifuentes L, McIntyre M, Ruhl D, Ring J, Bredehorst R, Ollert MW, Grunwald

T, Spillner E (2010) Identification, recombinant expression, and characterization of the 100 kDa high molecular weight hymenoptera venom allergens Api m 5 and Ves v 3. J Immunol 184:5403–5413

Blank S, Michel Y, Seismann H, Plum M, Greunke K, Grunwald T, Bredehorst R, Ollert M, Braren I, Spillner E (2011a) Evaluation of different glycoforms of honeybee venom major allergen phospholipase A2 (Api m 1) produced in insect cells. Protein Pept Lett 18:415–422

Blank S, Seismann H, Michel Y, McIntyre M, Cifuentes L, Braren I, Grunwald T, Darsow U, Ring J, Bredehorst R, Ollert M, Spillner E (2011b) Api m 10, a genuine A. mellifera venom allergen, is clinically relevant but underrepresented in therapeutic extracts. Allergy 66:1322–1329

Blank S, Bantleon F, McIntyre M, Ollert M, Spillner E (2012) The major royal jelly proteins 8 and 9 (Api m 11) are glycosylated components of Apis mellifera venom with allergenic potential beyond carbohydrate based reactivity. Clin Exp Allergy 42:976–985

Blank S, Seismann H, McIntyre M, Ollert M, Wolf S, Bantleon FI, Spillner E (2013a) Vitellogenins are new high molecular weight components and allergens (Api m 12 and Ves v 6) of Apis mellifera and Vespula vulgaris venom. PLoS One 8:e62009

Blank S, Neu C, Hasche D, Bantleon FI, Jakob T, Spillner E (2013b) Polistes species venom is devoid of carbohydrate-based cross-reactivity and allows interference-free diagnostics. J Allergy Clin Immunol 131:1239–1242

Caruso B, Bonadonna P, Severino MG, Manfredi M, Dama A, Schiappoli M et al (2007) Evaluation of the IgE cross-reactions among vespid venoms. A possible approach for the choice of immunotherapy. Allergy 62:561–564

Dudler T, Chen WQ, Wang S, Schneider T, Annand RR, Dempcy RO, Crameri R, Gmachl M, Suter M, Gelb MH (1992) High level expression in Escherichia coli and rapid purification of enzymatically active honey bee venom phospholipase A2. Biochim Biophys Acta 1165:201–210

Eberlein-König B, Ring J (2004) Diagnosis of IgE-mediated hymenoptera venom anaphylaxis in patients with negative skin tests and negative RAST using cellular in vitro tests. J Allergy Clin Immunol 113:1223

Ebo DG, Faber M, Sabato V, Leysen J, Bridts CH, De Clerck LS (2013) Component-resolved diagnosis of wasp (yellow jacket) venom allergy. Clin Exp Allergy 43:255–261

Gmachl M, Kreil G (1993) Bee venom hyaluronidase is homologous to a membrane protein of mammalian sperm. Proc Natl Acad Sci U S A 90:3569–3573

de Graaf DC, Brunain M, Scharlaken B, Peiren N, Devreese B, Ebo DG, Stevens WJ, Desjardins CA, Werren JH, Jacobs FJ (2010) Two novel proteins expressed by the venom glands of Apis mellifera and Nasonia vitripennis share an ancient C1q-like domain. Insect Mol Biol 19(Suppl 1):1–10

Grunwald T, Bockisch B, Spillner E, Ring J, Bredehorst R, Ollert MW (2006) Molecular cloning and expression in insect cells of honeybee venom allergen acid phosphatase (Api m 3). J Allergy Clin Immunol 117:848–854

Hemmer W, Focke M, Kolarich D, Dalik I, Gotz M, Jarisch R (2004) Identification by immunoblot of venom glycoproteins displaying immunoglobulin E-binding N-glycans as cross-reactive allergens in honeybee and yellow jacket venom. Clin Exp Allergy 34:460–469

Henriksen A, King TP, Mirza O, Monsalve RI, Meno K, Ipsen H, Larsen JN, Gajhede M, Spangfort MD (2001) Major venom allergen of yellow jackets, Ves v 5: structural characterization of a pathogenesis-related protein superfamily. Proteins 5:438–448

Hoffman DR, Shipman WH, Babin D (1977) Allergens in bee venom II. Two new high molecular weight allergenic specificities. J Allergy Clin Immunol 59:147–153

Hofmann SC, Pfender N, Weckesser S, Blank S, Huss-Marp J, Spillner E, Jakob T (2011a) Detection of IgE to rApi m 1 and rVes v 5 is valuable but not sufficient to distinguish bee from wasp venom allergy (Reply). J Allergy Clin Immunol 128:248

Hofmann SC, Pfender N, Weckesser S, Huss-Marp J, Jakob T (2011b) Added value of IgE detection to rApi m 1 and rVes v 5 in patients with Hymenoptera venom allergy. J Allergy Clin Immunol 127:265–267

Jakob T, Ollert M (2011) Rekombinante Insektengiftallergene – Nutzen in der Abgrenzung von Kreuzsensibilisierungen und echten Doppelsensibilisierungen. Allergo J 20:22–23

Jakob T, Köhler J, Blank S, Magnusson U, Huss-Marp J, Spillner E, Lidholm J (2012) Comparable IgE reactivity to natural and recombinant Api m 1 in cross-reactive carbohydrate determinant-negative patients with bee venom allergy. J Allergy Clin Immunol 130:276–278

Jakob T, Müller S, Rafei-Shamsabadi D, Bantleon FI, Spillner E (2014) Aktueller Stand und neue Entwicklungen in der Diagnostik mit rekombinanten Insektengiftallergenen. Allergologie 37:362–367

Jappe U, Raulf-Heimsoth M, Hoffmann M, Burow G, Hubsch-Muller C, Enk A (2006) In vitro hymenoptera venom allergy diagnosis: improved by screening for cross-reactive carbohydrate determinants and reciprocal inhibition. Allergy 61:1220–1229

Jin C, Hantusch B, Hemmer W, Stadlmann J, Altmann F (2008) Affinity of IgE and IgG against cross-reactive carbohydrate determinants on plant and insect glycoproteins. J Allergy Clin Immunol 121:185–190.e2

Jin C, Focke M, Leonard R, Jarisch R, Altmann F, Hemmer (2010) Reassessing the role of hyaluronidase in yellow jacket venom allergy. J Allergy Clin Immunol 125:184–190.e1

Kettner A, Hughes GJ, Frutiger S, Astori M, Roggero M, Spertini F, Corradin G (2001) Api m 6: a new bee venom allergen. J Allergy Clin Immunol 107:914–920

King TP, Spangfort M (2000) Structure and biology of stinging insect venom allergens. Int Arch Allergy Immunol 123:99–106

King TP, Alagon AC, Kuan J, Sobotka AK, Lichtenstein LM (1983) Immunochemical studies of yellowjacket venom proteins. Mol Immunol 20:297–308

Köhler J, Blank S, Müller S, Bantleon F, Frick M, Huss-Marp J, Lidholm J, Spillner E, Jakob T (2014) Component resolution reveals additional major allergens in patients with honeybee venom allergy. J Allergy Clin Immunol 133:1383–1389

Kolarich D, Leonard R, Hemmer W, Altmann F (2005) The N-glycans of yellow jacket venom hyaluronidases and the protein sequence of its major isoform in Vespula vulgaris. Febs J 272:5182–5190

Korošec P, Erzen R, Silar M, Bajrovic N, Kopac P, Kosnik M (2009) Basophil responsiveness in patients with insect sting allergies and negative venom-specific immunoglobulin E and skin prick test results. Clin Exp Allergy 39:1730–1737

Korošec P, Valenta R, Mittermann I, Celesnik N, Eržen R, Zidarn M, Košnik M (2011) Low sensitivity of commercially available rApi m 1 for diagnosis of honeybee venom allergy. J Allergy Clin Immunol 128:671–673

Korošec P, Šilar M, Eržen R, Čelesnik N, Bajrović N, Zidarn M, Košnik M (2013) Clinical routine utility of basophil activation testing for diagnosis of hymenoptera-allergic patients with emphasis on individuals with negative venom-specific IgE antibodies. Int Arch Allergy Immunol 161:363–368

Kuchler K, Gmachl M, Sippl MJ, Kreil G (1989) Analysis of the cDNA for phospholipase A2 from honeybee venom glands. The deduced amino acid sequence reveals homology to the corresponding vertebrate enzymes. Eur J Biochem 184:249–254

Monsalve RI, Vega A, Marques L, Miranda A, Fernandez J, Soriano V et al (2012) Component-resolved diagnosis of vespid venom-allergic individuals: phospholipases and antigen 5s are necessary to identify Vespula or Polistes sensitization. Allergy 67:528–536

Müller UR (1988) Insektenstichallergie: Klinik, Diagnostik und Therapie. Fischer, Stuttgart – New York

Müller UR (2002) Recombinant Hymenoptera venom allergens. Allergy 57:570–576

Müller UR (2003) Recent developments and future strategies for immunotherapy of insect venom allergy. Curr Opin Allergy Clin Immunol 3:299–303

Müller UR, Helbling A (2013) Update zur Hymenopterengiftallergie mit besonderen Aspekten der Diagnostik und Therapie. Allergo J 22:265–273

Müller UR, Johansen N, Petersen AB, Fromberg-Nielsen J, Haeberli G (2009) Hymenoptera venom allergy: analysis of double positivity to honey bee and Vespula venom by estimation of IgE antibodies to species-specific major allergens Api m1 and Ves v5. Allergy 64:543–548

Müller UR, Schmid-Grendelmeier P, Hausmann O, Helbling A (2012) IgE to recombinant allergens Api m 1, Ves v 1, and Ves v 5 distinguish double sensitization from cross-reaction in venom allergy. Allergy 67:1069–1073

Peiren N, Vanrobaeys F, de Graaf DC, Devreese B, Van Beeumen J, Jacobs FJ (2005) The protein composition of honeybee venom reconsidered by a proteomic approach. Biochim Biophys Acta 1752:1–5

Przybilla B, Ruëff F, Walker A, Räwer H-CHC, Aberer W, Bauer CP, Berdel D, Biedermann T, Brockow K, Forster J, Fuchs T, Hamelmann E, Jakob T, Jarisch R, Merk HF, Müller U, Ott H, Sitter W, Urbanek R, Wedi B (2011) S2 Leitlinie (AWMF 061-020) Diagnose und Therapie der Bienen- und Wespengiftallergie. Allergo J 20:318–339

Rafei-Shamsabadi D, Müller S, Pfützner W, Spillner E, Rueff F, Jakob T (2014) Use of recombinant allergens rarely allows identification of Hymenoptera venom allergic patients with negative specific IgE to whole venom preparations. J Allergy Clin Immunol 134:493–494.e1

Rueff F, Vos B, Elberink JO, Bender A, Chatelain R, Dugas-Breit S, Horny HP, Küchenhoff H, Linhardt A, Mastnik S, Sotlar K, Stretz E, Vollrath R, Przybilla B, Flaig M (2014) Predictors of clinical effectiveness of Hymenoptera venom immunotherapy. Clin Exp Allergy 44:736–746

Schmidt M, Weimer ET, Sakell RH, Hoffman DR (2005) Proteins in the hight molecular weight fraction of honeybee venom. J Allergy Clin Immunol 115:107

Seismann H, Blank S, Braren I, Greunke K, Cifuentes L, Grunwald T, Bredehorst R, Ollert M, Spillner E (2010a) Dissecting cross-reactivity in hymenoptera venom allergy by circumvention of alpha-1,3-core fucosylation. Mol Immunol 47:799–808

Seismann H, Blank S, Cifuentes L, Braren I, Bredehorst R, Grunwald T, Ollert M, Spillner E (2010b) Recombinant phospholipase A1 (Ves v 1) from yellow jacket venom for improved diagnosis of hymenoptera venom hypersensitivity. Clin Mol Allergy 8:7

Seppala U, Selby D, Monsalve R, King TP, Ebner C, Roepstorff P, Bohle B (2009) Structural and immunological characterization of the N-glycans from the major yellow jacket allergen Ves v 2: the N-glycan structures are needed for the human antibody recognition. Mol Immunol 46:2014–2021

Skov LK, Seppala U, Coen JJ, Crickmore N, King TP, Monsalve R, Kastrup JS, Spangford MD, Gajhede M (2006) Structure of recombinant Ves v 2 at 2.0 Angstrom resolution: structural analysis of an allergenic hyaluronidase from wasp venom. Acta Crystallogr D Biol Crystallogr 62:595–604

Soldatova LN, Crameri R, Gmachl M, Kemeny DM, Schmidt M, Weber M, Mueller UR (1998) Superior biologic activity of the recombinant bee venom allergen hyaluronidase expressed in baculovirus-infected insect cells as compared with Escherichia coli. J Allergy Clin Immunol 101:691–698

Spillner E, Blank S, Jakob T (2012) Potenzial, Fallstricke und aktueller Status der molekularen Diagnostik am Beispiel der Insektengiftallergie. Allergo J 21:249–256

Spillner E, Blank S, Jakob T (2014) Hymenoptera allergens: From venom to venome. Frontiers in Immunology 5:77

Sturm GJ, Biló MB, Bonadonna P, Hemmer W, Caruso B, Bokanovic D, Aberer W (2012) Ves v 5 can establish the diagnosis in patients without detectable specific IgE to wasp venom and a possible north-south difference in Api m 1 sensitization in Europe. J Allergy Clin Immunol 130:817

van Vaerenbergh M, Cardoen D, Formesyn EM, Brunain M, Van Driessche G, Blank S et al (2013) Extending the honey bee venome with the antimicrobial peptide apidaecin and a protein resembling wasp antigen 5. Insect Mol Biol 22:199–210

van Vaerenbergh MDG, Devreese B, de Graaf DC (2014) Exploring the hidden honeybee (Apis mellifera) venom proteome by integrating a combinatorial peptide ligand library approach with FTMS. J Proteomics 99:169–178

Literatur

van Vaerenbergh M, De Smet L, Blank S, Spillner E, Ebo D, Devreese B, Jakob T, de Graaf DC (2015) IgE recognition of multiple novel Api m 10 isoforms evaluated by protein array technology. Mol Immunol 63:449–455

Vos B, Kohler J, Muller S, Stretz E, Rueff F, Jakob T (2013) Spiking venom with rVes v 5 improves sensitivity of IgE detection in patients with allergy to Vespula venom. J Allergy Clin Immunol 131:1225–1227

Winningham KM, Fitch CD, Schmidt M, Hoffman DR (2004) Hymenoptera venom protease allergens. J Allergy Clin Immunol 114:928–933

Molekulare Diagnostik bei Allergie gegen Säugetiere

C. Hilger, J. Kleine-Tebbe

17.1 Einleitung – 278

17.2 Proteinstrukturen und Funktion – 278

17.3 Aktueller Stand der identifizierten Allergene unterschiedlicher Allergenquellen – 279
17.3.1 Katzenallergene – 279
17.3.2 Hundeallergene – 280
17.3.3 Pferdeallergene – 281
17.3.4 Rinderallergene – 281
17.3.5 Kaninchenallergene – 281
17.3.6 Maus- und Rattenallergene – 281
17.3.7 Meerschweinchenallergene – 282
17.3.8 Hamsterallergene – 282

17.4 Sensibilisierungshäufigkeiten/Verbreitung – 282

17.5 Kreuzreaktive versus Markerallergene bei Säugetieren – 283

17.6 Diagnostische Probleme bei Tiersensibilisierungen – 284

17.7 Aktueller Mehrwert der molekularen Diagnostik – 285

17.8 Therapie und Empfehlungen – 285

17.9 Perspektiven – 285

Literatur – 287

Der Beitrag basiert auf einer Publikation der Autoren, die 2011 im Allergo Journal erschienen ist (Hilger C, Kleine-Tebbe J. Inhalative Säugetierallergene: Lipokaline und Serumalbumine. Allergo J 2011; 20: 142–144) und nun als Buchkapitel aktualisiert und erweitert wurde.

J. Kleine-Tebbe, T. Jakob (Hrsg.), *Molekulare Allergiediagnostik*,
DOI 10.1007/978-3-662-45221-9_17, © Springer-Verlag Berlin Heidelberg 2015

Zum Einstieg

Neben Hausstaubmilben bilden Säugetiere die wichtigste Allergenquelle in Innenräumen im häuslichen und beruflichen Umfeld. Allergene sind an Tierhaaren, im Speichel und im Urin von Tieren zu finden. Mittlerweile sind viele Allergene gut charakterisiert, sie lassen sich in zwei Hauptfamilien einordnen: Lipokaline und Serumalbumine. Das folgende Kapitel erläutert die Eigenschaften der Allergene von verschiedenen Säugetieren sowie deren Sensibilisierungsraten bei Tierhaarallergikern. Die Bedeutung von Marker- und kreuzreaktiven Allergenen wird hervorgehoben und deren Mehrwert für die klinische Diagnostik diskutiert.

17.1 Einleitung

Aus allergologischer Sicht sind Säugetiere reiche Allergenquellen, deren Proteine sowohl im häuslichen als auch im beruflichen Umfeld häufig zu allergischen Symptomen führen. In Europa und den USA sind Haustiere sehr beliebt: Je nach Region haben 30–60 % aller Haushalte ein Haustier. Die häufigsten Tiere sind Hunde und Katzen, gefolgt von Fischen, kleinen Säugetieren wie z. B. Kaninchen, Meerschweinchen und Hamster, sowie Vögeln. Viele der in Tierhaaren vorkommenden Allergene sind mittlerweile gut charakterisiert. Neben den beiden Hauptfamilien, den Lipokalinen und den Serumalbuminen, gibt es einzelne Allergene, die zu anderen Proteinfamilien gehören, wie z. B. Sekretoglobine, Cystatine, Kallikreine oder Latherine. Es ist durchaus wahrscheinlich, dass in Zukunft noch weitere Vertreter dieser Proteinfamilien identifiziert werden.

Die in Hauttests und in der In-vitro-IgE-Diagnose verwendeten Tierhaar- und Epithelienextrakte haben den Nachteil, dass sie nur schwer standardisierbar sind und kreuzreaktive Moleküle enthalten. Dabei handelt es sich hauptsächlich um Serumalbumine, jedoch wurden neuerdings auch einige kreuzreaktive Lipokaline identifiziert. Die Diagnose mittels Einzelallergenen bietet potenziell den Vorteil, die allergieauslösende Tierspezies gezielt zu bestimmen, um dem Patienten eine bessere Beratung sowie die für ihn geeignete Immuntherapie anbieten zu können.

17.2 Proteinstrukturen und Funktion

> Die meisten Tierallergene gehören zu einer der beiden Proteinfamilien: den Lipokalinen oder den Serumalbuminen.

Allergene der Familie der Lipokaline wurden bei allen untersuchten Säugetieren identifiziert. Lipokaline bilden eine Gruppe von Proteinen, die überall in der Natur vorkommen, selbst bei Bakterien und im Pflanzenreich (Grzyb et al. 2006). Es gibt eine große Zahl von Lipokalintypen unterschiedlicher Funktion. Manche spielen eine Rolle für Transport und Speicherung schlecht löslicher Substanzen, andere sind Immunmodulatoren, haben Abwehrfunktionen oder sind wichtig für den Geruchssinn.

Lipokaline sind durch eine gemeinsame Tertiärstruktur charakterisiert, die aus einem 8-strängigen β-Faltblatt besteht, welches eine interne Bindungstasche bildet (Flower et al. 2000). Diese wird an einem Ende von der N-terminalen 3_{10}-Helix geschlossen (◘ Abb. 17.1a). Lipokaline sind kleine Moleküle mit einem Molekulargewicht (MG) von 16–22 kDa; sie haben trotz ihrer ähnlichen dreidimensionalen Struktur sehr unterschiedliche Aminosäuresequenzen. Die Aminosäureidentitäten liegen oft bei nur 20 %. Allerdings gibt es nach neueren Erkenntnissen eine Untergruppe von Lipokalinen, die eine relativ hohe Aminosäureidentität von 47–67 % aufweisen und auch IgE-Kreuzreaktionen hervorrufen können (Hilger et al. 2012).

Manche der allergenen Säugetier-Lipokaline transportieren in ihrer Bindungstasche kleine hydrophobe Moleküle (z. B. Lipide, Pheromone, Steroide). Verschiedenen, im Urin ausgeschiedenen Lipokalinen wird eine Funktion im Sozialverhalten zugeordnet, da sie Pheromone und Duftstoffe transportieren. Die genaue Funktion der allergenen Vertreter dieser Familie ist jedoch noch weitgehend unbekannt.

Serumalbumine sind große, globuläre Proteine mit α-Helix-Struktur, die durch mehrere Disulfidbrücken stabilisiert werden (◘ Abb. 17.1b). Sie haben ein Molekulargewicht von 66 kDa und sind nicht glykosyliert. Zwischen Albuminen verschiedener Säugetiere besteht eine hohe Aminosäureidentität (im Durchschnitt 75–80 %) (Chruszcz et al. 2013). Die Übereinstimmung zwischen Se-

17.3 Aktueller Stand der identifizierten Allergene unterschiedlicher Allergenquellen

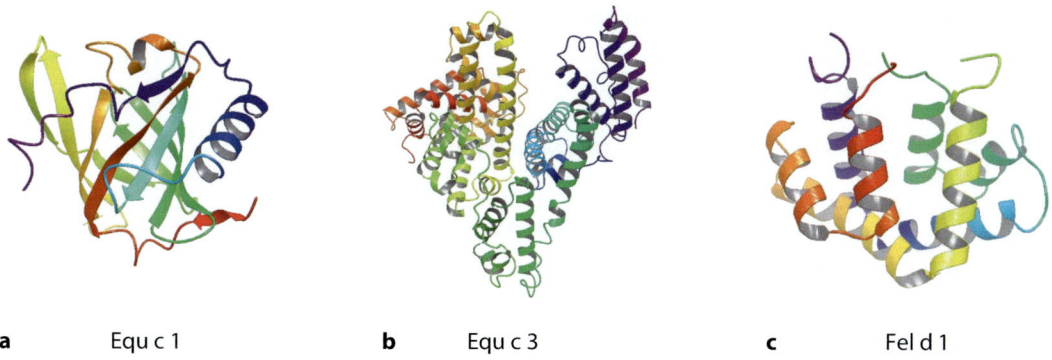

a Equ c 1   b Equ c 3   c Fel d 1

Abb. 17.1a–c Bändermodelle zur dreidimensionalen Strukturdarstellung von Equ c 1, Equ c 3 und Fel d 1. Equ c 1 (**a**) basiert auf dem Kristallmolekül 1EW3, Equ c 3 (**b**) auf 4F5U. Das N-terminale Ende ist jeweils in *rot*, das C-terminale Ende in *violett* dargestellt. Fel d 1 (**c**) basiert auf dem Kristallmolekül 1PU0. Kette A ist in *rot* bis *gelbgrün* dargestellt, Kette B in *grün* bis *violett*. Das N-terminale Ende ist *rot*, das C-terminale *violett* markiert. (Mit freundlicher Erlaubnis von Karthik Arumugam, LIH, Luxemburg)

rumalbumin von Säugetieren und Vögeln beträgt jedoch nur etwa 45 %. Serumalbumin wird in der Leber synthetisiert, ist Haupteiweißbestandteil des Plasmas, reguliert den kolloidosmotischen Druck und transportiert dank hoher Eiweißbindung Fettsäuren, Hormone, Bilirubin und andere Stoffe. Serumalbumine sind thermolabil und leicht zu denaturieren.

17.3 Aktueller Stand der identifizierten Allergene unterschiedlicher Allergenquellen

17.3.1 Katzenallergene

Fel d 1 (*Felis domesticus* 1) ist ein Uteroglobin, das in den Speicheldrüsen und in der Haut synthetisiert wird (Morgenstern et al. 1991) (◘ Abb. 17.1c). Uteroglobine gehören zur Familie der Sekretoglobine; es sind kleine, dimere Moleküle, die mit Disulfidbrücken verbunden sind und nur in Säugetieren vorkommen. Ihre physiologische Rolle ist weitgehend ungeklärt. Fel d 1 besteht aus 2 Molekülen, die sich über Disulfidbrücken zum Heterodimer verbinden. Zwei Heterodimere bilden ein Tetramer. Fel d 1 ist das Majorallergen der Katze. Über 90 % aller Katzenhaarallergiker verfügen über spezifisches IgE gegen Fel d 1.

Fel d 2, Serumalbumin, gilt als Minorallergen. Die Sensibilisierungsraten schwanken je nach Patientengruppe zwischen 14 und 23 %. Fel d 2 ist verantwortlich für Kreuzreaktionen auf rohes Schweinefleisch, wie z. B. Schinken und Salami, oder unvollständig gegartes Fleisch vom Rind oder Schwein (Hilger et al. 1997) (◘ Abb. 17.2).

Fel d 3, Cystatin, wurde aus der Haut isoliert (Ichikawa et al. 2001). Es ist ein kleines Molekül mit einem Molekulargewicht von 11 kDa und wird nur von etwa 10 % der Katzenhaarallergiker erkannt.

Mit **Fel d 4** wurde das erste Katzen-Lipokalin aus der Speicheldrüse isoliert (Smith et al. 2004). Es ist das zweitwichtigste Majorallergen, da 63 % der Katzenhaarallergiker spezifisches IgE gegen Fel d 4 bilden.

Die beiden Immunglobine A (IgA) und M (IgM) werden als **Fel d 5** und **Fel d 6** bezeichnet (Adedoyin et al. 2007). Beide Immunglobuline tragen eine Zuckerseitenkette, die als α-Gal (Galaktose-α-1,3-Galaktose) bezeichnet wird und eine Rolle bei der verzögert auftretenden Fleischallergie spielt (Commins et al. 2011, Gronlund et al. 2009) (◘ Abb. 17.2). Die IgE-Reaktivität der Patienten scheint sich hauptsächlich gegen die Zuckerkette zu richten.

Ein anderes Lipokalin, **Fel d 7**, wurde aus der Zunge isoliert. Es befindet sich im Speichel und auf Katzenhaaren (Smith et al. 2011). Fel d 7 hat eine hohe Aminosäureidentität mit Can f 1 (62 %). Bisher wurden jedoch noch keine IgE-Kreuzreaktionen beschrieben.

Fel d 8 wurde in der Unterkieferspeicheldrüse identifiziert; es gehört zur Familie der Latherine, Proteine mit oberflächenaktiven, tensidähnlichen

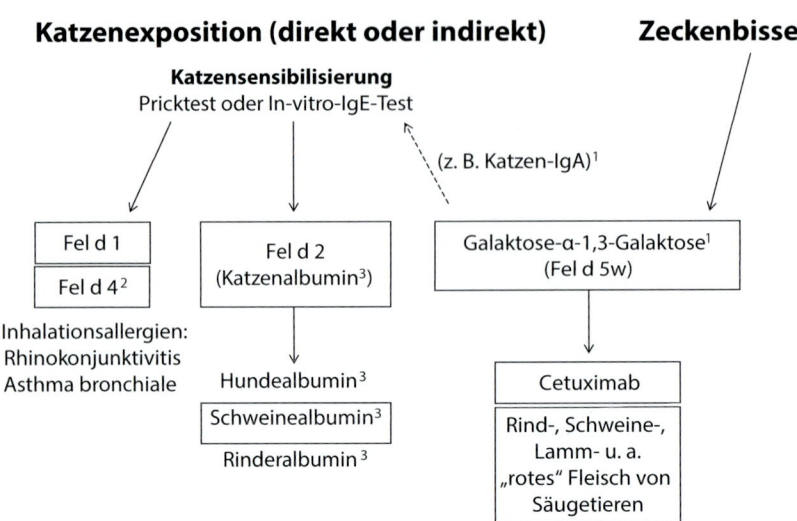

◘ **Abb. 17.2** Katzenallergene und zugehörige klinische Erkrankungsbilder. IgE-Sensibilisierungen gegen diverse Katzenallergene können durch unterschiedliche Expositionen initiiert werden und mit inhalativen Symptomen oder zwei unterschiedlichen Formen einer Nahrungsmittelallergie assoziiert sein. [1] Katzen-IgA und andere Katzenproteine mit α-Gal-Seitenketten sind weniger in Extrakten aus Katzenschuppen als solchen aus Katzenepithelien vorhanden. [2] Fel d 4 ist ein Lipokalin mit Kreuzreaktivität zu Can f 6 und Equ c 1. [3] Albumine sind generell kreuzreaktiv, allerdings scheint die Kreuzreaktivität zwischen Katzen- und gewissen Säugetieralbuminen (z. B. Hund, Schwein) stärker ausgeprägt zu sein als die zwischen Katzen- und Rinderalbumin. (Adaptiert n. Konradsen et al. 2015, mit freundlicher Genehmigung)

Eigenschaften (Smith et al. 2011). Ein Allergen der gleichen Proteinfamilie, Equ c 4, ist beim Pferd vorhanden. Die Aminosäureidentität zu Fel d 8 beträgt jedoch nur 46 %, Kreuzreaktionen wurden bisher noch nicht beschrieben.

38 % bzw. 19 % der Katzenhaarallergiker haben IgE-Antikörper gegen Fel d 7 und Fel d 8.

17.3.2 Hundeallergene

Beim Hund bilden die Lipokaline die wichtigste Allergengruppe.

Can f 1 (*Canis familiaris* 1) und **Can f 2**, beides Lipokaline, wurden aus Speicheldrüsen isoliert (Konieczny et al. 1997). Can f 1 ist ein Majorallergen und wird vom IgE-Repertoire von 50–75 % aller Hundehaarallergiker erkannt, Can f 2 nur von 22–30 %.

Can f 3, Hundeserumalbumin, entpuppte sich als stark kreuzreaktives Allergen, und in einer der ersten Studien hatten bis zu 35 % aller Patienten spezifisches IgE gegen Can f 3 (Spitzauer et al. 1994).

Can f 4, das dritte Lipokalin, wurde aus Hundehaar isoliert, etwa 35 % der Hundehaarallergiker haben spezifisches IgE gegen diese Allergen (Mattson et al. 2010).

Can f 5, ein Prostata-Kallikrein, wurde aus Urin männlicher Hunde isoliert. Es hat eine hohe Homologie zum humanen Prostata-Antigen und scheint verantwortlich für IgE-vermittelte Reaktionen gegen Sperma (Mattsson et al. 2009); bisher wurde es ausschließlich bei weiblichen Patienten beschrieben. Etwa 70 % aller Hundehaarallergiker haben spezifisches IgE gegen Can f 5.

Can f 6 ist das zuletzt isolierte Lipokalin. Es besitzt eine für Lipokaline untypisch hohe Identität zu anderen Lipokalinen wie Equ c 1 (Pferd) und Fel d 4 (Hilger et al. 2012, Nilsson et al. 2012). Es wurden nicht nur starke IgE-Kreuzreaktionen in vitro nachgewiesen, sondern auch klinisch relevante Kreuzreaktionen zwischen Pferd und Hund (Jakob et al. 2013). Eine Sensibilisierung gegen Can f 6 wurde, je nach Studie, bei 38–61 % der Patienten nachgewiesen (Hilger et al. 2012, Nilsson et al. 2012).

17.3.3 Pferdeallergene

Equ c 1 (*Equus caballus* 1) ist das Majorallergen vom Pferd. Es ist ein Lipokalin, das in hohen Konzentrationen im Speichel und im Fell vorkommt, in geringen Mengen auch im Urin (Dandeu et al. 1993, Gregoire et al. 1996). Equ c 1 besitzt oberflächenaktive Eigenschaften (Goubran Botros et al. 2001).

Equ c 2, ein weiteres Lipokalin, ist nur teilweise charakterisiert, scheint jedoch von etwa 50 % der Pferdeallergiker erkannt zu werden (Bulone et al. 1998).

Pferdeserumalbumin wird als **Equ c 3** bezeichnet und ist stark kreuzreaktiv zu anderen Albuminen (Cabañas et al. 2000).

Equ c 4 gehört zur Familie der Latherine. Es hat tensidähnliche Eigenschaften und scheint eine Rolle in der Schweißverteilung und Verdunstung zu spielen. 77 % der Pferdeallergiker haben spezifisches IgE gegen Equ c 4 (Goubran Botros et al. 2001). Das ehemals beschriebene Equ c 5 scheint identisch mit Equ c 4 zu sein und wurde aus der offiziellen Allergenliste (IUIS/WHO-Nomenklatur) gestrichen.

17.3.4 Rinderallergene

Die Hauptallergenquellen sind Rinderhaare und Rinderepithelien, aber auch Urin. Unter den verschiedenen Allergenen scheint **Bos d 2** (*Bos domesticus* 2), ein Lipokalin, das Majorallergen zu sein (Ylönen et al. 1992). Rinderallergene spielen eine wichtige Rolle bei der Induktion des berufsbedingten Asthmas bei Landwirten. In einer deutschen Studie waren etwa 9 % der berufsbedingten, respiratorischen Erkrankungen durch Rinderallergien bedingt (Heutelbeck et al. 2007).

Ein weiteres, inhalatives Rinderallergen ist **Bos d 3**, das recht wenig charakterisiert ist. Es handelt sich um ein kleines Protein, das in der Haut gefunden wurde und eine große Homologie (63 % Identität) zum humanen Psoriasin hat. 7 von 16 untersuchten Personen hatten spezifisches IgE gegen Bos d 3 (Rautiainen et al. 1995).

Rinderallergene wurden in großen Mengen in abgelagertem Staub von Ställen nachgewiesen, durch Allergenverschleppung auch in angrenzenden Wohnräumen (Zahradnik et al. 2011). Die anderen bekannten Rinderallergene sind Lebensmittelallergene in Fleisch und Milch.

17.3.5 Kaninchenallergene

Es gibt bisher nur wenige Arbeiten zu Kaninchenallergenen. Ältere Arbeiten zeigen, dass die meisten Allergene sich im Speichel befinden, viele auch im Urin und an den Haaren (Price u. Longbottom 1988). Zwei Proteine, **Ory c 1** (*Oryctolagus cuniculus* 1) und **Ory c 2**, wurden nur unvollständig charakterisiert und aufgrund der verfügbaren Sequenzinformationen den Lipokalinen zugeordnet (Baker et al. 2001).

Vor kurzem wurde ein neues Allergen identifiziert, **Ory c 3**, das zur Familie der Sekretoglobine gehört und eine starke strukturelle Ähnlichkeit mit Fel d 1 aufweist (Hilger et al. 2014). Auch Ory c 3 besteht aus 2 Ketten, die Heterodimere bilden und sich zum Tetramer verbinden. Auf Aminosäureebene ist jedoch nur wenig Übereinstimmung vorhanden; Kreuzreaktionen mit Fel d 1 wurden keine gefunden. 77 % aller Kaninchenallergiker hatten spezifisches IgE gegen Ory c 3. Das Allergen konnte im Hausstaub von Kaninchenhaltern nachgewiesen werden; kommerzielle Tests sind noch nicht verfügbar.

Mit **Ory c 4** wurde ein weiteres Kaninchenallergen identifiziert. Es handelt sich um ein Lipokalin, das eine hohe Übereinstimmung mit Fel d 4 und Can f 6 zeigt und wahrscheinlich IgE-kreuzreaktiv ist (Hilger et al. 2014). Von 35 untersuchten Patienten hatten 46 % spezifisches IgE gegen Ory c 4.

17.3.6 Maus- und Rattenallergene

Ratten- und Mausallergene werden in hohen Mengen im Urin nachgewiesen. Aber auch Speichel, Fellextrakte und Staubproben enthalten viele IgE-reaktive Proteine (Gordon et al. 2001). Sowohl **Rat n 1** (*Rattus norvegicus* 1) als auch **Mus m 1** (*Mus musculus* 1) sind Lipokaline, die zu der Gruppe der urinären Proteine gehören (Cavaggioni und Mucignat-Caretta 2000). Beide gelten als Markerallergene sowohl für die Sensibilisierung als auch für den Allergennachweis. Sie werden in der Leber synthetisiert und in den Urin adulter Mäuse abgegeben, wobei männliche Mäuse weit höhere Mengen ausscheiden. Es gibt in der Maus etwa 35 verschiedene Gene, die urinäre Proteine kodieren, nicht alle werden jedoch in jeder Mauslinie exprimiert.

Rat n 1 und Mus m 1 besitzen eine hohe Aminosäure-Sequenzidentität von 64 %, daher sind IgE-Kreuzreaktionen sehr wahrscheinlich. Sie wurden indirekt in einer Studie zur Sensibilisierung von Labormitarbeitern gezeigt (Jeal et al. 2009): 62 % der Personen, die auf Ratte sensibilisiert waren, hatten auch spezifisches IgE gegen Mausallergene. Im umgekehrten Fall hatten 91 % der Personen, die auf Maus sensibilisiert waren, IgE gegen Ratte. Eine starke Kreuzreaktivität konnte zwischen den Allergenen im Ratten- und Mausurin nachwiesen werden.

Mäuse und Ratten werden eher selten als Haustiere gehalten. Allergien sind jedoch häufig bei Mitarbeitern von Forschungslaboratorien zu finden: Bis zu einem Drittel der Mitarbeiter können hiervon betroffen sein; entscheidend für die Sensibilisierung scheint aber auch die Art und Menge der Exposition zu sein (Jeal u. Jones 2010).

17.3.7 Meerschweinchenallergene

Auch beim Meerschweinchen wurden die Majorallergene hautpsächlich im Urin, im Speichel und an den Haaren gefunden.

Cav p 1 (*Cavia porcellus* 1) wurde nur unvollständig charakterisiert, gilt aber als Lipokalin (Fahlbusch et al. 2002).

Auch **Cav p 2** und **Cav p 3** sind Lipokaline, die in Haarextrakten detektiert wurden und dann aus akzessorischen (Harderschen) Tränendrüsen bzw. der Unterkiefer-Speicheldrüse isoliert wurden (Hilger et al. 2011). Beides sind Majorallergene; 65 % von 26 untersuchten Meerschweinchenallergikern zeigten spezifisches IgE gegen Cav p 2, 54 % gegen Cav p 3. Keines der beiden Lipokaline zeigte Kreuzreaktionen mit Hunde- oder Katzenallergenen, sie scheinen somit gute Marker für eine Meerschweinchenallergie zu sein.

Wie auch bei Hund, Katze und Pferd gilt das Serumalbumin, **Cav p 4**, als Minorallergen.

17.3.8 Hamsterallergene

Hamster gehören nicht zu den häufigen Heimtieren, es gibt jedoch mehrere Fallberichte zu anaphylaktischen Reaktionen nach Hamsterbissen sowie zu asthmatischen Beschwerden durch Exposition gegenüber Hamstern. Hamster sind keine einheitliche Tiergruppe, sondern sie werden in verschiedene Spezies unterteilt. Die häufigsten Haustiere sind der Goldhamster (*Mesocricetus auratus*), und die beiden Kurzschwanz-Zwerghamster, Roborowski-Zwerghamster (*Phodopus roborovskii*) und Dsungarischer Zwerghamster (*Phodopus sungorus*).

Das Majorallergen des Dsungarischen Zwerghamsters wurde kürzlich als Lipokalin identifiziert (Torres et al. 2014). Dieses Allergen hat eine hohe Sequenzidentität zum Allergen vom Roborowski-Zwerghamster, beide sind stark IgE-kreuzreaktiv.

Im Gegensatz dazu ist das kürzlich beschriebene Majorallergen **Mes a 1** vom Goldhamster nicht mit jenen der beiden Zwerghamster identisch (Hilger et al. 2015, Torres et al. 2014). Dies ist vor allem von Bedeutung, da die herkömmlichen Hauttestlösungen alle auf der Basis vom Goldhamster oder Feldhamster hergestellt werden. Die verschiedenen Fallberichte zeigen entsprechend, dass Hauttests bei Allergie auf den Dsungarischen Zwerghamster meistens negativ sind.

17.4 Sensibilisierungshäufigkeiten/ Verbreitung

In Deutschland haben etwa 38 % der Haushalte ein Heimtier; bei den Familien mit Kindern sind es jedoch 58 %. Etwa 19 % aller Haushalte haben eine Katze, 14 % einen Hund und 6 % ein kleines Säugetier (Industrieverband Heimtierbedarf; ▶ www.ivh-online.de). Hinzu kommen berufsbedingt exponierte Bevölkerungsgruppen wie Landwirte, Reitstallbedienstete, Tiermediziner, Arbeiter in Tierhandlungen, Zoos und Forschungslabors.

Die Sensibilisierungsraten gegen Tierallergene variieren stark je nach Region. In einer multizentrischen europäischen Studie wurden etwa 3000 Patienten untersucht, die wegen respiratorischer Symptome ein Allergologiezentrum aufsuchten (Heinzerling et al. 2009). Die Sensibilisierungsraten betrugen im Mittel etwa 27 % gegen Hund und/oder Katze. Somit liegt die Sensibilisierungsrate gegen Tierepithelien sehr nah an der gegen Hausstaubmilben (31 %). Die Sensibilisierungsrate gegen Hund erreichte 56 % in Dänemark, jedoch nur 16 % in Österreich. Eine aktuelle deutsche Studie zur Prävalenz von Sensibilisierungen gegen Inhalations- und Nahrungsmittelallergene an einer Stichprobe von etwa 7000 Erwachsenen zeigte eine Sensibilisierungsrate von 10 % gegen Tierepithelien (Haftenberger et al. 2013). Die Werte lagen bei etwa 15 % in der Altersgruppe 18–29 Jahre. Eine Querschnittsuntersuchung zwischen 2003 und 2006 zeigte bei Kindern in Deutschland abhängig vom Alter (in Klammern) zunehmende Tiersensibilisierungen gegen Katze, Hund und Pferd: 5,7 % (3–6 Jahre); 11,5 % (7–10 Jahre); 15 % (11–13 Jahre); 17,2 % (14–17 Jahre).

> Bezogen auf die gesamte Stichprobe (fast 13.000 Teilnehmer) wurde bei 8,1 % der Kinder und Jugendlichen (3–17 Jahre) spezifisches IgE gegen Katzen, bei 9,7 % gegen Hund und bei 4,4 % gegen Pferd nachgewiesen (Schmitz et al. 2013).

Es gibt zahlreiche internationale Studien zur Expositionsmessung von Tierhaarallergenen in Innenräumen (Zahradnik u. Raulf 2014). Tierhaarallergene sind offenbar ubiquitär verbreitet. Durch Verlust von Haaren und Hautschuppen sowie Sekretion von Körperflüssigkeiten wie Speichel und Urin gelangen sie in die Umwelt, binden an kleine Staubpartikel und können so auch in Räume transportiert werden, in denen sich die Tiere normalerweise nicht aufhalten. Hohe Konzentrationen werden in Häusern von Tierhaltern gefunden; über die Kleidung gelangen sie jedoch auch in Schulen und andere öffentliche Gebäude.

17.5 Kreuzreaktive versus Markerallergene bei Säugetieren

> Aufgrund der hohen Sequenz- und Strukturidentität der Albumine binden IgE-Antikörper, die z. B. gegen Katzen-Serumalbumin gebildet wurden, auch Serumalbumine anderer Säugetiere (Hund, Kaninchen, Meerschweinchen, Pferd, Schwein u. a.).

Serumalbumin vom Huhn (Gal d 5) hat eine geringere Sequenzidentität (46 %), kann aber in seltenen Fällen auch zu einer Kreuzsensibilisierung führen (Hilger et al. 2010).

Lipokaline haben zwar eine ähnliche Struktur, aber nur wenig Sequenzidentität. Bisher galt, dass Kreuzreaktionen eher unwahrscheinlich seien. Beschrieben wurden nur verschiedene schwache Kreuzreaktionen, deren klinische Relevanz allerdings noch nicht geklärt ist (Saarealainen et al. 2008). Mit der Identifikation des Hundeallergens Can f 6 scheint sich jedoch eine Untergruppe von Lipokalinen herauszuschälen, die untereinander sehr hohe Sequenzidentitäten von 47–67 % zeigen (Hentges et al. 2014). Hier wurden ausgeprägte IgE-Kreuzreaktionen zwischen Equ c 1, Fel d 4 und Can f 6 nachgewiesen. Diese scheinen wohl zum Teil auch klinisch relevant zu sein, wie in einem Fall von einem Pferde- und Hundeallergiker nachgewiesen werden konnte. Der Patient hatte spezifisches IgE gegen Equ c 1 und Can f 6, jedoch kein IgE gegen eines der anderen Hundeallergene (Jakob et al. 2013).

Als Markerallergen gilt bei der Katze Fel d 1, das von mehr als 90 % aller Katzenhaarallergiker erkannt wird. Beim Hund sind dies Can f 1 und Can f 2. Auch gegen das neue Allergen Can f 5 sind viele Patienten sensibilisiert. Die diagnostische Sensitivität der einzelnen Hundeallergene ist allerdings aufgrund beschränkter Sensibilisierungsraten relativ gering, sodass mehrere Komponenten getestet werden müssen, um eine zufriedenstellende Sensitivität zu erreichen.

Equ c 1 galt als Markerallergen für die Pferdehaarallergie. Dies muss jedoch nun aufgrund der gezeigten Kreuzreaktionen mit Fel d 4 und Can f 6 relativiert werden. Die Nagetierallergene Mus m 1 und Rat n 1 sind kreuzreaktiv und eignen sich daher nicht wirklich zur speziesspezifischen Diagnose. Bei den anderen Kleinsäugern scheinen Cav p 2 und Ory c 3 gute Markerallergene zu sein, sie sind jedoch zur Zeit noch nicht zur IgE-Diagnostik verfügbar.

Schließlich bedarf es noch weiterer Studien mit gut charakterisierten Patientenkollektiven, um zu klären, welche Tierallergene definitiv als speziesspezifische Markerallergene gelten können und welche kreuzreaktiv sind (Abb. 17.3).

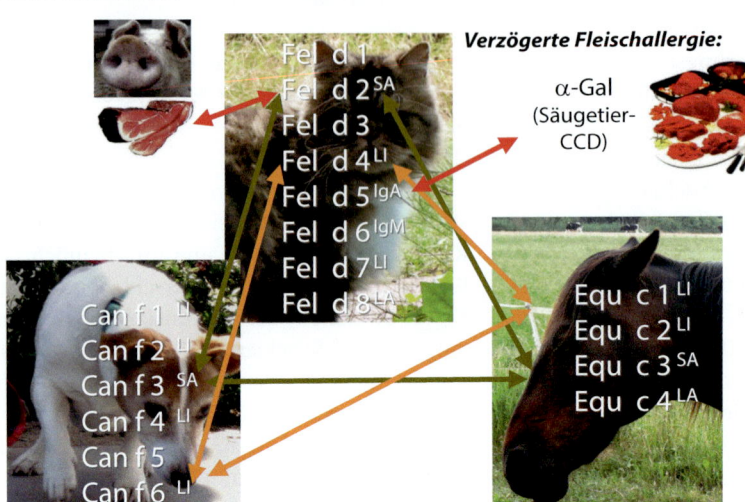

Abb. 17.3 Identifizierte Tierallergene und ihre Strukturverwandtschaft (potenzielle Kreuzreaktivität) (*Pfeile*). (*IgA* Immunglobulin A, *IgM* Immunglobulin M, *LA* Latherin, *LI* Lipokalin, *SA* Serumalbumin)

17.6 Diagnostische Probleme bei Tiersensibilisierungen

Tierhaarextrakte in der Diagnostik erlauben keine eindeutige Bestimmung der Allergenquelle, da ein Drittel der Tierallergiker z. B. gegen Serumalbumin sensibilisiert ist und dadurch auf diverse Tierhaarextrakte reagieren kann.

Mit der kürzlichen Identifizierung einiger kreuzreaktiver Lipokaline erhöht sich die Zahl bekannter kreuzreaktiver Allergene im Tierhaarextrakt; das erschwert zusätzlich die eindeutige Zuordnung der Sensibilisierungen im Rahmen der herkömmlichen Diagnostik mit Tierhaarextrakten.

Mit Hilfe isolierter Einzelallergene für die In-vitro-Diagnostik könnten hingegen die verantwortlichen Tierspezies als Allergenquellen exakter identifiziert werden. Aufgrund der dargestellten Komplexität, der Verwandtschaft einiger Allergene und den heterogenen Sensibilisierungsmustern lassen sich die Prinzipien und Argumente für eine molekulare Allergiediagnostik bei Verdacht auf Tiersensibilisierungen allerdings nicht leicht erfüllen:
— Ein einzelnes, dominantes Markerallergen ist bisher mit Fel d 1 nur für die Katze etabliert.
— Sensibilisierungen gegen andere Tierspezies können wahrscheinlich nur durch Einsatz mehrerer Einzelallergene spezifisch (= eindeutig) erfasst werden.
— Potenziell erhöhen bestimmte Tierallergene die Testempfindlichkeit (niedrigere Quantifizierungsgrenze, LoQ), besonders wenn sie in Tierextrakten unterrepräsentiert sind.
— Um eine derartige geringere Quantifizierungsgrenze sinnvoll zu nutzen, müssten möglichst alle (im Extrakt unterrepräsentierten) Einzelallergene diagnostisch verfügbar sein; das ist bisher nicht der Fall.
— Wahrscheinlich sind noch nicht alle wesentlichen Tierallergene identifiziert und damit ihre potenzielle Markerfunktion bzw. Kreuzreaktivität noch nicht erfasst.

Die Entdeckung und Charakterisierung neuer Tierhaarallergene schreitet derzeit rasch voran und vermittelt laufend neue Erkenntnisse zu den beteiligten Proteinfamilien und deren Verwandtschaftsbeziehungen zwischen den einzelnen Tierspezies. Leider finden neue Moleküle recht zögerlich den Weg in die Diagnostik, sodass die Möglichkeiten zur systematischen Evaluation und Anwendung der molekularen IgE-Bestimmung derzeit noch eingeschränkt sind.

17.7 Aktueller Mehrwert der molekularen Diagnostik

Die kombinierte Anwendung von Markerallergenen und kreuzreaktiven Allergenen (z. B. Serumalbumin) für die IgE-Bestimmung erlaubt es bereits heute, die Allergenquelle mit größerer Sicherheit zu identifizieren:

> Fel d 1 gilt als Markerallergen der Katze, Can f 1 und Can f 2 sind Markerallergene des Hundes.

Erläuterung: Hat ein Patient spezifisches IgE gegen Fel d 1 (und ggfs. Fel d 2), jedoch nicht gegen Can f 1 oder Can f 2, ist die Katze die maßgebliche Allergenquelle (primäre Katzensensibilisierung). Im Falle einer Diagnostik mittels Gesamtextrakt wären sowohl Katze als auch Hund positiv, und es wäre nicht möglich, zwischen einer Primärsensibilisierung und einer Cosensibilisierung zu entscheiden.

Im Falle einer primären Pferdesensibilisierung sind mit hoher Wahrscheinlichkeit auch die Gesamtextrakte von Katze und Hund positiv, da Equ c 1 sowohl mit Fel d 4 als auch mit Can f 6 kreuzreagiert. Die Markerallergene Fel d 1, Can f 1 und Can f 2 wären hingegen negativ. Es gibt natürlich auch Patienten, die eine Cosensibilisierung auf 2 oder mehr Allergenquellen aufweisen.

> Eine Sensibilisierung gegen Serumalbumine von Haustieren kann sekundär zu einer Rind-/ Schweinefleisch-Allergie führen.

Ihre klinische Relevanz ist individuell zu klären; die Reaktionen betreffen bevorzugt schlecht oder ungegartes Fleisch und sind nicht immer reproduzierbar. Nachgewiesenes IgE gegen Serumalbumin einer Tierart erlaubt eine Vorhersage möglicher Kreuzsensibilisierungen. Den betroffenen Tierallergikern sollte daher grundsätzlich auch von der Haltung anderer Säugetiere abgeraten werden.

In letzter Zeit wurden vermehrt Fälle einer Spätreaktion auf rotes Fleisch oder Innereien beschrieben. Sie sind offenbar auf eine Sensibilisierung gegen α-Gal zurückzuführen (◘ Abb. 17.2). Diese Zuckerkette ist auf Proteinen von Säugetieren vorhanden, außer bei Primaten. Sie ist auch auf Fel d 5 und Fel d 6 vorhanden; daher ist bei diesen Patienten spezifisches IgE gegen Katzenhaarextrakt nachweisbar.

17.8 Therapie und Empfehlungen

Mittels Patientenbefragung und molekularer Diagnostik (soweit vorhanden) sollte die Allergenquelle zukünftig möglichst exakt ermittelt werden, um gezielte Empfehlungen geben zu können. Nach bestätigter Diagnose einer klinisch relevanten Allergie sollte das Tier, wenn möglich, aus der häuslichen Umgebung entfernt werden.

Bei fehlender Sensibilisierung auf Serumalbumin, Equ c 1, Fel d 4, Can f 6 kann nach heutigem Ermessen Tierhaltern eventuell eine andere Tierart empfohlen werden. Es ist allerdings nicht ausgeschlossen, dass bei vorliegender atopischer Allergiebereitschaft auch auf ein anderes Tier eine neue Allergie entstehen könnte.

Bei beruflich bedingten Tierallergien sind die Berufsgenossenschaften zeitnah zu informieren (Verdacht auf eine Berufskrankheit). Mit ihrer Unterstützung sollten zunächst technische oder individuelle Präventionsmaßnahmen genutzt und geprüft werden, um durch verringerte Allergenexposition fortgesetzte Symptome, eine Verschlimmerung der Erkrankung und letztlich die Aufgabe des Berufes zu verhindern.

17.9 Perspektiven

Bisher sind erst wenige Einzelallergene zur Diagnostik der Tierallergie kommerziell verfügbar (◘ Tab. 17.1). Viele weitere Einzelallergene wurden hingegen schon identifiziert, und es ist zu hoffen, dass diese bald den Weg in die Routinediagnostik finden werden.

Fel d 1 ist das am besten charakterisierte Tierallergen. Aufgrund seiner hohen klinischen Relevanz konzentrieren sich die Studien zur Immuntherapie vor allem auf Fel d 1. Fel d 1 wird rekombinant oder als Cocktail relevanter Peptide von Fel d 1 für die Immuntherapie entwickelt (van Hage u. Pauli 2014). Eine erste klinische Studie mit einem Peptidmix, der dominante T-Zell Epitope enthält, zeigte eine

Tab. 17.1 Inhalative Säugetierallergene

Tierspezies	Allergen	Proteinfamilie	UniProtKB accession No.	Apparentes MG in kDa
Bos domesticus (Rind)	Bos d 2	Lipokalin	Q28133	20
	Bos d 3	S100 Ca-bindendes Protein	Q28050	11
Canis familiaris (Hund)	**Can f 1**	Lipokalin	O18873	23–25
	Can f 2	Lipokalin	O18874	19
	Can f 3	Serumalbumin	P49822	69
	Can f 4	Lipokalin	D7PBH4	18
	Can f 5	Kallikrein	P09582	28
	Can f 6	Lipokalin	H2B3G5	27–29
Cavia porcellus (Meerschweinchen)	Cav p 1	Lipokalin	P83507	20
	Cav p 2	Lipokalin	F0UZ11	17
	Cav p 3	Lipokalin	F0UZ12	18
	Cav p 4	Serumalbumin	Q6WDN9	66
	Cav p 6	Lipokalin	S0BDX9	18
Equus caballus (Pferd)	**Equ c 1**	Lipokalin	Q95182	25
	Equ c 2	Lipokalin	P81216, P81217	17
	Equ c 3	Serumalbumin	P35747	67
	Equ c 4	Latherin	P82615	17; 20,5
Felis domesticus (Katze)	**Fel d 1**	Sekretoglobin	P30438; P30440	18
	Fel d 2	Serumalbumin	P49064	69
	Fel d 3	Cystatin	Q8WNR9	11
	Fel d 4	Lipokalin	Q5VFH6	22
	Fel d 5	IgA	–	400
	Fel d 6	IgM	–	800–1000
	Fel d 7	Lipokalin	E5D2Z5	17,5
	Fel d 8	Latherin	F6K0R4	24
Mesocricetus auratus (Goldhamster)	Mes a 1	Lipokalin	Q9QXU1	20,5; 24
Mus musculus (Maus)	**Mus m 1**	Lipokalin	P02762, P11589	17
Oryctolagus cuniculus (Kaninchen)	Ory c 1	Lipokalin	–	17–18
	Ory c 2 [a]	Lipokalin	–	21
	Ory c 3	Sekretoglobin	Q9GK63; Q9GK67	19–21
	Ory c 4	Lipokalin	U6C8D6	24

Fettdruck: Allergene verfügbar zur spez. IgE-Bestimmung.
[a] Name nicht bei WHO/IUIS Allergen Nomenclature Sub-Commiittee hinterlegt.

Tab. 17.1 *(Fortsetzung)*

Tierspezies	Allergen	Proteinfamilie	UniProtKB accession No.	Apparentes MG in kDa
Phodopus sungorus (Dsungarischer Zwerghamster)	Pho s 21 kDa [a]	Lipokalin	S5ZYD3	18; 21; 23
Rattus norvegicus (Ratte)	Rat n 1	Lipokalin	P02761	17

Fettdruck: Allergene verfügbar zur spez. IgE-Bestimmung.
[a] Name nicht bei WHO/IUIS Allergen Nomenclature Sub-Commiittee hinterlegt.

Verbesserung der Rhinokonjunktivitissymptome nach nur 4 Injektionen (Patel et al. 2013). Weitere Entwicklungen sind Designermoleküle, die rekombinant hergestellt werden. Eines davon ist ein mit dem Hepatitis-B-Virus-PreS-Antigen fusioniertes Fel d 1-Protein, das aus 2 nichtallergenen Peptiden besteht. Im Tiermodell konnten unerwünschte IgE- und T-Zell vermittelte Nebeneffekte ausgeschlossen, die Produktion von blockierenden IgG-Antikörpern jedoch angekurbelt werden (Niespodziana et al. 2011). In einer anderen klinischen Studie wurde Fel d 1 gezielt moduliert, um die Antigenpräsentation zu optimieren und effektiver antigenspezifische T-Zell-Toleranz zur erreichen. Die Injektion direkt in einen Lymphknoten erlaubt zudem die Verwendung geringerer Antigendosen (Senti et al. 2012). Auch hier sind die Ergebnisse vielversprechend, da bereits nach 3 Injektionen eine erhöhte Toleranz erzeugt werden konnte.

Fazit für den klinischen Alltag

Mit Hilfe der Einzelallergene können die IgE-bindenden Komponenten von Katze und Hund recht gut aufgeschlüsselt werden. Für manche anderen Säugetiere wie Kaninchen, Meerschweinchen, Hamster und Ratte sind zur Zeit noch keine Einzelkomponenten verfügbar. Das derzeitige Markerallergen für Pferd, Equ c 1, ist kreuzreaktiv mit Allergenen von Katze und Hund. Die Liste der verfügbaren Einzelallergene ist jedoch noch unvollständig. Sie können zur Zeit die Tierhaarextrakte nicht ersetzen. Bei der Diagnostik mittels Gesamtextrakt ist jedoch zu berücksichtigen, dass dieser verschiedene kreuzreaktive Komponenten wie Serumalbumine und verschiedene Lipokaline enthält.

Der gezielte zusätzliche Einsatz von Markerallergenen kann hier Klarheit zur Primärsensibilisierung schaffen. Der Nachweis einer Sensibilisierung auf Katzenserumalbumin gilt als Hinweis auf mögliche Nahrungsmittelallergien durch rohes oder unzureichend gegartes Fleisch. Sensibilisierung gegen α-Gal (z. B. vorhanden auf Katzen-Immunglobulinen Fel d 5 und Fel d 6) kann zu Spätreaktionen auf rotes Fleisch oder Innereien und zu schweren anaphylaktischen Reaktionen bei Behandlung mit Cetuximab führen.

Literatur

Adedoyin J, Gronlund H, Oman H, Johansson SGO, van Hage M (2007) Cat IgA, representative of new carbohydrate cross-reactive allergens. J Allergy Clin Immunol 119:640–645

Baker J, Berry A, Boscato LM, Gordon S, Walsh BJ, Stuart MC (2001) Identification of some rabbit allergens as lipocalins. Clin Exp Allergy 31:303–312

Bulone V, Krogstad-Johnsen T, Smestad-Paulsen B (1998) Separation of horse dander allergen proteins by two-dimensional electrophoresis--molecular characterisation and identification of Equ c 2.0101 and Equ c 2.0102 as lipocalin proteins. Eur J Biochem 253:202–211

Cabañas R, López-Serrano MC, Carreira J, Ventas P, Polo F, Caballero MT, Contreras J, Barranco P, Moreno-Ancillo A (2000) Importance of albumin in cross-reactivity among cat, dog and horse allergens. J Investig Allergol Clin Immunol 10:71–77

Cavaggioni A, Mucignat-Caretta C (2000) Major urinary proteins, [alpha]2U-globulins and aphrodisin. Biochim Biophys Acta 1482:218–228

Chruszcz M, Mikolajczak K, Mank N, Majorek KA, Porebski PJ, Minor W (2013) Serum albumins-unusual allergens. Biochim Biophys Acta 1830:5375–5381

Commins SP, James HR, Kelly LA, Pochan SL, Workman LJ, Perzanowski MS, Kocan KM, Fahy JV, Nganga LW, Ronmark

E, Cooper PJ, Platts-Mills TAE (2011) The relevance of tick bites to the production of IgE antibodies to the mammalian oligosaccharide galactose-α-1,3-galactose. J Allergy Clin Immunol 127:1286–1293.e6

Dandeu JP, Rabillon J, Divanovic A, Carmi-Leroy A, David B (1993) Hydrophobic interaction chromatography for isolation and purification of Equ.cl, the horse major allergen. J Chromatogr 621:23–31

Fahlbusch B, Rudeschko O, Szilagyi U, Schlott B, Henzgen M, Schlenvoigt G, Schubert H (2002) Purification and partial characterization of the major allergen, Cav p 1, from guinea pig Cavia porcellus. Allergy 57:417–422

Flower DR, North ACT, Sansom CE (2000) The lipocalin protein family: structural and sequence overview. Biochim Biophys Acta 1482:9–24

Gordon S, Tee RD, Stuart MC, Newman TAJ (2001) Analysis of allergens in rat fur and saliva. Allergy 56:563–567

Goubran Botros H, Poncet P, Rabillon J, Fontaine T, Laval JM, David B (2001) Biochemical characterization and surfactant properties of horse allergens. Eur J Biochem 268:3126–3136

Gregoire C, Rosinski-Chupin I, Rabillon J, Alzari PM, David B, Dandeu JP (1996) cDNA cloning and sequencing reveal the major horse allergen Equ c1 to be a glycoprotein member of the lipocalin superfamily. J Biol Chem 271:32951–32959

Gronlund H, Adedoyin J, Commins SP, Platts-Mills TA, van Hage M (2009) The carbohydrate galactose-alpha-1,3-galactose is a major IgE-binding epitope on cat IgA. J Allergy Clin Immunol 123:1189–1191

Grzyb J, Latowski D, Strzalka K (2006) Lipocalins – a family portrait. J Plant Physiol 163:895–915

Haftenberger M, Laußmann D, Ellert U, Kalcklösch M, Langen U, Schlaud M, Schmitz R, Thamm M (2013) Prävalenz von Sensibilisierungen gegen Inhalations- und Nahrungsmittelallergene (DEGS1). Bundesgesundheitsblatt Gesundheitsforschung Gesundheitsschutz 56:687–697

van Hage M, Pauli G (2014) New vaccines for Mammalian allergy using molecular approaches. Front Immunol 5:81

Heinzerling LM, Burbach GJ, Edenharter G, Bachert C, Bindslev-Jensen C, Bonini S, Bousquet J, Bousquet-Rouanet, Bousquet PJ, Bresciani M, Bruno A, Burney P, Canonica GW, Darsow U, Demoly P, Durham SR, Fokkens WJ, Giavi S, Gjomarkaj M, Gramiccioni C, Haahtela T, Kowalski ML, Magyar P, Muraközi G, Orosz M, Papadopoulos NG, Röhnelt C, Stingl G, Todo-Bom A, von Mutius E, Wiesner A, Wöhrl S, Zuberbier TI (2009) GA 2 LEN skin test study I: GA²LEN harmonization of skin prick testing: novel sensitization patterns for inhalant allergens in Europe. Allergy 64:1498–1506

Hentges F, Léonard C, Arumugam K, Hilger C (2014) Immune responses to inhalant Mammalian allergens. Front Immunol 5:234

Heutelbeck AR, Janicke N, Hilgers R, Kütting B, Drexler H, Hallier E, Bickeböller H (2007) German cattle allergy study (CAS): public health relevance of cattle-allergic farmers. Int Arch Occup Environ Health 81:201–208

Hilger C, Kohnen M, Grigioni F, Lehners C, Hentges F (1997) Allergic cross-reactions between cat and pig serum albumin. Study at the protein and DNA levels. Allergy 52:179–187

Hilger C, Swiontek K, Hentges F, Donnay C, de Blay F, Pauli G (2010) Occupational inhalant allergy to pork followed by food allergy to pork and chicken: sensitization to hemoglobin and serum albumin. Int Arch Allergy Immunol 151:173–178

Hilger C, Swiontek K, Kler S, Diederich C, Lehners C, Vogel L, Vieths S, Hentges F (2011) Evaluation of two new recombinant guinea-pig lipocalins, Cav p 2 and Cav p 3, in the diagnosis of guinea-pig allergy. Clin Exp Allergy 41:899–908

Hilger C, Kuehn A, Hentges F (2012) Animal lipocalin allergens. Curr Allergy Asthma Rep 12:438–447

Hilger C, Swiontek K, Arumugam K, Lehners C, Hentges F (2012) Identification of a new major dog allergen highly cross-reactive with Fel d 4 in a population of cat- and dog-sensitized patients. J Allergy Clin Immunol 129:1149–1151 (e2)

Hilger C, Kler S, Arumugam K, Revets D, Muller CP, Charpentier C, Lehners C, Morisset M, Hentges F (2014) Identification and isolation of a Fel d 1-like molecule as a major rabbit allergen. J Allergy Clin Immunol 133:759–766

Hilger C, Kler S, Hentges F (2014) Reply: To PMID 24369805. J Allergy Clin Immunol 133:284–285

Hilger C, Dubey VP, Lentz D, Davril C, Revets D, Muller CP, Diederic C, De La Barrière H, Codreanu-More F, Morisset M, Lehners C, De PK, Hentges F (2015) Male-specific submaxillary gland protein, a lipocalin allergen of Golden hamster, differs from lipocalin allergens of Siberian and Roborovski dwarf hamsters. Int Arch Allergy Immunol 166:30–40

Ichikawa K, Vailes LD, Pomes A, Chapman MD (2001) Molecular cloning, expression and modelling of cat allergen, cystatin (Fel d 3), a cysteine protease inhibitor. Clin Exp Allergy 31:1279–1286

Jakob T, Hilger C, Hentges F (2013) Clinical relevance of sensitization to cross-reactive lipocalin Can f 6. Allergy 68:690–691

Jeal H, Jones M (2010) Allergy to rodents: an update. Clin Exp Allergy 40:1593–1601

Jeal H, Harris J, Draper A, Taylor AN, Cullinan P, Jones M (2009) Dual sensitization to rat and mouse urinary allergens reflects cross-reactive molecules rather than atopy. Allergy 64:855–861

Konieczny A, Morgenstern JP, Bizinkauskas CB, Lilley CH, Brauer AW, Bond JF, Aalberse RC, Wallner BP, Kasaian MT (1997) The major dog allergens, Can f 1 and Can f 2, are salivary lipocalin proteins: cloning and immunological characterization of the recombinant forms. Immunology 92:577–586

Konradsen JR, Fujisawa T, van Hage M, Hedlin G, Hilger C, Kleine-Tebbe J, Matsui EC, Roberts G, Rönmark E, Platts-Mills T (2015) Allergy to furry animals: New insights, diagnostic approaches, and challenges. J Allergy Clin Immunol 135:616–625

Mattsson L, Lundgren T, Everberg H, Larsson H, Lidholm J (2009) Prostatic kallikrein: a new major dog allergen. J Allergy Clin Immunol 123:362–368

Mattsson L, Lundgren T, Olsson P, Sundberg M, Lidholm J (2010) Molecular and immunological characterization of Can f 4: a dog dander allergen cross-reactive with a 23 kDa odorant-binding protein in cow dander. Clin Exp Allergy 40:1276–1287

Literatur

Morgenstern JP, Griffith IJ, Brauer AW, Rogers BL, Bond JF, Chapman MD, Kuo MC (1991) Amino acid sequence of Fel dI, the major allergen of the domestic cat: protein sequence analysis and cDNA cloning. Proc Natl Acad Sci USA 88:9690–9694

Niespodziana K, Focke-Tejkl M, Linhart B, Civaj V, Blatt K, Valent P, van Hage M, Grönlund H, Valenta R (2011) A hypoallergenic cat vaccine based on Fel d 1-derived peptides fused to hepatitis B PreS. J Allergy Clin Immunol 127:1562–1570.e6

Nilsson OB, Binnmyr J, Zoltowska A, Saarne T, van Hage M, Grönlund H (2012) Characterization of the dog lipocalin allergen Can f 6: the role in cross-reactivity with cat and horse. Allergy 67:751–757

Patel D, Couroux P, Hickey P, Salapatek AM, Laidler P, Larché M, Hafner RP (2013) Fel d 1-derived peptide antigen desensitization shows a persistent treatment effect 1 year after the start of dosing: a randomized, placebo-controlled study. J Allergy Clin Immunol 131:103–109.e1–7

Price JA, Longbottom JL (1988) Allergy to rabbits. II. Identification and characterization of a major rabbit allergen. Allergy 43:39–48

Rautiainen J, Rytkönen M, Parkkinen S, Pentikäinen J, Linnala-Kankkunen A, Virtanen T, Pelkonen J, Mäntyjärvi R (1995) cDNA cloning and protein analysis of a bovine dermal allergen with homology to psoriasin. J Invest Dermatol 105:660–663

Saarelainen S, Rytkonen-Nissinen M, Rouvinen J, Taivainen A, Auriola S, Kauppinen A, Kinnunen T, Virtanen T (2008) Animal-derived lipocalin allergens exhibit immunoglobulin E cross-reactivity. Clin Exp Allergy 38:374–381

Schmitz R, Ellert U, Kalcklösch M, Dahm S, Thamm M (2013) Patterns of Sensitization to Inhalant and Food Allergens – Findings from the German Health Interview and Examination Survey for Children and Adolescents. Int Arch Allergy Immunol 162:263–270

Senti G, Crameri R, Kuster D, Johansen P, Martinez-Gomez JM, Graf N, Steiner M, Hothorn LA, Grönlund H, Tivig C, Zaleska A, Soyer O, van Hage M, Akdis CA, Akdis M, Rose H, Kündig TM (2012) Intralymphatic immunotherapy for cat allergy induces tolerance after only 3 injections. J Allergy Clin Immunol 129:1290–1296

Smith W, Butler AJ, Hazell LA, Chapman MD, Pomés A, Nickels DG, Thomas WR (2004) Fel d 4, a cat lipocalin allergen. Clin Exp Allergy 34:1732–1738

Smith W, O'Neil SE, Hales BJ, Chai TLY, Hazell LA, Tanyaratsrisakul S, Piboonpocanum S, Thomas WR (2011) Two Newly Identified Cat Allergens: The von Ebner Gland Protein Fel d 7 and the Latherin-Like Protein Fel d 8. Int Arch Allergy Immunol 156:159–170

Spitzauer S, Schweiger C, Sperr WR, Pandjaitan B, Valent P, Mühl S, Ebner C, Scheiner O, Kraft D, Rumpold H (1994) Molecular characterization of dog albumin as a cross-reactive allergen. J Allergy Clin Immunol 93:614–627

Torres JA, de Las Heras M, Maroto AS, Vivanco F, Sastre J, Pastor-Vargas C (2014) Molecular and immunological characterization of the first allergenic lipocalin in hamster: the major allergen from Siberian hamster (Phodopus sungorus). J Biol Chem 289:23382–23388

Ylönen J, Mäntyjärvi R, Taivainen A, Virtanen T (1992) IgG and IgE antibody responses to cow dander and urine in farmers with cow-induced asthma. Clin Exp Allergy 22:83–90

Zahradnik E, Raulf M (2014) Animal allergens and their presence in the environment. Front Immunol 5:76

Zahradnik E, Sander I, Bruckmaier L, Flagge A, Fleischer C, Schierl R, Nowak D, Sültz J, Spickenheuer A, Noss I, Brüning T, Raulf-Heimsoth M (2011) Development of a sandwich ELISA to measure exposure to occupational cow hair allergens. Int Arch Allergy Immunol 155:225–233

Extrakt-basierte und molekulare Diagnostik bei Fischallergie

A. Kühn, C. Radauer, I. Swoboda, J. Kleine-Tebbe

18.1 Einleitung – 292

18.2 Bezeichnung der Allergene – 292

18.3 Struktur der Allergene – 292

18.4 Funktion der Allergene – 293

18.5 Bedeutung der Allergene – 295

18.6 Sensibilisierungshäufigkeit – 295

18.7 Kreuzreaktive versus Markerallergene – 296

18.8 Diagnostik – 297

18.9 Mehrwert der molekularen Diagnostik – 297

18.10 Therapie und Empfehlung – 300

18.11 Perspektiven – 300

Literatur – 301

Der Beitrag basiert auf einer Publikation der Autoren, die 2012 im Allergo Journal erschienen ist (Kühn A, Radauer C, Swoboda I, Kleine-Tebbe J: Fischallergie – Parvalbumine und andere Allergene. Allergo J 2012; 21: 16–18) und nun als Buchkapitel aktualisiert und erweitert wurde.

J. Kleine-Tebbe, T. Jakob (Hrsg.), *Molekulare Allergiediagnostik*,
DOI 10.1007/978-3-662-45221-9_18, © Springer-Verlag Berlin Heidelberg 2015

Zum Einstieg

Fisch ist einerseits elementarer Bestandteil einer gesunden Ernährung und andererseits ein Lebensmittel mit hohem allergenen Potenzial. Zumeist werden allergische Reaktionen durch Parvalbumine, kleine stabile Proteine des Fischmuskels, ausgelöst. Viele Parvalbumin-positive Patienten erfahren klinische Reaktionen auf verschiedene Fischarten, die sich durch kreuzreagierende IgE-Antikörper erklären lassen.

Zur IgE-basierten Routinediagnostik sind bislang Fischextrakte sowie zwei rekombinante Parvalbumine erhältlich. Weitere wichtige Fischallergene sind Enolasen, Aldolasen und Tropomyosin aus Fischmuskel sowie Vitellogenin aus Fischrogen, deren Verfügbarkeit für die Diagnostik eine präzisere Analyse des Sensibilisierungsprofiles des Fischallergikers erlauben würde. Bisher gibt es keine spezifische Immuntherapie für Fischallergie, allerdings hat die molekulare Biotechnologie bereits zur Entwicklung erster hypoallergener Moleküle geführt, die eine risikoarme therapeutische Perspektive für die Zukunft bieten.

18.1 Einleitung

Im Zuge des Trends zur gesundheitsbewussten Ernährung ist die globale Nachfrage nach Fisch und Fischprodukten in den letzten Jahrzehnten deutlich gestiegen: Fisch stellt eine wertvolle Quelle für ω-3-Fettsäuren, essenzielle Aminosäuren und fettlösliche Vitamine dar (▶ www.fischinfo.de). Am beliebtesten sind in Deutschland Meeresfische wie Alaska-Seelachs, Hering, Lachs, Thunfisch und Pangasius.

Fisch wird zu den acht Lebensmitteln mit dem höchsten allergenen Potenzial gezählt, neben Kuhmilch, Eiern, Erdnuss, Nüssen, Weizen, Soja und Schalentieren. Die allergische Sensibilisierung erfolgt durch Verzehr sowie bei Hautkontakt und Einatmen von Allergenen bei der Fischverarbeitung (Sharp u. Lopata 2013). Bereits kleine Mengen von Fisch können allergische Reaktionen hervorrufen. Meist treten die Symptome bereits innerhalb von Minuten auf, teilweise aber erst nach bis zu 48 h. Oftmals sind die Haut (Urtikaria, Quincke-Ödem), der Verdauungstrakt (Durchfall, Erbrechen) oder die Atemwege (Asthma) betroffen. Diese Symptome können isoliert sowie in Kombination auftreten, im Extremfall kommt es zum anaphylaktischen Schock.

18.2 Bezeichnung der Allergene

Allergische Reaktionen auf Fische werden vor allem durch eine bestimmte Proteinfamilie verursacht, die Parvalbumine (Sharp u. Lopata 2013). Als erstes Lebensmittelallergen wurde Kabeljau-Parvalbumin bereits in den frühen Siebzigerjahren identifiziert (Elsayed u. Aas 1971). Mittlerweile wurde dieses Allergen in einer Reihe von häufig verzehrten Fischen beschrieben, wie beispielsweise Karpfen, Atlantischer Lachs, Makrele, Alaska-Seelachs, Thunfisch, Hering oder Schwertfisch (Kuehn et al. 2014c). In den vergangenen Jahren häuften sich die Berichte über andere Fischallergene. Zu diesen neu beschriebenen Allergenen zählen β-Enolasen und Aldolasen aus Kabeljau, Lachs und Thunfisch sowie Tropomyosin aus Mosambik-Buntbarsch (Kuehn et al. 2013, Liu et al. 2013). Vitellogenin, ein Eidotterprotein, wurde im Kaviar verschiedener Fische als Allergen identifiziert (Perez-Gordo et al. 2008).

Andere Fischallergene, wie zum Beispiel Fischgelatine (Thunfisch: Thu a-Kollagen) oder Aldehydphosphatdehydrogenase (Kabeljau: Gad c-APDH) (Kuehn et al. 2009; Das Dores et al. 2002), werden in diesem Buch nicht behandelt. Ihre allergene Potenz ist noch nicht geklärt; möglicherweise führen sie nur selten zu Sensibilisierungen bzw. sind nur für einzelne Fischspezies relevant.

18.3 Struktur der Allergene

Parvalbumine sind saure, niedermolekulare Proteine mit einer Masse von ungefähr 12 kDa. Sie sind typische Vertreter der Proteinfamilie der Calcium-bindenden EF-Hand-Proteine, zu denen wichtige Allergene tierischen und pflanzlichen Ursprungs gehören (Radauer et al. 2008). Charakteristisch für die EF-Hand-Proteine sind spezifische Segmente der Proteinstruktur: eine Helix, eine Schleife und eine zweite Helix (◘ Abb. 18.1). Die beiden Helices sind dabei ähnlich wie Daumen und Zeigefinger einer Hand angeordnet. Der Name EF-Hand leitet sich von der Nomenklatur der Helices in der Struktur der Parvalbumine ab, die von A–F durchnummeriert werden. Dabei bilden die Helices C und D bzw. E und F die prototypischen EF-Hand-Strukturen. Diese EF-Hand-Motive stellen Bindungsstellen so-

18.4 · Funktion der Allergene

wohl für Calcium- als auch für Magnesiumionen dar (◘ Abb. 18.2a, s. unten). Die Ionenbindung ist wichtig für die Stabilisierung der Proteinstruktur (Griesmeier et al. 2010). Von einigen Parvalbuminen, wie beispielsweise den Allergenen aus Karpfen und Seehecht (Kumar et al. 1990, Richardson et al. 2000), wurden mittels Röntgenstrukturanalyse bereits die dreidimensionalen Strukturen aufgeklärt.

Enolasen sind homodimere Proteine mit einem Molekulargewicht der Untereinheiten von ungefähr 50 kDa. Die Untereinheiten bestehen aus zwei Domänen: einer kleinen, N-terminalen Domäne sowie einer größeren, C-terminalen Domäne mit der Struktur eines sogenanntes TIM-Barrels, einer aus α-Helices und einem β-Faltblatt zusammengesetzten, fassartigen Struktur. TIM-Barrels finden sich in vielen nichtverwandten Enzymen, wie zum Beispiel in der namensgebenden Triosephosphat-Isomerase (TIM). Enolasen benötigen für ihre Enzymaktivität zwei in ihrem aktiven Zentrum gebundene Magnesiumionen. In Wirbeltieren findet man drei Isoformen (α, β und γ), wobei die β-Isoform in Muskeln exprimiert wird.

Aldolasen (genauer Fructose-1,6-bisphosphat-Aldolasen) sind tetramere Proteine mit Untereinheiten von etwa 40 kDa. Es gibt zwei entfernt miteinander verwandte Klassen, wobei in Pflanzen und Tieren ausschließlich Klasse-I-Enzyme vorkommen. Aldolasen falten sich ebenfalls in ein TIM-Barrel. In Wirbeltieren findet man drei gewebsspezifische Isoformen (A, B und C), von denen Aldolase A im Muskel exprimiert wird.

Tropomyosine sind ungefähr 32 kDa große Proteine. Sie gehören zu einer Familie hoch konservierter Proteine, die in verschiedenen Isoformen vorkommen (Nevzorov u. Levitsky 2011). Tropomyosin ist ein stabförmiges Molekül. Es setzt sich aus zwei helikalen Molekülen zusammen, die umeinander gewunden sind und so eine Doppelhelix formen. Proteinstrukturen von allergenem Fisch-Tropomyosin sind bislang nicht beschrieben, allerdings dürften sie mit bekannten Tropomyosinen anderer Organismen übereinstimmen.

Vitellogenine sind hochmolekulare Glykolipoproteine (> 150 kDa) und gehören zur Gruppe der

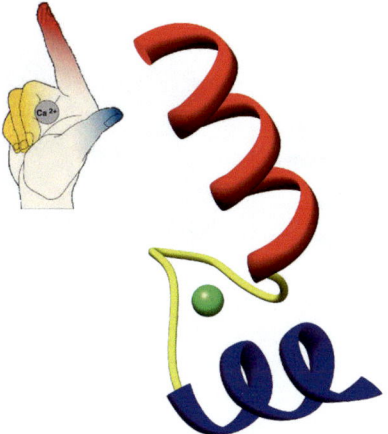

◘ **Abb. 18.1** Calcium-bindende EF-Hand-Domäne, „Helix-Loop-Helix" (*rot:* Helix E, *blau:* Helix F, *grün:* gebundenes Calciumion): Durch die zwei flankierenden Helices (Daumen und Zeigefinger) gleicht die Struktur der Form einer greifenden Hand. (Adaptiert nach ► www.chemgapedia.de)

Lipid-Transport-Proteine. Sie setzen sich aus verschiedenen Untereinheiten zusammen: einer leichten und einer schweren Kette (Finn 2007). Sie sind Vorläuferproteine für Eidotterproteine wie Lipovitelline und Phosvitin. Daten zur Struktur liegen für allergenes Vitellogenin nicht vor, sie wurden aber für Lipovitellin-Phosvitin-Komplexe aus anderen Organismen bestimmt (Raag et al. 1988).

18.4 Funktion der Allergene

Parvalbumine kommen im Muskelgewebe aller Wirbeltiere vor, wo sie als Calcium-Pufferproteine an der Muskelrelaxation beteiligt sind (Arif 2011). Schnell kontrahierende Muskeln enthalten große Mengen an Parvalbumin. Die höchsten Konzentrationen findet man in der äußerst rasch kontrahierenden weißen Muskulatur von Fischen. Zusätzlich besitzen Fische ein rotes, langsam kontrahierendes Muskelgewebe mit geringerer Menge an Parvalbumin. Die Verteilung an weißer und dunkler Muskulatur – und damit auch der Parvalbumingehalt – kann in einzelnen Fischarten stark variieren (Kobayashi et al. 2006). Bei häufig konsumierten Fischen wie Hering ist der Gehalt an Parvalbumin etwa doppelt so hoch wie in Kalbeljau/Lachs und etwa 10-mal so hoch wie in Makrele (Kuehn

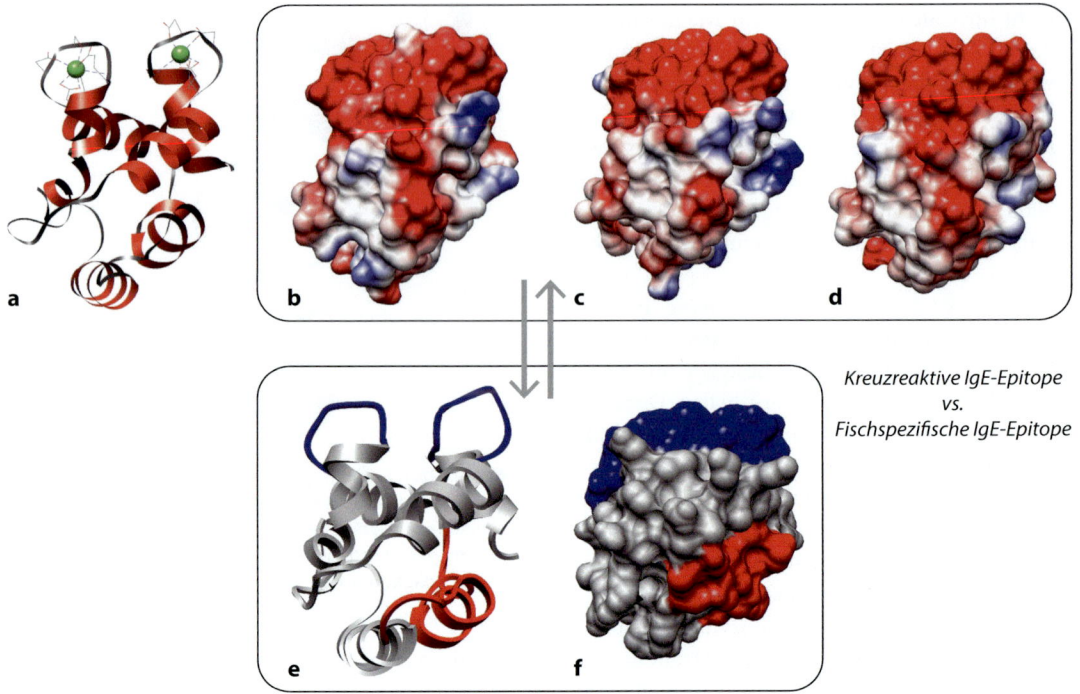

Abb. 18.2a–f Struktur der Parvalbumine: Die große Ähnlichkeit der Strukturen bedingt die hohe Kreuzreaktivität, die auch zwischen Parvalbuminen aus entfernt verwandten Spezies besteht. **a** Bändermodell der Struktur vom Parvalbumin des Karpfens. Die gebundenen Calciumionen (*grün*) tragen zur ungewöhnlich hohen Stabilität des Moleküls bei. **b–d** Oberflächenladung (*rot*: positiv, *blau*: negativ) der Parvalbumine verschiedener Fische: **b** Karpfen, **c** Seehecht, **d** Hecht. Allerdings reagieren manche Patienten nur auf einzelne Fischsorten, was sich durch speziesspezifische IgE-Bindungsstellen erklären lässt. **e, f** Lachsparvalbumin (*rot*: spezifisches Epitop, *blau*: Calciumbindungsstelle)

et al. 2010). Im Thunfisch mit vorwiegend rotem Muskelgewebe ist der Parvalbumingehalt sogar so gering, dass Dosenthunfisch bei oralen Provokationen häufig als Placebo verwendet wird (Kelso et al. 2003).

Enolasen und Aldolasen sind elementare Enzyme des allgemeinen Glucosestoffwechsels. Im Rahmen der zellulären Energiegewinnung katalysieren Aldolasen den vierten Schritt der Glykolyse (Spaltung von Fructose-1,6-bisphosphat in Dihydroxyacetonphosphat und Glycerinaldehyd-3-Phosphat), während Enolasen den vorletzten Schritt umsetzen (Dehydratisierung von 2-Phospho-D-Glycerat zu Phosphoenolpyruvat) (Garfinkel u. Garfinkel 1985). Als Schlüsselenzyme des Kohlehydratabbaus liegen sie in bedeutenden Mengen im Muskel vor, sodass der Gehalt an allergenen Enzymen vergleichbar mit dem der Parvalbumine ist.

Tropomyosin ist ein wichtiges Strukturprotein der Muskelzelle, das aber auch in anderen Zellen vorkommt. Zusammen mit Troponin ist es an der Muskelkontraktion beteiligt. Ein Komplex aus Troponin/Tropomyosin interagiert mit Bindungsstellen von Myosin, dem Muskelfaserprotein, und ermöglicht somit eine Muskelkontraktion (Perry 2001). Der Gehalt an Tropomyosin liegt bei etwa 3 % des gesamten Muskelproteins.

Vitellogenine sind Proteine des Eidotters. Sie sind Vorläufer für Proteine, die bei der Versorgung des Embryos als Reserve für Lipide (Lipovitin) und Phosphat (Phosvitin) dienen (Ding et al. 1998). Diese Proteine wiederum machen fast den Gesamtgehalt des Eidotterproteins aus.

18.5 Bedeutung der Allergene

Parvalbumine besitzen ein hohes Sensibilisierungspotenzial. Dies beruht einerseits auf der außerordentlichen Stabilität der Proteine gegenüber Hitzeeinwirkungen und denaturierenden Agenzien (Elsayed u. Aas 1971, Griesmeier et al. 2010), andererseits auf der hohen Kreuzreaktivität zwischen Parvalbuminen unterschiedlicher Spezies (◘ Abb. 18.2b–d) (van Do et al. 2005). Durch Prozesse der Lebensmittelverarbeitung können Parvalbumine modifiziert werden. Es entstehen beispielsweise Oligomere oder Peptidfragmente mit veränderten Epitopen, die vom individuellen IgE-Repertoire der Patienten unterschiedlich – verstärkt oder vermindert – erkannt werden (Sletten et al. 2010).

Fisch-Enolasen und -Aldolasen wurden erst kürzlich als neue Allergene in Kabeljau, Lachs und Thunfisch entdeckt (Kuehn et al. 2013). IgE-Antikörper gegen diese Proteine können sowohl von Patienten mit als auch ohne Parvalbumin-Sensibilisierung gebildet werden. Die klinische Bedeutung dieser Cosensibilisierung ist bislang nicht geklärt. Gegenüber Einwirkungen der Lebensmittelzubereitung (physikalisch, chemisch) scheinen Enolasen und Aldolasen weitaus weniger stabil zu sein als Parvalbumine. Es wurde bislang nicht gezeigt, inwiefern dies ihr Potenzial als Lebensmittelallergene mindert.

Fisch-Tropomyosine wurden als Allergene bisher erst in einer Fischsorte, dem Mosambik-Buntbarsch oder Tilapia, beschrieben (Liu et al. 2013). Bei diesen auf Tropomyosin sensibilisierten Patienten spielte eine Sensibilisierung auf Parvalbumin eine untergeordnete Rolle. Da andere allergene Tropomyosine, z. B. aus Garnele (Shanti et al. 1993), als äußerst stabile Proteine beschrieben wurden, ist davon auszugehen, dass auch das homologe Fisch-Tropomyosin hitzestabil ist.

Vitellogenine sind wichtige Allergene aus Fischeiern, die bislang bei Lachs, Forelle oder Stör identifiziert wurden. Untersuchungen zur Stabilität zeigen, dass diese Allergene bzw. die aus ihnen generierten Proteine eine hohe Stabilität gegenüber enzymatischem Verdau aufweisen (Fujita et al. 2012). Durch diese Stabilität, aber auch durch die hohe Konzentration der Proteine im Fischrogen wurde ihre Allergenität erklärt. Bei Vitellogeninen aus Fischeiern handelt es sich vermutlich um hitzestabile Proteine, ähnlich den Eigenschaften von Gal d 6, einem homologen Allergen aus Hühnereigelb (Amo et al. 2010).

18.6 Sensibilisierungshäufigkeit

Fische zählen nicht nur zu den wichtigsten Auslösern von IgE-mediierten Nahrungsmittelallergien, sondern gelten auch als wichtige Verursacher berufsbedingter Allergien (Douglas et al. 1995). Allergische Reaktionen gegen Fische treten daher gehäuft in Gegenden auf, in denen der Fischkonsum sehr hoch ist und die fischverarbeitende Industrie zu den wichtigsten Wirtschaftszweigen gehört. In solchen Regionen kann eine von 1000 Personen von einer Fischallergie betroffen sein (Aas 1987).

Die meisten Fischallergiker sind auf Parvalbumine sensibilisiert. Die generelle Prävalenz (Sensibilisierungshäufigkeit bei Fischallergikern) schwankt, je nach Fischsorte und Bevölkerungsgruppe, zwischen ungefähr 70 und 95 %. Vor kurzem ist es gelungen, β-Enolase und Aldolase aus den Muskeln von Kabeljau, Lachs und Thunfisch zu reinigen (Kuehn et al. 2013). Damit wurden nun zwei weitere Fischallergene für eine genauere Diagnostik beschrieben. Erste Untersuchungen zeigten, dass die Häufigkeit von IgE-Reaktivitäten gegen Enolase im Bereich von 63 % und gegen Aldolase im Bereich von 50 % liegen kann. Die Sensibilisierungen auf diese Allergene scheinen vor allem bei jenen Patienten relevant zu sein, die keine Reaktionen auf Parvalbumine zeigen (Kuehn et al, 2013).

Bislang ist die Datenlage zu Tropomyosinen als Fischallergen nicht ausreichend, um auf deren Beitrag und Prävalenz zu IgE-Sensibilisierungen rückschließen zu können.

Da der Verzehr von Fischrogen auf kulinarische Delikatessen beschränkt ist, tritt diese Sensibilisierung insgesamt nicht häufig auf. Es wurde allerdings gezeigt, dass es sich bei Vitellogenin sowie dessen verwandten Proteinen um die Hauptallergene des Kaviars handelt (Fujita et al. 2012, Perez-Gordo et al. 2008).

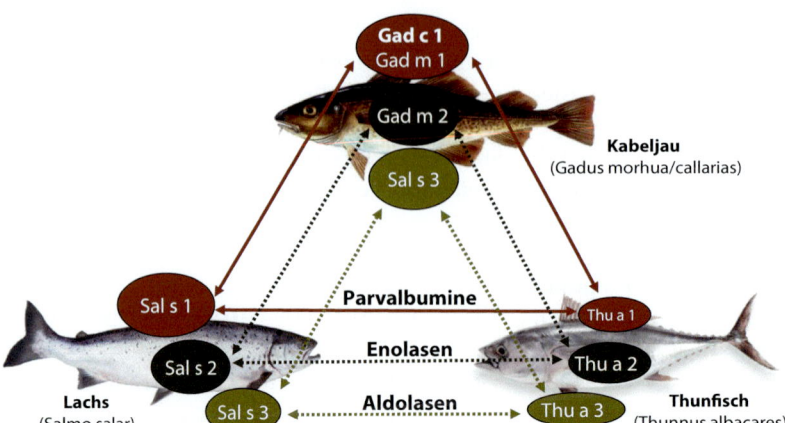

Abb. 18.3 Identifizierte Allergene von drei häufig konsumierten Fischen: Der Allergengehalt an Parvalbumin ist bei Lachs und Kabeljau höher als bei Thunfisch. Die Kreuzreaktivität zwischen Parvalbuminen ist ausgeprägt, während die Kreuzreaktivität zwischen Minorallergenen (Enolasen, Aldolasen) variabel ist. (**Fettdruck**: verfügbar zur In-vitro-Diagnostik)

18.7 Kreuzreaktive versus Markerallergene

IgE-Antikörper gegen das Parvalbumin einer Fischspezies binden meist auch Parvalbumine anderer Fischarten (Abb. 18.2b–d, Abb. 18.3) (van Do et al. 2005). Basis für diese Kreuzreaktivität ist die hohe Sequenzidentität (>70%) und Strukturähnlichkeit zwischen Fisch-Parvalbuminen (Swoboda et al. 2002b). Je näher gewisse Fischspezies verwandt sind, desto ähnlicher sind sich deren Parvalbumine. Die größte Sequenzähnlichkeit besteht im Bereich der Calcium-bindenden Domänen, die offenbar Konformationsepitope bilden und IgE-Antikörper binden können (Bugajska-Schretter et al. 2000). Da in Abwesenheit von Calcium die IgE-Reaktivität von Parvalbuminen herabgesetzt ist, beeinflusst die Bindung der Calciumionen wahrscheinlich die Konformation der IgE-Epitope.

Obwohl der Großteil der Patienten auf mehrere Fischarten mit allergischen Symptomen reagiert, zeigen manche Patienten Mono- oder Oligosensibilisierungen auf einzelne Fischarten (Kuehn et al. 2011, Raith et al. 2014, Swoboda et al. 2013). Unterschiede im Parvalbumingehalt sowie speziesspezifische IgE-Bindungsepitope liefern mögliche Erklärungen dafür, warum Patienten mit ihrem individuellen IgE-Repertoire unterschiedlich auf verschiedene Fischspezies reagieren (Abb. 18.2e–f).

Aus Kabeljau, Lachs und Thunfisch gereinigte β-Enolasen und Aldolasen wurden in einer ersten Studie ebenfalls auf ihre Kreuzreaktivität untersucht (Kuehn et al. 2013). Hierbei variierten Kreuzreaktivitäten zwischen Aldolasen sehr stark zwischen einzelnen Patienten. Interessant war, dass unter den untersuchten Enolasen die Kablejau-Enolase eine IgE-Bindung zu anderen Enolasen am besten inhibieren konnte (Kuehn et al. 2013). Ursache für das starke Inhibierungspotenzial von Kabeljau-Enolase könnte eine primäre Sensibilisierung der Patienten gegen Kabeljau sein. Sollten diese Ergebnisse in einem größeren Patientenkollektiv bestätigt werden, könnte das quantitative Bestimmen von spezifischen IgE-Antikörpern gegen eine Reihe von Enolasen helfen, die primär sensibilisierenden Enolasen und zugehörigen Fischspezies zu identifizieren (Kuehn et al. 2013, 2014a).

Für Fisch-Tropomyosin aus Mosambik-Buntbarsch wurde gezeigt, dass das isolierte Protein mit Tropomyosin, dem Hauptallergen aus Garnelen, kreuzreagiert (Liu et al. 2012). Die klinische Konsequenz dieser serologischen IgE-Reaktivität, eine mögliche Kreuzreaktion zwischen Fisch und Meeresfrüchten, bedarf noch weiterer Klärung.

Bislang konnte für Vitellogenin, dem Allergen aus Fischrogen, gezeigt werden, dass IgE-Antikörper homologe Vertreter aus verschiedenen Fischen erkennen können (Shimizu et al. 2009). Dahingegen scheint die klinische Reaktivität variabel, oftmals aber spezifisch gegenüber einzelnen Kaviarsorten. Keine Kreuzreaktivität konnte zu ähnlichen Proteinen aus dem Hühnerei nachgewiesen werden (Perez-Gordo et al. 2008).

18.8 Diagnostik

Die Routinediagnostik wird mit Fischextrakten oder Fischprodukten in vivo durch Hauttests und in vitro durch den Nachweis von fischspezifischen IgE-Antikörpern durchgeführt. Für die Bestimmung spezifischer IgE-Antikörper sind derzeit ungefähr 30 Extrakte verschiedener Fischspezies, allerdings keine Extrakte für Fischrogen, sowie zwei rekombinante Parvalbumine erhältlich (◘ Tab. 18.1). Minorallergene sind bislang nicht als isolierte Komponenten für die In-vitro-Diagnostik verfügbar.

> Die klinische Reaktivität kann durch orale Provokationstests abgesichert werden, besonders wenn ermittelt werden soll, ob einzelne Fischspezies von Patienten toleriert werden. Die Risiken und der Aufwand solcher Provokationstests gestatten diese Untersuchung nur in Einzelfällen.

18.9 Mehrwert der molekularen Diagnostik

Ebenso wie andere in der Allergiediagnostik eingesetzten Extrakte unterliegen auch kommerzielle Fischextrakte erheblichen Schwankungen im Allergen- und Proteingehalt. Daher ist die Zuverlässigkeit der mit diesen Extrakten erzielten diagnostischen Ergebnisse oft ungenügend (Kuehn et al. 2010).

Durch molekularbiologische und biotechnologische Verfahren ist es heute möglich, Fischallergene rekombinant herzustellen bzw. aus Fischmuskeln in reiner Form zu gewinnen (Kuehn et al. 2013, Swoboda et al. 2002a). Der Einsatz von rekombinanten und gereinigten natürlichen Allergenen erlaubt eine präzisere Diagnostik von Fischallergien und ermöglicht eine genaue Analyse des individuellen Sensibilisierungsprofils der Patienten. So scheint es durch Verwendung von gereinigten natürlichen Parvalbuminen, β-Enolasen und Aldolasen aus Kabeljau, Lachs und Thunfisch in IgE-ELISA-Experimenten nicht nur möglich, die Fischart zu bestimmen, gegen welche die Patienten primär sensibilisiert sind, sondern auch die eigentlichen allergieauslösenden Komponenten zu identifizieren (Komponentendiagnostik) (Kuehn et al. 2013, 2014a).

Zusätzliche potenzielle Vorteile einzelner Fischallergene zum Nachweis einer IgE-Sensibilisierung wären (▶ Kap. 7):
- erhöhte Testempfindlichkeit (niedrigere Quantifizierungsgrenze, „limit of quantification", LoQ),
- verbesserte analytische Spezifität (Selektivität) für bestimmte Fischallergene mit bereits bekannten klinischen Charakteristika (z. B. Sensibilisierung assoziiert mit schweren Reaktionen),
- Einsatz als potenzielle Marker für Kreuzreaktionen,
- Einsatz als potenzielle Marker für speziesspezifische Sensibilisierung.

Polysensibilisierungen gegenüber zahlreichen Fischallergenen (Parvalbumine, Enolasen, Aldolasen) in Verbindung mit ausgeprägten Sensibilisierungen mit hohen IgE-Konzentrationen sind eher mit schweren klinischen Reaktionen assoziiert (Kuehn et al. 2013, 2014b) – vermutlich ein Hinweis auf ein breites IgE-Repertoire, das sich parallel zum erhöhten IgE gegen die Fischallergene entwickelt haben könnte. Allerdings ist anhand des spezifischen IgE gegen gewisse Fischallergene keine Vorhersage zur klinischen Reaktivität möglich; es existieren bisher keine Schwellenwerte.

Eine weitere Studie zeigte den Vorteil der In-vitro-Diagnostik mit rekombinantem Parvalbumin gegenüber einer Diagnostik mit Fischextrakten. In dieser Studie konnten bei einem Fisch-allergischen Kind erhöhte IgE-Antikörper gegen rekombinantes Parvalbumin (in diesem Fall rCyp c 1), aber gegen keinen der getesteten Fischextrakte nachgewiesen werden (Agabriel et al. 2010). Dies zeigt, dass IgE-Tests mit rekombinanten Fischallergenen aufgrund einer potenziell erhöhten Testempfindlichkeit (LoQ) durchaus sinnvoll sein können, besonders wenn eine IgE-Bestimmung mit Fischextrakten trotz des klinischen Verdachts negative Ergebnisse erzielt.

Der Mehrwert bei Verwendung von Einzelkomponenten zur Diagnose der Fischallergie wurde kürzlich untersucht (Kuehn et al. 2014c). 58 % der Studienteilnehmer, die auf Parvalbumin kreuzre-

◘ **Tab. 18.1** Identifizierte Fischallergene. Fische eingeteilt nach Familien (alphabetisch geordnet) sowie Spezies (zweite Spalte): Angeführt ist eine Auswahl von Spezies, deren Extrakte für die In-vitro-Diagnostik zur Verfügung stehen. Für die meisten Fische wurde Parvalbumin als Allergen beschrieben. 3. Spalte: Offizielle IUIS-Allergennamen (www.allergen.org); in Anführungsstrichen inoffizielle Allergennamen. Für einige Fische sind weitere Allergene bekannt (4. Spalte)

Ordnung	Spezies	Parvalbumin	Andere Allergene
Aalartige	Aal	„Ang a 1"	–
Barschartige	Bastardmakrele	„Tra j 1"	Gelatine
	Makrele [a]	„Sco s 1"	–
	Japanische Makrele	„Sco j 1"	–
	Schnapper	–	–
	Schwertfisch	Xip g 1	–
	Schwarzbarsch	–	–
	Thunfisch [a]	Thu a 1	Kollagen (Gelatine) Thu a 2 (Enolase) Thu a 3 (Aldolase)
	Tilapia	„Ore ni 1"	Ore m 4 (Tropomyosin)
	Barramundi	Lat c 1	–
Dorschartige	Baltischer Kabeljau	**Gad c 1**	–
	Atlantischer Kabeljau [a]	Gad m 1	Aldehydphosphatdehydrogenase Gad m 2 (Enolase) Gad m 3 (Aldolase) Gelatine
	Köhler	„Pol vi 1"	–
	Seehecht	„Mer mr 1"	–
	Seelachs	„The ch 1"	–
Drachenkopfartige	Japanischer Rotbarsch	„Seb in 1"	–
	Rotbarsch	Seb m 1	
Heringsartige	Hering [a]	Clu h 1	–
	Amerikanische Sardine	Sar sa 1	–
	Europäische Sardine	„Sar p 1"	–
Karpfenartige	Karpfen [a]	**Cyp c 1**	–
	Sardelle	„Eng e 1"	–

Fettdruck: rekombinante Parvalbumine, verfügbar zur In-vitro-Diagnostik (ImmunoCAP, ISAC; Phadia, Freiburg).
[a] Potenziell sinnvoll für die In-vitro-Diagnostik als Repräsentanten einer Fischfamilie.

Tab. 18.1 (Fortsetzung)

Ordnung	Spezies	Parvalbumin	Andere Allergene
Lachsartige	Forelle	Onc m 1	Kollagen Aldolase Serumalbumin, Triosephosphatisomerase Vitellogenin
	Ketalachs	–	Onc k 5 (Vitellogenin)
	Saibling	„Sal f 1"	–
	Lachs [a]	Sal s 1	Gelatine Sal s 2 (Enolase) Sal s 3 (Aldolase)
Plattfische	Flügelbutt	Lep w 1	–
	Heilbutt	„Hip h 1"	–
	Seezunge	„Sol so 1"	Triosephosphatisomerase
Störartige	Belugastör	–	Vitellogenin
Welsartige	Amerikanischer Wels	„Ict pu 1"	–

Fettdruck: rekombinante Parvalbumine, verfügbar zur In-vitro-Diagnostik (ImmunoCAP, ISAC; Phadia, Freiburg).
[a] Potenziell sinnvoll für die In-vitro-Diagnostik als Repräsentanten einer Fischfamilie.

agierende IgE-Antikörper besaßen, wurden zwar alle mittels Kabeljau-Parvalbumin positiv diagnostiziert, allerdings waren sie ebenso positiv im ImmunoCAP mit Kabeljauextrakt. Dahingegen wurde für 42 % der Studienteilnehmer eine verbesserte Testempfindlichkeit (niedrigere LoQ) durch die Komponentendiagnostik erzielt. Die meisten dieser Patienten (81 %) wurden positiv diagnostiziert unter Verwendung von Lachs-Parvalbumin oder den neu identifizierten Einzelallergenen (Enolasen, Aldolasen, Fischgelatine). Es wurde ebenfalls herausgestellt, dass vor allem bei Parvalbumin-negativen Patienten die Komponentendiagnostik mittels der neuen Allergene sinnvoll scheint, da diese Individuen zumeist (71 %) spezifische IgE-Antikörper auf diese Proteine aufweisen.

Zusammenfassend kann gesagt werden, dass Fischextrakte bisher als ausreichend empfindlich zum Sensibilisierungsnachweis gegen Fischallergene galten, da z. B. die wichtigste Majorallergenfamilie, die Parvalbumine, sowohl durch ihren hohen Gehalt als auch ihre hohe Stabilität in Extrakten gut repräsentiert und in IgE-reaktiver Form vorliegen.

Neuere Studien haben allerdings den Mehrwert der Diagnostik mit Einzelkomponenten (Parvalbumine, Enolasen, Aldolasen, Fischgelatine) gezeigt. Parvalbumine sind hierbei als Marker für eine ausgeprägte Kreuzreaktivität zwischen zahlreichen Fischen und generell nicht als Marker für eine speziesspezifische Fischsensibilisierung zu betrachten.

> Daher genügt aus klinischer Sicht bei hochsensibilisierten Fischallergikern die Bestimmung des IgE gegen ein einzelnes Parvalbumin statt gegen sämtliche Parvalbumin-Vertreter. Bei Patienten mit speziesspezifischen Allergien ist die Bestimmung des IgE gegen eine Bandbreite unterschiedlicher Parvalbumine (und in Zukunft auch gegen andere Fischallergene) durchaus sinnvoll.

Diese Allergiker können dadurch eine differenzierte Diagnose hinsichtlich zu vermeidender bzw. möglicher tolerierter Fische erfahren.

18.10 Therapie und Empfehlung

Derzeit gibt es keine spezifische Immuntherapie zur Behandlung von Fischallergien, da das Risiko anaphylaktischer Nebenwirkungen im Zuge einer Immuntherapie zu hoch wäre. Den Betroffenen wird empfohlen, Fisch konsequent zu vermeiden, obwohl einige Patienten durchaus manche Fischspezies tolerieren würden. In den EU-Ländern sind Hersteller verpflichtet, Fisch als Zutat in verpackter Ware zu kennzeichnen (Allergen Kennzeichnungsverordnung; Richtlinie 2007/68/EG).

> Vorsicht ist dennoch bei loser Ware oder bei Produkten wie Surimi, Paella, Worcestersauce oder koscheren Produkten (Fischgelatine) geboten.

18.11 Perspektiven

1. Der Einsatz molekularbiologischer Techniken auf dem Gebiet der Allergologie hat zu neuen Strategien geführt, die es sich zum Ziel setzen, Moleküle für eine wirksame, nebenwirkungsarme Immuntherapie zu entwickeln (Valenta et al. 2010). Im Falle des Fischhauptallergens Parvalbumin hatten Calcium-Depletionsexperimente gezeigt, dass in Abwesenheit von Calcium die IgE-Reaktivität von Parvalbumin herabgesetzt ist (Bugajska-Schretter et al. 2000, Swoboda et al. 2002a). Durch gezieltes Einbringen von Mutationen in die Calcium-bindenden EF-Hand-Motive des Karpfen-Parvalbumins gelang die Herstellung einer hypoallergenen Variante mit deutlich herabgesetzter IgE-Reaktivität und biologischer Aktivität, die bei therapeutischer Anwendung geringe Nebenwirkungen zeigen sollte (Swoboda et al. 2007). Dieses Protein wird zurzeit in klinischen Studien evaluiert und könnte in Zukunft zur Immuntherapie von Fischallergien dienen.
2. Untersuchungen zur klinischen Relevanz von Minor-Fischallergenen können zukünftig potenziell die In-vitro-Diagnostik von Fischallergien verbessern. Denkbar wäre es, dass in Einzelfällen bei fehlender Sensibilisierung gegen Fisch-Parvalbumin (bis zu ca. 30 % der Patienten) das IgE gegen repräsentative Minorallergene bestimmt wird. So wird die Verwendung von Enolasen, Aldolasen und Fischgelatine wahrscheinlich die Testempfindlichkeit der Komponentendiagnostik von Fischallergie erhöhen, da auch Parvalbumin-negative Patienten erfasst werden können. Hier ist eine höhere Testempfindlichkeit (niedrigere LoQ) als bei ausschließlicher Nutzung von Fischextrakten zu vermuten. Damit würde der IgE-Nachweis an Empfindlichkeit gewinnen – ein Vorteil bei niedrigschwelligen Sensibilisierungen oder zur Ausschlussdiagnostik, um mit Hilfe negativer Ergebnisse eine IgE-Sensibilisierung zu entkräften. Zum anderen könnte die Analyse der spezifischen IgE-Antikörper auf die Minorallergene möglicherweise Rückschlüsse daraufhin erlauben, auf welchen Fisch der Patient primär sensibilisiert ist und auf welchen Fisch eine Kreuzreaktion vorliegt. Bei seltenen isolierten Sensibilisierungen gegen Minorallergene wäre das klinische Risikopotenzial zu klären, z. B. inwieweit evtl. Garen oder andere Formen der Prozessierung die Allergenität dieser Fischallergene mildern können – mit Bedeutung für die individuelle Beratung von Fischallergikern.

Fazit für den klinischen Alltag
Derzeit verfügbare Fischextrakte und rekombinante Allergene ermöglichen eine zuverlässige serologische Diagnostik von Fischallergien. Da hochsensibilisierte Fischallergiker meist mit Parvalbumin reagieren, ist es in den meisten Fällen (ca. 70–80 %) möglich, die Sensibilisierung gegen Fische mit Hilfe eines Vertreters der für die Routinediagnostik zur Verfügung stehenden rekombinanten Parvalbumine (Gad c 1 vom Kabeljau oder Cyp c 1 vom Karpfen) zu erfassen (◘ Abb. 18.3). Da manche Patienten auf Minorallergene im Fisch sensibilisiert sind und manche Patienten speziesspezifische Fischallergien zeigen, können die derzeit zur Verfügung stehenden rekombinanten Parvalbumine Fischextrakte bisher nicht vollkommen ersetzen. Um nicht sämtliche Fischextrakte testen zu müssen, sollten zur genaueren Diagnostik repräsentative Extrakte einzelner Fischfamilien ausgewählt werden (◘ Tab. 18.1), da zwischen nah verwandten Fischspezies größere Kreuzreaktionen bestehen. Sobald Minorallergene und eine größere Anzahl an Parvalbumin-Vertretern

gereinigt oder rekombinant für die Routinediagnostik verwendet werden können, wird es möglich sein, dass die Einzelkomponentendiagnostik die Diagnostik mit Extrakten gänzlich ersetzt.

Einziger empfohlener Umgang mit Fischallergien ist derzeit die konsequente Vermeidung des Allergie-auslösenden Lebensmittels. Der Einsatz von molekularbiologischen und biotechnologischen Methoden hat jedoch bereits zur Entwicklung erster hypoallergener Moleküle geführt, die in Zukunft eine effektive und nebenwirkungsarme Therapie von Fischallergien ermöglichen könnten.

Literatur

Aas K (1987) Fish allergy and the cod allergen model. In: Brostoff J, Challacombe ST (Hrsg) Food Allergy and Intolerance. Balliere Tindall, London, S 356

Agabriel C, Robert P, Bongrand P, Sarles J, Vitte J (2010) Fish allergy: in Cyp c1 we trust. Allergy 65:1483–1484

Amo A, Rodríguez-Pérez R, Blanco J, Villota J, Juste S, Moneo I, Caballero ML (2010) Gal d 6 is the second allergen characterized from egg yolk. J Agric Food Chem 58:7453–7457

Arif SH (2009) A Ca(2+)-binding protein with numerous roles and uses: parvalbumin in molecular biology and physiology. Bioessays 31:410–421

Bugajska-Schretter A, Grote M, Vangelista L, Valent P, Sperr WR, Rumpold H, Pastore A, Reichelt R, Valenta R, Spitzauer S (2000) Purification, biochemical, and immunological characterisation of a major food allergen: different immunoglobulin E recognition of the apo- and calcium-bound forms of carp parvalbumin. Gut 46:661–669

Das Dores S, Chopin C, Romano A, Galland-Irmouli AV, Quaratino D, Pascual C, Fleurence J, Gueant JL (2002) IgE-binding and cross-reactivity of a new 41 kDa allergen of codfish. Allergy 57:84–87

Ding JL, Hee PL, Lam TJ (1989) Two forms of vitellogenin in the plasma and gonads of male Oreochromis aureus. Comp Biochem Phys Part B 93:363–370

van Do T, Elsayed S, Florvaag E, Hordvik I, Endresen C (2005) Allergy to fish parvalbumins: studies on the cross-reactivity of allergens from 9 commonly consumed fish. J Allergy Clin Immunol 116:1314–1320

Douglas JD, McSharry C, Blaikie L, Morrow T, Miles S, Franklin D (1995) Occupational asthma caused by automated salmon processing. Lancet 346:737–740

Elsayed S, Aas K (1971) Characterization of a major allergen (cod). Observations on effect of denaturation on the allergenic activity. J Allergy 47:283–291

Finn RN (2007) Vertebrate yolk complexes and the functional implications of phosvitins and other subdomains in vitellogenins. Biol Reprod 76:926–935

Fujita S, Shimizu Y, Kishimura H, Watanabe K, Hara A, Saeki H (2012) In vitro digestion of major allergen in salmon roe and its peptide portion with proteolytic resistance. Food Chem 130:644–650

Garfinkel L, Garfinkel D (1985) Magnesium regulation of the glycolytic pathway and the enzymes involved. Magnesium 4:60–72

Griesmeier U, Bublin M, Radauer C, Vázquez-Cortés S, Ma Y, Fernández-Rivas M, Breiteneder H (2010) Physicochemical properties and thermal stability of Lep w 1, the major allergen of whiff. Mol Nutr Food Res 54:861–869

Kelso JM, Bardina L, Beyer K (2003) Allergy to canned tuna. J Allergy Clin Immunol 111:901

Kobayashi A, Tanaka H, Hamada Y, Ishizaki S, Nagashima Y, Shiomi K (2006) Comparison of allergenicity and allergens between fish white and dark muscles. Allergy 61:357–363

Kuehn A, Hilger C, Hentges F (2009) Anaphylaxis provoked by ingestion of marshmallows containing fish gelatin. J Allergy Clin Immunol 123:708–709

Kuehn A, Scheuermann T, Hilger C, Hentges F (2010) Important variations in parvalbumin content in common fish species: a factor possibly contributing to variable allergenicity. Int Arch Allergy Immunol 153:359–366

Kuehn A, Hutt-Kempf E, Hilger C, Hentges F (2011) Clinical monosensitivity to salmonid fish linked to specific IgE-epitopes on salmon and trout beta-parvalbumins. Allergy 66:299–301

Kuehn A, Hilger C, Lehners-Weber C, Codreanu-Morel F, Morisset M, Metz-Favre C, Pauli G, de Blay F, Revets D, Muller CP, Vogel L, Vieths S, Hentges F (2013) Identification of enolases and aldolases as important fish allergens in cod, salmon and tuna: component resolved diagnosis using parvalbumin and the new allergens. Clin Exp Allergy 43:811–822

Kuehn A, Fischer J, Hilger C, Sparla C, Biedermann T, Hentges F (2014a) Correlation of clinical monosensitivity to cod with specific IgE to enolase and aldolase. Ann Allergy Asthma Immunol 113:670–671

Kuehn A, Metz-Favre C, Pauli G, Lehners-Weber C, Codreanu-Morel F, Hentges F, Auriol P, Bienvenu F, Braun C, Crepin C, Foessel A, Guenard L, Krieger P, Renaudin JM, Tuyeras JF, de Blay F, Morisset M, Hilger C (2014b) A study comparing the clinical phenotypes of fish-allergic patients with their specific IgE profiles to fish parvalbumin, enolase, aldolase and gelatin. Rev Fr d'Allergol 54:51–60

Kuehn A, Swoboda I, Arumugam K, Hilger C, Hentges F (2014c) Fish allergens at a glance: variable allergenicity of parvalbumins, the major fish allergens. Front Immunol 5:179 doi:10.3389/fimmu.2014.00179

Kumar VD, Lee L, Edwards BF (1990) Refined crystal structure of calcium-liganded carp parvalbumin 4.25 at 1.5-A resolution. Biochemistry 29:1404–1412

Liu R, Krishnan HB, Xue W, Liu C (2011) Characterization of allergens isolated from the freshwater fish blunt snout bream (Megalobrama amblycephala). J Agric Food Chem 59:458–463

Liu R, Holck AL, Yang E, Liu C, Xue W (2013) Tropomyosin from tilapia (Oreochromis mossambicus) as an allergen. Clin Exp Allergy 43:365–377

Marsh JJ, Lebherz HG (1992) Fructose-bisphosphate aldolases: an evolutionary history. Trends Biochem Sci 17:110–113

Nevzorov IA, Levitsky DI (2011) Tropomyosin: double helix from the protein world. Biochemistry 76:1507–1527

Perez-Gordo M, Sanchez-Garcia S, Cases B, Pastor C, Vivanco F, Cuesta-Herranz J (2008) Identification of vitellogenin as an allergen in Beluga caviar allergy. Allergy 63:479–480

Perry SV (2001) Vertebrate tropomyosin: distribution, properties and function. J Muscle Res Cell Motil 22:5–49

Piast M, Kustrzeba-Wojcicka I, Matusiewicz M, Banas T (2005) Molecular evolution of enolase. Acta Biochim Pol 52:507–513

Raag R, Appelt K, Xuong NH, Banaszak L (1988) Structure of the lamprey yolk lipid-protein complex lipovitellin-phosvitin at 2.8 A resolution. J Mol Biol 200:553–569

Radauer C, Bublin M, Wagner S, Mari A, Breiteneder H (2008) Allergens are distributed into few protein families and possess a restricted number of biochemical functions. J Allergy Clin Immunol 121:847–852

Raith M, Klug C, Sesztak-Greinecker G, Balic N, Focke M, Linhart B, Hemmer W, Swoboda I (2014) Unusual sensitization to parvalbumins from only certain fish species. Ann Allergy Asthma Immunol 113:571–572

Richardson RC, King NM, Harrington DJ, Sun H, Royer WE, Nelson DJ (2000) X-Ray crystal structure and molecular dynamics simulations of silver hake parvalbumin (Isoform B). Protein Sci 9:73–82

Shanti KN, Martin BM, Nagpal S, Metcalfe DD, Rao PV (1993) Identification of tropomyosin as the major shrimp allergen and characterization of its IgE-binding epitopes. J Immunol 151:5354–5363

Sharp MF, Lopata AL (2013) Fish Allergy: In Review. Clin Rev Allergy Immunol 46:258–271. doi:10.1007/s12016-013-8363-1

Shimizu Y, Nakamura A, Kishimura H, Hara A, Watanabe K, Saeki H (2009) Major allergen and its IgE cross-reactivity among salmonid fish roe allergy. J Agric Food Chem 57:2314–2319

Sletten G, Van Do T, Lindvik H, Egaas E, Florvaag E (2010) Effects of industrial processing on the immunogenicity of commonly ingested fish species. Int Arch Allergy Immunol 151:223–236

Swoboda I, Bugajska-Schretter A, Verdino P, Keller W, Sperr WR, Valent P, Valenta R, Spitzauer S (2002a) Recombinant carp parvalbumin, the major cross-reactive fish allergen: a tool for diagnosis and therapy of fish allergy. J Immunol 168:4576–4584

Swoboda I, Bugajska-Schretter A, Valenta R, Spitzauer S (2002b) Recombinant fish parvalbumins: candidates for diagnosis and treatment of fish allergy. Allergy 57(Suppl 72):94–96

Swoboda I, Bugajska-Schretter A, Linhart B, Verdino P, Keller W, Schulmeister U, Sperr WR, Valent P, Peltre G, Quirce S, Douladiris N, Papadopoulos NG, Valenta R, Spitzauer S (2007) A recombinant hypoallergenic parvalbumin mutant for immunotherapy of IgE-mediated fish allergy. J Immunol 178:290–296

Swoboda I, Balic N, Klug C, Focke M, Weber M, Spitzauer S, Neubauer A, Quirce S, Douladiris N, Papadopoulos NG, Valenta R (2013) A general strategy for the generation of hypoallergenic molecules for the immunotherapy of fish allergy. J Allergy Clin Immunol 132:979–981

Valenta R, Ferreira F, Focke-Tejkl M, Linhart B, Niederberger V, Swoboda I, Vrtala S (2010) From allergen genes to allergy vaccines. Annu Rev Immunol 28:211–241

Allergene der Hausstaubmilbe und Diagnostik der Hausstaubmilbenallergie

S. Vrtala, S. Kull, J. Kleine-Tebbe

19.1 Einleitung – 304

19.2 Bezeichnung der Allergene – 304

19.3 Struktur und Funktion der Allergene – 305

19.4 Bedeutung der Allergene – 307

19.5 Sensibilisierungshäufigkeiten/Verbreitung – 308

19.6 Kreuzreaktive versus Markerallergene – 308

19.7 Diagnostik – 309

19.8 Mehrwert der molekularen Diagnostik – 309

19.9 Therapie und Empfehlungen – 310

19.10 Perspektiven – 311

Literatur – 311

Der Beitrag basiert auf einer Publikation der Autoren, die 2013 im Allergo Journal erschienen ist (Vrtala S, Jörg Kleine-Tebbe J: Hausstaubmilbenallergene und ihre Bedeutung. Allergo J 2013; 22: 546–549) und nun als Buchkapitel aktualisiert und erweitert wurde.

J. Kleine-Tebbe, T. Jakob (Hrsg.), *Molekulare Allergiediagnostik*,
DOI 10.1007/978-3-662-45221-9_19, © Springer-Verlag Berlin Heidelberg 2015

Zum Einstieg

In weiten Teilen der Erde ist Hausstaub der wichtigste Auslöser von allergischen Reaktionen, und mehr als 50 % aller Allergiker sind auf Hausstaubmilben sensibilisiert. Die spezifische Immuntherapie der Hausstaubmilbenallergie wird routinemäßig mit Allergenextrakten durchgeführt. Aufgrund der schlechten Qualität der Hausstaubmilbenextrakte ist diese jedoch weniger wirksam als Therapien mit Pollenextrakten. Daher wäre es vorteilhaft, die Diagnose und Immuntherapie der Hausstaubmilbenallergie mit gereinigten natürlichen oder rekombinant hergestellten Hausstaubmilbenallergenen durchzuführen. Obwohl bereits mehr als 20 Allergene der Hausstaubmilbe bekannt sind und die meisten davon als rekombinante Proteine hergestellt wurden, sind bisher nur wenige Hausstaubmilbenallergene für die Routinediagnostik verfügbar. Dieses Kapitel beschreibt Aspekte der Diagnostik und Therapie mit rekombinanten Hausstaubmilbenallergenen.

19.1 Einleitung

Hausstaub ist der wichtigste Auslöser von allergischen Reaktionen weltweit, und bereits in den 1960er Jahren wurden Milben als die wichtigste Allergenquelle im Hausstaub identifiziert (Voorhorst et al. 1964). Bis zu 20 % der Bevölkerung sind auf Milben sensibilisiert, das entspricht etwa 50 % aller Atopiker (Boulet et al. 1997). Im Kindesalter ist eine Milbenallergie der Hauptrisikofaktor für die Entwicklung von Asthma, und mehr als 80 % aller Asthmatiker reagieren allergisch auf Hausstaub (Platts-Mills et al. 2000). Als die Hauptauslöser einer Milbenallergie im Wohnbereich wurden Hausstaubmilben der Gattung *Dermatophagoides* identifiziert, wobei in Europa die Art *Dermatophagoides pteronyssinus* und in Amerika die Art *Dermatophagoides farinae* vorherrscht.

Während allergische Reaktionen auf Vorratsmilben früher nur als Gefahr für einige Berufsgruppen angesehen wurden (z. B. Landwirte, Bäcker) (van Hage-Hamsten et al. 1985), zeigten andere Studien, dass Vorratsmilben auch in Hausstaub vorkommen und zu allergischen Reaktionen führen können (Wraith et al. 1979).

Diagnose und Immuntherapie der Hausstaubmilbenallergie werden mit Allergenextrakten durchgeführt, die eine Mischung aus allergenen und nichtallergenen Substanzen enthalten. Diese Extrakte sind schwer zu standardisieren, und der Allergengehalt variiert abhängig von den Kulturbedingungen der Milben und der Extraktionsmethoden. Daher können wichtige Allergene in den Extrakten fehlen oder in unzureichenden Mengen enthalten sein, oder die Extrakte können mit Allergenen anderer Allergenquellen kontaminiert sein (Brunetto et al. 2010, Casset et al. 2012). Aus diesem Grund sind manche Hausstaubmilbenallergiker mit Allergenextrakten nicht diagnostizierbar, und die Immuntherapie mit Hausstaubmilbenextrakten ist weniger wirksam als Therapien mit Pollenextrakten (Mellerup et al. 2000).

Der Einsatz von molekularbiologischen Methoden in der Allergieforschung hat es erlaubt, die wichtigsten Allergene als rekombinante Proteine herzustellen. Derzeit sind mehr als 20 Allergene der Hausstaubmilbe bekannt, und die meisten davon wurden als rekombinante Proteine hergestellt (Thomas et al. 2002, Weghofer et al. 2013). Die Verwendung der rekombinant hergestellten Hausstaubmilbenallergene würde eine komponentenspezifische Diagnostik und Immuntherapie ermöglichen. Erste Immuntherapiestudien mit rekombinanten Pollenallergenen bzw. mit hypoallergenen Derivaten dieser Allergene zeigten bereits, dass diese Behandlung erfolgreich ist (Niederberger et al. 2004, Pauli et al. 2008). Der Einsatz von rekombinanten Hausstaubmilbenallergenen oder hypoallergenen Derivaten könnte daher auch zu einer Verbesserung der Immuntherapie milbenallergischer Patienten führen.

19.2 Bezeichnung der Allergene

In Europa sind Hausstaubmilben der Gattung *Dermatophagoides* die Hauptauslöser einer Milbenallergie. Mehr als 20 Allergene der Hausstaubmilbe sind bekannt und werden je nach Milbenart (z. B. *Dermatophagoides pteronyssinus*, *Dermatophagoides farinae*) als Der p bzw. Der f 1–24 bezeichnet (◘ Tab. 19.1).

Tab. 19.1 Liste der bekannten Allergene von *D. pteronyssinus* und *farinae*

Der p	Der f	Biochemische Funktion	MW SDS-PAGE [kDa]	IgE-Reaktivität [%]
1	1	Cysteinprotease	25	64–100
2	2	Lipid-bindendes Protein	15	63–100
3	3	Trypsin	31	9–97
4		α-Amylase	57	28–74
5		Unbekannt	15	6–74
6	6	Chymotrypsin	25	41–65
7	7	Unbekannt	26, 29, 31	13–57
8		Glutathion-S-Transferase	26	9–96
9		Serinprotease	30	92
10	10	Tropomyosin	37	6–55
11	11	Paramyosin	96	50, 75
	13	Fettsäure-bindendes Protein	15	?
14	14	Lipid-Transfer-Protein	177	?
15	15	Chitinase	98, 105	70
	16	Gelsosin-verwandtes Protein	53	47
	17	Calcium-bindendes Protein	53	35
18	18	Chitinase-verwandtes Protein	60	63
20		Argininkinase	40	15–44
21		Unbekannt	15	26
	22	Unbekannt	?	?
23		Chitin-bindendes Protein	14	61, 85
	24	Ubichinon-Cytochrom-C-Reduktase-bindendes Protein (homolog)	13	?

19.3 Struktur und Funktion der Allergene

Hausstaubmilbenallergene weisen aufgrund ihrer Struktur unterschiedliche funktionelle Eigenschaften auf, die zur Allergenität dieser Substanzen beitragen können. So besitzen einige Allergene eine enzymatische Aktivität, während andere Lipid- oder Chitinase-bindende Eigenschaften haben oder auch mit Calcium assoziiert sein können. Zudem gibt es nach wie vor Hausstaubmilbenallergene, deren Funktion bis heute unbekannt bzw. nicht ausreichend untersucht ist. In ◘ Tab. 19.1 sind die Funktionen aller bekannten *Dermatophagoides*-Allergene aufgelistet, und in ◘ Abb. 19.1 sind bekannte Strukturen der *Dermatophagoides*-Allergene dargestellt.

Die Allergene der **Gruppen 1, 3, 6 und 9** weisen alle eine Protease-Aktivität auf. Neben den Cysteinproteasen (Gruppe 1) beinhalten die Hausstaubmilbenallergene auch die Serinproteasen Trypsin (Gruppe 3), Chymotrypsin (Gruppe 6) und die kollagenolytischen Serinproteasen (Gruppe 9) (Chua et al. 1988, King et al. 1996, Stewart et al. 1992, Yasueda et al. 1993).

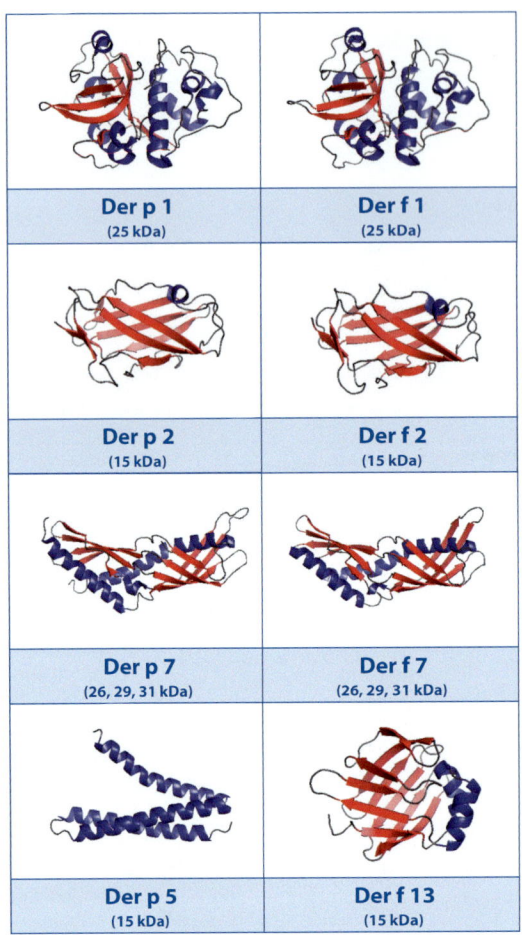

Abb. 19.1 Bekannte Proteinstrukturen der Hausstaubmilbenallergene: Der p 1 (pdb: 2AS8), Der f 1 (pdb: 3D6S), Der p 2 (pdb: 1KTJ), Der f 2 (pdb: 1WRF), Der p 5 (pdb: 3MQ1), Der p 7 (pdb: 3H47), Der f 7 (pdb: 3UV1) und Der f 13 (pdb: 2A0A)

Die Hausstaubmilbenproteasen werden ähnlich wie andere Proteasen auch als inaktive Precursor-Moleküle in der Milbe synthetisiert. Erst nach Aktivierung dieser inaktiven Vorstufe können die Proteasen ihre katalytischen Eigenschaften entfalten. Die Aktivierung der Precursor-Moleküle erfolgt dabei mit Hilfe von Der p 1 (Herman et al. 2014).

Des Weiteren konnte gezeigt werden, dass Der p 1 aufgrund seiner Proteaseaktivität die Barriere des bronchialen Epithels aufheben kann, indem es die Transmembranmoleküle Occludin und Claudin schneidet (Wan et al. 1999). Auch die anderen Proteasen tragen dazu bei, dass die Permeabilität des bronchialen Epithels erhöht wird, wodurch diese Allergene, ebenso wie nichtproteolytische Allergene, Zugang zu dendritischen Zellen erlangen.

Darüber hinaus können Der p 1, 3 und 9 die Bildung von entzündungsfördernden Substanzen induzieren, indem sie den Protease-aktivierten Rezeptor 2 (PAR-2) aktivieren (Asokananthan et al. 2002, Sun et al. 2001). Im Unterschied zu den anderen Hausstaubmilbenproteasen ist die Gruppe 3 (Der f 3) in der Lage, Anaphylatoxine (z. B. C3a und C5a) durch proteolytischen Verdau von Komplementproteinen zu produzieren (Maruo et al. 1997).

Neben Allergenen mit einer Proteaseaktivität existieren auch zahlreiche **Allergene mit Lipid-bindenden Eigenschaften**. Mehr als 50 % der klassifizierten Majorallergene zählen zu den Lipid-bindenden Proteinen (Thomas 2005). Es wird spekuliert, dass Allergene mit Lipid-bindenden Eigenschaften einen intrinsisch adjuvanten Effekt besitzen, der für die Allergenität dieser Moleküle verantwortlich ist (Trompette et al. 2009). Die Herausforderung für die Charakterisierung von Allergenen mit lipophilen Eigenschaften ist, dass diese Allergene häufig in den für die Diagnostik zur Verfügung stehenden wässrigen Extrakten unterrepräsentiert bzw. gar nicht enthalten sind (Casset et al. 2012). Für gezielte Untersuchungen benötigt man daher die rekombinant exprimierten Einzelallergene oder geeignete Aufreinigungsstrategien mit lipophilen Extraktionstechniken, um diese Allergene aus natürlichem Hausstaubmilbenmaterial zu erhalten.

Innerhalb der Hausstaubmilbenallergene konnten für die **Gruppen 2, 5, 7, 13 und 14** Lipid-bindende Strukturbereiche nachgewiesen werden.

Die **Gruppe-2-Allergene** weisen einen Immunglobulin-ähnlichen Bereich um eine hydrophobe Kavität auf (Derewenda et al. 2002). Dabei beinhaltet die Struktur der Gruppe-2-Allergene eine MD-2-verwandte Lipiderkennungsdomäne (Inohara u. Nuñez 2002), die Lipopolysaccharide (LPS) binden kann. Dadurch sind diese Allergene in der Lage, den Toll-like Rezeptor 4 (TLR4) zu aktivieren und eine angeborene Immunantwort zu induzieren (Trompette et al. 2009).

Hausstaubmilbenallergene der **Gruppe 5** liegen hauptsächlich als Monomer mit einer helikalen Struktur vor. Es existieren aber auch Multimere, wie z. B. das Der p 5-Dimer, das eine hydrophobe Bindungsstelle aufweist (Mueller et al. 2010). Trotz struktureller Daten ist die genaue Funktion der Gruppe-5-Allergene bisher ungeklärt. Dies gilt auch für die Allergene der **Gruppe 7**. Diese besitzen eine strukturelle Ähnlichkeit mit LPS-bindenden Proteinen, obwohl bisher keine Bindung an LPS selbst festgestellt werden konnte. Allerdings besitzt das Der p 7 eine schwache Affinität zu dem bakteriellen Lipopeptid Polymyxin B (Mueller et al. 2010).

Allergene der **Gruppe 13** weisen Fettsäurebindende Eigenschaften auf, wobei bisher nur das Der f 13 als Allergen mit einem Molekulargewicht von ~ 15 kDa beschrieben ist (Chan et al. 2006). Bei den Hausstaubmilbenallergenen der **Gruppe 14** handelt es sich um Lipid-Transfer-Proteine mit einer Apolipophorin-ähnlichen Struktur im N-terminalen Bereich. Der p 14 besitzt unter den bisher bekannten Hausstaubmilbenallergenen das höchste Molekulargewicht mit ~ 177 kDa (Epton et al. 1999).

Auch Muskelproteine der Hausstaubmilbe (**Gruppe 10 und 11**) können allergische Reaktionen hervorrufen. Die Allergene der Gruppe 10 gehören zu den Tropomyosinen, während die Proteine der Gruppe 11 den Paramyosinen zugeordnet werden können (Aki et al. 1995, Tsai et al. 1998). Die Tropomyosinsequenzen sind stark konserviert (Aminosäureidentität zwischen Der p 10 und Der f 10 beträgt ~ 98 %) (Asturias et al. 1998). Daraus resultiert auch die hohe Kreuzreaktivität zu den Tropomyosinen aus den Krusten-/Schalentieren, die somit den Zusammenhang zwischen der Hausstaubmilben- und der Nahrungsmittelallergie herstellen.

Eine Homologie zu Chitin-bindenden Proteinen weisen die Allergene der **Gruppen 15, 18 und 23** auf (O'Neil et al. 2006, Weghofer et al. 2013). **Der p 15** besitzt eine OGlykosylierungsstelle- in einer Region, die reich an den Aminosäuren Prolin (P), Glutaminsäure (E), Serin (S) und Threonin (T) ist (PEST-Region). Diese stellt eine von drei Domänen dar, die charakteristisch für Chitin-bindende Proteine sind. Neben der PEST-Region zählen dazu eine N-terminale Glykosylhydrolaseregion mit einer ausgeprägten Fassstruktur und eine C-terminale Chitinbindungsregion mit 4–6 Cysteinen, die Cysteinbrücken bildet (O'Neil et al. 2006). Im Unterschied zu den Allergenen der Gruppe 15 besitzen die **Gruppe-18**-Allergene nicht alle drei dieser charakteristischen Merkmale. Mit einem Molekulargewicht von ~ 60 kDa haben sie keine PEST-Region, und auch die Glykosylhydrolaseregion besitzt nicht das für die katalytische Aktivität notwendige Glutamat. Vielmehr weist Der p 18 eine Chitin-bindende Peritrophin-A-Domäne auf und gehört somit wahrscheinlich zu den nichtkatalytischen Chitinasen (O'Neil et al. 2006). Das erst kürzlich identifizierte **Der p 23** wird ebenfalls als Peritrophin-ähnliches Protein mit einem Molekulargewicht von ~ 14 kDa beschrieben. Es unterscheidet sich aber auch gegenüber Der p 15 und Der p 18, da es keine Glykosylhydrolaseregion, aber eine PEST-Region sowie eine Peritrophin-A-Domäne besitzt (Weghofer et al. 2013).

Zu den weiteren Allergenen, deren Funktion bekannt ist, zählen die **Gruppen 4** (α-Amylase), **8** (Glutathion-S-Transferase), **16** (Gelosin-verwandtes Protein), **17** (Calcium-bindendes Protein) und **20** (Arginikinase). Bei den **Gruppen 21** (~ 15 kDa) und **22** ist die Funktion bislang noch nicht aufgeklärt. Allerdings ist bekannt, dass Der p 21 strukturelle Ähnlichkeiten zu Der p 5 besitzt (Weghofer et al. 2008a).

Etwas widersprüchliche Daten existieren für die **Gruppe 24**. Laut IUIS (International Union of Immunological Societies Allergen Database) handelt es sich um ein Ubichinon-Cytochrom-C-Reduktasebindendes Protein mit einem Molekulargewicht von ~ 13 kDa. Allerdings existiert auch eine Publikation, in der Der f 24 mit einem Molekulargewicht von 90 kDa und einem α-Actinin-Motiv beschrieben wird (An et al. 2013).

19.4 Bedeutung der Allergene

Der p 1 und Der p 2 (◘ Abb. 19.1) sind die Hauptallergene der Hausstaubmilbe *D. pteronyssinus*, auf die etwa 80–90 % aller Milbenallergiker sensibilisiert sind. Beide Allergene verursachen starke allergische Symptome und werden in großen Mengen im Hausstaub gefunden (Custovic et al. 1996, Wahn et al. 1997). Das kürzlich entdeckte Der p 23 ist ein weiteres potentes Hauptallergen, auf das etwa 70 % der Patienten sensibilisiert sind und das eine große klinische Bedeutung aufweist (Weghofer et al. 2013).

Der p 5, Der p 7 und Der p 21 werden von etwa 30 % der Hausstaubmilbenallergiker erkannt und binden IgE oft genauso stark wie die Hauptallergene. Die Serinproteasen Der p 3, Der p 6 und Der p 9 zeigen nur eine sehr schwache IgE-Bindung, und auch die meisten anderen der derzeit bekannten Milbenallergene dürften nur eine untergeordnete Rolle bei der Milbenallergie spielen (Weghofer et al. 2008b).

Der p 10, das Milbentropomyosin, wird in Europa nur von etwa 10 % der Hausstaubmilbenallergiker erkannt, ist jedoch aufgrund der hohen Sequenzhomologie zu anderen Tropomyosinen ein wichtiges kreuzreaktives Allergen (Reese et al. 1999). Einige Allergene (vor allem die Allergene mit hohem Molekulargewicht, z. B. Der p 11, Der p 14, Der p 15 und Der p 18) sind bezüglich ihrer klinischen Bedeutung noch nicht ausreichend charakterisiert (Tab. 19.1). Bei der tropischen Milbe *B. tropicalis* wurden Blo t 5 und das damit verwandte Blo t 21 (also die Gruppe-5- und -21-Allergene) als die wichtigsten Allergene beschrieben (Chua et al. 2007). Die Bedeutung der Gruppe-1- und -2-Allergene von *B. tropicalis* ist noch weitgehend unbekannt.

19.5 Sensibilisierungshäufigkeiten/ Verbreitung

Mehr als 20 % einer in Deutschland untersuchten umfangreichen Stichprobe mit Kindern und Jugendlichen zwischen 3 und 17 Jahren sind auf Hausstaubmilben sensibilisiert; das entspricht 50 % der ermittelten Atopiker (Schmitz et al. 2013). Eine Allergie auf Hausstaubmilben ist ein wichtiger Risikofaktor für die Entwicklung eines Asthma bronchiale (Platts-Mills et al. 2000) und bei ca. 18 % der Asthmatiker in Europa für klinische Symptome verantwortlich (Sunyer et al. 2004). Es wird angenommen, dass der Kontakt mit Hausstaubmilben im frühen Kindesalter zu einer Sensibilisierung führt (Wahn et al. 1997). Studien haben gezeigt, dass mehr als 2 µg Allergen/g Staub das Risiko einer Sensibilisierung erhöhen (Huss et al. 2001).

Hausstaubmilben sind beinahe weltweit verbreitet, eine Hausstaubmilbenallergie findet man in allen Kontinenten. In Regionen mit sehr niedriger relativer Luftfeuchtigkeit und kalten Temperaturen sind nur wenige Milben zu finden, dazu zählen etwa die Alpen, die Rocky Mountains und die arktischen Regionen (Arlian et al. 2002). Milben finden sich vor allem in Matratzen, Teppichen und Polstermöbel und können auch in öffentlichen Gebäuden in großer Zahl vorhanden sein.

Hauptauslöser einer Milbenallergie ist der Milbenkot, der auch die wichtigsten Allergene enthält (Tovey et al. 1981). Zu den wichtigsten Milbenarten zählen *D. pteronyssinus*, die europäische Hausstaubmilbe, und *D. farinae*, die amerikanische Hausstaubmilbe, jedoch findet man meist beide Milbenarten gemeinsam im Hausstaub jeder Region. *D. farinae* überwiegt in trockenen Regionen, während in Küstenregionen mehr *D. pteronyssinus* gefunden werden kann. In tropischen Gebieten ist die Milbe *Blomia tropicalis* vorherrschend. Auch Vorratsmilben (z. B. *Lepidoglyphus destructor, Tyrophagus putrescentiae, Glycyphagus domesticus*) können im Hausstaub vorkommen und allergische Reaktionen hervorrufen.

19.6 Kreuzreaktive versus Markerallergene

Die meisten Allergene der Hausstaubmilbe *D. pteronyssinus* zeigen eine hohe Sequenzhomologie von 80–85 % zu den entsprechenden Allergenen von *D. farinae*. Daher erkennen IgE-Antikörper gegen Allergene der einen Milbenart auch die homologen Allergene der anderen Art. Allergene mit Sequenzhomologien findet man auch in der tropischen Milbe (*B. tropicalis*) und in verschiedenen Arten von Vorratsmilben (z. B. *Lepidoglyphus destructor, Tyrophagus putrescentiae*). Jedoch liegt die Sequenzhomologie bei den meisten Allergenen nicht über 50 % und induziert keine relevante Kreuzreaktivität zwischen Allergenen der Hausstaubmilbe und der Vorratsmilbe (van Hage-Hamsten et al. 1987).

Tropomyosin (Der p 10) stellt ein wichtiges Panallergen bei Invertebraten dar und spielt besonders bei Allergien auf Meeresfrüchte eine wichtige Rolle. Während in den meisten europäischen Ländern nur etwa 10 % der Hausstaubmilbenallergiker auf Der p 10 sensibilisiert sind, ist Tropomyosin ein Hauptallergen bei Allergien auf Meeresfrüchte, mehr als 80 % der Shrimp-Allergiker sind auf Tropomyosin sensibilisiert (Reese et al. 1999). Der p 10 und das Tropomyosin der Schabe zeigen eine Sequenzhomologie von 80 % und eine hohe Kreuzreaktivität (Satinover et al. 2005). Die Sequenzhomologie zwischen Der p 10 und Tropomyosinen von Vertebraten beträgt 50–60 %, es wurde keine Kreuzreaktivität gefunden.

19.7 Diagnostik

Die Diagnostik einer Hausstaubmilbenallergie wird routinemäßig mit Allergenextrakten durchgeführt. Der Nachweis einer Sensibilisierung erfolgt in vivo durch Pricktests und/oder in vitro durch den Nachweis von Milben-spezifischen IgE-Antikörpern. In den meisten Fällen genügt der Test auf eine Hausstaubmilbe (*D. pteronyssinus* oder *D. farinae*), da eine starke Kreuzreaktivität zwischen den beiden Arten vorkommt. Bei unklarer Anamnese wird die klinische Relevanz einer Haustaubmilbenallergie mit Hilfe einer konjunktivalen oder nasalen Provokation mit Allergenextrakten (*D. pteronyssinus* oder *D. farinae*) ermittelt.

Hausstaubmilbenextrakte sind jedoch schwer zu standardisieren und bestehen aus einer Mischung aus allergenen und nichtallergenen Substanzen. Der Allergengehalt dieser Extrakte variiert abhängig von den Kulturbedingungen der Milben und den Extraktionsmethoden, daher sind die bekannten Hauptallergene Der p 1 (Gruppe 1) und Der p 2 (Gruppe 2) in variablen Mengen in den Extrakten unterschiedlicher Hersteller enthalten. Andere wichtige Allergene, wie z. B. Der p 23, sind in vielen kommerziellen Hausstaubmilbenextrakten nur in geringen Mengen vorhanden und oft nicht nachweisbar (Casset et al. 2012). Manche Hausstaubmilbenallergiker können daher – besonders bei fehlender Gruppe-1- und Gruppe-2-Sensibilisierung – nicht mit den verfügbaren Allergenextrakten diagnostiziert werden. Eine Komponentenaufgelöste Diagnostik mit sämtlichen wichtigen Allergenen würde auch diese Hausstaubmilbenallergiker zusätzlich erfassen.

Derzeit kann spezifisches IgE gegen nDer p 1 (d202, ImmunoCAP, Thermofisher, Uppsala, Schweden), rDer p 2 (d203) und gegen das Panallergen Tropomyosin der Hausstaubmilbe, rDer p 10 (d205), bestimmt werden. Bisher sind keine Vorteile gegenüber der Extraktdiagnostik sichtbar, da wahrscheinlich Gruppe-1- und -2-Hausstaubmilbenallergene meist in ausreichender Menge in den verfügbaren Extrakten enthalten sind. Theoretisch wäre ein Sensibilisierungsnachweis gegen sie vor einer spezifischen Immuntherapie sinnvoll, da die meisten Extrakte überwiegend auf diese Majorallergene standardisiert werden.

Im IgE-Microarray (ImmunoCAP ISAC Test, Thermofisher) mit derzeit 112 Allergenen von 51 Allergenquellen kann spezifisches IgE gegen nDer p 1, nDer f 1, rDer p 2, rDer f 2 und rDer p 10 (Milbentropomyosin) sowie Tropomyosine verschiedener Meeresfrüchtearten und der Küchenschabe bestimmt werden. Zusätzlich enthält der Test das Hauptallergen der Vorratsmilbe (*Lepidoglyphus destructor*) rLep d 2 und der tropischen Milbe (*Blomia tropicalis*) Blo t 5.

19.8 Mehrwert der molekularen Diagnostik

Hausstaubmilbenextrakte sind schwer standardisierbar und enthalten eine Mischung von Allergenen, die in unterschiedlichen Mengen in den Extrakten vorliegen. Die Konzentration der einzelnen Allergene hängt von ihrer Häufigkeit in der Milbe ab und kann daher auch nicht beeinflusst werden. Dies hat auch zur Folge, dass einzelne Allergene nur in geringen Mengen in den Extrakten vorhanden sind und manche Patienten daher mit diesen Extrakten nicht diagnostiziert werden können (Casset et al. 2012). Außerdem ist mit Hausstaubmilbenextrakten nur die Feststellung möglich, ob ein Patient auf die Hausstaubmilbe sensibilisiert ist – jedoch kann damit nicht bestimmt werden, welche der Hausstaubmilbenallergene vom Patienten erkannt werden.

> Eine Komponentendiagnostik mit gereinigten natürlichen oder rekombinant hergestellten Einzelallergenen ermöglicht die Bestimmung des exakten Sensibilisierungsmusters eines Patienten, d. h. es kann präzise festgestellt werden, auf welche Hausstaubmilbenallergene der Patient sensibilisiert ist (◘ Abb. 19.2).

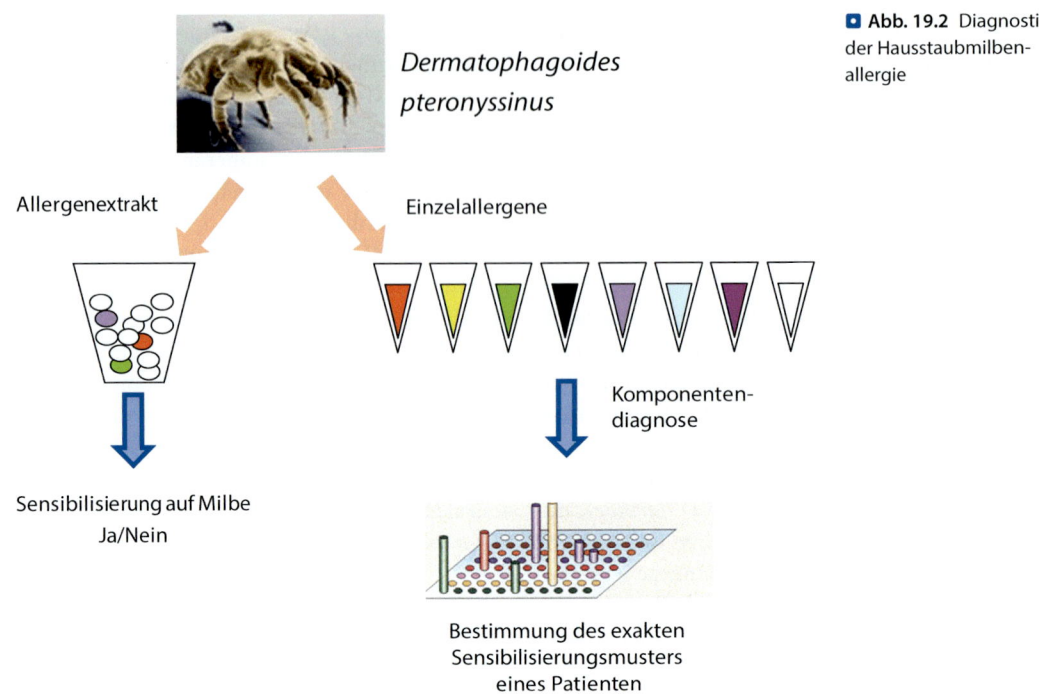

■ Abb. 19.2 Diagnostik der Hausstaubmilbenallergie

Dies ist insbesondere von Bedeutung, um festzustellen, ob bei einem Patienten tatsächlich eine echte Hausstaubmilbenallergie vorliegt (z. B. bei einer Sensibilisierung auf Der p 1 oder Der p 2), oder ob die Reaktion aufgrund von Kreuzreaktivitäten hervorgerufen wird (z. B. bei einer ausschließlichen Reaktion auf das kreuzreaktive Panallergen Der p 10).

> Die Komponentendiagnostik mit gereinigten natürlichen oder rekombinant hergestellten Einzelallergenen ermöglicht auch eine verbesserte Auswahl der Patienten für die Immuntherapie.

Da die für die Therapie verwendeten Hausstaubmilbenextrakte nur auf die Hauptallergene Der p 1 und Der p 2 standardisiert sind und andere Allergene oft in unzureichender Menge enthalten, können mit der Komponentendiagnostik jene Patienten ausgewählt werden, die für eine Immuntherapie mit Hausstaubmilbenextrakten geeignet sind.

19.9 Therapie und Empfehlungen

Zur spezifischen Immuntherapie (SIT) werden hochdosierte Hausstaubmilbenextrakte sublingual oder subkutan appliziert. Sie sind z. T. chemisch modifiziert (Allergoide) und werden für die Injektionstherapie an einen Träger (z. B. Aluminiumhydroxid) gekoppelt. Die SIT mit Hausstaubmilbenextrakten gilt als weniger wirksam als Therapien mit Pollenextrakten (Bousquet u. Michel 1994). Ein Grund ist die unzureichende und variable Qualität der eingesetzten Hausstaubmilbenextrakte, die wahrscheinlich nicht alle wichtigen Allergene in ausreichender Menge enthalten (Casset et al. 2012).

> Eine mögliche Lösung wäre, die bestehenden Extrakte mit den fehlenden Allergenen zu versetzen oder eine Immuntherapie mit gereinigten natürlichen oder rekombinant hergestellten Hausstaubmilbenallergenen.

Im Falle der Pollenallergie konnte bereits gezeigt werden, dass Patienten mit rekombinanten Allergenen bzw. mit hypoallergenen Derivaten dieser

Allergene erfolgreich behandelt werden können (Niederberger et al. 2004, Pauli et al. 2008).

Daher wurden bereits von den wichtigsten Hausstaubmilbenallergenen (i. e. Der p 1, Der p 2 und Der p 23) hypoallergene Derivate mit stark verringerter allergener Aktivität hergestellt. Mittels In-vitro-Mutagenese wurden Mutanten der Gruppe-2-Allergene von D. pteronyssinus (Der p 2) und D. farinae (Der f 2) produziert mit dem Ziel, einzelne der 3 Disulfidbrücken und damit die dreidimensionale Struktur und die Konformationsepitope dieser Allergene zu zerstören (Smith u. Chapman 1996, Takai et al. 1997). Es gab jedoch kontroverse Ergebnisse bezüglich der besten Mutante, und auch eine Variante, die durch In-vitro-Mutagenese der IgE-Bindungsstellen erzeugt wurde, zeigte nur eine geringe Reduktion der allergenen Aktivität (Takai et al. 2001).

Des Weiteren wurden N- und C-terminale Deletionsvarianten hergestellt sowie Fragmente und Hybride, in denen die Fragmente in umgekehrter Reihenfolge kombiniert wurden (Takai et al. 1999, Chen et al. 2008). In all diesen Varianten waren die IgE-Bindungsfähigkeit und die allergene Aktivität reduziert.

Hybridmoleküle, die aus hypoallergenen Varianten von Der p 1 und Der p 2 bestanden, zeigten eine reduzierte IgE-Bindung und induzierten blockierende Antikörper im Tiermodell (Asturias et al. 2009, Chen et al. 2012). Um sowohl IgE- also auch T-Zell-vermittelte Nebenwirkungen zu verringern, wurden Peptide von Der p 2 hergestellt, die gekoppelt an das Trägerprotein KLH Antikörper im Tiermodell induzierten, die die Bindung von Patienten-IgE an Der p 2 blockierten (Chen et al. 2012). Im Falle von Der p 23 wurden Peptide mit verringerter IgE-Bindungsfähigkeit und allergener Aktivität gemeinsam mit dem Hepatitis-B-Oberflächenantigen PreS exprimiert mit dem Ziel, blockierende Antikörper zu induzieren (Banerjee et al. 2014).

19.10 Perspektiven

Bisher stehen nur nDer p 1, rDer p 2 und rDer p 10 als Einzelallergene für die Diagnose zur Verfügung. Weitere wichtige Hausstaubmilbenallergene (z. B. Der p 5, Der p 7, Der p 21 und Der p 23) würden die analytische Testempfindlichkeit potenziell steigern. Mit gentechnologischen Methoden wurden bereits hypoallergene Varianten von einzelnen Hausstaubmilbenallergenen hergestellt, die im Tierversuch allergenspezifische Antikörper induzieren, welche die Bindung von Patienten-IgE an das Allergen blockieren können (Chen et al. 2008, 2012). Nach erfolgreicher klinischer Prüfung könnten diese hypoallergenen Varianten in Zukunft eine verbesserte Immuntherapie der Hausstaubmilbenallergie erlauben.

> Derzeit wird davon ausgegangen, dass die Hausstaubmilbenallergene Der p 1, Der p 2 (Gruppe 1 und 2 als obligate Kandidaten), Der p 5, Der p 7, Der p 21 und Der p 23 für eine Immuntherapie mit Einzelallergenen ausreichend sind.

Fazit für den klinischen Alltag

Hausstaubmilbenextrakte sind schwer zu standardisieren und enthalten nicht alle wichtigen Allergene in ausreichender Menge. Daher können mit diesen Extrakten nicht alle Hausstaubmilbenallergiker erfolgreich diagnostiziert und therapiert werden. Gereinigte natürliche oder rekombinant hergestellte Einzelallergene könnten die Diagnose und Immuntherapie verbessern; jedoch stehen bisher nur Der p 1, Der p 2 und Der p 10 für die Routinediagnose zur Verfügung.

Literatur

Aki T, Kodama T, Fujikawa A, Miura K, Shigeta S, Wada T, Jyo T, Murooka Y, Oka S, Ono K (1995) Immunochemical characterization of recombinant and native tropomyosins as a new allergen from the house dust mite, Dermatophagoides farinae. J Allergy Clin Immunol 96:74–83

An S, Shen C, Liu X, Chen L, Xu X, Rong M, Liu Z, Lai R (2013) Alpha-Actinin Is a New Type of House Dust Mite Allergen. PLoS ONE 8:e81377

Arlian LG, Morgan MS, Neal JS (2002) Dust mite allergens: ecology and distribution. Curr Allergy Asthma Rep 2:401–411

Asokananthan N, Graham PT, Stewart DJ, Bakker AJ, Eidne KA, Thompson PJ, Stewart GA (2002) House Dust Mite Allergens Induce Proinflammatory Cytokines from Respiratory Epithelial Cells: The Cysteine Protease Allergen, Der p 1, Activates Protease-Activated Receptor (PAR)-2 and Inactivates PAR-1. J Immunol 169:4572–4578

Asturias JA, Arilla MC, Gómez-Bayón N, Martínez A, Martínez J, Palacios R (1998) Sequencing and high level expression in Escherichia coli of the tropomyosin allergen (Der p 10) from Dermatophagoides pteronyssinus. Biochimica et Biophysica Acta 1397:27–30

Asturias JA, Ibarrola I, Arilla MC, Vidal C, Ferrer A, Gamboa PM, Vinuela JE, Sanz ML, Andreu C, Martinez A (2009) Engineering of major house dust mite allergens Der p 1 and Der p 2 for allergen-specific immunotherapy. Clin Exp Allergy 39:1088–1098

Banerjee S, Weber M, Blatt K, Swoboda I, Focke-Tejkl M, Valent P, Valenta R, Vrtala S (2014) Conversion of Der p 23, a New Major House Dust Mite Allergen, into a Hypoallergenic Vaccine. J Immunol 192:4867–4875

Boulet LP, Turcotte H, Laprise C, Lavertu C, Bedard PM, Lavoie A, Hebert J (1997) Comparative degree and type of sensitization to common indoor and outdoor allergens in subjects with allergic rhinitis and/or asthma. Clin Exp Allergy 27:52–59

Bousquet J, Michel FB (1994) Specific immunotherapy in asthma. Allergy Proc 15:329–333

Brunetto B, Tinghino R, Braschi MC, Antonicelli L, Pini C, Iacovacci P (2010) Characterization and comparison of commercially available mite extracts for in vivo diagnosis. Allergy 65:184–190

Casset A, Mari A, Purohit A, Resch Y, Weghofer M, Ferrara R, Thomas WR, Alessandri C, Chen KW, de Blay F, Valenta R, Vrtala S (2012) Varying Allergen Composition and Content Affects the in vivo Allergenic Activity of Commercial Dermatophagoides pteronyssinus Extracts. Int Arch Allergy Immunol 159:253–262

Chan SL, Ong ST, Ong SY, Chew FT, Mok YK (2006) Nuclear Magnetic Resonance Structure-Based Epitope Mapping and Modulation of Dust Mite Group 13 Allergen as a Hypoallergen. J Immunol 176:4852–4860

Chen KW, Fuchs G, Sonneck K, Gieras A, Swoboda I, Douladiris N, Linhart B, Jankovic M, Pavkov T, Keller W, Papadopoulos NG, Valent P, Valenta R, Vrtala S (2008) Reduction of the in vivo allergenicity of Der p 2, the major house-dust mite allergen, by genetic engineering. Mol Immunol 45:2486–2498

Chen KW, Blatt K, Thomas WR, Swoboda I, Valent P, Valenta R, Vrtala S (2012) Hypoallergenic Der p 1/Der p 2 combination vaccines for immunotherapy of house dust mite allergy. J Allergy Clin Immunol 130:435–443 (e4)

Chua KY, Stewart GA, Thomas WR, Simpson RJ, Dilworth RJ, Plozza TM, Turner KJ (1988) Sequence analysis of cDNA coding for a major house dust mite allergen, Der p 1. Homology with Cysteine Protease. J Exp Med 167:175–182

Chua KY, Cheong N, Kuo IC, Lee BW, Yi FC, Huang CH, Liew LN (2007) The Blomiatropicalis allergens. Protein Pept Lett 14:325–333

Custovic A, Taggart SC, Francis HC, Chapman MD, Woodcock A (1996) Exposure to house dust mite allergens and the clinical activity of asthma. J Allergy Clin Immunol 98:64–72

Derewenda U, Li J, Derewenda Z, Dauter Z, Mueller GA, Rule GS, Benjamin DC (2002) The Crystal Structure of a Major Dust Mite Allergen Der p 2, and its Biological Implications. J Mol Biol 318:189–197

Epton MJ, Dilworth RJ, Smith W, Hart BJ, Thomas WR (1999) High-Molecular-Weight Allergens of the House Dust Mite: An Apolipophorin-Like cDNA has Sequence Identity with the Major M-177 Allergen and the IgE-Binding Peptide Fragments Mag1 and Mag3. Int Arch Allergy Immunol 120:185–191

van Hage-Hamsten M, Johansson SG, Hoglund S, Tull P, Wiren A, Zetterstrom O (1985) Storage mite allergy is common in a farming population. Clin Allergy 15:555–564

van Hage-Hamsten M, Johansson SG, Johansson E, Wiren A (1987) Lack of allergenic cross-reactivity between storage mites and Dermatophagoides pteronyssinus. Clin Allergy 17:23–31

Herman J, Thelen N, Smargiasso N, Mailleux AC, Luxen A, Cloes M, De Pauw E, Chevigné A, Galleni M, Dumez ME (2014) Der p 1 is the primary activator of Der p 3, Der p 6 and Der p 9 the proteolytic allergens produced by the house dust mite Dermatophagoides pteronyssinus. Biochimica et Biophysica Acta 1840:1117–1124

Huss K, Adkinson NF Jr., Eggleston PA, Dawson C, Van Natta ML, Hamilton RG (2001) House dust mite and cockroach exposure are strong risk factors for positive allergy skin test responses in the Childhood Asthma Management Program. J Allergy ClinImmunol 107:48–54

Inohara N, Nuñez G (2002) ML – a conserved domain involved in innate immunity and lipid metabolism. Trends Biochem Sci 27:219–221

King C, Simpson RJ, Moritz RL, Reed GE, Thompson PJ, Stewart GA (1996) The isolation and characterization of a novel collagenolytic serine protease allergen (Der p 9) from the dust mite Dermatophagoides pteronyssinus. J Allergy Clin Immunol 98:739–747

Maruo K, Akaike T, Ono T, Okamoto T, Maeda H (1997) Generation of anaphylatoxins through proteolytic processing of C3 and C5 by house dust mite protease. J Allergy Clin Immunol 100:253–260

Mellerup MT, Hahn GW, Poulsen LK, Malling H (2000) Safety of allergen-specific immunotherapy. Relation between dosage regimen, allergen extract, disease and systemic side-effects during induction treatment. Clin Exp Allergy 30:1423–1429

Mueller GA, Edwards LL, Aloor JJ, Fessler MB, Glesner J, Pomés A, Chapman MD, London RE, Pedersen LC (2010) The structure of the dust mite allergen Der p 7 reveals similarities to innate immune proteins. J Allergy Clin Immunol 125:909–917

Mueller GA, Gosavi RA, Krahn JM, Edwards LL, Cuneo MJ, Glesner J, Pomés A, Chapman MD, London RE, Pedersen LC (2010) Der p 5 Crystal Structure Provides Insight into the Group 5 Dust Mite Allergens. J Biol Chem 285:25394–25401

Niederberger V, Horak F, Vrtala S, Spitzauer S, Krauth MT, Valent P, Reisinger J, Pelzmann M, Hayek B, Kronqvist M, Gafvelin G, Gronlund H, Purohit A, Suck R, Fiebig H, Cromwell O, Pauli G, van Hage-Hamsten M, Valenta R (2004) Vaccination with genetically engineered allergens prevents progression of allergic disease. Proc Natl Acad Sci U S A 101(Suppl 2):14677–14682

O'Neil SE, Heinrich TK, Hales BJ, Hazell LA, Holt DC, Fischer K, Thomas WR (2006) The chitinase allergens Der p 15 and

Der p 18 from Dermatophagoides pteronyssinus. Clin Exp Allergy 36:831–839

Pauli G, Larsen TH, Rak S, Horak F, Pastorello E, Valenta R, Purohit A, Arvidsson M, Kavina A, Schroeder JW, Mothes N, Spitzauer S, Montagut A, Galvain S, Melac M, Andre C, Poulsen LK, Malling HJ (2008) Efficacy of recombinant birch pollen vaccine for the treatment of birch-allergic rhinoconjunctivitis. J Allergy Clin Immunol 122:951–960

Platts-Mills TA, Rakes G, Heymann PW (2000) The relevance of allergen exposure to the development of asthma in childhood. J Allergy Clin Immunol 105:503–508

Reese G, Ayuso R, Lehrer SB (1999) Tropomyosin: an invertebrate pan-allergen. Int Arch Allergy Immunol 119:247–258

Satinover SM, Reefer AJ, Pomes A, Chapman MD, Platts-Mills TA, Woodfolk JA (2005) Specific IgE and IgG antibody-binding patterns to recombinant cockroach allergens. J Allergy Clin Immunol 115:803–809

Schmitz R, Ellert U, Kalcklosch M, Dahm S, Thamm M (2013) Patterns of sensitization to inhalant and food allergens - findings from the German Health Interview and Examination Survey for Children and Adolescents. Int Arch Allergy Immunol 162:263–270

Smith AM, Chapman MD (1996) Reduction in IgE binding to allergen variants generated by site-directed mutagenesis: contribution of disulfide bonds to the antigenic structure of the major house dust mite allergen Der p 2. Mol Immunol 33:399–405

Stewart GA, Ward LD, Simpson RJ, Thompson PJ (1992) The group III allergen from the house dust mite Dermatophagoides pteronyssinus is a trypsin-like enzyme. Immunology 75:29–35

Sun G, Stacey MA, Schmidt M, Mori L, Mattoli S (2001) nteraction of Mite Allergens Der P3 and Der P9 with Protease-Activated Receptor-2 Expressed by Lung Epithelial Cells. J Immunol 167:1014–1021

Sunyer J, Jarvis D, Pekkanen J, Chinn S, Janson C, Leynaert B, Luczynska C, Garcia-Esteban R, Burney P, Anto JM, European Community Respiratory Health Survey Study G (2004) Geographic variations in the effect of atopy on asthma in the European Community Respiratory Health Study. J Allergy Clin Immunol 114:1033–1039

Takai T, Yokota T, Yasue M, Nishiyama C, Yuuki T, Mori A, Okudaira H, Okumura Y (1997) Engineering of the major house dust mite allergen Der f 2 for allergen-specific immunotherapy. Nat Biotechnol 15:754–758

Takai T, Mori A, Yuuki T, Okudaira H, Okumura Y (1999) Non-anaphylactic combination of partially deleted fragments of the major house dust mite allergen Der f 2 for allergen-specific immunotherapy. Mol Immunol 36:1055–1065

Takai T, Hatanaka H, Ichikawa S, Yokota T, Inagaki F, Okumura Y (2001) Effects of double mutation at two distant IgE-binding sites in the three-dimensional structure of the major house dust mite allergen Der f 2 on IgE-binding and histamine-releasing activity. Biosci Biotechnol Biochem 65:1601–1609

Thomas WR (2005) Structural biology of allergens. Current Allergy Asthma Reports 5:388–393

Thomas WR, Smith WA, Hales BJ, Mills KL, O'Brien RM (2002) Characterization and immunobiology of house dust mite allergens. Int Arch Allergy Immunol 129:1–18

Tovey ER, Chapman MD, Platts-Mills TA (1981) Mite faeces are a major source of house dust allergens. Nature 289:592–593

Trompette A, Divanovic S, Visintin A, Blanchard C, Hegde RS, Madan R, Thorne PS, Wills-Karp M, Gioannini TL, Weiss JP, Karp CL (2009) Allergenicity resulting from functional mimicry of a Toll-like receptor complex protein. Nature 457:585–589

Tsai LC, Chao PL, Shen HD, Tang RB, Chang TC, Chang ZN, Hung MW, Lee BL, Chua KY (1998) Isolation and characterization of a novel 98-kd Dermatophagoides farinae mite allergen. J Allergy Clin Immunol 102:295–303

Voorhorst R, Spieksma-Boezeman MI, Spieksma FT (1964) s a Mite (Dermatophagoides Sp.) the Producer of the House-Dust Allergen? Allerg Asthma (Leipz) 10:329–334

Wahn U, Lau S, Bergmann R, Kulig M, Forster J, Bergmann K, Bauer CP, Guggenmoos-Holzmann I (1997) Indoor allergen exposure is a risk factor for sensitization during the first three years of life. J Allergy Clin Immunol 99:763–769

Wan H, Winton HL, Soeller C, Tovey ER, Gruenert DC, Thompson PJ, Stewart GA, Taylor GW, Garrod DR, Cannell MB, Robinson C (1999) Der p 1 facilitates transepithelial allergen delivery by disruption of tight junctions. J Clin Invest 104:123–133

Weghofer M, Dall'Antonia Y, Grote M, Stöcklinger A, Kneidinger M, Balic N, Krauth MT, Fernández-Caldas E, Thomas WR, van Hage M, Vieths S, Spitzauer S, Horak F, Svergun DI, Konarev PV, Valent P, Thalhamer J, Keller W, Valenta R, Vrtala S (2008a) Characterization of Der p 21, a new important allergen derived from the gut of house dust mites. Allergy 63:758–767

Weghofer M, Thomas WR, Kronqvist M, Mari A, Purohit A, Pauli G, Horak F, Gronlund H, van Hage M, Valenta R, Vrtala S (2008b) Variability of IgE reactivity profiles among European mite allergic patients. Eur J Clin Invest 38:959–965

Weghofer M, Grote M, Resch Y, Casset A, Kneidinger M, Kopec J, Thomas WR, Fernández-Caldas E, Kabesch M, Ferrara R, Mari A, Purohit A, Pauli G, Horak F, Keller W, Valent P, Valenta R, Vrtala S (2013) Identification of Der p 23, a Peritrophin-like Protein, as a New Major Dermatophagoides pteronyssinus Allergen Associated with the Peritrophic Matrix of Mite Fecal Pellets. J Immunol 190:3059–3067

Wraith DG, Cunnington AM, Seymour WM (1979) The role and allergenic importance of storage mites in house dust and other environments. Clin Allergy 9:545–561

Yasueda H, Mita H, Akiyama K, Shida T, Ando T, Sugiyama S, Yamakawa H (1993) Allergens from Dermatophagoides mites with chymotryptic activity. Clin Exp Allergy 23:384–390

Allergien auf Schaben, Zecken, Vorratsmilben und andere Gliederfüßer: molekulare Aspekte

C. Hilger, A. Kuehn, M. Raulf, T. Jakob

20.1	Einleitung	– 317
20.2	Schabenallergie	– 317
20.2.1	Kontakt und Verbreitung	– 317
20.2.2	Bezeichnung der Allergene	– 317
20.2.3	Funktion und Struktur	– 317
20.2.4	Bedeutung und Sensibilisierungshäufigkeit	– 320
20.2.5	Kreuzreaktive Allergene	– 320
20.3	Vorratsmilbenallergie	– 320
20.3.1	Kontakt und Verbreitung	– 320
20.3.2	Bezeichnung der Allergene	– 320
20.3.3	Bedeutung	– 321
20.3.4	Kreuzreaktive Allergene	– 321
20.4	Zeckenallergie	– 322
20.4.1	Kontakt und Verbreitung	– 322
20.4.2	Bezeichnung der Allergene	– 322
20.5	Allergien auf andere Gliederfüßer	– 322

Der Beitrag basiert auf einer Publikation der Autoren, die 2014 im Allergo Journal International erschienen ist (Hilger C, Kuehn A, Raulf M, Jakob T: Cockroach, tick, storage mite and other arthropod allergies: Where do we stand with molecular allergy diagnostics? Allergo J Int 2014; 23: 172–178) und nun als Buchkapitel modifiziert wurde.

J. Kleine-Tebbe, T. Jakob (Hrsg.), *Molekulare Allergiediagnostik*,
DOI 10.1007/978-3-662-45221-9_20, © Springer-Verlag Berlin Heidelberg 2015

20.6	Diagnostik und Mehrwert der molekularen Diagnostik – 325
20.7	Therapie, Perspektiven – 326
	Literatur – 326

Zum Einstieg

Gliederfüßer sind ein umfangreicher Stamm des Tierreiches, zu dem sehr unterschiedliche Vertreter wie Insekten, Spinnentiere, Krebse oder Tausendfüßer gehören. Neben häufigen Allergien auf Hausstaubmilben oder Hymenopterengift gibt es seltenere Allergien, die sich auf drei Hauptallergenquellen zurückführen lassen: Schaben, Zecken und Vorratsmilben. Weitere, weniger bekannte Allergenquellen sind Spinnen, Stechmücken, Pferdebremsen, die roten Larven der Zuckmücke, Silberfische, Marienkäfer sowie verschiedene Vorratsschädlinge.

Für die IgE-basierte Diagnostik stehen für die meisten Auslöser bisher nur Extrakt-basierte Testsysteme zur Verfügung. Die molekulare Charakterisierung einzelner Allergene ist in vielen Fällen bereits erfolgt. Diese Einzelallergene stehen jedoch nur für wenige Allergenquellen (z. B. Schaben, Vorratsmilben) in der Routinediagnostik zur Verfügung. Besonders bei Allergenquellen, von denen eine hohe Kreuzreaktivität bekannt ist, sollte der Einsatz von Markerallergenen eine Verbesserung der Diagnostik ermöglichen. Die aktuell bekannten Einzelallergene der o. g. Allergieauslöser aus dem Reich der Gliederfüßer werden in diesem Kapitel zusammengefasst und der potenzielle Nutzen in der Allergiediagnostik diskutiert.

20.1 Einleitung

Gliederfüßer (Arthropoden) sind ein umfangreicher Stamm des Tierreiches, zu dem sehr unterschiedliche Vertreter wie Insekten, Spinnentiere, Krebse oder Tausendfüßer gehören (◘ Abb. 20.1). Die molekulare Diagnostik der häufigen Hausstaubmilbenallergie und der Hymenopterengiftallergie werden in den ▶ Kap. 16 und 19 dieses Buches dargestellt. In diesem Kapitel geht es um seltenere Allergien auf spezifische Vertreter aus dem Reich der Gliederfüßer. Die für die Diagnostik zur Verfügung stehenden Extrakte und die aktuell bekannten Einzelallergene werden dargestellt und der potenzielle Nutzen in der Allergiediagnostik diskutiert.

20.2 Schabenallergie

20.2.1 Kontakt und Verbreitung

Zur Ordnung der Schaben (Blattodea) gehören mehr als 4600 Arten und ihre Vertreter kommen weltweit vor. Schaben sind nachtaktiv und vorwiegend in den Tropen und Subtropen beheimatet. Die als Allergenquellen am besten untersuchten Schaben in Behausungen sind die Deutsche Schabe (*Blattella germanica*), die in Amerika zahlenmäßig dominiert, sowie die Amerikanische Schabe (*Periplaneta americana*) und die Orientalische Schabe oder Gemeine Küchenschabe (*Blatta orientalis*). Durch Befall von – per Schiff oder Flugzeug transportierten – Containern mit der Schabe *Periplaneta fuliginosa*, die ursprünglich nur in Japan, Südostasien und den Südoststaaten der USA beheimatet war, kommt es zur weltweiten Verbreitung dieser Schabenart.

Die Häufigkeit von Schabenallergien hängt stark vom Ausmaß des Kontaktes mit Schabenallergenen ab (Pomés u. Arruda 2013). Die Allergenbelastung in innerstädtischen Gebieten ist meist deutlich höher als in vorstädtischen Bezirken, wo nachweisbare Allergenkonzentrationen immer noch in bis zu 30 % der US-Haushalte gefunden wurden (Cohn et al. 2006, Matsui et al. 2003).

20.2.2 Bezeichnung der Allergene

Die offizielle Allergendatenbank (▶ www.allergen.org) umfasst wichtige Allergene der Deutschen und Amerikanischen Schabe: Bla g 1–11 sowie Per a 1–10. Diese Schabenallergene lassen sich in mehr als 10 Proteingruppen unterschiedlichster physiologischer Funktionen unterteilen (Pomés u. Arruda 2013) (◘ Tab. 20.1). Sie wurden in Ausscheidungen, Eiern oder Schuppen der Schaben identifiziert. In anderen Schabenspezies wurden homologe, möglicherweise kreuzreaktive Allergene beschrieben (▶ www.allergome.org).

20.2.3 Funktion und Struktur

Einige Schabenallergene sind Proteine, die an verschiedensten Prozessen der Verdauung und Energie-

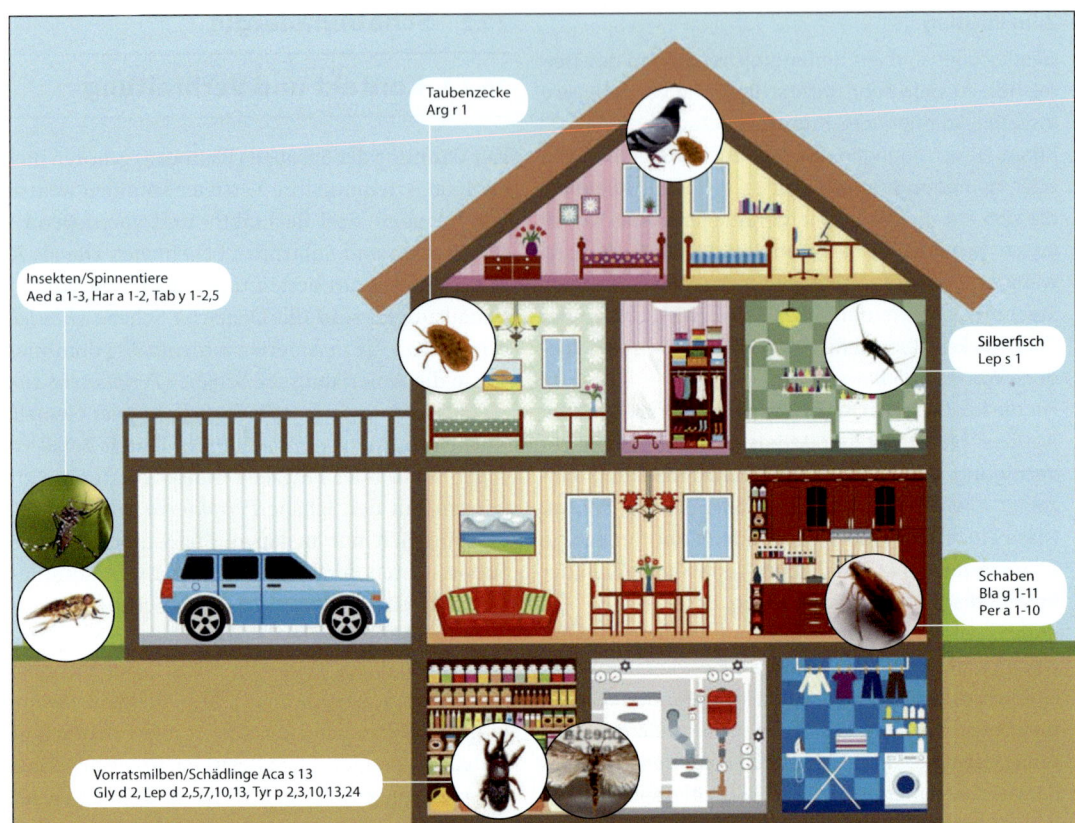

Abb. 20.1 Beliebte Aufenthaltsorte verschiedener allergieauslösender Gliederfüßer in Haus und Garten sowie deren charakterisierte Allergene. (© [M] mylisa / fotolia.com)

gewinnung beteiligt sind, etwa **Bla g 1/Per a 1** (Proteine des Mitteldarmes), **Per a 9** (Argininkinase), **Per a 10** (Serinprotease) und **Bla g 11** (α-Amylase) (Jeong et al. 2013, Suazo et al. 2009, Sudha et al. 2008, Yu et al. 2003). Für diese Allergene wurden bislang keine Proteinstrukturen beschrieben.

Andere Schabenallergene sind dagegen in die Muskelkontraktion eingebunden. Dabei handelt es sich um **Bla g 6/Per a 6** (Troponin C), **Bla g 7/Per a 7** (Tropomyosin) und **Bla g 8** (Myosin, leichte Kette) (Hindley et al. 2006, Jeong et al. 2004). Homologe Proteinstrukturen, die sich auf diese Allergene übertragen lassen, wurden bereits für andere Moleküle beschrieben. Bla g 6 und Per a 6 gehören zur Familie der EF-Hand-Proteine. Sie binden Calcium-Ionen über α-Helices, die aus 12 Aminosäuren zusammengesetzt sind. Bla g 7 und Per a 7 zählen zu den Lipid-Transport-Proteinen. Es sind stabförmige Proteine, die aus 2 umeinandergewundenen, helikalen Molekülen bestehen. Leichte Myosinketten sind kleine, Calcium-bindende Untereinheiten des hochmolekularen Myosinkomplexes, die helikal mit den schweren Ketten assoziiert sind (Messer et al. 1988).

Die biologische Funktion des Schabenallergens **Bla g 2** ist noch nicht geklärt, da es sich um eine katalytisch inaktive Aspartatprotease handelt (Wünschmann et al. 2005). Die Analyse der Proteinkristallstruktur zeigte, dass die Gesamtstruktur der typischen Faltung von Vertretern dieser Enzymklasse entspricht, das Allergenmolekül jedoch aufgrund von 5 Disulfidbrücken sowie der Bindung des Cofaktores Zink eine höhere Stabilität besitzt (Gustchina et al. 2005, Li et al. 2008).

Bei den Allergenen **Bla g 3** und **Per a 3** handelt es sich um Hämocyanine, Blutfarbstoffe der Gliederfüßer, die in den Sauerstofftransport eingebunden sind (Mindykowski et al. 2010). Die Sauerstoff-

20.2 · Schabenallergie

Tab. 20.1 Identifizierte Einzelallergene der deutschen und amerikanischen Schaben gemäß IUIS Allergen Nomenclature Sub-Committee. (© David Monniaux/wikipedia.org, Preiselbeere/wikipedia.org)

Allergen	Name	Molekulargewicht [kDa]
Blattella germanica [a, c–f] (Deutsche Schabe)		
Bla g 1 [b]		46
Bla g 2 [b]	Aspartatprotease	36
Bla g 3	Hemocyanin	78,9 [g]
Bla g 4	Calycin	21
Bla g 5 [b]	Glutathion-S-Transferase	23
Bla g 6	Troponin C	21
Bla g 7 [b]	Tropomyosin	31
Bla g 8	Myosin, leichte Kette	
Bla g 11	α-Amylase	57
Periplaneta americana [a, c, d] (Amerikanische Schabe)		
Per a 1		45
Per a 3	Arylphorin/Hemocyanin	72
Per a 6	Troponin C	17
Per a 7	Tropomyosin	33
Per a 9	Argininkinase	43
Per a 10	Serinprotease	28

[a] ImmunoCAP®, Phadia/ThermoScientific, Freiburg.
[b] ImmunoCAP®ISAC, Phadia/ThermoScientific, Freiburg.
[c] 3gAllergy™/Immunlite, Siemens Healthcare, Eschborn.
[d] ALLERG-O-LIQ®, Dr Fooke Laboratorien GmbH, Neuss.
[e] Allergozyme®, Omega Diagnostics, Reinbek.
[f] Allercoat™, EuroImmune, Lübeck.
[g] Massenspektrometrie.

bindung wird bei den hexameren Schabenproteinen über je ein Kupferion pro Monomer koordiniert.

Das Schabenprotein **Bla g 4** gehört zur Familie der Lipokaline, die wichtige respiratorische Allergene aus Hund (Can f 1, Can f 2), Katze (Fel d 4), Pferd (Equ c 1, Equ c 2) und Rind (Bos d 2, Bos d 5) umfasst (Hilger et al. 2012). Bla g 4 scheint als Transportmolekül für niedermolekulare, hydrophobe Verbindungen an der Fortpflanzung beteiligt zu sein. Die Analyse der Kristallstruktur zeigte, dass das Allergen eine für Lipokaline typische Faltung besitzt: eine Trichter-ähnliche Struktur, die sich nach Ligandenbindung mit einer deckelartigen Molekülstruktur verschließen lässt (Tan et al. 2009).

Das Allergen **Bla g 5** ist als Glutathion-S-Transferase bei metabolischen Entgiftungsprozessen biologisch aktiv (Arruda et al. 1997). Die Struktur von Bla g 5 wurde bislang noch nicht ermittelt. Homologievergleiche mit ähnlichen Enzymen, deren Strukturen bekannt sind, zeigten, dass deren Struktur auch auf Bla g 5 übertragbar ist (Santiago et al. 2012).

20.2.4 Bedeutung und Sensibilisierungshäufigkeit

Während in den USA Sensibilisierungen gegen Schabenallergene zu den stärksten Risikofaktoren einer erhöhten Asthmamorbidität unter der einkommensschwächeren Bevölkerung gehören, sind die Sensibilisierungsraten in Deutschland bzw. Europa deutlich geringer (in USA sogenannte „Inner-City Asthma-Problematik") (Raulf et al. 2014). Die Untersuchung von Hirsch et al. (2000) ergab, dass unter etwa 3000 Kindern in Dresden nur 4,2 % spezifisches IgE (> 0,7 kU/l) gegen die Deutsche Schabe (*Blattella germanica*), hatten, wobei unter den asthmatischen Kindern die Sensibilisierungsprävalenz 6,1 % betrug. Die meisten Schaben-sensibilisierten Kinder in dieser Studie waren zusätzlich gegen weitere Allergene sensibilisiert. Auch in einer patientenbasierten Studie in mehreren europäischen Zentren, in der bei über 3000 Patienten Hauttests mit unterschiedlichen Außen- und Innenraumallergenen durchgeführt wurden, ergab sich eine Sensibilisierungsprävalenz für Schabe (hier *Blattella germanica*) von insgesamt 8,9 % und unter den deutschen Patienten von 12 % (Heinzerling et al. 2009).

Die Prävalenz spezifischer IgE-Antikörper auf einzelne Schabenallergene variiert deutlich. Dies scheint von der regionalen Belastung mit Schabenallergenen abhängig zu sein (Barbosa et al. 2013, Sohn u. Kim 2012). Die Hauptallergene sind in den Proteingruppen 1–5 (Bla g 1–5) zu finden. Da Schabenallergene der Gruppen 1 und 2 (Bla g 1, Bal g 2) in die Umgebung ausgeschieden werden, eignen sie sich gut als Nachweismoleküle für die Erfassung der Allergenbelastung (Pomés u. Arruda 2013).

20.2.5 Kreuzreaktive Allergene

Homologe Allergene unterschiedlicher Schabenspezies, beispielsweise Bla g 1 und Per a 1, weisen eine hohe, wenn auch variable Kreuzreaktivität auf. Die Tropomyosine Bla g 7 und Per a 7 sowie die Argininkinase Per a 9 sind den homologen Allergenen anderer Gliederfüßer sehr ähnlich (> 80 % Identität). Die klinische Bedeutung der IgE-Kreuzreaktivität zwischen Tropomyosinen sowie Argininkinasen von Schaben, Meeresfrüchten und Hausstaubmilben ist bislang nicht vollständig geklärt (Binder et al. 2001, Wang et al. 2011).

20.3 Vorratsmilbenallergie

20.3.1 Kontakt und Verbreitung

Vorratsmilben sind mikroskopisch kleine Spinnentiere, die sich von pflanzlichen und tierischen Stoffen ernähren. Sie sind typische Vorratsschädlinge. Je nach Art findet man sie im Getreide und Futtermittel sowie im Heu und Stroh. Am häufigsten verbreitet sind in Europa die Pflaumenmilbe (*Lepidoglyphus destructor*), die Mehlmilbe (*Acarus siro*), die Hausmilbe (*Glycyphagus domesticus*) sowie die Modermilbe (*Tyrophagus putrescentiae*). Letztere bevorzugt eiweiß- und fetthaltige Lebensmittel wie Schinken oder Käse. Alle Arten gedeihen am besten bei Temperaturen von 20–30 °C und einer relativen Luftfeuchte > 65 % (Fernández-Caldas et al. 2007, Franz et al. 1997, van Hage-Hamsten u, Johansson 1998).

20.3.2 Bezeichnung der Allergene

Fünf verschiedene Moleküle sind jeweils für die Pflaumenmilbe sowie die Modermilbe in der Allergendatenbank hinterlegt (◘ Tab. 20.2), darunter auch das Panallergen Tropomyosin (Lep d 10, Tyr p 10). Tropomyosin ist jedoch ein Minorallergen mit etwa 13 % IgE-Erkennung. Allergene wurden sowohl im Tierkörper sowie in den Ausscheidungen identifiziert. Das Hauptallergen gehört zur Gruppe 2 (Lep d 2, Tyr p 2, Gly d 2). Es wurde im Milbendarm gefunden, seine Funktion ist nicht bekannt.

20.3 · Vorratsmilbenallergie

Tab. 20.2 Identifizierte Einzelallergene der Vorratsmilben gemäß IUIS Allergen Nomenclature Sub-Committee. (© Dr. Jorg-Thomas Franz)

Allergen	Name	Molekulargewicht [kDa]
Acarus siro [a, c–f] (Mehlmilbe)		
Aca s 13	Fettsäure-bindendes Protein	15
Glycyphagus domesticus [a, c–f] (Hausmilbe)		
Gly d 2		15
Lepidoglyphus destructor [a, c–f] (Pflaumenmilbe)		
Lep d 2 [b]	NPC2-Familie	16
Lep d 5		
Lep d 7		
Lep d 10	Tropomyosin	
Lep d 13	Fettsäure-bindendes Protein	
Tyrophagus putrescentiae [a, c–f] (Modermilbe)		
Tyr p 2	NPC2-Familie	16
Tyr p 3	Trypsin	26
Tyr p 10	Tropomyosin	
Tyr p 13	Fettsäure-bindendes Protein	15
Tyr p 24	Troponin C	18

[a] ImmunoCAP®, Phadia/ThermoScientific, Freiburg.
[b] ImmunoCAP®ISAC, Phadia/ThermoScientific, Freiburg.
[c] 3gAllergy™/Immunlite, Siemens Healthcare, Eschborn.
[d] ALLERG-O-LIQ®, Dr Fooke Laboratorien GmbH, Neuss.
[e] Allergozyme®, Omega Diagnostics, Reinbek.
[f] Allercoat™, EuroImmune, Lübeck.

20.3.3 Bedeutung

Vorratsmilbenallergien betreffen häufig Bauern und Personen, die in der Futtermittelindustrie beschäftigt sind. Symptome sind oft Asthma bronchiale und allergische Rhinitis. Vereinzelt wurden Fälle von oraler Milbenallergie beschrieben. Schwere allergische Symptome traten auf nach Genuss von Mehlspeisen, die mit kontaminierten Zutaten gebacken wurden (Sánchez-Borges et al. 2013). Dies wurde für Vorratsmilben, aber auch für Hausstaubmilbenkontamination berichtet.

20.3.4 Kreuzreaktive Allergene

Es besteht wohl eine starke Kreuzreaktivität zwischen Extrakten von Pflaumen-, Haus- und Mehlmilbe, es gibt allerdings kaum IgE-Kreuzreaktivität zwischen Hausstaub- und Vorratsmilben. Cosensibilisierungen scheinen jedoch häufig zu sein. Insbesondere die Allergene der Gruppe 2 (Lep d 2 und Gly d 2) zeigen eine hohe Sequenzidentität. Das Tropomyosin der Pflaumenmilbe (Lep d 10) hat eine hohe Identität mit Der f 10 und Der p 10 der Hausstaubmilbe, sodass Kreuzreaktionen sehr wahrscheinlich sind.

20.4 Zeckenallergie

20.4.1 Kontakt und Verbreitung

In den letzten Jahren wurden immer wieder Fälle von anaphylaktischen Reaktionen auf Taubenzecken beschrieben, dies überwiegend in Frankreich, Polen, Italien, aber auch in Deutschland (Hilger et al. 2005, Kleine-Tebbe et al. 2006). Die Taubenzecke (*Argas reflexus*) gehört zu den Lederzecken. Sie ist ein temporärer Ektoparasit wildlebender Tauben in Süd- und Zentraleuropa. Sie ernährt sich überwiegend nachts vom Blut ihres Wirtes und sucht tagsüber Zuflucht in Mauerritzen und Holzspalten. Falls den Tauben durch bauliche Maßnahmen der Zugang zu den Nestern versperrt wird, kommt es auf der Suche nach neuen Wirten zum Eindringen der Zecken in Wohnungen, wo sie dann auch Menschen befallen. Adulte Zecken können mehrere Jahre ohne Nahrungsaufnahme überleben und sind sehr schwer zu bekämpfen. Neben den in der Literatur beschriebenen schweren anaphylaktischen Reaktionen gibt es auch vielfach leichte, lokale Reaktionen. In einer in Leipzig durchgeführten Studie wurden bei 8 % der untersuchten Patienten schwere systemische Reaktionen gezählt, bei 99 % lokale Reaktionen (Kleine-Tebbe et al. 2006).

Neben Taubenzecken wurden auch vereinzelt klassische Soforttypreaktionen nach Biss durch den gemeinen Holzbock (*Ixodes ricinus*), die australische Schildzecke (*Ixodes holocyclus*) und die Hundezecke (*Rhipicephalus sanguineus*), die vorwiegend in Südeuropa verbreitet ist, beschrieben. Hierbei handelt es sich um IgE-vermittelte Reaktionen auf Proteine im Zeckenspeichel.

Eine besondere Form der Allergie, die verzögert auftretende Fleischallergie, wird ebenfalls mit Zeckenbissen in Verbindung gebracht. Hierbei handelt es sich um eine IgE-Sensibilisierung auf ein Zuckerepitop, Galaktose-α-1,3-Galaktose, die durch Zeckenbisse ausgelöst werden soll (Commins et al. 2011). Während in den USA die amerikanische Schildzecke *Amblyomma americanum*, und in Australien die Schildzecke (*Ixodes holocyclus*, „Australian paralysis tick") als Auslöser diskutiert werden, werden in Europa der gemeine Holzbock (*Ixodes ricinus*) und die Buntzecken (*Dermacentor*) mit der Sensibilisierung auf Galaktose-α-1,3-Galaktose in Verbindung gebracht.

20.4.2 Bezeichnung der Allergene

Ebenso wie das Schabenallergen Bla g 4 zählt das Majorallergen **Arg r 1** der Taubenzecke zur Familie der Lipokaline. Bei Arg r 1 handelt es sich um ein Speichelprotein, das Histamin bindet. Die Proteinstruktur wurde für Arg r 1 sowie für das Allergen im Cokristall mit dem Ligand Histamin bestimmt (PDB-Datenbank Nr. 2X45). Die globale Struktur ist die eines Lipokalins. Da sich allerdings die Struktur (sowie die Aminosäuresequenz) des Zeckenproteins von anderen allergenen Lipokalinen deutlich unterscheidet, scheint eine Kreuzreaktivität ausgeschlossen.

Bisher wurden keine Allergene anderer Zeckenarten isoliert oder charakterisiert.

Das relevante Allergen für die verzögert auftretende Fleischallergie ist die Galaktose-α-1,3-Galaktose, die u. a. auch in hohem Grad auf Rinderthyreoglobulin zu finden ist. Galaktose-α-1,3-Galaktose-Rinderthyroglobulin steht zur Diagnostik der Galaktose-α-1,3-Galaktose-Sensibilisierung im ImmunoCAP-System zur Verfügung.

20.5 Allergien auf andere Gliederfüßer

Auch verschiedene andere Spinnentiere und Insekten können in seltenen Fällen Allergien verursachen (Tab. 20.3). Patienten, die berufsbedingt in Scheunen oder Ställen arbeiten, wo sehr viele Spinnen leben, können auf die Tiere sowie auf deren Netze allergisch reagieren. Stechmücken und Pferdebremsen können durch ihre Speichelproteine starke lokale allergische Reaktionen und selten

20.5 · Allergien auf andere Gliederfüßer

◘ **Tab. 20.3** Identifizierte Einzelallergene anderer Arthropoden gemäß IUIS Allergen Nomenclature Sub-Committee.
(© Muhammad MahdiKarim/wikipedia.org, C. Hilger, Frank Fox/mikor-foto.de/wikipedia.org, Andreas Trepte/photonatur.de/ wikipedia.org, Armando Frazao /fotolia.com, piri/fotolia.com)

Allergen	Name	Molekulargewicht [kDa]
Aedes aegypti (Gelbfiebermücke), *Aedes* spp., *Culex pipiens* (Gemeine Stechmücke) [a, c–f]		
Aed a 1	Apyrase	68
Aed a 2		37
Aed a 3		30
Argas reflexus [e] (Taubenzecke)		
Arg r 1	Lipokalin	17
Chironomus thummi thummi [a, c–f] (Rote Mückenlarve)		
Chi t 1	Hämoglobinkomponente III/IV	16
Chi t 2	Hämoglobinkomponente I/IA	16
Chi t 3	Hämoglobinkomponenten II-β, VI, VIII, IX	16
Chi t 4	Hämoglobinkomponente IIIA	16
Chi t 9	Hämoglobinkomponente X	16
Harmonia axyridis (Marienkäfer)		
Har a 1		10
Har a 2	Aldehyddehydrogenase	55
Lepisma saccharina (Silberfisch)		

[a] ImmunoCAP®, Phadia/ThermoScientific, Freiburg.
[b] ImmunoCAP®ISAC, Phadia/ThermoScientific, Freiburg.
[c] 3gAllergy™/Immunlite, Siemens Healthcare, Eschborn.
[d] ALLERG-O-LIQ®, Dr Fooke Laboratorien GmbH, Neuss.
[e] Allergozyme®, Omega Diagnostics, Reinbek.
[f] Allercoat™, EuroImmune, Lübeck.

Tab. 20.3 (Fortsetzung)

Allergen	Name	Molekulargewicht [kDa]
Lep s 1	Tropomyosin	36
Tabanus yao, Tabanus spp. [a, c–f] (Pferdebremse)		
Tab y 1	Apyrase	70
Tab y 2	Hyaluronidase	35
Tab y 5	Antigen-5-verwandtes Protein	26

[a] ImmunoCAP®, Phadia/ThermoScientific, Freiburg.
[b] ImmunoCAP®ISAC, Phadia/ThermoScientific, Freiburg.
[c] 3gAllergy™/Immunlite, Siemens Healthcare, Eschborn.
[d] ALLERG-O-LIQ®, Dr Fooke Laboratorien GmbH, Neuss.
[e] Allergozyme®, Omega Diagnostics, Reinbek.
[f] Allercoat™, EuroImmune, Lübeck.

auch systemische Reaktionen verursachen (Ma et al. 2011, Simons u. Peng 2001).

Für Stechmücken wurden bis dato insgesamt 3 Allergene aus Aedes aegypti in die IUIS Datenbank aufgenommen: **Aed a 1** eine Apyrase (68 kD), **Aed a 2** (37 kD) und **Aed a 3** (30 kD) mit bisher unbekannter Funktion (Simons u. Peng 2001). Weitere Allergene wie z. B. das Tropomyosin **Aed a 7** sind in der Allergome-Datenbank beschrieben.

Für die Pferdebremsen (*Tabanus* spp.) wurden bisher 3 Majorallergene identifiziert: **Tab y 1**, eine Apyrase, **Tab y 2**, eine Hyaluronidase, und **Tab y 5**, ein Antigen-5-Protein (Ma et al. 2011). Die letzten beiden zeigen eine Kreuzreaktivität mit Hyaluronidase und Antigen 5 der Vespidae (An et al. 2012) und bieten eine Erklärung für vermutete Kreuzreaktionen zwischen Wespengift und Speichel von Pferdebremsen.

Die roten Larven der Zuckmücke *Chironomus thummi thummi* sind sehr beliebt als Fischfutter und können allergische respiratorische Symptome bei Beschäftigten in der Fischfutterherstellung, aber auch bei Hobbyaquarianern auslösen (Baur u. Liebers 1992). Ihre verschiedenen Hämoglobinkomponenten sind als Allergene **Chi t 1–4** sowie **Chi t 9** in der IUIS Datenbank hinterlegt.

Der Silberfisch (*Lepisma saccharina*) hält sich vorwiegend in Küche, Bad und Keller auf. Bei hohem Befall können sich Allergene im Hausstaub befinden. Bisher ist nur das Tropomyosin **Lep s 1** als Allergen bekannt. Es zeigt eine Kreuzreaktivität mit Tropomyosin anderer Arthropoden wie Hausstaubmilbe, Schabe und Garnele (Barletta et al. 2005).

Der Asiatische Marienkäfer (*Harmonia axyridis*) wurde in den Jahren 1960 bis 1990 zur Schädlingsbekämpfung in die USA eingeführt. Er ist mittlerweile dort zur Plage geworden, denn im Herbst schwärmen die Tiere aus und fallen zu Hunderten in Häuser und andere Gebäude ein, um zu überwintern. Sie wurden in den USA zu einer neuen bedeutenden, saisonalen Innenraum-Allergenquelle (Nakazawa et al. 2007). Extrakt-basierte Diagnostik der Marienkäferallergie zeigte eine hohe Kreuzreaktivität mit Schabenextrakt (*Blattella germanica*). Bislang sind 2 Majorallergene identifiziert worden, **Har a 1** (10 kDa), ein Protein, das spezifisch für die Marienkäfersensibilisierung sein soll, und **Har a 2** (55 kDa), ein Protein mit Verwandtschaft zur Aldehyddehydrogenase des roten Mehlkäfers (Nakazawa et al. 2007).

Auch Vorratsschädlinge wie Kornkäfer (*Sitophilus granarius*), Mehlkäfer (*Tenebrio molitor*), Reismehlkäfer (*Tribolium confusum*), Berlinkäfer (*Trogoderma angustum*) oder Mehlmotten (*Ephestia kuehniella*) sind als Allergenquellen beschrieben (Tab. 20.4). Da diese Vorratsschädlinge hauptsächlich in gelagertem Getreide vorkommen, sind

20.6 · Diagnostik und Mehrwert der molekularen Diagnostik

Tab. 20.4 Verfügbare Extrakte der Vorratsschädlinge. (© Sarefo/wikipedia.org [Fotos 1, 2 u. 4], NobbiP/wikipedia.org)

Lateinischer Name		Deutscher Name
Ephestia kuehniella [a, c, e]		Mehlmotte
Sitophilus granarius [a, e]		Kornkäfer
Tenebrio molitor [a]		Mehlkäfer
Tribolium confosum [a, d–f]		Reismehlkäfer
Trogoderma angustum [a, e, f]		Berlinkäfer

[a] ImmunoCAP®, Phadia/ThermoScientific, Freiburg.
[b] ImmunoCAP®ISAC, Phadia/ThermoScientific, Freiburg.
[c] 3gAllergy™/Immunlite, Siemens Healthcare, Eschborn.
[d] ALLERG-O-LIQ®, Dr Fooke Laboratorien GmbH, Neuss.
[e] Allergozyme®, Omega Diagnostics, Reinbek.
[f] AllercoatTM, EuroImmune, Lübeck.

Berufsgruppen wie Landwirte, Bäcker, Müller oder Getreidelagerarbeiter besonders betroffen und können je nach Dauer der Exposition Symptome wie allergische Rhinitis und Asthma bronchiale entwickeln (Raulf et al. 2014). Bislang konnten keine IgE-bindenden Proteine, die im Rahmen von Fallbeschreibungen mittels Immunoblot oder Inhibitionsexperimenten charakterisiert wurden, in die IUIS-Allergendatenbank aufgenommen werden.

20.6 Diagnostik und Mehrwert der molekularen Diagnostik

Die Routinediagnose der selteneren Allergie auf Gliederfüßer wird anhand von Hauttests oder spezifischen IgE-Antikörperbestimmungen mit Extrakten durchgeführt. Derzeit sind Extrakte von drei Schabenspezies (*Periplaneta americana, Blattella germanica, Blatta orientalis*), vier Vorratsmilbenspezies (*Lepidoglyphus destructor, Acarus siro, Glycyphagus domesticus, Tyrophagus putrescentiae*) sowie von einigen Vorratsschädlingen (z. B. *Sitophilus granarius, Tribolium confusum, Trogoderma angustum, Ephestia kuehniella*) von unterschiedlichen Herstellern für die In-vitro Diagnostik angeboten, für *Argas reflexus* nur von einem Hersteller (Omega Diagnostics, Reinbek). Jedoch kann die klinische Anamnese gute Hinweise auf eine Taubenzeckenallergie geben: nächtlicher Zeckenbiss, meistens in der warmen Jahreszeit, direkte Nähe zu wildlebenden Tauben. Allergenkomponenten (Lep d 2, Bla g 1, Bla g 2, Bla g 5, Bla g 7) sind bislang nur im ISAC-Testsystem (ThermoScientific) verfügbar, nicht aber im ImmunoCAP.

Ein Vorteil der molekularen Diagnostik ist die Verwendung standarisierter Reagenzien, da kommerzielle Extrakte im Gehalt an Protein, aber auch Allergen schwanken, wie es bereits für Schabenextrakte gezeigt wurde (Patterson et al. 2002). Die Verwendung von Extrakten birgt auch das Risiko von Kreuzreaktionen zwischen verwandten Arthropodenspezies (Raulf et al. 2014). Da die IgE-Bindungsprofile bei Patienten individuell bzw. je nach Herkunft schwanken können, sollte es das Ziel sein, eine möglichst vollständige Bandbreite an Allergenen zur Diagnose zur Verfügung zu haben (Barbosa et al. 2013).

20.7 Therapie, Perspektiven

Aktuell werden in Deutschland lediglich für die Vorratsmilbenallergie Präparate zur spezifischen Immuntherapie angeboten. Derzeit werden Studien zur subkutanen und sublingualen Immuntherapie der Schabenallergie in der USA durchgeführt (Wood et al. 2014), deren Ergebnisse vielversprechend sind.

Der Weg zur Entwicklung von IgE-basierten diagnostischen Tests unter Anwendung einzelner Allergenkomponenten ist bereitet, da verschiedene Allergene (z. B. Schaben, Zecke, Vorratsmilbe) bereits gut charakterisiert wurden und zumeist als rekombinante Moleküle verfügbar sind.

Fazit für den klinischen Alltag

Die verfügbaren, wenn auch nicht gut standardisierten Extrakte ermöglichen eine IgE-basierte Diagnose der Allergie auf Schaben, Vorratsmilben und Vorratsschädlinge. Eine zukünftige Ergänzung der IgE-basierten Diagnostik durch verschiedene Einzelallergene ist sinnvoll.

Die Weiterentwicklung molekularer Testsysteme sollte jedoch dazu führen, dass mittels Markerallergenen ein eindeutige Sensibilisierung nachgewiesen und von Kreuzreaktionen abgegrenzt werden kann. Markerallergene für eine Zeckensensibilisierung wie z. B. Arg r 1 der Taubenzecke könnten in Fällen unerklärter Anaphylaxie zum Ausschluss einer Taubenzeckenallergie eingesetzt werden.

Literatur

An S, Chen L, Wei JF, Yang X, Ma D, Xu X, Xu X, He S, Lu J, Lai R (2012) Purification and characterization of two new allergens from the venom of Vespa magnifica. PLoS One 7:e31920

Arruda LK, Vailes LD, Platts-Mills TA, Hayden ML, Chapman MD (1997) Induction of IgE antibody responses by glutathione S-transferase from the German cockroach (Blattella germanica). J Biol Chem 272:20907–20912

Barbosa MC, Santos AB, Ferriani VP, Pomés A, Chapman MD, Arruda LK (2013) Efficacy of recombinant allergens for diagnosis of cockroach allergy in patients with asthma and/or rhinitis. Int Arch Allergy Immunol 161:213–219

Barletta B, Butteroni C, Puggioni EM, Iacovacci P, Afferni C, Tinghino R, Ariano R, Panzani RC, Pini C, Di Felice G (2005) Immunological characterization of a recombinant tropomyosin from a new indoor source, Lepisma saccharina. Clin Exp Allergy 35:483–489

Baur X, Liebers V (1992) Insect hemoglobins (Chi tI) of the diptera family Chironomidae are relevant environmental, occupational, and hobby-related allergens. Int Arch Occup Environ Health 64:185–188

Binder M, Mahler V, Hayek B, Sperr WR, Schöller M, Prozell S, Wiedermann G, Valent P, Valenta R, Duchêne M (2001) Molecular and immunological characterization of arginine kinase from the Indianmeal moth, Plodia interpunctella, a novel cross-reactive invertebrate pan-allergen. J Immunol 167:5470–5477

Cohn RD, Arbes SJ Jr, Jaramillo R, Reid LH, Zeldin DC (2006) National prevalence and exposure risk for cockroach allergen in U.S. households. Environ Health Perspect 114:522–526

Commins SP, James HR, Kelly LA, Pochan SL, Workman LJ, Perzanowski MS, Kocan KM, Fahy JV, Nganga LW, Ronmark E, Cooper PJ, Platts-Mills TA (2011) The relevance of tick bites to the production of IgE antibodies to the mammalian oligosaccharide galactose-α-1,3-galactose. J Allergy Clin Immunol 127:1286–1293

Fernández-Caldas E, Iraola V, Carnés J (2007) Molecular and biochemical properties of storage mites (except Blomia species). Protein Pept Lett 14:954–959

Franz JT, Masuch G, Müsken H, Bergmann KC (1997) Mite fauna of German farms. Allergy 52:1233–1237

Gustchina A, Li M, Wünschmann S, Chapman MD, Pomés A, Wlodawer A (2005) Crystal structure of cockroach allergen Bla g 2, an unusual zinc binding aspartic protease with a novel mode of self-inhibition. J Mol Biol 348:433–444

van Hage-Hamsten M, Johansson E (1998) Clinical and immunologic aspects of storage mite allergy. Allergy 53:49–53

Heinzerling LM, Burbach GJ, Edenharter G, Bachert C, Bindslev-Jensen C, Bonini S, Bousquet J, Bousquet-Rouanet L, Bousquet PJ, Bresciani M, Bruno A, Burney P, Canonica GW, Darsow U, Demoly P, Durham S, Fokkens WJ, Giavi S, Gjomarkaj M, Gramiccioni C, Haahtela T, Kowalski ML, Magyar P, Muraközi G, Orosz M, Papadopoulos NG, Röhnelt C, Stingl G, Todo-Bom A, von Mutius E, Wiesner A, Wöhrl S, Zuberbier T (2009) GA(2)LEN skin test study I: GA(2)LEN harmonization of skin prick testing: novel sensitization patterns for inhalant allergens in Europe. Allergy 64:1498–1506

Hilger C, Bessot JC, Hutt N, Grigioni F, De Blay F, Pauli G, Hentges F (2005) IgE-mediated anaphylaxis caused by bites of the pigeon tick Argas reflexus: cloning and expression of the major allergen Arg r 1. J Allergy Clin Immunol 115:617–622

Hilger C, Kuehn A, Hentges F (2012) Animal lipocalin allergens. Curr Allergy Asthma Rep 12:438–447

Hindley J, Wünschmann S, Satinover SM, Woodfolk JA, Chew FT, Chapman MD, Pomés A (2006) Bla g 6: a troponin C allergen from Blattella germanica with IgE binding calcium dependence. J Allergy Clin Immunol 117:1389–1395

Hirsch T, Stappenbeck C, Neumeister V, Weiland SK, Von Mutius E, Keil U, Leupold W (2000) Exposure and allergic sensitization to cockroach allergen in East Germany. Clin Exp Allergy 30:529–537

Jeong KY, Lee J, Lee IY, Ree HI, Hong CS, Yong TS (2004) Analysis of amino acid sequence variations and immunoglobulin E-binding epitopes of German cockroach tropomyosin. Clin Diagn Lab Immunol 11:874–878

Jeong KY, Kim CR, Park J, Han IS, Park JW, Yong TS (2013) Identification of novel allergenic components from German cockroach fecal extract by a proteomic approach. Int Arch Allergy Immunol 161:315–324

Kleine-Tebbe J, Heinatz A, Gräser I, Dautel H, Hansen GN, Kespohl S, Rihs HP, Raulf-Heimsoth M, Vater G, Rytter M, Haustein UF (2006) Bites of the European pigeon tick (Argas reflexus): Risk of IgE-mediated sensitizations and anaphylactic reactions. J Allergy Clin Immunol 117:190–195

Li M, Gustchina A, Alexandratos J, Wlodawer A, Wünschmann S, Kepley CL, Chapman MD, Pomés A (2008) Crystal structure of a dimerized cockroach allergen Bla g 2 complexed with a monoclonal antibody. J Biol Chem 283:22806–22814

Ma D, Li Y, Dong J, An S, Wang Y, Liu C, Yang X, Yang H, Xu X, Lin D, Lai R (2011) Purification and characterization of two new allergens from the salivary glands of the horsefly, Tabanus yao. Allergy 66:101–109

Matsui EC, Wood RA, Rand C, Kanchanaraksa S, Swartz L, Curtin-Brosnan J, Eggleston PA (2003) Cockroach allergen exposure and sensitization in suburban middle-class children with asthma. J Allergy Clin Immunol 112:87–92

Messer NG, Kendrick-Jones J (1988) Molecular cloning and sequencing of the chicken smooth muscle myosin regulatory light chain. FEBS Lett 234:49–52

Mindykowski B, Jaenicke E, Tenzer S, Cirak S, Schweikardt T, Schild H, Decker H (2010) Cockroach allergens Per a 3 are oligomers. Dev Comp Immunol 34:722–733

Nakazawa T, Satinover SM, Naccara L, Goddard L, Dragulev BP, Peters E, Platts-Mills TA (2007) Asian ladybugs (Harmonia axyridis): a new seasonal indoor allergen. J Allergy Clin Immunol 119:421–427

Patterson ML, Slater JE (2002) Characterization and comparison of commercially available German and American cockroach allergen extracts. Clin Exp Allergy 32:721–727

Pomés A, Arruda LK (2013) Investigating cockroach allergens: Aiming to improve diagnosis and treatment of cockroach allergic patients. Methods 66:75–85

Raulf M, Sander I, Gonnissen D, Zahradnik E, Brüning T (2014) Schaben und Co. Die Rolle von Gesundheitsschädlingen als Allergenquelle. Bundesgesundheitsbl 57:585–592

Sánchez-Borges M, Suárez Chacón R, Capriles-Hulett A, Caballero-Fonseca F, Fernández-Caldas E (2013) Anaphylaxis from ingestion of mites: pancake anaphylaxis. J Allergy Clin Immunol 131:31–35

Santiago HC, LeeVan E, Bennuru S, Ribeiro-Gomes F, Mueller E, Wilson M, Wynn T, Garboczi D, Urban J, Mitre E, Nutman TB (2012) Molecular mimicry between cockroach and helminth glutathione S-transferases promotes cross-reactivity and cross-sensitization. J Allergy Clin Immunol 130:248–56.e9

Simons FE, Peng Z (2001) Mosquito allergy: recombinant mosquito salivary antigens for new diagnostic tests. Int Arch Allergy Immunol 124:403–405

Sohn MH, Kim KE (2012) The cockroach and allergic diseases. Allergy Asthma. Immunol Res 4:264–269

Spillner E, Blank S, Jakob T (2012) Potenzial, Fallstricke und aktueller Status der molekularen Diagnostik am Beispiel der Insektengiftallergie. Allergo J 21:249–56

Suazo A, Gore C, Schal C (2009) RNA interference-mediated knock-down of Bla g 1 in the German cockroach, Blattella germanica L., implicates this allergen-encoding gene in digestion and nutrient absorption. Insect Mol Biol 18:727–736

Sudha VT, Arora N, Gaur SN, Pasha S, Singh BP (2008) Identification of a serine protease as a major allergen (Per a 10) of Periplaneta americana. Allergy 63:768–776

Tan YW, Chan SL, Ong TC, Ie Yit Y, Tiong YS, Chew FT, Sivaraman J, Mok YK (2009) Structures of two major allergens, Bla g 4 and Per a 4, from cockroaches and their IgE binding epitopes. J Biol Chem 284:3148–3157

Vrtala S, Kleine-Tebbe J (2013) Hausstaubmilbenallergene und ihre Bedeutung. Allergo J 22:546–549

Wang J, Calatroni A, Visness CM, Sampson HA (2011) Correlation of specific IgE to shrimp with cockroach and dust mite exposure and sensitization in an inner-city population. J Allergy Clin Immunol 128:834–837

Wood RA, Togias A, Wildfire J, Visness CM, Matsui EC, Gruchalla R, Hershey G, Liu AH, O'Connor GT, Pongracic JA, Zoratti E, Little F, Granada M, Kennedy S, Durham SR, Shamji MH, Busse WW (2014) Development of cockroach immunotherapy by the Inner-City Asthma Consortium. J Allergy Clin Immunol 133:846–852

Wünschmann S, Gustchina A, Chapman MD, Pomés A (2005) Cockroach allergen Bla g 2: an unusual aspartic proteinase. J Allergy Clin Immunol 116:140–145

Yu CJ, Lin YF, Chiang BL, Chow LP (2003) Proteomics and immunological analysis of a novel shrimp allergen, Pen m 2. J Immunol 170:445–453

Schimmelpilzallergene und ihr Stellenwert in der molekularen Allergiediagnostik

S. Kespohl, M. Raulf

21.1 Einführung – 330

21.2 Allergenquellen und Verbreitung der Schimmelpilze – 330

21.3 Schimmelpilzexposition und gesundheitliche Risiken – 330

21.4 Charakterisierte Schimmelpilzallergene, Proteinfamilien und ihre Funktionen – 332

21.5 Kommerziell verfügbare Schimmelpilz-Einzelallergene – 334

21.6 Perspektiven – 336

Literatur – 337

Der Beitrag basiert auf einer Publikation der Autoren, die 2014 im Allergo Journal International erschienen ist (Kespohl S, Raulf M: Mould allergens: Where do we stand with molecular allergy diagnostics? Allergo J Int 2014; 23: 120–125) und nun als Buchkapitel aktualisiert und erweitert wurde.

J. Kleine-Tebbe, T. Jakob (Hrsg.), *Molekulare Allergiediagnostik*,
DOI 10.1007/978-3-662-45221-9_21, © Springer-Verlag Berlin Heidelberg 2015

Zum Einstieg

Von den aktuell 107 identifizierten Pilzallergenen, die in der offiziellen Allergendatenbank der WHO/IUIS (▶ www.allergen.org) geführt werden, stammen 77 aus Schimmelpilzen und gehören zu unterschiedlichen Proteinfamilien. Für die molekulare Allergiediagnostik von Schimmelpilzsensibilisierungen stehen bisher nur 8 Schimmelpilz-relevante rekombinante Einzelallergene aus 3 Schimmelpilzarten zur Verfügung. Dazu gehören rAlt a 1, Hauptallergen der *Alternaria-alternata*-Sensibilisierten, und die Enolase rAlt a 6 mit potenzieller Kreuzreaktivität zu Schimmelpilz-, Nahrungsmittel- und Naturlatexallergenen. Aus *Aspergillus fumigatus* sind rAsp f 1, 2, 3, 4 sowie 6 für die Diagnostik erhältlich. Die Kombination von spezifischem IgE gegen rAsp f 2, 4 und 6 ist häufig positiv bei Patienten mit einer allergischen bronchopulmonalen Aspergillose (ABPA). Die Dehydrogenase rCla h 8 gilt als Majorallergen von *Cladosporium herbarum* mit potenzieller Kreuzreaktivität zu anderen Dehydrogenasen.

Die beschränkte Auswahl kommerziell verfügbarer Schimmelpilz-Einzelallergene sollte durch Schimmelpilz-typische Markerallergene (z. B. Serinproteasen) erweitert werden. Daneben ist die Standardisierung der Gesamtextrakte zu verbessern, um zukünftig valide Schimmelpilzprodukte mit definiertem Allergengehalt für die Diagnostik und Therapie zu garantieren.

21.1 Einführung

Ziel des folgenden Buchkapitels ist es, ein möglichst umfassendes Bild der aktuellen molekularen Allergiediagnostik für Schimmelpilze zu geben. Grundlage dafür stellt die WHO/IUIS-Allergendatenbank dar. Neben Informationen zur Verbreitung und den gesundheitlichen Risiken durch Schimmelpilze werden die prominenten Schimmelpilz-Allergenfamilien entsprechend ihrer biochemischen Funktionalität und den sich daraus ableitenden potenziellen Kreuzreaktionen mit Schimmelpilzen und auch anderen Organismen vorgestellt. Weiterhin werden die kommerzielle Verfügbarkeit und die klinische Relevanz der Schimmelpilz-Einzelallergene beschrieben.

21.2 Allergenquellen und Verbreitung der Schimmelpilze

Von den mehr als 100.000 bekannten Pilzarten sind ca. 350 Arten als potenziell sensibilisierend unter ▶ www.allergome.org gelistet. Die WHO/IUIS-Kriterien zur Klassifizierung eines Allergens erfüllen aktuell 107 Pilzallergene aus 43 Pilzarten (▶ www.allergen.org). Die Schimmelpilze gehören phylogenetisch zu den Schlauchpilzen (Ascomycota), aber auch Ständerpilze (Basidiomycota) können IgE-vermittelte Erkrankungen induzieren. Die bisher bekannten Pilzgattungen sind in ◘ Abb. 21.1 dargestellt.

Unter den Ascomycota wurden bisher 84 Einzelallergene nach WHO/IUIS aus 10 Pilzgattungen charakterisiert. Unter den Basidiomycota wurden 23 Allergene aus 5 Pilzgattungen identifiziert (◘ Abb. 21.1); davon gehören zehn zur prominentesten Art *Malassezia sympodialis*.

In der medizinischen Mykologie werden Ascomycota und Basidiomycota unabhängig von ihrer taxonomischen Klassifikation in Dermatophyten, Hefen und Schimmelpilze unterteilt:

- Zu den **Dermatophyten** gehören die klinisch relevanten Gattungen *Microsporum*, *Trichophyton* und *Epidermatophyton*.
- Bei den **Hefen** sind die Gattungen *Candida* und *Malassezia* allergologisch relevant.
- Unter dem Begriff **Schimmelpilze** werden sämtliche Pilzgattungen der *Ascomycota* subsummiert ohne die Gattungen *Trichophyton* und *Candida* (◘ Abb. 21.1).

21.3 Schimmelpilzexposition und gesundheitliche Risiken

Schimmelpilze gehören zu unserem Leben dazu, da sie natürliche Bestandteile unserer Umwelt sind. Von den mehr als 100.000 unterschiedlichen Schimmelpilzarten kommen in der Außenluft und in Innenräumen Mitteleuropas ca. 200 Schimmelpilzarten vor. Dabei variieren deren Vorkommen und Konzentration in Abhängigkeit von der Jahreszeit. Schimmelpilze sind aufgrund ihrer variablen Lebensweise in der Lage, auf verschiedenen Materialien zu wachsen. Da Schimmelpilze überall

21.3 · Schimmelpilzexposition und gesundheitliche Risiken

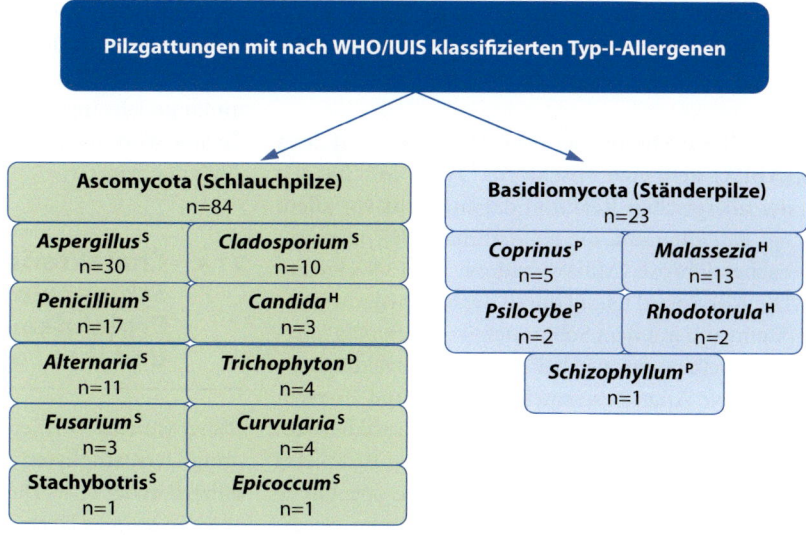

☐ Abb. 21.1 Pilzgattungen mit nach WHO/IUIS klassifizierten Typ-I-Allergenen (^{D} Dermatophyten, ^{H} Hefen, ^{S} Schimmelpilze, ^{P} (Ständer-)Pilz, n Anzahl der identifizierten Allergene). (Adaptiert nach ▶ www.allergen.org, 05.05.2014)

☐ Tab. 21.1 Prävalenz von Schimmelpilzsensibilisierungen in verschiedenen Gruppen. (Adaptiert nach Crameri et al. 2014)

Schimmelpilz	Allgemeinbevölkerung [%]	Atopiker [%]	Asthmatiker [%]
Alternaria	3,6–12,6	3–14,6	13,5–14,6
Aspergillus	2,4	15–27,6	5–21,3
Cladosporium	2,5–2,9	3–18,2	15,9
Penicillium	1,5	7,3–13,1	33

vorkommen, bestehen vielfältige Möglichkeiten zur Exposition.

Zu den gesundheitlichen Risiken einer Schimmelpilzexposition gehören neben infektiösen Erkrankungen belästigende, reizende und toxische Wirkungen wie beispielsweise auch Sensibilisierungen und Allergien (Organic Dust Toxic Syndrome, ODTS; Mucos Membran Irritation Syndrom, MMIS). Obwohl unsere Atemluft Tausende von Schimmelpilzsporen enthalten kann, liegen die Sensibilisierungsraten sowohl für Innenraumschimmelpilze (z. B. *Aspergillus*, *Penicillium*) als auch für Schimmelpilze des Außenbereichs (z. B. *Cladosporium*, *Alternaria*) deutlich unter 5 %, allerdings mit regionalen Unterschieden (Haftenberger et al. 2013, Heinzerling et al. 2009, Schmitz et al. 2013, Simon-Nobbe et al. 2008). Für den Großteil der Bevölkerung stellen Schimmelpilze kein besonderes Problem dar, denn die wichtigsten Eintrittspforten der Atemwege besitzen für potenziell schädigende Stoffe wirkungsvolle Selbstreinigungsmechanismen. Allerdings sollten hohe Expositionen, z. B. durch massive Vermehrung, auch von gesunden Personen gemieden werden. Anders ist es bei Risikogruppen wie Atopikern oder Asthmatikern (Crameri et al. 2014). Hier sind die Sensibilisierungsraten im Vergleich zur Normalbevölkerung deutlich erhöht. Die Sensibilisierungsprävalenz gegenüber prominenten Schimmelpilzarten ist in ☐ Tab. 21.1 dargestellt.

Der in unseren Breiten als Außenluftschimmelpilz zu bewertende *Alternaria alternata* (= *Alternaria tenuis*) scheint besonders für die Entstehung und den Schweregrad von Asthma bedeutsam zu sein (O'Driscoll et al. 2009).

> Neben der IgE-basierten Typ-I-Allergie, die primär für allergische Rhinokonjunktivitis, aber auch für schweres Asthma mit Schim-

melpilzsensibilisierung (Severe Asthma with Fungal Sensitization, SAFS) verantwortlich ist, unterscheidet man weitere Allergietypen.

Die **allergische bronchopulmonale Aspergillose** (ABPA) stellt eine Mischform (Typ I und Typ III) der allergischen Reaktion dar und tritt vor allem bei Patienten auf, die an Asthma (1 %) oder zystischer Fibrose (Mukoviszidose, 10–15 %) leiden. Die ABPA wird häufig durch die Kolonisierung der Atemwege mit dem Schimmelpilz *Aspergillus fumigatus* verursacht, der bei der Differenzialdiagnose inklusive Anamnese sowie In-vitro- und In-vivo-Diagnostik als Allergenquelle entsprechend berücksichtigt werden muss. Als serologische Parameter sind dann erhöhte *Aspergillus-fumigatus*-spezifische IgE- und IgG-Antikörperkonzentrationen nachweisbar. Eine weitere allergische Erkrankung, die u. a. durch Schimmelpilze induziert werden kann, ist die **exogen allergische Alveolitis** (EAA), eine Entzündung im Alveolarbereich der Lunge. Erhöhte Schimmelpilz-spezifische IgG-Antikörperkonzentrationen können als diagnostisches Kriterium genutzt werden. Um diese schweren bronchialen Erkrankungen klinisch optimal zu behandeln, ist eine präzise Diagnose essenziell, beispielsweise können bei manifester Schimmelpilzsensibilisierung antifungale Medikationen erfolgreich eingesetzt werden (Knutsen et al. 2012).

Zur Quantifizierung einer erhöhten Schimmelpilzexposition, wie sie z. B. an einigen Arbeitsplätzen oder nach Feuchteschäden auftreten kann, werden in der Regel klassische Methoden der Luftkeimsammlung, der Oberflächenbeprobung und der Materialanalyse eingesetzt. Bei den kulturabhängigen Verfahren werden im Wesentlichen vermehrungsfähige Pilze auf verschiedenen Nährmedien in Form von koloniebildenden Einheiten erfasst.

> Nichtvitale Sporen und Schimmelpilzfragmente werden bei diesen Methoden nicht erfasst, haben aber ein vergleichbares Sensibilisierungspotenzial.

Quantifizierungstests mit standardisierten molekularen Schimmelpilz-Einzelallergenen, die bisher aber nur für die Hauptallergene von *Alternaria alternata* (Alt a 1) und *Aspergillus fumigatus* (Asp f 1)

verfügbar sind, sowie auf polyklonalen Antikörpern basierende Immunoassays für weitere Schimmelpilzarten könnten hier die Lücke schließen. Eine umfangreiche und empfehlenswerte Übersicht zum Thema Schimmelpilzexposition wurde von Eduard 2009 publiziert.

21.4 Charakterisierte Schimmelpilzallergene, Proteinfamilien und ihre Funktionen

Bisher wurden 77 Allergene von Schimmelpilzen (^{S}) ohne Dermatophyten und Hefen beschrieben und offiziell in der IUIS-Datenbank aufgeführt (▶ www.allergen.org). In Dermatophyten (^{D}), Hefen (^{H}) und (Ständer-)Pilzen (^{P}) wurden weitere 30 Allergene identifiziert. Die Proteinfamilien aller fungalen Allergene (◘ Abb. 21.2) unterscheiden sich von den typischen Allergenfamilien in Pollen, Nahrungsmitteln oder Tierepithelien. Die prominentesten Vertreter der fungalen Allergene (Ascomycota und Basidomycota) sind:

- Proteasen (n = 18 ^{S}, n = 1 ^{H}, n = 3 ^{D}),
- ribosomale Proteine (n = 9 ^{S}),
- Enolasen (n = 5 ^{S}, n = 1 ^{H}),
- Dehydrogenasen (n = 4 ^{S}, n = 2 ^{H}),
- Thioredoxine (n = 3 ^{S}, n = 1 ^{H}, n = 1 ^{P}),
- Hitzeschockproteine (Heat Shock Proteins, HSP 70/90) (n = 3 ^{S}, n = 1 ^{H}),
- peroxisomale Proteine (n = 2 ^{S}, n = 3 ^{H}),
- Mangan-haltige Superoxiddismutasen (Mn-SOD) (n = 2 ^{S}, n = 1 ^{H}),
- Flavodoxine (n = 2 ^{S}),
- Cyclophiline (n = 2 ^{S}, n = 1 ^{H}, n = 1 ^{P}).

Diese fungalen Allergene haben aufgrund ihrer biochemischen Funktionalität konservierte Regionen, die für Kreuzreaktionen mit anderen Pilzen, aber auch mit nichtfungalen Allergenen aus der gleichen Proteinfamilie ursächlich sein können (◘ Abb. 21.2).

Proteasen Mehr als 50 % der in der IUIS-Allergenbank gelisteten Proteasen – Protein-spaltende Enzyme – kommen in Schimmelpilzen vor. Davon sind mehr als 85 % Serinproteasen und bilden eine

21.4 · Charakterisierte Schimmelpilzallergene, Proteinfamilien und ihre Funktionen

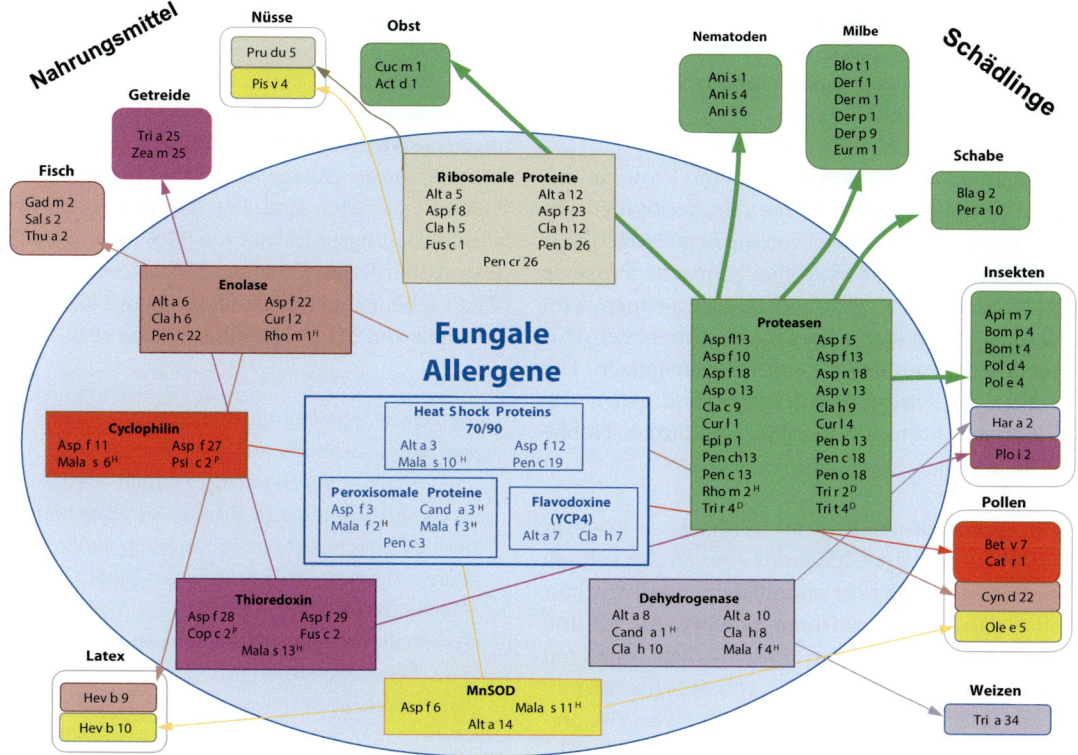

◘ **Abb. 21.2** Ausgewählte Schimmelpilz-Allergenfamilien und potenzielle/manifeste Quellen für kreuzreaktive Reaktionen. Proteinfamilien (farbige bzw. klare Kästen) auf blauem Hintergrund sind als kreuzreaktive Allergene in Pilzen bekannt, farbgleiche Kästen außerhalb des blauen Hintergrunds stellen homologe/kreuzreaktive Allergene in nichtfungalen Organismen dar. 3 Proteinfamilien – Heat shock proteins 70/90, peroxysomale Proteine und Flavodoxine (klare Kästen auf blauem Hintergrund) – wurden bisher nur in Pilzen als Allergen identifiziert. [H] Hefe, [D] Dermatophyt, [P] (Ständer-)Pilz

charakteristische Schimmelpilz-Proteinfamilie. Die zugehörigen Allergene stehen für die Diagnostik allerdings nicht zur Verfügung. Kreuzreaktionen wurden sowohl für alkalische als auch für vakuoläre Serinproteasen beschrieben (Gruppe-13- und -18-Allergene von Asp f, Asp fl, Pen b, Pen c, Pen ch und Pen o) mit positivem IgE-Nachweis zwischen 20 und 80 % der Schimmelpilzsensibilisierten (Simon-Nobbe et al. 2008).

Ribosomale Proteine Ribosomale Proteine als Allergene kommen zu 90 % in Schimmelpilzen vor. Als zytoplasmatische Proteine bilden sie mit rRNA die 60S-Untereinheit der Ribosomen. Kreuzreaktive Strukturen sind aufgrund der Sequenzhomologie wahrscheinlich (Achatz et al. 1995, Mayer et al. 1999). Die Häufigkeit einer Sensibilisierung auf das ribosomale Schimmelpilzallergen Fus c 1 wurde bei Fusarium-Allergikern mit 35 % angegeben (Simon-Nobbe et al. 2008).

Enolase Die Enolase-Superfamilie umfasst bisher 11 Allergene, davon wurden 5 in Schimmelpilzen, 1 in Hefe, 2 in Pflanzen und 3 in Tieren charakterisiert. Kreuzreaktivitäten wurden für die Enolasen Alt a 6, Cla h 6 und Hev b 9 (Wagner et al. 2000) sowie für Asp f 22 und Pen c 22 (Lai et al. 2002) beschrieben. Die Häufigkeit einer Sensibilisierung gegenüber Enolasen liegt bei Schimmelpilzallergikern zwischen 20 und 30 % (Simon-Nobbe et al. 2008).

Dehydrogenasen Von insgesamt 8 Dehydrogenasen, die Proteine oxidieren, indem sie H^+ auf Reduktionsäquivalente wie NAD bzw. FAD übertragen, kommen 4 als Allergene in Schimmelpilzen vor. Eine Kreuzreaktivität zwischen Cla h 8 und

Alt a 8 ist bekannt (Schneider et al. 2006). Die Sensibilisierungsrate gegen diese beiden Allergene liegt bei Schimmelpilzallergikern zwischen 40 und 50 % (Simon-Nobbe et al. 2008).

Thioredoxine Thioredoxine, kleine Proteine mit ca. 100 Aminosäuren, können als Antioxidanzien die Reduktion anderer Proteine begünstigen und sind essenziell für viele biochemische Prozesse in tierischen und pflanzlichen Organismen. Von den insgesamt 8 als Allergene beschriebenen Thioredoxinen stammen 3 aus Schimmelpilzen. Die Hälfte der *Fusarium*-Allergiker sind gegen das Thioredoxin Fus c 2 sensibilisiert (Simon-Nobbe et al. 2008).

Hitzeschockproteine Heat Shock Proteins (HSP 70/90) oder Chaperone sind an der Faltung und Stabilisierung der sekundären Proteinstruktur in sämtlichen Organismen beteiligt. Alt a 3 und Pen c 19 gehören zu den HSP-70-Chaperonen mit Sensibilisierungsprävalenzen von 41 % für Pen c 19 und von 5 % für rekombinantes Alt a 3 bei entsprechenden Schimmelpilzallergikern (Simon-Nobbe et al. 2008).

Peroxisomale Membranproteine 5 dieser Proteine wurden als Allergene bislang nur in Pilzen beschrieben, davon 2 in Schimmelpilzen: Asp f 3 und Pen c 3. Asp f 3 ist ein prominenter Vertreter der peroxisomalen Membranproteine mit einer Sensibilisierungshäufigkeit von 32–100 % (Simon-Nobbe et al. 2008).

MnSOD Aus der Gruppe der Mangan-haltigen Superoxiddismutasen sind 2 Schimmelpilzallergene beschrieben: Asp f 6 und Alt a 14. Die Kreuzreaktivität wurde mittels IgE-Inhibitionstests bestätigt. Die Sensibilisierungsraten gegen Asp f 6 liegen je nach Patientenkollektiv (ABPA, zystische Fibrose) zwischen 63 und 70 % (Simon-Nobbe et al. 2008).

Flavodoxine Flavodoxine und Flavodoxin-ähnliche Proteine (YCP4-Homologe) sind genregulatorische Proteine, die in der späten Entwicklungsphase von Schimmelpilzen und Hefen exprimiert werden. Unter den Schimmelpilzallergenen gehören Alt a 7 und Cla h 7 in diese Gruppe, allerdings mit Sensibilisierungsraten von 7 und 22 % (Simon-Nobbe et al. 2008).

Cyclophiline Bei diesen Proteinen handelt es sich um Peptidyl-Prolyl-Isomerasen, zytoplasmatische Enzyme, die als Allergene in Schimmelpilzen und Pollen beschrieben sind. Für Asp f 11 wurde eine Sensibilisierungsprävalenz von 90 % bei *A.-fumigatus*-sensibilisierten Personen beschrieben und für Mala s 6 bei Patienten mit atopischem Ekzem eine Prävalenz von 21–25 % (Simon-Nobbe et al. 2008).

> Betrachtet man exemplarisch für die Mangan-haltigen Superoxiddismutasen (MnSOD) die auf Proteinsequenzhomologie basierenden Kreuzreaktivitäten, so stellt man fest, dass beim Abgleich der insgesamt 4 vollständig publizierten Aminosäuresequenzen von MnSOD-Allergenen (Asp f 6, Mala s 11, Hev b 10 und Pis v 4) die jeweils größte Übereinstimmung zwischen Hev b 10 und Pis v 4 (83 % Identität) bzw. innerhalb der Pilzallergene Asp f 6 und Mala s 11 (56 % Identität) besteht. Ob sich daraus Polysensibilisierungen gegen Pilze ergeben können, bleibt zu klären.

21.5 Kommerziell verfügbare Schimmelpilz-Einzelallergene

Extrakte zur Hauttestung bzw. serologische Testallergene zum Nachweis einer IgE-vermittelten Schimmelpilzallergie sind aktuell in Deutschland von ca. 30–40 Pilzspezies erhältlich. Die Standardisierung der Schimmelpilzextrakte stellt auch heute noch eine Herausforderung dar. Vergleiche der Testlösungen unterschiedlicher Hersteller zeigen heterogene Extrakte trotz identischer Allergenquelle (Kespohl et al. 2013), ein möglicher Grund für abweichende Befunde zwischen Hauttest und serologischer IgE-Bestimmung.

> Die Übereinstimmung beider Diagnoseverfahren kann in Abhängigkeit der Schimmelpilzart weniger als 30 % betragen (O'Driscoll et al. 2009).

21.5 · Kommerziell verfügbare Schimmelpilz-Einzelallergene

Tab. 21.2 Kommerziell verfügbare Schimmelpilz-Testallergene für die IgE-Diagnostik

Allergen	Schimmelpilz-Spezies	Testsystem	Allergenfamilien
rAlt a 1	Alternaria alternata	ImmunoCAP, ISAC	Protein ohne bekannte Funktion
rAlt a 6	Alternaria alternata	ISAC	Enolase
rAsp f 1	Aspergillus fumigatus	ImmunoCAP, ISAC	Mitogillin
rAsp f 2	Aspergillus fumigatus	ImmunoCAP	Fibrinogen-bindendes Protein
rAsp f 3	Aspergillus fumigatus	ImmunoCAP, ISAC	Peroxisomales Protein
rAsp f 4	Aspergillus fumigatus	ImmunoCAP	Protein ohne bekannte Funktion
rAsp f 6	Aspergillus fumigatus	ImmunoCAP, ISAC	MnSOD
rCla h 8	Cladosporium herbarum	ISAC	Dehydrogenase
nAsp o 21 [a]	Aspergillus oryzae	ImmunoCAP, IMMULITE	α-Amylase
nAsp r 1 [b]	(Aspergillus restrictus)	IMMULITE	Mitogillin

[a] Backenzym: kein typisches Testallergen für Schimmelpilzsensibilisierung.
[b] Kein WHO/IUIS-Allergen.

Trotz der zahlreichen beschriebenen Schimmelpilzallergene stehen aktuell lediglich 8 Einzelallergene aus den 3 Gattungen *Alternaria alternata*, *Aspergillus fumigatus* und *Cladosporium herbarum* für die molekulare Diagnostik zur Verfügung (Tab. 21.2). Zwei weitere Einzelkomponenten aus Schimmelpilzen sind ebenfalls kommerziell erhältlich: Asp o 21 und Asp r 1. Dabei handelt es sich aber nicht um typische Allergene zur Abklärung einer Schimmelpilzallergie.

— **rAlt a 1** ist als Allergen auf verschiedenen Testplattformen kommerziell erhältlich (ImmunoCAP, ISAC-Chip, ThermoFisherScientific). Bis zu 98 % der IgE-vermittelten *A.-alternata*-Sensibilisierungen können mit diesem Einzelallergen detektiert werden (Simon-Nobbe et al. 2008). Alt a 1 ist ein saures Glykoprotein ohne bekannte biochemische Funktion und wird erst nach 21–30 Tagen Kultivierung exprimiert. Seine einzigartige Struktur, eine „Schmetterlingsform des Dimers", ist nur unter Schimmelpilzproteinen zu finden (Chruszcz et al. 2012). Alt a 1-homologe Allergene wurden in weiteren Pleosporaceae-Gattungen identifiziert: *Biopolaris, Curvularia, Pithomyces, Stemphylium, Ulocladium, Spondylocladium, Crivellia, Embellisia, Nimbya* und *Sinomyces* (► www.allergome.org). In Schimmelpilzgattungen wie *Aspergillus, Penicillium* oder *Cladosporium*, die zu anderen Pilzfamilien gehören, wurden bisher keine Alt a 1-homologen Allergene entdeckt.

— **rAlt a 6** (Enolase) ist als Testallergen nur auf dem ISAC-Chip verfügbar. Alt a 6 wird von 15–22 % der *A.-alternata*-sensibilisierten Patienten erkannt (Unger et al. 1999). Enolasen in anderen Schimmelpilzarten (z. B. Cla h 6) sowie in Nahrungsmitteln (Gad m 2, Sal s 2, Thu a 2) und Naturlatex (Hev b 9) stellen potenzielle, auf Sequenzhomologien basierende Kreuzallergene dar. Bisher wurden in Inhibitionsstudien die IgE-Kreuzreaktionen zwischen rHev b 9, rAlt a 6 und rCla h 6 gezeigt (Simon-Nobbe et al. 2008).

— **rAsp f 1, 2, 3, 4, 6** sind als Testallergene im ImmunoCAP verfügbar und rAsp f 1, 3, 6 auch auf dem ISAC-Chip. Ein typisches Majorallergen, vergleichbar dem Alt a 1, fehlt allerdings für *A. fumigatus* wie auch für alle anderen Schimmelpilzspezies. Die Testung mit rekombinanten *A.-fumigatus*-Einzelallergenen (rAsp f) kann einen serologischen Hinweis für eine allergische bronchopulmonale Aspergillose (ABPA) geben (Kurup et al. 2000). Im Serum von Patienten mit klinisch manifester ABPA wurde im Vergleich zu asthmatischen bzw. gesunden Kontrollen rAsp f 2-, rAsp f 4- und rAsp f 6-spezifisches IgE signifikant häufiger nachgewiesen. Die Einzelallergene rAsp f 1 und rAsp f 3 wurden sowohl von ABPA-Patienten als auch von asthmatischen Patienten und Sensibilisierten ohne Beschwerden erkannt. Eine Diskriminierung zwischen ABPA und allergischem Asthma scheint die Kombination aus rAsp f 2 + rAsp f 4 + rAsp f 6 zu erlauben, während eine Sensibilisierung auf rAsp f 1 und/oder rAsp f 3 keinen eindeutigen Hinweis auf ein allergisches Asthma darstellt. Serologisch positive Befunde auf rAsp f-Allergene können auch bei anderen Erkrankungen, wie z. B. der Mukoviszidose (zystische Fibrose) vorkommen.

- **rCla h 8** (Dehydrogenase) ist als Testallergen nur auf dem ISAC-Chip verfügbar. Die Sensibilisierungsrate für Cla h 8 beträgt etwa 57 % bei *C.-herbarum*-sensibilisierten Patienten (Simon-Nobbe et al. 2008). Kreuzreaktionen zu einer Dehydrogenase aus *A. alternata* (Alt a 8) wurde nachwiesen (Simon-Nobbe et al. 2008). Potenzielle Kreuzreaktionen mit anderen als Allergene klassifizierten Dehydrogenasen aus Marienkäfer (Har a 2) und Weizen (Tri a 34), wurden bisher nicht nachgewiesen.

Zwei weitere Einzelkomponenten aus den Schimmelpilzarten *Aspergillus restrictus* bzw. *Aspergillus oryzae* sind kommerziell verfügbar, werden aber äußerst selten bzw. gar nicht für die molekulare Diagnostik von Schimmelpilzsensibilisierungen eingesetzt.

- **nAsp o 21** ist als α-Amylase im 3g Allergy IMMULITE System (Siemens Healthcare Diagnostics) sowie im ImmunoCAP System verfügbar. Bei Asp o 21 handelt es sich nicht um ein primäres Schimmelpilzallergen, vielmehr wird die in *Aspergillus oryzae* exprimierte α-Amylase als Backenzym häufig in Backbetrieben eingesetzt. nAsp o 21 gehört daher in die Reihe der Bäckerallergene und sollte bei Bäckern mit allergischen Atemwegsbeschwerden als potenzielles Allergen mitgetestet werden.
- **nAsp r 1** ist als Testallergen im 3g Allergy IMMULITE System verfügbar. Das Protein gehört wie Asp f 1 zur Mitogillin-Familie und hat sequenzielle Homologien zu anderen Ribonukleasen wie beispielsweise Bet v 1. Es wurden aber bisher weder Zahlen zur Häufigkeit einer Sensibilisierung noch Kreuzreaktivitäten zu nAsp r 1 publiziert.

Für die Testung von spezifischem IgG gegen Schimmelpilze, beispielsweise zur Abklärung einer exogen-allergischen Alveolitis (EAA), stehen bisher nur Schimmelpilzgesamtextrakte zur Verfügung. Einheitliche Bewertungskriterien wie z. B. definierte Cut-off-Werte fehlen bisher, ebenso wie die Evaluation von einzelnen IgG-Antigenkomponenten, vergleichbar mit den IgE-Einzelallergenen.

21.6 Perspektiven

Eine verbesserte Schimmelpilz-IgE-Diagnostik durch Verfügbarkeit und Einsatz Schimmelpilztypischer Markerallergene mit starker IgE-Bindung wäre wünschenswert.

Hier kommen Vertreter aus den Schimmelpilztypischen Allergenfamilien der Proteasen in Frage, wie beispielsweise Asp f 13 und Cla h 9. Zusätzlich wären Einzelallergene der ribosomalen Proteinfamilien, wie Alt a 5/Cla h 5 und Alt a 12/Cla h 12 als Schimmelpilz-Markerallergene denkbar.

Parallel sollte die Standardisierung von Schimmelpilz-Gesamtextrakten verbessert werden, sodass für Hauttests, serologische Testverfahren und ggfs. zur allergenspezifischen Immuntherapie zukünftig Schimmelpilzextrakte mit definiertem Allergengehalt verfügbar sind. Allerdings ist zur Zeit ein gegenläufiger Trend zu beobachten: Die Regularien der EU-Direktive 2001/83/EC, Artikel 1(4b), dass Testallergene als Arzneimittel definiert werden und damit auch deren Zulassungsprocedere unterliegen, führen eher dazu, dass insbesondere Schimmelpilzextrakte, deren Herstellung sehr aufwendig und kostenintensiv ist, kommerziell nicht mehr verfügbar sind und somit die Diagnostik stärker eingeschränkt wird. Sinnvolle Strategien für die Zukunft im Interesse der Patienten sollten hier schnellstmöglich gefunden werden.

Fazit für den klinischen Alltag
Die aktuelle Auswahl kommerziell verfügbarer Schimmelpilz-Einzelallergene beschränkt sich auf die drei Arten *Alternaria alternata, Aspergillus fumigatus* und *Cladosporium herbarum*. Für die Diagnostik aller anderen Schimmelpilzsensibilisierungen stehen bisher nur Gesamtextrakte zur Verfügung.

Literatur

Achatz G, Oberkofler H, Lechenauer E, Simon B, Unger A, Kandler D, Ebner C, Prillinger H, Kraft D, Breitenbach M (1995) Molecular cloning of major and minor allergens of Alternaria alternata and Cladosporium herbarum. Mol Immunol 32:213–227

Chruszcz M, Chapman MD, Osinski T, Solberg R, Demas M, Porebski PJ, Majorek KA, Pomés A, Minor W (2012) Alternaria alternata allergen Alt a 1: a unique β-barrel protein dimer found exclusively in fungi. J Allergy Clin Immunol 130:241–247

Crameri R, Garbani M, Rhyner C, Huitema C (2014) Fungi: the neglected allergenic sources. Allergy 69:176–185

Eduard W (2009) Fungal spores: A critical review of the toxicological and epidemiological evidence as a basis for occupational exposure limit setting. Crit Rev Toxicol 39:799–864

Haftenberger M, Laußmann D, Ellert U, Kalcklösch M, Langen U, Schlaud M, Schmitz R, Thamm M (2013) Prävalenz von Sensibilisierungen gegen Inhalations- und Nahrungsmittelallergene – Ergebnisse der Studie zur Gesundheit Erwachsener in Deutschland (DEGS1). Bundesgesundheitsblatt 56:687–697

Heinzerling LM, Burbach GJ, Edenharter G, Bachert C, Bindslev-Jensen C, Bonini S, Bousquet J, Bousquet-Rouanet L, Bousquet PJ, Bresciani M, Bruno A, Burney P, Canonica GW, Darsow U, Demoly P, Durham S, Fokkens WJ, Giavi S, Gjomarkaj M, Gramiccioni C, Haahtela T, Kowalski ML, Magyar P, Muraközi G, Orosz M, Papadopoulos NG, Röhnelt C, Stingl G, Todo-Bom A, von Mutius E, Wiesner A, Wöhrl S, Zuberbier T (2009) GA(2)LEN skin test study I: GA(2)LEN harmonization of skin prick testing: novel sensitization patterns for inhalant allergens in Europe. Allergy 64:1498–1506

Kespohl S, Maryska S, Zahradnik E, Sander I, Brüning T, Raulf-Heimsoth M (2013) Biochemical and immunological analysis of mould skin prick test solution: current status of standardization. Clin Exp Allergy 43:1286–1296

Knutsen AP, Bush RK, Demain JG, Denning DW, Dixit A, Fairs A, Greenberger PA, Kariuki B, Kita H, Kurup VP, Moss RB, Niven RM, Pashley CH, Slavin RG, Vijay HM, Wardlaw AJ (2012) Fungi and allergic lower respiratory tract diseases. J Allergy Clin Immunol 129:280–291

Kurup VP, Banerjee B, Hemmann S, Greenberger PA, Blaser K, Crameri R (2000) Selected recombinant Aspergillus fumigatus allergens bind specifically to IgE in ABPA. Clin Exp Allergy 30:988–993

Lai HY, Tam MF, Tang RB, Chou H, Chang CY, Tsai JJ, Shen HD (2002) cDNA cloning and immunological characterization of a newly identified enolase allergen from Penicillium citrinum and Aspergillus fumigatus. Int Arch Allergy Immunol 121:181–190

Mayer C, Appenzeller U, Seelbach H, Achatz G, Oberkofler H, Breitenbach M, Blaser K, Crameri R (1999) Humoral and cell-mediated autoimmune reactions to human acidic ribosomal P2 protein in individuals sensitized to Aspergillus fumigatus P2 protein. J Exp Med 189:1507–1512

O'Driscoll BR, Powell G, Chew F, Niven RM, Miles JF, Vyas A, Denning DW (2009) Comparison of skin prick tests with specific serum immunoglobulin E in the diagnosis of fungal sensitization in patients with severe asthma. Clin Exp Allergy 39:1677–1683

Schmitz R, Ellert U, Kalcklösch M, Dahm S, Thamm M (2013) Patterns of sensitization to inhalant and food allergens – findings from the German Health Interview and Examination Survey for Children and Adolescents. Int Arch Allergy Immunol 162:263–270

Schneider PB, Denk U, Breitenbach M, Richter K, Schmid-Grendelmeier P, Nobbe S, Himly M, Mari A, Ebner C, Simon-Nobbe B (2006) Alternaria alternata NADP-dependent mannitol dehydrogenase is an important fungal allergen. Clin Exp Allergy 36:1513–1524

Simon-Nobbe B, Denk U, Pöll V, Rid R, Breitenbach M (2008) The spectrum of fungal allergy. Int Arch Allergy Immunol 145:58–86

Unger A, Stöger P, Simon-Nobbe B, Susani M, Crameri R, Ebner C, Hintner H, Breitenbach M (1999) Clinical testing of recombinant allergens of the mold Alternaria alternata. Int Arch Allergy Immunol 118:220–221

Wagner S, Breiteneder H, Simon-Nobbe B, Susani M, Krebitz M, Niggemann B, Brehler R, Scheiner O, Hoffmann-Sommergruber K (2000) Hev b 9, an enolase and a new cross-reactive allergen from Hevea latex and molds. Purification, characterization, cloning and expression. Eur J Biochem 267:7006–7014

Latexallergene: Sensibilisierungsquellen und Einzelallergene

M. Raulf, H.-P. Rihs

22.1	Einleitung	– 340
22.2	Ursprung der Proteine und Bezeichnung der Allergene	– 340
22.3	Funktion	– 341
22.4	Bedeutung der Majorallergene	– 343
22.5	Verbreitung	– 343
22.6	Kreuzreaktive Kohlenhydratseitenketten	– 343
22.7	Naturlatex-assoziierte Nahrungsmittel	– 343
22.8	Diagnostik mit den Latexeinzelallergenen	– 344
22.9	Perspektiven	– 344
	Literatur	– 346

Der Beitrag basiert auf einer Publikation der Autoren, die 2011 im Allergo Journal erschienen ist (Raulf-Heimsoth M, Rihs H-P: Latexallergene: Sensibilisierungsquellen und Einzelallergenprofile erkennen. Allergo J 2011; 20: 241–243) und nun als Buchkapitel aktualisiert und erweitert wurde.

J. Kleine-Tebbe, T. Jakob (Hrsg.), *Molekulare Allergiediagnostik*,
DOI 10.1007/978-3-662-45221-9_22, © Springer-Verlag Berlin Heidelberg 2015

Zum Einstieg

In den letzten Dekaden des 20. Jahrhunderts erreichte die Naturlatexallergie unter latexexponierten Personen insbesondere im Gesundheitswesen ein epidemisches Ausmaß. Die Kreuzreaktivität zu unterschiedlichen Früchten („Latex-Frucht-Syndrom") und anderen Pflanzen verstärkte das Problem noch. Die gesteigerte Wahrnehmung der Latexallergie führte zur Charakterisierung und Identifizierung der Latexallergene und resultierte u. a. auch in der Herstellung und Nutzung von rekombinanten Allergenen. Mittlerweile sind 17 Latexallergene in der offiziellen Allergendatenbank verzeichnet (Hev b 1–Hev b 15) (▶ http://www.allergen.org).

Komponenten-aufgelöste Diagnostik mit rekombinanten Einzelallergenen erwies sich als hilfreiches Instrument zur Diagnostik der Latexallergie, u. a. zur Untersuchung von Sensibilisierungsmustern. Kreuzreaktive Kohlenhydratstrukturen tragen dazu bei, dass zwischen Proteinepitopen (mit klinischer Relevanz) oder Glykoepitopen (mit geringer klinischer Relevanz), die für die IgE-Bindung an Latex verantwortlich sein können, unterschieden werden kann. Die Zugabe von rekombinanten rHev b 5-ImmunoCAP verbesserte die serologische Diagnostik. Molekulare Fortschritte ebenso wie Erkenntnisse zu Expositions- und Sensibilisierungsverläufen und die zeitgleiche Einführung von nichtgepuderten Latexhandschuhen mit reduziertem Proteingehalt führten zu einer deutlichen Reduktion der Latexallergien in den späten 1990er Jahren.

22.1 Einleitung

Die Naturlatexallergie ist vor allem ein Phänomen des ausgehenden 20. Jahrhunderts, da hier infolge der AIDS-Prophylaxe der Verbrauch von gepuderten Naturlatex-Einmalhandschuhen in den Krankenhäusern und Arztpraxen stark anstieg (Raulf 2014). Neben den Berufstätigen im Gesundheitsbereich waren vor allem Patienten betroffen, die einer häufigen bzw. ständigen medizinischen Versorgung bedürfen (insbesondere Patienten mit Spina bifida). Naturlatex ist aufgrund der enormen gesundheitlichen und volkswirtschaftlichen Bedeutung eine der am meisten untersuchten Allergenquellen geworden. Kreuzreaktionen mit Nahrungsmitteln („Latex-Frucht-Syndrom") und anderen Pflanzen erweiterten den Problemkreis. Es wurden Anstrengungen unternommen, die Ursachen und Auslöser zu identifizieren, eine Diagnostik aufzubauen und diese laufend zu verbessern. Naturlatexproteine sind damit „Modellallergene" auch für den Einsatz und den Nutzen von rekombinanten Einzelallergenen sowie die Verbesserung der In-vitro-IgE-Diagnostik durch den Zusatz eines relevanten, aber labilen Einzelallergens zum Extrakt.

Die Erkenntnisse aus der Grundlagenforschung über die Allergenität der Latexproteine haben zahlreiche präventive Maßnahmen angeregt. Entsprechend wurden Naturlatex und naturlatexhaltiger Staub als atemwegs- und hautsensibilisierende Stoffe in die Technischen Regeln für Gefahrstoffe aufgenommen. Seit 1998 gilt daher eine Austauschpflicht für gepuderte Latexhandschuhe. Durch die konsequente Einhaltung dieser effektiven primärpräventiven Maßnahmen konnte in Deutschland ein Rückgang der Neusensibilisierungen im medizinisch-beruflichen Umfeld erreicht werden.

22.2 Ursprung der Proteine und Bezeichnung der Allergene

Naturlatexmilch ist die milchige Flüssigkeit des Parakautschukbaums *Hevea brasiliensis*, der zur Familie der Wolfsmilchgewächse gehört und durch Anschneiden des Baumstamms gewonnen wird. Die Bezeichnung „Latex" stammt vom portugiesischen Wort für „Milch". In England wurde um 1770 für den getrockneten Latex, der sich vorzüglich zum Ausradieren („rub out") von Bleistiftstrichen eignete, die Bezeichnung „Rubber" geprägt. Im Deutschen bürgerte sich die Bezeichnung Kautschuk ein – abgeleitet aus der Indianersprache für „weinender Baum".

Obwohl der Proteinanteil der Latexmilch nur relativ gering ist (etwa 2 %), besteht er aus einer komplexen Mischung von mehr als 240 Polypeptiden, von denen etwa 60 IgE-bindende Strukturen besitzen. Bisher sind 26 Naturlatexallergene inklusive Isoformen und Varianten mit einem Molekulargewicht von 4,7–60 kDa als Hev b 1–15 von der „International Union of Immunological Socities" (IUIS) der World Health Organization (WHO) in die Allergennomenklatur aufgenommen worden und werden dort unter der Bezeichnung Hev b

22.3 · Funktion

◘ Tab. 22.1 Charakterisierte Allergene aus dem Gummibaum *Hevea brasiliensis* (Latexallergene)

Latexallergen [a]	Proteinname, biologische Funktion oder physiologische Bedeutung	Molekulargewicht [kDa]
Majorallergene		
Hev b 1 [b]	Rubber Elongation Factor (REF)	14
Hev b 3 [b]	Kleine Gummipartikelproteine	24
Hev b 5 [b,c]	Saure Strukturproteine	16
Hev b 6.01 c	Prohevein (Vorstufe vom Hevein Hev b 6.02)	20
Minorallergene		
Hev b 2 [d]	β-1,3-Glucanase	34
Hev b 4	Lecithinase-Homolog	53–55
Hev b 7	Patatin-ähnliches Protein (Esterase)	42
Hev b 8	Profilin (Aktin-bindendes Protein)	15
Hev b 9	Enolase	51
Hev b 10	Mangansuperoxiddismutase (MnSOD)	26
Hev b 11	Klasse-I-Chitinase	30
Hev b 12	Nichtspezifisches Lipid-Transfer-Protein	9
Hev b 13 [d]	Esterase	42
Hev b 14	Hevamin	30
Hev b 15	Serinprotease-Inhibitor	7,5

Fettdruck: rekombinant verfügbar und geeignet für die Diagnostik, *Kursivdruck*: zur Abklärung von Kreuzreaktivität einsetzbar.
[a] IUIS-Nomenklatur (► www.allergen.org, Stand 04.04.2015).
[b] Majorallergene für Spina-bifida-Patienten.
[c] Majorallergene für Beschäftigte aus dem Gesundheitswesen.
[d] Bedeutung wird kontrovers diskutiert.

geführt (◘ Tab. 22.1) (► www.allergen.org, Raulf-Heimsoth u. Rihs 2011).

22.3 Funktion

Czuppon et al. konnten 1993 den „**rubber elongation factor**" (REF) als erstes Latexallergen identifizieren und als Hev b 1 in die IUIS-Liste einführen.

— **Hev b 1** (14,6 kDa) ist ein latextypisches, partikelgebundenes Protein, das an der Gummisynthese beteiligt ist. Im Hev b 1 konnten sowohl B- als auch T-Zellepitope identifiziert werden (Raulf-Heimsoth et al. 1998).

— **Hev b 2**, eine basische β-1,3-Glucanase, gehört zu den PR-3-Proteinen (PR „pathogenesis related"), die bevorzugt bei mikrobiellem Befall der Pflanzen synthetisiert werden.

— **Hev b 3** (23 kD) gehört ebenso wie Hev b 1 zu den partikelgebundenen Proteinen. Seine sensibilisierende Wirkung wurde erstmals von Alenius et al. (1995) beschrieben.

— **Hev b 5** ist ein saures, Prolin-reiches Protein mit 46 % Homologie zu einem sauren Protein aus der Kiwifrucht (Akasawa et al. 1996).

— Das Allergen **Hev b 6** entspricht Prohevein (Hev b 6.01; 20 kDa), das posttranslational in eine N-terminale, Hevein genannte (4,7 kDa;

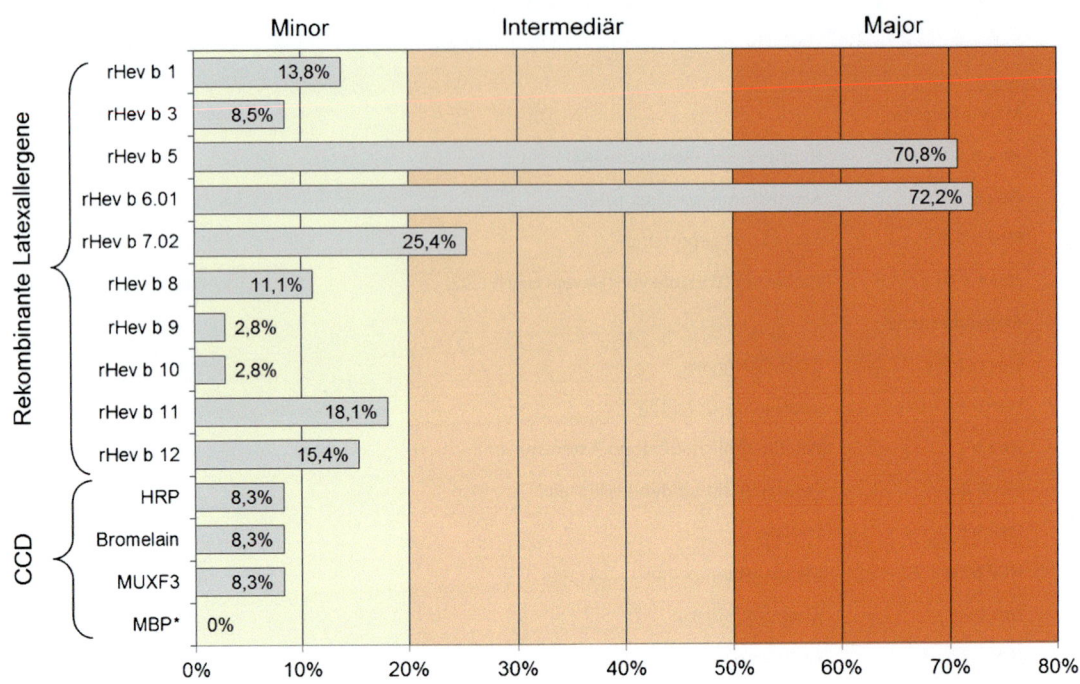

Abb. 22.1 Spezifisches Latex-Sensibilisierungsprofil von 72 Beschäftigten aus dem Gesundheitswesen mit klinisch relevanter Latexallergie. (In Anlehnung an Raulf-Heimsoth et al. 2007)

Hev b 6.02), und eine C-terminale (14 kDa; Hev b 6.03) Untereinheit gespalten wird (Raulf-Heimsoth et al. 2007). Sequenzvergleiche zeigen für das Hevein Ähnlichkeiten zu bekannten Pflanzen-„PR-Proteinen" (Broekaert et al. 1990), wobei homologe Strukturen einerseits zu Lektinen und andererseits zu einigen Endochitinasen vorliegen.

– **Hev b 7** (43 kDa) ist ein Latexallergen, das Sequenzhomologien zu den Patatinen aus Nachtschattengewächsen (Solanaceae) aufweist, zu denen u. a. Tomate und Kartoffel gehören (Kostayal et al. 1998, Schmidt et al. 2002, Seppala et al. 2000). Hev b 7-Isoformen, einige mit post-translationalen Modifikationen, kommen sowohl im C-Serum als auch in der B-(„bottom-")Fraktion der Latexmilch vor.

– Profilin konnte ebenfalls als eine IgE-bindende Komponente im Latex von *Hevea brasiliensis* identifiziert werden (**Hev b 8**) (Vallier et al. 1995).

– Durch zweidimensionale gelelektrophoretische Auftrennung von Latexproteinen, Immunoblot mit Seren von Latexallergikern und anschließender Mikrosequenzierung der IgE-bindenden Proteinspots konnten darüber hinaus auch die Enolase (**Hev b 9**) und eine Mangansuperoxiddismutase (**Hev b 10**) als Latexallergene identifiziert werden (Posch et al. 1997).

– Im Falle von **Hev b 11** handelt es sich um eine Klasse-I-Chitinase, die eine Heveindomäne besitzt.

– Weitere Latexallergene sind das Lipid-Transfer-Protein (LTP, **Hev b 12**) (Beezhold et al. 2003), eine Latexesterase aus dem B-Serum, die ein homologes Protein zum frühen Nodus-spezifischen Protein der Leguminosen darstellt (ENSP/**Hev b 13**) und das Hevamin (**Hev b 14**), ein bifunktionelles Enzym mit

Lysozym- und Chitinaseaktivität (Jekel et al. 1991).
- Neu in die Latexallergenliste wurde der Serinprotease-Inhibitor (SPI), ein Protein der PR-6-Familie, als **Hev b 15** aufgenommen (Rihs et al. 2013).

22.4 Bedeutung der Majorallergene

Abhängig von der Exposition reagieren Latex-sensibilisierte Patienten auf unterschiedliche Proteine (Raulf-Heimsoth et al. 2007). Während Beschäftigte im Gesundheitswesen in der Regel auf die Allergene Hev b 5, Hev b 6.01 (insbesondere die Hevein-Domäne Hev b 6.02) und auf Hev b 2 reagieren (◘ Abb. 22.1), lassen sich Spina-bifida-Patienten durch ihre IgE-Reaktivität auf Hev b 1, Hev b 3 und Hev b 5 abgrenzen.

Alle anderen Latexallergene (◘ Tab. 22.1) stellen Minorallergene dar.

22.5 Verbreitung

Aufgrund des Handschuhgebrauchs im Rahmen der HIV-Pandemie in den 80er und 90er Jahren stieg die Zahl der Personen mit einer berufsbedingten Latexallergie unter den Beschäftigten im Gesundheitswesen deutlich an (Prävalenz bis zu 17 %; bei Patienten mit Spina-bifida-Sensibilisierungsraten bis 70 %). Durch Primärprävention, den Ersatz gepuderter durch puderfreie allergenarme Latexhandschuhe oder andere Handschuhe, wurde die Anzahl klinisch relevanter Sensibilisierungsfälle deutlich reduziert. Allerdings kann bei polysensibilisierten Allergikern auch ohne Latexkontakt spezifisches IgE gegen kreuzreaktive Kohlenhydratdeterminanten (s. unten) oder Panallergene wie das Latexprofilin (Hev b 8) oder das nichtspezifische Lipid-Transfer-Protein (ns-LTP, Hev b 12) (Rihs et al. 2006) vorhanden sein.

22.6 Kreuzreaktive Kohlenhydratseitenketten

Einige Latexproteine sind Glykoproteine mit potenziell kreuzreaktiven, klinisch kaum relevanten Kohlenhydratdeterminanten (Cross-reactive Carbohydrate Determinants, CCD). Eine IgE-Bestimmung gegen CCDs ist daher bei positivem Latex-IgE-Befund sinnvoll:
- bei Pollen- oder Insektengiftallergikern (Jappe et al. 2006) ohne klinische Symptome durch Latexprodukte,
- bei Sensibilisierung auf pflanzliche Nahrungsmittel ohne klinische Beschwerden im Rahmen eines „Latex-Frucht-Syndroms".

22.7 Naturlatex-assoziierte Nahrungsmittel

30–40 % der Latexallergiker zeigen aufgrund kreuzreagierender IgE-Antikörper Sensibilisierungen gegen Nahrungsmittel: z. B. gegen Avocado, Banane, Pfirsich, Papaya, Mango, Tomate, Paprika, Kartoffel, Kiwi, Esskastanie (Blanco et al. 1994, Brehler et al. 1997, Lavaud et al. 1992). Die Allergene, die für das **Naturlatex-Frucht-Syndrom** bzw. **Naturlatex-Nahrungsmittel-Syndrom** oder auch für die Nahrungsmittel-Pollenallergie verantwortlich sind, zeichnen sich im Gegensatz zu echten Nahrungsmittelallergenen dagegen eher durch Sensitivität gegen Hitze und Verdauungsenzyme aus. Die Anzahl der Personen, die unter einem Naturlatex-Frucht-Syndrom leidet, ist höher als die Anzahl der Patienten, die gegen die entsprechenden frischen Nahrungsmittel und Gemüse allergisch sind, ohne eine Naturlatexallergie zu haben (Raulf-Heimsoth et al. 2004). Klinisch relevant ist daher nur ein Teil dieser assoziierten Sensibilisierungen. Auch Aeroallergene, z. B. Bestandteile der Birkenfeige (*Ficus benjamina*), des Weihnachtssterns (*Euphorbia pulcherrima*) oder in Pollen von Gräsern/Getreide und Beifuß, können mit Naturlatexallergenen kreuzreagieren, obwohl keine taxonomische Verwandtschaft zwischen *Hevea brasiliensis* und den genannten Pflanzen vorliegt.

Mit Hilfe rekombinanter Latexallergene wurde eine Reihe von Kreuzreaktionen als Ursache des Latex-Frucht-Syndroms (◘ Abb. 22.2) aufgeklärt:
- Hev b 8 (Latexprofilin) bei Latex und Esskastanie,
- Hev b 6.01/.02 bei Latex und Acerola (Raulf-Heimsoth et al. 2002),

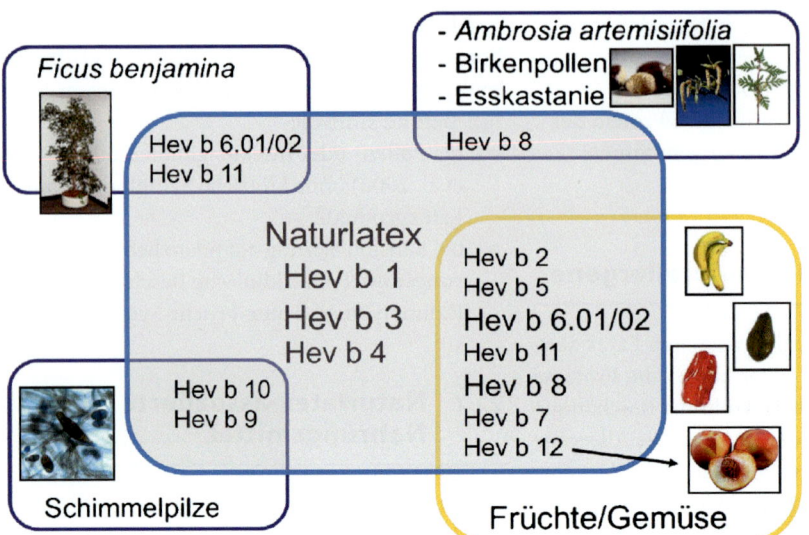

◘ Abb. 22.2 Molekulare Grundlagen der Kreuzreaktivität zwischen Latex und anderen (meist) pflanzlichen Allergenquellen. (Raulf-Heimsoth u. Rihs 2011)

- Hev b 12 (Latex-nsLTP) bei vorbestehender Pfirsich-LTP-Allergie (vorwiegend in den Mittelmeerländern) (Rihs et al. 2006).

Andererseits gibt es latexallergische Patienten ohne Latex-assoziierte Nahrungsmittelallergien, obwohl sie Hev b 6.02 oder Chitinasen mit Hevein-Domänen als Hauptallergene erkennen.

22.8 Diagnostik mit den Latexeinzelallergenen

Seit der Herstellung des ersten rekombinanten Latexallergens (rHev b 1; Rihs et al. 2000, Yeang et al. 1996) konnten mehr als ein Dutzend Latexallergene in rekombinanter Form erfolgreich *in E. coli* produziert werden. Da die meisten keine oder für die IgE-Reaktivität nicht bedeutsame posttranslationale Modifikationen aufweisen, können sie aktuell in der Diagnostik erfolgreich eingesetzt werden. Eine Ausnahme stellt das rekombinante Hev b 2 (rHev b 2) dar, dessen allergenes Potenzial im Vergleich zum nativen Hev b 2 stark reduziert ist, obwohl fehlende Glykosylierungen offenbar nicht die Ursache der verminderten IgE-Reaktivität sind (Raulf-Heimsoth et al. 2004, Yeang et al. 2002). Auch das rekombinant hergestellte Hev b 13 (rHev b 13) eignet sich nicht für den Einsatz in der In-vitro-Diagnostik. Alle übrigen rekombinanten Latexeinzelallergene

(◘ Tab. 22.1) stehen zur Einzeltestung (= Singleplex; ImmunoCAP, ThermoFisher Scientific, Freiburg) oder im Rahmen eines Screenings auf spezifisches IgE (= Multiplex; ISAC Allergen Chip, ThermoFisher Scientific, Freiburg) zur Verfügung; sie bieten allerdings keine höhere diagnostische Sensitivität im Vergleich zum (verbesserten/„gespikten") Latexextrakt. Eine spezifische Latexallergie kann mit Hilfe rekombinanter Latexeinzelallergene und dem Ausschluss von CCD-spezifischem IgE nach dem dargestellten Diagnosealgorithmus (◘ Abb. 22.3) aufgedeckt werden.

Durch Zusatz von rekombinantem Hev b 5 (rHev b 5) zum Latexextrakt (Phadia k82 mit rHev b 5 „gespikt") ließ sich die Sensitivität der IgE-in-vitro-Testung auf Latex steigern (Chen et al. 2000, Lundberg et al. 2001, Raulf-Heimsoth et al. 2007), sodass ursprünglich negativ getestete Seren anschließend positive Ergebnisse auf Latex zeigten.

Perspektiven

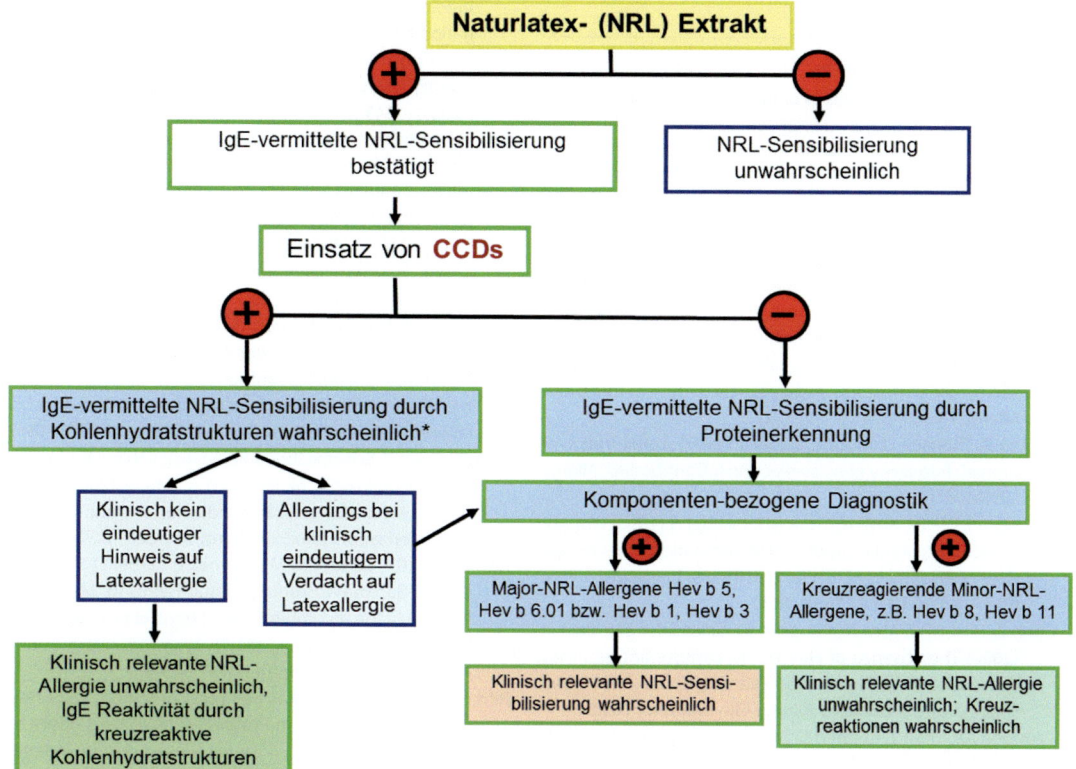

Abb. 22.3 Diagnostischer Algorithmus bei Verdacht auf Latexallergie bzw. bei polysensibilisierten Patienten mit positivem Latex-IgE (* dies ist der Fall, wenn gleich viel oder mehr spezifisches IgE gegen CCD-Komponenten vorliegt als Latex-spezifisches IgE, oder wenn im Inhibitionsexperiment die IgE-Bindung an Latex durch die CCD-Komponenten vollständig inhibiert wird). (In Anlehnung an Raulf-Heimsoth u. Rihs 2011)

22.9 Perspektiven

Rekombinante Latexallergene können als Einzelallergenkomponenten aber auch auf einem Mikroarray die individuelle Diagnostik ergänzen.

Fazit für den klinischen Alltag

1. Durch Zusatz eines wichtigen Einzellatexallergens (rHev b 5) zum Latexextrakt ließ sich die In-vitro-IgE-Diagnostik signifikant verbessern.
2. Latexallergiker sind, abhängig von ihrer Exposition, auf Majorallergene sensibilisiert:
   - Beschäftigte im Gesundheitswesen auf Hev b 5, Hev b 6.01/6.02 und Hev b 2;
   - Spina-bifida-Patienten auf Hev b 1, Hev b 3 und Hev b 5.
3. Bei polysensibilisierten Patienten mit spezifischem IgE auf Latex(extrakt) ohne korrespondierende Symptome liegen häufig IgE-Reaktivitäten gegen CCDs zugrunde.
4. Rekombinante Latexallergene gestatten die Definition spezifischer Sensibilisierungsprofile: rHev b 6.01/6.02, rHev b 8 und rHev b 12 sind potenzielle Marker zur Abklärung von Kreuzreaktionen im Rahmen des Latex-Frucht-Syndroms.
5. Die zur Verfügung stehenden rekombinanten Latexallergene bieten allerdings keine höhere diagnostische Sensitivität im Vergleich zum (verbesserten/„gespikten") Latexextrakt.

Literatur

Akasawa A, Hsieh LS, Martin BM, Liu T, Lin Y (1996) A novel acidic allergen, Hev b 5, in latex. Purification, cloning and characterization. J Biol Chem 271:25389–25393

Alenius H, Kalkkinen N, Lukka M, Reunala T, Turjanmaa K, Mäkinen-Kiljunen S, Yips E, Palosuo T (1995) Prohevein from the rubber tree (Hevea brasiliensis) is a major latex allergen. Clin Exp Allergy 24:659–665

Beezhold DH, Hickey VL, Kostyal DA, Puhl H, Zuidmeer L, van Ree R, Sussman GL (2003) Lipid transfer protein from Hevea brasiliensis (Hev b 12), a cross-reactive latex protein. Ann Allergy Asthma Immunol 90:439–445

Blanco C, Carrillo T, Castillo R, Quiralte J, Cuevas M (1994) Latex allergy: clinical features and cross-reactivity with fruits. Ann Allergy 73:309–314

Brehler R, Theissen U, Mohr C, Luger T (1997) „Latex-fruit syndrome": frequency of cross-reacting IgE antibodies. Allergy 52:404–410

Broekaert I, Lee HI, Kush A, Chua NH, Raikhel N (1990) Wound-induced accumulation of mRNA containing a hevein sequence in laticifers of rubber tree (Hevea brasiliensis). Proc Natl Acad Sci USA 87:7633–7637

Chen Z, Rihs HP, Slater JE, Paupore EJ, Schneider EM, Baur X (2000) The absence of Hev b 5 in capture antigen may cause false-negative results in serologic assays for latex-specific IgE antibodies. J Allergy Clin Immunol 105:8

Czuppon AB, Chen Z, Rennert S, Engelke T, Meyer HE, Heber M, Baur X (1993) The rubber elongation factor of rubber trees (Hevea brasiliensis) is the major allergen in latex. J Allergy Clin Immunol 92:690–697

Jappe U, Raulf-Heimsoth M, Hoffmann M, Burow G, Hübsch-Müller C, Enk A (2006) In vitro hymenoptera venom allergy diagnosis: improved by screening for cross-reactive carbohydrate determinants and reciprocal inhibition. Allergy 61:1220–1229

Jekel PA, Bernard J, Hartmann H, Beintema JJ (1991) The primary structure of hevamine, an enzyme with lysozyme/chitinase activity from Hevea brasiliensis latex. Eur J Biochem 200:123–130

Kostyal DA, Hickey VL, Noti JD, Sussman GL, Beezhold DH (1998) Cloning and characterization of a latex allergen (Hev b 7): homology to patatin, a plant PLA2. Clin Exp Immunol 112:355–362

Lavaud F, Cossart C, Reiter V, Delout G, Holmquist I (1992) Latex allergy in patients with allergy to fruit. Lancet 339:492–493

Lundberg M, Chen Z, Rihs HP, Wrangsjö K (2001) Recombinant spiked allergen extract. Allergy 56:794–5

Posch A, Chen Z, Dunn MJ, Wheeler C, Petersen A, Leubner-Metzger G, Baur X (1997) Latex allergen database. Electrophoresis 18:2803–2810

Raulf M (2014) The Latex Story. In: Bergmann K-C, Ring J (Hrsg) History of Allergy. Chem Immunol Allergy, Bd. 100. Karger, Basel

Raulf-Heimsoth M, Chen Z, Rihs HP, Kalbacher H, Liebers V, Baur X (1998) Analysis of T-cell reactive regions and HLA-DR4 binding motifs on the latex allergen Hev b 1 (rubber elongation factor). Clin Exp Allergy 28:339–348

Raulf-Heimsoth M, Rihs H-P (2011) Latexallergene: Sensibilisierungsquellen und Einzelallergenprofile erkennen. Allergo J 20:241–243

Raulf-Heimsoth M, Stark R, Sander I, Maryska S, Rihs HP, Brüning T, Voshaar T (2002) Anaphylactic reaction to apple juice containing acerola – cross reactivity to latex due to prohevein. J Allergy Clin Immunol 109:715–716

Raulf-Heimsoth M, Rozynek P, Sander I, Brüning Th, Rihs HP (2004) Naturlatexallergie: molekulare Grundlagen und Kreuzreaktivitäten. Allergo J 13:328–336

Raulf-Heimsoth M, Rihs HP, Rozynek P, Cremer R, Gaspar Â, Pires G, Yeang HY, Arif SAM, Hamilton RG, Sander I, Lundberg M, Brüning T (2007) Quantitative analysis of IgE reactivity profiles in patients allergic or sensitized to natural rubber latex (Hevea brasiliensis). Clin Exp Allergy 37:1657–1667

Rihs HP, Chen Z, Schumacher S, Rozynek P, Cremer R, Lundberg M, Raulf-Heimsoth M, Petersen A, Baur X (2000) Recombinant Hev b 1: Large-scale production and immunological characterization. Clin Exp Allergy 30:1285–1292

Rihs HP, Ruëff F, Lundberg M, Rozynek P, Barber D, Scheurer S, Cistero-Bahima A, Bruning T, Raulf-Heimsoth M (2006) Relevance of the recombinant lipid transfer protein of Hevea brasiliensis: IgE-binding reactivity in fruit-allergic adults. Ann Allergy Asthma Immunol 97:643–9

Rihs HP, Sander I, Heimann H, Meurer U, Brüning T, Raulf-Heimsoth M (2013) Der Serin-Protease-Inhibitor aus Hevea brasiliensis (Hev b 15): Ein weiteres relevantes Latex-Allergen. Allergo J 22:419–420

Schmidt MH, Raulf-Heimsoth M, Posch A (2002) Evaluation of patatin as a major cross-reactive allergen in latex-induced potato allergy. Ann Allergy Asthma Immunol 89:613–618

Seppala U, Palosuo T, Seppala U, Kalkkinen N, Ylitalo L, Reunala T, Turjanmaa K, Reunala T (2000) IgE reactivity to patatin-like latex allergen, Hev b 7, and to patatin of potato tuber, Sol t 1, in adults and children allergic to natural rubber latex. Allergy 55:266–273

Vallier P, Balland S, Harf R, Valenta R, Deviller P (1995) Identification of profilin as an IgE-binding component in latex from Hevea brasiliensis: clinical implications. Clin Exp Allergy 25:332–339

Yeang HY, Cheong KF, Sunderasan E, Hamzah S, Chew NP, Hamid S, Hamilton RG, Cardosa MJ (1996) The 14.6 kD rubber elongation factor (Hev b 1) and 24 kD rubber particle proteins are recognized by IgE from patients with spina bifida and latex allergy. J Allergy Clin Immunol 98:628–639

Yeang HY, Arif SA, Yusof F, Sunderasan E (2002) Allergenic proteins of natural rubber latex. Methods 27:32–45

Abschnitt D: Designer-Allergene, Hypoallergene, Fusionsallergene

Kapitel 23 Rekombinante Allergene in der spezifischen Immuntherapie – 349
A. Nandy, D. Häfner, S. Klysner

Kapitel 24 Definition und Design hypoallergener Nahrungsmittel – 361
V. Mahler

Rekombinante Allergene in der spezifischen Immuntherapie

A. Nandy, D. Häfner, S. Klysner

23.1 Einleitung – 350

23.2 Vorteile und Chancen rekombinanter Allergene für die allergenspezifische Immuntherapie – 350
23.2.1 Rekombinante Allergene für die spezifische Immuntherapie – warum eigentlich? – 350
23.2.2 Herausforderung: Auswahl der relevanten Allergene – 350
23.2.3 Verschiedene Strategien zur Therapie mit rekombinanten Allergenen – 353

23.3 Klinische Erfahrung mit rekombinanten Allergenen – 355
23.3.1 Regulatorische Anforderungen – 355
23.3.2 Studien mit unveränderten rekombinanten Allergenen – 356
23.3.3 Studien mit hypoallergenen rekombinanten Allergenoiden – 357
23.3.4 Studien mit alternativen Konzepten – 358

23.4 Molekulare Diagnostik für molekulare Therapie? – 358

Literatur – 359

Der Beitrag basiert auf einer Publikation der Autoren, die 2015 im Allergo Journal International erschienen ist (Nandy A, Häfner D, Klysner S: Recombinant allergens for specific immunotherapy: Current concepts and developments. Allergo J Int 2015, 24:143–151) und nun als Buchkapitel modifiziert wurde.

J. Kleine-Tebbe, T. Jakob (Hrsg.), *Molekulare Allergiediagnostik*,
DOI 10.1007/978-3-662-45221-9_23, © Springer-Verlag Berlin Heidelberg 2015

Zum Einstieg

Biotechnologisch hergestellte rekombinante Allergene können die molekulare Allergiediagnostik verbessern und werden als Referenzstandards für analytische Methoden eingesetzt. Daneben wurde der Einsatz von rekombinanten Allergenen auch in der spezifischen Immuntherapie schon seit langem als mögliche Verbesserung gegenüber der Verwendung konventioneller Extrakte gesehen. Die Vorteile liegen auf der Hand: Ein schwer zu beschreibender, komplexer Naturstoff wird ersetzt durch die relevanten therapieentscheidenden Bestandteile, die in höchster Qualität reproduzierbar hergestellt werden können. Herausforderungen sind dabei die Auswahl der notwendigen Allergenmoleküle und die Etablierung einer Herstellung, die allen regulatorischen Anforderungen der Zulassung entspricht. Neben unveränderten rekombinanten Allergenen lassen sich biotechnologisch auch hypoallergene Varianten mit erniedrigter IgE-Reaktivität herstellen; für beide Konzepte wurde in klinischen Studien bereits das „Proof of Concept" gezeigt.

23.1 Einleitung

Die extraktbasierte allergenspezifische Immuntherapie (SIT) ist seit langem als wirksame Behandlung verschiedenster Typ-I-Allergien etabliert. Zur Anwendung kommen unveränderte Extrakte oder chemisch modifizierte Extrakte mit erniedrigter IgE-Reaktivität, sog. Allergoide, die in höherer Dosis angewendet werden können.

Extrakte sind Naturprodukte, dementsprechend kann der Gehalt der Allergene zueinander je nach Rohstoff und Extraktionsmethode variieren. Die Standardisierung eines Extraktes beschränkt sich dabei realistischerweise nur auf die totale IgE-Bindungsaktivität und die Quantifizierung des wichtigsten Hauptallergens. Zudem bestehen Extrakte zum größten Teil aus Bestandteilen, die für die SIT als nicht notwendig oder sogar kontraproduktiv angesehen werden können. Dies sind Minorallergene in niedrigen Konzentrationen, nichtallergene Proteine, Lipide, Zucker oder andere nicht näher charakterisierte Bestandteile (◘ Abb. 23.1). Im Gegensatz dazu sind biotechnologisch hergestellte Allergene intensiv charakterisiert und werden reproduzierbar in einer Qualität hergestellt, die den regulatorischen Anforderungen an pharmazeutische Produkte entsprechen (Cromwell et al. 2011).

23.2 Vorteile und Chancen rekombinanter Allergene für die allergenspezifische Immuntherapie

23.2.1 Rekombinante Allergene für die spezifische Immuntherapie – warum eigentlich?

Durch die rekombinante Herstellung von Allergenen ist es möglich, genau die Allergene auszuwählen, die als relevant für die Allergie und die SIT identifiziert wurden. Nur diese Allergene werden dann in hochreiner Form hergestellt und in einer therapeutischen Formulierung den Allergikern verabreicht (◘ Abb. 23.1). Die Standardisierung erfolgt über eine absolute Proteinquantifizierung. Während bei natürlichen Extrakten die Zusammensetzung der Allergene rohmaterialabhängig schwanken kann und einzelne Allergene unterrepräsentiert sind oder ganz fehlen können, lassen sich die in einem rekombinanten Präparat enthaltenen Allergene anhand präzise definierter Vorgaben (z. B. Konzentration, Mischungsverhältnisse etc.) kombinieren. Unerwünschte Nebenreaktionen, beispielsweise durch Proteasen in Extrakten, werden genauso vermieden wie Kontaminationen, etwa durch LPS. Mögliche Neusensibilisierungen durch Extraktkomponenten in niedriger Konzentration sind bei Rekombinanten eher nicht zu erwarten (Jutel et al. 2005).

23.2.2 Herausforderung: Auswahl der relevanten Allergene

Eine wichtige Herausforderung für die Entwicklung einer SIT mit rekombinanten Allergenen ist die richtige Auswahl der für den Therapieerfolg relevanten Allergene.

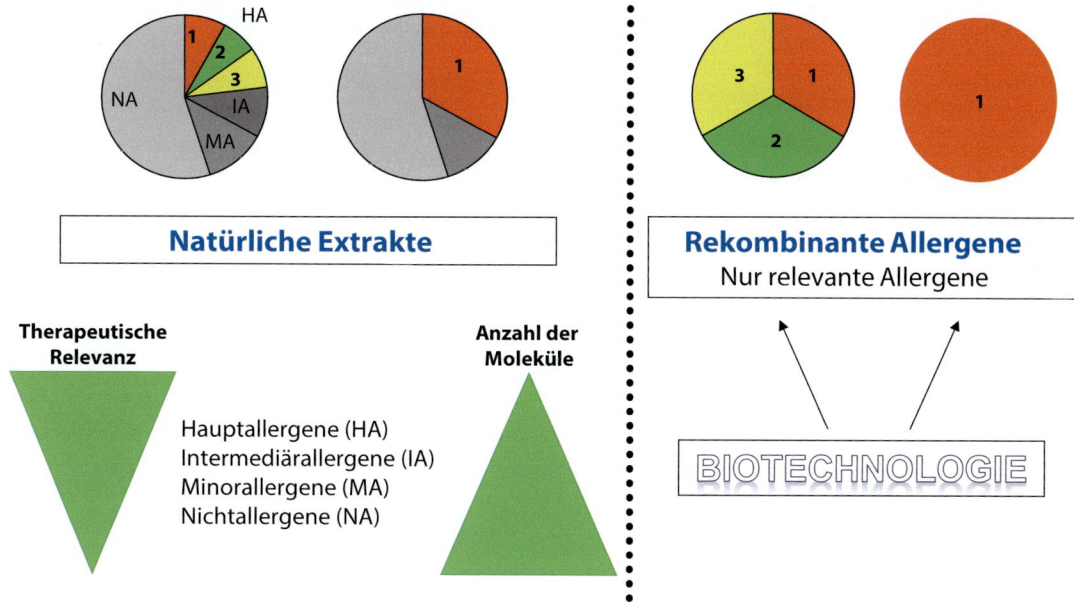

Abb. 23.1 Natürliche Extrakte bestehen aus einer Mischung aus relevanten Allergenen, Intermediärallergenen, Minorallergenen und einer großen Menge an undefiniertem nichtallergenen Material (u. a. Proteine, Zucker, Lipide). Biotechnologisch hergestellte Allergene bestehen dagegen nur aus den therapierelevanten Bestandteilen, können exakt standardisiert werden und sind reproduzierbar in immer gleicher Qualität herstellbar. Entsprechend dem Hauptallergenkonzept bestehen rekombinante Therapiepräparate aus Cocktails relevanter Allergene (z. B. Gräser, Hausstaubmilben), oder sie liegen als Monopräparat vor, wenn nur ein relevantes Hauptallergen vorhanden ist (z. B. Birke, Katze, Ragweed)

Als Orientierung für die Auswahl gilt zum einen die Sensibilisierungsfrequenz eines Allergens, d. h. der Prozentsatz an Allergikern, die gegen dieses Allergen sensibilisiert sind. Zum anderen ist der Anteil des spezifischen IgE gegen ein Einzelallergen am Gesamt-IgE gegen die Allergenquelle ein wichtiges Kriterium für die Einschätzung der Relevanz.

Für manche Allergenquellen, wie z. B. Birke oder Katze, ist nur ein Allergen als Hauptallergen relevant (Bet v 1 der Birke und Fel d 1 der Katze): Weit mehr als 90 % der Allergiker sind gegen diese Allergene sensibilisiert, und das spezifische IgE macht den Hauptteil am Gesamt-IgE aus. In diesem Fall sind Monopräparate ausreichend und bereits in klinischen Studien getestet (◘ Tab. 23.1). Bei anderen Allergenquellen sind Kombinationen aus verschiedenen Allergenen, sog. Cocktails, notwendig, um bei einer großen Mehrheit der Patienten den Großteil des allergenspezifischen IgE abzudecken. Für die Behandlung der Gräserpollenallergie wurden Cocktails aus 4 Allergenen (Phl p 1, Phl p 2, Phl p 5, Phl p 6) klinisch getestet (◘ Tab. 23.1). Ein Präparat enthielt von dem Allergen Phl p 5 zwei so genannte Isoallergene, Phl p 5.01 und Phl p 5.02, die sich in ihrer Primärsequenz an etwa 35 % der Aminosäurepositionen unterscheiden (Jutel et al. 2005). Auch von dem Hauptallergen des Ragweed, Amb a 1, gibt es 5 Isoallergene mit etwa 60–88 % Sequenzidentität (Radauer et al. 2014). Hier ist es für die Auswahl der Isoallergene wichtig, neben der IgE-Kreuzreaktivität auch auf eine möglichst breite Abdeckung von T-Zellepitopen zu achten.

Während in Extrakten die Allergene als Mischungen von Isoallergenen und Isoformen vorliegen, die sich auch in ihrer qualitativen und quantitativen Zusammensetzung geographisch unterscheiden können, fokussiert man sich beim Konzept der rekombinanten Allergene auf eine oder

Tab. 23.1 Klinische Studien mit rekombinant hergestellten Allergenwirkstoffen

Wirkstoffe	Studiendesign	Phase	Referenz[a]
Birkenpollenallergie			
Bet v 1-Trimer Bet v 1-Fragmente (hypoallergen)	SCIT DBPC	II	Niederberger et al. (2004) Purohit et al. (2008)
Bet v 1 (hypoallergen) Birkenpollenextrakt (nativ)	SCIT Offen	II	NCT00266526
Bet v 1 (nativ) nBet v 1 (nativ) Birkenpollenextrakt (nativ)	SCIT DBPC	II	NCT00410930 Pauli et al. (2008)
Bet v 1 (hypoallergen)	SCIT DBPC	III	NCT00309062 Narkus et al. (2008)
Bet v 1 (hypoallergen)	SCIT DBPC	III	NCT00554983
Bet v 1 (hypoallergen)	SCIT	II	NCT00841516
Bet v 1 (hypoallergen)	SCIT DRF	II	NCT01490411
Bet v 1 (nativ)	SLIT	I	NCT00889460 Winther et al. (2009)
Bet v 1 (nativ)	SLIT DRF	I	NCT00396149 Winther et al. (2009)
Bet v 1 (nativ)	SLIT DBPC		NCT00901914
Bet v 1-Fragmente (hypoallergen)	SCIT IDIT DBPC	I/II	NCT01728519
Bet v 1-Fragmente (hypoallergen)	SCIT DBPC	II	NCT01720251 Spertini et al. (2014)
Gräserpollenallergie			
Phl p 1, 2, 5.01, 5.02, 6	SCIT DBPC	II	Jutel et al. (2005)
Phl p 1, 2, 5.01, 5.02, 6	SCIT DBPC DRF	II	NCT00666341 Klimek et al. (2012)
Phl p 1, 2, 5.01, 5.02, 6	SCIT DBPC	III	NCT00309036
Phl p 1, 2, 5.01, 5.02, 6	SCIT DBPC	III	NCT00671268
Phl p 1, 2, 5.01, 5.02, 6	SCIT DBPC	III	NCT01353755

DBPC doppelblind-placebokontrolliert, *DRF* Dosisfindungsstudie, *IDIT* intradermale Immuntherapie, *ILIT* intralymphatische Immuntherapie, *SCIT* subkutane Immuntherapie, *SLIT* sublinguale Immuntherapie.
[a] NCT-Nummer: Studien aufgeführt unter ▶ www.clinicaltrials.gov.

23.2 · Vorteile und Chancen rekombinanter Allergene

Tab. 23.1 (Fortsetzung)

Wirkstoffe	Studiendesign	Phase	Referenz[a]
BM32 (Phl p 1, 2, 5, 6 IgE-Epitope)	SCIT DBPC DRF	IIa	NCT01445002
BM32 (Phl p 1, 2, 5, 6 IgE-Epitope)	SCIT DBPC	IIb	NCT01538979
Katzenallergie			
Fel d 1-MAT	ILIT		Senti et al. (2009)
Erdnussallergie			
EMP123 (Ara h 1, 2, 3 modifiziert)	Rektal		NCT00850668
Fischallergie			
Cyp c 1 (hypoallergen)	SCIT DBPC	I/II	NCT02017626

DBPC doppelblind-placebokontrolliert, *DRF* Dosisfindungsstudie, *IDIT* intradermale Immuntherapie, *ILIT* intralymphatische Immuntherapie, *SCIT* subkutane Immuntherapie, *SLIT* sublinguale Immuntherapie.
[a] NCT-Nummer: Studien aufgeführt unter ▶ www.clinicaltrials.gov.

wenige Sequenzen, die die wichtigen relevanten Epitope (je nach Strategie T-Zell- und/oder B-Zellepitope) enthalten. Durch eine hohe Sequenzhomologie und die damit verbundenen Kreuzreaktivität der Epitope ist eine Abdeckung unterschiedlicher Spezies (z. B. Pooideae-Gräserspezies, Frühblüher wie Birke, Erle, Hasel oder die Milbenspezies *Dermatophagoides pteronyssinus* und *D. farinae*) zu erwarten. Hier müssen allerdings entsprechende bestätigende immunologische Voruntersuchungen durchgeführt werden, um die wichtigsten Sequenzen zu identifizieren. Für Therapiestrategien, die nicht auf der Verwendung kompletter Moleküle basieren, sondern sich auf die Verwendung reiner Epitope reduzieren, stellt die Auswahl der für den Therapieerfolg relevanten Epitope eine zusätzliche Herausforderung dar.

23.2.3 Verschiedene Strategien zur Therapie mit rekombinanten Allergenen

Die Erwartungen an neue innovative Produkte in der SIT, insbesondere bei rekombinanten Strategien, sind hoch. Gewünscht wird eine bessere Wirksamkeit im Vergleich zu bereits erhältlichen Präparaten sowie eine noch höhere Sicherheit und eine möglichst noch patientenfreundlichere Anwendung, etwa durch eine kürzere Therapie mit weniger Behandlungen.

Die Mehrzahl der bisher durchgeführten klinischen Studien mit rekombinanten Allergenen basiert darauf, die relevanten Allergene zu identifizieren, um ein möglichst repräsentatives Abbild des Extraktes zu erhalten. Dabei wurde die Darreichungsform im Vergleich zu extraktbasierten Präparaten kaum verändert. So bestehen die SCIT-Präparationen entweder aus einer Mischung von 5 Gräserpollenallergenen oder – im Falle der Birkenpollenallergie – aus dem Birkenhauptallergen Bet v 1 in nativer Form oder alternativ als „Bet v 1-Allergenoid" (hypoallergene Variante) (◘ Abb. 23.2). Diese Präparate wurden jeweils an Aluminiumhydroxid gekoppelt eingesetzt. Die Aufdosierungsschemata und die Behandlungsdauer orientierten sich an den Erfahrungen der Therapie mit unveränderten Extrakten oder chemisch modifizierten, hypoallergenen Allergoiden.

Klinische Studien wurden ebenfalls mit Bet v 1 als sublinguale Applikation durchgeführt. Eine neue Applikationsstrategie, die intralymphatische Immuntherapie, wurde dagegen mit Fel d 1, dem Katzenhauptallergen, verfolgt. Die direkte Injek-

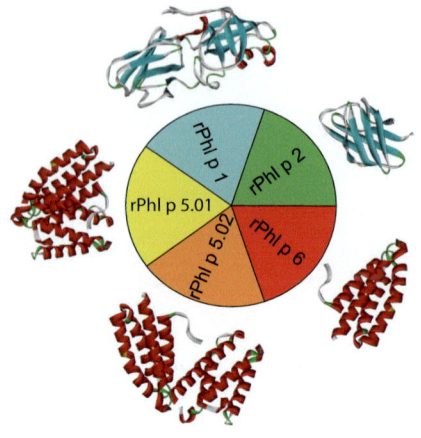
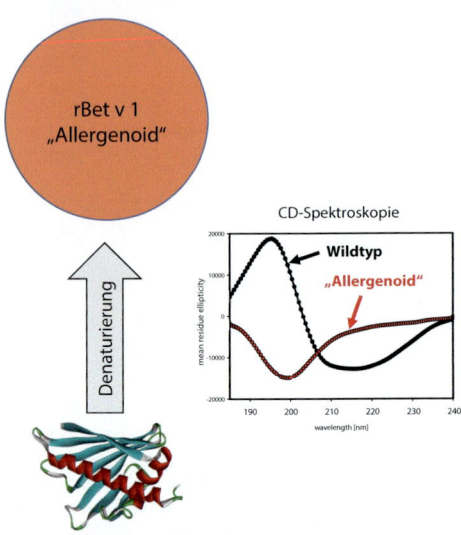

Abb. 23.2 Die größte klinische Erfahrung wurde mit einem Gräserpollen-Allergencocktail (Einzelallergene in nativer Faltung in äquimolarer Komposition) und einem hypoallergenen Birkenpollen-Monoallergenpräparat gewonnen. Die Spektren der Circulardichroismus-Spektroskopie (rechts) zeigen den Verlust der Sekundärstrukturelemente (β-Faltblatt, α-Helix) des Allergenoids an. Durch die veränderte Oberflächenstruktur wird die IgE-Bindung erniedrigt. (Adaptiert nach Kahlert 2008)

tion in das Zielorgan soll niedrigere Dosen bei nur 3 Injektionen erlauben (Senti et al. 2012). Zusätzlich wurde Fel d 1 an eine Translokationsdomäne und eine trunkierte Form des Proteins Invariante Kette (CD74) fusioniert, um direkt den MHC-Klasse-II-Weg der Antigenpräsentation zu adressieren. Interessante Konzepte, die jedoch noch nicht klinisch getestet sind, beinhalten Fusionen oder Kopplungen mit Molekülen, wie Antikörpern oder Zuckerstrukturen, die direkt spezifische Rezeptoren von gewünschten Zielzellen des Immunsystems (z. B. dendritische Zellen) binden, um besser aufgenommen zu werden. Weiterhin können rekombinante Allergene mit Substanzen mit Adjuvanseffekt fusioniert werden, die diese Zellen in einer für die Wirkung der SIT gewünschten Weise beeinflussen. Als Beispiele können hier Cystatin, Vitamin D_3 oder nicht methylierte CpG-DNA angeführt werden. Darüber hinaus wurden hypoallergene Varianten von rekombinanten Allergenen generiert, die eine verminderte IgE-Reaktivität aufweisen (Allergenoide). Diese Moleküle können als biotechnologische Entsprechung der Allergoide (hypoallergene Extrakte) gesehen werden und haben das Ziel, höhere Dosen bei unvermindertem Sicherheitsprofil einsetzen zu können. Schließlich gibt es peptidbasierte Strategien, bei denen entweder lange überlappende Peptide mit verminderter IgE-Reaktivität und erhaltener T-Zellreaktivität eingesetzt werden (Spertini et al. 2014) oder solche, die ausschließlich aus IgE-Epitopen bestehen. Die für die Immunogenität letzterer notwendigen T-Zellepitope stammen hierbei von einem nichtallergenen Trägermolekül (Hepatitis-B-Virus-preS-Domäne) (Marth et al. 2014).

Die hier beschriebenen Ansätze adressieren das Immunsystem auf unterschiedliche Art und ihnen liegt ein unterschiedlicher Wirkmechanismus zugrunde. Welche Strategie sich am Ende als wirksamste durchsetzen wird, ist zum heutigen Stand nicht sicher vorherzusagen.

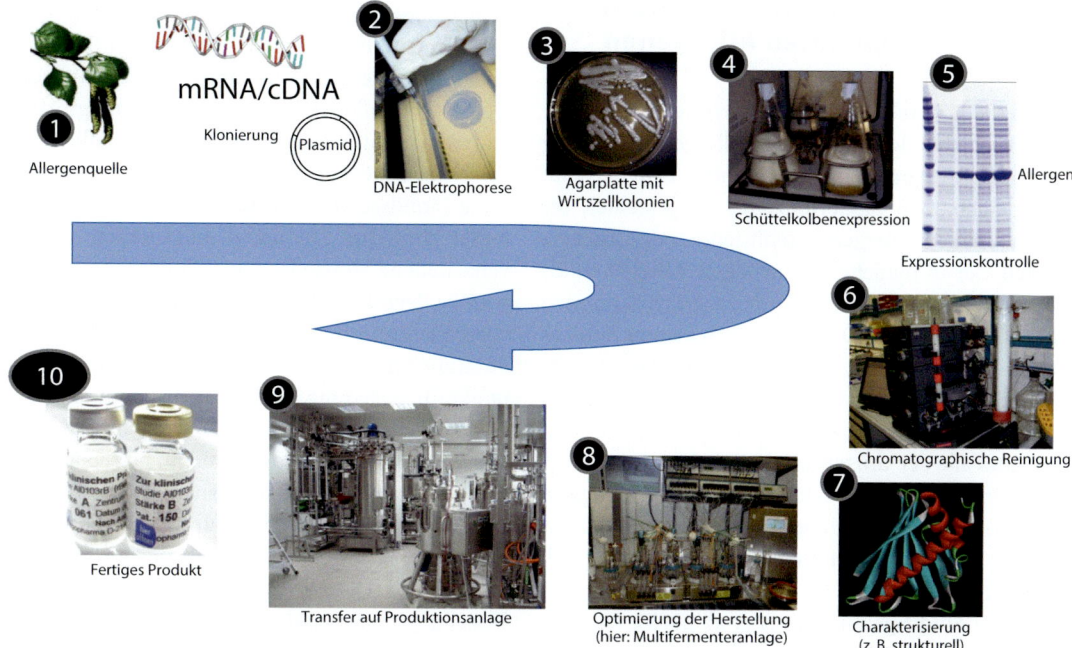

◘ **Abb. 23.3** Vereinfacht dargestellter Herstellungsweg für rekombinante Allergene. Aus der Allergenquelle, z. B. Pollen (1), wird die mRNA für das Allergen isoliert und eine cDNA hergestellt, die in ein Expressionsplasmid kloniert wird (2). Wirtszellen (z. B. *E. coli* oder Hefe) werden mit dem Plasmid transformiert (3), isoliert, in Flüssigkultur angezogen (4) und exprimieren das heterologe Allergenprotein (5). Nach der chromatographischen Auftrennung zur Abreinigung der Wirtszellbestandteile (6) wird das reine Protein ausgiebig physikochemisch und immunologisch charakterisiert (7). Für ausgewählte Therapiekandidatenproteine werden die Herstellungsprozesse entwickelt, optimiert (8) und hochskaliert (9). Material für toxikologische Untersuchungen und klinische Prüfungen (10) in endgültiger Formulierung wird unter GMP-Bedingungen hergestellt, die der Herstellung des späteren Marktpräparates entsprechen

23.3 Klinische Erfahrung mit rekombinanten Allergenen

23.3.1 Regulatorische Anforderungen

Rekombinante Allergene werden als biotechnologische Produkte in einem zentralisierten Verfahren durch die EMA (European Medicines Agency) zugelassen. Die Herstellung muss, ebenso wie die der extraktbasierten Präparate, nach den Regeln des GMP (Good Manufacturing Practice) erfolgen (European Commission 2010). Sicherheit und Wirksamkeit sind in klinischen Prüfungen zu zeigen. ◘ Abb. 23.3 zeigt im Überblick die Herstellung eines rekombinanten Allergens von der Forschung über die Entwicklung in die Produktion.

Einen Überblick über klinische Studien mit rekombinanten Allergenen gibt ◘ Tab. 23.1. Den klinischen Prüfungen vorgeschaltet sind toxikologische und Stabilitätsuntersuchungen. Die Richtlinien zur Qualität rekombinanter Allergene (European Medicines Agency 2008) umfassen physikochemische Untersuchungen zur strukturellen Charakterisierung, zur Identitätsprüfung und zur Reinheit. Produktabhängige Verunreinigungen, wie Abbauprodukte, Aggregate oder Modifikationen (z. B. Deamidierungen, Oxidierungen etc.) müssen ebenso untersucht werden wie prozessabhängige Verunreinigungen, wie Wirtszellprotein und -DNA oder Medienkomponenten und mikrobielle Kontaminationen. Weiterhin müssen die rekombinanten Proteine immunologisch charakterisiert werden.

23.3.2 Studien mit unveränderten rekombinanten Allergenen

Unveränderte rekombinante Allergene sind in ihren Eigenschaften den natürlichen Allergenen in Bezug auf Struktur (native Faltung) und IgE-Reaktivität vergleichbar. In Bakterienzellen hergestellten rekombinanten Allergenen fehlt jedoch der Zuckeranteil, der in manchen natürlichen Allergenen als IgE-kreuzreaktiver Kohlenhydratanteil vorkommen kann (z. B. Phl p 1). Dies hat jedoch keinen Einfluss auf die IgE-Bindung, die T-Zellreaktivität oder die Immunogenität des Moleküls (Cromwell et al. 2006, Jutel et al. 2005, Suck et al. 2006).

Im Falle der **Gräserpollenallergie** wurde in klinischen Studien ein Cocktail aus den 5 wichtigsten Allergenen des Wiesenlieschgrases (*Phleum pratense*; ◘ Abb. 23.2), der an Aluminiumhydroxid gekoppelt wurde, in einer doppelblind-placebokontrollierten Phase-II-Studie getestet (Jutel et al. 2005). Die Studie umfasste 62 Patienten mit Gräserpollenallergie und Rhinokonjunktivitis mit und ohne Asthma. Behandelt wurde subkutan präsaisonal mit einer Erhaltungsdosis von 40 µg (äquimolare Dosierung der 5 Allergene: 10 µg Phl p 1, 10 µg Phl p 5.01, 10 µg Phl p 5.02, 5 µg Phl p 2 und 5 µg Phl p 6). Die Wirksamkeit konnte anhand des primären Endpunktes, des Symptom Medication Score (SMS), in Form einer signifikanten Verbesserung von 39 % gegenüber Placebo gezeigt werden. Die rekombinanten Cocktailkomponenten zeigten eine hohe Immunogenität, die sich in der Induktion hoher spezifischer IgG_1- und besonders IgG_4-Spiegel äußerte. Vier Patienten der Verumgruppe waren nicht gegen Phl p 5 sensibilisiert. Auch nach der Behandlung trat keine Neusensibilisierung gegen Phl p 5 auf. Das Sicherheitsprofil wurde als sehr gut beschrieben. Dies bestätigte sich in einer Dosisfindungsstudie mit maximalen Erhaltungsdosen von 120 µg (Klimek et al. 2012).

Die vielversprechenden Ergebnisse der ersten Studien konnten jedoch in den nachfolgenden doppelblinden, placebokontrollierten, multinationalen Phase-III-Studien (◘ Tab. 23.1) in Bezug auf eine statistisch signifikante Verbesserung des Symptom Medication Score (SMS) unter natürlichen geografischen Bedingungen im Vergleich zu Placebo nicht bestätigt werden, obwohl die immunologischen Parameter (z. B. starke spez. IgG_4-Induktion) einen deutlichen Effekt zeigten (Allergopharma, unveröffentlichte Daten). Ein wichtiger Aspekt in der Bewertung der Ergebnisse ist die Abhängigkeit der klinischen Daten von äußeren Einflüssen (Pollenflug), die in Jahren mit schwachem Pollenflug eine deutliche Verbesserung des SMS der Placebogruppe bewirken. Um diese Einflüsse auf den Ausgang langwieriger und teurer klinischer Studien zu minimieren, arbeiten verschiedene Hersteller von Allergenimmuntherapeutika derzeit an der Etablierung der Verwendung von Pollenexpositionskammern und deren Anerkennung zur Erfassung von Daten, die als primärer Endpunkt für Zulassungsstudien dienen können.

Ein weiterer Ansatz mit rekombinanten Allergenen wurde in einer doppelblinden, placebokontrollierten Phase-II-Studie untersucht. In dieser Studie wurde die subkutane Anwendung von **Birkenpollenextrakt** (n = 29), gereinigtem natürlichem (n) Bet v 1 (n = 29) und rekombinantem (r) Bet v 1 (n = 32) mit Placebo (n = 35) verglichen (Pauli et al. 2008). Die drei Präparate wurden, an Aluminiumhydroxid gekoppelt, präsaisonal eingesetzt und enthielten jeweils 15 µg Bet v 1 in der maximalen Erhaltungsdosis. Der Rhinokonjunktivitis-Symptomscore verbesserte sich in der ersten Pollensaison nach der Therapie um 48,0 % (Extrakt), 58,3 % (nBet v 1) und 49,4 % (rBet v 1). Der Medikationsscore verbesserte sich um 69,9 % (Extrakt), 63,5 % (nBet v 1) bzw. 64,2 % (rBet v 1). Zieht man die Anzahl der Patienten in Betracht, kann man den drei Präparaten eine vergleichbare Wirksamkeit attestieren. Bemerkenswert ist noch, dass bei drei Patienten der Extraktgruppe eine Neusensibilisierung gegen das Birkenpollenminorallergen Bet v 2 auftrat und bei einem bereits vorher Bet v 2-sensibilisierten Patienten der IgE-Wert anstieg. Bei Behandlung mit nBet v 1 oder rBet v 1 wurden keine Neusensibilisierungen gegen Bet v 2 und auch kein IgE-Anstieg bei zwei bereits vorher Bet v 2-sensibilisierten Patienten beobachtet.

Weitere Studien mit rekombinantem Bet v 1 in einer sublingualen Applikationsform als Tablette wurden in Abstractform publiziert (Rak et al. 2010, Winther et al. 2009). Das Sicherheitsprofil bei 12,5, 25 und 50 µg Bet v 1 wurde als sehr gut beschrieben, besonders bei den beiden niedrigeren Konzentrationen. Die klinische Wirksamkeit wurde als Symptomscore mit einer Verbesserung von etwa 25 % gegenüber Placebo vorgestellt.

23.3.3 Studien mit hypoallergenen rekombinanten Allergenoiden

Verschiedene Strategien wurden beschrieben, um aus IgE-reaktiven nativ gefalteten Allergenen, die also strukturell den natürlich vorkommenden Allergenen entsprechen, hypoallergene Varianten (Allergenoide) zu generieren. Dieses Konzept orientiert sich an den Erfahrungen mit Allergoiden, chemisch modifizierten hypoallergenen Extrakten, die durch die Reduktion der IgE-vermittelten Nebenwirkungen eine höhere Dosis bei gutem Sicherheitsprofil in der SIT erlauben. Erreicht werden kann dies z. B. durch Punktmutationen in IgE-Epitopen, Deletionen von IgE-bindenden Bereichen, Neuanordnung von Sequenzen (Allergen-Shuffling) oder Disulfidbrückenentfernung durch Cysteinmutationen.

Die meisten klinischen Erfahrungen wurden mit einer hypoallergenen Variante des Birkenpollenhauptallergens Bet v 1 gewonnen. Dieses Bet v 1-Allergenoid wurde durch chemische Denaturierung entfaltet, sodass die vorhandenen Sekundärstrukturelemente (α-helikale Bereiche und β-Faltblattstrukturen) aufgelöst wurden (Abb. 23.2) und damit die IgE-Bindung durch den Verlust von IgE-Konformationsepitopen massiv reduziert wurde (Abb. 23.4). Da T-Zellepitope nicht konformationsabhängig sind, blieb die T-Zellreaktivität erhalten (Kahlert et al. 2008). In einer offenen, randomisierten, placebokontrollierten Proof-of-concept-Vergleichsstudie gegen einen unveränderten Birkenextrakt (Novo-Helisen Depot, Allergopharma) wurden dessen Wirksamkeit und Sicherheit untersucht. Der Bet v 1-Gehalt des nativen Bet v 1 im Extrakt lag bei 20 μg in der Erhaltungsdosis, der des hypoallergenen rekombinanten Bet v 1 bei 80 μg, zusätzlich wurde das hypoallergene Präparat schneller aufdosiert. Nach dem ersten Jahr der präsaisonalen Behandlung sank der kombinierte SMS mit dem rekombinanten Präparat auf 5,9, mit dem Extrakt betrug er 12,48 und in der Placebogruppe 14,67 (Narkus et al. 2008). Im zweiten Jahr wurde eine weitere Verbesserung auf SMS-Werte von 3,00 (rekombinantes Bet v 1) bzw. 2,93 (Extrakt) beobachtet (Kettner et al. 2007). Sowohl der Extrakt als auch die hypoallergene, rekombinante Bet v 1-Variante induzierten vergleichbare spezifische, gegen Birkenpollenextrakt gerichtete IgG$_1$- und IgG$_4$-Antworten (Kettner et al. 2007). Aus

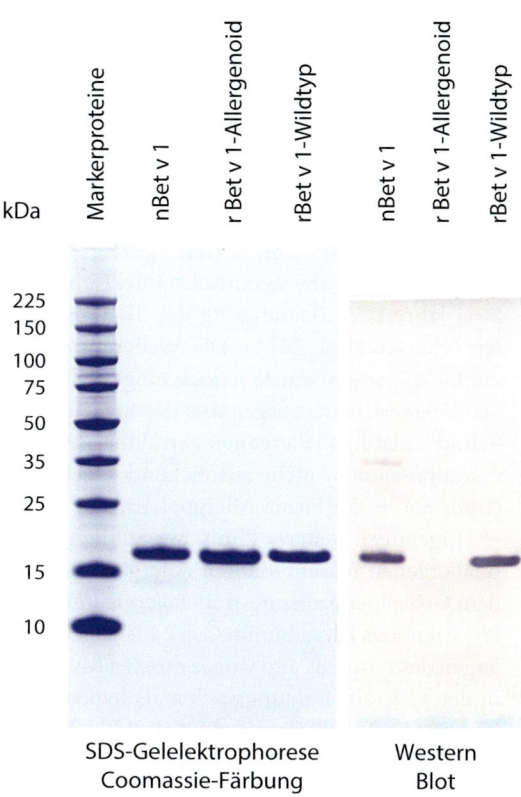

 Abb. 23.4 In der SDS-Gelelektrophorese verhalten sich das aus einem Pollenextrakt gereinigte natürliche (n) Bet v 1, das rekombinante (r) Allergenoid und der rekombinante Wildtyp mit nativer Faltung gleich. Nach Transfer auf eine Membran (Western Blot) und Inkubation mit einem Poolserum von Birkenallergikern lässt sich die IgE-Bindung nachweisen. Die korrekt gefalteten Moleküle nBet v 1-und rBet v 1-Wildtyp zeigen IgE-Bindung. Für das entfaltete rBet v 1-Allergenoid ist dagegen keine IgE-Bindung mehr nachweisbar. (Mod. nach Kahlert et al. 2008, mit freundlicher Genehmigung)

dieser Studie konnten somit wichtige Schlüsse für die SIT mit Rekombinanten und mit Hypoallergenen gewonnen werden:
1. Ein einzelnes Molekül kann im Falle der Therapie der Birkenpollenallergie einen vollständigen Extrakt ersetzen.
2. Eine Isoform des Allergens ist ausreichend.
3. Die Therapie mit einem hypoallergenen rekombinanten Allergenoid war im ersten Jahr der Therapie einem unveränderten Extrakt überlegen.
4. Das hypoallergene Konzept (Therapie mit Allergoiden) wurde mit einem rekombinanten Allergenoid überprüft und bestätigt.

Weiterhin zeigte eine Dosisfindungsstudie die Verträglichkeit des Bet v 1-Allergenoids bis zu 320 µg, wobei die optimale Dosis für die Wirksamkeit 80 µg in der Erhaltungsdosis betrug (Meyer et al. 2012).

Die Wirksamkeit des rekombinanten Präparates wurde ebenfalls in einer doppelblind-placebokontrollierten Studie mit 226 Patienten mit allergischer Rhinitis mit und ohne Asthma gezeigt (Kettner et al. 2007), der therapeutische Effekt blieb auch zwei Jahre nach Beendigung der Therapie erhalten (Hansen et al. 2011). Die Weiterentwicklung dieses Präparates wurde jedoch eingestellt, da ein deutlicher Mehrwert gegenüber den auf dem Markt befindlichen hypoallergenen extraktbasierten Allergoidpräparaten nicht ausreichend gegeben war (Information der Firma Allergopharma).

Ergebnisse weiterer klinischer Studien mit hypoallergenen rekombinanten Allergenen sind auf dem Gebiet der Nahrungsmittelallergie in Kürze zu erwarten. Das Parvalbumin Cyp c 1 ist das Hauptallergen des Karpfens und wurde durch 4 Mutationen in den Calcium-Bindungsstellen als hypoallergene Variante hergestellt (Swoboda et al. 2007). Erste klinische Phase-I/II-Studien laufen.

23.3.4 Studien mit alternativen Konzepten

Für die Katzenallergie ist Fel d 1 als wichtigstes Hauptallergen beschrieben. Ein in der klinischen Phase II befindlicher Ansatz zur Immuntherapie basiert auf rekombinantem Fel d 1, fusioniert mit einer Translokationsdomäne zur effizienteren Aufnahme durch Antigen-präsentierende Zellen und einer verkürzten invarianten Kette zur verbesserten Präsentation von MHC-Klasse-II-Molekülen (Senti et al. 2009). Dieses Konstrukt, MAT-Fel d 1, wurde als intralymphatische Immuntherapie (ILIT) appliziert. Durch die direkte Applikation in das Zielorgan, den Lymphknoten, wird eine niedrigere Dosis benötigt. Das Sicherheitsprofil ist als sehr gut beschrieben. Die klinische Studie zeigte vielversprechende Ergebnisse mit einer Toleranzinduktion nach nur 3 Injektionen mit 1, 3 und 10 µg MAT-Fel d 1 (Senti et al. 2012).

Spertini et al. (2014) generierten 3 überlappende Peptide des Birkenhauptallergens Bet v 1, die durch die komplette Sequenzabdeckung alle potenziellen T-Zellepitope dieser Isoform enthalten. Die IgE-Reaktivität der Fragmente war nicht mehr vorhanden. Mit diesem Präparat (Fragmente an Aluminiumhydroxid gekoppelt) wurde eine klinische Studie mit einer stark verkürzten Behandlungsphase durchgeführt. Die Aufdosierung erfolgte in 15-min-Intervallen am ersten Tag, gefolgt von vier weiteren Injektionen. Immunologisch wurde eine Induktion von IgG_4-Antikörpern und eine Erhöhung der IL-10-Produktion gemessen. Die Wirksamkeit konnte als Verbesserung von 30 % (50-µg-Präparat) bzw. 19 % (100-µg-Präparat) im Rhinokonjunktivitis-Symptom-und-Medikationsscore (RSMS) belegt werden. In einem ähnlichen Ansatz von Purohit et al. (2008) wurden mit 2 Bet v 1-Fragmenten Änderungen der immunologischen Parameter gesehen, jedoch keine signifikante Verbesserung im SMS.

In einem komplett anderen Ansatz wurden von 4 Gräserpollenallergenen, Phl p 1, Phl p 2, Phl p 5 und Phl p 6, ausschließlich B-Zellepitope ausgewählt und diese an ein Trägerprotein, Hepatitis B preS, gekoppelt (Marth et al. 2014). Ziel ist eine Induktion von therapeutisch wirksamen, blockierenden IgG-Antikörpern unter Vermeidung von spezifischen T-Zell-vermittelten Reaktionen. Dieses Präparat (BM32) mit vier jährlichen subkutanen Injektionen wurde in einer klinischen Phase-II-Studie auf Sicherheit und Wirksamkeit im Hauttest geprüft. Eine doppelblinde, placebokontrollierte Phase-II-Studie zur Wirksamkeit läuft (NCT01538979).

23.4 Molekulare Diagnostik für molekulare Therapie?

Eine attraktive Zukunftsvision der molekularen Allergologie ist eine auf die komponentenaufgelöste Diagnostik abgestimmte, für jeden Patienten individuelle komponentenausgewählte Therapie (Valenta et al. 1999). Die passende Therapie für jedes Sensibilisierungsmuster nicht nur einer Allergenquelle, sondern sogar als Mischung von Allergenen unterschiedlicher Allergenquellen, erscheint als ideale Therapieform, die gezielt auf den individuellen Patienten zugeschnitten ist. Da jedoch aus regulatorischer Sicht jede neue Mischung ein neues Produkt darstellt und somit eine eigene Zulassung mit eigenen klinischen Studien bräuchte, ist dies unter den momentanen regulatorischen Vorgaben nicht realisierbar.

Fazit für den klinischen Alltag
1. Das Proof-of-Concept für die Wirksamkeit und Sicherheit von rekombinanten Allergenen in der SIT wurde gezeigt. Für die Behandlung der Birkenpollenallergie kann ein einzelnes Allergen (Bet v 1) einen Extrakt ersetzen.
2. Das hypoallergene Konzept ist durch die klinische Wirksamkeit eines rekombinanten, hypoallergenen Bet v 1-Monopräparates bestätigt.
3. Die angestrebte Überlegenheit der rekombinanten Allergene gegenüber etablierten extraktbasierten Präparaten konnte bisher in klinischen Studien nicht gezeigt werden.
4. Neue Konzepte, die auf rekombinanten Immuntherapeutika basieren, sind in der Forschung und Entwicklung und haben das Potenzial, die SIT der Zukunft deutlich zu verbessern.

Literatur

Cromwell O, Fiebig H, Suck R, Kahlert H, Nandy A, Kettner J et al (2006) Strategies for recombinant allergen vaccines and fruitful results from first clinical trials. Immunol Allergy Clin North Am 26:261–281

Cromwell O, Häfner D, Nandy A (2011) Recombinant allergens for specific immunotherapy. J Allergy Clin Immunol 127:865–872

European Commission (Hrsg) (2010) EU Guidelines for Good Manufacturing Practice for Medicinal Products for Human and Veterinary Use, Annex 2, Manufacture of Biological Active Substances and Medicinal Products for Human Use EudraLex: The Rules Governing Medicinal Products in the European Union, Bd. 4.

European Medicines Agency, Committee for Medicinal Products for Human Use (2008) Guideline on Allergen Products: Production and Quality Issues; Note for Guidance on Specifications: Test Procedures and Acceptance Criteria for Biotechnological/Biological Products CPMP/ICH/365/96 [Q6B]

Hansen S, Mußler S, Meyer H, Häfner D, Narkus A (2011) First long-term efficacy data of subcutaneous specific immunotherapy with a recombinant birch pollen product. Allergy 66(S94):62

Jutel M, Jaeger L, Suck R, Meyer H, Fiebig H, Cromwell O (2005) Allergen-specific immunotherapy with recombinant grass pollen allergens. J Allergy Clin Immunol 116:608–613

Kahlert H, Suck R, Weber B, Nandy A, Wald M, Keller W et al (2008) Characterization of a hypoallergenic recombinant Bet v 1 variant as a candidate for allergen-specific immunotherapy. Int Arch Allergy Immunol 145:193–206

Kettner J, Meyer H, Cromwell O, Narkus A, Jost K (2007) Specific immunotherapy with recombinant birch pollen allergen Bet v 1-FV. Results of 2 years treatment (Phase II Trial) [Abstract]. Allergy 62(S83):262

Kettner J, Meyer H, Narkus A, Cromwell O, Jost K (2007) Specific immunotherapy with recombinant birch pollen allergen rBet v 1-FV is clinically efficacious – results of a phase III study [abstract]. Allergy 62(S83):33

Klimek L, Schendzielorz P, Pinol R, Pfaar O (2012) Specific subcutaneous immunotherapy with recombinant grass pollen allergens: first randomized dose-ranging safety study. Clin Exp Allergy 42:936–945

Marth K, Focke-Tejkl M, Lupinek C, Valenta R, Niederberger V (2014) Allergen Peptides, Recombinant Allergens and Hypoallergens for Allergen-Specific Immunotherapy. Curr Treat Options. Allergy 1:91–106

Meyer W, Narkus A, Salapatek A, Patel D, Mussler S, Haefner D (2012) Efficay and Safety of Four Dose Regimes of a Hypoallergenic Recombinant Birch Pollen Major Allergen (rBet v 1-FV) in Birch Pollen Allergic Patients Studied in an Environmental Exposure Chamber [Abstract]. Allergy 67(S96):89

Narkus A, Kniest F, Menzel A, Meyer H, Sprung V (2008) Clinical Trials with Recombinant Allergens – Three perspectives: Industry Arbeiten aus dem Paul-Ehrlich-Institut, 12th International Paul-Ehrlich-Seminar, Bad Homburg. Chmielorz, Wiesbaden, S 270–278

Niederberger V, Horak F, Vrtala S, Spitzauer S, Krauth M-T, Valent P et al (2004) Vaccination with genetically engineered allergens prevents progression of allergic disease. Proc Nat Acad Sci USA 101(Suppl 2):14677–14682

Pauli G, Larsen TH, Rak S, Horak F, Pastorello E, Valenta R et al (2008) Efficacy of recombinant birch pollen vaccine for the treatment of birch-allergic rhinoconjunctivitis. J Allergy Clin Immunol 122:951–960

Purohit A, Niederberger V, Kronquist M, Horak F, Gronneberg R, Suck R et al (2008) Clinical effects of immunotherapy with genetically modified recombinant birch pollen Bet v 1 derivatives. Clin Exp Allergy 38:1514–1525

Radauer C, Nandy A, Ferreira F, Goodman RE, Larsen JN, Lidholm J et al (2014) Update of the WHO/IUIS Allergen Nomenclature Database based on analysis of allergen sequences. Allergy 69:413–419

Rak S, De Blay F, Worm M, Robin B, Mélac M, Malling H (2010) Efficacy and safety of recombinant Bet v 1 (rBet v 1) tablets in sublingual immunotherapy [abstract]. Allergy 65(Suppl 65):4

Senti G, Kuster D, Martinez-Gomez J, Steiner M, Rose H, Crameri R et al (2009) Intralymphatic allergen specific immunotherapy using modified recombinant allergen targeting the MHC class II pathway: a double-blind placebo-controlled clinical trial in cat dander allergic patients [abstract]. Allergy 64(Suppl 90):74

Senti G, Crameri R, Kuster D, Johansen P, Martinez-Gomez JM, Graf N et al (2012) Intralymphatic immunotherapy for cat allergy induces tolerance after only 3 injections. J Allergy Clin Immunol 129:1290–1296

Spertini F, Perrin Y, Audran R, Pellaton C, Boudousquié C, Barbier N et al (2014) Safety and immunogenicity of immunotherapy with Bet v 1-derived contigous overlapping peptides. J Allergy Clin Immunol 134:239–240

Suck R, Kamionka T, Schaffer B, Wahl R, Nandy A, Weber B et al (2006) Bacterially expressed and optimized recombinant Phl p 1 is immunobiochemically equivalent to natural Phl p 1. Biochim Biophy Acta 1764:1701–1709

Swoboda I, Bugajska-Schretter A, Linhart B, Verdino P, Keller W, Schulmeister U et al (2007) A recombinant hypoallergenic parvalbumin mutant for immunotherapy of IgE-mediated fish allergy. J Immunol 178(10):6290–6296

Valenta R, Lidholm J, Niederberger V, Hayek B, Kraft D, Grönlund H (1999) The recombinant allergen-based concept of component-resolved diagnostics and immunotherapy (CRD and CRIT). Clin Exp Allergy 29:896–904

Winther L, Poulsen LK, Robin B, Melac M, Malling H (2009) Safety and tolerability of recombinant Bet v 1 (rBet v 1) tablets in sublingual immunotherapy SLIT [abstract]. J Allergy Clin Immunol 123(Suppl):S215

Definition und Design hypoallergener Nahrungsmittel

V. Mahler

24.1 Einleitung – 362

24.2 Definition hypoallergener Nahrungsmittel – 362

24.3 Design und Bewertung hypoallergener Nahrungsmittel – 363

24.4 Methoden des Gen-Silencing bei der Generierung hypoallergener Nahrungsmittel – 364

24.5 Erzielte Allergenreduktion in Modellallergenquellen pflanzlicher Nahrungsmittel – 365
24.5.1 Reis (*Oryza sativa*) – 365
24.5.2 Sojabohne (*Glycine max*) – 367
24.5.3 Apfel (*Malus domestica*) – 367
24.5.4 Tomate (*Solanum lycopersicum*, früher: Lycopersicon esculentum) – 368
24.5.5 Karotte (*Daucus carota*) – 371
24.5.6 Erdnuss (*Arachis hypogaea*) – 371

24.6 Akzeptanz von hypoallergenen genmodifizierten Nahrungsmitteln bei Verbrauchern – 372

24.7 Mehrwert der molekularen Diagnostik – 373

24.8 Therapie und Empfehlungen – 373

24.9 Perspektiven – 373

Literatur – 375

Der Beitrag basiert auf einer Publikation der Autorin, die 2015 im Allergo Journal International erschienen ist (Mahler V: Defining and designing hypoallergenic food: Current concepts and perspectives. Allergo J Int 2015, DOI 10.1007/s40629-015-0053-5) und nun als Buchkapitel modifiziert wurde.

J. Kleine-Tebbe, T. Jakob (Hrsg.), *Molekulare Allergiediagnostik*,
DOI 10.1007/978-3-662-45221-9_24, © Springer-Verlag Berlin Heidelberg 2015

Zum Einstieg

Nahrungsmittelallergien im Erwachsenenalter richten sich am häufigsten gegen pflanzliche Nahrungsmittel (Nüsse, Leguminosen, Früchte und Gemüse). Eine Ausschaltung relevanter Allergene in der Pflanze selbst stellt einen neuen Ansatz der Allergenkarenz zur Primär-, Sekundär- und Tertiärprävention von Nahrungsmittelallergien dar. Verschiedene Methoden wurden in den bisherigen Proof-of-Concept-Untersuchungen zum Design hypoallergener Nahrungsmittel mit unterschiedlichem Erfolg eingesetzt.

Das folgende Kapitel gibt einen Überblick über den aktuellen Stand der in verschiedenen Modellallergenpflanzen (Reis, Soja, Apfel, Tomate, Karotte, Erdnuss) generierten hypoallergenen Nahrungsmittel. Perspektiven und Herausforderungen werden aufgezeigt. Zum aktuellen Zeitpunkt ist eine Vermarktung der generierten genmodifizierten hypoallergenen Nahrungsmittel nicht absehbar.

24.1 Einleitung

Die häufigsten Nahrungsmittelallergien im Erwachsenenalter richten sich neben Nüssen und Leguminosen gegen Früchte und Gemüse (Ballmer-Weber u. Hoffmann-Sommergruber 2014). Die wichtigsten Forschungsergebnisse zur molekularen Diagnostik bei Frucht- und Gemüseallergie, zu den Allergenfamilien sowie zu Sensibilisierungswegen und -prävalenz wurden 2014 in einer Übersichtsarbeit publiziert (Ballmer-Weber u. Hoffmann-Sommergruber 2014). Unterschiedliche Allergene in pflanzlichen Nahrungsmitteln werden mit unterschiedlicher Frequenz von Nahrungsmittelallergikern erkannt (Asero et al. 2008). Diesbezüglich bestehen regionale Unterschiede (Hoffmann-Sommergruber 2005, Palacín et al. 2012, Schmidt-Andersen et al. 2011). Epidemiologisch wichtige Allergene, die von mehr als 50 % der auf eine Allergenquelle allergischen Patienten erkannt werden, werden als **Majorallergene** bezeichnet (Chapman 2008).

Die allergische Reaktion auf ein Allergen wird individuell einerseits von der Sensibilisierungsstärke des Allergikers und bestehenden Augmentationsfaktoren (z. B. Infekt, körperliche Anstrengung, psychischer Stress, hormonelle Einflüsse, Kälte, Wärme, Alkoholaufnahme, Medikamenteneinnahme), andererseits von der Dosis und den strukturellen Eigenschaften des jeweiligen aufgenommenen Allergens bestimmt (Hauser et al. 2012, Hompes et al. 2010, Kleine-Tebbe et al. 2010, Petersen und Scheurer 2011, Radauer et al. 2012). Hitzestabile und magensäureresistente Allergene rufen in der Regel klinisch schwerere Reaktionen hervor als hitze- und magensäurelabile Allergene (Asero et al. 2000, Hauser et al. 2012, Kleine-Tebbe et al. 2010, Petersen u. Scheurer 2011, Radauer et al. 2012).

Die bisher einzige kausale Therapie bei Nahrungsmittelallergie ist die konsequente Meidung des jeweiligen Nahrungsmittels, was teilweise mit erheblichen Einschränkungen der Lebensqualität einhergeht (Beyer 2007, Taylor u. Hefle 2001).

Verschiedene wissenschaftliche Arbeitsgruppen verfolgen in unterschiedlichen Modellallergenpflanzen mit unterschiedlichen Technologien den Ansatz einer Reduktion oder Modifikation bekannter Allergene in planta.

Die angestrebten hypoallergenen Nahrungsmittel, bei denen immundominante IgE-bindende Allergene fehlen, sind ein möglicher Beitrag zur Primär- und Sekundärprävention im Hinblick auf eine reduzierte Neusensibilisierung; bei bereits sensibilisierten Nahrungsmittelallergikern dienen sie der Tertiärprävention.

Im Folgenden wird der aktuelle Stand der Wissenschaft im Hinblick auf Definition und Design hypoallergener Nahrungsmittel dargestellt. Perspektiven und Herausforderungen werden aufgezeigt.

24.2 Definition hypoallergener Nahrungsmittel

Nahrungsmittel, die für den Einsatz bei Nahrungsmittelallergien beabsichtigt sind, sollten hypoallergen sein, d. h. über eine deutlich geringere Allergenität in vivo für Allergiker verfügen als das natürlich vorkommende Nahrungsmittel (Muraro et al. 2004).

Der Begriff Hypoallergenität ist jedoch – obwohl häufig im Zusammenhang mit Nahrungsmitteln verwendet – nicht exakt definiert. Die bisherigen Begriffsbestimmungen hypoallergener Nahrungsmittel beziehen sich vorwiegend auf Kuhmilchformulierungen als hypoallergene (HA) Säuglingsnahrung, bei denen die Proteine verschiedener Ausgangsmaterialien mittels Techniken des Food Processings (enzymatischer Proteinhydrolyse, Hitzebehandlung und/oder Ultrafiltration) in unterschiedlichem Ausmaß behandelt werden mit dem Ziel einer Destruktion oder Inaktivierung von IgE-bindenden und T-Zell-Epitopen (Beyer 2007, Fritsché 2009). Die erfolgreiche Reduktion der Allergenität dieser hypoallergenen Formulierungen soll präklinisch sowie im klinischen Einsatz in vitro und in vivo überprüft werden (AAP Committee on Nutrition 2000, Beyer 2007, Fritsché 2009, Muraro et al. 2004). Dafür wird gefordert, dass wenigstens 90 % der Kinder mit nachgewiesener Kuhmilchallergie diese im doppelblinden placebokontrollierten Food Challenge (DBPCFC) tolerieren (Beyer 2007, Chung u. Reed 2014, Muraro et al. 2004). Die Möglichkeiten und Grenzen der lebensmitteltechnischen Verfahren des Food Processing zur Allergenreduktion eines rohen Nahrungsmittels durch physikalische und chemische Methoden während seiner Verarbeitung sind an anderer Stelle dargestellt und sind nicht Gegenstand des vorliegenden Beitrags (Chung u. Reed 2014, Taylor u. Hefle 2001).

Mit der in den letzten Jahren zunehmenden Kenntnis von pflanzlichen Nahrungsmittelallergenen und deren IgE-bindenden Epitopen (Ballmer-Weber u. Sommergruber 2014, Radauer u. Breiteneder 2007) sind neue molekularbiologische Ansätze zur Reduktion der IgE-Bindung von Nahrungsmittelallergenen im unverarbeiteten Nahrungsmittel möglich geworden: z. B. durch Modifikation (Mutation) IgE-bindender Epitope oder Silencing von Genen, die für bestimmte Nahrungsmittelallergene kodieren (Gallo u. Sayre 2009, Hebert et al. 2008).

24.3 Design und Bewertung hypoallergener Nahrungsmittel

Eine Unterexpression von Genen, die für bestimmte Nahrungsmittelallergene kodieren, wurde mittels unterschiedlicher Methoden des Gen-Silencing erfolgreich in Reis, Sojabohne, Apfel, Tomate, Karotte und Erdnuss als Modellallergenquellen erzielt (Gallo u. Sayre 2009).

Beim Design hypoallergener Nahrungsmittel der aktuellen Proof-of-Concept-Untersuchungen stehen zunächst Modellallergene – entweder aufgrund ihrer weiten Verbreitung oder assoziierter schwerer allergischer Manifestationsformen – im Mittelpunkt des wissenschaftlichen Interesses. Basierend auf den daraus gewonnenen Erkenntnissen zur Ausschaltung bestimmter Modellallergene oder Reduktion ihrer IgE-Bindungsfähigkeit in einem pflanzlichen Nahrungsmittel können in der Folge Multi-Target-Silencing-Strategien entwickelt werden, die notwendig sind im Hinblick auf eine mögliche langfristige Generierung hypoallergener Nahrungsmittel, in denen simultan alle epidemiologisch bedeutsamen Allergene reduziert sind.

Zur Bestätigung einer mutmaßlichen Hypoallergenität von allergenreduzierten Nahrungsmitteln sind verschiedene Schritte erforderlich (Herman et al. 2003):
- Herstellung des allergenreduzierten Nahrungsmittels,
- Verifizierung der postulierten Hypoallergenität in vitro mittels SDS-PAGE-Immunoblot,
- In-vivo-Testung im Tiermodell,
- Hautpricktest mit Extrakten der hypoallergenen Nahrungsmittel bei sensibilisierten Patienten und schließlich
- offene orale Provokation bei Patienten mit bekannter Allergie auf das betreffende Nahrungsmittel.

Insbesondere ist es bei transgenen allergenreduzierten Pflanzen erforderlich, das gesamte Proteinprofil bezüglich einer simultanen Hochregulation anderer bekannter oder neuer Allergene zu überwachen und zusätzlich die Gleichwertigkeit der agronomischen Eigenschaften der Kulturpflanzen zu gewährleisten (Gallo u. Sayre 2009, Goodman et al. 2008).

Zum Risiko-Assessment genmodifizierter Nahrungsmittel bestehen Empfehlungen, Entscheidungsbäume und gesetzliche Vorgaben (Regulation (EC) No 1829/2003 of the European Parliament and of the Council of 22 September 2003 on genetically modified food and feed), die im Falle einer beabsichtigten Vermarktung berücksichtigt werden müssen und an dieser Stelle nur kursorisch behandelt werden können.

In einer wissenschaftlichen Stellungnahme der Europäischen Behörde für Lebensmittelsicherheit (European Food Safety Authority, EFSA) werden aktualisierte und ergänzte konklusive Empfehlungen zu Strategien der Risikobewertung von (i) neu in der Pflanze exprimierten Proteinen (meist zur Steigerung des agronomischen Leistungspotenzials oder des Nährwerts eines pflanzlichen Nahrungsmittels) und von (ii) genmodifizierten (GM) Nahrungsmitteln (zu denen auch die u. g. mittels RNAi generierten hypoallergenen Nahrungsmittel zählen) wie folgt zusammengefasst (EFSA 2010):

1. Im Hinblick auf die Suche bestehender Sequenzhomologien und struktureller Ähnlichkeiten wird als Minimalanforderung ein Sequenz-Alignment mit bekannten Allergenen gefordert. Als Schwellenwert ist eine Sequenzidentität von 35 % über einen Bereich von wenigstens 80 Aminosäuren anzusehen.
2. Sofern IgE-Bindungstests als erforderlich erachtet werden (z. B. bei bestehender Sequenzhomologie und/oder Strukturähnlichkeit mit bekannten Allergenen), sind individuelle Seren von allergischen Individuen anstelle von gepoolten Seren zu verwenden.
3. Zusätzlich zum Pepsin-Resistenztest werden weitere In-vitro-Verdauungsansätze empfohlen, die die physiologischen Bedingungen beim Menschen imitieren.
4. Handelt es sich beim Empfänger eines neu eingeführten Gens um einen Organismus, der bereits als Allergenquelle bekannt ist, wird empfohlen, die bekannten endogenen Allergene bei der Analyse der Zusammensetzung in der GM-Pflanze und geeigneten nichtmodifizierten Vergleichspflanzen mit zu berücksichtigen, um eine Vergleichbarkeit der Allergenität zu gewährleisten.

Die EFSA-Empfehlungen stehen im Einklang mit dem Codex Alimentarius (Codex Alimentarius Commission 2003, Ladics 2008) und verfolgen einen „Weight-of-Evidenz"-Ansatz, in dem alle vier o. g. Bereiche bewertet werden müssen (Goodman et al. 2008).

24.4 Methoden des Gen-Silencing bei der Generierung hypoallergener Nahrungsmittel

Verschiedene Methoden des posttranskriptionellen Gen-Silencing (PTGS) (Fagard u. Vaucheret 2000) wurden mit unterschiedlichem Erfolg in Proof-of-Concept-Untersuchungen zur Gewinnung hypoallergener Nahrungsmittel in verschiedenen Modellpflanzen eingesetzt (◘ Tab. 24.1) (Gallo u. Sayre 2009, Scheurer u. Sonnewald 2009):

— Posttranskriptionelles Gen-Silencing durch **Sense-Transgene** (sog. Cosuppression): Die Einführung eines transkribierbaren, mit dem Zielgen identischen Gens (Sense-Transgen) kann die Expression des homologen endogenen Gens herabregulieren. Die Cosuppression basiert auf Degradierung von endogener und transgener RNA nach deren gemeinsamer Transkription.
— Posttranskriptionelles Gen-Silencing durch **Antisense-Transgene**: Bei der Antisense-Strategie wird ein komplementäres gegensinniges Gen (Antisense-Transgen) in die Pflanzenzelle eingebracht. Dessen mRNA lagert sich als passendes Gegenstück an die endogene mRNA an und blockiert die Translation des Proteins.
— Posttranskriptionelles Gen-Silencing durch **Sense/Antisense-Transgene**: Die Transkription der eingeführten fremden Geninformation (Transgene) resultiert in doppelsträngiger RNA (dsRNA). Bei dieser in den letzten Jahren vermehrt erfolgreich in Pflanzen eingesetzten Methode der RNA-Interferenz (RNAi) handelt es sich um einen sequenzspezifischen Gen-Silencing-Mechanismus, der durch die Einführung doppelsträngiger RNA getriggert wird und zum Abbau der pflanzeneigenen mRNA führt (Nusrat et al. 2010). Die RNA-Interferenz kann in Pflanzen erfolgreich durch ein doppelsträngiges (ds)RNA-Konstrukt in Form einer Haarnadel (hairpinRNA, hpRNA) induziert werden (Wesley et al. 2001, Smith et al. 2000). Ein entsprechendes DNA-Konstrukt, das für eine spezifische Sequenz in Sense- und Antisense-Orientierung – getrennt durch ein Intron – kodiert, wird durch Trans-

24.5 · Erzielte Allergenreduktion in Modellallergenquellen pflanzlicher Nahrungsmittel

Tab. 24.1 Übersicht über die beim Design hypoallergener Nahrungsmittel eingesetzten Methoden des posttranskriptionellen Gen-Silencing

Methodik	Silencing von	Allergenquelle	Referenz
Cosuppression	Gly m Bd30K	Sojabohne	Herman et al. 2003
Antisense-Gen-Silencing	14–16-kDa-Allergene (α-Amylase-Trypsin-Inhibitor)	Reis	Tada et al. 1996
RNAi-Silencing (chimäres RNAi-Konstrukt)	Simultan: 14–16-kDa-Allergene (α-Amylase-Trypsin-Inhibitor) und 33-kDa-Allergen (β-Glyoxylase)	Reis	Wakasa et al. 2011
RNAi-Silencing	Mal d 1 (PR-10-Protein)	Apfel	Gilissen et al. 2005
RNAi-Silencing	Sola l 1 (Profilin)	Tomate	Le et al. 2006b
RNAi-Silencing	Enzym β-1,2-Xylosyltransferase (→ Veränderung des IgE-Epitops von Sola l 2)	Tomate	Paulus et al. 2011
RNAi-Silencing	Sola l 3 (nsLTP)	Tomate	Le et al. 2006a
RNAi-Silencing (chimäres RNAi-Konstrukt)	Simultan: Sola l 4 (PR-10 Protein, TSI-1) und Chitinase B und Osmotin-ähnliches Protein	Tomate	Paulus 2012
RNAi-Silencing (chimäres RNAi-Konstrukt)	Simultan: Polygalacturonase 2A und Pektinesterase	Tomate	Paulus 2012
RNAi-Silencing und Coexpression	Sola l 1 (Profilin) Simultan: Coexpression von Hefe-Profilin	Tomate	Le et al. 2010
RNAi-Silencing	Dau c 1.01 (PR-10-Protein)	Karotte	Peters et al. 2011
RNAi-Silencing	Dau c 1.02 (PR-10-Protein)	Karotte	Peters et al. 2011
RNAi-Silencing	Ara h 2.02	Erdnuss	Dodo et al. 2008
RNAi-Silencing	Simultan: Ara h 2.01 und Ara h 2.02 sowie simultan reduzierte Expression von Ara h 6	Erdnuss	Chu et al. 2008

formation in die Zelle eingeführt. Durch eine DNA-abhängige Synthese entstehen die o. g. sequenzspezifischen dsRNA-Konstrukte, die aufgrund des Introns eine Haarnadelstruktur („hairpin") ausbilden. Diese dsRNA-Moleküle werden von einer RNase (Dicer) erkannt und in kleinere Stücke von 21–23 Nukleotiden prozessiert, die als „short interfering RNA" (siRNA) bezeichnet werden. Diese siRNAs werden anschließend in einen Riboproteinkomplex (sog. RNA Induced Silencing Complex) integriert und vermitteln eine translationale Repression der Proteinbildung oder das Schneiden der Ziel-mRNA (Zhang u. Hua 2004) (◘ Abb. 24.1).

24.5 Erzielte Allergenreduktion in Modellallergenquellen pflanzlicher Nahrungsmittel

24.5.1 Reis (*Oryza sativa*)

Ein Antisense-Gen-Silencing wurde erstmals zur Suppression der Genexpression eines Allergens in reifenden Reiskörnern eingesetzt (Tada et al. 1996).

Die Prävalenz einer Typ-I-Sensibilisierung auf Reis beträgt in bevölkerungsbezogenen Untersuchungen bei Erwachsenen (zwischen 20 und 44 Jahren) in 13 Ländern (11 europäische Länder, USA, Australien) zwischen 0,3 % in Island und 4,9 % in den USA (Burney et al. 2010), während innerhalb

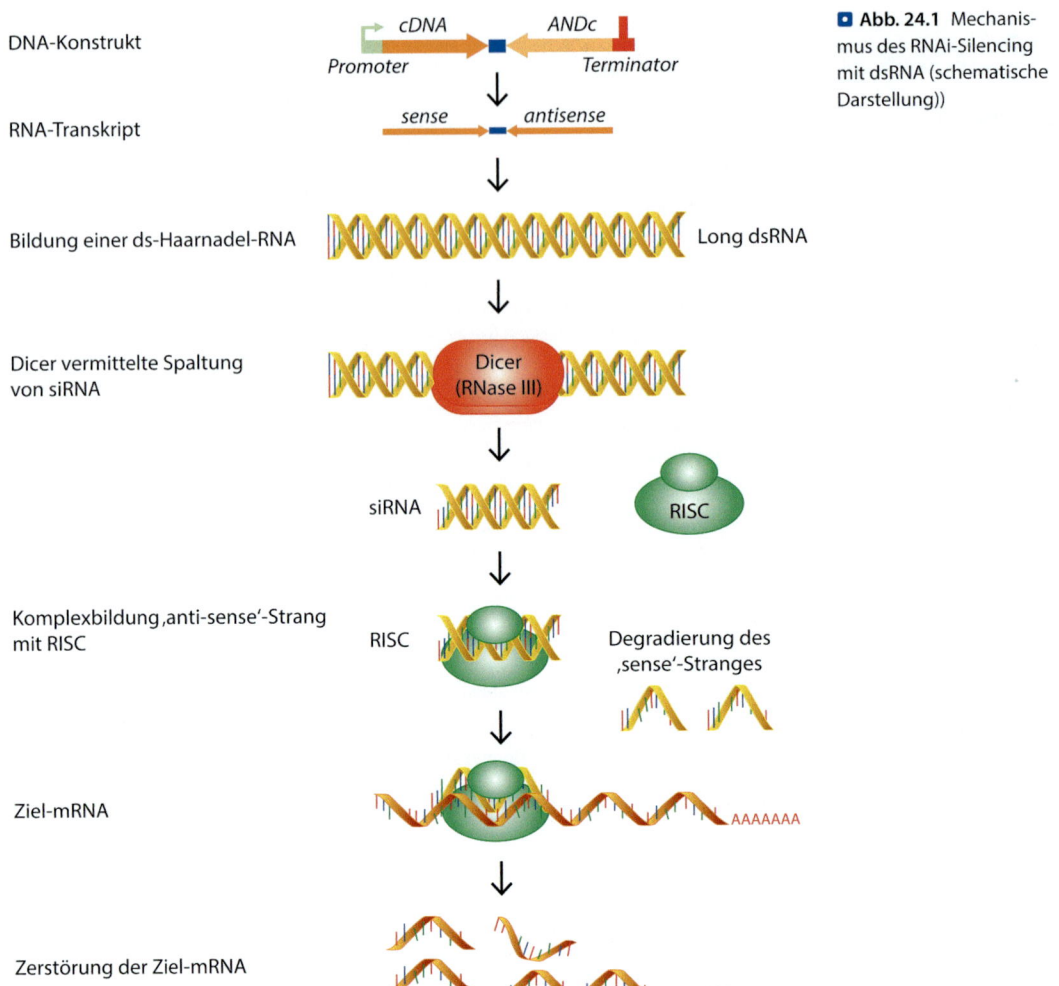

Abb. 24.1 Mechanismus des RNAi-Silencing mit dsRNA (schematische Darstellung))

der europäischen Länder die höchste Prävalenz in Italien mit 3,6 % besteht (Burney et al. 2010). In Japan wurde über eine Prävalenz einer IgE-vermittelten Reisallergie bei Atopikern von 10 % berichtet (Wakasa et al. 2011).

In der offiziellen Allergenliste des WHO- und IUIS-Allergen Nomenclature Subcommittee ist als Nahrungsmittelallergen in Reis einzig Ory s 12, ein Profilin A mit einem Molekulargewicht von 14 kDa aufgeführt (IUIS List of Allergens). Weitere Nahrungsmittelallergene, die noch nicht die IUIS-Kriterien erfüllen, wurden in Reis beschrieben (▶ www.allergome.org), darunter α-Amylase/Trypsininhibitor (14–16 kDa), α-Globulin (26 kDa) und β-Glyoxalase I (33 kDa), die aufgrund der IgE-Erkennung durch Serum-IgE von Nahrungsmittelallergikern als Majorallergene angenommen wurden (Wakasa et al. 2011). Während die 14–16-kDa-Allergene eine Multigenfamilie repräsentieren mit einer > 80%igen Nukleotidsequenz-Identität, basieren das 26-kDa- und das 33-kDa-Allergen auf Single-Copy-Genen (Wakasa et al. 2011).

Die Methode des Antisense-Gen-Silencing wurde zur Suppression der Genexpression der 14–16-kDa-Allergene (α-Amylase-Trypsin-Inhibitor) in reifenden Reiskörnern eingesetzt (Tada et al. 1996).

Genkonstrukte, die Antisense-RNA für das 14–16-kDa-Allergen produzieren, wurden mittels Elektroporation in Reispflanzen eingeführt und die Suppression der Genexpression des Allergens untersucht (Tada et al. 1996). Immunoblot- and RNA-Blot-Untersuchungen der Samen transgener Reispflanzen mit allergenspezifischen monoklonalen Antikörpern und einer sequenzspezifischen Antisense-RNA-Probe zeigten, dass sowohl der mRNA- als auch der Proteingehalt des Allergens in deutlich geringerer Menge als in Wildtypreis stabil über Generationen vorhanden waren (Tada et al. 1996). Eine komplette Suppression konnte jedoch nicht erzielt werden, was u. a. auf eine nicht ausreichende Sequenzhomologie der eingesetzten Antisense-Konstrukte mit den verschiedenen Repräsentanten der Multigenfamilie, die für die 14–16-kDa-Allergene kodieren, zurückgeführt wurde (Tada et al. 1996).

Während bei der Methode des Antisense-Gen-Silencing noch 20 % des Allergengehalts an 14–16-kDa-Allergenen des Wildtyps nachweisbar war, konnte kürzlich in einem Multi-Target-Ansatz mittels dsRNA-Interferenz durch Transformation einer bereits durch züchterische Methoden mutierten Reissorte (Kohihikari), der dadurch das 26-kDa-Allergen (α-Globulin) bereits fehlt, eine simultane Hemmung der 14–16-kDa-Allergene (α-Amylase-Trypsin-Inhibitor) und des 33-kDa-Allergens (β-Glyoxylase) erzielt werden. Die simultane Hemmung der drei Allergene in den transgenen Pflanzen führte zu einer Abnahme der IgE-Bindefähigkeit um bis zu 90 %, wobei Daten zur Allergenitätsbewertung mittels Basophilen-Histamin-Release-Tests oder Hauttestung von Reisallergikern noch ausstehen. Es konnte keine Auswirkung auf den Phänotyp der Reiskörner festgestellt werden (Wakasa et al. 2011).

24.5.2 Sojabohne (*Glycine max*)

In einer bevölkerungsbezogenen Untersuchung von Erwachsenen (zwischen 20 und 44 Jahren) in den o. g. 13 Ländern zeigte sich die Prävalenz einer Typ-I-Sensibilisierung auf Soja mit 0,0 % in Island bis 4,7 % in den USA (Gesamtdurchschnitt alle Länder: 2,1 %; Gesamtdurchschnitt alle Länder ohne Birkenpollensensibilisierte: 1,4 %) (Burney et al. 2010). Die höchste Prävalenz innerhalb der europäischen Länder bestand in Italien mit 3,6 %.

Neben den 8 derzeit IUIS-gelisteten Nahrungsmittelallergenen aus Sojabohne (Gly m 1–8; IUIS List of Allergens) wurden weitere Nahrungsmittelallergene beschrieben, so auch das Allergen Gly m Bd30K, auch als P34 (Cysteinprotease) bekannt (Herman et al. 2003).

In IgE-Bindungsuntersuchungen wurde gezeigt, dass mehr als 65 % der Soja-sensibilisierten Patienten ausschließlich auf dieses Gly m Bd30K-Protein reagierten (Herman et al. 2003).

Während mit Mutagenese und konventioneller Züchtung dieses immundominante Allergen Gly m Bd30K nicht ausgeschaltet werden konnte, konnte mit Transgen-induziertem Gen-Silencing (Cosuppression) ein komplettes Gen-Knockdown des Gly m Bd30K-Gens erzielt werden, was zu einer vollständigen Aufhebung der Gly m Bd30K-spezifschen IgE-Bindung im Immuoblot mit Patientenseren führte. Morphologische oder reproduktive Unterschiede zwischen den transgenen Pflanzen und dem Wildtyp zeigten sich nicht (Herman et al. 2003).

Die Autoren schlussfolgern, dass eine kombinierte Suppression des Gly m Bd30K-Allergens und weiterer Hauptallergene der Sojabohne erforderlich ist, um eine hypoallergene Sojabohne zu erhalten, die nicht nur für die o. g. Gruppe der auf Gly m Bd30K-monosensibilisierten Sojaallergiker verträglich ist (Herman et al. 2003).

24.5.3 Apfel (*Malus domestica*)

RNA-Interferenz (RNAi) als weitere posttranskriptionelle Gen-Silencing-Methode wurde erstmals in Apfelpflanzen als Modellallergenquelle zur Suppression von Mal d 1, dem Hautallergen des Apfels, eingesetzt (Gilissen et al. 2005, Hoffmann-Sommergruber 2005). Mal d 1 kommt in 30 unterschiedlichen Isoformen vor und weist eine ausgeprägte IgE-Kreuzreaktivität mit dem Hauptallergen der Birke Bet v 1 auf (Gilissen et al. 2005, Hoffmann-Sommergruber 2005, Krath et al. 2009). Die Aminosäuresequenz-Identität von Mal d 1 und Bet v 1 beträgt 64,5 % (Krath et al. 2009). Im Apfelgenom wurden wenigstens 18 Gene für Mal d 1 identifiziert (Gilissen et al. 2005). Mal d 1 kommt sowohl in der Frucht als auch in den Blättern vor.

Neben Mal d 1 wurden Mal d 2 (Thaumatin-ähnliches Protein, ein sog. „Pathogenesis-related-" [PR-]Protein, das der PR-5-Familie angehört), Mal d 3 (Non-specific Lipid Transfer Protein 1 [nsLTP1], der PR-14 Familie zugehörig) und

Mal d 4 (Profilin) als Nahrungsmittelallergene des Apfels in die offizielle IUIS-Liste aufgenommen (IUIS List of Allergens, Hoffmann-Sommergruber 2005). Etwa 70 % der Birkenpollenallergiker leiden an allergischen Symptomen auf Apfel, bedingt durch die Homologie von Bet v 1 und Mal d 1, die beide der PR-10-Familie angehören (Gilissen et al. 2005). In einer bevölkerungsbezogenen Untersuchung an jungen Erwachsenen (zwischen 20 und 44 Jahren) in 13 europäischen Ländern zeigte sich die Prävalenz einer Typ-I-Sensibilisierung auf Apfel zwischen 0,0 % in Island und 10,3 % in Deutschland (Gesamtdurchschnitt alle Länder: 4,2 %, Gesamtdurchschnitt aller Länder ohne Birkenpollensensibilisierte: 2,0 %) (Burney et al. 2010).

RNAi erwies sich als geeignete Methode, gleichzeitig die Expression aller Gene einer Genfamilie zu supprimieren (Hebert et al. 2008). Im Rahmen des sog. SAFE-Projekts wurden Apfelkeimlinge der Sorte „Elstar" mit einem Konstrukt transformiert, welches eine Mal d 1-spezifische invertierte Repeatsequenz enthält und für eine Intron-gespleißte Haarnadel-RNA kodiert (Gilissen et al. 2005, Hoffmann-Sommergruber 2005). Das Gen-Silencing beruht auf einer sequenzspezifischen Degradation der endogenen mRNA, die durch die RNA-Interferenz mit der doppelsträngigen Haarnadel-RNA enzymatisch abgebaut wird (Gilissen et al. 2006).

Die daraus resultierende Reduktion der Mal d 1-Proteinexpression konnte in Extrakten der transformierten Pflanzen mittels IgE-Immunoblot mit einem Serumpool von Patienten gezeigt werden. Die Blätter der transformierten Pflanzen zeigten im Prick-zu-Prick-Test bei Patienten mit Birkenpollen und Apfelallergie eine signifikant geringere Hauttestreaktivität im Vergleich zum Wildtyp (Gilissen et al. 2005). In einem Anschlussprojekt wurden die genetisch modifizierten (GM) Pflanzen auf Wildtypwurzelstöcke aufgepfropft und unter Treibhausbedingungen kultiviert (Krath et al. 2009): In den Blätter von 8/10 Pflanzenlinien wurde über mehr als 3 Jahre eine stabile, bis zu 10.000-fach reduzierte Mal d 1-Genexpression nachgewiesen (Krath et al. 2009). Ein Teil der genetisch modifizierten Elstar-Bäume zeigte infolge der In-vitro-Kultur oder der genetischen Modifikation eine veränderte Morphologie mit dunkleren Blättern, gezackteren Blatträndern und langsamerem Wachstum im Vergleich zu anderen GM-Pflanzen (Krath et al. 2009). Ein Nachteil von Apfel als Modellallergenpflanze ist die mehrjährige Latenzzeit zwischen Transformation und Vorliegen des Apfels, weshalb die bisher vorliegenden Untersuchungen zur Allergenität ausschließlich an Blättern der GM-Pflanzen erfolgten. Daten zum Allergengehalt von Äpfeln dieser GM-Pflanzenlinien oder zur oralen Provokation von Apfel-allergischen Patienten mit RNAi-Mal d 1-reduzierten Früchten wurden bisher nicht publiziert.

24.5.4 Tomate (*Solanum lycopersicum*, früher: *Lycopersicon esculentum*)

In einer bevölkerungsbezogenen Untersuchung von Erwachsenen (zwischen 20 und 44 Jahren) in o. g. 13 Ländern zeigte sich die Prävalenz einer Typ-I-Sensibilisierung auf Tomate mit 0,8 % in Island bis 5,6 % in Deutschland (Gesamtdurchschnitt alle Länder: 3,3 %, Gesamtdurchschnitt alle Länder ohne Birkenpollensensibilisierte: 2,3 %) (Burney et al. 2010).

Fünf Allergene der Tomate (Sola l 1 [Profilin], Sola l 2 [β-Fructofuranosidase, Synonym: Intvertase], Sola l 3 [Non-specific Lipid Transfer Protein 2], Sola l 4 [Pathogenesis-related Protein, PR-10, Bet v 1 Family Member, TSI-1], Sola l 5 [Cyclophilin]) haben Eingang in die offizielle Nomenklaturliste der Allergene (IUIS List of Allergens) gefunden. Die Tomatenallergene Sola l 1–3 sind in der Literatur unter ihren vormaligen Allergenbezeichnungen (Lyc e 1–3) publiziert. Infolge einer Aktualisierung der botanischen Nomenklatur (neu: *Solanum lycopersicum*, vormals: *Lycopersicon esculentum*) wurde bei der kürzlichen Aktualisierung der WHO/IUIS-Allergennomenklatur auch eine Aktualisierung der Allergenbezeichnungen umgesetzt (Radauer et al. 2014).

Etwa 32 % der Nahrungsmittelallergiker (Willerroider et al. 2003) und 22 % der Tomatenallergiker sind auf Tomatenprofilin Sola l 1 (Westphal et al. 2003), 17 % auf Sola l 2 (Invertase) (Westphal et al. 2004) und 35 % der spanischen Patienten mit Fruchtallergie auf Sola l 3 (nsLTP) sensibilisiert (Palacín et al. 2012), während eine Sensibilisierung auf Sola l 3 (nsLTP), das resistent gegen Hitze- und

Pepsineinwirkung ist und zu schweren systemischen allergischen Symptomen führen kann, bei Tomaten-allergischen Patienten in Deutschland eine Rarität darstellt (Foetisch et al. 2001). Sola l 4 (PR-10-Protein) hingegen wird in Deutschland von 76 % der Patienten mit Tomaten- und Birkenpollenallergie erkannt (Wangorsch et al. 2014). Bei einer Aminosäuenidentität von über 40 % und ähnlicher Proteinstruktur besteht eine ausgeprägte Kreuzreaktivität zwischen den beiden PR-10-Proteinen Sola l 4 and Bet v 1 (Wangorsch et al. 2014). Darüber hinaus wurden zahlreiche weitere putative Tomatenallergene beschrieben (Bässler et al. 2009, Kondo et al. 2001, López-Matas et al. 2011, Welter et al. 2013a,b).

Die meisten Tomatenallergiker sind auf mehrere Allergene der Tomatenfrucht polysensibilisiert, der Anteil monosensibilisierter Patienten, die ausschließlich ein einziges Tomatenallergen erkennen, liegt nach eigenen Untersuchungen eines deutschen Kollektivs bei knapp 5 %, während in einem italienischen Kollektiv von Tomatenallergikern 15 % auf nsLTP (Sola l 3) monosensibilisiert waren (Le et al. 2006b, Pravettoni et al. 2009).

Unterschiedliche Umweltbedingungen (z. B. klimatische Faktoren, Trockenheit, Infektionen der Tomatenpflanze) führen zu unterschiedlicher Genexpression individueller allergener Proteine in der Tomatenpflanze und der Tomatenfrucht (Plant et al. 1991, Welter et al. 2013b), was im Hinblick auf ein erfolgreiches Gen-Silencing von Bedeutung sein kann. Vorteile der Tomate als Modellallergenpflanze sind eine kurze (ca. 2- bis 3-monatige) Generationszeit und Latenzzeit zwischen erfolgreicher Transformation und Vorliegen erster allergenreduzierter Früchte, ein bekanntes Genom sowie das Vorliegen unterschiedlicher, sowohl glykosylierter als auch nichtglykosylierter Tomatenallergene, an denen modellhaft Erfahrungen zum Gen-Silencing unterschiedlicher Allergene erworben werden können.

Mehrere Tomatenallergene konnten zwischenzeitlich mittels RNAi-Silencing supprimiert werden (Le et al. 2006a,b, Paulus et al. 2011). Die reduzierte oder nicht vorhandene IgE-Reaktivität der allergenreduzierten Tomaten konnte auch in den nachfolgenden Tochtergenerationen bestätigt werden, was darauf hinweist, dass das RNAi-Silencing über mehrere Generationen stabil bleibt. Eine kompensatorische Expression anderer endogener Tomatenallergene wurde in transgenen Früchten nicht festgestellt:

Sola l 1 (Profilin) und Sola l 3 (nsLTP), die beide jeweils in zwei Isoformen vorliegen, wurden in transformierten Pflanzen durch die konstitutive Expression entsprechend konzipierter Konstrukte allergenspezifischer Haarnadel-RNAs (Le et al. 2006a, b) erfolgreich supprimiert. Das erfolgreiche Silencing beider Profilingene (Le et al. 2006b) bzw. beider LTP-Gene (Le et al. 2006a) und die daraus resultierende reduzierte Allergenität der genetisch modifizierten Pflanzen und ihrer Tomatenfrüchte konnte nachgewiesen werden
- auf RNA-Ebene (Northern-Blot),
- auf Proteinebene (Westernblot mit Profilin- oder LTP-spezifischem Rabbit-Antiserum sowie IgE-Immunoblot mit Seren von Tomatenallergerikern [Le et al. 2006b, Lorenz et al. 2006] oder Basophilen-Histaminrelease [Le et al. 2006a]) und
- im Hauttest bei Patienten (Le et al. 2006b, Lorenz et al. 2006).

Verschiedene transgene Pflanzenlinien brachten rote Tomaten mit einem im Vergleich zum Wildtyp um den Faktor 10 reduzierten Sola l 1-Gehalt (Le et al. 2006b) hervor. In Sola l 3-supprimierten transgenen Tomaten war im Northern- und Westernblot kein LTP mehr nachweisbar. Es waren 10- bis 100-fach höhere Proteinextraktkonzentrationen aus Tomaten Sola l 3-reduzierter transgener Pflanzen im Vergleich zum Wildtyp zur Auslösung des Basophilen-Histaminrelease erforderlich; IgE-Immunoblotuntersuchungen mit Seren von Tomatenallergikern und Hautpricktestung bei Tomatenallergikern zeigen eine deutlich herabgesetzte IgE-Bindung und reduzierte Hauttestreaktivität (Le et al. 2006a).

Bezüglich der Reduktion der Allergenität von Sola l 2 (Invertase) wurde ein anderer Ansatz gewählt (Paulus et al. 2011): Es konnte gezeigt werden, dass das IgE-bindende Epitop im Tomatenallergen Sola l 2 eine β-1,2-gebundene Xylose enthält. In Pflanzen wird der Transfer der Xylose von UDP-(Uridindiphosphat-)Xylose an die Core-Mannose von N-Glykanen durch das Enzym

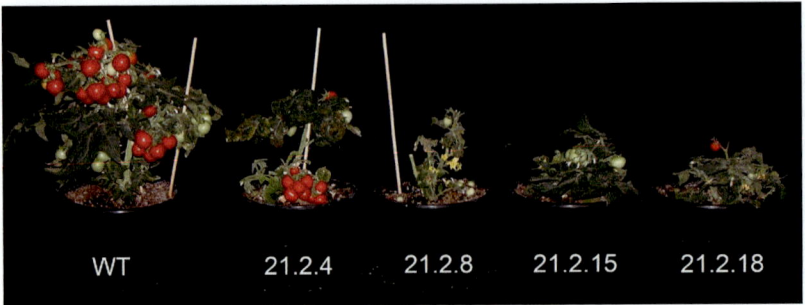

☐ **Abb. 24.2** Sola l 1-(Profilin-)reduzierte transgene Tomatenpflanzen (Linie 21.2.4, 21.2.8, 21.2.15 und 21.2.18) im Vergleich zum Wildtyp (WT) Varietät Micro-Tom. (Mit freundlicher Erlaubnis zur Verfügung gestellt von Dr. Kathrin Paulus und Prof. Uwe Sonnewald, Lehrstuhl für Biochemie, Friedrich-Alexander-Universität Erlangen-Nürnberg)

β-1,2-Xylosyltransferase vermittelt. Durch das RNAi-Silencing dieses Enzyms konnten genetisch modifizierte Tomaten gewonnen werden, die zwar in unverminderter Menge Sola l 2 enthielten, jedoch ohne den β-1,2-gebundenen Zuckerrest Xylose, wodurch die IgE-Bindungsfähigkeit des Allergens in vitro und in vivo vollständig verloren ging (Paulus et al. 2011).

Während ein RNAi-Silencing von β -1,2-Xylosyltransferase und daraus resultierendem hypoallergenem Sola l 2 sowie Sola l 3 in der Tomantenpflanze und -frucht ohne morphologische Veränderungen möglich war (Le et al. 2006a, Paulus et al. 2011), war bei Sola l 1-inhibierten Pflanzen ein deutlich vermindertes Pflanzenwachstum und ein reduzierter Fruchtansatz festzustellen (Le et al. 2006b) (☐ Abb. 24.2), was auf die physiologische Bedeutung von Profilin und seine Funktion für eine Regulation des Zytoskeletts der Pflanze hinweist.

Diese Defizienz konnte durch simultanes RNAi-Silencing von endogenem Tomaten-Profilin (Sola l 1) und Coexpression von hypoallergenem Profilin aus Bierhefe (*Saccharomyces cervisiae*) in der Pflanze ausgeglichen werden (☐ Abb. 24.3) (Le et al. 2010): Phänotyp und Wachstumsverhalten waren in Sola l 1-reduzierten transgenen Pflanzen (mit einem Restgehalt von endogenem Sola l 1 < 5 %) bei simultaner Komplementierung mit Bierhefe-Profilin fast vollständig normal. Die Produktion grüner Biomasse betrug in diesen Pflanzen 77 % des Wildtyps (im Vergleich dazu Sola l 1-reduzierte transgene Pflanzen ohne Komplementierung: 44 % des Wildtyps) (Le et al. 2010).

Die Aminosäuresequenz-Identität des Tomatenallergens Sola l 1 mit Profilin der Bierhefe, welches bislang nicht als Allergen beschrieben wurde, beträgt ausschließlich 32,6 % und geht nicht mit einer klinisch manifesten Kreuzreaktion einher (Le et al. 2010). Die Coexpression von Bierhefe-Profilin verstärkte nicht die Allergenität Sola l 1-reduzierter Tomaten (nachgewiesen im Basophilen-Histamin-Release-Test und im Prick-zu-Prick-Test mit nativem Fruchtfleisch bei Tomatenallergikern (Le et al. 2010).

Da die meisten Tomatenallergiker polysensibilisiert auf mehrere Tomatenallergene sind, erscheint ein simultanes Silencing mehrerer Allergene erforderlich, um eine allgemein verträgliche hypoallergene Tomatenfrucht zu erzielen. Zum Proof-of-Concept einer Gensuppression mehrerer Zielgene (Multi-Target Silencing) wurden mehrere chimäre RNAi-Konstrukte generiert, z. B. zum simultanen Silencing von Sola l 4 und zwei putativen Tomatenallergenen (Chitinase B und Osmotinähnliches Protein der Tomate) (Paulus 2012). Diese wurden stabil in Tomaten der Varietät Micro-Tom transformiert. Die grünen Früchte ausgewählter RNAi-Linien zeigten eine Reduktion der drei Zielgene, andere zeigten nur eine Reduktion von zwei Zielgenen oder auch eine Überexpression einzelner Zielgene als Folge des Silencing-Konstrukts (Paulus 2012). Das allergene Potenzial dieser Multi-Target-supprimierten Tomaten ist Gegenstand aktueller Untersuchungen.

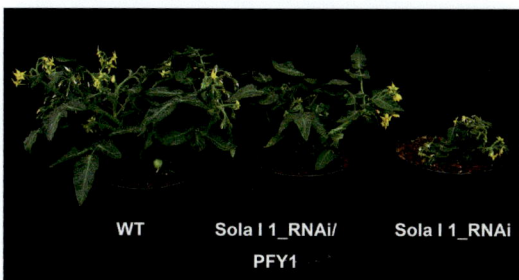

◘ **Abb. 24.3** Durch simultane Coexpression von hypoallergenem Profilin aus Bierhefe (PFY1) und Silencing von Sola l 1 werden in der transgenen Pflanze Sola l 1_RNAi/PFY1 die Einschränkungen in der Biomassenbildung der Sola l 1-reduzierten Pflanze Sola l 1_RNAi ausgeglichen. Im Vergleich dazu: Wildtyp (WT) Varietät Micro-Tom. (Mit freundlicher Erlaubnis zur Verfügung gestellt von Dr. Kathrin Paulus und Prof. Uwe Sonnewald, Lehrstuhl für Biochemie, Friedrich-Alexander-Universität Erlangen-Nürnberg)

24.5.5 Karotte (*Daucus carota*)

In einer bevölkerungsbezogenen Untersuchung an Erwachsenen (zwischen 20 und 44 Jahren) in 13 Ländern zeigte sich die Prävalenz einer Typ-I-Sensibilisierung auf Karotte zwischen 0,0 % in Island und 7,7 % in Deutschland (Gesamtdurchschnitt alle Länder: 3,6 %, Gesamtdurchschnitt alle Länder ohne Birkenpollensensibilisierte: 2,0 %) (Burney et al. 2010). Drei Allergene wurden bisher in die IUIS-Liste aufgenommen: Dau c 1 (Pathogenesis-Related Protein, PR-10, Bet v 1 Family Member), Dau c 4 (Profilin), Dau c 5 (Isoflavone Reductase-Like Protein) (IUIS List of Allergens). Weitere Karottenallergene (LTP und Cyclophilin) wurden beschrieben (Allergome).

Mittels RNAi konnten Dau c 1-reduzierte Karotten generiert werden (Peters et al. 2011). Das erfolgreiche Silencing der Gene, die für die beiden Isoformen Dau c 1.01 und Dau c 1.02 kodieren, durch eine stabil exprimierte Dau c 1.01- und Dau c 1.02-spezifische Haarnadel-RNA konnte in getrennten Pflanzenlinien mittels quantitativer RT-PCR und auf Proteinebene mittels Immunoblotting mit allergenspezifischen monoklonalen Antikörpern in unterschiedlichen Pflanzenlinien nachgewiesen werden. Ein simultaner RNAi-Silencing-Versuch beider Isoformen in ein- und derselben Pflanzenlinie wurde noch nicht unternommen. Im IgE-Immunoblot mit Patientenseren zeigte sich im Vergleich zum Wildtyp eine reduzierte IgE-Bindung auf Extrakte der Dau c 1.01-reduzierten Karotten, keine reduzierte IgE-Bindung war jedoch auf Extrakte der Dau c 1.02-reduzierten Karotten nachweisbar. Im Hautpricktest von Karottenallergikern konnte gegenüber Wildtypkarotten ein um 21–50 % reduzierter mittlerer Quaddeldurchmesser festgestellt werden (Peters et al. 2011). Kürzlich wurde eine weitere Isoform (Dau c 1.03) identifiziert, die beim o. g. RNAi-Silencing noch keine Berücksichtigung gefunden hatte. Eine koinzidentelle Suppression der Dau c 1.03-Transkription in o. g. Dau c 1.01- bzw. Dau c 1.02-reduzierten transgenen Karottenwurzeln wurde ausgeschlossen (Wangorsch et al. 2012), was ursächlich für die o. g. noch erhaltene IgE-Bindungsfähigkeit der transgenen Karotten sein kann.

Physikalische Traumatisierung (Zerschneiden der Karottenwurzel, i. e. abiotischer Stress) und Infektion (biotischer Stress) führten zu einer verstärkten Transkription dieser Isoform sowohl in der Wildtyp- als auch in o. g. transgenen Karottenwurzeln (Wangorsch et al. 2012). Die Kenntnis der Existenz von Isoformen und deren unterschiedliches Expressionsverhalten sind beim Design von RNAi-Konstrukten im Hinblick auf ein erfolgreiches simultanes RNAi-Silencing von besonderer Bedeutung, da je nach individueller Sensibilisierungsstärke der Karottenallergiker bereits kleinste Allergenmengen (0,55–34,46 μg Kumulativdosis von Dau c 1.01, Dau c 1.02 und Dau c 4) ausreichen, um objektivierbare allergische Symptome auszulösen (Foetisch et al. 2013).

Ein Nachteil der Karotte als Modellpflanze ist die im Vergleich zur Tomate doppelt so lange Latenzzeit von der Transformation bis zum Erhalt des testfähigen Nahrungsmittels (Wurzel der Karotte).

24.5.6 Erdnuss (*Arachis hypogaea*)

In einer bevölkerungsbezogenen Untersuchung an Erwachsenen (zwischen 20 und 44 Jahren) in 13 Ländern zeigte sich die Prävalenz einer Typ-I-Sensibilisierung auf Erdnuss zwischen 0,8 % in Norwegen und 9,3 % in den USA (Gesamtdurchschnitt alle Länder: 2,6 %, Gesamtdurchschnitt alle Länder ohne Birkenpollensensibilisierte: 1,8 %). Die höchste Prävalenz in den europäischen Ländern wurde mit 4,2 % in Deutschland festgestellt (Burney et al. 2010). Nach aktuellen Daten des Anaphylaxie-Registers sind unter den Nahrungsmitteln Erdnüsse der häufigster Auslöser einer Anaphylaxie im Kindesalter (Worm et al. 2014). Die IUIS-Allergenliste umfasst 12 Nahrungsmittelallergene der Erdnuss: Ara h 1 (Cupin – Vicilin-Typ, 7S-Globulin), Ara h 2 (Conglutin – 2S-Albumin), Ara h 3 (Cupin – Legumin-Typ, 11S-Globulin, Glycinin), Ara h 5 (Profilin), Ara h 6 (Conglutin – 2S-Albumin), Ara h 7 (Conglutin – 2S-Albumin), Ara h 8 (Pathogenesis-Related Protein, PR-10, Bet v 1 Family Member), Ara h 9 (Nonspecific Lipid-Transfer Protein), Ara h 10 (16-kDa-Oleosin), Ara h 11 (14-kDa-Oleosin), Ara h 12 (Defensin), Ara h 13 (Defensin).

Im Fokus des RNAi-Silencing steht Ara h 2, ein hitzestabiles Speicherprotein der Prolaminfamilie (Conglutinin-7), das von mehr als 90 % der Erdnussallergiker erkannt wird. Zwei homologe Gene (Ara h 2.01 und Ara h 2.02) kodieren für die beiden Isoformen Ara h 2.01 und Ara h 2.02 (Dodo et al. 2008).

Die erfolgreiche Transformation mit einem ara h 2.02-RNAi-Konstrukt – basierend auf einem genomischen Klon – führte zu Ara h 2-reduzierten transgenen Pflanzen: Der Anteil von Ara h 2 am Gesamtproteingehalt im Extrakt der rohen Erdnuss ausgewählter transgener Pflanzen betrug in ELISA-Untersuchungen zwischen 2,87 und 6,24 % im Vergleich zu 27,73 % im Wildtyp. In diesen war der Nachweis von Ara h 2 mit spezifischen monoklonalen Antikörpern im Westernblot negativ. Im indirekten ELISA mit Patientenseren zeigte sich eine signifikant reduzierte IgE-Bindung an die Extrakte ausgewählter transgener Erdnüsse im Vergleich zum Wildtyp. Im Proteingel war das Proteinmuster für die Extrakte verschiedener transgener Erdnüsse jedoch insgesamt verändert. Die Anzahl an Fruchtträgern (2–32 bei transgenen Pflanzen im Vergleich zu durchschnittlich 25 bei Wildtyppflanzen) variierte erheblich (Dodo et al. 2008).

Ein anderes, gegen Ara h 2.01 gerichtetes, RNAi-Konstrukt generierte Pflanzenlinien mit reduzierter Proteinexpression von Ara h 2.01 und Ara h 2.02 und simultan reduzierter Expression von Ara h 6, einem weiteren Conglutinin, das eine Sequenzhomologie von 63 % mit Ara h 2 aufweist und von 3 Genen kodiert wird (Chu et al. 2008). Eine der gewonnenen Pflanzenlinien zeigte eine vollständige Suppression der Proteinexpression von Ara h 2 und Ara h 6 im Westernblot mit Chicken-anti-Ara h 2 und -anti-Ara h 6-Antikörpern sowie fehlende IgE-Bindung humaner Seren von Erdnussallergikern. Trotz der fehlenden Trypsininhibitor-Wirkung von Ara h 2 in den transgenen Pflanzen wiesen diese keine erhöhte Infektanfälligkeit der Pflanze für *Aspergillus flavus* auf (Chu et al. 2008). Einige Pflanzenlinien zeigten jedoch in der massenspektrometrischen Untersuchung verstärkte Expression anderer Allergene (Stevenson et al. 2008).

24.6 Akzeptanz von hypoallergenen genmodifizierten Nahrungsmitteln bei Verbrauchern

Anbauregeln, Anbauverbot und Deklaration von genmodifizierten Nahrungsmitteln sind in der Laienpresse wiederkehrende und kontrovers diskutierte Themen. Während sich die Diskussion dabei vorwiegend um den Sinn oder Unsinn von GM-Pflanzen dreht, die aufgrund von gentechnischen Veränderungen tolerant gegenüber Pflanzenschutzmitteln oder resistent für bestimmte Schadinsekten sind, handelt es sich bei den o. g. genmodifizierten hypoallergenen Nahrungsmitteln um Produkte, die einen unmittelbaren Nutzen für den Verbraucher erkennen lassen (Gallo u. Sayre 2009).

In einer fragebogenbasierten Pilotstudie wurde die Verbraucherakzeptanz von genmodifizierten hypoallergenen Nahrungsmitteln bei je 20 nahrungsmittelallergischen Patienten in drei Allergieabteilungen in Österreich, den Niederlanden und Spanien untersucht (Miles et al. 2005): 83 % aller Befragten (in Spanien 95 %, in den Niederlanden 85 %, in Österreich 70 %) meldeten Interesse an der Verfügbarkeit hypoallergener Nahrungsmittel an, wobei 89 % ein Eigeninteresse angaben und für sich selbst erhofften, ein Nahrungsmittel, auf welches sie allergisch sind, wieder bedenkenlos verzehren zu können. Als weitere Einflussfaktoren auf das Kaufverhalten eines derartigen hypoallergenen Nahrungsmittels wurden Preis, Geschmack und Sicherheit genannt. Die Akzeptanz gentechnischer Methoden mit dem Ziel der Generierung hypoallergener Nahrungsmittel war mit durchschnittlich 77 % bei den Befragten relativ hoch: In Spanien gaben 85 % der Befragten Kaufbereitschaft für genmodifizierte hypoallergene Nahrungsmittel an, in den Niederlanden 80 % und in Österreich 55 %. Im Falle der Wahlmöglichkeit zwischen grüner Gentechnik und konventioneller Züchtung äußerten 27 % der Befragten (in Spanien 30 %, in den Niederlanden 30 %, in Österreich 20 %) keine Präferenz in der einen oder anderen Richtung, während 67 % der Befragten (in Spanien 65 %, in den Niederlanden 55 %, in Österreich 80 %) eine Präferenz für die konventionelle Züchtung angaben (Miles et al. 2005). Obwohl die geringe Zahl der Befragten keine abschließende Bewertung zulässt, ist es bemerkenswert, dass drei Viertel der befragten Nahrungsmittelallergiker äußerten, dass sie hypoallergene genmodifizierte Nahrungsmittel kaufen würden – ein Hinweis auf den bestehenden Leidensdruck durch die bislang erforderliche Karenz gegenüber dem entsprechenden Nahrungsmittel. Auch regionale/nationale Unterschiede zeichneten sich ab.

24.7 Mehrwert der molekularen Diagnostik

Mittels molekularer Allergiediagnostik können für Nahrungsmittelallergiker epidemiologisch relevante Allergene identifiziert werden, welche geeignete Zielstrukturen in der Pflanze und pflanzlichen Nahrungsmitteln für gezielte Strategien der Allergenreduktion darstellen. Diese können je nach geografischer Lage variieren (Schmidt-Andersen et al. 2011).

24.8 Therapie und Empfehlungen

Die o. g. hypoallergenen Nahrungsmittel befinden sich alle im Stadium von Proof-of-Concept-Untersuchungen.

Zum gegebenen Zeitpunkt umfassen die Therapieoptionen von Nahrungsmittelallergien daher neben konsequenter Meidung des- oder derjenigen Nahrungsmittel, auf deren allergene Bestandteile bei einem Betroffenen allergische Symptome eingetreten sind, medikamentöse symptomatische Ansätze zur Unterdrückung allergischer Symptome (z. B. H1-Rezeptorantagonisten). Auf diese soll hier nicht näher eingegangen werden. Bezüglich des Managements IgE-vermittelter Nahrungsmittelallergien und aktueller therapeutischer Empfehlungen wird auf die derzeit in Überarbeitung befindliche Leitlinie verwiesen (Lepp et al. 2009).

Insbesondere bei vorangegangenen schweren Reaktionen ist eine präventive Versorgung der Patienten mit Notfallmedikamenten erforderlich. Zum Erkennen und zur Behandlung anaphylaktischer Reaktionen wird auf die Leitlinie Anaphylaxie verwiesen (Ring et al. 2014). Erwähnt sei lediglich, dass eine frühzeitige Gabe von Adrenalin bei Anaphylaxie Mittel der ersten Wahl ist (Worm et al. 2014).

24.9 Perspektiven

Zum aktuellen Zeitpunkt ist eine kommerzielle Vermarktung hypoallergener Nahrungsmittel nicht absehbar (Chung u. Reed 2014). Das bisherige Gen-Silencing einzelner Allergene führt selbst bei vollständiger Suppression des einzelnen Allergens nicht automatisch zum vollständigen Verlust der Allergenität, da die meisten Nahrungsmittelallergiker auf mehrere Allergene in ein- und demselben Nahrungsmittel sensibilisiert sind. Multi-Target-Knockdown-Ansätze zum simultanen Ausschalten mehrerer Allergene in einem Nahrungsmittel sind daher erforderlich und stehen am Anfang der Machbarkeitsuntersuchungen (Chu et al. 2008, Paulus 2012, Wakasa et al. 2011), denen vor einer etwaigen Vermarktung ein mehrstufiger Nachweis einer reduzierten Allergenität und biologischer Gleichwertigkeit folgen muss (Goodman et al. 2008, Scheurer u. Sonnewald 2009). Bislang sind an In-vivo-Untersuchungen ausschließlich Pricktestuntersuchungen mit einigen der o. g. hypoallergenen Nahrungsmittel bei Patienten erfolgt; orale Provokationstestungen stehen aus. Allergenspezifische Schwellendosen (LOAEL, „lowest observed adverse effect level"), unterhalb derer keine allergischen Symptome bei sensibilisierten Patienten mehr zu erwarten sind (Foetisch et al. 2013), sind bisher nur für wenige Nahrungsmittelallergene bekannt. Daher ist zum jetzigen Zeitpunkt nicht abschließend zu bewerten, ob eine durch RNAi-Silencing erzielte, 100-fache

Allergenreduktion in planta für einen symptomlosen Konsum durch allergische Individuen ausreicht. Obwohl die bisherigen Untersuchungen eine stabile Transformation und Expression der RNAi-Konstrukte über Generationen aufwiesen, sind weitere Stabilitätsuntersuchungen unter klimatischen Extrembedingungen und Pflanzeninfektionen erforderlich. Diese offenen Fragen sind Gegenstand weiterer wissenschaftlicher Untersuchungen.

Nahrungsmittelspezifische Allergievakzine zur Behandlung von Nahrungsmittelallergien mittels spezifischer Immuntherapie (SIT) sind derzeit außerhalb von klinischen Studien nicht verfügbar (Chung u. Reed 2014). In der Vergangenheit traten teilweise schwere anaphylaktische Nebenwirkungen beim Versuch der SIT mit Nahrungsmittelextrakten ein (Pons et al. 2005). Stabile Allergenextrakte, die bezüglich ihres Allergengehalts an relevanten Allergenen standardisiert sind, wurden bisher zur spezifischen Immuntherapie nicht zugelassen und sind nicht kommerziell erhältlich.

Zielgerichtete Mutagenese wurde eingesetzt, um hypoallergene Mutanten von Nahrungsmittelallergenen als rekombinante Proteine zu generieren (z. B. hypoallergene Mutanten von Pru av 1 (Kirsche; Neudecker et al. 2003, Wiche et al. 2005), Ara h 2 (Erdnuss; King et al. 2005), Ara h 6 (Hazebrouck et al. 2012), Mal d 1 (Apfel; Bolhaar et al. 2005, Hoffmann-Sommergruber et al. 2005).

Ein signifikant reduziertes IgE-Bindungsverhalten dieser mutierten Proteine wurde in vitro mittels IgE-Immunoblotuntersuchungen oder EAST-Inhibiton bestätigt. Modulation der IgE-Bindungsstellen mittels zielgerichteter Mutagenese stellt einen vielversprechenden Ansatz zur Gewinnung von hypoallergenen Proteinen dar, deren Einsatz im Rahmen einer spezifischen Immuntherapie als Behandlungsmaßnahme der Tertiärprävention bei bereits eingetretener Typ-I-Allergie mittelfristig denkbar erscheint (Bolhaar et al. 2005, Hazebrouck et al. 2012, Wiche et al. 2005). Im Gegensatz dazu verfolgt das Design hypoallergener Nahrungsmittel einen globalen Ansatz der Allergieprävention, der neben der Vermeidung allergischer Symptome bei bereits bestehender Sensibilisierung auch primär der Entstehung von Neusensibilisierungen auf allergene Nahrungsmittel entgegenwirkt (Gallo u. Sayre 2009).

Aufgrund der bestehenden Kontroverse um gentechnisch veränderte Nahrungsmittel sind neue Techniken der Pflanzenzüchtung von Interesse (z. B. TILLING und TALEN), die molekularbiologische Methoden beinhalten, die in Europa laut Beurteilung der New Techniques Working Group (NTWG) der konventionellen Züchtung zugerechnet werden. In einer Stellungnahme der Zentralen Kommission für die Biologische Sicherheit (ZKBS) wird auf dem Hintergrund der auf europäischer Ebene getroffenen Bewertungen eine Einordnung dieser neuen Techniken gemäß der europäischen Richtlinien und des deutschen GenTG abgegeben, ob sie im Sinne der EU-Richtlinien 2001/18/EG und 2009/41/EG zu gentechnisch veränderten Organismen (GVO) führen oder nicht (ZKBS 2012).

Beispielsweise werden bei der Methode des TILLING (Targeting Induced Local Lesions in Genomes) die züchterische Standardtechnik der Mutagenese mittels Ethylmethansulfonat mit einem Screening-Verfahren kombiniert, das auf der Erkennung von Mismatch-Hybridisierung durch HPLC beruht, wodurch viele potenziellen Mutanten gleichzeitig untersucht werden können (McCallum et al. 2000). TALEN (Transcription Activator-like Effector Nucleases) binden sequenzspezifisch an einer gewünschten Stelle im Genom und schneiden dort, was z. B. eine gezielte Mutation oder Deletion ermöglicht (Morbitzer et al. 2010).

Mit diesen neuen Methoden der konventionellen Züchtung erscheint es möglich, z. B. Nullmutanten zu erzielen mit zum Teil ähnlichen, stabilen Eigenschaften wie im Rahmen der Proof-of-Concept-Studien mit gentechnischen Methoden – was neue non-GM-Strategien zur Produktion hypoallergener Nahrungsmittel aufzeigt.

Fazit für den klinischen Alltag

Nahrungsmittelallergien im Erwachsenenalter richten sich am häufigsten gegen pflanzliche Nahrungsmittel (Nüsse, Leguminosen, Früchte und Gemüse). Eine Ausschaltung relevanter Allergene in der Pflanze selbst stellt einen neuen Ansatz der Allergenkarenz zur Primär-, Sekundär- und Tertiärprävention von Nahrungsmittelallergien dar.

Zum aktuellen Zeitpunkt befindet sich die Entwicklung hypoallergener Nahrungsmittel noch in überwiegend präklinischen experimentellen Stadien mit gentechnischen Methoden. In den Proof-of-Concept-Studien konnten erfolgreich Strategien zur stabilen Ausschaltung oder Reduktion der Expression von Allergenen in pflanzlichen Nahrungsmitteln etabliert werden. Einzig bei der Ausschaltung von Profilin zeigten sich gravierende Einschränkungen des Wachstums und des Fruchtansatzes von Tomatenpflanzen, die jedoch mittels simultaner Komplementierung mit einem hypoallergenen Profilin aus Bierhefe ausgeglichen werden konnten.

Multi-Target-Strategien zur simultanen Reduktion mehrerer Allergene sind Gegenstand aktueller Untersuchungen.

Basierend auf den Erkenntnissen dieser Proof-of-Concept-Studien ist eine Generierung allergenreduzierter Nahrungsmittel möglich. Bei fraglicher Akzeptanz von GM-Nahrungsmitteln erscheint es jedoch für das weitere Design hypoallergener Nahrungsmittel sinnvoll, die Möglichkeiten der Reproduktion der o. g. Ergebnisse transgener allergenreduzierter Pflanzen unter Einsatz moderner züchterischer Methoden zu prüfen.

Literatur

Allergome, The Platform of Allergen Knowledge (ed) www.allergome.org/script/search_step1.php?clear=1 (Zugriff 30.11.2014)

American Academy of Pediatrics Committee on Nutrition (2000) Clinical testing of hypoallergenic formulas. Pediatrics 106:346–349

Asero R, Mistrello G, Roncarolo D, de Vries SC, Gautier MF, Ciurana CL, Verbeek E, Mohammadi T, Knul-brettlova V, Akkerdaas JH, Bulder I, aalberse RC, van Ree R (2000) Lipid-transfer protein: a pan-allergen in plant-derived foods that is highly resistant to pepsin digestion. Int Arch Allergy Immunol 122:20–32

Asero R, Jimeno L, Barber D (2008) Component-resolved diagnosis of plant food allergy by SPT. Eur Ann Allergy. Clin Immunol 40:115–121

Ballmer-Weber BK, Hoffmann-Sommergruber K (2014) Update: molekulare Diagnose der Gemüse- und Fruchtallergie. Allergo J Int 23:24–34

Bässler OY, Weiss J, Wienkoop S, Lehmann K, Scheler C, Dölle S, Schwarz D, Franken P, George E, Worm M, Weckwerth W (2009) Evidence for novel tomato seed allergens: IgE-reactive legumin and vicilin proteins identified by multidimensional protein fractionation-mass spectrometry and in silico epitope modeling. J Proteome Res 8:1111–1122

Beyer K (2007) Hypoallergenicity: A Principle for the Treatment of Food Allergy. In: Cooke RJ, Vandenplas Y, Wahn U (Hrsg) Nutrition Support for Infants and Children at Risk 59th Nestlé Workshop, Pediatric Program, Nesté Nutrition. Karger, Basel, S 37–47

Bolhaar ST, Zuidmeer L, Ma Y, Ferreira F, Bruijnzeel-Koomen CA, Hoffmann-Sommergruber K, van Ree R, Knulst AC (2005) A mutant of the major apple allergen, Mal d 1, demonstrating hypo-allergenicity in the target organ by double-blind placebo-controlled food challenge. Clin Exp Allergy 35:1638–1644

Burney P, Summers C, Chinn S, Hooper R, van Ree R, Lidholm J (2010) Prevalence and distribution of sensitization to foods in the European Community Respiratory Health Survey: a EuroPrevall analysis. Allergy 65:1182–1188

Chapman MD (2008) Allergen Nomenclature. In: Lockey RF, Ledford DK (Hrsg) Allergens and Allergen Immunotherapy, 4. Aufl. Informa Healthcare, New York, S 47–58

Chu Y, Faustinelli P, Ramos ML, Hajduch M, Stevenson S, Thelen JJ, Maleki SJ, Cheng H, Ozias-Akins P (2008) Reduction of IgE binding and nonpromotion of Apergillus flavus fungal growth by simultaneously silencing Ara h 2 and Ara h 6 in peanut. J Agric Food Chem 56:11225–11233

Chung SY, Reed S (2014) Reducing food allergy: is there promise for food applications? Curr Pharm Des 20:924–930

Codex Alimentarius Commission (2003) Alinorm 03/34: Joint FAO/WHO Food Standard Programme, 25th Session, Rome. Appendix III, Guideline for the conduct of food safety assessment of foods derived from recombinant-DNA plants; Appendix IV, Annex on the assessment of possible allergenicity, pp 47–60

Dodo HW, Konan KN, Chen FC, Egnin M, Viquez OM (2008) Alleviating peanut allergy using genetic engineering: the silencing of the immunodominant allergen Ara h 2 leads to its significant reduction and a decrease in peanut allergenicity. Plant Biotechnol J 6:135–145

EFSA Panel on Genetically Modified Organisms (GMO Panel) (2010) Scientific Opinion on the assessment of allergenicity of GM plants and microorganisms and derived food and feed. EFSA Journal 8:1700 doi:10.2903/j.efsa.2010.1700

Fagard M, Vaucheret H (2000) (Trans)gene silencing in Plants: How Many Mechanisms? Ann Rev Plant Physiol Plant Mol Biol 51:167–194

Foetisch K, Son AY, Altmann F, Aulepp H, Conti A, Haustein DD, Vieths S (2001) Tomato (Lycopersicon esculentum) allergens in pollen-allergic patients. Eur Food Res Technol 213:259–266

Foetisch K, Scheurer S, Vieths S, Hanschmann KM, Lidholm J, Mahler V (2013) Identification of allergen-resolved threshold doses of carrot (Daucus carota) by means of oral challenge and ELISA. J Allergy Clin Immunol 131:1711–1713

Fritsché R (2009) Utility of animal models for evaluating hypoallergenicity. Mol Nutr Food Res 53:979–983

Gallo M, Sayre R (2009) Removing allergens and reducing toxins from food crops. Curr Opin Biotechnol 20:191–196

Gilissen LJWJ, Bolhaar STHP, Matos CI, Rouwendal GJA, Boone MJ, Krens FA, Zuidmeer L, van Leeuwen A, Akkerdaas J, Hoffmann-Sommergruber Kn Knulst AC, Bosch D, Van de

Weg WE, van Ree R (2005) Silencing the major apple allergen Mal d 1 by using the RNA interference approach. J Allergy Clin Immunol 115:364–369

Gilissen LJWJ, Bolhaar STHP, Knulst AC, Zuidmeeri L, van Ree R, Gao ZS, van de Weg EW (2006) Production of hypoallergenic plant foods by selection, breeding. And genetic modification. In: Gilissen LJWJ, Wichers HJ, Savelkoul HFJ, Robert J, Bogers (Hrsg) Allergy Matters: New Approaches to Allergy Prevention and Management. Springer, Heidelberg, S 95–105

Goodman RE, Vieths S, Sampson HA, Hill D, Ebisawa M, Taylor SL, van Ree R (2008) Allergenicity assessment of genetically modified crops--what makes sense? Nat Biotechnol 26:73–81

Hauser M, Wallner M, Ferreira F, Mahler V, Kleine-Tebbe J (2012) Das Konzept der Pollen-Panallergene: Profiline und Polcalcine. Allergo J 21:291–293

Hazebrouck S, Guillon B, Drumare MF, Paty E, Wal JM, Bernard H (2012) Trypsin resistance of the major peanut allergen Ara h 6 and allergenicity of the digestion products are abolished after selective disruption of disulfide bonds. Mol Nutr Food Res 56:548–557

Hebert CG, Valdes JJ, Bentley WE (2008) Beyond silencing engineering applications of RNA interference and antisense technology for altering cellular phenotype. Curr Opin Biotechnol 19:500–505

Herman EM, Helm RM, Jung R, Kinney AJ (2003) Genetic modification removes an immunodominant allergen from soybean. Plant Physiol 132:36–43

Hoffmann-Sommergruber K, SAFE consortium (2005) The SAFEproject: 'plant food allergies: field to table strategies for reducing their incidence in Europe' an EC-funded study. Allergy 60:436–442

Hompes S, Scherer K, Köhli A, Rueff F, Mahler V, Lange L, Treudler R, Rietschel E, Szepfalusi Z, Lang R, Rabe U, Reese T, Beyer K, Schwerk N, Worm M (2010) Nahrungsmittel-Anaphylaxie: Daten aus dem Anaphylaxie-Register. Allergo Journal 19:234–242

IUIS Allergen Nomenclature Sub-Committee (2014) Allergen Nomenclature. www.allergen.org/index.php. Zugegriffen: 30.11.2014

King N, Helm R, Stanley JS, Vieths S, Lüttkopf D, Hatahet L, Sampson H, Pons L, Burks W, Bannon GA (2005) Allergenic characteristics of a modified peanut allergen. Mol Nutr Food Res 49:963–971

Kleine-Tebbe J, Ballmer-Weber B, Breiteneder H, Vieths S (2010) Bet v 1 und Homologe – Verursacher der Baumpollenallergie und birkenpollenassoziierter Kreuzreaktionen. Allergo J 19:462–463

Kondo Y, Urisu A, Tokuda R (2001) Identification and characterization of the allergens in the tomato fruit by immunoblotting. Int Arch Allergy Immunol 126:294–299

Krath BN, Eriksen FD, Pedersen BH, Gilissen LJWJ, van de Weg WE, Dragsted LO (2009) Development of hypo-allergenic apples: silencing of the major allergen Mal d 1 gene in 'Elstar' apple and the effect of grafting. J Hortic Sci Biotech (Suppl):52–57

Ladics GS (2008) Current codex guidelines for assessment of potential protein allergenicity. Food Chem Toxicol 46(Suppl 10):20–23

Le LQ, Lorenz Y, Scheurer S, Fotisch K, Enrique E, Bartra J, Biemelt S, Vieths S, Sonnewald U (2006a) Design of tomato fruits with reduced allergenicity by dsRNAi-mediated inhibition of ns-LTP (Lyc e 3) expression. Plant Biotechnol J 4:231–242

Le LQ, Mahler V, Lorenz Y, Scheurer S, Biemelt S, Vieths S, Sonnewald U (2006b) Reduced allergenicity of tomato fruits harvested from Lyc e 1-silenced transgenic tomato plants. J Allergy Clin Immunol 118:1176–1183

Le LQ, Mahler V, Scheurer S, Foetisch K, Braun Y, Weigand D, Enrique E, Lidholm J, Paulus KE, Sonnewald S, Vieths S, Sonnewald U (2010) Yeast profilin complements profilin deficiency in transgenic tomato fruits and allows development of hypoallergenic tomato fruits. FASEB J 24:4939–4947

Lepp U, Ballmer-Weber B, Beyer K, Erdmann S, Fuchs T, Henzgen M, Heratizadeh A, Huttegger I, Jappe U, Kleine-Tebbe J, Niggemann B, Raithel M, Reese I, Saloga J, Schaefer C, Szépfalusi Z, Vieths S, Werfel T, Zuberbier T, Worm M, Arbeitsgruppe „Nahrungsmittelallergie" der DGAI (2009) Therapiemöglichkeiten bei der IgE-vermittelten Nahrungsmittel-Allergie. AWMF-Leitlinien-Register 061(011):– (Erstellungsdatum: 12/2001; letzte Überarbeitung: 10/2009; derzeit in Überarbeitung)

López-Matas MÁ, Larramendi CH, Ferrer A, Huertas AJ, Pagán JA, García-Abujeta JL, Bartra J, Andreu C, Lavín JR, Carnés J (2011) Identification and quantification of tomato allergens: in vitro characterization of six different varieties. Ann Allergy Asthma Immunol 106:230–238

Lorenz Y, Enrique E, Lequynh L, Fötisch K, Retzek M, Biemelt S, Sonnewald U, Vieths S, Scheurer S (2006) Skin prick tests reveal stable and heritable reduction of allergenic potency of gene-silenced tomato fruits. J Allergy Clin Immunol 118:711–718

McCallum CM, Comai L, Greene EA, Henikoff S (2000) Targeting induced local lesions IN genomes (TILLING) for plant functional genomics. Plant Physiol 123:439–442

Miles S, Bolhaar S, Gonzalez-Mancebo E, Hafner C, Hoffmann-Sommergruber K, Fernandez-Rivas M, Knulst A (2005) Attitudes towards low allergen food in food allergic consumers. Nutr Food Sci 35:220–228

Morbitzer R, Römer P, Boch J, Lahaye T (2010) Regulation of selected genome loci using de novo-engineered transcription activator-like effector (TALE)-type transcription factors. Proc Natl Acad Sci USA 107:21617–21622

Muraro A, Dreborg S, Halken S, Høst A, Niggemann B, Aalberse R, Arshad SH, Berg AA, Carlsen K, Duschén K, Eigenmann P, Hill D, Jones C, Mellon M, Oldeus G, Oranje A, Pascual C, Prescott S, Sampson H, Svartengren M, Vandenplas Y, Wahn U, Warner JA, Warner JO, Wickman M, Zeiger RS (2004) Dietary prevention of allergic diseases in infants and small children. Part I: immunologic background and criteria for hypoallergenicity. Pediatr Allergy Immunol 15:103–111

Neudecker P, Lehmann K, Nerkamp J, Haase T, Wangorsch A, Fötisch K, Hoffmann S, Rösch P, Vieths S, Scheurer S (2003) Mutational epitope analysis of Pru av 1 and Api g 1, the major allergens of cherry (Prunus avium) and celery (Apium graveolens): correlating IgE reactivity with three-dimensional structure. Biochem J 376(Pt 1):97–107

Nusrat A, Datta SK, Datta K (2010) RNA interference in designing transgenic crops. GM Crops 1(4):207–213

Palacín A, Gómez-Casado C, Rivas LA, Aguirre J, Tordesillas L, Bartra J, Blanco C, Carrillo T, Cuesta-Herranz J, de Frutos C, Alvarez-Eire GG, Fernández FJ, Gamboa P, Muñoz R, Sánchez-Monge R, Sirvent S, Torres MJ, Varela-Losada S, Rodríguez R, Parro V, Blanca M, Salcedo G, Díaz-Perales A (2012) Graph based study of allergen cross-reactivity of plant lipid transfer proteins (LTPs) using microarray in a multicenter study. PLoS One 7:e50799

Paulus KE (2012) Molekulare Ansätze zur Reduktion des allergenen Potenzials von Tomatenfrüchten. Dissertation an der Naturwissenschaftlichen Fakultät der Friedrich-Alexander-Universität Erlangen-Nürnberg

Paulus KE, Mahler V, Pabst M, Kogel KH, Altmann F, Sonnewald U (2011) Silencing β1,2-xylosyltransferase in Transgenic Tomato Fruits Reveals xylose as Constitutive Component of Ige-Binding Epitopes. Front Plant Sci 2:42 (eCollection 2011) doi:10.3389/fpls.2011.00042.

Peters S, Imani J, Mahler V, Foetisch K, Kaul S, Paulus KE, Scheurer S, Vieths S, Kogel KH (2011) Dau c 1.01 and Dau c 1.02-silenced transgenic carrot plants show reduced allergenicity to patients with carrot allergy. Transgenic Res 20:547–556

Petersen A, Scheurer S (2011) Stabile pflanzliche Nahrungsmittelallergene: Lipid-Transfer-Proteine. Allergo J 20:384–386

Plant AL, Cohen A, Moses MS, Bray EA (1991) Nucleotide sequence and spatial expression pattern of a drought- and abscisic Acid-induced gene of tomato. Plant Physiol 97:900–906

Pons L, Palmer K, Burks W (2005) Towards immunotherapy for peanut allergy. Curr Opin Allergy Clin Immunol 5:558–562

Pravettoni V, Primavesi L, Farioli L, Brenna OV, Pompei C, Conti A, Scibilia J, Piantanida M, Mascheri A, Pastorello EA (2009) Tomato allergy: detection of IgE-binding lipid transfer proteins in tomato derivatives and in fresh tomato peel, pulp, and seeds. J Agric Food Chem 57:10749–10754

Radauer C, Breiteneder H (2007) Evolutionary biology of plant food allergens. J Allergy Clin Immunol 120:518–525

Radauer C, Kleine-Tebbe J, Beyer K (2012) Stabile pflanzliche Nahrungsmittelallergene: Speicherproteine. Allergo J 21:155–158

Radauer C, Nandy A, Ferreira F, Goodman RE, Larsen JN, Lidholm J, Pomés A, Raulf-Heimsoth M, Rozynek P, Thomas WR, Breiteneder H (2014) Update of the WHO/IUIS Allergen Nomenclature Database based on analysis of allergen sequences. Allergy 69:413–419

Ring J, Beyer K, Biedermann T et al (2014) Akuttherapie und Management der Anaphylaxie. Allergo J 23:36–52

Scheurer S, Sonnewald S (2009) Genetic engineering of plant food with reduced allergenicity. Front Biosci 14:59–71

Schmidt-Andersen MB, Hall S, Dragsted LO (2011) Identification of european allergy patterns to the allergen families PR-10, LTP, and profilin from Rosaceae fruits. Clin Rev Allergy Immunol 41:4–19

Smith NA, Singh SP, Wang MB, Stoutjesdijk PA, Green AG, Waterhouse PM (2000) Total silencing by intron-spliced hairpin RNAs. Nature 407(6802):319–320

Stevenson SE, Chu Y, Ozias-Akins P, Thelen JJ (2008) Validation of gelfree, label-free quantitative proteomics approaches: applications for seed allergen profiling. J. Proteomics 72:555–566. doi:10.1016/j.jprot.2008.11.005

Tada Y, Nakase M, Adachi T, Nakamura R, Shimada H, Takahashi M, Fujimura T, Matsuda T (1996) Reduction of 14-16 kDa allergenic proteins in transgenic rice plants by antisense gene. FEBS Lett 391:341–345

Taylor SL, Hefle SL (2001) Food Allergies and Other Food Sensitivities. A publication of the Institute of Food Technologists' Expert Panel on Food Safety and Nutrition. Foodtechnology 55:68–83

Wakasa Y, Hirano K, Urisu A, Matsuda T, Takaiwa F (2011) Generation of transgenic rice lines with reduced contents of multiple potential allergens using a null mutant in combination with an RNA silencing method. Plant Cell Physiol 52:2190–2199

Wangorsch A, Weigand D, Peters S, Mahler V, Fötisch K, Reuter A, Imani J, Dewitt AM, Kogel KH, Lidholm J, Vieths S, Scheurer S (2012) Identification of a Dau c PRPlike protein (Dau c 1.03) as a new allergenic isoform in carrots (cultivar Rodelika). Clin Exp Allergy 42:156–166

Wangorsch A, Jamin A, Foetisch K, Malczyk A, Reuter A, Viereck S, Schülke S, Bartel D, Mahler V, Lidholm J, Vieths S, Scheurer S (2014) Identification of Sola l 4 as Bet v 1 homologous pathogenesis related-10 allergen in tomato fruits. Mol Nutr Food Res 59:582–592. doi:10.1002/mnfr.201300620

Welter S, Lehmann K, Dölle S, Schwarz D, Weckwerth W, Scheler C, Worm M, Franken P (2013a) Identification of putative new tomato allergens and differential interaction with IgEs of tomato allergic subjects. Clin Exp Allergy 43:1419–1427

Welter S, Dölle S, Lehmann K, Schwarz D, Weckwerth W, Worm M, Franken P (2013b) Pepino mosaic virus infection of tomato affects allergen expression, but not the allergenic potential of fruits. PLoS One 8:e65116

Wesley SV, Helliwell CA, Smith NA, Wang MB, Rouse DT, Liu Q, Gooding PS, Singh SP, Abbott D, Stoutjesdijk PA, Robinson SP, Gleave AP, Green AG, Waterhouse PM (2001) Construct design for efficient, effective and high-throughput gene silencing in plants. Plant J 27:581–590

Westphal S, Kolarich D, Foetisch K, Lauer I, Altmann F, Conti A, Crespo JF, Rodríguez J, Enrique E, Vieths S, Scheurer S (2003) Molecular characterization and allergenic activity of Lyc e 2 (beta-fructofuranosidase), a glycosylated allergen of tomato. Eur J Biochem 270:1327–1337

Westphal S, Kempf W, Foetisch K, Retzek M, Vieths S, Scheurer S (2004) Tomato profilin Lyc e 1: IgE cross-reactivity and allergenic potency. Allergy 59:526–532

Wiche R, Gubesch M, König H, Fötisch K, Hoffmann A, Wangorsch A, Scheurer S, Vieths S (2005) Molecular basis of pollen-related food allergy: Identification of a second cross-reactive IgE epitope on Pru av 1, the major cherry allergen. Biochem J 385:319–327

Willerroider M, Fuchs H, Ballmer-Weber BK, Focke M, Susani M, Thalhamer J, Ferreira F, Wüthrich B, Scheiner O, Breiteneder H, Hoffmann-Sommergruber K (2003) Cloning and molecular and immunological characterisation of two new food allergens, Cap a 2 and Lyc e 1, profilins from bell pepper (Capsicum annuum) and Tomato (Lycopersicon esculentum). Int Arch Allergy Immunol 131:245–255

Worm M, Eckermann O, Dölle S, Aberer W, Beyer K, Hawranek T, Hompes S, Koehli A, Mahler V, Nemat K, Niggemann B, Pföhler C, Rabe U, Reissig A, Reitschel E, Scherer K, Treudler R, Rueff F (2014) Auslöser und Therapie der Anaphylaxie: Auswertung von mehr als 4 000 Fällen aus Deutschland, Österreich und der Schweiz. Dtsch Arztebl Int 111:367–375

Zhang J, Hua ZC (2004) Targeted gene silencing by small interfering RNA-based knock-down technology. Curr Pharm Biotechnol 5:1–7

ZKBS (2014) Stellungnahme der ZKBS zu neuen Techniken für die Pflanzenzüchtung. Az.: 402.45310.0104 Juni 2012. www.keine-gentechnik.de/fileadmin/pics/Informationsdienst/ZKBS_Neue_Techniken_Pflanzenzuechtung_D_2012.pdf

Serviceteil

Stichwortverzeichnis – 380

Stichwortverzeichnis

A

Aalartige 298
Abionic 153
ABPA (allergische bronchopulmonale Aspergillose) 332
Acarus siro (Mehlmilbe) 320, 321, 325
Aca s 13 (Mehlmilbe) 321
Acetylglukosamin 266
Act c 8 (Kiwi) 20
Act d 1 (Kiwi) 154, 232, 235
Act d 2 154, 232, 236
Act d 3 236
Act d 5 154, 232
Act d 8 154, 232
Actinidiaceae 64
Actinidia deliciosa (Kiwi) 235
ADAM 153
Aed a 1 (Gelbfiebermücke) 323
Aed a 2 323
Aed a 3 323
Aedes aegypti (Gelbfiebermücke) 323
Aeroallergene, Singleplex-Verfahren 116
Ahornblättrige Platane 154, 178
– Majorallergen 178
Aktivität, allergene 311
Albumine, 2S- 62, 67, 164, 165
– Kreuzreaktivität 67
– Multiplex-Verfahren 164
Aldehyddehydrogenase 323
Aldolasen 292, 293, 294
– Fisch 292, 293
Allergenbezeichnung 5
Allergenchip 153, 171, 172
– Insektengift 172
Allergendatenbanken 7
Allergene 2, 18, 66, 187, 260, 264, 340, 350, 352, 355, 362
– Allergen C 260
– Bet v 1-homologe 18
– Definition 2
– hitzestabile 362
– magensäureresistente 362
– perenniale 187
– rekombinante 2, 264, 340, 350, 352, 355
– versteckte 66
Allergenextrakt 2
Allergengehalt 8
Allergenius 166
Allergenkunde 2

Allergenmoleküle 106, 108
– Einsatz in der Diagnostik 108
– Isoformen 106
Allergennomenklatur 2, 3, 368
Allergenoid 353, 357
Allergenquelle 2
Allergenspektrum, ISAC 154, 161
Allergenüberschuss, ImmunoCAP 161
Allergie 62, 93, 94, 295, 299
– berufsbedingte 295
– gefährliche 62
– klinisch relevante 93, 94
– speziesspezifische 299
Allergiebereitschaft 96
Allergie-Syndrom, orales 23
Allergievakzine, nahrungsmittelspezifische 374
Allergodip 151
Allergoid 310, 350, 353, 357
Allergome-Datenbank 19
Aln g 1 (Erle) 20, 154, 165, 185
– Kreuzreaktionen 165
Aln g 4 37, 187
Alnus glutinosa (Erle) 180, 185
Alpha-Amylase 319
Alpha-Gal 279
Alt a 1 (Alternaria, Schimmelpilz) 155, 332, 335
Alt a 3 334
Alt a 6 155, 333, 335
Alt a 7 334
Alt a 8 333
Alt a 14 334
Alternaria (Schimmelpilz) 331, 335
– alternata 331, 335
– tenuis 331
Aluminiumhydroxid 353
Alveolitis, exogen allergische 332
Ama r 2 (Fuchsschwanz) 40
Amaranth 197
Amaranthus retroflexus 197
Amaranthus retroflexus (Fuchsschwanz) 40
Amb a 1 (Ambrosie) 41, 154, 163, 197, 199, 200, 201, 351
– Kreuzreaktivität 200
– Markerallergen 163, 199, 201
Amb a 4 200
– Kreuzreaktivität 200
Amb a 8 35, 163, 165
– Kreuzreaktivität 163, 165
Amb a 9 37

Amb a 10 37, 163
– Kreuzreaktivität 163
Amb a 11 197
Amblyomma americanum (Lone Star Tick) 322
Ambrosia (Ambrosie) 37, 197
– artemisiifolia 197
Ambrosiapollen, Markerallergen 163
Aminosäuresequenz 5
Ana c 1 (Ananas), Kreuzreaktivität 165
Anacardiaceae 63
Anacardium occidentale (Cashew) 220
Ananas 156, 165
– Kreuzreaktivität 165
Ana o 1 (Cashew) 220
Ana o 2 154, 220, 225
Ana o 3 220, 225
Anaphylaxie, nahrungsmittelabhängige 50, 80, 246
– anstrengungsinduzierte 246
– Fleisch, Innereien 80
– verzögerte 80
Ang a 1 (Aal) 298
Anguilla anguilla (Aal) 298
Ani s 1 (Fischfadenwurm) 156
Ani s 3 156
Anisakis simplex (Fischfadenwurm) 156
Ano o 1 (Ruchgras) 165
Ano o 2 165
Ano o 3 165
Anstrengung, körperliche 246
Anthoxanthum odoratum (Ruchgras) 183
Anti-CCD-IgE 77, 85
– Häufigkeit 77
– klinische Relevanz 77
Antigen 5 260, 267
Antigen-5-verwandtes Protein 324
Antikörper, blockierende 311
Antisense-Gen-Silencing 365
Antisense-RNA 366
Antisense-Transgene 364
Apfel 154, 165, 230, 367
– Gen-Silencing 367
– Kreuzreaktivität 165
Apfelallergie 235
Apfelsine, Kreuzreaktivität 165
Apiaceae 232, 233
Api g 1 (Sellerie) 20, 154, 233
Api g 2 47
Api g 4 165, 233
– Kreuzreaktivität 165

Stichwortverzeichnis

Api g 5   233
Api g 6   47
Api m 1 (Honigbiene)   144, 146, 155, 260, 267, 271
– Majorallergen   267
Api m 2   146, 260
Api m 3   146, 260, 271
Api m 4   146, 155, 260
Api m 5   146
Api m 6   260
Api m 7   260, 263
Api m 8   260
Api m 9   260
Api m 10   146, 171, 260, 271
– Isoformen   171
Api m 11   260
Api m 12   260
Apis mellifera (Honigbiene)   259, 260, 261
Apium graveolens (Sellerie)   154, 165, 230
Apyrase   323, 324
Arachis hypogaea (Erdnuss)   206, 371
– Gen-Silencing   371
Ara h 1 (Erdnuss)   62, 67, 154, 165, 207, 251
– Kreuzreaktivität   67, 251
Ara h 2   62, 67, 153, 154, 165, 207, 209, 210, 215, 372
– Kreuzreaktivität   67
– rekombinantes   153
– RNAi-Silencing   372
– schwere allergische Reaktionen   165
– Wahrscheinlichkeit einer Erdnussallergie   210
Ara h 3   62, 67, 154, 165, 207
– Kreuzreaktivität   67
Ara h 5   165, 208
– Kreuzreaktivität   165
Ara h 6   62, 154, 165, 207
Ara h 7   207
Ara h 8   20, 154, 208
Ara h 9   47, 154, 208, 215, 248
– FDEIA   248
Ara h 10   208
Ara h 11   208
Arecaceae   63
Argas reflexus (Taubenzecke)   322, 323, 325
Argininkinase   319
Arg r 1 (Taubenzecke)   322
Arizona-Zypresse   154, 178, 180, 184, 187
– Majorallergen   178
Artemisia vulgaris (Beifuß)   197
Arthropoden   317

Art v 1 (Beifuß)   41, 155, 163, 197, 199, 200, 201
– Kreuzreaktivität   200
– Markerallergen   163, 199, 201
Art v 3   47, 155, 200
– Kreuzreaktivität   200
Art v 4   35, 163, 165
– Kreuzreaktivität   163, 165
Art v 5   37, 163
– Kreuzreaktivität   163
Art v 6   200
– Kreuzreaktivität   200
Arundinoideae   179, 182
Ascomycota   330
Ascorbatoxidase   265
Aspa a 1   47
Aspartatprotease   319
Aspergillose, allergische bronchopulmonale   332
Aspergillus (Schimmelpilz)   155, 331, 335
– alternata   155
– fumigatus   155, 335
– oryzae   335
– restrictus   335
Asp f 1 (Aspergillus fumigatus, Schimmelpilz)   155, 332, 335
Asp f 2   335
Asp f 3   155, 334, 335
Asp f 4   335
Asp f 6   155, 334, 335
Asp f 11   334
Asp f 22   333
Asp o 21   336
Asp r 1   336
Asteraceae   64
Asthma, berufsbedingtes   281
Asthmatiker   308
Atemwegssymptome   22
Atopie   93
Augmentationsfaktoren   246
Ausgebreitetes Glaskraut   154
Avena sativa (Hafer)   183
Avocado   240

B

Bahiagras   179
Banane   240
Bananenallergie   83
Barschartige   298
Basidiomycota   330
Basophilentests   94, 270
– Basophilen-Aktivierungstest   94, 270
– Basophilen-Histamin-Freisetzungstest   270

Bäume, allergene   179
Baumpollen   20, 22, 98, 178, 184
– Markerallergen   20
– Sensibilisierung   22
– wichtige Allergene   184
Baumpollenallergie   19, 21
– Diagnostik   21
Baumpollenextrakt, spezifische Immuntherapie   23
Befundbericht   166, 167, 168
Beifuß   35, 37, 155, 197, 200
– Kreuzreaktionen   200
Beifußblättriges Traubenkraut   154
Beifußpollen   163, 232
– Markerallergen   163
– Sellerieallergie   232
Beikräuter   195
Ber e 1 (Paranuss)   154, 165, 220, 225
– schwere allergische Reaktionen   165
Ber e 2   165, 220
Berlinkäfer   324
Bertholletia excelsa (Paranuss)   220
Beta-Enolasen, Fisch   292
Betulaceae   180
Betula verrucosa (Birke)   17, 180
Bet v 1 (Birke)   17, 20, 22, 23, 27, 41, 153, 154, 163, 165, 184, 185, 352
– assoziierte Sojaallergie   27
– Atemwegssymptome   22
– Kreuzallergien   23
– Kreuzreaktionen   165
– Markerallergen   20, 163
– rekombinantes   153, 352
Bet v 1-Familie   165
– Pollenallergene   165
Bet v 1-Homologe   17, 18, 20, 21, 29, 164
– Diagnostik   29
– Multiplex-Verfahren   164
– oropharyngeale Symptome   21
– Strukturen   18
Bet v 1-Superfamilie   17
Bet v 2   35, 39, 154, 163, 165, 184
– Kreuzreaktivität   163, 165
– Sensibilisierungsnachweis   39
Bet v 3   37, 184, 187
Bet v 4   37, 154, 163, 184, 187
– Kreuzreaktivität   163
Bet v 6   184, 185
Bet v 7   184, 185
Bet v 8   184, 185
Biene   261
Bienengift   144, 258, 266, 269
– CCD   266
– Kreuzreaktivität   144
– Majorallergene   269
Bienengiftallergie   146

Bienengiftimmuntherapie 270
Bierhefe-Profilin 370
Bingelkraut 35, 154, 197
Birke 17, 37, 154, 178, 184
Birkenfeige 343
Birkengewächse 178, 180
Birkenpollen 17, 19, 163, 170, 178, 214, 232
– Erdnusskreuzreaktionen 214
– Majorallergen 17, 178
– Markerallergen 163
– Rhinokonjunktivitis 170
– Selleriellergie 232
– Sensibilisierungsrate 19
Birkenpollenallergie 185, 352
– orales Allergiesyndrom 185
– rekombinante Allergenwirkstoffe 352
Bla g 1 (Küchenschabe) 156, 318
Bla g 2 156, 318
Bla g 3 318
Bla g 4 319
Bla g 5 156, 320
Bla g 6 318
Bla g 7 156, 318
Bla g 8 318
Bla g 11 318
Blatta orientalis (Gemeine Küchenschabe) 317, 325
Blattella germanica (Küchenschabe) 317, 319, 325
Blattodea 317
Blomia tropicalis (Milbe) 155, 308
Blo t 5 (Milbe) 155, 309
Bohnen 62
Bombus pennsylvanica (Hummel) 263
Bombus terrestris (Hummel) 259, 261
Bos d 2 (Rind) 281, 319
Bos d 3 281
Bos d 4 154
Bos d 5 154, 319
Bos d 6 154
Bos d 8 154
Bos d-Lactoferrin 154
Bos domesticus (Rind) 281, 286
Bottom-Up-Ansatz 162
Brassicaceae 64
Bromelain 81, 265
Buche 20
Buchengewächse 178, 180
Buchweizen 62, 154
Buntzecken 322

C

Calcium-bindende Domäne 296
Calcium-bindende Proteine 37
Candida 330
Can f 1 (Hund) 155, 280, 285, 319
Can f 2 155, 280, 285, 319
Can f 3 155, 280
Can f 4 280
Can f 5 155, 280
Can f 6 280, 283
Canis familiaris (Hund) 280, 286
Cap a 2 (Paprika) 165
Capsicum annuum (Paprika) 165
Car b 1 (Hainbuche) 20
Car i 1 (Pecannuss) 165, 220
Car i 2 165, 220
Car i 4 165, 220
Carica papaya (Papaya) 185
Car p 1 (Papaya) 185
Carpinus betulus (Hainbuche) 180, 185
Carya illinoensis (Pecannuss) 220
Cashew 154, 165, 218, 225
– Deklarationspflichtigkeit 218
– Speicherproteine 165
Cas s 1 (Esskastanie) 20
Castanea sativa (Esskastanie) 180, 185
Cavia porcellus (Hausmeerschweinchen) 282, 286
Cav p 1 (Hausmeerschweinchen) 282
Cav p 2 282, 283
Cav p 3 282
Cav p 4 282
CCD-Blocker 81
CCD (Cross-reactive Carbohydrate Determinants) 75, 77, 79, 83, 108, 183, 258, 265, 340, 169
– Allergenität 79
– Gräserpollen 183
– Insektengiftallergie 265
– klassische 77
– klinische Relevanz 83
– Latexproteine 340, 343
– MMXF 83
– MUXF 83
CCD-Tools 81
Cetuximab 77, 78, 253
Che a 1 (Weißer Gänsefuß) 155, 163, 186, 197, 199
– Markerallergen 163, 199
Che a 2 40
Che a 3 37, 40
Chenopodium album (Weißer Gänsefuß) 35, 40, 186, 197
Chironomus thummi thummi (Rote Zuckmückenlarve) 323
Chi t 1 (Rote Zuckmückenlarve) 323
Chi t 2 323
Chi t 3 323
Chi t 4 323
Chi t 9 323
Chloridoideae 179, 182
Citratplasma 157
Citrus sinensis (Apfelsine) 165
Cit s 1 (Apfelsine) 165
Cladosporium (Schimmelpilz) 155, 331, 335
– herbarum 155, 335
Cla h 6 (Cladosporium, Schimmelpilz) 333
Cla h 7 334
Cla h 8 155, 333, 336
Clu h 1 (Hering) 298
Clupea harengus (Hering) 298
Coexpression, simultane 371
Component-Resolved Diagnostic 178
Cor a 1 (Haselnuss) 20, 142, 153, 165, 185, 220, 222, 226
– Diagnostik 222, 226
– Kreuzreaktionen 165
– rekombinantes 153
Cor a 2 142, 220
Cor a 8 142, 154, 220, 222, 223, 226, 248
– Diagnostik 222, 226
– FDEIA 248
– Sensibilisierung 223
Cor a 9 62, 142, 154, 165, 220, 222, 223, 225, 226
– Diagnostik 222, 226
– Prädiktor 225
– schwere allergische Reaktionen 165
– Sensibilisierung 223, 225
Cor a 11 142, 165, 220, 225
Cor a 12 142, 220
Cor a 13 142, 220
Cor a 14 142, 165, 220, 222, 223, 225, 226
– Diagnostik 222, 226
– Prädiktor 225
– schwere allergische Reaktionen 165
– Sensibilisierung 223
– systemische Reaktionen 223
Core-Glykosylierung 266
Corylus avellana (Haselnuss) 180, 185, 220
Cosensibilisierung, LTP 52
Cosuppression 364
CRD (Component-Resolved Diagnostic) 2, 107, 178
Cross-reactive Carbohydrate Determinants 183

Stichwortverzeichnis

Cry j 1 (Japanische Zeder)   155, 166, 178, 187, 169
– ISAC   169
– Marker f. Zypressensensiblisierung   166
Cryptomeria japonica (Japanische Zeder)   180, 187
Cuc m 2 (Melone)   165
Cucumis melo (Melone)   165
Culex pipiens (Stechmücke)   323
Cup a 1 (Zypresse)   154, 163, 178, 187, 169
– ISAC   169
– Markerallergen   163
Cupine   164, 231
– Multiplex-Verfahren   164
Cupin-Superfamilie   62
Cupressaceae   180, 187
Cupressales   184, 187
– Markerallergen   187
Cupressus arizonica (Zypresse)   180, 187
Cyclophilin   234
Cyn d 1 (Hundszahngras)   155, 169
– ISAC   169
Cyn d 7   187
Cynodon dactylon (Hundszahngras)   179, 182, 183
Cyp c 1 (Karpfen)   298, 300
Cyprinus carpio (Karpfen)   300
Cystatine   278

D

Dactylis glomerata (Knäuelgras)   179
Datenbanken   5
Dattelpalme   35
Dau c 1 (Karotte)   20, 232
Dau c 4   165
– Kreuzreaktivität   165
Daucus carota (Karotte), Gen-Silencing   371
Defensin-ähnliche Proteine   196, 198
Der f 1 (Hausstaubmilbe, amerik.)   155, 306, 309
Der f 2   155, 309, 311
Der f 3   306
Der f 10   251, 322
– Kreuzreaktionen   322
Der f 13   307
Der f 24   307
Dermacentor   322
Dermatophagoides farinae (Hausstaubmilbe, amerik.)   155, 304
Dermatophagoides pteronyssinus (Hausstaubmilbe, europ.)   155, 304
Dermatophyten   331

Der p 1 (Hausstaubmilbe, europ.)   155, 306, 307, 309
Der p 2   155, 306, 307, 309
Der p 3   305
Der p 4   307
Der p 5   306, 307
Der p 6   305
Der p 7   307
Der p 8   307
Der p 9   305
Der p 10   155, 251, 307, 308, 309, 322
– Kreuzreaktionen   322
Der p 11   307
Der p 13   307
Der p 14   307
Der p 15   307
Der p 16   307
Der p 18   307
Der p 20   307
Der p 21   307
Der p 23   307
Der p 24   307
Deutsche Küchenschabe   156
Diagnostik   21, 68, 96, 107
– Algorithmus für die IgE-Allergie   96
– allergologische   21
– Komponenten-aufgelöste   107
– Komponenten-basierte   68
Dipeptidylpeptidase   258, 260
– Kreuzreaktivität   258
Dolichovespula maculata (Langkopfwespe, europ.)   262
Dolichovespula media (Langkopfwespe, amerik.)   259
Doppelsensibilisierung   258
Dorsch   154
Dorschartige   298
Drachenkopfartige   298
Dsungarischer Zwerghamster   282, 287
Duftstoffe   278

E

EAA (exogen allergische Alveolitis)   332
Edelkastanie   240
EDTA-Plasma   157
EF-Hand-Domäne   37, 293
EF-Hand-Proteine   292, 318
EFSA (European Food Safety Authority)   363
Eiche   20, 180, 185
Eng e 1   298
Enolasen   292, 293, 294
– Fisch   292, 293
Ephestia kuehniella   325

Ephestia kuehniella (Mehlmotte)   324
Epidermatophyton   330
Epitop   2, 95
– lineares   2
Equ c 1 (Pferd)   155, 279, 281, 283, 319
– Majorallergen   281
– Markerallergen   283
– Struktur   279
Equ c 2   281, 319
Equ c 3   155, 279, 281
– Struktur   279
Equ c 4   281
Equus caballus (Pferd)   281, 286
Erdbeere, Kreuzreaktivität   165
Erdnuss   62, 154, 165, 206, 371
– als Nahrungsmittel   206
– Gen-Silencing   371
– schwere allergische Reaktionen   165
– Speicherproteine   165
Erdnussallergene   67, 165, 206, 207, 208, 212, 215, 251
– Kreuzreaktionen   206, 212, 215
– Kreuzreaktivität   67, 165, 251
Erdnussallergie   210, 212, 213, 353
– diagnostischer Algorithmus   212, 213
– rekombinante Allergenwirkstoffe   353
– Risiko   210
Erdnuss-LTP   51
Erdnussstudie   211
Erhartoideae   179, 182
Erle   20, 37, 154, 180, 185
Esche   178, 180, 186
Eschenpollen   41, 163, 166, 186
– Markerallergen   163, 166
Escherichia coli   75, 264
– CCD   75
Esskastanie   20, 343
Esterase   260
Eukaryoten, rekombinante Allergene   264
Euphorbiaceae   64
Euphorbia pulcherrima (Weihnachtsstern)   343
Euroline   151
Expositionsmessung, Tierhaarallergene   283
Expression, rekombinante   264
Expressionssystem, bakterielles   264
Extrakte, Isoallergene   351

F

Fagaceae   180
Fagales   180, 184, 185
– Markerallergen   185

Fag e 2 (Buchweizen) 154
Fagopyrum esculentum (Buchweizen) 154
Fag s 1 (Rotbuche) 20, 165, 185
– Kreuzreaktionen 165
Fagus sylvatica (Rotbuche) 180, 185
FcεRI (hochaffiner IgE-Rezeptor) 94
FDEIA (food-dependent exercise-induced anaphylaxis) 246
Fel d 1 (Hauskatze) 155, 279, 281, 283, 285
– Markerallergen 283, 285
– Struktur 279
Fel d 2 155, 279
Fel d 3 279
Fel d 4 155, 279, 319
Fel d 5 279
Fel d 6 279
Fel d 7 279
Fel d 8 279
Feldwespe 156, 262
– amerikanische 262
– europäische 262
Felis domesticus (Hauskatze) 279, 286
Felltierallergene, ISAC 155
Ficus benjamina (Birkenfeige) 343
Fisch 167, 292, 301
– Einzelkomponentendiagnostik 301
– Hautkontakt 292
Fischallergene 103, 296, 298, 300
– Markerallergene 296
– Minorallergene 300
Fischallergie 292, 353
– rekombinante Allergenwirkstoffe 353
– Sensibilisierungsweg 292
Fischverarbeitung, Einatmen 292
Fleischallergie 250, 279
– verzögerte 250
Flieder 180, 186
Fra a 1 (Erdbeere) 20
Fra a 3 47
Fra a 4 36, 165
– Kreuzreaktivität 165
Fra e 1 (Esche) 186
Fragaria ananassa (Erdbeere) 20
Fraxinus excelsior (Esche) 180, 186
Fruchtallergie 235
Fruchtansatz, reduzierter 375
Früchte 230, 362
– Proof-of-Concept 362
Fukose 266
Fukoseepitop 265
Fusarium culmorum, Schimmelpilz 334
Fus c 1 (Fusarium, Schimmelpilz) 333
Fus c 2 334

G

GA2LEN-Empfehlungen 200
Gad c 1 (Dorsch) 154, 298, 300
Gad m 1 (Dorsch) 298
Gadus callarias (Dorsch) 154, 298, 300
Galaktose-α-1,3-Galaktose 77, 78, 80, 246, 250, 279, 285, 322
– FDEIA 246, 250
– Fleischallergie 279, 285, 322
– Rindfleisch 80
– Sensibilisierungshäufigkeit 78
Gal d 1 (Hühnerei) 153, 154
– aufgereinigtes 153
Gal d 2 154
Gal d 3 154
Gal d 5 154, 283
Gallus domesticus (Haushuhn) 153, 154, 283
Gänsefuß 35, 37, 155, 163, 186, 197
– Markerallergen 163
Gelatine 85, 251
Gelatine-haltige Medikamente 81
Gelbfiebermücke 323
Gemüse 230, 362
– Proof-of-Concept 362
Gemüseallergene 100
Generationszeit 369
Genkonstrukte 366
Genom 367
Gen-Silencing 364
Gentechnologie 311
Gesamt-IgE 105, 157, 158
– Interferenz 157
– ISAC 158
Gesundheitswesen, Latex-Sensibilisierungsprofil 342
Glaskraut 197
Gliadin 171, 247, 250, 253
– Nachweis 253
– ω-5- 250
Gliederfüßer 317
Globuline, 7S- 62, 67, 165
– Kreuzreaktivität 67
Globuline, 11S- 62, 67, 165, 220
– Kreuzreaktivität 67
– Schalenfrüchte 220
Glucosestoffwechsel, Enzyme 294
Glutathion-S-Transferase 319
Glutene 247
Glycine max (Soja), Gen-Silencing 367
Glycyphagus domesticus (Hausmilbe) 308, 320, 321, 325
Glykanstrukturen 76
Glykoformen 264
Glykoproteine 75, 78, 208
– CCD-tragende 208

– Gräserpollen 75
– Naturlatex 75
– Vorkommen 78
Gly m 3 (Soja), Kreuzreaktivität 165
Gly m 4 20, 27, 154
– Birkenpollen-Soja-Kreuzreaktion 27
Gly m 5 62, 154, 165, 251, 253
– Kreuzreaktivität 251
– Nahrungseinschränkung 253
Gly m 6 62, 154, 165, 253
– Nahrungseinschränkung 253
Gly m 8 165
GM-Nahrungsmittel 375
GM-Pflanzen 372
GMP (Good Manufacturing Practice) 355
Goldhamster 282, 286
Gräser 179
Gräserpollen 98, 163, 170, 178, 181, 182, 354
– Allergencocktail 354
– Markerallergene 163, 181
– Rhinitis 170
– tropische Klimazonen 182
Gräserpollenallergie 170, 351, 352, 356
– Allergencocktails 351
– rekombinante Allergenwirkstoffe 352
– Startermolekül 170
– Studien 356
Gummibaum 341

H

Hafer 183
Hainbuche 20, 180, 185
Hämoglobinkomponenten 323
Hamster 282
Har a 1 (Marienkäfer, asiat.) 323, 324
Har a 2 323, 324
Harmonia axyridis (Marienkäfer, asiat.) 323
Hasel 20
Haselnuss 62, 140, 142, 154, 165, 180, 185, 218, 219, 222
– Deklarationspflichtigkeit 218
– Einzelallergene 222
– ImmunoCAP 140
– Kreuzreaktionen 219
– Speicherproteine 165
– Spiken 142
Haselnussallergie 142, 165, 224
– schwere allergische Reaktionen 165
– Wahrscheinlichkeit 224
Haselnussstudie 223

Stichwortverzeichnis

Haselpollen 155
Hauptallergen 351
Hausstaub 304
Hausstaubmilben 103, 320, 321
Hausstaubmilbenallergene 304, 306
- Proteinstrukturen 306
- rekombinante 304
Hausstaubmilbenallergie 304, 309
- Diagnostik 309
Hausstaubmilbenextrakt 304
Haustier 278
Hefen 331
Heidelbeeren 55
Helianthus annuus (Sonnenblume) 197
Helminthenbefall 78
Hemocyanin 319
Heparinplasma 157
Heringsartige 298
Heringswurm 156
Hev b 1 (Latex) 141, 155, 341
Hev b 2 341
Hev b 3 155, 341
Hev b 5 141, 155, 341
Hev b 6 141, 155, 240, 341, 343
Hev b 8 155, 343
Hev b 9 333
Hev b 10 334
Hev b 11 (Latex) 240
Hev b 12 344
Hevea brasiliensis (Latex) 141, 340
Hevein 240, 341, 343
Hevein-ähnliche Domäne 240
Hip h 1 (Heilbutt) 299
Hippoglossus hippoglossus (Heilbutt) 299
HMW-Glutenin 252
Holzbock 322
Honigbiene 155, 260
Hornisse 261
HRP (Meerrettichperoxidase) 81, 265
Huhn 283
Hühnerei 154, 167
Hülsenfruchtallergene 99
Hülsenfrüchte 62, 65, 66, 67, 165, 206
- Erdnuss 206
- Kreuzreaktivität 66, 67
- Speicherproteine 165
Hummel 261
Hund 155, 280, 286
Hundezecke 322
Hundsgras 179, 182, 183
Hundszahngras 155
Hyaluronidase 258, 260, 271, 324
- Kreuzreaktivität 258
- Wespengift 271
Hymenopterengiftallergie 144, 258

Hypoallergenität 362, 363
- Bestätigung 363
- Defintion 362

I

Icarapin 260, 271
- Bienengift 271
Ictalurus punctatus (Wels) 299
Ict pu 1 (Wels) 299
IgE 93, 105, 107
- Gesamt-IgE 105
- spezifisches 107
IgE-Bindungsfähigkeit 363
IgE-Bindungstest 364
IgE-Diagnostik 68, 69, 85, 96, 97, 98, 115, 132
- Algorithmus 96
- Allergenquellen 98
- falsch positive 85
- negativer Befund 132
- positiver Befund 132
- Speicherproteine 68, 69
- Testdesign 97
IgE-Einzelbestimmung 108
IgE-Epitope 67, 162
- lineare 67
IgE-Kreuzreaktivität 178
IgE-Repertoire 94, 95, 152
- Multiplex-Test 152
IgE-Rezeptoren 94
IgE-Schwellenwert 10
IgE-Sensibilisierung 96
ILIT (intralymphatische Immuntherapie) 358
Immunglobulin E 93
Immunoassay 97
ImmunoCAP 93, 140, 161, 232
- Allergenüberschuss 161
- Frucht- und Gemüseallergie 232
- Spiken 140
ImmunoCAP ISAC 153
Immunogenität 356
Immuno Solid-phase Allergen Chip 153
Immuntherapie 11, 41, 55, 170, 178, 267, 270, 310, 350, 358
- allergenspezifische 11, 41, 170, 178, 270, 310, 350
- Insektengift 267
- intralymphatische 358
- sublinguale 55
Indikator, Kreuzreaktionen 29
Initiatorallergen 40
Insektengift 101
Insektengift-Allergenchip 172

Insektengiftallergene 155, 258, 261, 265, 267, 271
- ISAC 155
- Isoformen 271
- Kreuzreaktivitäten 258, 265, 267
- Majorallergene 267
- Singleplex-Verfahren 130
Insektengiftallergie 258, 272
- diagnostischer Algorithmus 272
Insektengiftsensibilisierung 260
Insektenzellen 266
Inter-Assay-Varianz 157
Inter-Assay-Variationskoeffizient 157
Interpretation 10
Interpretationshilfe 166
Intra-Assay-Varianz 157
Intra-Assay-Variationskoeffizient 157
In-vitro-Diagnostik, CCD 81
ISAC 151, 153, 154, 157, 158, 161, 232, 309
- Allergenspektrum 154
- Frucht- und Gemüseallergie 232
- Gesamt-IgE 158
- Hausstaubmilbenallergie 309
- Testperformance 157
ISAC-Standardeinheit 153
Isoallergene 2, 182, 351
- Definition 2
Isoflavon-Reduktase-ähnliches Protein 233
Isoformen 106, 107, 351
- Allergenmoleküle 106, 107
IUIS List of Allergens 368
Ixodes holocyclus (Zecke, austral.) 322
Ixodes ricinus (Schildzecke, Holzbock) 322

J

Japanische Zeder 155, 178, 180, 184, 187
- Majorallergen 178
Juglans regia (Walnuss) 220
Jug r 1 (Walnuss) 62, 154, 165, 220, 224
- rekombinantes 154
- schwere allergische Reaktionen 165
Jug r 2 62, 154, 165, 224, 169
- ISAC 169
- Majorallergen 224
Jug r 3 154, 220, 224
- Majorallergen 224
Jug r 4 165, 218, 220
- schwere allergische Reaktionen 165
Jug r 5 220
Juniperus oxycedrus (Wacholder) 37
Jun o 4 (Wacholder) 37

K

Kabeljau 154, 296
Kalibration, heterologe 106
Kalibrationskurve, Multiplex-Verfahren 153
Kalibrierungssystem 97
Kallikrein 278, 280
Kaninchen 281, 286
Kapselfrucht 218
Karotte 165, 230, 371
– Gen-Silencing 371
– Kreuzreaktivität 165
Karottenallergie 233
Karpfenartige 298
Kastanie 180, 185
Katze 155, 279, 286
– Majorallergen 279
Katzenallergie 353, 358
– rekombinante Allergene 353, 358
Kernobst 17
Kichererbse 62
Kieferngewächse 64
Kiwi 154, 230, 235, 238, 167
– Allergene 235
– goldene 238
– grüne 238
Kiwiallergie 235
Klasse-I-Allergene 48
Klasse-II-Nahrungsmittelallergie 200
Knäuelgras 179
Knöterichgewächse 64
Kohlenhydratallergen 248
Kohlenhydratdeterminanten 75
Kohlenhydratseitenketten, kreuzreaktive 108
Komponentendiagnostik 41, 107, 195, 297, 309
– Fisch 297
– Hausstaubmilbe 309
– Kräuterpollen 195
– Pollen 41
Konformationsepitop 2, 4, 296
Konkordanzen, ISAC/ImmunoCAP 161
Korbblütler 64
Kornkäfer 324
Kräuter 195, 196
– allergieauslösende 196
Kräuterpollen 35, 99, 195, 197, 199
– Allergene 197, 199
– Markerallergene 195, 199
Kreuzallergen, Singleplex-Verfahren 122
Kreuzblütengewächse 64
Kreuzreaktionen 2, 10, 20, 27, 29, 39, 50, 134, 200, 206, 212, 215, 219, 221, 278, 280, 282, 283, 332, 340, 343

– Beifuß 200
– Bet v 1 20
– Birkenpollen/Soja 27
– Definition 2
– Erdnuss 206, 212, 215
– fungale Allergene 332
– Hund 280
– Indikator 29
– klinische 10
– Latex-Frucht-Syndrom 343
– Lipokaline 278
– LTP 50
– Maus 282
– Naturlatex 340
– Profiline 39
– Ratte 282
– Säugetiere 283
– Schalenfrüchte 219, 221
– Singleplex-Test 134
– Traubenkraut 200
Kreuzreaktivität 25, 34, 35, 48, 51, 66, 67, 95, 134, 144, 161, 163, 178, 182, 185, 188, 240, 251, 258, 265, 267, 280, 282, 295, 296, 307, 321, 334
– Bet v 1 25
– Bienengift 144
– Birkengewächse 185
– Buchengewächse 185
– CCD 258
– fungale Allergene 334
– Gräserpollen der Poaceae 182
– Gräserpollen der Pooideae 182
– Gräser- und Baumpollenallergie 178
– Hamster 282
– Hausstauballergene 307
– Hülsenfrüchte 67
– Insektengiftallergie 258, 265, 267
– Katze 280
– Latex-Frucht-Syndrom 240
– LTP 48, 51, 251
– Nachweis 163
– Nüsse 67
– Panallergene 34
– Parvalbumine 295, 296
– Polcalcine 188
– Profiline 35, 188
– Samen 67
– Singleplex-Test 134
– Speicherproteine 66
– Vorratsmilbenallergie 321
– Wespengift 144
Kuhmilch 154
Kulturpflanzen, agronomische Eigenschaften 363
Kurzschwanz-Zwerghamster 282

L

Laborleitlinien 112
Lachs 296
Lachsartige 299
Lamiales 180, 184, 186
– Markerallergen 186
Langkopfwespen 262
Lat c 1 (Barramundi, Riesenbarsch) 298
Lates calcarifer (Barramundi, Riesenbarsch) 298
Latex 104, 140, 141, 240, 340
– ImmunoCAP 140, 141
– Kreuzreaktionen 340
– Majorallergen 240
– Spiken 141
Latexallergene 141, 155, 341, 344
– ISAC 155
– Majorallergene 341
– rekombinante 344
Latexallergie 141, 343, 345
– diagnostischer Algorithmus 345
– polysensibilisierte Allergiker 343
– Primärprävention 343
Latex-Frucht-Syndrom 240, 340, 343
– Kreuzreaktionen 343
Latherine 278, 279
Lecythidaceae 63
Legumine 62, 67, 165, 234
– Kreuzreaktivität 67
Leguminosen 167, 362
– Proof-of-Concept 362
Leitallergene 171
Lep d 2 155, 320
Lep d 2 (Vorratsmilbe) 309
Lep d 10 321
Lep d 13 321
Lepidoglyphus destructor (Vorratsmilbe) 155, 308, 320, 321, 325
Lepidorhombus whiffiagonis (Flügelbutt) 299
Lepisma saccharina (Silberfischchen) 323
Lep s 1 (Silberfischchen) 324
Lep w 1 (Flügelbutt) 299
Leukotrien-Freisetzungstest 270
Lieschgras 37, 155, 178
– Majorallergen 178
Liguster 180, 186
Ligustrum vulgare (Liguster, gemeiner) 180, 186
Lig v 1 (Liguster) 186
Linearität, Multiplex-Verfahren 157
Linse 62
Lipid-bindende Proteine 306

Stichwortverzeichnis

Lipid-Transfer-Proteine, nichtspezifische 208
Lipokaline 164, 278, 319, 323
- Multiplex-Verfahren 164
LOAE (lowest observed adverse effect level) 373
LoB (limit of blank) 112
LoD (limit of detection) 112, 157
Lolium perenne 179, 182, 183, 186
Lol p 11 186
LoQ (limit of quantitation, Quanitifizierungsgrenze) 112, 157, 161
LTP (Lipid-Transfer-Protein) 46, 48, 49, 50, 51, 54, 142, 164, 166, 198, 208, 220, 233, 249, 168
- Cor a 8 142
- Eigenschaften 48
- Erdnuss 208
- FDEIA 249
- klin. Relevanz d. Sensibilisierung 54
- Kräuter 198
- Kreuzreaktivität 51
- Latex 342
- Multiplex-Verfahren 164
- Nahrungsmittel 50
- Pollen 48
- Risikomarker 168
- Schalenfrüchte 220
- Sellerie 233
- Sensibilisierungshäufigkeit 49
- Struktur 46
- systemische Reaktionen 166
Lupine 62
Lyc e 1 (Tomate) 165
Lyc e 3, FDEIA 248
Lycopersicon esculentum (Tomate) 368

M

Macadamianuss 218
Mais 182, 183
Majorallergen 2, 8, 17, 46, 182, 199, 267, 269, 341, 362
- Bienengift 269
- Birke 17
- Definition 2
- Gräserpollen 182
- Insektengiftallergie 267
- Kräuterpollen 199
- Latex 341
- LTP 46
Major Royal Jelly-Proteine 260
Mala s 11 (Hefepilz, Malassezia) 334
Malassezia 330
Mal d 1 (Apfel) 20, 154, 232

Mal d 3 47, 232, 248
- FDEIA 248
Mal d 4 36, 40, 165
- Kreuzreaktivität 165
Malus domestica (Apfel) 20, 36, 154
Malvaceae 64
Mandel 62, 165, 218
- Deklarationspflichtigkeit 218
- Speicherproteine 165
Mangansuperoxiddismutase 218, 342
- Latex 342
- Pistazie 218
Mannitol 84
Mannose 266
Marienkäfer 317, 323
Markerallergene 39, 53, 115, 134, 163, 178, 181, 184, 185, 186, 187, 188, 195, 199, 236, 251, 283, 285, 336
- Baumpollen 184, 188
- Cupressales 187
- Definition 178
- Fagales 185
- Gräserpollen 181, 188
- Hund 285
- Katze 285
- Kiwi 236
- Kräuterpollen 195, 199
- Kreuzreaktivität 163
- Lamiales 186
- LTP-Sensibilisierung 53
- Olivenpollen 186
- Platane 187
- Pollen 39
- Säugetiere 283
- Schimmelpilze 336
- Singleplex-Verfahren 122
- WDEIA 251
Matrixeffekte, Multiplex-Verfahren 157
Maus 155, 281, 286
Medikamente, Gelatine-haltige 81
Meerrettichperoxidase 81, 265
Meerschweinchen 282, 286
Mehlkäfer 324
Mehlmilbe 320, 321
Mehlmotte 324
Melittin 260
Melone, Kreuzreaktivität 165
Mer a 1 (Bingelkraut) 154, 197
Mercurialis annua (Bingelkraut) 35, 197
Merluccius merluccius (Seehecht) 298
Mer mr 1 (Seehecht) 298
Mes a 1 (Goldhamster) 282
Mesocricetus auratus (Goldhamster) 282, 286
Microsporum 330

Mikroarray 151, 153
- Definition 151
Milben 168
Milbenallergene 155
- ISAC 155
Milbenallergie 304
Milbenkot 308
Milch 167
Minorallergen 2
MMIS (Mucos Membran Irritation Syndrom) 331
MMXF 76, 83
Modellallergene 363
Modellallergenpflanze 369
Modermilbe 320, 321
Modifikationen, posttranslationale 264
molecular spreading 170
Monosensibilisierung 53, 296, 367
- Fisch 296
- LTP 53
MRJP (Major Royal Jelly Proteine) 260
Multigenfamilie 366
Multiplex-Verfahren 2, 151, 152, 153, 159, 161
- Allergenspektrum 161
- Definition 2, 151
- Goldstandard 152
- ISAC 153
- Vergleich mit Singleplex 159
Multi-Target-Knockdown 373
Multi-Target-Strategie 375
Multi-Target-Suppression 370
Muskelkontraktion 294
Muskelrelaxation 293
Mus m 1 (Maus) 155, 281
Mus musculus (Maus) 281, 286
Mutagenese 367, 374
- zielgerichtete 374
MUXF3 167, 169
MUXF (Kohlenhydratdeterminante) 76, 83, 265

N

Nahrungsmittelallergene 20, 35, 66, 101, 154, 208, 239
- bei FDEIA 101
- genuine 239
- pflanzliche 154
- Profiline 35
- sekundäre 208
- Singleplex-Verfahren 122
- stabile 66
- tierische 154

Nahrungsmittelallergie   17, 20, 25, 230, 280, 344
- Birkenpollen-assoziierte   25
- im Erwachsenenalter   20
- Latex-assoziierte   344
- pollenassoziierte   17, 20
Nahrungsmittel, hypoallergene   362, 372, 373
- Akzeptanz   372
- Vermarktung   373
Nahrungsmittel-LTP   50, 51
- Pru p 3   51
Naturlatex-Frucht-Syndrom   343
Naturlatex, Kreuzreaktionen   340
Naturlatex-Nahrungsmittel-Syndrom   343
Neusensibilisierung   356
N-Glykane   76, 77, 369
Nomenklatur   2
nsLTP   208
Nüsse   62, 66, 67, 218, 167
- Kreuzreaktivität   66, 67
- Proof-of-Concept   362

O

OAS (orales Allergie-Syndrom)   23, 50
ODTS (Organic Dust Toxic Syndrome)   331
Ölbaumgewächse   180, 186
Oleaceae   180, 186
Olea europea (Olivenbaum)   180
Ole e 1-ähnliche Proteine   198, 199
Ole e 1-artige Proteinfamilie   186
Ole e 1 (Olivenbaum)   41, 155, 163, 166, 178, 184, 186
- Majorallergen   178
- Marker f. Eschensensibilisierung   41, 163, 166
Ole e 2   184
Ole e 3   184, 187
Ole e 5   184
Ole e 6   184
Ole e 7   155, 184
Ole e 8   37, 184, 187
Ole e 9   155, 184
Ole e 10   184
Ole e 11   184
Oleosine   142, 207, 220, 221
- Cor a 12, Cor a 13   142
- Erdnuss   207
- Haselnuss   220
Oligosensibilisierungen, Fisch   296
Olivenbaum   37, 155, 180, 184
Olivenpollen   41, 178, 186
- Majorallergen   41, 178
- Markerallergen   186

Ölsaaten   65
Onc m 1 (Regenbogenforelle)   299
Oncorhynchus mykiss (Regenbogenforelle)   299
Ore ni 1 (Buntbarsch, afrikan.)   298
Oreochromis niloticus (Buntbarsch, afrikan.)   298
Ory c 1 (Kaninchen)   281
Ory c 2   281
Ory c 3   281, 283
Ory c 4   281
Oryctolagus cuniculus (Kaninchen)   281, 286
Ory s 14 (Reis)   50
Oryza sativa (Reis)   179, 182, 365
- Antisense-Gen-Silencing   365

P

Palmengewächse   63
Panallergene   2, 34, 39, 46, 134, 187
- Definition   2
- Gräser- und Baumpollen   187
- Kreuzreaktionen   34
- LTP   46
- Sensibilisierungen   39
Panicoideae   179, 182
Paprika, Kreuzreaktivität   165
Parakautschukbaum   141, 340
Paranuss   154, 165, 218, 225
- schwere allergische Reaktionen   165
- Speicherproteine   165
Parietaria judaica (Glaskraut)   197
Par j 1 (Glaskraut)   47, 197, 199
- Markerallergen   199
Par j 2   47, 154, 197, 199
- Markerallergen   199
Parvalbumine   164, 292, 293, 295, 296, 297, 300
- Fisch   292, 293
- hypoallergene Variante   300
- Kreuzreaktivität   295, 296
- Multiplex-Verfahren   164
- rekombinante   297
- Stabilität   295
Paspalum notatum (Bahiagras)   179
pathogenesis-related proteins   46
Pecannuss   165, 218
- Speicherproteine   165
Pedaliaceae   64
Pektatlyasen   195, 198
Penaeus monodon (Garnele, großer Tiger)   154
Pen c 3 (Pinselschimmel)   334
Pen c 19   334
Pen c 22   333

Penicillium citrinum (Pinselschimmel)   331, 334
Pen m 1   248
- FDEIA   248
Pen m 1 (Garnele, großer Tiger)   154
Pen m 2   154
Pen m 4   154
Pepsin-Resistenz   364
Peptidase   260
Per a 1 (Großschabe, amerik.)   318
Per a 3   318
Per a 6   318
Per a 7   318
Per a 9   318
Per a 10   318
Periplaneta americana (Großschabe, amerik.)   317, 319, 325
Periplaneta fuliginosa (Großschabe, rauchbraune)   317
Pferd   155, 281, 286
Pferdebremse   317, 322, 324
Pfirsich   154, 230, 238, 248
- Sensibilisator   248
Pfirsichallergie   53, 235
Pfirsich-LTP   47, 48
Pflanzensamen   65
Pflanzen, transgene   372
Pflaumenmilbe   320, 321
Phaseolus vulgaris (Bohne, grüne)   47
Pha v 3 (Bohne, grüne)   47
Pheromone   278
Phleum pratense (Lieschgras)   169, 179, 182, 183, 186
Phl p 1 (Lieschgras)   41, 155, 178, 181, 183, 351, 352
- Markerallergen   178, 181
- rekombinantes   155, 352
Phl p 2   155, 163, 183, 351
- Markerallergen   163
Phl p 4   155, 169
- ISAC   169
Phl p 5   41, 155, 163, 178, 182, 183, 351
- Markerallergen   163, 178, 182
- rekombinantes   155
Phl p 6   155, 163, 351
- Markerallergen   163
Phl p 7   37, 39, 155, 163, 187, 188
- Kreuzreaktivität   37, 163, 188
- rekombinantes   155
Phl p 11   155, 163, 186
- Markerallergen   163
Phl p 12   39, 155, 163, 165, 188
- Kreuzreaktivität   163, 165, 188
Pho d 2 (Dattel)   40
Phodopus roborovskii (Zwerghamster)   282
Phodopus sungorus (Zwerghamster)   282, 287

N–R

Phoenix dactylifera (Dattel)   35, 40
Phosphatase, saure   260
Phospholipase A1   260, 267
Phospholipase A2   260, 267
Phragmites australis (Schilfgras)   183
Phragmites communis (Schilfgras)   179
Pilzallergene   330, 334
Pinaceae   64
Pistacia vera (Pistazie)   220
Pistazie   165, 218
– Deklarationspflichtigkeit   218
– Speicherproteine   165
Pis v 1 (Pistazie)   165, 220
Pis v 2   165, 220
Pis v 3   165, 220
Pis v 4   218, 334
Pis v 5   165, 220
Pla a 1 (Platane)   154, 163, 178, 184, 187
– Majorallergen   178
– Markerallergen   163
– rekombinantes   154
Pla a 2   154, 187, 169
– ISAC   169
Pla a 3   154
Pla l 1 (Spitzwegerich)   155, 163, 197, 199, 201
– Indikator   201
– Markerallergen   163, 199
Plantago lanceolata (Spitzwegerich)   186, 197
Platanaceae   180, 184, 186
Platanengewächse   178, 180
Platanenpollen   163, 187, 234
– Markerallergen   163, 187
Platanus acerifolia (Platane, ahornblättrige)   184, 187
Plattfische   299
Poaceae   179, 181, 247
Poa pratensis (Wiesenrispengras)   179, 182, 183
Point of Care-Instrument   153
Polcalcine   34, 37, 38, 39, 164, 187, 199
– Baumpollen   187
– Gräserpollen   187
– Kräuterpollen   199
– Kreuzreaktionen   38
– Multiplex-Verfahren   164
– Pollensensibilisierungen   39
– Struktur   37
Pol d 4 (Feldwespe)   263
Pol d 5   156, 267, 271
– Majorallergen   267
– rekombinantes   271
Polistes anularis (Feldwespe)   262
Polistes dominula (Feldwespe)   259, 262

Polistinae   263
Pollachius virens (Köhlerfisch)   298
Pollen   39, 167
– Pricktest   39
Pollenallergene   20, 35, 48, 154, 165
– ISAC   154
– LTP   48
– Profiline   35, 165
– Sensibilisierungsrate   35
Pollenexpositionskammer   356
Pollenkreuzreaktionen, multiple   38
Pollensensibilisierungen, multiple   39
Pol vi 1 (Köhlerfisch)   298
PolyCheck   151
Polygonaceae   64
Polymerschicht, Allergenchip   153
PR-10-Proteine   17, 134, 142, 164, 206, 220, 168
– Cor a 1   142
– Kreuzreaktion mit Erdnuss   206
– Multiplex-Verfahren   164
– Schalenfrüchte   220
Prävalenz, Anti-CCD-IgE   77
Präzision, Multiplex-Verfahren   157
Prick-zu-Pricktest   26, 28
Profiline   34, 35, 36, 39, 134, 142, 163, 164, 165, 187, 199, 208, 220, 231, 342, 370
– Ara h 5   208
– Baumpollen   187
– Bierhefe   370
– Cor a 2   142
– Gräserpollen   187
– Kräuterpollen   199
– Kreuzreaktionen   35, 39, 165
– Kreuzreaktivität   163
– Latex   342
– Multiplex-Verfahren   164
– Pollensensibilisierungen   39
– Schalenfrüchte   220
– Singleplex-Test   134
– Struktur   34
– WHO/IUIS-Allergennomenklatur-Datenbank   36
Prohevein   341
Prolamine   46, 231
Prolamin-Superfamilie   62
Proof-of-Concept   362
Proteales   180, 186
Proteasen   260, 332
– fungale Allergene   332
Proteaseninhibitor   260
Proteine   260, 333
– kohlenhydratreiche   260
– ribosomale   333
Proteinepitope   265
Proteinexpression   368

Proteinfamilien   2, 5, 232, 332
– Definition   2
– fungale Allergene   332
– Gemüse- und Fruchtallergien   232
Protein-Mikroarray   153, 171
Proteinquantifizierung   350
Proteinsequenzhomologie, fungale Allergene   334
Proteinstruktur   3
Proteomanalyse   271
Provokationstestungen   253
Pru av 1 (Kirsche)   20
Pru av 3   248
Pru av 4   36
Pru du 1 (Mandel)   220
Pru du 2   218
Pru du 3   220
Pru du 4   36, 220
Pru du 5   218
Pru du 6   165, 220
Prunus amydalus (Mandel)   220
Prunus avium (Kirsche)   20, 36, 248
Prunus dulcis (Mandel)   220
Prunus persica (Pfirsich)   238
Pru p 1 (Pfirsich)   20, 154, 232, 239
– Beschwerden   239
– ImmunoCAP   232
– rekombinantes   154
Pru p 3   47, 48, 50, 51, 56, 154, 232, 238, 239, 248
– FDEIA   248
– hypoallergene Variante   56
– ImmunoCAP   232
– rekombinantes   154
– Risikomarker   239
Pru p 4   36, 232
– ImmunoCAP   232
PTGS (posttranskriptionelles Gen-Silencing)   364
Pun g 1 (Granatapfel)   47
Punica granatum (Granatapfel)   47
Pyr c 1 (Birne)   20
Pyr c 4   36
Pyrus communis (Birne)   20

Q

Quantifizierungsschwelle   112
Que a 1 (Eiche)   20, 185
Quercus alba (Eiche)   180, 185

R

Ragweed   351
RAST (Radio-Allergo-Sorbent-Test)   97

Rat n 1 (Ratte)   281
Ratte   281, 287
Rattus norvegicus (Ratte)   281, 287
Reaktion, schwere allergische   164
REF (rubber elongation factor)   341
Regressionskoeffizient   159
Reis   50, 179, 182, 365
– Antisense-Gen-Silencing   365
Reismehlkäfer   324
Relevanz, klinische   132
Reproduzierbarkeit, Multiplex-Verfahren   157
Rhipicephalus sanguineus (Hundezecke)   322
Rind   281, 286
Rindfleisch, Galaktose-α-1,3-Galaktose   80
Risikoabschätzung   142
Risikoprofil   231
RNAi-Konstrukte, chimäre   370
RNAi-Silencing   365, 366, 370
– Sola l 1   370
Roborowski-Zwerghamster   282
ROC (Receiver Operating Characteristics)   132
Roggen   178, 182, 183
Rosaceae   63, 230
Rosengewächse   63
Rösten   65
Rotbuche   180, 185
Rote Mückenlarve   323
Rub i 1 (Himbeere)   20
Rubus idaeus (Himbeere)   20
Ruchgras   183

S

Saccharomyces cervisiae (Bierhefe)   370
Sal f 1 (Bachsaibling)   299
Sal k 1 (Salzkraut)   155, 197, 199
– Markerallergen   199
Sal k 4   40
Salmo salar (Lachs)   299
Sal s 1 (Lachs)   299
Salsola kali (Salzkraut)   40, 197
Salvelinus fontinalis (Bachsaibling)   299
Salzkraut   155, 197
Samen   62, 66, 67
– Hauptallergene   62
– Kreuzreaktivität   66, 67
Sardina pilchardus (Sardine, atlantische)   298
Sardinops sagax (Sardine, pazifische)   298

Sar p 1 (Sardine)   298
Sar sa 1 (Sardine)   298
Säugetierallergene, inhalative   286
Säugetiere   278
Säugetierfleisch   77, 78
– rotes   78
Schabe   317
Schabenallergie   317
Schalenfruchtallergene   100
Schalenfrüchte   62, 165, 218, 219, 221
– Kreuzreaktionen   219, 221
– Sensibilisierung   221
– Speicherproteine   165
Schalentiere   167
Schildzecke   322
Schilfgras   179, 183
Schimmelpilz   103, 330
Schimmelpilzallergene   155, 332, 335, 336
– Allergenfamilien   336
– für d. Diagnostik verfügbare   335
– ISAC   155
– Kreuzreaktionen   332
– Markerallergene   336
Schimmelpilzsensibilisierung, Prävalenz   331
Schlauchpilz   330
Schweinefleisch   279
Schwellendosis, allergenspezifische   373
Sco j 1 (Markrele, japanische)   298
Scomber japonicus (Markrele, japanische)   298
Scomber scombrus (Markrele, atlantische)   298
Sco s 1 (Markrele, atlantische)   298
Screeningtest   172
Sebastes inermis (Sebastes, Rockfish)   298
Sebastes marinus (Sebastes, Rockfish)   298
Seb in 1 (Sebastes, Rockfish)   298
Seb m 1 (Sebastes, Rockfish)   298
Secale cereale (Roggen)   182, 183
Segetalpflanzen   195
Sekretoglobine   278, 281
Sellerie   154, 165, 230
– Kreuzreaktivität   165
Senf   62
Sense/Antisense-Transgene   364
Sense-Transgene   364
Sensibilisierung   36, 93, 94, 296, 297
– primäre   296
– speziesspezifische   297
– stumme   94
Sensibilisierungsfrequenz   351
Sensibilisierungsmuster   340

Sensibilisierungsnachweis   10
Sensibilisierungsprofil   161, 169, 344
– Latex   344
Sensibilisierungsquelle, primäre   70
Sensibilisierungsrate   19, 282, 320
– Birkenpollen   19
– Schabenallergene   320
– Tierallergene   282
Sensibilisierungsstatus   152
Sensibilisierungstest   93
Sensitivität   10, 108, 112, 132, 151
– analytische   112
– diagnostische   10, 132
Sequenz-Alignment   364
Sequenzepitop   2
Sequenzidentität   364
Serinprotease   319
Serinprotease-Inhibitor   343
Serumalbumin   164, 168
– Multiplex-Verfahren   164
Serumplasma   157
Sesam   62, 154
Sesamgewächse   64
Sesamum indicum (Sesam)   62, 154
Ses i 1 (Sesam)   62, 154
Ses i 2   62
Sf9-Insektenzellen   265
Shrimp   154
sIgE (allergenspezifisches IgE)   151
Silberfisch   317, 323
Singleplex-Verfahren   2, 93, 98, 104, 108, 132, 134, 135, 151, 153, 159
– Definition   2, 151
– Kreuzreaktionen   134
– Profiline   134
– Speicherproteine   135
– Testinterpretation   132
– Testprinzipien   104
– Testsysteme   108
– verfügbare Einzelallergene   98
– Vergleich mit Multiplex   159
SIT (allergenspezifische Immuntherapie)   41, 170, 310, 350
Sitophilus granarius   325
Sitophilus granarius (Kornkäfer)   324
SMS (Symptom Medication Score)   356
Soforttypreaktion   94, 214
– diagnostischer Algorithmus   214
Sojaallergie   26, 67, 165, 251
– Bet v 1-assoziierte   26
– Kreuzreaktivität   67, 165, 251
Sojabohne   62, 154, 165
– Speicherproteine   165
Sola l 1 (Tomate)   234, 370
– Reduktion durch Gen-Silencing   370
Sola l 3   234
Sola l 4   20, 234

Solanaceae 234
Solanum lycopersicum, Gen-Silencing 368
Solea solea (Seezunge) 299
Sol so 1 (Seezunge) 299
Sonnenblume 197
Speicherproteine 62, 64, 65, 66, 68, 69, 135, 142, 164, 165, 207, 218, 219, 220, 248
– Eigenschaften 165
– Erdnuss 207
– FDEIA 248
– Funktionen 65
– Haselnuss 142
– IgE-Diagnostik 68, 69
– Kreuzreaktivität 66
– Multiplex-Verfahren 164
– Proteinstrukturen 62
– Schalenfrüchte 218, 220
– Singleplex-Verfahren 135
– Stabilität 66
– Vielfalt 64
Spezifität 10, 108, 112, 132, 151, 161, 172
– analytische 112, 161, 172
– diagnostische 10, 132
Spiken 140, 141, 142, 143, 270, 344
– Haselnuss 142
– Latex 141, 344
– Wespengift 143
Spinne 317, 322
Spitzwegerich 155, 163, 186, 197
– Markerallergen 163
Spodoptera frugiperda (Nachtfalter) 266
Sporen 332
Ständerpilze 330
Startermolekül 170
Stechmücke 317, 323
Stechwacholder 37
Steinobst 17, 218
Störartige 299
Strahlengriffelgewächse 64
Streifentest 152
Sumachgewächse 63
Summationsanaphylaxie 246
Superfamilie 5
Süßgräser 178, 179
Symptome, oropharyngeale 21
Syringa vulgaris 180, 186
Syr v 1 186

T

Tabanus yao 324
Tab y 1 324
Tab y 2 324
Tab y 5 324
TALEN 374
Taubenzecke 322
Tenebrio molitor 324
Testempfindlichkeit 112, 140, 145, 172, 270, 297
– Multiplex-Verfahren 172
– Spiking 270
– Wespengiftallergie 145
Testperformance 146, 157
Thaumatine 220
The ch 1 (Seelachs) 298
Theragra chalcogramma (Seelachs) 298
Therapie, molekulare 358
Thu a 1 (Thunfisch) 298
Thunfisch 296
Thunnus albacares (Thunfisch) 298
Tierallergene 284
Tierepithelien 102, 168
Tierhaarextrakte 284
TILLING 374
TIM-Barrels 293
Tomate 230, 368
– Gen-Silencing 368
Tomatenallergene 165, 370
– Kreuzreaktivität 165
– Polysensibilisierung 370
Tomatenallergie 234
Top-Down-Methode 162
Topffruchtbaumgewächse 63
Trachurus japonicus (Makrele, japanische) 298
Tra j 1 (Markrele, japanische) 298
Traubenkraut 197, 200
– Kreuzreaktionen 200
Tri a 14 (Weizen) 47, 50, 154, 248
Tri a 19 146, 248
Tri a 21 248
Tri a 26 248
Tri a 36 248
Tri a a 19 154
Tri a aA_TI 154
Tri a γ-Gliadin 248
Tribolium confusum 325
Tribolium confusum (Reismehlkäfer) 324
Trichophyton 330
Trichoplusia ni (Höckereule, Nachtfalter) 265
Triticum aestivum (Weizen) 247
Triticum sativum (Saatweizen) 183
Trogoderma angustum (Berlinkäfer) 324
Tropomyosine 164, 250, 251, 292, 293, 307, 319, 324
– FDEIA 250
– Fisch 292, 293

– Hausstauballergene 307
– Kreuzreaktionen 251
– Multiplex-Verfahren 164
Troponin C 318
Typ-I-Allergie 151, 331
– IgE-basierte 331
Tyrophagus putrescentiae (Moder-, Vorratsmilbe) 308, 320, 321, 325
Tyr p 2 (Moder-, Vorratsmilbe) 320, 321
Tyr p 3 321
Tyr p 10 320
Tyr p 13 321
Tyr p 24 321
T-Zellreaktivität 357

U

Urtikaria 50
Uteroglobin 279

V

Variationskoeffizient 151
Vespa crabro (Hornisse) 259, 261
Vespinae 263
Vespula germanica (Wespe, deutsche) 259
Vespula vulgaris (Wespe, gemeine) 260, 261
Ves v 1 (Wespengift) 144, 146, 260, 271
Ves v 2 146, 260, 271
Ves v 3 146
Ves v 4 263
Ves v 5 144, 145, 155, 260, 267, 271
– ISAC 155
– Majorallergen 267, 271
– rekombinantes 145, 271
Ves v 6 262
Viciline 62, 67, 165, 234
– Kreuzreaktivität 67
Vigna radiata (Mungobohne) 20
Vig r 1 (Mungobohne) 20
Vitellogenine 258, 262, 293
– Fisch 293
– Kreuzreaktivität 258
Vitis vinifera (Weintraube) 248
Vit v 1 (Weintraube) 248
Vorhersagewerte 10
– negative 10
– positive 10
Vorratsmilben 308, 317
Vorratsmilbenallergie 320, 321
– Kreuzreaktivität 321
Vorratsschädlinge 317, 320

W

Walnuss 51, 62, 154, 165, 218, 224
- Deklarationspflichtigkeit 218
- LTP 51
- schwere allergische Reaktionen 165
- Speicherproteine 165
WDEIA-Allergene 248
WDEIA (Weizen-abhängige anstrengungsinduzierte Anaphylaxie) 246, 250, 251
- Gliadine 250
- Markerallergen 251
Weidelgras 179, 182, 183, 186
Weihnachtsstern 343
Weintrauben 55
Weißer Gänsefuß 35, 155
Weizen 50, 154, 167
Weizenallergene 101
Weizengluten 249
Weizenproteine 247
Welsartige 299
Wespe 155, 260, 261
Wespengift 140, 143, 258, 266
- CCD 266
- ImmunoCAP 140
- Spiken 143
Wespengiftallergie 143
Wespengiftimmuntherapie 270
Wiesenlieschgras 179, 182, 186
Wiesenrispengras 179, 182, 183
Wolfsmilchgewächse 64, 340

Zuckmücke 317, 324
Zypressengewächse 178, 180, 187
Zypressenpollen, Markerallergen 163, 166

X

Xip g 1 (Schwertfisch) 298
Xiphias gladius (Schwertfisch) 298
X-plain 166
Xylose, β-1,2- 265, 369
Xylosyltransferase, β -1,2- 370

Z

Zea m 14 (Mais) 47, 248
- FDEIA 248
Zea mays (Mais) 182, 183
Zecke 317, 322
Zeckenallergie 322
Zeckenstiche 78
Zeder, japanische 155, 180, 184, 187
Zellulosematrix 161
Zitrusfrüchte 55
ZKBS (Zentrale Kommission für die Biologische Sicherheit) 374
Züchtung, konventionelle 367